中医全科验方精选

主　　编：周德生　肖志红

副主编：蔡昱哲　张梦雪　唐一华　谢　清
谭惠中　颜思阳　肖志杰　刘雨濛

编　　委：（按姓名拼音为序）

蔡昱哲　陈　娇　陈　瑶　陈保林　陈小丽
程慧娟　邓　龙　冯君健　付晓芳　葛臻略
郭　彪　郭雅玲　胡　华　雷伊琳　黎运芳
李　娟　李　媛　李　中　李纳平　廖亮英
廖淑芬　刘　杰　刘　晶　刘　沙　刘　祎
刘利娟　刘雨濛　刘玉清　罗岳良　聂钰松
彭　为　任浩恬　商　燕　苏　运　谭娣娣
谭惠中　唐路军　唐一华　田丰铭　万益玲
王　茜　王雁芳　吴兵兵　伍　静　肖志红
肖志杰　谢　清　颜思阳　杨洪漪　杨元元
张　倩　张　飒　张梦雪　张田田　张燕辉
钟　丹　钟　捷　周　韩　周达宇　周德生

山西出版传媒集团
山西科学技术出版社

图书在版编目(CIP)数据

中医全科验方精选 / 周德生, 肖志红主编. — 太原: 山西科学技术出版社, 2020.8

ISBN 978-7-5377-5541-2

Ⅰ. ①中… Ⅱ. ①周… ②肖… Ⅲ. ①验方—汇编 Ⅳ. ①R289.5

中国版本图书馆 CIP 数据核字(2019)第 142841 号

中医全科验方精选

Zhongyi Quanke Yanfang Jingxuan

出 版 人: 赵建伟
主 编: 周德生 肖志红
责任编辑: 郝志岗
封面设计: 杨宇光

出版发行: 山西出版传媒集团·山西科学技术出版社
太原市建设南路 21 号 邮编: 030012
编辑部电话: 0351-4922072
发行电话: 0351-4922121
经 销: 全国新华书店
印 刷: 山西基因包装印刷科技股份有限公司
QQ 邮 箱: 35570682@qq.com

开 本: 889 毫米 × 1194 毫米 1/16 印张: 51
字 数: 960 千字
版 次: 2020 年 8 月第 1 版 2020 年 8 月第 1 次印刷

书 号: ISBN 978-7-5377-5541-2
定 价: 148.00 元

前　言

国务院《中医药发展战略规划纲要（2016–2030年）》为了加强中医药人才队伍建设，分别以加强全科医生人才、基层中医药人才以及民族医药、中西医结合等各类专业技能人才培养作为宏观体制保障。夯实基层中医药人才队伍，作为国家中医药管理局《中医药发展“十三五”规划》落实战略规划加强人才队伍建设的重要措施之一，强化以全科医生为重点的基层中医药人才队伍建设，推进中医类别全科医生、助理全科医生培养，实施农村订单定向免费医学生培养和全科医生特设岗位计划等。国家中医药管理局《中医药人才发展“十三五”规划》明确指出，到“十三五”末的中医药人才建设发展目标，中医类别全科医生占全科医生总量的20%，基本实现城乡每万人有0.4%~0.6%合格的中医类别全科医生。

全科医生具备全科医学知识。全科医学是整合看病、防病、病后康复、人文关怀于一体临床学科。全科医疗负责健康时期、疾病早期乃至经专科诊疗后无法治愈的各种病患的长期照顾，无论其服务对象有无生物医学上定位的病种，或有无症状或不适的病患，全科医疗都要为其提供令人满意的照顾。中医全科医学是为适应我国基层卫生服务的发展需要、更好发挥中医所具备的全科属性而产生的一门新兴学科。是以中医学为核心，立足中医药在基层的发展，融合现代全科医学的特点，集中医治未病、辨证施治、养生保健、健康管理、中医康复为一体的综合性中医临床学科，是对中医学学术体系的丰富和发展，为实现中医服务基层的公平性、经济性与可及性提供学科支撑。古代中医师大多是以私人诊所的形式行医，中医是医药不分家的，针灸和方剂常常互用，可见中医本身是一种潜在的全科医学。王凤岐提出“中医不分科”；石关桐所谓“十三科一理贯之。”

虽然通科医生具备了全科医生标准的初步知识，但是全科医生是专科医生，而通科医生不是专科医生。全科医生又称家庭医生，是接受过全科医学专门训练的新型医生。其责任既涉及医学科学，又延及与这种服务相关的各个专业领域，包括医学以外的行为科学、社会学、人类学、伦理学、文学、艺术学等，其最高价值既有科学性，又顾及服务对象的满意度，即充分体现了医学的艺术性方面。家庭医学科是一门整合生物医学、行为科学及社会科学的专科。美国的家庭医疗学会（AAFP）对家庭医生的定义“家庭医生是经过家庭医疗这种范围宽广的医学专业教育训练的医生。家庭医生具有独特的态度、技能和知识，使其具有资格向家庭的每个成员提供连续性和综合性的医疗照顾、健康维持和预防服务，无论其性别、年龄或者健康问题，类型是生物医学的、行为的或者社会的。这些家庭医生由于其背景和家庭的相互作用，最具资格服务于每一个病人，并且作为所有健康相关事务的组织者，包括适当的利用顾问医生、卫生服务以及社区资源。”中医全科医生是以中医整体观和辨证施治理论为指导，熟练掌握中西医实用诊疗技术，具有预防、诊疗、养生、康复等全面的医疗技能，具有为“常人”、各科病人和城镇社区进行连续性、综合性、指导性服务能力的高级的复合型、实用型专门人才。

因此，中医全科医生采用的治疗措施，必然是根据患者的具体的情况，如气候因素、社会心理因素、体质特点、机体情况、发病原因、病理类型、侵犯范围、病理分期和发展趋势，合理地、有计划地、不分局部治疗与全身治疗地、不分中西医学乃至民间医学地应用现有的内治方法、外治方法、成药治疗等各种有效手段的最佳组合，以期最大幅度地提高治愈率、延长生存期、提高患者的生活质量，并且最大限度地降低医疗成本。《素问·异法方宜论》曰：“故圣人杂合以治，各得其所宜，故治所以异而病皆愈者，得病之情，知治之大体也。”

本书涉及急诊科、呼吸科、心血管科、脾胃科、泌尿内科、血液科、神经内科、内分泌科、传染科、外科、骨伤科、眼科等临床专科，涵盖了全科医学临床常见的191种疾病。我们组织有经验的临床中医师团队编写书稿。每个疾病分别阐述病名概要、诊断要点，由周德生、肖志红主编负责统稿。验方精选分为内治验方、外治验方、中成药验方。内治验方精选功效确切的，在辨证审因、决定治法之后，选择适当的中药，按组方原则，酌定用量、用法，妥善配伍而成的内治方。由郭雅玲统稿。外治验方精选作用直接，使用安全，廉、便、效、验的外治方以及临床实用的现代外治方法。由程慧娟统稿。中成药验方精选丸、散、膏、丹、胶囊等各种不同剂型的中成药方。由冯君健统稿。最后，由郭彪负责全部合稿，周德生、肖志红统筹定稿。每首方剂按照方名、组成、剂量、功效、主治、用法等详述。全书共计内治验方3500余首，外治验方900余首，中成药验方600余首。

本书结构完整清晰，体例规范统一，内容简明扼要，选方实用有效，是一部具有创新性、科学性、全面性、实用性的中医全科医学经验方书。适用于中医类别全科医生、中医类别助理全科医生、中医药院校师生阅读参考，并特别适用于基层卫生服务机构医生、私人诊所医生阅读参考，也适合于自学中医者、西医学习中医者阅读参考。

周德生　肖志红

2018年12月12日

目　录

第一章　急诊科疾病

第二章　呼吸科疾病

第三章　心血管科疾病

第四章　脾胃科疾病

第五章　泌尿内科疾病

第六章　血液科疾病

第七章　神经内科疾病

第八章　内分泌科疾病

第九章　风湿科疾病

第十章　传染科疾病

第十一章　儿科疾病

第十二章　外科疾病

第十三章　妇科疾病

第十四章　骨伤科疾病

第十五章　口腔科疾病

第十六章　眼科疾病

第十七章　耳鼻喉科疾病

第一章　急诊科疾病

第一节　多器官功能障碍综合征

多器官功能障碍综合征（MODS）是指在严重创伤、感染、休克和大手术等应激状态后，同时发生两个或两个以上脏器功能障碍以致衰竭的临床综合征。受损器官包括肺、肾、肝、胃肠、心、脑等。患者在发病前，大多脏器功能良好，发生后如若治愈存活，脏器功能大多可以恢复正常。一些慢性疾病终末期出现的脏衰以及在病因学上互不相关的疾病，同时发生脏器功能衰竭，虽也涉及多个脏器，但都不属于 MODS 的范畴。中医学无 MODS 名称，对相关类似病症的描述，多涵盖在“温病、伤寒变证、脱证”等病证中，辨证论治具有肯定的疗效。近年亦有学者称之为“脏竭证”。

【诊断要点】

多种急性致病因素所致机体原发病变的基础上，相继引发 2 个或 2 个以上器官同时出现的可逆性功能障碍，符合以下标准即可结合临床情况做出诊断：

1. 肺功能衰竭：缺氧；动脉血氧分压（PaO_2）<7.9kPa，氧合指数（PaO_2/FiO_2）<300mmHg；肺泡和动脉氧分压之间的差值（$A-aDO_2$）>6.65 kPa；机械通气 5 天以上。

2. 心功能衰竭：低血压；心脏指数>1.5L/min·m^2 。

3. 肾功能衰竭：血肌酐（Cr）>177μmol/L 伴有少尿或多尿，或需要血液透析。

4. 肝功能衰竭：黄疸；血清胆红素（TBIL）>34μmol/L，谷草转氨酶（AST）和乳酸脱氢酶（LDH）高于正常值 2 倍或有肝性脑病。

5. 胃肠功能衰竭：应激性溃疡；消化道出血，24h 出血量>400mL，消化道坏死或穿孔。

6. 脑功能衰竭：意识障碍，昏迷。

7. 凝血功能衰竭：血小板（PLT）减少<50×10^9/L 或减少 25%；凝血酶原时间（PT）、活化的部分凝血活酶时间（APTT）延长，纤维蛋白原（FIB）降低，纤维蛋白降解产物（FDP）增加。

【内治验方】

1. 温肾救心汤：炙附子、桂枝各 7.5g，白术、茯苓、生黄芪、五加皮各 25g，白芍、生姜各 15g，细辛 5g，五味子、甘草各 10g。先将药加水浸泡半小时后，水煎服。首煎煎沸后慢火煎 30min，二煎沸后慢火煎 20min，两煎汁混合一起，分 4 次服，每次服 100mL，早晚餐后 1h 左右服用。用于阴盛于阳，水湿内停，上凌心肺引起心悸怔忡，尿少浮肿，喘不得卧，口唇发青之肺源性心脏病合并呼吸衰竭、心力衰竭。

2. 肺肾同治汤：①麻黄 3~6g，杏仁、川贝母、苏子、桑白皮、地骨皮各 10~12g，生石膏 15~30g，瓜蒌 15~20g，紫菀 10~15g。②党参 15~20g，白术、陈皮、当归、半夏、补骨脂各 10~12g，茯苓 10~15g，女贞子、枸杞子各 12~15g。水煎服，每日 2 剂，上午服①方，下午服②方。用于咳嗽兼脾肾阳虚之肺心病失代偿期，症见喘息咳嗽，气短，活动后气短加重，腹胀纳差，腰酸腿软，或有轻度浮肿。

3. 纳气平喘饮：人参 3~9g（另煎兑服），熟附子 6g，熟地黄、紫石英（先煎）、磁石（先煎）各 15g，胡桃肉（连衣）3 个，山萸肉 12g，生山药 30g，五味子、冬虫夏草、胎盘粉（分 2 次用药汁送服）各 9g，沉香 1.5~3g（冲服）。水煎服，每日 1 剂，日服 2 次。用于肺源性心脏病肾不纳气。

4. 加味小青龙汤：麻黄、桂枝、白芍、五味子、半夏各 9g，细辛、干姜、甘草各 6g，生石膏 30g。水煎服，每日 1 剂，日服 2 次。用于心肺停饮之肺心病，症见咳喘年久，痰稀量多，吐出甚爽，倚息不能平卧，心悸气短，胸闷干呕，头面及四肢部有轻度浮肿，舌淡苔白，脉弦。

5. 宁心止咳饮：紫河车、赤芍、桃仁、麦冬各 15g，红参 10g（或党参 30g 代之），炙甘草 9g，丹参 20g，当归 12g，田七末 6g（冲服），葶苈子、桑白皮、茯苓各 20g，制附子 10g（先煎）。每日 1 剂，水煎 2 次分服。用于肺心病心气不足，血脉瘀阻证。

6. 三甲复脉汤合黄连解毒汤加减：羚羊角粉 0.3g，生地黄、白芍、麦冬、龟板、鳖甲各 12g，牡蛎 30g，阿胶、麻仁、黄芩、栀子、生大黄各 9g，黄连 3g，甘草 6g。水煎服。随症加减，治疗热毒伤肝，阴虚风动型肝性脑病。症见身热颧红，口干且苦，不寐盗汗，烦躁不安，胡言乱语，鼻衄齿衄，大便干结，小便短赤，可有扑翼样震颤。

7. 大定风珠加减：鸡子黄（生）2 枚，阿胶、白芍、麻仁各 9g，五味子 6g，生地黄、生牡蛎各 30g，麦冬 15g，龟板、鳖甲、石菖蒲、枸杞子各 12g，安宫牛黄丸 1 粒（吞），甘草 6g。随症加减，用于脏腑虚极，肝肾阴绝。症见昏迷日久，谵语气促，肢体强直，手足痉挛，散发特殊肝臭，小溲短少或癃闭不通，舌质红绛，苔焦黄，脉微细数。

8. 宋立群经验方：黄芪25g，熟大黄7g，罗布麻、水红花子、焦三仙、鸡内金、郁金、鳖甲、水飞蓟、田基黄、砂仁、焦白术、积雪草、炙甘草、茯苓各15g，猫爪草、大腹皮各20g。水煎服，日1剂，早晚分服。治疗肝肾综合征。

9. 加味神芎导水汤：川芎12g，黑丑20g，大黄（后下）、黄芩各15g，黄连10g，薄荷9g，滑石、苏叶各30g，鲜崩大碗（绞汁）500g。每日1剂，上药加水1200mL，煎煮药得300mL，入大黄，微火煮沸3min，去渣。另将鲜崩大碗温开水洗数遍，捣烂后绞取汁约200mL，和药液混匀，1日分3次服，神昏痉厥者鼻饲给药。治疗急、慢性肾功能衰竭，尿毒症脑病。

10. 宁元散：西洋参、川三七、鸡内金、琥珀、珍珠粉各10g，麝香0.3g。上药共研细末、调匀、贮瓶备用，勿泄气。每次服2g，每日服2~3次，可用温开水送服。用于出现尿毒症或合并心绞痛、心肌梗死者，见倦怠纳呆，头痛恶心，小便短少，心悸气短。若神志昏迷，热痰壅盛，加牛黄1g；若惊悸抽搐，加羚羊角粉2g；若惊悸发热，加熊胆1g；若神错谵语，配服安宫牛黄丸1粒；若烦躁不眠、风痰壅盛，配服至宝丹5丸（如梧桐子大）；若痰壅气闭，不省人事，配服苏合香丸1粒。

11. 邓铁涛经验方：熟附子、生姜各10g，肉桂心2g（口服，或桂枝10g），白芍、云茯苓、白术各15g，猪苓、云苓皮、益母草各30g。每日1剂，水煎服，日服2次。配合大黄、槐花、崩大碗、益母草各30g，苏叶10g。加水煎至200mL，紫金锭3片，熔化，保留灌肠。治疗尿毒症昏迷，脓毒血症。

12. 升陷汤合小三五七散加减：白参、桔梗各10g，生黄芪60g，升麻3g，柴胡5g，知母6g，山萸肉30g，淮山药15g。水煎服。治疗心脑综合征。

13. 三物备急丸：巴豆去皮2个，生大黄、干姜各3g。共研细末，加水50mL，鼻饲，每日1次，直到肠鸣音恢复，能够顺利进行肠内营养。治疗胃肠功能衰竭及代谢功能紊乱。

14. 大承气汤合捷丹加减：生大黄、炒赤芍各15g，枳实、厚朴、柴胡、广木香各10g，芒硝粉（分冲）、青皮、陈皮各6g。每日1剂，加清水煎服药汁150mL，分上、下午2次鼻饲。治疗胃肠功能衰竭及代谢功能紊乱。

15. 香砂六君子丸加减：生大黄（后下）、白术、茯苓各12g，党参20g，甘草4g，半夏6g，陈皮、砂仁各5g，木香4g。1天2剂，浓煎100mL，胃管内鼻饲100mL，每天2次。治疗胃肠功能衰竭及代谢功能紊乱。

16. 大黄牡丹汤合排气饮加减：生大黄5g，木香、枳壳、旋覆花、乌药、丹皮、厚朴、芒硝、败酱草、蒲公英、紫花地丁各3g，桃仁5g。加水至150mL煎汁

60mL，口服，每日 1 剂，药渣装入布袋内热敷腹部，每次 20min，每日 2 次。治疗新生儿胃肠功能衰竭。

【外治验方】

1. 血液净化疗法：连续性血液净化（CBP）是指所有连续、缓慢清除水分和溶质的治疗方式的总称。连续性血液净化主要是通过对流和吸附作用，不仅清除尿毒症毒素、电解质和水，维持内环境平衡，而且还消除了炎症介质（白细胞介素 1、2 和肿瘤坏死因子），调节全身炎症反应，纠正免疫功能紊乱等，对 MODS 患者发挥有效积极的治疗作用。连续性血液净化清除过多的水分，提高平均动脉压，减轻心脏前负荷，增加心肌收缩力和心脏指数；迅速纠正高热、内环境的紊乱，保证药物治疗和营养支持的有效进行，保护心、脑、肺、肾功能；清除炎症介质，恢复免疫稳态，从而有助于改善 MODS 患者的预后。在救治 MODS 患者的临床应用中，CBP 按不同置换液流量分高容量血液滤过（HVHF）和连续性静脉血液透析滤过（CVVHDF）两种重要方式。CVVHDF 治疗步骤为经过股静脉置管，连接到血液滤过机，每天做 6~12h 的血液滤过，将具有十分强的生物活性或直接细胞毒性的一系列物质从体内过滤出来到体外，使得这些物质对机体的损害减少，而且连续血液滤过治疗的方法还可以将体内的代谢废物以及多余的水分给过滤出来，从而使得由于肾功能的损害对机体造成的不良反应以及影响得到了减轻，还有在治疗的过程中连续血液滤过治疗的方法对内环境也进行了有效的调节，从而可以明显地控制患者的病情。在治疗过程中对 ACT、血气及电解质等进行监测，根据监测记录的数据对酸碱的平衡、电解质以及容量进行调整，其疗程基本是按 10 天为 1 个疗程。HVHF 是在连续性血液净化的基础上发展起来的，通过增加置换液输入量进一步提高对大、中分子溶质的对流清除。HVHF 治疗通过改善血流动力学和氧合功能，清除患者体内过多生成的促炎和抗炎细胞因子，加速中性粒细胞的凋亡等机制，使患者内环境和免疫内稳态机制得以重建，从根本上遏制了 MODS 所引起的一系列严重病理生理紊乱，提高 MODS 救治的成功率。

2. 呼吸支持：呼吸支持技术是多器官功能障碍伴呼吸功能不全或衰竭而采取的系列治疗。①氧疗：供氧是基本支持治疗措施。不伴 CO_2 潴留的低氧血症患者的主要问题为氧合功能障碍，而通气功能基本正常，可予较高浓度吸氧（≥35%），使 PaO_2 提高到 60mmHg 或 SaO_2 达 90%以上；伴明显 CO_2 潴留的低氧血症患者应予低浓度（<35%）持续吸氧，控制 PaO_2 于 60mmHg 或 SaO_2 于 90%或略高。避免长时间高浓度吸氧（$FiO_2>0.5$），防止氧中毒；供氧时注意吸入气体的湿化；吸氧装置需定期消毒；注意防火。②人工气道的建立：目的是解除气道梗阻，及时清除呼吸道内分泌物，防止误吸以及便于严重低氧血症和高碳酸血症时施行正压通气治疗。主要有喉上途径（指经口或经鼻气管插管）和喉下途径（环甲膜穿刺或气管切开）两种方式。插管过程中导管过细可出现导管堵塞，导管过粗则容易引起喉头水肿；导管插入过深误入一侧支气管内，可引起另一侧肺不张。③机械通气：呼吸机辅助呼吸应尽早使用，PEEP 是较理想模式，但需注意对心脏、血管、淋巴系的影响，压力宜渐升缓降，一般不宜超过 $15cmH_2O$。潮气量宜小，防止气压伤和肺部细菌和其他病原体向血液扩散。

【中成药验方】

1.通腑颗粒：由厚朴、大黄、枳实、黄芪、白术、当归等 8 味药组成。理气消胀， 泻热通腑，可促进急性肠功能障碍患者的肠蠕动， 可以改善 MODS 患者肠黏膜屏障功能， 从而降低血浆内毒素、DAO、D-乳酸水平。每次 10g，每日 3 次，经口或胃管给入。

2.血必净注射液：由红花、赤芍、川芎、丹参、当归组成。化瘀解毒，用于温热类疾病，症见发热，喘促，心悸，烦躁等瘀毒互结证。适用于因感染诱发的全身炎症反应综合征，也可配合治疗多器官功能失常综合征的脏器功能受损期。每支装 10mL，静脉注射。全身炎症反应综合征：50mL 加生理盐水 100mL 静脉滴注，在 30~40min 内滴毕，一天 2 次。病情重者，一天 3 次。多器官功能失常综合征：100mL 加生理盐水 100mL 静脉滴注，在 30~40min 内滴毕，一天 2 次。病情重者，一天 3~4 次。本品在静脉滴注过程中禁止与其他注射剂配伍使用。

第二节　心脏骤停

心脏骤停是指各种原因引起心脏射血功能突然停止，大动脉搏动与心音消失，重要器官严重缺血、缺氧，导致生命终止。由于脑细胞对缺血、缺氧最为敏感，一般 4min 即可发生不可逆的损害，10min 就可能发生脑死亡。根据中西医病名对照，心脏骤停属于中医“卒（猝）死”范畴。

【诊断要点】

1. 突然意识丧失、昏迷，面色由开始苍白迅速呈现紫绀。

2. 颈动脉搏动消失，触摸不到搏动。

3. 心音消失。

4. 血压测不出。

5. 呼吸断续，呈叹息样，随即停止。

6. 双侧瞳孔散大。

7. 四肢抽搐。

8. 大小便失禁。

9. 心电图表现：心室颤动、无脉性室性心动过速、无脉性心电活动、心室静止。

【内治验方】

1. 五磨饮子加减：沉香10g，乌药、枳实、槟榔、藿香各12g，石菖蒲10g，木香、甘草各6g。肝阳偏亢者可加入钩藤12g，石决明30g。水煎服。治疗气厥实证。

2. 四味回阳饮加减：人参（另炖）12g，熟附子、炮姜各10g，黄芪20g，白术12g，炙甘草6g。若汗出不止者，加龙骨、牡蛎各20g。水煎服。治疗气厥虚证。

3. 通瘀煎加减：当归尾、红花、青皮各12g，山楂、乌药、钩藤各15g，木香9g，香附10g，珍珠母30g。水煎服。治疗血厥实证。

4. 人参养荣汤加减：黄芪30g，当归10g，熟地15g，人参（另炖）、白芍各12g，五味子9g。若汗出肢冷，呼吸微弱者，可加熟附子12g，干姜10g。水煎服。治疗血厥虚证。

5. 导痰汤加减：法半夏、茯苓、紫苏子、郁金各12g，枳实9g，陈皮6g，白芥子、胆南星、石菖蒲各10g。若痰湿化热者，加黄芩、竹茹各12g，瓜蒌仁、栀子各10g。水煎服。治疗痰厥证。

6. 保和丸合神术散加减：神曲、厚朴、法半夏、茯苓、藿香各12g，山楂18g，莱菔子15g，苍术10g，陈皮、砂仁（后下）各6g。水煎服。治疗食厥证。若腹胀大便不通者，可用小承气汤导滞下行。

7. 回生第一仙丹加减：活土鳖（焙末）15g，自然铜（瓦上烧红醋淬九次）10g，真乳香（用灯芯草同炒枯，丢灯芯草）、真陈血竭（飞净）、真朱砂（飞净）、巴豆（去油）各6g。以上各药研匀兑入麝香1g，同研极细末收入小口瓷瓶用蜡封口，大人用1.5g，小儿用0.75g，酒冲服。用于跌打、压伤、打伤、刀伤、铳伤、割喉、吊死、惊死、溺水死。

8. 丹参饮合四物逍遥丸加减：丹参15g，檀香、砂仁各3g，青皮、乌药、川芎、红花各5g，当归、赤芍、桃仁各10g。水煎服。治疗血厥证。

9. 菖蒲导痰汤：石菖蒲12g，陈皮、胆南星各6g，法半夏、茯苓、竹茹、枳实各10g，竹沥、生姜汁各30g。水煎服。治疗痰厥证。

10. 姜矾汤：生姜9g，生白矾3g。以木棒将两药捣成糊状，加水适量，向患者鼻中缓缓灌下。治疗痰厥证。

11. 回春丹：白附子、雄黄、羌活、防风、全蝎、朱砂、天麻、僵蚕各9g，冰片、麝香各4.5g，蛇含石24g，川贝母、天竺黄各30g，胆南星60g，犀牛黄3g。各研细末，再用甘草30g，钩藤60g，水煎。和蜜为丸，如花椒大，晒干后蜡封。治疗小儿痰厥证。1~2岁、3~4岁、>10岁分别每服2、3、5粒，以钩藤、薄荷煎汤送下。周岁以内小儿，可用1粒化开，搽乳头上吮下。

12. 赵俊生经验方：钩藤、代赭石、天竺黄各12g，川贝母、清半夏、僵蚕、蝉衣、青皮、陈皮各9g，胆南星6g，牛黄（冲）1.5g，冰片（冲）0.6g，麝香（冲）0.06g。水煎服。用于尸厥证。

13. 柴胡龙牡汤：柴胡、生龙骨、生牡蛎各20g，黄芩、半夏、桂枝各15g，大黄7.5g，生甘草10g。水煎服。用于气厥证。

【外治验方】

1. 心肺复苏术：简称CPR，意指当一个人因某种因素造成呼吸、心跳停止而产生猝死现象时，为紧急掌握患者生机，将患者从“鬼门关”抢救回来的一种急救治疗方法。具体步骤如下：①判断与呼救：确认现场环境安全；判断意识，拍打、轻摇病人肩部并大声呼唤病人，同时观察并口述呼吸状况；确认病人意识丧失，立即呼叫。②安置体位：将病人安置于硬床板，仰卧位，记录抢救开始时间；将头、颈、躯干放置同一轴线，双手放于两侧，身体无扭曲。③心脏按压：抢救者在病人的右侧，左手掌根部置于病人胸前胸骨下段，右手掌压在左手背上，两手的手指翘起不接触病人的胸壁，伸直双臂，肘关节不弯曲，用双肩向下压而形成压力，将胸骨下压4~5cm（小儿为1~2cm），频率为100~120次/min。④开放气道：判断颈部有无损伤；检查口腔，清除口、鼻腔异物，根据不同情况采取合适方式开放气道。⑤人工呼吸：抢救者右手向下压颌部，撑开病人的口，左手拇指和食指捏住鼻孔，用双唇包封住病人的口外部，用中等的力量，按12次/分，每次800mL的吹气量，进行抢救。一次吹气后，抢救者抬头做一次深呼吸，同时松开左手。下次吹气按上一步骤继续进行，直至病人有自主呼吸为止。终止心肺复苏术的条件：已恢复自主的呼吸和脉搏；有医务人员到场；心肺复苏术持续1h之后，伤者瞳孔散大固定，心脏跳动、呼吸不恢复，表示脑及心脏死亡。

2. 电除颤：①做好术前准备，备好各种抢救器械和药品。②病人平卧于木板床上，开放静脉通道，充分暴露胸壁。③术前常规做心电图。完成心电记录后把导联线从心电图机上解除，以免电击损坏心电图机。④连接除颤器导线，接通电源，检查同步性能，选择R波较高导联进行示波观察。⑤按要求麻醉。⑥按要求放置电极板。⑦选择电能剂量，充电。所有人员不得接触病人、病床以及与病人相连接的仪器设备以免触电。⑧放电。⑨电击后即进行常规导联心电图，并进行心电、血压、呼吸和意识的监测，一般需持续1天。⑩室颤时，不做术前准备，不需麻醉，尽快实施非同步电击除颤。

3. 刺灸法：①选穴：水沟、百会、内关、涌泉。具体治法如下：水沟行雀啄泻法；百会行捻转补法；双侧内关穴行提插泻法；双侧涌泉穴行提插补法。上述穴位每日针刺 2 次，每次行针 1min 后留针 20min。②针刺人中穴或手心的劳宫穴、足心涌泉穴，起到抢救作用。

【中成药验方】

1. 安宫牛黄丸：由牛黄、郁金、犀角、黄芩、黄连、雄黄、栀子、朱砂、冰片、麝香、珍珠母、金箔等药物组成。功能清热解毒、化痰开窍、镇惊安神，治疗中风病人之见昏迷、不省人事、牙关紧闭、两手紧握、肢体强直、面红目赤、舌质红绛等。每次 1 丸，每日 1~3 次，用温开水化开后灌服或鼻饲。该丸剂不能应用于孕妇。

2. 局方至宝丹：由犀角、牛黄、玳瑁、麝香、朱砂、雄黄、琥珀、安息香、冰片等药物组成。功能清热解毒、豁痰开窍，治疗中风病人之见昏迷、不省人事、牙关紧闭、两手紧握、肢体强直、面红目赤、喉中痰声漉漉、舌质红等临床表现者。每次 1 丸，每日 2 次，用温开水化开后灌服或鼻饲。

3. 苏合香丸：由苏合香、麝香、安息香、丁香、沉香、檀香、木香、乳香、香附、冰片、白术、朱砂、犀角、诃子、荜拨等药物组成。功能温通开窍，治疗中风之见昏迷、不省人事、牙关紧闭、两手紧握、肢体强直、面白唇青、喉中痰涎壅盛、四肢不温、苔白滑腻等临床表现者。每次 1 丸，每日 1~2 次，用温开水化开后灌服或鼻饲。该丸剂不能应用于孕妇。

第三节　休克

休克是指在各种强烈致病因素作用下，引起有效循环血量急剧减少，导致机体组织血流灌流不足为特征的循环衰竭状态。在休克状态下，血流不足以提供细胞的营养需求和代谢垃圾的有效清除，这样可导致细胞功能障碍，甚至死亡。休克大致可分为感染性休克、低血容量性休克、心源性休克、过敏性休克、神经源性休克等。根据中西医病名对照，休克属于中医“厥脱”范畴。

【诊断要点】

1. 有诱发休克的病因。

2. 临床症状：

（1）神志异常。

（2）脉细数>100 次/min，或不能触及。

（3）四肢湿冷，胸骨部位皮肤指压试验阳性（压后再充盈时间>2s），皮肤发白，黏膜苍白或发绀。

（4）尿量<30mL/h，或尿闭。

3. 血压：

(1) 收缩压<80mmHg。

(2) 脉压<20mmHg。

(3) 原有高血压病者，收缩压较原水平下降30%以上。

凡符合上述一项和二项中两条及三项中的一条者，即可诊断。

【内治验方】

1. 生脉散加减：西洋参、五味子各3g，麦冬30g。水煎服，每日2剂，不能口服者鼻饲，直至血压稳定。

2. 参芪归附汤加减：黄芪60g，当归、人参、附子（先煎）各10g。水煎服。治疗血脱证。

3. 生脉散：人参、麦冬各10g，五味子15g。水煎服。治疗亡阴证。若高热大汗不止者，可加用煅龙骨、牡蛎各30g，以敛汗安神；若精神烦躁或神昏谵语者，可加用紫雪丹；若高热烦躁、大便燥结者，宜急下存阴，加大承气汤；若呕恶不止者，加法半夏5g，石斛、知母、竹茹各10g，以生津养胃，降逆止呕；大出血者，可加独参汤以益气摄血；若阴损及阳，阴阳俱脱，出现神志昏迷、目呆口张、瞳孔散大、喉中痰鸣、气少息促、汗出如油、四肢逆冷、二便失禁、舌质淡、脉微欲绝者，当在救阴的同时加用参附汤或四逆汤急回其阳。

4. 正阳散合治梦遗方加减：制附片（先煎）、干姜、炙甘草、红参、山茱萸肉各60g，生龙骨粉、生牡蛎粉、磁石各30g，麝香0.5g（冲服）。武火急煎100mL，鼻饲。并予艾灸双侧涌泉穴，醒神开窍。治疗阳脱厥证。

5. 生脉散合醋黄散加减：附子、五味子、郁金各12g，人参5g，玄胡、降香、黄精、麦冬、葛根、三七各15g，水蛭8g，仙灵脾9g。水煎服。治疗心源性猝死。

6. 救逆汤：红参（另煎代茶饮）、熟附片（先煎）各15g，山萸肉、当归各18g，全瓜蒌12g，薤白、降香、红花各6g，煅龙骨、牡蛎各30g。水煎服，每日1剂，日服多次。

7. 参芪归附汤：黄芪60g，当归、人参、附子（先煎）各10g。水煎服。治疗血脱证。可酌加阿胶、仙鹤草，也可用加减四物汤，如因急性大量出血，可用独参汤、参附汤，四肢冰凉者可加桂枝、细辛。

8. 益气丸合干姜附子汤加减：人参、附子（先煎）、干姜、麦冬、陈皮各10g，五味子15g，甘草5g。水煎服，治疗亡阳证。汗多不止者，可加煅龙骨、牡蛎各30g，或加山萸肉20g、五味子15g以敛汗固脱。

9. 芪附汤加味：炙黄芪15g，熟附片、西洋参、麦冬、山萸肉各10g，五味子8g。水煎取汁300mL，每日1剂，温服，每日3次。本方适用于亡阴者。

10. 参附龙牡救逆汤：人参、附子各 10g，龙骨、牡蛎各 30g。水煎服。治疗气脱证。若大汗淋漓不止，四肢不温，心悸不安，加黄芪 30~60g，麦冬 10g，五味子 15g；若泻痢清谷不止，形寒肢冷，加赤石脂 20g，干姜、五味子各 10g，粳米、肉豆蔻各 15g；若出现于外感热病后期，兼见手足瘛疭，舌绛苔少，时时欲脱，加白芍 15g，阿胶（烊化）、龟板胶（烊化）、麦冬、鳖甲各 10g，生地黄20g，五味子 6g；若兼见妇女血崩不止，加黄芪 30g，三七研粉（冲服）5g，五味子、阿胶（烊化）各 10g；若中风内闭外脱，伴猝然昏仆，面色苍白，口眼㖞斜，半身不遂，语言謇涩等症，加用三生饮（生胆南星、生附子、生川乌各 3g，木通10g）。

11. 四逆加人参汤加减：人参 10~15g，制附片 15g，干姜 6g，桂枝 8g，五味子 10g，炙甘草 15~30g。水煎至 200~300mL，频服，每日 2 剂。治疗阳脱证。

12. 参附龙牡救逆汤合生脉散加减：红参 24~40g，附子 10g，炙甘草 6g，五味子 5g，麦冬 12g，龙骨、牡蛎各 20g。上方水煎服，每日 1 剂，服至血压回升、汗止、手足温（阳复）后，原方红参减至 10g 以下，再服 1~2 剂。

13. 生脉散合醋黄散加减：附子、五味子、郁金各 12g，人参 5g，三七 15g，水蛭 8g，玄胡、降香、黄精、麦冬、葛根各 15g，仙灵脾 9g。水煎服。治疗心源性休克。

14. 急下方：大黄（后下）9~12g，厚朴 6~9g，枳实 6~12g，芒硝（冲）9~15g。先将厚朴、枳实煮沸 10min 后再加大黄，待沸 3~5min 后去渣，再将芒硝冲入。治疗感染性休克。高热躁动或昏迷痉厥者加菖蒲、钩藤各 9g，另服安宫牛黄丸 1 粒；大汗淋漓可加龙骨、牡蛎各 30g，附子 10g。

15. 加味参附桂枝汤：红参、白芍各 15g，附子 12g（先煎），黄芪 20g，三七粉（冲服）、桂枝各 10g，生姜 3 片，炙甘草 3g。水煎服。治疗急性心肌梗死并休克、心胸绞痛、胸中憋闷或有窒息感、心悸、喘促、面色苍白、大汗淋漓、四肢厥冷，舌质淡暗，脉疾数无力或脉微欲绝。

16. 清暑益气汤加减：黄芪 15g，人参 10g，甘草、当归各 6g，麦冬、五味子、青皮、陈皮、神曲、黄柏、葛根、苍术、白术、升麻、泽泻各 10g，生姜 2 片，大枣 3 个。水煎服。治疗夏季伤暑，气阴俱脱之证。

17. 附子理中汤加味：附子、干姜、人参、白术、甘草、黄连各 10g。水煎服。治疗失血性休克，亡阳者，见便血，血压下降，反应迟钝，面色苍白，四肢厥冷。

【外治验方】

1. 针刺法：①取穴：主穴取素髎、内关、涌泉；配穴取水沟、足三里、十宣、百会、合谷。操作方法：一般仅取主穴，如用之收缩压仍不能达 80mmHg，可适当加配穴位。应用中等强度的平补平泻手法。素髎穴从鼻尖端斜向上刺入，深0.5~l寸，持续运针30min；其他穴位可连续捻转提插3~5min，稍作间歇继续运针，直至血压回升，留针l~12h，视血压稳定，症情改善后取针。上述穴位留针期间宜间断予以运针。本法适用于各类休克防治，以休克的早期阶段为好，但是，治疗休克，最重要的是找出病因，积极治疗原发病或针对病因治疗。②取穴：主穴取上星透百会；配穴取足三里。操作方法：先取主穴，以28号毫针刺入，自上星直透百会，亦可自百会和上星分别进针透刺，以200次/min左右速度捻转1min，每5min运针1次；继取足三里，针刺得气后以100次/min捻转1min，每10min捻转1次。直留针至症情缓解。③耳针取穴：主穴取肾上腺、皮质下、升压点、心；配穴取神门、肺、交感、肝。操作方法：以主穴为主，每次仅取l~2穴，效不明显时再酌加。常规消毒后，用毫针直刺至耳软骨中部，针感为针刺样痛或胀痛，以中度捻力迅速捻转2min，频率为50次/min，然后接上电针仪行连续刺激，适当调节其频率与强度，直至升压满意为止。④电针取穴：内关、足三里同侧或交叉，或合谷、足三里同侧或交叉，个别意识障碍者加刺涌泉或人中。操作方法：针刺上述穴位至病人有显著针感时（昏迷者除外）即接通电针仪，持续通电。电压为4~12伏（根据病人耐受程度及效果而定）。通电1h，血压不见上升或虽上升但经2~3h收缩压仍达不到80mmHg者即停用电针，加升压药物。如使用电针后血压上升至80mmHg以上并持续4h后，可逐渐停用电针，停针后血压又下降者可重复电针治疗，直至血压稳定为止。治疗中毒性休克。

2. 艾灸法：取穴：主穴取关元；配穴取膻中、百会、气海。操作方法：先灸关元，效不佳再加取配穴。以艾卷作雀啄法薰灸，离穴区距离以病人能耐受为度，不计时间（一般15~30min），至汗出脉动为度。亦可以先针刺，施平补平泻之法2~3min后取针，再施灸。如停灸后血压下降，可以反复施灸。此法对感染性休克和低血容量性休克效果较好。

3. 穴位注射法：取穴：水沟、复溜、太溪。操作方法：以5号齿科长针头刺至一定深度，施捻转提插手法，使之有明显的得气感，然后推入0.5%普鲁卡因注射液，能引出传导针感为佳。每穴2~4mL，总量不超过8~10mL。

4. 指压法：取穴：内关、少商、合谷、足三里、水沟。操作方法：上穴均取，双侧同用。反复指压各穴，注意人中穴按压不能太重太久，最多4次，因此处肌肉少，易引起瘀血，影响恢复。手法要求中强以上刺激量，直至病人脸色由青紫或青灰，转变成白色，大汗淋漓，有自主呼吸时，方可逐渐减轻，最后轻揉各个穴位（除少商穴）。一般只指压治疗1次。

【中成药验方】

1. 生脉饮：由红参、麦冬、五味子组成。常用于治疗急性心肌梗死、心源性休克、心律失常等危重时期的救治，均有很好的疗效，明显地降低死亡率。每支装 10mL。口服，一次 1 支（10mL），一日 3 次。

2. 参附注射液：由红参、附片（黑顺片）组成。主要用于阳气暴脱的厥脱症（感染性、失血性、失液性休克等）。每瓶装 10mL。肌内注射一次 2~4mL，一日 1~2 次。静脉滴注一次 20~100mL（用 5%~10%葡萄糖注射液 250~500mL 稀释后使用）。静脉推注一次 5~20mL（用 5%~10%葡萄糖注射液 20mL 稀释后使用）。或遵医嘱。

3. 参麦注射液：由生脉、红参、麦冬组成。功能益气固脱，养阴生津，用于治疗气阴两虚型之休克、冠心病、病毒性心肌炎、慢性肺心病、粒细胞减少症。每支 20mL。肌内注射，一次 2~4mL，一日 1 次。静脉滴注，一次 20~100mL（用 5%葡萄糖注射液 250~500mL 稀释后应用）或遵医嘱，也可直接滴注。

第四节　上消化道出血

上消化道出血是指屈氏韧带以上的消化道，包括食管、胃、十二指肠及胰管的出血，也包括胃空肠吻合术后的空肠上段出血。大量出血是指在数小时内失血量超过 1000mL 或达循环血容量的 20%的出血。据我国统计资料表明，急性上消化道出血的最常见的三大病因依次是消化性溃疡、急性胃黏膜病变和食管-胃底静脉曲张破裂，以呕血和（或）黑便为主要症状，常伴有血容量减少引起的急性周围循环衰竭。急性大量出血病死率约 10%，60 岁以上患者出血死亡率高于中青年，为 30%~50%。根据中西医病名对照，上消化道出血属于中医学“呕血、便血”病证范畴。

【诊断要点】

1. 详细询问病史，寻找引起出血的原发病因。

2. 准确识别是否消化道出血。应与鼻出血、咯血以及口服动物血块、骨炭、铋剂和某些中药引起的黑便相鉴别；少数大出血患者尚未出现呕血、黑便而首先表现为周围循环衰竭时应想到消化道出血的可能。

3. 估计出血程度和周围循环衰竭状态。

（1）每日出血量>5mL 时，粪便隐血实验可呈阳性。

（2）每日出血量达 50mL 以上，可出现黑便。

（3）胃内积血量 250~300mL 时，可引起呕血。

（4）一次性出血量不超过 400mL 时，一般无全身症状。

(5) 出血量超过500mL，失血又较快时，可出现休克症状。

(6) 严重性出血指3h内输血1500mL才能纠正其休克。

(7) 持续性出血指在24h之内的2次胃镜所见均为活动性出血。

4. 正确判断是否继续出血或再出血。

(1) 反复呕血，甚至呕血转为鲜红色，黑便次数增多、稀薄并呈暗红色，伴有肠鸣音亢进。

(2) 周围循环衰竭表现虽经积极处理未见明显好转，或好转后又恶化。

(3) 红细胞（RBC）、血红蛋白（Hb）及红细胞比容（HCT）持续下降，网织红细胞计数（RC）持续增高。

(4) 补液与尿量足够的情况下，血尿素氮（BUN）持续或再次增高。

【内治验方】

1. 理脾愈疡汤：党参、茯苓、刘寄奴各15g，桂枝、炙甘草各6g，白芍12g，砂仁8g，厚朴、甘松、乌贼骨、生姜、元胡、白术各10g，大枣3枚。取冷水先将药物浸泡30min，用武火煎沸，再改文火煎30min，取汁约150mL，再将药渣加水二煎。每日1剂，分早晚2次温服，以饭后2h左右服用为宜。适用于胃溃疡、十二指肠球部溃疡、糜烂性胃炎等病，中医辨证属于脾胃虚寒、气滞血瘀者。

2. 溃疡止血方：黄芪、煅龙牡各15g，炙甘草5g，白术、当归各6g，白芍、阿胶珠、地榆炭、侧柏炭各10g，乌贼骨、太子参各12g。以水两碗约1000mL，煎煮滤液350~400mL，每天1剂，每煎2次，早晚分服。用于上消化道出血，不论便血与吐血，尤以溃疡出血疗效最佳。

3. 溃疡止血粉：乌贼骨3分，白及2分，参三七粉1分。以乌贼骨、白及、参三七粉按比例配制，共研极细末，每次5~10g，每天2~3次，温水服下。

4. 止血要方：焦地榆、白及各30g，阿胶、仙鹤草、棕榈炭各15g。每日1剂，水煎服，日服2次。或共研细末，每服5~10g，凉开水送服，日服2次。用于各种胃出血（胃、十二指肠溃疡，慢性胃炎胃出血）。

5. 大黄白及粉：大黄、白及各等分。上药共研细末，每次服3~4.5g，日服3~4次，温开水送服。出血量多势急者，可每2h服药1次。治疗上消化道出血。

6. 治吐血方：旋覆花6g，代赭石12g，三七粉3g，牛膝炭、侧柏炭、黑山栀各9g，藕节炭、仙鹤草、阿胶、生地黄各15g，小蓟、茅根炭各30g。水煎服，每日1剂，日服3次。治疗上消化道出血偏血热者。

7. 三七二白散：三七20g，白及、云南白药各50g。上药混合均匀，置铁锅内炒至酥脆，冷却后研细末备用。用时吞服。治疗上消化道出血。

8. 周燕麟止血方：黄芪45g，云苓15g，熟地黄30g，蒲黄12g，五灵脂、当归、枳壳各 10g，茜草、丹参、白术、白芍各 20g，三七粉（冲）、生甘草各 3g，生大黄粉 6g（冲）。水煎服，日 1 剂。用于上消化道出血证辨为气血双亏以致气滞血瘀，腑气不通者。

9. 蒲辅周侧柏叶汤：侧柏叶 10g，炮干姜、艾叶各 6g，童便 60mL。将前 3 味浓煎取汁，兑童便频频服之。用于骤因受寒饮酒，寒热相攻，致血上溢者。

10. 刘全让温中止血汤：潞党参 30g（病情严重、出血量多、气虚证明显者用生晒参 10~20g），土炒白术、炒蒲黄各 15g，茜草、炮姜炭各 30g，炙甘草 5g，罂粟壳 3g。水煎 3 次，共取煎药液 250~300mL，每日分 3 次，餐前温服，若病情危重者可每日煎服 2 剂。用于上消化道出血属气虚血瘀者。

11. 刘杏鑫益气凉血汤：炙绵芪 15g，潞党参、全当归、地榆炭、槐花炭各 12g，蒲黄、炒阿胶各 20g（另乌贼骨粉、紫珠草各 30g，生大黄末 3g，参三七末 6g）。后 3 味药末和匀分 3 次温开水调服。餐前水煎服，日 1 剂。治疗上消化道出血，气不摄血证。

12. 仲润生益气止血方：红参、西洋参各 50g，大麦冬 30g，生甘草、参三七、大贝母各 10g，白及、生白芍各 20g，大黄粉 6g（冲服）。水煎服，日 1 剂。用于上腹部手术后并发上消化道大出血的患者。

13. 冰冻血愁汤：乌贼骨、大黄炭各 30g，苎麻根 50g，生地黄炭、黄芩炭各 20g，雅黄连 15g。上药文火浓煎，分 3 次煮取 1000mL，置于冰箱冷冻至 1~4℃。经胃管快速注入 200mL，协助患者转动体位，使药液与胃各部接触，4h/次。观察 48h，未继续出血者，即可拔出胃管，改为口服。治疗呕血证属火气逆乱，迫血妄行，气随血脱者。急宜益气固脱，泻火止血。

14. 王正芳化瘀止血方：当归 9g，赤芍、桃仁、制香附各 10g，失笑散（冲服）、大黄炭、茜草、木香各 6g，甘草、三七粉（冲服）各 4.5g。水煎服，日 1 剂。治疗上消化道出血证属久病入络，瘀血阻络者。

15. 韦能定止血方：瓦楞子（醋制）18g，白术（炙）30g，枳壳（麸炒）、川楝子（炒）、白蔻仁各 12g，浙贝母 15g，公丁香、广木香各 4.5g，食盐 9g，海螵蛸、鸡蛋壳各 24g。共研细末，和匀，每次进食后，以白开水送服 1~1.5g。用于上消化道溃疡出血证属脾胃虚寒，兼气郁痰瘀热毒积滞者。

16. 大黄散：大黄粉、三七粉各 3g，白及粉 5g。上药粉混匀，每 4h 口服 1 次，开水送下，快速吞服干粉。治疗上消化道出血。

17. 何扳龙泄热止血方：大黄 15g，黄连、黄芩各 10g，地榆、虎杖各 20g，紫珠草 30g。水煎服，日 1 剂。另配服生大黄粉每次 1g，冷开水冲服，每日 3 次。治疗上消化道出血属胃中积热型。

18. 赵钦波上消止血汤：田三七粉 8g（冲），白及、煅海螵蛸各 12g，黑侧柏、党参（或吉林参）各 15g，炙甘草 6g。水煎服，日 1 剂，微温服。用于便血脾胃虚寒，挟湿化热证。

19. 李裕怀三黄泻心汤：大黄、黄芩各 10g，黄连 6g，白及、地榆各 15g，煅瓦楞 30g，田三七粉 5g（冲服）。每日 1 剂，水煎 2 次，分 2 次服。治疗上消化道出血属心胃之火蕴积阳明胃腑，瘀血内阻者。治以釜底抽薪，泻其阳明实火，攻下降气，祛瘀生新。

20. 泻火祛瘀健脾方：生大黄粉 6g（冲服），炙黄芪、合木 12g，紫珠草、仙鹤草、旱莲草各 30g，炒白术 9g。水煎服，日 1 剂。用于脾虚统摄无权，夹瘀血内停所致的十二指肠球部溃疡出血。

21. 化瘀止血散：三七 0.75g，炒蒲黄 2g，五灵脂 2g，白及 5g，大黄 1.5g。制成散剂，每日 3 次，每次 1 包，空腹凉开水吞服。上药剂量为 1 包量。治疗上消化道出血。

22. 海黄散：海螵蛸、生大黄。上药各研细粉，过 100 目筛，将细粉各等量拌匀装入胶囊备用。每次服用 4~6 粒（每粒含生药 0.5g），4~6h/次，凉开水送服。用于上消化道出血。

23. 虎乌止血方：虎杖、乌贼骨粉。取虎杖 87.4g 的提取物 40mg（大黄酚和大黄素各 20mg）、乌贼骨粉研制混合，每次 1 包，每日 3~4 次，重症每次 2 包。用于上消化道出血。

24. 白云地散：云南白药、白及、地榆各 1g。上药研末过筛后混合，每次 3g，每日 3~4 次吞服。功能凉血止血散瘀，消肿定痛生肌，适宜于胃炎、单纯性溃疡合并出血及不宜手术的胃癌合并出血。

25. 地榆方：地榆 12g。水煎服。功能止血止痛收敛，主治溃疡病大出血。

26. 榴红白及汤：榴木、红木香、白及、制香附、杭白芍、炙甘草各 10g。水煎服。功能止痛止血，主治上消化道出血。

27. 张氏四味方：白及 45g，枯矾 18g，牡蛎 30g，大黄 1000g。上药中大黄 1000g 煎成 300%浓度备用，其余 3 味煎煮浓缩成 150mL 备用。服法：1 日 1 瓶；出血量大者可加用至 300mL；病重者可配入大黄，用量一般为 15~30mL。出血量多而致休克者，酌情补液及输血，但不用西药止血剂。

28. 及竭散：白及粉 4.5g，血竭粉 1.5g。上药混合为 1 次量，温开水调成糊状，每日 3~4 次。功能止血行血祛瘀，主治上消化道出血。

【外治验方】

1. 经内窥镜局部病灶止血法：①电凝止血：直接将单极电极压在出血部位上，

通过高频电流产生的热量使组织蛋白凝固而止血。电凝止血法对出血性胃炎、胃十二指肠溃疡出血、贲门黏膜撕裂和吻合口出血均有止血作用，但对较大血管的出血效果不满意，尚有1.8%穿孔的发生率。②电灼止血：应用单极电极，靠近而不直接接触出血组织，通过发出电火花，使蛋白质受热凝固而止血。此法较电凝止血更为表浅，故更适用于黏膜出血。③激光光凝止血：激光照射止血病灶后，光子被组织吸收，转为热能，使蛋白质凝固，血管收缩闭塞而致出血停止，常用的激光有氩激光和石榴石激光两种，氩激光止血安全且组织损伤小，激光照射对出血血管直径大于1mm者不易止血。④微波组织凝固止血法：微波是波长很短的无线电波，波长介于超短波和红外线之间。生物体细胞属有机电解质，其中极性分子在微波场作用下引起极化，并随着微波电场的交替变换而来回转动，在转动过程中与相邻分子产生类似摩擦的热耗损，使组织加热到一定温度而发生凝固，凝固深度视电极插入的深度而定，一次照射后组织修复可在2~4周内完成，无穿孔等并发症。对于较大创面的出血，需在其不同部位作多点凝固，方能达到止血目的。⑤热探头止血法：原型热探头是由一个中空的铝圆筒构成，内有一个绕在陶制轴心上的加热线圈，此线圈与外面的铝圆筒彼此电绝缘，另有一个热电偶装在探头的尖端，用来测量瞬时的实际温度，通过自控系统调节热量，使之达到所需的温度。用探头压住出血的血管，连续供给热探头几个脉冲的能量，每一脉冲给予15~20J能量，即可使出血部位及其周围黏膜变白，止血成功。临床上主要用于溃疡病大出血的治疗。⑥硬化剂治疗：主要用于治疗食管静脉曲张破裂出血，在直视下于曲张静脉的附近反复注入5%鱼肝油酸钠，每次2~3mL，总量15~25mL，取出内窥镜后再用三腔管压迫数小时，止血效果满意。

2. 针刺疗法：胃中积热证取上脘、内庭，针用泻法；肝火犯胃证取不容、劳宫、梁丘、太冲、地五会，针用泻法；脾胃虚弱证取中脘、脾俞、足三里、隐白，针用补法加灸。

3. 穴位贴敷法：①栀子10g，郁金、白芷各6g，大黄15g，共为细末，韭菜汁调成糊状，敷于膻中、上星、上脘三穴，药干另换新药。适于热盛伤络型。②白芷、炒栀子各适量，水煎，布包药渣趁热敷胸口。适于热盛伤络型。③紫珠草、地稔根各150g，水煎，浓缩500mL（可按此比例制取药液），用时先取300mL，用胃管注入胃内，左右变换体位，使药液与胃各部充分接触，然后抽出，另取200mL注入胃内保留。④吴茱萸末适量，醋调敷于涌泉穴。

4. 敷脐疗法：①大黄30g研细末，加米醋适量调成膏状敷脐，外以纱布覆盖，胶布固定，每天换药一次，3~5次为1个疗程。适于胃热壅盛型。②大黄、栀子各20g，研细末，米醋适量，用法同上。适于肝火犯胃型。③鲜小蓟、鲜旱莲草各适量，捣烂取汁，大蒜一枚捣如泥，与西瓜霜 15g 和匀成膏状，敷于脐窝及双侧涌泉穴，外以纱布覆盖，胶布固定，每天换药一次。适用于吐血不止者。

【中成药验方】

1. 三七粉：可用于治疗外伤出血、瘀血、胃出血、尿血等各种内、外出血症；扩张血管，溶解血栓，改善微循环。生用内服。煎汤，3~10g；研末，每次 1~1.5g，一日 1~3 次，失血重者，可用至 3~6g；或入丸、散。服用时避免加糖校味，可用玉米淀粉纸隔离味蕾。

2. 四生丸：生荷叶、生艾叶、生柏叶、生地黄各 15g。主治血热妄行，吐血、衄血，血色鲜红，口干咽燥，舌红或绛，脉弦数。上研，丸如鸡子大。每服 1 丸(12g)，水煎服。

3. 止血粉：由白及、侧柏叶、大黄、田七组成。主治胃、十二指肠溃疡合并出血（中小量）。症见胃脘胀满疼痛或隐痛，吐血，黑便，面色无华，神疲乏力，心悸气短，头晕，舌质淡或暗红，苔白或黄，脉沉细数。慢性胃炎、胃黏膜脱垂合并中小量出血者，亦可用本方。上药共研细末，每服 3g，日服 3~4 次。

第五节　外感高热

凡因外感邪毒所致，以体温升高（38.5℃以上），初起多见恶寒、口渴、脉数等为临床主要特征者，称为外感高热症。外感高热并不是一个独立的疾病，而是多种疾病过程中的一个主要症状，主要包括各种感染性疾病，如病毒、细菌、支原体以及其他致病微生物引起的感染性疾病所导致的高热。根据中西医病名对照，中医温病、伤寒、瘟疫之发病过程中，所出现的“壮热”“大热”等均可参照进行辨证。

【诊断要点】

1. 急性发热，热势可有波动，热型各有不同；初起多有恶寒伴有口渴和口渴不欲饮、脉数等症。

2. 发病急，一般在 3 天以内。

3. 病程短，一般在 2 周以内。

4. 传变迅速。

5. 四季可见，随季节、地域、体质的不同而各不相同。

6. 具有一定传染性。

7. 应根据不同的疾病进行相应的实验室检查。

【内治验方】

1. 解热八味饮：金银花、连翘各 15g，荆芥、防风、柴胡、黄芩、知母各 12g，生石膏 20g（先煎）。每日 1 剂，水煎服（先煎生石膏 20~30min 后，再下余药），日服 2~3 次。治疗一切外感高热，恶寒，头痛，鼻塞，口渴喜饮等。

2. 清热饮：葛根 15g，牛蒡子、黄芩、柴胡各 10g，金银花、连翘各 20g，桂枝 3g，生姜 3 片。每日 1 剂，水煎服，日服 2 次。用于急性热性病初期。

3. 柴葛解肌汤加减：生石膏 3g，羌活、生白芍、桔梗、白芷各 10g，柴胡、葛根各 20g，黄芩 15g，生姜 3 片，大枣 2 枚，甘草 5g。将上药水煎，半日内分 3 次温服，每日 1 剂。治疗外感发热，邪入三阳，热势鸱张。

4. 凉惊丸：草龙胆、防风、青黛各 9g，钩藤 6g，黄连 15g，牛黄、麝香各 0.6g，龙脑 3g。研为细末，和蜜为丸，每服 1 丸。适用于伤寒入里引发高热，惊厥热搐，牙关紧急者。

5. 神解散加减：白僵蚕、蝉蜕、木通、车前子、酒炒黄芩、黄连、盐炒黄柏、桔梗各 3g，神曲 10g，金银花、生地黄各 6g。水煎后，取液 300mL，加黄酒、蜂蜜各 1mL，150mL/2h 口服，热退后，改每日 2 次，用 1~2 日，禁辛辣及生冷之品。

6. 黄芩加半夏汤合三拗汤加减：柴胡、半夏、大枣各 15g，青蒿、黄芩、生姜各 30g，生石膏 60~90g，麻黄、杏仁各 10g。水煎服。治疗外感发热。

7. 和中解表汤：葛根 15g，芦根 20g，党参、桔梗、粳米各 10g，甘草 5g。每日 1 剂，水煎 2 次，两汁混合，一日 2 次分服。治疗外感发热。

8. 银菊白虎汤加减：金银花、连翘、黄芩各 15g，石膏 30g，柴胡 24g，知母、甘草各 10g。水煎温服，每日 3~5 次。治疗外感发热，表邪未解，邪入气分。

9. 泻肺汤加减：石膏（先煎）60g，葛根、佩兰、桔梗、金银花、党参各 15g，柴胡、防风、黄芩、白芍、法半夏、陈皮各 10g，白芷、甘草各 6g，生姜 3 片。每日 1 剂，水煎，分 2 次温服。治疗外感发热，热邪犯肺，咳喘阵作。

10. 解毒合白虎汤聚合宝散加减：金银花、连翘各 6g，牛蒡子、薄荷（后下）各 4.5g，荆芥、甘草各 3g，鲜芦根、生石膏各 30g，大青叶 9g。水煎服，多次频服。治疗外感发热，气分热盛。

11. 防风散瘀汤合寒解方加减：柴胡、黄芩各 5g，生石膏（先煎）15~30g，淡竹叶 6~10g，蝉衣、荆芥、防风各 6g，金银花、连翘各 10g，钩藤（后下）3~5g。水煎服。治疗外感发热。

12. 桔梗汤合板蓝根银花糖浆加减：白英、金银花各 15g，板蓝根、寒水石、三叶青各 15~30g，荆芥、桔梗各 6g，甘草 3g。根据发热程度及年龄，每日 1~2 剂，水煎分 6 次服。

13. 桂枝麻黄各半汤加减：生麻黄、桂枝各 3~6g，甘草 3~5g，生石膏 15~30g，三叶青、杏仁各 6~10g，藿香 4~6g，大枣 3 枚，生姜 3 片。石膏先煎 20min，再加入其他药文火煎 10min 即可倒入保温瓶，2 次药量相加控制在 200~500mL，每次服用依据小儿年龄不同分别每次服用 40~100mL，每间隔 3h 服 1 次，直至汗出热退。如果头剂未退，再依此法服第 2 剂，直至热退。1 个疗程以热退为度，最多不超过 3 天。

14. 升降散合栀子豉汤加减：白僵蚕、蝉衣、大黄（后下）各 5~7g，姜黄、羌活各 3~5g，栀子、淡豆豉各 6~8g，青蒿（后下）5~6g，藿香 7~8g。水煎服。外感发热兼郁热不除者。

15. 五叶二根白薇汤：冬桑叶、人参叶、淡竹叶、白薇各 9g，藿香叶 6g，紫苏叶 3g，鲜芦根、白茅根 30g。水煎服。适于体虚外感湿热留恋，持续低热，头昏肢酸，胃纳呆滞，胸腹满闷，小便短赤，或有微热盗汗，脉弦滑或弦细，舌红燥，苔微黄或白糙的患者。

16. 麻黄汤：麻黄、桂枝、杏仁、甘草各 10g。水煎服。治疗外感发热，恶寒，无汗。药后加衣被发汗，热退停药。

17. 青银汤合清解汤加减：柴胡、薄荷（后下）、僵蚕各 10g，黄芩 12g，板蓝根、生石膏各 30g，连翘 15g，金银花 18g，甘草 3g。水煎服，石膏先煎 20min。

18. 柴胡白虎汤合青银汤加减：石膏 30~120g，青蒿 10~25g，金银花、蒲公英、连翘、牛蒡子、柴胡、黄芩、知母、淡竹叶各 10~15g，甘草 3g。水煎服，每日 1 剂，分 4~6 次饮服，3 天为 1 个疗程。体温降到 38.5℃以下后石膏逐渐减量，体温正常后减去不用。

19. 加减三黄丸合柴葛桂枝汤加减：柴胡、黄芩、桂枝、生地黄各 10g，葛根 20g，金银花、大青叶 15g，大黄 6g，水牛角粉 3g。水煎分早晚 2 次服用，日 1 剂，重者日服 2 剂，3 剂为 1 个疗程。

20. 吴孟章清热汤：大青叶、金银花、麦门冬各 15g，大黄 6g，知母、野菊花、淡竹叶各 10g，石膏 30g，甘草 6g。水煎服。治疗外感发热。

21. 柴胡解肌合三仁汤加减：生薏苡仁、柴胡各 20g，葛根 25g，黄芩、杏仁、滑石各 10g，石膏 30g，白蔻仁（后下）6g，通草、生甘草各 5g，生姜 3 枚，大枣 5 枚。水煎服。外感发热，兼湿热内蒸者。

22. 升降散加减：大黄、蝉蜕、僵蚕、姜黄、麻黄、北杏仁、甘草各 10g，生石膏 30g。水煎服。用于外感温热、瘟疫，邪热充斥内外。

23. 退热汤：秦艽、青蒿、桑叶、菊花、薄荷、钩藤、芦根、生薏苡仁、郁金、大贝母、白通草、大豆卷（剂量可随证酌用）。每日 1 剂，水煎服，日服 2

次。治疗外感发热。

24. 翘荷栀豉汤加减：连翘、炒栀子、淡豆豉、薏苡仁各10g，羌活、荆芥、防风各6g，薄荷（后下）5g，桔梗、大黄（后下）各4g，板蓝根20g，甘草2g。水煎服。治疗外感风热所致发热者。

25. 芩黛败毒饮加减：青黛5~10g，黄芩5~25g，柴胡、薄荷各3~9g，前胡、羌活、独活各3~10g，茯苓5~20g，党参（或太子参）5~30g，桔梗、甘草3~6g。水煎服。治疗小儿外感高热。

【外治验方】

1. 直肠给药法：直肠给药可分为两种方法，一种为保留灌肠法，一种为直肠滴注法。保留灌肠法是将中药煎剂浓缩至150mL左右，然后一次给入直肠。直肠滴注法是近年来发展起来的一种新型直肠给药法，具体方法如下：将汤药浓煎成150mL备用。嘱患者排空大小便，取左侧卧位，使药液温度为39~40℃，以涂液状石蜡油的导尿管插入肛门13~18cm，再与静脉输液设备相连接，将药液缓慢滴入直肠，一般35~45滴/min，滴完后再保持卧位30min，使药液在肠道保留时间尽量延长，一般可保留1h以上。直肠滴注给药法药物逐渐、缓慢地滴入直肠，不易引起腹泻，比保留灌肠法药物保留时间长，吸收较充分。

2. 针灸疗法：感受风寒者选风池、风府、外关等穴位，感受风热者取大椎、曲池、合谷、少商等穴位。具体治法如下：每次选2~3个穴位，手法用泻法，留针30min，或采用强刺激手法，可不留针。放血一般选十宣穴或耳尖等处，用三棱针放血4~5滴。对于外感风寒，患者自觉恶寒重，周身酸重疼痛的，可用拔火罐法，可在前胸或后背处使用闪罐法，使患者局部皮肤潮红，可明显减轻症状。针灸疗法的主要作用是祛邪泻邪，外感表实证适合用针法，热邪炽盛者选用放血疗法，风寒邪气束表者用拔火罐疗法。

3. 穴位注射法：本法是将中药注射剂注射入腧穴的治法。用注射器抽取柴胡注射液1mL或穿琥宁注射液20mg，取曲池穴，局部皮肤消毒后，将针头对准穴位，快速刺入，刺到一定深度后，慢慢地上下提插，出现酸胀感后，回抽针芯无回血，即可将药液缓慢注入。适用于发热反复不退，需经常使用临时退热药物的患者。对于感受外邪头痛、身痛明显的患者，也可采用外关或内关穴进行肌肉注射，可以起到较好的止痛作用。

4. 中药擦浴法：用银花、薄荷、生石膏等浸入75%酒精中，制成辛凉散热擦剂，以柴胡、荆芥、白芷等浸入75%酒精中，制成辛温散热擦剂，分别用于风热、风寒外感高热患者。以酒精擦浴方法进行，涂擦于颈部、腋下、肘窝、腋窝等处，有散热、退热的作用。或用适量的荆芥、白芷煎水，待水温后用温水进行洗浴或泡脚，用于恶寒无汗的患者。

5. 刮痧疗法：用特制的刮痧板或光滑平整的瓷汤匙，蘸取少许植物油，沿督脉、膀胱经刮背脊两侧及颈部、胸肋间隙、肘窝和腋窝等处，从上向下刮，从内向外刮，手法由轻渐重，刮至皮肤变紫红或出现红紫斑点、斑块为度。刮痧法对于实热痞胀具有良好的疗效，对于体质壮实，实热内盛，及火毒上攻的症候也有较好的解毒透邪作用，刮痧后患者头痛头晕、周身酸重的症状均可得到缓解。刮痧疗法尤为适用于夏季感受暑湿邪气以及引起高热而伴头晕、胸闷、恶心欲吐的患者。

6. 滴鼻法：本法是使用特制的滴鼻剂滴鼻而起到治疗作用的方法。可用柴胡注射液装入滴鼻瓶中，或将中药自制成滴鼻液，滴入鼻内，滴鼻时每侧鼻孔每次滴 2~3 滴，每 2h 可重复使用。有鼻塞的患者可与滴鼻剂交替使用。滴鼻后药物通过鼻毛细血管丛而被吸收，从而发挥其治疗作用。滴鼻法既可以治疗鼻塞流涕等外邪引起的鼻局部的症状，又可以因药物吸收而产生全身性的解热退热作用，对于年龄小不易接受肌肉注射的患者尤为适用。

【中成药验方】

1. 小柴胡颗粒：由柴胡、姜半夏、黄芩、党参、甘草、生姜、大枣组成。功能解表散热，疏肝和胃，主治外感病，邪犯少阳证，症见寒热往来、胸胁苦满、食欲不振、心烦喜呕、口苦咽干。开水冲服。一次 1~2 袋，一日 3 次。

2. 白虎合剂：由石膏、知母、粳米、甘草组成。用于高热大汗，口干舌燥，烦渴引饮。口服。一次 20~30mL，一日 3 次。

3. 防风通圣丸：由防风、荆芥穗、薄荷、麻黄、大黄、芒硝、栀子、滑石、桔梗、石膏、川芎、当归、白芍、黄芩、连翘、甘草、白术组成。用于外寒内热，表里俱实，恶寒壮热，头痛咽干，小便短赤，大便秘结，风疹湿疮。每 20 丸重 1g。口服。一次 1 袋（6g），一日 2 次。

4. 清开灵颗粒：由珍珠母、栀子、水牛角、板蓝根、黄芩苷、金银花组成。用于外感风热时毒、火毒内盛所致高热不退、烦躁不安、咽喉肿痛、舌质红绛、苔黄，脉数，上呼吸道感染、病毒性感冒、急性扁桃体炎、急性咽炎、急性气管炎、高热等症属上述证候者。每袋装 3g。口服。一次 3~6g（一次 1~2 袋），一日 2~3 次。儿童酌减或遵医嘱。

第六节　昏迷

昏迷是最严重的意识障碍，表现为意识完全丧失，对外界刺激不能做出有意识的反应，随意运动消失，生理反射减弱或消失，或出现病理反射。常出现于多种急慢性疾病的危重阶段。根据中西医病名对照，本病属于中医“神昏”范畴，中医文献中所述“昏愦”“昏蒙”“昏冒”“昏厥”等均可参照进行辨证。

【诊断要点】

1. 首先确定是否昏迷，必须与类昏迷状态鉴别，如癔症、木僵状态、闭锁综合征、醒状昏迷、失语、痴呆、去皮质综合征、晕厥等。

2. 根据意识障碍的程度，迅速明确昏迷的程度，是浅昏迷、中度昏迷，还是深昏迷，评估生命体征。

3. 进一步明确昏迷的病因：

（1）病史是确定意识障碍原因的关键。

（2）体格检查可发现昏迷病因的其他临床表现。

（3）实验室检查对诊断帮助较大。一般应先做常规检查包括血尿便常规、血糖、电解质、心电图等，必要时再做其他方面检查，如血气分析、肝肾功能、X线片、颅脑CT、颅脑MRI、B超、脑电图、脑脊液检查等。

【内治验方】

1. 通窍活血汤加减：麝香（冲）0.3g，赤芍、桃仁、红花、川芎、生姜各10g，老葱15g，红枣6枚。水煎取汁，每次100mL，加黄酒适量鼻饲，3~4次/日。治疗神志昏迷，属瘀血阻窍证者，可加石菖蒲5g，郁金30g，以理气开窍。

2. 羚角钩藤汤加减：钩藤、夏枯草各15g，生龙骨、牡蛎各30g，生地黄、牡丹皮、石决明、白芍、麦冬各10g，羚羊角5g。煎汁鼻饲，每次100mL，3~4次/日。治疗肝阳暴亢证。痰盛者加胆南星5g，云茯苓15g，枳实、半夏各10g等。

3. 救脱汤合附子当归丸加减：人参（另炖）、当归、附子（先煎）、麦冬各10g，黄芪30g，熟地黄、白芍、白术各15g。煎汁鼻饲，每次100mL，3~4次/日。治疗气血亏虚，阴阳欲脱证。大汗淋漓，阴阳欲脱者，重用人参、附子、煅龙骨、牡蛎各30g，加五味子15g。

4. 犀地清络饮加减：犀牛角（水牛角代）、桃仁、赤芍各10g，生地黄、牡丹皮、石菖蒲各15g，连翘30g，琥珀5g。水煎取汁鼻饲，3~4次/日。治疗痰热交阻证。高热者加石膏、玄参各30g，黄芩10g；痰多黄稠者加浙贝母、鱼腥草各30g，制半夏10g。

5. 茵陈蒿汤合安神定志丸加减：茵陈、水牛角、薏苡仁、虎杖各30g，栀子、大黄、生地黄、牡丹皮、石斛各10g，玄参20g，石菖蒲、大腹皮、云茯苓各15g。煎汁鼻饲，每次100mL，3~4次/日。治疗湿热上蒸，扰乱神明证。斑疹衄血者加紫草、茜草各15g；舌苔厚腻者，加藿香、佩兰各15g。

6. 清宫汤加减：玄参心、莲子心、竹叶卷心、犀牛角（水牛角代）、连翘心、麦冬各 10g。煎汁每次 100mL 鼻饲，3~4 次/日。治疗热陷心包证。若痰热盛者加川菖蒲 15g，竹沥 10g，胆南星 5g；兼血瘀者加桃仁、红花各 10g，浙贝母、丹参各 30g；烦躁甚、抽搐者，加用紫雪鼻饲；肌肤斑疹、谵语者，加用安宫牛黄丸鼻饲；神昏较深者，加用至宝丹鼻饲。

7. 连朴饮合三子养亲汤加减：石菖蒲、连翘、云茯苓各 15g，郁金 30g，炒栀子、竹沥、姜半夏、白芥子、紫苏子、莱菔子各 10g，竹叶 5g。煎汁鼻饲，100mL/次，3~4 次/日。治疗喘逆痰蒙证。若痰多者，加胆南星 5g，天竺黄 10g；高热者加黄芩 10g，鱼腥草 30g；湿邪较甚者，加服苏合香丸；兼动风抽搐者，加服止痉散；热甚者，加服至宝丹。

8. 大承气汤：大黄、芒硝、枳实、厚朴各 10g。配紫雪丹鼻饲，3~4 次/日。治疗阳明腑实证。若阳明腑实兼邪闭心包者，改用牛黄承气汤；高热者加石膏、玄参各 30g，黄芩 10g；高热昏狂者改用白虎承气汤，痰多黄稠者加浙贝母 30g，制半夏 10g，瓜蒌 15g；消化道出血者加白及 15g；中风阳闭者加天麻、石决明、钩藤各 10g，川菖蒲 15g；热甚伤阴，津枯便结者，改用增液承气汤。

9. 白头翁汤合加味六一散加减：白头翁 30g，黄连、黄柏、秦皮、黄芩、赤芍、丹皮、羚羊角、生地黄各 10g，金银花 20g，地榆、贯众各 15g。煎汁鼻饲，每次 100mL，3~4 次/日。用于急性细菌性痢疾，热毒痢神昏。脓血多者，加马齿苋、红藤、虎杖各 30g；夹有食滞者，加焦山楂 15g，枳实 10g。

10.《民间良药》经验方：七叶一枝花（干）15g，路边荆 7g，鸭跖草（鲜）400g。水煎服，每日 2 次。用于流行性乙型脑炎昏迷。

11. 理气通经汤加减：红参 3g，白茯苓、枸杞子、陈皮各 15g，白芍、阿胶、黄芪各 18g，菖蒲、制南星各 9g，可补益气血；达营汤加减，当归 15g，赤芍、三棱、莪术、香附各 12g，红花 18g，丹参 30g，可活血化瘀。两者交替使用。

12. 麻子仁丸合感冒退热颗粒加减：犀牛角磨汁适量（用水牛角代替）100g，生大黄、厚朴、枳实、钩藤、僵蚕各 10g，板蓝根 30g，大青叶 15g，白芍 20g。水煎服或鼻饲，每 4 小时 1 次。治疗高热惊厥。

13. 喉科回春锭：麝香、牙皂以 1:10 的细粉混匀配成。用小麦管或玻璃管沾粉吹入鼻后道，每隔 2h/次。治疗热闭神昏，湿蒙清窍。

14. 加味六神汤合朱衣滚痰丸加减：礞石、大黄、枳实、沉香、竹茹、胆南星、法半夏各 10g，黄芪（生）、磁石各 15g，菖蒲、郁金各 12g。先用经过滤后的新鲜铁锈水 100mL 煎礞石 10min，再纳诸药，倾倒药汁前 10min 入大黄，沉香另煎另兑，每次 50~100mL 鼻饲，每天 3~5 次。治疗腑实热结，痰蒙清窍证。

15. 厚朴三物汤合化痰清火丸加减：大黄 6~12g，厚朴、黄连各 6g，茵陈

30g，玄参 15~24g，连翘 24g，赤芍 11g，丹参、生地黄各 15g，郁金、枳实、丹皮各 9g。水煎服或鼻饲，每日 2 次。治疗肝昏迷。

16. 小承气汤合辰砂一粒丹加减：京菖根、远志各 6g，瓜蒌皮、紫苏子各 15g，大黄、枳实、玄明粉（冲服）、薄橘红、黄郁金各 9g，生石蟹（先煎）、川牛膝各 30g。水煎服，另用安宫牛黄丸 2 粒（化服，2 次/日）。治疗中腑实证型热病神昏。

【外治验方】

1. 刺灸法：取穴：主穴取水沟、印堂、百会、十二井、涌泉、神阙、内关；配穴取大椎、承浆、四神聪、风池、关元。操作方法：一般取主穴，如效不佳，酌选配穴。水沟穴向鼻中隔方向斜刺 0.3~0.5 寸，雀啄泻法，以眼球湿润为度；印堂穴向鼻尖方向平刺 0.5 寸，捻转泻法；内关采用提插捻转泻法。上述穴位，可留针 30~120min。十二井以三棱针刺血，百会、神阙分别用艾卷灸和隔盐灸，关元针后加灸，留针隔盐灸的壮数以苏醒为度；艾卷灸，可置于穴位上 3~5cm 处，以雀啄法灸之，直到穴区皮肤呈红晕，甚至起小泡为止。其余穴位，采用泻法不留针。据症情轻重及改善情况，每日可刺灸 2~4 次。

2. 皮肤针法：取穴：主穴取百会、风池、风府、前顶、印堂、大椎；配穴取膻中、鸠尾、肝俞、头维。操作方法：主穴为主，酌加配穴。以右手拇、中指夹持七星针针柄，食指作固定，运用腕力，以轻快细匀的手法上下移动、弹刺，以穴区为范围反复施行。速度为 240 次/min，刺后将刺处对捏，挤出血少许。如效不显，可适当加重手法和延长叩刺的时间。1 日可刺 3~4 次。本法主要应用于外伤性昏迷。

3. 电针：取穴：脑户、大敦；百会、水沟。操作方法：根据病症选取穴位。效不显时二组穴位可结合应用。脑户穴向下斜刺进针 0.5~1 寸；大敦穴针刺 0.5 寸，用强刺激提插、捻转之法，持续刺激 10min。百会穴向后平刺 1 寸，快速大幅度捻转泻法 5min；水沟向鼻中隔方向刺，雀啄泻法，至眼球湿润。然后接通电针仪行强刺激，持续通电 15min。每日 2 次，4~5 日为 1 个疗程。同时应用常规西医治疗药物。

4. 中药保留灌肠疗法：将中药汤剂自肛门灌入，保留在直肠或结肠内，通过肠黏膜吸收，达到治疗疾病目的的一种方法。使用具有豁痰开窍、清热通腑功效的中药保留灌肠，常用药物有生大黄、芒硝、全瓜蒌、菖蒲、牛膝等，可煎汁备用。每次取用 100~150mL，加温至 39℃~41℃，倒入输液袋内，挂在输液架上或挂衣架上，液面距肛门 30~40cm，润滑肛管前端，与输液器连接，排气后夹紧输液管，轻轻插入肛门 10~15cm，用胶布固定，松开开关，调节滴速，60~80 滴/min，待药液滴完时夹紧输液管或灌肠筒的连管，拔出肛管。适用于昏迷神志不清，不能配合口服给药，且多因邪热内盛，致使腑气不通者。

【中成药验方】

1. 安宫牛黄丸：由牛黄、郁金、犀角、黄芩、黄连、雄黄、栀子、朱砂、冰片、麝香、珍珠母、金箔等药物组成。功能清热解毒、化痰开窍、镇惊安神，治疗中风病人之见昏迷、不省人事、牙关紧闭、两手紧握、肢体强直、面红目赤、舌质红绛等。每次 1 丸，每日 1~3 次，用温开水化开后灌服或鼻饲。该丸剂不能应用于孕妇。

2. 局方至宝丹：由犀角、牛黄、玳瑁、麝香、朱砂、雄黄、琥珀、安息香、冰片等药物组成。功能清热解毒、豁痰开窍，治疗中风病人之见昏迷、不省人事、牙关紧闭、两手紧握、肢体强直、面红目赤、喉中痰声漉漉、舌质红等临床表现者。每次 1 丸，每日 2 次，用温开水化开后灌服或鼻饲。

3. 苏合香丸：由苏合香、麝香、安息香、丁香、沉香、檀香、木香、乳香、香附、冰片、白术、朱砂、犀角、诃子、荜茇等药物组成。功能温通开窍，治疗中风之见昏迷、不省人事、牙关紧闭、两手紧握、肢体强直、面白唇青、喉中痰涎壅盛、四肢不温、苔白滑腻等临床表现者。每次 1 丸，每日 1~2 次，用温开水化开后灌服或鼻饲。该丸剂不能应用于孕妇。

第七节　毒蛇咬伤

毒蛇一般体形不大，头呈三角形状，有毒牙，能够分泌毒液。全世界毒蛇有 160 种左右，我国有 47 种。常见的有 10 余种，如金环蛇、银环蛇及海蛇等，毒液主要作用于神经系统，引起肌肉麻痹和呼吸麻痹；竹叶青、五步蛇、蝰蛇和烙铁头等，毒液主要影响血液及循环系统，引起溶血、出血、凝血及心力衰竭；眼镜蛇、眼镜王蛇和蝮蛇等，其毒液具有神经毒和血液毒的两种特性。毒蛇咬伤以四肢多见，占蛇伤的 90%以上。毒液由毒牙注入体内，沿淋巴管向心性进入血液，之后流向全身各组织器官，迅速引起全身中毒症状，甚至危及生命。根据中西医病名对照，本病均称之为“毒蛇咬伤”。

【诊断要点】

1. 有蛇咬伤史者即可考虑诊断，判断是毒蛇还是无毒蛇咬伤，可参考局部伤痕判断。若现场发现毒蛇，有助于分析判断。

2. 被咬伤的肢体，一般多在数分钟内出现局部症状，以后出现全身性中毒症状。某些神经毒为主的蛇咬伤，局部以麻木为主，全身以嗜睡为首发中毒症状，常易被伤者忽视而延误诊治。

3. 咬伤后患者的全身中毒症状，常先出现心动过速、嗜睡、恶心、昏厥、全身无力、上睑下垂等。

4. 神经毒类中毒的致死原因主要是急性呼吸衰竭；血液毒及混合毒类中毒常见的致死原因为急性凝血障碍、失血及继发性急性肾衰竭和心力衰竭。

5. 试验性诊断：对高度可疑毒蛇咬伤者可试行中和毒素试验，即用单价抗蛇毒血清，皮试阴性后，予以常规静脉给药，若中毒症状有所控制，则有可能是本类毒蛇咬伤。

【内治验方】

1. 六味祛毒饮：白芷 15g，蒲公英、紫花地丁、夏枯草各 30g，白矾 1.5g，甘草、大黄各 10g。上药一剂加水 500mL，水煎 2 次，去渣分 2 次温服，每日 1~2 剂。病重者另用麝香 0.3g，雄黄 1.5g，调入药汤中服。

2. 青木香解毒汤：青木香、防风、僵蚕、五灵脂、川芎、瓜蒌、黄连各 10g，半边莲、七叶一枝花各 15g，蜈蚣 2 条，制马钱子 1.2g，法半夏 6g。水煎服。

3. 谭华梁经验方：栀子、金银花、蒲公英、半边莲、白茅根各 15g，生大黄 6g，黄柏、地丁草各 10g。水煎服。

4. 五味消毒饮加减：金银花、半边莲各 20g，紫花地丁、蒲公英、蚤休各 15g，野菊花、青木香、瓜蒌、枳壳、白茅根、车前草、生地黄各 10g。水煎服。

5. 黄连解毒汤合龙胆泻肝汤加减：龙胆草、大黄、赤芍、泽泻、车前草、厚朴各 10g，生薏苡仁、半边莲各 20g，黄连、栀子各 6g。水煎服。

6. 灵脂散加减：五灵脂 30g，飞雄黄 15g。将上药共研为细末，装瓶备用，用时每次服 6g，每日 3 次，以黄酒冲服。同时，以此药外敷伤口，并配合扩创，引流排脓。

7.《虫蛇咬伤临床验证》验方一：蛇母草、白蚤休各 6g，前胡 12g。水煎服。配合外敷法：白蚤休（七叶一枝花根）60g，陈醋 500mL，先将白蚤休磨成细粉，再加入陈醋浸泡 2~3 周，用两层纱布过滤，收取滤液备用。用时，将患处用消毒液洗净，再涂上药液，每天涂 3~4 次。

8.《虫蛇咬伤临床验证》验方二：蓍草（别名：千条蜈蚣、花牡丹、飞天蜈蚣）60~120g。水煎服。

9. 贝母白芷内消散加减：蜈蚣 5 条，川芎、白芷、大黄、甘草、威灵仙、浙贝、吴茱萸、五灵脂各 12g。将上药水煎，每日 1 剂，分 2 次服，第二次煎液，可外擦伤口周围红肿处，每日数次。

10. 复方蒲公英汤加减：七叶一枝花、杠板根、青木香、蒲公英、生大黄各

15g，黄芩、赤芍各 12g，白茅根、车前草各 30g。水煎服。

11. 泻心汤合黄甘丸加减：白花蛇舌草 30g，虎杖 20g，黄连 10g，黄柏、黄芩各 15g，大黄 12g，甘草 5g。每日 1~2 剂，水煎服（或鼻饲）。

12. 半边莲单验方：新鲜半边莲（全草）30~60g。捣烂后取其汁内服，有解毒和利尿排毒作用。

13. 吴远文经验方一：鬼针草、苦参、大蓟各 10g，茜草、万年青根各 6g。蝮蛇咬伤加野荞麦根 30g，全蝎一只，蜈蚣一条；金银环蛇咬伤加三叶青 10g 或徐长卿 10g，鱼腥草 15g；竹叶青咬伤加滴水珠 2g 或苦爹草 15g。

15. 复方马齿苋洗方加减：蒲公英 30g，大蓟 20g，马齿苋 15g，商陆、五灵脂各 10g。水煎服。可治蝮蛇、五步蛇、银环蛇、眼镜蛇、竹叶青蛇咬伤。

16. 民间验方：八角金盘、木香各 5g，黄连、蚤休、鸡冠花、金银花、杜衡各 6g，雄黄粉 3g。水煎服。

17. 吴远文经验方二：龙胆草、白芷各 30g。水煎服，药渣外敷。

18. 王圣蔚经验方：一点红、白花蛇舌草、七叶一枝花、千里光、蜈蚣、乌蔹莓、大蓟、八角莲、三叶刺针草、矮冷水花等干品等分，共研细末，内服每次 9~15g，每日 3 次，首次加倍。儿童药量酌减。用上述药末适量，与水调成粉状，外涂于伤口周围，每日 1~2 次。主治各种毒蛇咬伤。

19. 消风散加减：荆芥、防风、牛蒡子、苦参、当归、苍术、知母、小胡麻各 10g，蝉衣、木通、生甘草各 6g，生地黄 20g，生石膏 30。水煎服。主治蝮蛇咬伤。

20. 雄黄合剂合茯苓桂枝汤加减：五灵脂、威灵仙、茯苓各 15g，吴茱萸、细辛、白芷、连翘（带心）、制半夏、秦艽、甘草、雄黄（研细末分 2 次冲服）各 10g。水煎服。轻型者每日 1 剂，分 2 次服；重型者，每日 2 剂，分 4~6 次服。

21. 小叶三点金草方：小叶三点金草 50~100g，红背丝绸 15~30g，通城虎 10~15g。水煎服，冲适量蜜糖口服。主治毒蛇咬伤。

22. 雄黄合剂加减：雄黄、细辛各 2 份，白芷 4 份。共研细末，水泛为丸，每日 3~4 次，每次 3g。首次加倍量，儿童减半。

23. 母草方：母草（又名四方草）30~60g。加水 400mL，煎取 200mL，分 2 次服完。或将母草捣烂，冲入冷开水 150mL，去渣取药汁内服。

24. 左金丸合琼液膏加减：当归尾、五灵脂、川红花、川贝母各 12g，吴茱萸 10g，细辛、川黄连、白芷各 9g，半边莲 30g，荆芥 6g。水煎服。主治银环蛇咬伤。

26. 大黄甘草汤合理鬃汤加减：白花蛇舌草 30g，半边莲 35g，金银花、紫花地丁各 25g，白芷、夏枯草、生甘草各 15g，生大黄（后下）、玄明粉（冲服）各 20g。水煎服。适用于各种毒蛇咬伤的早期，服药后，大便已通畅，可去大黄、玄明粉，再服 3~5 剂。

27. 定风去晕丹合养胃增液汤加减：党参、北沙参、麦冬、玄参、石斛、百合、莲子各 20g，当归 15g，川芎、枸杞子、五味子、生甘草各 10g。水煎服。

【外治验方】

1. 清创护理：从患肢伤口牙痕处呈“一”或“十”字形切开 1cm 大小，深达皮下，不能过深以免伤及正常组织，若有毒牙残留应予取出，也可用拔火罐法使毒素从伤口排出；用 1:5000 高锰酸钾溶液或 3%过氧化氢溶液反复冲洗伤口。每日消毒换药，及时清除坏死组织，注意观察伤口色泽、肿胀程度。

2. 外用药酒方：①入土金、三丫苦、鸡骨香各 75g，田基黄、半边旗各 40g，半边莲适量，米酒 500mL。制法：将前 6 味捣碎，置容器中，加入米酒，密封，浸泡 1 个月后即可取用。用法：用药棉浸酒湿敷伤口及周围处，日敷数次。②了哥王根 30g，两面针根 120g，虾辣眼根 60~90g，酸藤根 60g，30 度米酒适量。制法：将前 4 味洗净，切碎，置容器中，加入米酒，密封，浸泡 7~10 天后，过滤去渣，即成。用法：伤口局部进行消毒，切开排毒后，自外向伤口四周，涂擦药酒，日涂擦 4~5 次。

3. 外敷法：白花蛇舌草、半边莲药用全草或鬼针草全草或东风菜药用根、全草，均用鲜草洗净，加食盐少许，捣烂外敷伤口周围肿胀处；七叶一枝花药用根茎用醋磨汁，涂抹肿胀处，或用酒精浸出液外搽；鱼腥草药用全草鲜草洗净，外敷伤口周围肿胀处或煎汤熏洗患处；徐长卿药用根茎叶，水煎取汁，用纱布浸湿外敷患处；季得胜蛇药片研成细粉，用适量白醋和蜂蜜调成稀糊状，涂于肿胀之处，不可封住切口（伤口），以免妨碍毒液流出，每日 2 次，疗程通常 7 天，若肢体肿胀和疼痛明显，适当延长；芙蓉膏（药物组成：木芙蓉、藤黄、生天南星、薄荷油、冰片等）均匀外敷，层厚 3~5mm，范围超出肿块边缘 2cm，药膏上加盖塑料纸，塑料纸周围用宽胶布密封，以免药外漏，其上再用敷料覆盖用胶布固定，每日更换 1 次，疗程 1 周。

4. 刺络拔罐法：主穴为阿是穴，其位置在人被毒蛇咬伤的局部及瘀血、肿胀明显的区域。治法：令患者先抬高患肢，避免走动，以防毒液吸收。然后，在阿是穴，迅速以三棱针点刺。这种点刺要以见到出血、渗液为宜。再根据咬伤部位选择合适的用具拔罐，如用真空拔罐器，吸拔时间为 30min。刺络拔罐之法，每日治疗 2 次，3 日为 1 个疗程。

5. 刺灸法：①取穴：外关透内关。操作方法：穴位常规消毒后，以毫针快速进针，行提插捻转泻法。针刺 1~1.5 寸，留针 20min，每隔 5min 运针 1 次。出针后用消毒棉球压住针眼数分钟。如果伤者的被咬伤患肢出现肿胀，可于手指之间即八邪穴，或足趾之间即八风穴，皮肤消毒后用三棱针或粗针头，与皮肤平行刺入约 1cm，然后迅速拔出，并将患肢下垂，再由近端向远端挤压患肢以排出毒液。但被奎蛇或尖吻蛇咬伤时慎用此方法，以防出血不止。②取穴：阿是穴、百会、太冲、阴陵泉。操作方法：阿是穴，先以火罐抽去毒血，继用大壮艾炷行隔蒜灸，灸 2~3 壮换一蒜片，可灸 10 壮以上。余穴用针刺法，百会穴可用平刺法，进针 1 寸；太冲、阴陵泉，均取未咬伤侧，得气后用泻法。此法主要用于早期救疗。

6. 外敷、外洗法：小红藤方：小红藤 65g，雄黄 15g，红芽大戟 25g。使用时，先于咬伤处作一切口，并贯通二牙痕，深至皮下，用拔火罐方法于切口吸出恶血和毒液，然后用上方 1 剂煎水外洗及浸泡伤口以清除伤口周围的残留蛇毒。同时，将本方 1 剂捣烂后加入白酒 200mL，搅拌 15min 左右，待药味浸出后按患者酒量给予口服 50~100mL，以从内解除侵袭脏腑之蛇毒。此外，蘸小红藤药酒在患肢肿胀处自上而下，由轻到重地涂擦和挤压，每日 3 次，每次约 20min，使毒液从创口中挤压出来。主治毒蛇咬伤。早期运用能控制蛇咬伤后局部组织溃烂坏死，用于晚期已溃烂的肢体能使其较快愈合。

【中成药验方】

1. 季德胜蛇药片：由七叶一枝花、蟾蜍皮、蜈蚣、地锦草等组成。用于毒蛇、毒虫咬伤。口服，第一次 20 片，以后每隔 6h 续服 10 片；危急重症者将剂量增加 10~20 片并适当缩短服药间隔时间。不能口服药者，可行鼻饲法给药。外用，被毒虫咬伤后，以本品和水外搽，即可消肿止痛。

2. 金钱草颗粒：主要成分为金钱草。功能清热解毒消肿，用于痈肿疔疮，毒蛇咬伤。每袋装 10g。开水冲服，一次 10g，一日 3 次。

3. 铁箍散：由生川乌、生草乌、生半夏、赤小豆、芙蓉叶、五倍子、白及组成。功能清热解毒，散瘀止血，用于疮疖痈肿，崩漏，咯血，跌打肿痛，外伤出血，毒蛇咬伤。每袋装 12g。醋或蜂蜜调敷患处。

4. 云南蛇药：由紫金龙、臭牡丹、白花蛇舌草、虎杖、夏枯草、半边莲、鱼腥草、杠板归、龙胆、茜草、白茅根组成。用于毒蛇咬伤，毒蜂、蝎子、蜈蚣等蜇伤。内服每次 20~30mL，一日 4~6 次。外用外擦适量。

第八节　急性中毒

大量毒物短时间内经皮肤、黏膜、呼吸道、消化道等途径进入人体，致使机体受损并发生功能障碍，称之为急性中毒。根据来源和用途不同可将毒物分为：工业性毒物、药物、农药、有毒动植物等。急性中毒起病急剧，症状严重，变化迅速，常危及生命，因此需及时诊断和抢救。根据中西医病名对照，急性中毒属于中医“中毒”范畴。

【诊断要点】

1. 毒物接触史：

(1) 毒物种类或名称，进入的剂量、途径、时间，出现中毒症状的时间或发现病人的时间及经过。

(2) 发病的现场情况，有无残余可疑毒物。

(3) 有服毒可能者，应了解患者的生活情况、精神状态、经常服用药物的种类，身边有无药瓶，家中的药物有无缺少，服药剂量的估计。

(4) 可疑为食物中毒者，应调查同餐进食者有无同样症状发生。

(5) 对可疑一氧化碳气体中毒者，应了解室内炉火、烟囱及同室其他人的情况；对生活中毒者，要了解患者生活情况、精神状态、服药史以及身边的药袋、药瓶、剩余药物等；怀疑为食物中毒者，应询问共餐者中有无相同症状；对职业性中毒者，应询问患者的工种、工龄、接触毒物的种类、剂量和时间、环境条件和防护措施等。

2. 临床表现：对于原因不明而突然出现呕吐、紫绀、呼吸困难、惊厥、昏迷、休克的患者，应考虑急性中毒的可能。如果患者有明确的毒物接触史，要分析症状、体征的特点、出现时间顺序是否符合该毒物中毒的临床表现，同时进行重点体格检查。

3. 实验室及其他检查：对急性中毒者，应常规留取剩余的毒物或含毒标本，如呕吐物、胃内容物、血、尿、粪标本等进行毒物鉴定分析。此外，X 线、心电图、脑电图检查等可帮助诊断。

【内治验方】

1. 植物类中毒特效方：

蚤休（七叶一枝花）中毒：甘草 30g 先煎，后与醋、姜汁各 100mL 混合内服。

大戟中毒：桔梗 30g 煎服；菖蒲汁 200mL 内服；芦根 200g 煎服。

马兜铃中毒：浓茶频服；甘草、绿豆各 30g，水煎服。

巴豆中毒：黄连 10g，寒水石、绿豆各 50g，煎汁冷服；芭蕉叶榨汁内服；大豆 500g 煎服；生姜 30g，防风 60g，天南星、甘草各 15g，煎服；醋 50~100mL 加姜汁少许内服。

乌头（附子、天雄）中毒：生姜 200g，甘草 15g，煎服；绿豆 200g，甘草 60g，煎服。

白头翁中毒：连翘 12g，甘草 10g，绿豆 50g，煎服。

法半夏（天南星）中毒：生姜汁 5~10mL 顿服；生姜汁 5mL，食醋 30mL 顿服；生姜 30g，防风 60g，甘草 15g，煎服。

半边莲中毒：黄豆汁 50mL，桔梗 30g，煎服。

皂荚中毒：生姜、甘草各 l0g，嚼烂，原汁吞下。

苍耳子中毒：甘草 15g，绿豆 100g，煎服；板蓝根 120g 煎服。

钩吻（大茶药）中毒：生鲜羊血 300mL 灌服；鲜韭菜 500g 取汁内服；鲜鹅不食草 200g 取汁内服；鲜崩大碗 500g，取汁加入蛋清 3~5 只内服。

鸦胆子中毒：甘草 10g 煎服，后饮红糖冷粥；益母草、附子各 7g，甘草 10g，煎服。

商陆中毒：防风 15g，甘草 10g，肉桂 6g，煎服。

黄药子中毒：生姜 30g 取汁，米醋 l00mL，甘草 10g，煎服。

发芽马铃薯中毒：白萝卜 500g 取汁内服；绿豆、甘草各 60g，煎服。

毒蕈中毒：白矾 60g，香油适量，调匀开水冲服；绿豆 120g，煎服；银花 60g 煎服；生石膏 60g 研末冲服；六一散 6g 冲服。

果仁中毒：杏树根皮 60 ~90g 煎服；甘草、黑豆各 120g 煎服；绿豆 60g，砂糖适量煎服；白萝卜取汁内服。

木薯中毒：30%糖水频服；松树梢（去叶）八条，鲜韭菜 200g，马鹿角（全草）50g，取汁服。

棉子中毒：香附 10g，鸡血藤、田三七、青木香、广木香、茜草各 15g，冰片 3g（另研），小野鸡尾草 250g，煎服；安宫牛黄丸 1 丸内服。

桐油中毒：稠米汤，面糊，豆浆灌服。

马齿苋中毒：避光；防风、荆芥、薄荷、苏叶各 15g，煎水外洗；银花、夏枯草、蒲公英各 30g，煎服；荆芥 10g，薄荷 15g，生地 30g，煎服。

马钱子中毒：香油、白糖适量，混匀灌肠；甘草 120g，煎服；肉桂 9g，煎服；蜈蚣 3 条，全虫 6g，研粉冲服；僵蚕、全虫各 9g，天麻、甘草各 12g，煎服；黄芩 60g，煎服。

雷公藤中毒：铁箍散 60g，大黄、防风、芒硝各 18g，煎水分 2 次服；蛇莓（去果实）、绿豆各 60g，取汁服；先服蛋清 2 个，再煎服乌蕨 60g；鲜乌蕨 150~240g，取汁，配香附、田七、鸡血藤、茜草、广木香、青木香各 15g，冰片 1.5g，研末，每次 3~9g，煎服；绿豆 120g，甘草 30g，煎服；鲜藜头草 60~90g，捣烂取汁服，忌盐；羊血 200mL 顿服；瘦风轮菜 15g 煎服；鲜凤尾草 120g，乌韭 90g，煎服；枫杨树皮 500g 煎服。

密陀僧中毒：白萝卜汁，白砂糖水，鸭血，大量口服；鲜乌桕 120g 取汁服；

绿豆汤频饮；白蜂蜜，芝麻大量食用；香附 9g，大小血藤、青木香、广木香各 15g，三七粉、冰片各 0.3g（冲），粉蕨 24g，海藻 75g，煎服；金钱草 30g，菊花、甘草各 I5g，煎服。

2. 动物类中毒特效方：

河豚中毒：鲜芦根 500g 取汁服；鲜橄榄、鲜芦根各 200g 取汁服。

动物肝中毒：石膏、银花各 30g，黄连、黄芩、山栀、赤芍各 10g，连翘、丹皮各 15g，竹叶、元参各 6g，知母 12g，甘草 3g，桔梗 5g。煎服。

蝎螫伤：外敷南通蛇药；明矾粉醋调或雄黄，枯矾调水外敷；大蜗牛一只捣烂外敷；大青叶、薄荷叶、鲜马齿苋捣烂外敷。

蜂螫伤：外敷南通蛇药；蚤休、紫花地丁、半边莲捣烂外敷；鲜萝摩藤浆汁外涂患处。

毒蜘蛛螫伤：外敷南通蛇药。

桑毛虫咬伤：鲜马齿苋捣烂外敷。

蜈蚣咬伤：茶叶泡水频服；凤尾草 120g，金银花 90g，甘草 60g，煎服；人参、五味子、甘草各 90g，附子 12g，煎服。

全蝎咬伤：玄明粉 18g 内服；金银花 30g，半边莲、甘草、土茯苓、绿豆各 9g，煎服；五灵脂、生蒲黄、雄黄各 9g，研粉，分 3 次醋冲服。

水蛭咬伤：绿豆、甘草适量煎服；云南白药 0.3g，口服，每日 3 次；万年青 9g，半边莲 6g，煎服。

斑蝥中毒：六一散 30g，凉水调服；黄连 6g，黑豆 50g，葱 100g，煎服；鲜天明精、白毛夏枯草，取汁内服；黄豆秆烧灰 15g，研细，冷开水冲服；石蒜 30g，煎至 500mL 内服；黑豆 50g 煎服；益元散 24g 凉开水调服；百部、葱白各 30g，煎服；板蓝根、甘草各 30g，黄连 3g，煎服；绿茶 30g 煎冷服；黄柏 15g，煎汤，冲蛋清内服；生绿豆 30g，生甘草 9g，生黄连 3g，煎服；鲜泽兰取汁服。

3. 矿物类中毒特效方：

汞中毒：牛奶、蛋清等适量服；绿豆汤、麻油适量服；草木灰煎服；开口花椒 30g 吞服；土茯苓 60g 煎服；甘草、防风各 15g，煎服；土茯苓 30g，甘草 15g，银花藤 10g，煎服；制香附 10g，鸡血藤、田七、青木香、广木香、茜草各 15g，冰片 3g，小野鸡尾草 250~300g，煎服；黄连解毒汤加银花 30g，土茯苓 60g，竹沥 400mL，煎服；土茯苓 30g，薏苡仁、枸杞、淮山药各 12g，泽漆、蚤休、车前草各 6g，煎服；连翘 12g，金银花、茯苓各 15g，木通 6g，车前子 30g，泽泻 10g，煎服；金钱草 30g，荸荠 40g，海藻、昆布各 15g，甘草、木贼草各 10g，煎服；川花椒 15g，猪苓、甘草各 10g，煎服；猪苓、甘草、泽泻、金银花各 10g，滑石

15g，煎服；贯众、木通各10g，煎服。

锰中毒：生黄芪25g，当归、丹参各12g，鸡血藤30g，桃仁、红花各10g，钩藤15g，全虫6g，蜈蚣3条。煎服。

砷中毒：明矾3g，大黄24g，甘草15g，煎服；防风、绿豆各30g，煎服；防风24g，凉水2500mL，搅拌出沫，滤后灌肠引吐；白矾末4.5g，加蛋清3~5枚，冷水200mL，内服探吐，吐后再服；蛋清10 ~15枚；南瓜子7粒，田螺7只，捣汁内服；乌桕树根90g冷水泡服；绿豆汤适量内服；小蓟适量，取汁内服；酢浆草60g，取汁，兑温开水内服；积雪草60g煎服；鸭舌草根60g捣烂，取汁服；乌蕨60g，野南瓜根4根，煎服；绿豆60g，连翘、银花各30g，木通、黄连、甘草各9g，滑石12g，花粉15g，煎服；白芷15g，绿豆120g，煎服；防风、大青叶、绿豆各30g，甘草60g，煎服；明矾3g，大黄24g，甘草15g，煎水冷服；防风120g煎服；香附、冰片（冲）各9g，鸡血藤、青木香、广木香、三七各15g，煎服；防己60g煎服。

矽（硅）中毒：地黄30g，生苡仁15g，白及18g，荆芥6g，防己、蝉衣、甘草各10g，煎服；木贼草60g，夏枯草30g，百部24g，郁金12g，海风藤10g，僵蚕、当归尾各15g，水煎服；焦术、花椒、泽泻、桃仁、红花、当归、赤豆各10g，金钱草、冬葵子各12g，制南星、赤豆、乳香、没药各6g，煎服；金钱草、石莲、山海螺各30g，米仁根50g，煎服。

4. 其他中毒特效方：

汽油中毒：植物油或液状石蜡内服。

有机磷农药中毒：甘草240g，煎水取汁，倒入滑石粉60g内，加入黄豆面适量，捣浆，澄清后顿服；生绿豆粉适量，凉水调服；广木香、青木香、茜草根各15g，香附9g，三七、梅片各3g，共研细末，洋金花24g，取汁，加水至400mL，与上药末混匀后口服或鼻饲；崩大碗250g，洗净取汁服；崩大碗30g，滑石30g，煎服；金鸡尾、金银花各120g，甘草60g，煎服。

有机氯农药中毒：生鸡蛋20个，白矾末10g，混匀灌胃，呕吐以后再用大黄10g煎服；生黄豆120g，生绿豆60g，捣碎，加入米泔水内服；甘草60g，金银花30g，煎服；生韭菜150g煎服；鲜紫花地丁取汁服；银花藤120g，菊花90g，糖少许，煎服。

敌鼠中毒：犀角、白豆各3g，丹皮、生地、蒲黄、甘草各6g，五灵脂、地榆炭各9g，煎服。

煤气中毒：白萝卜汁灌服；浓茶水灌服。

【外治验方】

1. 食物中毒催吐法：用鸡毛刺激咽喉部，使病人吐出有毒食物。催吐解毒汤：①甘草、玄参各60g，栝楼、地榆各15g，黄芪30g煎服探吐。②三圣散：藜芦60g，防风10g，栝楼、胆矾各6g，煎服探吐。③伏龙肝50g，水调服，吐后再服。④黄连12g，甘草12g水煎凉服，吐后再服。⑤雄黄、青黛等分凉水调服。⑥白扁豆10g水煎服。

2. 急性一氧化碳中毒昏迷针刺法：风府、内关、水沟、合谷、太冲、风池、完骨、天柱、四神聪。刺法：主穴每次取4~5穴，轮换应用，据症加配穴。具体治法如下：风府穴直刺1寸，小幅度轻捻转；内关直刺1.5寸，施以提插捻转泻法；水沟雀啄泻法，合谷、太冲直刺，捻转泻法；风池、天柱、完骨进针1寸，百会、四神聪进针0.5寸，均用小幅度捻转补法；极泉、尺泽、委中施提插泻法，待肢体出现抽动，不留针；阳陵泉、廉泉提插泻法；金津、玉液点刺出血，不留针。上述穴位，除不留针外，一般留针30min，每日针1~2次，45天为1个疗程。

3. 细菌性食物中毒霍乱刺灸法：十宣、委中、曲泽，均针刺出血；神阙，隔盘灸；足三里，直刺2~2.5寸；中脘，直刺1~2寸；公孙，从足内侧向外侧斜刺5分，针刺得气后，施以提插捻转补泻法。留针20min，每5~10min行针1次。疗程：发病当日针刺2次，次日针刺1次，一般针刺3天可获病愈。

4. 急性中毒血液净化疗法：用人工装置排除血中有毒有害物质，使血液得到净化的治疗方法。在急性中毒的临床应用上，以血液透析（HD）和血液灌流（HP）、血浆置换（PE）较为有用。HD系将血液从动脉引入透析器，通过半透膜使有害物质从血中清除出去，同时还可清除多余的水分、电解质、营养素、药物等成分，透析后的血液再经静脉输回体内。适合于水溶性较强，且不与蛋白质或血中其他成分结合的毒物清除，如甲醇、乙二醇、乙醇、苯胺、硝基苯、四氯化碳、三氯乙烯、砷、锂、钡及多数药物等。HP系将血液引入装有固态吸附剂如活性炭、树脂、带免疫物质的活性炭、固相化酶体（人工细胞）等的容器中，吸附清除各种内源性和外源性毒物，对脂溶性强的物质和与蛋白质结合的物质尤为有效，最适合急性毒物和药物中毒的抢救治疗，如各种杀虫剂、杀鼠剂、杀草剂、各种药物中毒等。PE系将血液引入血浆分离装置，将分离出的血浆弃除并补回相应量的正常血浆的治疗方法。此法可有效清除血中可溶性免疫复合物、自身组织抗体、毒物及过量药物，主要用于各种免疫性疾患、胶原性疾患、器官移植排斥反应、肝昏迷、毒物药物中毒等，由于血浆用量过大，且有感染肝炎、艾滋病等疾患的风险，使应用受到一定限制。

【中成药验方】

1. 安宫牛黄丸：由牛黄、水牛角浓缩粉、人工麝香、珍珠、朱砂、雄黄、黄连、黄芩、栀子、郁金、冰片组成。用于一氧化碳中毒性脑病。每丸3g。一次1丸，一日1次；小儿三岁以内一次1/4丸，四岁至六岁一次1/2丸，一日1次，口服。

2. 活性炭：主要成分为碳，还含少量氧、氢、硫、氮、氯。用于防止各种毒物的吸收，并对胃肠道有保护治疗作用。若误服金属、酒精、火水、电油及腐蚀性物质则没有疗效。剂量及用法：成年人每次50~100g，儿童按1~2g/kg，可吞服或配成15%的混悬液通过胃管喂饲。对一些毒物，可反复应用，一般是每2~4h给予0.5g/kg，持续24~48h。推荐使用活性炭解毒剂时，应在具有潜在毒性的毒物摄入人体1h内使用，可口服给药或经大肠灌洗。如果患者服用有毒物达到致死量，就要考虑使用大剂量的活性炭。泻药如山梨醇或硫酸镁与活性炭合用，对人体也有一些益处。

第九节　中暑

中暑是指在高温、高湿的环境下和热辐射的长时间作用下，人体体温调节中枢功能障碍，汗腺功能衰竭和水、电解质丢失过多所致的疾病。临床表现为高热、大量出汗或汗闭、虚脱、晕厥或昏迷等中枢神经系统症状。常分为热痉挛、热衰竭和热射病三型。根据中西医病名对照，中暑属中医“中暑”“暑证”范畴。

【诊断要点】

1. 病史及分型：

(1) 了解患者发病前工作场所的温度、湿度和热辐射强度、居室的室温和通风情况。

(2) 热痉挛以四肢肌肉对称性痉挛抽搐为特征；热衰竭以水、电解质紊乱、循环衰竭为特征；热射病以中枢神经系统症状为特征。

2. 危重指标：

(1) 体温持续高达41℃~42℃。

(2) 昏迷超过48h伴有频繁抽搐。

(3) 重度脱水出现休克。

(4) 出现脑水肿，心、肝、肾衰竭，弥散性血管内凝血（DIC）。

【内治验方】

1. 白虎汤：石膏50g，知母18g，甘草6g，粳米9g。水煎服。治疗暑热内郁证。若暑热较重，可加淡竹叶10g，西瓜翠衣15~30g祛暑；若兼阳明腑实，见神昏谵语、大便秘结、小便赤涩者，加大黄15g，芒硝10g以泻热攻积。

2. 清营汤加减：犀角（水牛角代）30g，玄参10g，连翘6g，竹叶、莲子心各12g，麦冬9g，黄连5g。水煎服。治疗暑热闭神证。若寸脉大，舌干较甚者，可去黄连，以免苦燥伤阴；若兼痰热，可加竹沥15~30g，天竺黄5g，川贝母15g，清热涤痰。

3. 紫雪丹合丹白生母汤加减：羚羊角粉（冲服）、丁香、沉香各3g，犀角（水牛角代）30g，生石膏（先煎）60g，寒水石（先煎）10g，滑石（包煎）20g，木香6g，玄参、生地黄、加大黄各15g，升麻、白芍各9g。水煎服。治疗暑热动风证。便秘者，芒硝10g通腑泄热；抽搐甚者，可配合止痉散以加强息风止痉之效。

4. 加减木香顺气散：木香、香附、青皮、陈皮、枳壳、砂仁、厚朴、牛黄各3g，雄黄3~4g，火硝0.9g。水煎服。治疗暑闭气机证。若胸闷、胸痞较甚者，加紫苏子10g，沉香5g，以降气消痞。

5. 王氏清暑益气汤：西瓜翠衣30g，西洋参5g，石斛、粳米各15g，麦冬9g，黄连、甘草各3g，知母、竹叶各6g。水煎服。治疗暑伤津气证。暑热较高，可加石膏30g以清热解暑；暑热夹湿、苔白腻者，可去麦冬、石斛、知母，加藿香10g，六一散等。

6. 救脱汤加减：人参12g，附子、麦冬各9g，五味子6g。水煎服。治疗阳脱证。方中人参性味甘温，若属阴虚有热者，可用西洋参代替，病情危重者全方用量宜加重。

7. 三甲复脉汤加减：阿胶（烊化）9g，生白芍、干地黄各18g，生鳖甲24g，麦冬、生牡蛎各15g，龟板30g。水煎服。治疗阴虚动风证。若兼气虚喘急，加人参5~10g补气定喘；气虚自汗，加人参5g，龙骨30g，小麦50g，补气敛汗；若低热不退，加地骨皮15g，白薇10g，退虚热。

8. 清络饮合丹白生母汤加减：犀牛角（水牛角代）30g，生地黄24g，赤芍12g，牡丹皮9g，鲜金银花、鲜扁豆、丝瓜络各6g，西瓜翠衣、鲜竹叶心各10g。水煎服。治疗暑伤肺络证。用治热迫血溢之出血证，可酌加白茅根10~15g，侧柏炭10g，小蓟15g等，增强凉血止血之功；若暑湿伤肺、咳而无痰、咳声高亢者，可加杏仁10g，麦冬10~15g，沙参15g，以利肺气，养肺阴，或加桔梗5~10g，甘草10g，以开提肺气，清肺热。

9. 补精膏加减：西瓜1个，鸡肉、火腿、莲子、龙眼、胡桃、松子、杏仁各适量。把鸡肉和火腿切成丁。将西瓜上端切下（小为盖，大块为盅），挖去瓜瓤。将上述用料一并填入瓜内，盖上盖，隔水蒸熟即成，食之。

10. 绿晶肘：猪肘（去骨）1000g，绿豆500g，葱、姜、盐、白矾各少许。①

猪肘子刮洗干净，加水放入锅内，下绿豆和少量的白矾，用微火煮至用筷子一扎肘子即透时取出晾凉。②将煮透的猪肘子皮朝下放在大碗内，上面放葱、姜和盐，再倒入原汤（不要绿豆），用旺火上锅蒸烂，取出再晾凉。③将连汤的肘子放进冰箱或冰上，待凝结成冻时取出切片，摆在盘内即可食。

11. 枇杷叶茶：鲜枇杷叶、鲜竹叶、鲜芦根各20g，煎汤作冷茶饮用。

12. 绿豆冬瓜豆瓣汤：浸发海带、去皮蚕豆瓣各100g，冬瓜500g，香油及盐适量。先将浸软泡发洗净切成条块状的海带和蚕豆瓣一起下锅，用香油煸炒一下，然后添加500g清水，加盖烧煮，待蚕豆将熟时，再把切成长方块的冬瓜和盐一并放入，继续烧至冬瓜九成熟，即可停火出锅。食之。

13. 红糖绿豆砂：绿豆100g，红糖25g。将绿豆煮烂，用勺在锅中碾碎如泥，再以文火煮至无汤，加红糖调味即成。食之。

14. 绿豆丝瓜花：绿豆60g，鲜丝瓜花8朵。用清水一大碗，先煮绿豆至熟，然后捞出豆，再加入丝瓜花煮沸，温服汤汁。

15. 柴胡白虎汤加减：柴胡、黄芩、知母各10g，生石膏、忍冬藤各30g，连翘15g，甘草6g。加水先煎石膏30min，同时将余药浸泡30min后，加入石膏煎液中，再煎20min，滤取药液，加水再煎20min。每日1剂，将2次药液混合。在体温周期性上升前1h服。

16. 六和汤：砂仁、半夏、杏仁、人参、炙甘草各30g，茯苓、藿香叶、白扁豆各60g，香薷、厚朴各120g。上药共研为粗末。每取12g，加生姜3片，大枣1枚，水煎服，日服2次。也可改用饮片作汤剂水煎服，各药用量按常规剂量酌减。

17. 行军散：牛黄、麝香、珍珠、冰片、硼砂各3g，雄黄24g，火硝0.9g，金箔20片。上药共研细末。每服0.3~0.9g，日服2~3次，凉开水调下。也可搐鼻用。

18. 荷叶秋季养生茶：野菊花、荷花各10g，茉莉花3g。将上述三花洗净后以沸水冲泡，加盖稍冷后当茶饮。

19. 三皮茶：鲜西瓜皮、冬瓜皮、丝瓜皮各50g。将三皮水煎15min，取汁加适量的糖，温服当茶。

20. 藿香粳米粥：藿香、粳米各50g。将藿香加水150~200mL，应煮2~3min，过滤去渣，再把粳米淘净熬粥，将熟时加入藿香汁再煮沸2~3min即可。每日2次，温食。

21. 菊楂决明饮：金银花、菊花各250g，山楂100g，白糖500g，香精适量。将银花、菊花择洗干净，一同放入锅中，放清水适量，烧开水后小火煎半小时，倒出药汁，再把药汁、白糖、香精充分拌匀，入冰箱冷冻划块即成。日2次，餐前服用。

【外治验方】

1. 降温：患者头部可捂上冷毛巾，可用50%酒精、白酒、冰水或冷水进行全身擦浴，然后用扇或电扇吹风，加速散热。有条件的也可用降温毯给予降温。但不要快速降低患者体温，当体温降至38℃以下时，要停止一切冷敷等强降温措施。

2. 针灸疗法：①取穴：内庭、曲池、内关、太阳。操作方法：将病人迅速置于阴凉通风处，解开衣衫。先以三棱针点刺双侧太阳，挤去恶血，余穴均施凉泻法。留针至症状明显转好，亦须间断运针。适于中暑轻症。②取穴：水沟、百会、委中、十宣。转筋抽搐加阳陵泉、承山、后溪。操作方法：先刺水沟，深刺至齿，针芒向上，施以泻法。委中、十宣均以三棱针泻血，余穴亦用泻法，强度宜适当加大。留针至神清搐止，须间断运针。适用于重症中暑，暑热蒙心证。③取穴：气海、百会、太渊、复溜。操作方法：气海、百会施艾卷雀啄法灸，持续不断，直至神志清醒。余穴用针刺，采用补法留针，其间须反复运针刺激。适用于气阴两脱证，此型甚为危重，宜配合其他中西医疗法。用于中暑重症。

3. 刮痧治疗：取穴：风府、哑门、足太阳膀胱经背部穴位、合谷、内关、大椎。操作方法：先刮风府、哑门，然后用三棱针放痧大椎穴，再刮背部膀胱经，最后刮前臂内关、合谷穴。具体操作如下：补泻兼施，大椎放痧。在需刮痧部位涂抹适量刮痧油。先刮颈后部风府至哑门穴，由上至下，宜用刮板角部，30次，出痧为度。大椎放痧，针刺前先推按被刺部位，使血液积聚于针刺部位，经常规消毒后，左手拇、食、中三指夹紧被刺部位或穴位，右手持针，对准穴位迅速刺入1~2分深，随即将针退出，轻轻挤压针孔周围，使少量出血，然后用消毒棉球按压针孔。然后刮拭背部膀胱经穴，分别为背部正中线旁开1.5寸和旁开3寸二线，用刮板角部由上至下刮拭，30次，出痧。最后分别刮上肢内侧内关穴和手背部合谷穴，各30次，出痧为度。

4. 穴位按摩法：取穴：足三里、大椎、曲池、合谷、内关。操作方法：以单手拇指或双手指顺该穴经络走向，由轻至重在该穴位上掐压，缓慢疏推和点按穴位，反复进行3~5min，以局部产生酸、麻、痛、胀感为度。适用于轻症中暑。若治疗重症中暑，除上述穴位按摩外，另增加人中、十宣、委中、阳陵泉、少冲五穴，以点掐、按压为主，每穴点掐、按压3~5min。经上述治疗后，若条件许可，给予清凉含盐饮料，或以银针针刺以上穴位，有增强疗效的作用。

5. 刺血疗法：取穴：十宣、曲池、大椎、委中、金津、玉液。操作方法：常规消毒后，以三棱针点刺放血，或大椎加拔罐。对轻症中暑，刺血后挤出血数滴，片刻诸症即可消失。重症中暑者每次可挤出紫黑血液0.5~1mL，并给予清凉饮料，针后约10min患者神志即可转清，继而热退汗出，诸症消失。

【中成药验方】

1. 藿香正气水：由苍术、陈皮、厚朴（姜制）、白芷、茯苓、大腹皮、生半夏、甘草、广藿香油、紫苏叶油等组成。用于外感风寒、内伤湿滞或夏伤暑湿所致的感冒，症见头痛昏重、胸膈痞闷、脘腹胀痛、呕吐泄泻，属肠胃型感冒。酊剂每支10mL。口服。一次半支（5mL）~1支（10mL），一日2次，用时摇匀。

2. 人丹：由陈皮、檀香、砂仁、甘草、木香、广藿香叶、肉桂、薄荷脑、冰片、朱砂等药物组成。用于伤暑引起的恶心胸闷，头昏，晕车晕船。每10粒重0.3g。含服或用温开水送服。一次10~20粒，舌下含服该药的疗效更好。儿童不宜服用此药。

3. 十滴水：由樟脑、干姜、大黄、小茴香、肉桂、辣椒、桉油等组成。用于伤暑引起的头晕、恶心、腹痛、胃肠不适。塑料瓶装，每瓶装5mL。口服。一次2~5mL。儿童酌减。

4. 风油精：由薄荷、桉叶油、丁香粉、樟脑、香油精等药物组成。可用于治疗中暑引起的头昏头痛及因贪凉引起的腹痛等病症。每瓶装3mL。外用，涂擦于患处。口服，一次4~6滴。用该药治疗中暑的方法是：有头昏、头痛症状的患者可将少许的风油精涂抹于前额及两侧的太阳穴上；有腹痛症状的患者可将少许的风油精涂抹于肚脐和尾骶部，或用适量的温水送服2~3滴的风油精。需要注意的是：一定要将风油精稀释到1%的浓度以下才能服用。

第二章　呼吸科疾病

第一节　流行性感冒

流行性感冒（简称流感）是流行性感冒病毒所致的急性呼吸系统感染性疾病，是人类面临的主要公共健康问题之一。中医称之为“时行感冒”，为风、寒、热、湿、疫毒之邪侵袭肺卫所致。本病起病急骤，以全身症状为主。具有突然发病、迅速蔓延、发病率高的流行特点。

【诊断要点】

1. 流行病史：在流行季节性一个单位或地区同时出现大量上呼吸道感染病人；或近期内本地区或邻近地区上呼吸道感染病人明显增多，或医院门诊上呼吸道感染病人明显增多。

2. 临床症状：急起恶寒、发热、头痛、头晕、疲乏无力；可伴咽痛、流涕、流泪、咳嗽、气急等症；少数病例伴食欲减退、腹痛、腹胀、恶心呕吐、腹泻。

3. 实验室检查：

(1) 外周血象：白细胞总数不高或降低，淋巴细胞相对增加。

(2) 病毒分离：鼻咽分泌物或口腔含漱液分离出流感病毒。

(3) 血清学检查：疾病初起的恢复期双份血清抗流感病毒抗体滴度升高 4 倍或 4 倍以上。

(4) 患者呼吸道上皮细胞流感病毒抗原阳性。

(5) 标本经敏感细胞增殖一代后查流感病毒抗原阳性。

4. 临床分为单纯型、肺炎型、中枢神经型和胃肠型四型。

【内治验方】

1. 一柴胡饮：柴胡、芍药各 6g，生地黄 5g，黄芩、陈皮各 5g，甘草 2g。内热甚，加连翘 6g；外邪甚，加防风 3g；邪结在胸痞满者，去生地黄，加枳实 6g；热结阳明而渴者，轻加花粉或葛根 6g，重加知母、石膏。适用于外感四时不正之气，或发热，或寒热，但外有邪而内兼火者。

2. 银翘散：连翘、金银花各 30g，苦桔梗、薄荷、牛蒡子各 18g，竹叶、芥穗各 12g，生甘草、淡豆豉各 15g。取水 450mL，煎为 300mL。适用于风热型流行性感冒。

3. 柴苓汤（丹溪方）：柴胡 4.8g，半夏（汤泡 7 次）2.1g，黄芩、人参、甘草各 1.8g，白术、猪苓、茯苓各 2g，泽泻 4g，肉桂 15g。用水 300mL，加生姜 3 片，大枣 1 枚，煎至 150mL，温服。无汗，加麻黄；有汗，加桂枝；寒多，加官桂；热多，加黄芩。适用于温病发热，泄泻，里虚者。

4. 柴苓汤（《保婴撮要》）：柴胡、黄芩、猪苓、泽泻、茯苓、白术各 15g。适用于小儿痘疹，小便不利，身热烦渴，泄泻。

5. 余氏清心凉膈散：连翘 120g，甘草、桔梗各 60g，黄芩（酒炒）、薄荷、栀子各 30g，石膏 150g。每服 9~15g，加竹叶 1 片，用水 375mL，煎至 250mL，去滓，入生白蜜 20mL，微煎，温服。适用于外感温毒，内传肺卫，疫疹初起。

6. 六合汤：人参、扁豆各 10g，香薷、半夏、砂仁、木瓜、赤茯苓各 8g，藿香 12g，杏仁、甘草各 6g，厚朴 7g。引用姜、枣，取水 420mL，煎服 300mL。适用于暑湿外感，气阴耗伤之证。

7. 特效感冒宁：苏叶、薄荷、藿香、防风、荆芥、苍术、黄芪各 10g，金银花 12g，甘草 3g。每日 1 剂，水煎 2 次，日服 3 次。第一次用清水约 200mL，浸药半小时，煎取 100mL 左右。第二次用清水 120mL，煎取 80mL 左右，去渣。两次药汁混合后，分 3 次，早、中、晚温服。一般 3 剂，重症 6 剂即可。用于感冒时邪，鼻流清涕，咽痛，咳嗽或伴见恶心，大便稀，或有发热恶寒。

8. 羌蒡蒲薄汤：羌活、牛蒡子各 9g，蒲公英 30g，薄荷 6g。每日 1 剂，水煎服，日服 2 次。适于外感发热型流行性感冒。咳嗽加杏仁、桔梗、前胡各 9g；咽痛加板蓝根 30g，玄参 9g，马勃 6g；胸闷、纳呆、舌苔腻加厚朴、半夏、枳壳各 9g。

9. 三阳清解汤：葛根、金银花、连翘、柴胡各 24g，石膏 30g，黄芩 12g，大青叶、蒲公英各 30g，甘草 9g。每日 1 剂，水煎服，日服 2 次。用于温病热入气分，大头瘟毒等症。症见高热持续不退，头昏胀痛，口渴心烦，咽喉疼痛，或微恶风寒，有汗或无汗，项背强痛。若表证较重者可加荆芥、薄荷各 9g；若见吐血、衄血、发斑者可去柴胡，加生地黄 15g，白茅根 30g，丹皮 12g；若咽喉肿痛甚者，可加土牛膝根 24g。

10. 三花清解汤：忍冬藤、忍冬花、连翘、六一散（包煎）各 15g，杏仁、淡豆豉、栀子、玉竹、桔梗、前胡、菊花各 10g，鲜桑枝 30g，薄荷 5g。每日 1 剂，水煎，分 3 次服。重病可于一昼夜服 2 剂，亦可连续服至病退为止。流行性感冒（温热型），症见恶寒发热，自汗，头痛以前额及眉棱骨痛为剧，腰背骶骨，及四肢皆痛，面赤、舌红，苔色灰白而干，口渴烦躁，咳嗽痰少，或带血丝，但脉反迟或缓。

11. 解毒清热饮：金银花、连翘、菊花各 30g，桑叶、芦根各 20g，柴胡 10g，甘草、黄芩、蝉蜕、薄荷各 15g，生石膏（先煎）、滑石各 20~30g。先煎生石膏 20~30min，然后下群药煎。每日 1 剂，水煎服，早晚各服 1 次。用于流行性感冒、病毒性感冒，无论高热或低热，均可服用。如兼见咳嗽加前胡、杏仁各 15g，橘红 20g；痰多者加川贝母 10~15g，海浮石 20~30g。

12. 宣肺疏风汤：桑叶 12g，薄荷、甘草各 3g（焗），前胡、桔梗、牛蒡子、枇杷叶、北杏仁各 9g，橘红 4.5g。每日 1 剂，水煎服（加清水 3 碗，煎取 1 碗，下薄荷，再煎 3min 即可），日服 2 次。用于外感风温初起之轻证。

13. 清气解毒汤：生石膏 30~60g（先煎 20~30min），黄芩、板蓝根各 30g，大青叶、葛根、连翘、徐长卿、青蒿各 15g。每日 1~2 剂，水煎 2 次后，将药汁混合，每 4~6h 服 1 次，每次 100~200mL，服用至热退身凉，诸症消失为止。用于温热病，见肺胃大热，口渴，烦躁，脉洪大等症。

14. 达原柴胡饮：柴胡、槟榔、赤芍、黄芩各 15g，川厚朴、草果各 10g，知母 12g，甘草 5g。每日 1 剂，水煎服，日服 2 次。用于湿热秽浊内蕴膜原，表气不通，里气不和，气机不畅所致的湿遏热伏夹秽浊内阻之证。

15. 感冒立愈汤：桂枝、白芍、杏仁、白前各 10g，莱菔子 7.5g，炙麻黄、厚朴各 5g，蜈蚣 2 条，全蝎 7 个，生姜 3 片，大枣 3 枚。取上药加水 300mL，武火煎至 150mL，日分 2 次口服，每日 1 剂。用于风寒感冒引起的高热，喘咳，抽搐。

16. 十神汤：葛根、赤芍、香附各 10g，升麻、陈皮、川芎、白芷各 6g，紫苏子 7g，麻黄、甘草各 3g。每日 1 剂，水煎服，日服 2 次。适于时行感冒偏于风寒型。

17. 柴芩羌蓝汤：柴胡、蒲公英各 15g，黄芩、陈皮各 10g，羌活 24g，板蓝根、银花各 20g，甘草 6g。每日 1 剂，水煎 3 次分用。重症 1 日可进 2 剂。用于流行性感冒，症见发热（包括高热），恶寒，无汗，身痛体痛，苔薄白或黄，脉浮数。

18. 感冒发热方：荆芥、防风、金银花、连翘、羌活、柴胡、黄芩各 10g，石膏 30g，淡竹叶 6g，板蓝根 15g。水煎服，日 1 剂。用于流行性感冒发热不退。

【外治验方】

1. 纳鼻疗法：①雄黄 90g，金银花 60g，硼砂、白芷、苍术各 15g，冰片、樟脑、薄荷各 9g，共研细末，装瓶备用。用时每次取药末少许，涂抹于两鼻孔内，做吸气动作。每日 2 次，早晚各 1 次，连用 5 天。②荆芥、连翘、葛根各 25g，冰片、薄荷冰各适量，共研细末，装瓶备用。用时取药末适量，涂于鼻孔内。每日 2 次，连用 5 天。

2. 敷足疗法：①山栀子 10g，鸡蛋一枚。将栀子研末，与蛋清调匀，做成药饼，厚如 3 个 5 分硬币，摊于布上，敷于涌泉穴，纱布包扎，8h 换药一次，连用 3 天。发热兼抽搐者，加敷内关穴。②生绿豆 50g，蛋清适量。将生绿豆研为细末，加鸡蛋清调为糊状，做成直径 3~5cm、厚 0.6~0.8cm 的圆饼两个，分摊布上，敷双足心，外用绷带固定。每日 2 次，每次 6~8h，连用 2 天。

3. 刮痧疗法：患者取坐位或伏卧位。操作方法：术者在患者的印堂、太阳、大椎、廉泉与天突连线处，将手指用清水湿润，五指弯曲，用食指与中指的第二指节对准穴位，将皮肤挟起，然后松开。这样一起一落，反复进行，每点夹撮 6~8 次，直至被夹处成为橄榄状之紫红色充血斑为度。刮痧时，患者有出汗，效果较佳。每天 2~3 次。

4. 半刺加拔罐疗法：取穴：督脉大椎；足太阳膀胱经大杼、风门、肺俞、肝俞、胆俞、脾俞、胃俞、大肠俞、小肠俞、白环俞；手太阳小肠经穴天宗、秉风、肩中俞和手阳明大肠经穴曲池、合谷。操作方法：以半刺手法疾刺以上穴位得气不留针，随即选用内径为 5cm 玻璃火罐，以大椎为起点沿督脉向下至腰俞排列拔罐 8 个；然后沿过大椎与督脉垂线方向，以大椎为中点经过肩中俞向外排列拔罐，双侧各 2 个；随后以肩中俞为起点，沿督脉平行线至秩边拔罐，双侧各 7 个；最后从肩部依次向下过秉风至京门连线排列拔罐，双侧各 5 个。因患者体型差异，故累计可用罐 30~36 个。留罐时间以“色”为度，皮肤颜色变为紫红或紫黑为准，最长不超过 6min，随即起罐即可。在治疗中，根据患者病情变化，还应辨明疾病从热或寒化，从热者拔罐前提插捻转泻法针刺大椎、曲池、合谷、太冲；寒化者拔罐后艾灸百会、大椎、肺俞、足三里。日 1 次，连用 3 天。

5. 刺灸法：①取穴：承山、隐白、长强。操作方法：三穴均用泻法。长强穴宜深刺，用气至法导出针感向肛门扩散。承山，手法不应过重，以免后遗不适感。隐白，取针后须挤恶血。适于湿热内蕴证。②取穴：太白、脾俞、中脘、气海。操作方法：气海穴以艾卷雀啄法温灸；中脘穴先施泻法，后施补法，以补为主；余穴均用补法。适于脾胃虚寒证。

【中成药验方】

1. 银翘解毒丸：由金银花、连翘、薄荷、荆芥、淡豆豉、牛蒡子（炒）、桔梗、淡竹叶、甘草组成。功能辛凉解表，清热解毒，用于治疗流行性感冒属风热袭肺证，症见发热头痛，咳嗽口干，咽喉疼痛。丸剂，每丸重 3g。口服。一次 1 丸，一日 2~3 次，以芦根汤或温开水送服。

2. 清开灵颗粒：由珍珠母、栀子、水牛角、板蓝根、黄芩、金银花等组成。功能清热解毒，镇静安神，用于外感风热时毒、火毒内盛所致高热不退，症见烦躁不安、咽喉肿痛、舌质红绛、苔黄、脉数，上呼吸道感染、病毒性感冒、急性扁桃体炎、急性咽炎、急性气管炎、高热等症属上述证候者。每袋装 3g。口服。一次 3~6g（一次 1~2 袋），一日 2~3 次，儿童酌减或遵医嘱。

3. 金莲清热泡腾片：由金莲花、大青叶、石膏、知母、生地黄、玄参、苦杏仁（炒）组成。主治外感热证。功能清热解毒，利咽生津，止咳祛痰，症见高热、口渴、咽干、咽痛、咳嗽、痰稠，亦适用于流行性感冒、上呼吸道感染见有上述证候者。每片重 4g。加热水适量，泡腾溶解后口服。成人一次 2 片，一日 4 次，高烧时每 4h 服 1 次；小儿 1 岁以下每次 1 片，一日 3 次；1~15 岁每次 1~2 片，一日 4 次；高烧时 4h/次，或遵医嘱。

第二节　急性上呼吸道感染

急性上呼吸道感染是鼻腔、咽或喉部急性炎症的概称，是呼吸道最常见的一种感染性疾病。大多数由病毒引起，少数是细菌所致。其发病无年龄、性别、职业和地区差异。一般病情较轻，病程较长，预后良好。可并发急性鼻窦炎、中耳炎、气管支气管炎，个别患者继发风湿病、肾炎、心肌炎等。根据中西医病名对照，急性上呼吸道感染属于“感冒”范畴。

【诊断要点】

1. 存在受凉、淋雨、过度劳累等诱因。

2. 有鼻塞、流涕、咽痛、口唇疱疹等上呼吸道症状，甚则有发热、畏寒等全身症状。有咽部充血、扁桃体肿大、脓性分泌物等局部体征，肺部无异常体征。

3. 血常规：病毒感染白细胞计数正常或偏低，淋巴细胞比例升高；细菌感染白细胞计数常增多，中性粒细胞增多和核左移现象。

4. 病毒和病毒抗原的测定：视需要可用免疫荧光法、酶联免疫吸附检测法、血清学诊断法和病毒分离和鉴定，以判断病毒的类型，区别病毒和细菌感染。细菌培养判断细菌类型和药敏试验。

5. 胸片无异常改变。

【内治验方】

1. 荆防败毒散：荆芥、防风、茯苓、独活、柴胡各 10g，前胡、川芎、枳壳、羌活、桔梗、薄荷各 6g，甘草 3g。上药用水 300mL，煎至 240mL，温服。适用于风寒感冒。

2. 双解通圣汤：防风、荆芥、当归、白芍（炒）、连翘（去心）、白术（土炒）、川芎、薄荷、麻黄、栀子各15g，黄芩、石膏（煅）、桔梗各30g，甘草60g（生），滑石90g。取水400mL，煎为200mL。适用于风寒蕴结不解，入里化热之证。

3. 二柴胡饮：陈皮15g，半夏12g，细辛3g，厚朴、甘草各6g，生姜3~7片，柴胡9g。取水300mL，煎为100mL。适用于四时外感，或其人元气充实，或时逢寒胜之令，本无内热等证者。

4. 天水散：滑石30g，甘草、灯芯草各5g。取水300mL，煎为100mL。适用于小儿外感风寒，而里有发热之证。

5. 柴陈煎：柴胡20g，陈皮15g，半夏、茯苓各6g，甘草8g，生姜（3~7片）水500mL，煎300mL。食远温服。适用于伤风兼寒，咳嗽发热，痞满多痰等症。如寒胜者加细辛；如风胜气滞者加苏叶；如冬月寒甚者加麻黄；气逆多嗽者加杏仁；痞满气滞者加白芥子。

6. 神术散：苍术（米泔浸一宿，切，焙）150g，藁本（去土）、香白芷、细辛（去叶，土）、羌活（去芦）、川芎、甘草（炙）各30g，上为细末。每服9g，用水150mL，加生姜3片，葱白10cm，煎100mL，温服。适用于外感风寒湿邪，头痛项强，发热憎寒，身体疼痛及伤风鼻塞声重，咳嗽头昏。

7. 二香饮：苏叶、藿香各12g，扁豆、黄连、香薷、陈皮、半夏、甘草各6g，茯苓、大腹皮、白芷各10g，厚朴、桔梗8g。引用生姜，灯芯水煎服。取水420mL，煎为300mL。适用于暑湿感冒初起。

8. 杏苏饮方一：苏叶、枳壳（麸炒）各10g，桔梗、葛根、前胡、陈皮、茯苓各8g，甘草（生）6g，半夏（姜炒）、杏仁（炒，去皮，尖）各5g。引用生姜，水煎取300mL。适用于风寒客肺而喘，喷嚏频频，鼻流清水。

9. 杏苏饮方二：杏仁（炒，去皮，尖）、桔梗、桑皮（炒）、黄芩各8g，紫苏、前胡、浙贝母（去心）各10g，枳壳（麸炒）、甘草（生）各6g，麦冬（去心）9g。橘红引用生姜，水煎300mL服。适用于小儿伤风，发热憎寒，头痛有汗，嚏涕，鼻塞声重，不时咳嗽，脉浮缓者。

10. 金沸草散：荆芥穗12g，旋覆花、前胡、麻黄（去节）各8g，半夏（洗净，姜汁浸）、甘草各6g，赤芍药10g。上药七味取水420mL，煎为250mL。适用于外感风寒，恶寒发热，咳嗽喘满，痰涎不利，涕唾稠黏。

11. 疏风止咳汤：荆芥穗、百部、白前各4.5g，苏薄荷3g，光杏仁、紫菀各6g，广皮红2.4g，清炙草1.8g。将以上药物用水300mL煎煮。治重伤风，头痛身热，恶风怕冷，鼻塞声重，咳嗽清涕，痰多白滑而稀，或自汗而咳甚，或无汗而喘息，舌苔白薄而滑，甚或白滑而腻。

12. 薄荷饮：薄荷 15g，黄芩、丹皮各 20g，黄芪 30g。每剂用清水 700mL，煎至约 200mL。去渣取汁，温服；隔 8h 后翻渣再煮 1 次，每日 2 次口服。适用于风热感冒。

13. 清咽汤：玄参 30g，水杨梅、神曲、黄芩、大青叶、前胡各 10g，大黄 3g，银花藤 15g。用水 400mL，煎至 240mL。适用于各型上呼吸道感染急性咽炎。

14. 普济消毒饮：黄芩（酒炒）、黄连（酒炒）各 15g，陈皮（去白）、甘草（生用）、玄参、柴胡、桔梗各 6g，连翘、板蓝根、马勃、牛蒡子、薄荷各 3g，僵蚕、升麻各 2g。上药用水 500mL，煎成 300mL。适用于急性咽扁桃体炎。

15. 吹喉七宝散：火硝、牙皂、全蝎、雄黄、硼砂、白矾、胆矾各等分取 15g。上为细末。吹患处 3g。适用于咽喉肿痛、单双乳蛾、喉痹、缠喉。

16. 清热利咽汤：板蓝根、鱼腥草各 20g，玄参、金银花、蒲公英各 30g，射干、千层纸、桔梗各 15g，薄荷 10g。上药用水 500mL，煎成 300mL。适用于急性病毒性咽炎与喉炎，风热蕴结证。

17. 导赤泻黄散：生地黄、神曲各 9g，灯芯 2g，生甘草梢、竹叶各 4g，藿香、大青叶各 6g，栀子炒 3g，石膏 20g，升麻 5g，柴胡、薏苡仁各 10g，2 剂/天，水煎 200mL，早晚口服。即导赤散合泻黄散加减，适用于急性疱疹性咽峡炎。

18. 清解表热方：桑白皮、桑叶、菊花、枇杷叶各 9g，黄芩 12g，芦根、山豆根、鱼腥草、生石膏（先煎）各 30g。每日 1 剂，水煎服，日服 2 次。用于风热感冒。

19. 柴胡消食汤：羌活、白芷、广木香、瓜蒌仁、炒枳实各 10g，山楂炭、柴胡、黄芩、法半夏、苍术、茯苓、生姜各 12g。每日 1 剂，水煎服，日服 2 次。治疗积食感冒，症见往来寒热，头昏痛，或周身骨节酸痛，四肢软弱无力，或恶寒不发热，或发热汗出不恶寒，或鼻干燥，或流清涕，胃脘滞痛，不思食，嗳气，按之上腹作痛或胀硬，口苦咽干，或渴，或肠鸣，或呕，或欲吐，或咳，或心悸，矢气，大便二三日解 1 次，或溏或秘，小便量少色黄。

【外治验方】

1. 针灸治疗：①取穴：风池、大椎、合谷。操作方法：先针风池穴，使针感向头颞部放射，后针大椎、合谷穴，强刺激，留针 20min，每日针刺 1 次，并根据病情加用其他穴位，通常鼻塞重加迎香、上星，头痛加印堂、太阳，咳嗽加风门、肺俞。此法适用于感冒之风热证。②取穴：风池、风门、列缺。曲池鼻塞加迎香，头痛加太阳，纳呆加足三里。操作方法：用平补平泻手法进行针刺治疗，并另取艾条灸足三里、石门穴，一般每日治疗 1 次。此法适用于感冒之风寒表虚证。③取穴：风池、定喘、尺泽穴。操作方法：每次选取 1 个穴位，3 个穴位交替应用，每次每穴注射板蓝根注射液 2mL，每日治疗 1~2 次。此法适用于普通感冒。④取穴：孔最、合谷、中脘、足三里、支沟。发热重加大椎，湿重加阳陵泉，腹胀便溏加天枢穴。操作方法：用泻法进行针刺治疗，每日治疗 1 次。此法适用于感冒之暑湿证。⑤取穴：列缺、风门、风池、合谷。操作方法：用毫针浅刺，体壮者用泻法，体弱者用平补平泻手法，进行针刺治疗，每日治疗 1 次。此法适用于感冒之凉燥证。⑥耳穴取穴：肺、气管、内鼻、耳尖、脾、胃、三焦穴。操作方法：每次选用 2~3 个穴位（双侧），以上穴位交替应用，用耳针疗法进行针刺治疗，每次留针 10~20min，每日治疗 1 次。此法适用于普通感冒。

2. 按摩治疗：①患者取坐姿，术者立其后，先推拿曲池、风府、天柱穴，时间约 5min；之后术者立于患者的前面，用手指或手掌及大小鱼际贴于患者印堂穴上，向上或向两边推挤肌肤，犹如将物体推动之势从印堂向上沿前额发际推至头维、太阳二穴 2~3 遍，并配合按印堂、鱼腰、合谷、百会穴；接着再用抹法从印堂向上循发际至太阳，如此 3~4 遍，并配合按肺俞穴。此法具有疏通经络，调和营卫的作用，适用于感冒之风寒表虚证。②患者取俯卧位，用小鱼际或掌跟顺背部两侧膀胱经各擦 50 次以上，重点在大杼、肺俞、肾俞穴各擦 50 次以上。风寒型加推眉弓、攒竹各 20 次，揉按风池、迎香穴各 20 次，以大鱼际或拇指偏峰推拿前臂手太阴经 20 次，后点掐外关、合谷穴；风热型加揉按风池、太阳、迎香穴各 20 次，点掐少商、商阳、合谷、曲池。体弱气虚者加点揉足三里、百会，恶心呕吐者加揉按内关、中脘、足三里穴。手法完毕后令患者作吹气、呵气口形，不做声响，徐徐出气，直至口中唾液增多，口味甘甜为止。此法具有疏通经络，解表祛邪的作用，适用于普通感冒，可改善自觉症状，促使其康复。

3. 敷贴疗法：①板蓝根、连翘、生石膏、薄荷、淡豆豉各 15g，葱白、蜂蜜、鸡蛋清各适量。将前 5 味药共研为细末，搅匀，贮瓶备用。用时取药末适量，与葱白共捣烂如泥状，再加入鸡蛋清、蜂蜜调成膏，制成一个圆形小药饼，烘热后乘热填入患者的肚脐内，用纱布覆盖，胶布固定，每日换药 1~2 次。此法具有疏风清热，解表祛邪之功效，适用于风热感冒。②紫苏叶、杏仁、白芷各 15g，葱白（带须）5 根，生姜 2 片，蜂蜜、萝卜汁各适量。先将紫苏叶、葱白和生姜捣烂如泥，之后再将杏仁、白芷共研为细末，加入药泥中调匀，用蜂蜜和萝卜汁调成膏状，备用。用时取药膏如蚕豆大，捏成圆形药团，贴于患者脐孔内，外盖以纱布，用胶布固定，每日换药 1 次。贴药后嘱患者覆被而卧，令发微汗，汗后即收效。此法具有解表散寒之功效，适用于风寒感冒。③葱白 15g，生麻黄、生石膏各适量。先将生麻黄、生石膏共研为细末，之后与葱白一同捣烂如泥，敷于患者脐部，纱布覆盖，胶布固定，每日换药 1 次。此法具有清热解表之功效，适用于风热感冒。

4. 刺络拔罐疗法：发热时在曲泽（肘横纹上，肱二头肌腱尺侧）外，或大椎（第 7 颈椎棘突下）处常规消毒。取 1.5 寸三棱针，在穴位处浅刺出血。另取小号火罐 1 个，在出血部位行拔罐放血治疗，30min 后，可吸出血 1~2mL，除去火罐。拔罐后用酒精棉球擦去血迹，再用活力碘消毒针眼处，嘱患者保持局部清洁干燥，24h 内不要洗澡，以防感染。

【中成药验方】

1. 九味羌活丸：由羌活、防风、苍术、细辛、川芎、白芷、黄芩、甘草、生地黄组成。功能疏风解表，散寒除湿，用于外感风寒挟湿导致的恶寒发热无汗，头痛且重，肢体酸痛。9g/袋。口服，一次 3~4.5g，一日 2 次，宜用姜葱汤送服。

2. 银翘解毒丸：由金银花、连翘、薄荷、荆芥、淡豆豉、牛蒡子（炒）、桔梗、淡竹叶、甘草组成。功能辛凉解表，清热解毒，用于治疗风热袭肺证，症见发热头痛，咳嗽口干，咽喉疼痛。丸剂，每丸重 3g。口服，一次 1 丸，一日 2~3 次，以芦根汤或温开水送服。

3. 清开灵颗粒：由珍珠母、栀子、水牛角、板蓝根、黄芩、金银花等组成。功能清热解毒，镇静安神，用于外感风热时毒、火毒内盛所致高热不退、烦躁不安、咽喉肿痛、舌质红绛、苔黄、脉数，上呼吸道感染、病毒性感冒、急性扁桃体炎、急性咽炎、急性气管炎、高热等症属上述证候者。每袋装 3g。口服，一次 3~6g（一次 1~2 袋），一日 2~3 次，儿童酌减或遵医嘱。

第三节　慢性阻塞性肺病

慢性阻塞性肺病是一种具有气流受限特征的疾病，气流受限不完全可逆，呈进行性发展，与肺部对有害气体或有害颗粒的异常炎症反应有关。是一种慢性发病、反复发作，最后导致慢性死亡的、常见的、多发的呼吸系统疾病。本病属于“肺胀”范畴。

【诊断要点】

1. 根据病史、危险因素接触史、体征及实验室检等资料，综合分析确定。

2. 肺功能检查是诊断慢性阻塞性肺病的金标准，存在不完全可逆气流受限是必备条件。

3. 本病临床严重程度分级分为 Ⅰ 级、Ⅱ 级、Ⅲ 级、Ⅳ 级。

【内治验方】

1. 温阳化饮方：附子、姜竹茹、葶苈子、五加皮、茯苓、白术各 9g，细辛

3g，陈葫芦、米仁根各 18g，蔓荆子 12g。取水 450mL，煎 250mL，日服 2 剂。适用于稳定期Ⅰ级肺气肿。

2. 苓桂术甘汤合六君子汤加减：茯苓、桂枝、白术、法半夏、陈皮、党参各 10g，前胡、紫菀、紫苏子、厚朴、杏仁、白芥子、甘草各 9g。取水 500mL，煎为 300mL。适用于稳定期Ⅱ级肺气肿脾阳虚弱，痰饮内停者。

3. 加味四七汤：半夏 12g，白茯苓 10g，川浓朴、甘草各 8g，紫苏子、桔梗、枳实（麸炒）各 6g。生姜 7 片，枣 1 枚。上药用水 500mL，煎成 320mL。热服。适用于痰涎壅盛，上气喘急。

4. 苓甘五味姜辛汤加减：茯苓、紫菀、款冬花、法半夏、荆芥、防风、前胡、干姜各 10g，五味子、甘草各 6g，细辛 3g。用水 420mL，煎为 300mL。适用于外感风寒，寒饮停肺者。

5. 苏葶滚痰丸：紫苏子（炒）、苦葶苈（微炒）、黄芩各 10g，大黄（酒蒸 1 次）12g，沉香 6g，青礞石（火煅如金为度）7g。每服 6~12g。适用于痰饮喘急，其音如潮响，声如拽锯者。

6. 木香流气饮：半夏（汤洗七次）、厚朴（去粗皮，姜汁炒）、青皮（去白）、炙甘草、香附（炒去毛）、紫苏叶各 10g，人参、赤茯苓（去黑皮）、木瓜、石菖蒲、白术、白芷、麦门冬、陈皮（去白）各 12g，草果仁、肉桂（去粗皮，不见火）、蓬莪术（煨；切）、大腹皮、丁香皮、槟榔、木香（不见火）、藿香叶各 18g，木通（去节）8g。用水 600mL，煎为 300mL。用于气滞痞满不通，胸膈膨胀，喘满胀急。

7. 人参理肺汤：地骨皮、人参（去芦）、阿胶（麸炒）、杏仁（去皮，尖，麸炒）、桑白皮（去粗皮）、知母、乌梅（去核）、甘草（炙）、罂粟壳（去蒂，盖，蜜炙）各 12g。用水 420mL，煎为 300mL。适用于肺胃虚热证，咳嗽喘急，胸膈噎闷，迫塞短气。

8. 清金化痰汤合苏子降气汤加减：黄芩、山栀子各 12g，知母、桑白皮、瓜蒌仁各 15g，贝母、麦门冬、橘红、茯苓、桔梗各 9g，甘草 3g，紫苏子、半夏（汤洗 7 次）各 7.5g，甘草（炙）6g，前胡（去芦）、厚朴（去粗皮，姜汁拌炒）各 3.5g，川当归（去芦）、肉桂（去皮）各 4.5g。加水 750mL，煎为 400mL。适用于痰热蕴肺证，肺肾气虚证。

9. 补肺汤加减：熟地黄、黄芪、党参各 15g，桑白皮、紫菀、款冬花、前胡、法半夏、陈皮各 10g，五味子、白芥子、紫苏子各 6g。取水 500mL，煎为 320mL。适用于肺气弱，痰湿阻滞者。

10. 痰饮丸加减：附子、苍术、白术、莱菔子、白芥子、紫苏子、法半夏、厚朴、当归、丹参各9g，干姜、肉桂、五味子、甘草、沉香各6g。日2次，每服12g。适用于肾阳虚弱，痰瘀互结者。

11. 开结化痰汤：陈皮10g，制半夏、茯苓、黄芩、栀子、紫苏子、瓜蒌仁各14g，桔梗、甘草各8g，枳壳7g，贝母10g，桑白皮9g，朴硝、杏仁、黄连各6g。取水500mL，煎为320mL。入姜汁磨木香服。适用于热痰在胸膈间不化，吐咯不出。

12. 千金导痰汤：南星、半夏各12g，赤茯苓、枳壳（麸炒）各9g，皂角（炙去皮）6g，炙甘草8g。上锉。生姜一指大。取水500mL，煎为320mL服。适用于痰喘不能卧，痰盛而喘者。

13. 沉香散：沉香、木香各14g，枳壳、萝卜子各10g。上锉1剂。生姜3片。取水500mL，煎为320mL温服。适用于腹胀气喘，坐卧不得者。

14. 三子汤：紫苏子、白芥子、萝卜子各15g。取水500mL，煎为320mL。治气喘。

15. 沉香化气丹：香附子、黑牵牛、人参各10g，青皮、陈皮、神曲、山楂、石菖蒲、紫苏子、木香各8g，山药、枳壳（麸炒）、枳实（麸炒）、苍术各12g，沉香20g，丁香15g，丁皮14g，官桂3g，干姜、良姜、白豆蔻（去壳）、南星、砂仁、槟榔、白茯苓、萝卜子（炒）、川浓朴（姜汁炒）、三棱、莪术（煨）各6g。醋糊为丸。适用于胸膈满闷，呕逆恶心或面目四肢浮肿，上气喘息，卧睡不安。

16. 人参款花膏：人参15g，紫菀、款冬花各8g，桑白皮6g，浙贝母、桔梗、马兜铃各14g，紫苏、槟榔、木香各10g，杏仁、五味子各12g。炼蜜为丸。每服20g。适用于咽膈满闷，咳嗽痰涎、腰背倦痛、虚劳冷嗽。

17. 黄芪汤：五味子、白芍药、茯苓各12g，天门冬、麦门冬各15g，人参、黄芪各20g，熟地黄10g，炙甘草8g。取水500mL，煎为320mL。适用于肺金气阴两虚，呼吸困难，肺胀之证。

18. 夺命丹：青礞石为末。炼蜜为丸薄荷汤下。功能利痰祛风，适用于风涎灌膈。

19. 贞元饮：熟地黄21~60g，炙甘草3~9g，当归6~9g。用水400mL，煎至320mL，温服。适用于肝肾亏损证，气短似喘，呼吸急促，气道噎塞，势剧垂危者。呕恶或恶寒者加煨姜3~5片；气虚脉数至极者，加人参；肝肾阳虚，手足厥冷者，加肉桂。

20. 青州白丸子加减汤（《医学纲目》）：半夏12g，枳壳（炒）8g，桔梗、陈皮、木通、黄芩各6g，麻黄7g，紫苏子、防风各10g，甘草（炙）5g。取水

500mL，煎为320mL。适用于多痰喘病。

21. 控涎丹：甘遂（去心）、紫大戟（去皮）、白芥子（真者）各等分，上为细末，煮糊为丸。适用于痰涎内伏，坐卧不宁，痰唾稠黏，夜间喉中多有锯声。

【外治验方】

1. 针灸疗法：①取穴：主穴取肺俞、膏肓、太渊、太溪、肾俞、足三里；配穴取列缺、尺泽、膻中、定喘。操作方法：用毫针针刺，进针后行平补平泻手法，得气后留针30min，间隔10min行针1次，隔1天治疗1次。配合康复训练在改善患者肺功能方面有协同作用。②取穴：主穴取足三里、三阴交、关元、定喘穴。痰浊盛者配丰隆、肺俞；瘀血明显者配血海，兼肾阳虚者配涌泉，兼阴虚配太冲。操作方法：用补法，每日1次，每次留针30min。艾灸时灸足三里穴，1次/天，每次取双侧足三里，灸15~20min。20天为1个疗程，间隔10天后继续下一个疗程。③取穴：肺俞、膻中、大椎、足三里等。操作方法：补法，每周1~2次，可加用艾灸，留针约20min。⑥穴位注射取穴：合谷、足三里、三阴交等。操作方法：黄芪注射液2mL或核络注射液2mL，上述穴位局部皮肤消毒后常规注入。三个穴位交替，每周2次。

2. 穴位贴敷：三伏天穴位敷贴疗法是在“冬病夏治”理论指导下，利用三伏天天气炎热、人体气血畅通，药物能在人体特定穴位更好地渗透、吸收的特点，敷以辛温逐痰的药物疗法。①张氏消喘膏加减：选取麻黄、白芥子、甘遂、延胡索、细辛，按1:2:2:2:2比例称量，用鲜姜汁调成稠膏状，做成药饼摊在油纸上，用1支麝香（1g装）分撒在药饼中心，选取双侧肺俞、心俞、膈俞穴，贴敷时间为4~6天。于夏季初、中、末伏3日中午各贴药1次，连续3年。②炙麻黄、杏仁、黄芪等，以及新疆地产中草药，上药均研成末状，加氮酮、甘油等制成膏剂，用膏贴敷穴位，分别置于肺俞、膻中、脾俞、风门、定喘穴上，点外敷相关穴位，1天1次，共治疗14天。③麻黄、杏仁、草劳子、紫苏子、白芥子等分及细辛、冰片适量，上药研磨成粉，过128目筛，姜汁、蒜泥、蜂蜜兑入调和成糊状。贴敷方法：选择在三伏天及数九（最热、最冷时间）各贴敷3次，药物外敷穴位，外用纱布、胶布固定，时间一般不超过3h，以稍稍起泡不破为最佳。若患者自觉穴贴处疼痛难忍，当立即去除贴敷药物，以免皮肤破溃致局部感染，贴敷10天重复1次，3次为1个疗程。4个疗程者以上有显著的疗效。④穴位敷贴1号方：药物组成：白芥子15%、细辛20%、甘遂30%、延胡索15%、黄芩20%。用于肺胀属痰热证、实证。选穴：定喘、尺泽、肺俞、丰隆；穴位敷贴2号方：药物组成：白芥子50%、细辛20%、甘遂15%、延胡索15%，主治：肺胀属寒证、虚证。选穴：肺俞、肾俞、天突、膏肓；贴敷方法：每年三伏第一天进行敷贴治疗，先用温湿毛巾擦洗穴位周围皮肤。一般成人贴 8~10h，儿童 4~6h，时间可根据个体差异调整。注意事项：如涂后麻木疼痛，切勿揭去。贴敷期间，慎食辛辣、海鲜、羊肉、蘑菇等发物。

3. 雾化疗法：①常规治疗基础上予鱼腥草注射液 10mL，超声雾化吸入，每次持续 15min，1 天 2 次同时加用参麦注射液静脉滴注。②药氧雾化吸入疗法，具体方法是用复方丹参注射液、血塞通注射液各 10mL，加入超声雾化器的药液罐中，关闭超声雾化器风门，将氧气管接入药液罐，开启超声雾化器及氧气，持续低流量给氧（1~1.5L/min），经口腔吸入药雾和氧气，每次 20min，20 天为 1 个疗程。

【中成药验方】

1. 苏子降气丸：由紫苏子、半夏、当归、甘草、前胡、厚朴、肉桂组成。功能降气平喘，祛痰止咳，用于上盛下虚，气逆痰壅所致的咳嗽喘息，胸膈痞塞。每 13 粒重 1g。口服，一次 6g，一日 1~2 次。

2. 七味都气丸：由醋五味子、山茱萸、茯苓、牡丹皮、熟地黄、山药、泽泻组成。功能补肾纳气，涩精止遗，用于肾虚不能纳气之喘促，或久咳而咽干气短，遗精盗汗，小便频数。每 40 丸重约 3g。口服，一次 9g，一日 2 次。

3. 人参保肺丸：由人参、罂粟壳、五味子（醋炙）、川贝母、陈皮、砂仁、枳实、麻黄、苦杏仁（去皮炒）、石膏、甘草、玄参组成。功能益气补肺，止嗽定喘，用于肺气虚弱，津液亏损引起的虚劳久嗽，气短喘促等症。每丸重 6g。口服，一次 2 丸，一日 2~3 次。

第四节　慢性肺源性心脏病

慢性肺源性心脏病简称肺心病，是指慢性肺、胸廓疾病或肺血管病变所引起的肺循环阻力增加、肺动脉高压，进而引起右心室肥大、扩大，甚至发生右心衰竭的心脏病。肺心病在我国是常见病、多发病，平均患病率为 0.4%~0.47%，患者年龄多在 40 岁以上，并随年龄的增长而增高，男女性别无明显差异。根据中西医病名对照，慢性肺源性心脏病属于“肺心病”范畴，结合临床特点亦可从“肺胀”“喘证”“痰饮”“心悸”“水肿”等角度进行辨证。

【诊断要点】

1. 慢性胸、肺疾病或肺血管病变。

2. 肺动脉高压、右心室增大、右心功能不全：根据体征、心电图、X 线、放射性同位素、超声心动图、心电向量图。

【内治验方】

1. 桑白皮汤合麻杏石甘汤加减：桑白皮、苏子、杏仁、浙贝母、山栀、黄芩、黄连各 2.4g，甘草 6g，石膏 15g，瓜蒌仁 12g。上药用水 400mL，生姜 3 片，煎至 320mL 口服。适用于慢性肺源性心脏病急性发作期属痰热壅肺证。

2. 豁痰丸加减：桔梗、白前、枳壳、瓜蒌、鲜竹沥汁各 12g，射干、南星各 10g，云苓 15g，杏仁、全蝎各 6g（焙），葶苈子 8g。取水 500mL，煎为 320mL。适用于慢性肺源性心脏病急性发作期属痰湿阻肺证。

3. 真武汤合五苓散加减：桂枝、泽泻各 10g，云苓 15g，附子、白术、猪苓各 12g，生姜 6g，葶苈子 8g。取水 540mL，用水煎为 320mL。适用于慢性属肺源性心脏病急性发作期阳虚水泛证。

4. 保元汤加减：黄芪 9g，甘草 2g，肉桂 1.5~2g，桃仁、红花各 6g，丹参、赤芍、人参各 8g。取水 420mL，煎为 300mL。适用于慢性肺源性心脏病属肺肾阳气虚证。

5. 麦味地黄汤加减：麦冬、牡丹皮、茯苓、泽泻各 10g，五味子 8g，熟地黄 20g，山茱萸（制）15g，山药 12g。取水 500mL，煎为 350mL，煎取温服。适用于慢性肺源性心脏病属肺肾阴虚证。

6. 涤痰汤合安宫牛黄丸加减：南星（姜制）、半夏（汤洗 7 次）各 9.5g，人工麝香、枳实（麸炒）、茯苓（去皮）各 12g，竹茹 9g。牛黄 3g，水牛角浓缩粉 20g，珍珠、朱砂、橘红、甘草各 10g，黄连、黄芩、栀子、郁金、冰片、石菖蒲、人参各 8g。取水 500mL，煎为 320mL。适用于慢性肺源性心脏病急性发作期属痰蒙神窍证。

7. 银翘三黄汤加减：金银花、连翘各 10g，大黄 8g，黄连 6g，黄芩 5g。取水 500mL，煎为 320mL。适用于慢性肺源性心脏病急性发作期属痰热证。

8. 七福饮：人参、酸枣仁各6g，熟地黄、当归各 9g，炙甘草 3g，远志（制用）、白术（炒）各 5g。上药用水 400mL，煎取 280mL，空腹时温服。适用于气血虚亏心气虚而惊悸者。

9. 益营汤：当归（酒浸）、大黄、小草各 10g，酸枣仁（去壳炒）、柏子仁（炒）、麦冬（去心）各 15g，茯神、人参各 12g，炙甘草、白芍、紫石英各 6g。用水 400mL，煎取 280mL。姜、枣水煎服。适用于久病气血亏虚，心肺营阴耗伤者。

10. 生脉地黄汤加减：熟地黄、麦冬各 15g，山茱萸肉、山药各 12g，丹皮、泽泻、茯苓、红参、五味子各 10g。阴虚明显者加五味子、熟地黄、首乌；阳虚明显者加肉桂、胡桃肉、冬虫夏草、沉香。取水 600mL，煎为 300mL。适用于慢性肺源性心脏病慢性发作期属肺肾气虚证。

11. 玉屏风散合生脉散加减：防风、麦冬各10g，黄芪、白术各20g，人参12g，五味子15g，丹参、红花、桃仁各8g。取水450mL，煎为300mL。适用于慢性肺源性心脏病慢性发作期属心肺气虚证。

12. 六君子汤合玉屏风散加减：黄芪20g，白术12g，云苓15g，山药、防风各10g。取水500mL，煎为320mL。自汗甚者加浮小麦；怕冷畏风加桂枝、附子、白芍；痰多者加前胡、杏仁。适用于慢性肺源性心脏病慢性发作期属肺脾气虚证。

13. 保元五苓散加减：人参、泽泻各8g，黄芪9g，甘草2g，肉桂1.5~2g，白术12g，猪苓、茯苓各10g，葶苈6g。取水500mL，煎为320mL。适用于合脾肾阳虚水泛型，以心功能不全为主。

14. 补阳还五汤合生脉散加减：黄芪、党参各20g，五味子、麦冬各12g，川芎、赤芍、当归各15g，桃仁、红花、丹参、郁金各10g，陈皮8g。取水520mL，煎为300mL。适用于慢性肺源性心脏病慢性发作期属血瘀证。

15. 参附汤：人参15g，炮附子20g。取水500mL，煎为300mL。适用于慢性肺源性心脏病属元阳欲脱证。

16. 广茂溃坚汤：浓朴（姜炒四分）、青皮（去白五分）、陈皮、益智仁、泽泻、干生姜、茯苓、半夏（姜炒）、吴茱萸、当归、苍术（米泔炒）各12g，木香、草豆蔻各10g，升麻、柴胡各8g，白术6g。取水600mL，煎为350mL。适用于慢性肺源性心脏病心脏衰竭喘促水肿之证。

17.《外台秘要》茯苓饮：茯苓9g，白术、橘皮各8g，生姜6g，枳实（炙）、人参各10g。取水500mL，煎为320mL。适用于心胸中有停痰宿水，心胸间虚气满。

18. 导水茯苓汤：木香、木瓜、槟榔、大腹皮各12g，白术、茯苓、猪苓各15g，桑白皮8g，砂仁6g，泽泻、紫苏叶、陈皮各10g。取水500mL，煎为320mL。适用于喘而难卧，胀满难堪。

19. 舟车丸：牵牛子（炒）6g，大黄15g，甘遂（醋制）、红大戟（醋制）、芫花（醋制）各8g，青皮（醋制）、陈皮、轻粉各12g，木香10g。取水400mL，煎为220mL。适用于蓄水腹胀，胸腹胀满，停饮喘急，慢性肺源性心脏病饮留过多之证。

20. 温肾救心汤：炙附子、桂枝各7.5g，生黄芪、白术、茯苓、五加皮各25g，细辛5g，五味子、甘草各10g，生姜、白芍各15g。先将药加水浸泡半小时后，水煎服。首煎煎沸后慢火煎30min，二煎沸后慢火煎20min，两煎汁混合一起，分4次服，每次服100mL，餐后1h左右服用。用于阴盛于阳，水湿内停，上凌心肺引起心悸怔忡，尿少浮肿，喘不得卧，口唇发青之水气病。

【外治验方】

1. 穴位敷贴法：白芥子、延胡索各40g，细辛、甘遂各20g。以上方药共研细末，用姜汁调和，备用麝香膏2张。将药膏敷于双侧肺俞、心俞、膈俞、定喘8穴上，以麝香膏固定。贴药1~2h。

2. 中药熏洗法：川乌、草乌、桃仁、红花、当归、川芎、陈艾、石菖蒲、苏叶、荆芥、麻黄、桂枝、细辛、杏仁各30g，姜、葱、酒、盐各100g。以上方药共煎取药液4000mL，每次取1000mL，加开水2000mL倒入桶内，趁热熏蒸双足，待药液不烫足时，将双足浸入桶内。每次熏洗30min，每晚1次。

3. 中药雾化法：鱼腥草、白茅根、夏枯草、野菊花各500g。以上方药加水后2次蒸馏，收集蒸馏液1000mL，加入“吐温”3mL，微温摇匀，再加入氯化钠8.5g，然后过滤，分装封口。治疗时用超声雾化仪吸入，每次用10mL，10次为1个疗程。

4. 中药灌肠：①麻黄15g，黄芪25g，生大黄10g，黄芩、大腹皮、葶苈子、五味子各20g，丹参40g。以上方药浓煎至150mL，每日1剂，晚睡前排便后保留灌肠，7~10天为1个疗程。②生大黄30~60g（后下用15~20g），煅牡蛎、蒲公英、槐花各30g，熟附子10~30g。以上方药浓煎取汁300mL，维持药温37℃~38℃。取大号导尿管插入肛管内20~30cm，将药汁缓慢注入。每日1~2次，保留15~30min。

5. 电针法：取穴：大椎、二椎下、陶道穴。操作方法：穴位局部皮肤常规消毒后，以28号2寸毫针缓慢刺入，深度一般在1.5~2寸之间，主要标志为手下落空感及通电后胸背部有电麻感，通电后如针感未传到胸部时，以手法调整之。治疗机以G6805针灸治疗仪，频率、强度一般以病人能耐受为度。三穴可交替使用，隔日治疗1次，10次为1个疗程。儿童、孕妇、有出血倾向疾病者勿使用本法。

6. 割治法：取穴：膻中、掌1穴（食指第一节指腹正中，男左女右）。操作方法：纵切口1cm，深达皮下，剪除部分皮下组织，止血钳伸入达骨膜面，来回捣动数次，增强刺激。包扎切口，6天后拆线。

7. 穴位埋线法：取穴：定喘透肺俞、肺俞透心俞，均为双侧。操作方法：先令患者俯卧位，标定定喘，常规消毒后，带上消毒手套，用2%利多卡因作穴位局部浸润麻醉。剪取0~1号铬制羊肠线3cm，用小镊子将其穿入制作好的9号腰椎穿刺针管中。垂直快速进针，当针尖达皮下组织时，迅速调整针尖方向，向肺俞透刺，寻找强烈针感向肩胛及前胸放射后，缓慢退针，边退边推针芯，回至皮下后拔针，用干棉球按压针孔片刻，再用创可贴固定。肺俞透心俞及对侧两穴埋线，操作同上。埋线1次即为1个疗程，一般15天左右行第二疗程。

8. 刺络放血法：取穴：大椎、双侧肺俞、孔最、丰隆。操作方法：将三棱针和欲刺部位常规消毒，押手按压所欲刺穴位两旁，使其处皮肤绷紧，刺手拇、示、中三指持针，呈持笔状，露出针尖，用腕力迅速、平稳、准确地点刺穴位，深度1~2分，随即迅速退出，押手亦放松，然后拔罐10min，使血充分流出。每日1次，连续6天后改为隔日1次，共治疗14天为1个疗程，疗程间休息3天。

【中成药验方】

1. 肺心片：由丹参、红花、虎杖、制附片、淫羊藿、补骨脂、玉竹、北沙参、黄芪、姜黄、南沙参、甘草组成。功能温肾活血，益气养阴，用于慢性肺源性心脏病缓解期及阻塞性肺气肿属肺肾两虚，瘀血阻络证的辅助治疗。每片重0.32g。口服，一次5片，一日3次；或遵医嘱。

2. 济生肾气丸：由熟地黄、山茱萸（制）、牡丹皮、山药、茯苓、泽泻、肉桂、附子（制）、牛膝、车前子组成。功能温肾化气，利水消肿，主治肾阳不足、水湿内停所致的肾虚水肿，小便不利，痰饮咳喘。现代应用于心源性水肿、慢性肾炎、肾功能不全、内分泌失调、糖尿病及前列腺增生等病症。大蜜丸每丸重9g。口服，大蜜丸一次1丸，一日2~3次。

3. 稳心颗粒：由党参、黄精、三七、琥珀、甘松组成。功能益气养阴，活血化瘀，主治气阴两虚，心脉瘀阻所致的心悸不宁、气短乏力、胸闷胸痛，室性早搏、房室早搏见上述症候者。开水冲服。一次1袋，一日3次。

第五节　支气管哮喘

支气管哮喘是由多种细胞包括气道的炎症细胞和结构细胞（如嗜酸粒细胞、肥大细胞、T淋巴细胞、中性粒细胞、平滑肌细胞、气道上皮细胞等）和细胞组分参与的气道慢性炎症性疾病。这种慢性炎症导致气道高反应性，通常出现广泛多变的可逆性气流受限，并引起反复发作性的喘息、气急、胸闷或咳嗽等症状，常在夜间和（或）清晨发作、加剧，多数患者可自行缓解或经治疗缓解。根据中西医病名对照，支气管哮喘属于“哮病”范畴，结合临床特色亦可从“喘证”角度进行辨证。

【诊断要点】

1. 反复发作喘息、呼吸困难、胸闷或咳嗽，多与接触变应原、冷空气、物理刺激、化学刺激、病毒性上感、运动有关。

2. 发作时可闻及散在或弥漫性，以呼气相为主的哮鸣音，呼气相延长。

3. 上述症状可经治疗缓解或自行缓解。

4. 症状不典型者，应至少具备以下一项试验阳性：

(1) 支气管激发试验阳性；

(2) 支气管扩张试验阳性；

(3) 最大呼气流量日内变异率或昼夜波动率≥20%。

5. 除外其他疾病所引起的喘息、胸闷和咳嗽。

【内治验方】

1. 止咳平喘汤剂：炙麻黄 2g，芦根、白茅根各 15g，杏仁、陈皮 6g，半夏 4g，桑白皮、莱菔子、紫苏子各 10g。水煎服，3~7 岁，150mL，分 3 次口服，7~14 岁，250mL，分 3 次口服。适用于哮喘急性发作期的轻度。

2. 二陈汤合三子降气汤：半夏、紫苏子、白芥子、莱菔子、杏仁、黄芩各 10g，陈皮、茯苓各 15g，炙甘草 6g。水煎服，日 3 次。取水 450mL，煎为 300mL。适用于哮喘急性发作期中度，咳嗽喘逆，痰多胸痞，食少难消，舌苔白腻，脉滑。

3. 射干麻黄汤加味灌肠治疗：组方为射干、制半夏、生姜、麻黄各 9g，细辛、五味子各 3g，紫菀、款冬花各 6g，大枣 10g，葶苈子 15g，僵蚕、石菖蒲各 12g。煎水煮取 50mL。适用于哮喘急性发作期的重度。

4. 清热平喘汤：杏仁 6g，桑白皮、款冬花各 8g，白果 3g，黄芩 12g，炙麻黄、葶苈子、白芥子各 10g。取水 500mL，煎为 350mL。适用于小儿哮喘急性发作期中度，热邪犯肺证。

5. 千金定喘汤：白果 21 枚（去壳，炒黄色），麻黄、款冬花、桑白皮（蜜炙）、法制半夏各 9g，紫苏子 6g，杏仁（去皮，尖）、黄芩（微炒）各 4.5g，甘草 3g。取水 500mL，煎为 320mL。适用于哮喘急性发作期中度风寒外束，痰热壅肺，哮喘咳嗽，痰稠色黄，胸闷气喘，喉中有哮鸣声。

6. 泻白温胆汤加减：桑白皮 12g，地骨皮 10g，半夏 8g，茯苓、陈皮各 6g，枳实 5g。取水 400mL，煎为 250mL。适用于小儿哮喘急性发作期，痰热壅肺证。

7. 调肝理肺汤：香附 15g，桑白皮、瓜蒌各 20g，炙麻黄、钩藤、地龙、黄芩、半夏各 10g，丹参、白芍、桔梗、防风各 15g。取水 400mL，煎为 250mL。适用于小儿哮喘急性发作期，风气犯肺，痰瘀交结证。

8. 二母丸：知母、浙贝母（去心）各 60g，百药煎 30g。上药为细末，将乌梅肉蒸熟捣烂与药末为丸，如梧桐子大。每服 30 丸。临卧或食后用连皮姜汤送下。适用于哮喘，喘气哮吼，上喘不休之证。

9. 洪广祥蠲哮汤：生石膏、鱼腥草、青皮、陈皮各 10g，卫矛、生姜各 6g，槟榔、生大黄各 8g，葶苈子、小牙皂、海蛤壳、桑白皮各 12g。取水 500mL，煎为 300mL。适用于哮喘发作痰涎壅盛，寒热错杂之证。

10. 益气定喘汤加减：党参、防风各15g，黄芪30g，白术、柴胡各12g，当归、陈皮、炙甘草各10g，升麻6g。取水450mL，煎为320mL。日1剂，分两次服。适用于支气管哮喘缓解期属脾肺气虚证。

11. 夺命丹汤剂：白矾、白附子各14g，南星、半夏各12g，取水400mL，煎为200mL。适用于上气喘急，经年咳嗽，久不愈。

12. 金芪固本汤：防风9g，白术、茯苓各12g，黄芪、党参、鸡内金、炒麦芽、补骨脂各15g，橘红6g，法夏8g，上方生药用水浸泡20min，武火煎沸后小火继煎15min，取出药液约150mL，分2次口服，每天1剂。适用于支气管哮喘缓解期属肺肾气虚证。

13. 苏沉九宝汤：紫苏叶12g，陈皮12g，桔梗、薄荷、官桂、杏仁（去皮尖）、桑白皮各8g，麻黄10g，大腹皮6g。取水300mL，煎为100mL。适用于支气管哮喘缓解期属肺气宣降失常之证，兼有肾不纳气。

14. 哮吼灵秘丹：胆南星、苦葶苈、大贝母、珍珠、羚羊角、乌犀角、孩儿茶各12g，青礞石15g，大半夏20g，芒硝、赤茯苓9g，天竺黄14g，沉香、白矾、硼砂、花蕊石、款冬花各6g。炼蜜为丸如梧子大，每服6g。适用于哮喘缓解期属肺肾气虚不固，体内痰瘀胶结顽证。

15. 千金定吼丸：南星、半夏各20g，浙贝母、枳实（麸炒）、黄连（姜炒）、黄芩（酒炒）、连翘（去心）、白附子、天麻、僵蚕（炒）、桔梗、瓜蒌、锦纹大黄（酒拌九蒸九晒）各6g，青礞石、沉香、芒硝各10g。炼蜜为丸，每服8g。适用于素患哮吼之病，发则喘急，痰涎上壅。

16. 清上补下丸：怀熟地黄（酒制）、南枣（酒蒸去核）、怀山药、浙贝母、桔梗、黄连、杏仁、半夏、瓜蒌仁、枯芩各12g，白茯苓、牡丹皮、泽泻、辽五味子、天门冬、枳实（麸炒）、甘草各6g，麦门冬10g。上为细末，炼蜜为丸，如梧桐子大。适用于哮喘逢寒即发，发则上气喘急，咳嗽，痰涎上壅，年久不愈。

17. 金龙固本合剂加减：金沸草、防风、地龙、巴戟天、百合、茯苓、天门冬各9g，甘草6g。日1剂，早晚分服。取水420mL，煎为300mL。适用于支气管哮喘缓解期属气虚血瘀证。

18. 益气固肺疏风汤加减：黄芪、太子参、麦冬、紫菀各15g，五味子、蝉蜕、地龙、紫苏子各10g。取水500mL，煎为350mL。适用于支气管哮喘缓解期属肺气亏虚，外感风邪的病证。

19. 温阳平喘方：麻黄、桂枝、款冬花、紫菀各9g，附片6g，细辛1.5g。取水300mL，煎为150mL。适用于阳气内伤之哮病。

20. 益肺化痰汤：黄芪30g，白术、紫苏子、白芥子、莱菔子、姜半夏、杏仁、厚朴、葶苈子各10g，炙甘草、防风、五味子各6g，陈皮、茯苓各14g。煎煮为200mL。

【外治验方】

1. 体针法：取穴：主穴取鱼际、肺俞、大椎、定喘、列缺；配穴取风门、膻中、内关、过敏点。操作方法：取主穴为主，酌加配穴。先针鱼际，继针其他穴位。鱼际，每次取一侧，进针1寸，刺时针尖向掌心斜刺，泻法，用强刺激，留针20~30min，每隔5min运针一次。肺俞，直刺5分。大椎直刺1~1.3寸，施以提插捻转平补平泻法，留针15min后取针，予以艾卷温灸或拔罐。余穴均用泻法，中强刺激，留针情况同鱼际（过敏点针法与体穴相同）。发作期每日1~2次，喘平后每日或隔日1次以巩固疗效。主要用于哮喘急性发作期。

2. 穴位注射法：①取穴：定喘、肺俞。操作方法：抽取鱼腥草注射液4mL，每穴注射2mL。快速将针刺入穴内皮下组织，缓慢向脊柱方向斜刺，探得酸胀等得气针感后回抽无回血，即可将药液推入。隔日1次。10次为1个疗程，共治疗3个疗程。②取穴：阿是穴。操作方法：选择2%普鲁卡因注射液2mL、氨茶碱0.125mg、地塞米松2.5mg、东莨菪碱0.1~0.2mg（或654–2注射液5mg）四种药物之混合液。每次选阿是穴数点，针刺入后至有麻胀感迅速将药推入。一般于哮喘发作时施行，本法主要用于哮喘持续状态。

3. 耳针疗法：取穴：主穴取肺、肾上腺、气管、平喘、交感；配穴取脾、肾、三焦、大肠、耳迷根、神门。操作方法：急性发作期以取主穴为主，缓解期巩固宜多配配穴。发作时，毫针刺入，反复捻转，予强刺激（以病人耐受为度），持续运针1~2min，留针1~2h，每隔5~10min运针1次。每次取单侧耳穴，选4~5次，每日1~2次。稳定后，可改为每日或隔日1次，用中等强度刺激。两耳可交替轮用。

4. 穴位敷贴法：分两组穴位：①大杼、肺俞、心俞、天突；②风门、厥阴俞、督俞、膻中。药物配制：①消喘膏：白芥子30%、甘遂30%、细辛10%、干姜10%、麻黄10%、元胡10%，上药共研细末，以鲜姜汁调成糊状，摊于圆形硫酸纸上，硫酸纸面积约为10mm^2；②毛莨、天文草（均为鲜叶），各取3~5叶，捣烂成泥，加鲜姜汁调匀，做成直径2.5mm的药饼。操作：一般应用消喘膏，如取材方便亦可用后者。首次贴敷第1组穴，取准穴后，贴上药饼，周围敷以棉花，上盖消毒纱布，以胶布黏住。贴后2~3h，待有灼热或微痛感，除去药饼，出现水泡时，涂以龙胆紫防止感染。隔9天后再贴第2组。本法主要用作哮喘急性发作治疗，贴敷3次为1个疗程，每年贴1个疗程。冬季喘者贴于三九，每伏贴1次；夏季喘者，贴于三伏，每九贴1次。贴处嘱病人不要搔破，以防感染，禁用凡士林纱布。

5. 穴位割治法：取穴：膻中、肺俞、定喘。擦作方法：每次取一穴，轮换进行。操作：取准穴位后作常规消毒，局部浸润麻醉。用手术刀作纵形切口，长0.5~0.8mm，深达皮下（不宜过深）。以直血管钳分离切口，暴露脂肪组织，并摘去黄豆至蚕豆大皮下脂肪。再用血管钳深入切口略施刺激，至患者有明显的疼胀或沉重感后取出，不做缝合，以消毒纱布覆盖。两次割治间隔在7~10天，3次为1个疗程。本法用于防治哮喘。

6. 热针疗法：取穴：定喘、风门、肺俞。外感风寒加合谷、列缺；喘促加天突、孔最；痰多加足三里、丰隆；咳嗽加尺泽、太渊。操作方法：主穴必取，配穴据症选用。用GZH型热针仪治疗，热针长度1.5~2寸，温度调节至40℃~70℃。热针用于主穴，其中风门透肺俞。配穴则用普通毫针，得气后施提插捻转之平补平泻法。留针20min，每日治疗1次。

7. 拔罐：取穴：主穴取定喘、风门、肺俞；配穴取膻中、中脘、肾俞、膏肓。操作方法：一般仅取主穴，病程久或疗效欠佳者，酌加备用之穴。先针刺，将针速刺至皮下，轻轻捻转进针，成人背腧穴进针5~7分，小儿2~3分。刺定喘穴时，针尖可向脊柱方向斜刺。待获得针感后，可用架火法拔罐，即在针尾上缚一含95%酒精之棉球，点燃后将罐扣上，或用真空拔罐器吸拔，留罐15min。亦可先留针20min，中间行针1~2次，以捻转手法平补平泻。取针后再以闪火法，在风门穴与肺俞穴之间拔罐，留罐10~15min。小儿不可留针拔罐，一般仅采取点刺不留针，再拔以中号或小号罐，留罐时间，以局部皮肤潮红为度。上述治法，每日1次，穴位可轮换。

【中成药验方】

1. 寒喘丸：由半夏、大枣、麻黄、射干、细辛、款冬花、紫菀、五味子、干姜组成。功能止嗽定喘，发散风寒，用于咳嗽痰盛，哮喘不止，咽喉不利，夜卧不宁。每袋装6g。口服，一次3~6g，一日2次，小儿酌减。

2. 哮喘宁片：由胆南星、石膏、甘草、洋金花、五味子、远志（制）、太子参、麻黄（蜜炙）组成。功能镇咳定喘，消炎化痰，用于支气管哮喘、慢性咳嗽、气急。每片重0.3g。口服，一次2片，一日3次，小儿酌减。

3. 消喘膏：由白芥子（炒）、鲜姜汁、延胡索（制）、甘遂（制）、细辛组成。功能止咳祛痰，解痉平喘，用于喘息型气管炎、支气管哮喘、肺气肿。每块重3g。外用，取药膏6块，分别用橡胶膏固定贴于背部的肺俞（双）、心俞（双）、膈俞（双）6个穴位上（需将穴位处皮肤洗净擦干）4~6h。每10天贴一次，3次为1个疗程。

第六节　肺炎

肺炎是由多种病原微生物或其他因素引起的终末气道、肺泡和肺间质的炎症。临床表现为寒战、高热、咳嗽、咳痰、胸痛、呼吸困难等。细菌性肺炎是最常见的肺炎。本病与中医的“肺热病”相类似，可归属于“咳嗽”“喘证”“肺炎喘嗽”等病证范畴。

【诊断要点】

1. 胸部 X 线检查显示：新出现或进展性肺部浸润性病变。

2. 发热≥38℃。

3. 新出现的咳嗽、咳痰或原有呼吸道疾病症状加重，并出现脓性痰；伴或不伴胸痛。

4. 肺实变体征和（或）湿性啰音。

5. 白细胞>$10×10^9$ 或<$4×10^9$/L 伴或不伴核左移。

以上 1~5 中任何一项，并除外肺结核、肺部肿瘤、非感染性肺间皮瘤、肺水肿、肺不张、肺栓塞、肺嗜酸性粒细胞浸润、肺血管炎等，可建立临床诊断。

【内治验方】

1. 清肝化痰汤：麻黄、杏仁各 6g，石膏 60g，龙胆草 24g，黄芩 12g，青黛 2g（冲服），柴胡、川贝母、紫菀各 10g。水煎服 300mL，每日 1 剂。适用于链球菌肺炎。

2. 温胆汤加味：枳实、竹茹、半夏、茯苓各 10g，陈皮 12g，生姜、大枣、甘草各 6g。水煎 350mL，每日 2 剂，分 4 次服。3 日后改为每日 1 剂，分 2 次服。胸痛，咳吐脓血痰者加郁金 10g，金银花、蒲公英、败酱草、白茅根各 30g；口渴者加麦冬、沙参。适用于葡萄球菌肺炎。

3. 清热平喘方：白花蛇舌草 20g，金银花 15g，百部、川贝母、鱼腥草各 10g，瓜蒌、玄参各 8g，丹参、赤芍、桔梗各 6g，甘草 5g。所有药物均使用免煎制剂，每 2 日 1 剂，用温开水冲兑免煎剂至 120~180mL，日服 3~4 次。适用于风热犯肺证。

4. 加味二陈汤：陈皮、半夏、茯苓、枳壳、前胡各 6~9g，桔梗 3~6g，竹茹 10~15g，杏仁、荆芥、炙甘草各 3~5g，射干、炒莱菔子各 3~9g。根据年龄及病情，药物剂量酌情加减。煎法为上药加水 500mL，浓煎至 100mL，分 2 次温服，每日 1 剂。服药后注意避风，饮食宜清淡。适用于痰湿阻肺证。

5. 萝皂丸：瓜蒌仁、海浮石、南星、莱菔子、牙皂各 15g，研为末，和为丸，每服12g。适用于肺炎属痰盛嗽喘证。

6. 清金化痰汤：黄芩、山栀子各12g，知母、桑白皮、瓜蒌仁各15g，浙贝母、麦门冬、橘红、茯苓、桔梗各9g，甘草3g。用水400mL，煎至320mL，食后服。适用于肺炎属痰热壅肺证。

7. 人参泻肺汤：黄芩、栀子、枳壳（炒）各9g，人参15g，薄荷、连翘各12g，甘草（炙）、杏仁（炒，去皮）各6g，桑白皮（炒）、桔梗（炒）各10g，大黄8g。用水300mL，煎至150mL，适用于肺经初热，上喘咳嗽，胸胁胀满。

8. 补肺阿胶汤加味：人参、牛蒡子、马兜铃、百部各6g，糯米、阿胶各10g，川贝母5g，甘草3g。用水560mL，煎至320mL。适用于肺热阴虚证。

9. 葶苈泻白散：桑白皮、地骨皮各30g，甘草、葶苈子各10g。用水450mL，煎至320mL。适用于气喘咳嗽属肺中痰饮热伏证。

10. 透罗丹：巴豆、杏仁、大黄、牵牛、皂角、半夏各15g。研为末，蒸饼为小丸，量服。适用于痰热伏肺，痰涎阻壅，气闭难出。

11. 止咳平喘方：百部、五味子各9g，南天竹子6g，金荞麦、碧桃干、老鹳草各15g，马勃3g。用水460mL，煎至320mL。适用于痰热互结，咳逆上气之证。

12. 泻肺丸：瓜蒌霜、浙贝母、半夏、葶苈（炒）、杏仁、黄芩各15g，郁金、黄连各12g，大黄8g，炙甘草6g。取水540mL，煎为320mL。适用于痰火血气壅滞不降者。

13. 二母清顺汤：天门冬（去心）、麦门冬（去心）各3g，知母（姜汤浸）、浙贝母（甘草汤洗）各6g，人参1.5g，当归身、枯芩、元参、山栀子（炒）、天花粉、桔梗、薄荷4g，生甘草1g。用水480mL，煎至320mL。适用于上气喘逆，咽喉不利，痰黏咳嗽，口舌干渴。

14. 五味子汤（《备急千金要方》）：五味子、桔梗、紫菀、甘草、续断各6g，生地黄、桑根白皮、赤小豆各15g，竹茹9g。以水600mL，煮取300mL，分3次服。适用于咳嗽，唾中有脓血，痛引胸胁。

15. 清宁膏：天冬240g，麦冬、杏仁、半夏（制）、浙贝母、桔梗、甘草、诃子、北沙参各120g，桑白皮、牛蒡子各60g。水熬2次，去滓，再熬至250mL，入葛粉120g，白蜜500g搅匀，煮一日成膏。频服20~30mL。适用于肺受火刑，津亏阴伤，咳嗽，声音嘶哑者。

16. 人参固本丸：生地黄（洗）、熟地黄（洗再蒸）、天门冬（去皮）、麦门冬（去心）各30g，人参15g。用水540mL，煎至320mL。适用于肺气燥热，作渴作嗽。

17. 钟乳补肺汤：钟乳（碎如米粒）、桑白皮、麦门冬（去心）各12g，白石英（碎如米粒）、人参（去芦）、五味子（拣）、款冬花（去梗）、肉桂（去粗皮）、紫菀（洗去土）各 15g。用水 540mL，煎至 320mL。适用于肺气不足，咳嗽上气，胸满上迫，喉咽闭塞，短气喘乏，连唾不已。

18. 人参养肺汤：紫菀（焙）、半夏（汤洗 7 次）、款冬花、阿胶（炙）各 30g，人参、桂心各 15g。每服 3g，用水 150mL，加生姜 3 片，糯米 5 粒，煎至 75mL，时时温服。适用于肺胃虚寒，咳嗽有痰。

19. 银杏膏：陈细茶（略焙为细末）、白果肉（一半去白膜一半去红膜擂烂）、核桃肉各 60g，家蜜 500g。上药入锅内炼成膏。不拘时服。适用于久咳不瘥，并虚劳喘嗽。

20. 五味子汤（《医宗金鉴》）：五味子、麦冬各 12g，人参 8g，陈皮、杏仁各 6g。用水 300mL，煎取 200mL。适用于肺炎愈后期，气阴两虚。

21. 肺炎合剂：麻黄、甘草各 6g，生石膏 40g（先煎），大青叶、柴胡、黄芩、虎杖、青蒿、贯众、野菊花各 15g，鱼腥草、草河车、金银花各 20g，地龙、僵蚕、杏仁各 10g。每日 1 剂，水煎服，一日服 2 次。或制成合剂备用。小儿酌减。用于肺炎，肺热喘咳者。

【外治验方】

1. 拔罐疗法：①取穴：曲池、鱼际、肺俞、丰隆。操作方法：用梅花针在鱼际、肺俞、曲池穴轻叩刺，以皮肤发红或微出血为度，再拔罐，留罐 10min。丰隆穴采用留罐法，留罐 10min，每日 1 次，10 次为 1 个疗程。用于肺炎痰热郁肺证。②取穴：背部膀胱经内侧循行线、大椎、身柱。操作方法：先在膀胱经内侧循行线上涂抹万花油，采用走罐法，以皮肤出现较密集的痧点为度，大椎、身柱穴采用留罐法，每留罐 10~15min，每日 1 次，10 次为 l 疗程。若高热不退选配大椎、曲池、委中，采用刺络拔罐法，用梅花针在上述 3 穴轻叩刺，以局部皮肤发红或微出血为度，再拔罐，留罐 10min，每日 1 次。若食欲不振选配中脘、内关、足三里，行单纯拔罐法，留罐 10min，每日 1 次；若大便秘结选配支沟、天枢行单纯拔罐法，留罐 10min，每日 1 次。用于肺炎风热犯肺证。

2. 刮痧治疗：①取穴：肺俞、身柱、大杼、心俞、膻中、曲池、尺泽、丰隆穴、少商、中冲、十宣。操作方法：先刮背部肺俞、身柱、大杼、心俞穴，再刮前胸膻中穴，然后刮上肢曲池、尺泽穴，最后刮下肢丰隆穴，用泻法，以皮肤出现痧痕为止。最后以三棱针点刺少商、中冲穴，各放血 1 或 2 滴，或点刺十宣（以出血为度）。②取胸、背部脊椎两侧和肩胛区，用硬币蘸植物油或白酒，刮至皮肤充血，用于发热神昏者。

3. 外敷法：①吊扬尘 60g，葱白 7 根，生姜 7 片，甜酒曲 2 粒。将上药研捣和匀，加热酒调敷胸部膻中、鸠尾穴处。适用于小儿肺炎高热喘促者。②葱白、艾叶各6g。共捣烂敷脐。适用于小儿肺炎发热，退热作用较好。③芥子末4.5g，面粉少许。加水调成糊状，敷于肺腧穴。此法有刺激皮肤发泡作用，需注意。③山栀子30g，明矾、桃仁各3g共为细末。醋调敷于胸部。④长果母草15g，大青叶、天胡荽各9g，艾茎心、酢浆草各3g。上药共捣烂敷胸部。

4. 足底按摩法：取肾、输尿管、膀胱、肺、淋巴结、肾上腺、甲状腺、肝、胃肠等反射区，每个反射区分别按摩3~5min。每日2~3次。

5. 灌肠疗法：麻黄、知母、杏仁、甘草各10g，石膏50g。上药水煎后，待药温至30℃，灌肠，每次40mL，每日2~4次，可用于小儿重症肺炎热盛者。

6. 针灸疗法：①体针可取尺泽、孔最、列缺、合谷、肺俞、足三里，每日1次。高热者可用针刺放血，取大椎、十宣穴。②耳针可取肾上腺、肺、皮质下等穴为主穴。咳嗽配支气管、交感，喘促者配内分泌、胸，每日1次。

【中成药验方】

1. 清气化痰丸：由酒黄芩、瓜蒌仁、半夏（制）、胆南星、陈皮、苦杏仁、枳实、茯苓组成。功能清肺化痰，主治肺热咳嗽，痰多黄稠，胸脘满闷。水丸，每瓶60g。口服。一次6~9g，一日2次。

2. 鸡苏丸：由陈皮、橘红、法半夏、葶苈子、瓜蒌子（蜜炙）、紫苏子（炒）、紫苏叶、桑白皮（蜜炙）、苦杏仁（炒）、桔梗、前胡、马兜铃（蜜炙）、款冬花、紫菀、远志（制）、百合、天冬、麦冬、北沙参、知母、五味子（醋蒸）、麻黄、黄芩、白芍、石膏、甘草组成。功能清肺平喘，润燥止咳，化痰除痞，用于肺热喘咳，气急鼻煽，燥咳痰黏，咽干鼻燥，劳嗽咯血，颧红盗汗，痰黏难咯，胸膈满闷。每100粒重12g。口服。一次3~6g（0.5~1袋），一日2~3次。

3. 养阴清肺丸：由生地黄、麦冬、玄参、川贝母、白芍、牡丹皮、薄荷、甘草组成。功能养阴润燥，清肺利咽，用于阴虚肺燥，咽喉干痛，干咳少痰。每丸重9g。口服。一次6g，一日2次。

第七节　肺脓肿

肺脓肿是由多种病原菌引起的肺实质坏死的肺部化脓性感染。早期为肺组织的感染灶炎症，继而坏死液化，由肉芽组织包绕形成脓肿。临床主要表现为高热、咳嗽、脓肿破溃进入支气管后可咳出大量脓臭痰。肺脓肿一般为单个病灶，偶尔可出现多发性散在病灶，典型X线显示肺实质圆形空腔伴含气液平面。病程超过3个月，迁延不愈者称为慢性肺脓肿，本病可见于任何年龄。自抗生素广泛应用以来，发病率已明显下降。本病属于中医“肺痈”范畴。

【诊断要点】

1. 有口腔手术、昏迷、呕吐、异物吸入等病史。

2. 急性发作的畏寒、高热、咳嗽和咳大量脓臭痰的临床表现。

3. 周围血白细胞总数和中性粒细胞显著增高。

4. 胸部 X 线检查示肺部大片浓密炎性阴影中有脓腔及液平。

以上 4 点可做出急性肺脓肿的诊断，而病程超过 3 个月，迁延不愈者称为慢性肺脓肿。

【内治验方】

1. 桑芦汤：桑叶 20g，芦根、鱼腥草、白茅根各 60g，刺黄柏 30g。用水 560mL，煎至 320mL，分 2 次服。用于肺痈初起，风热犯肺。

2. 银翘散：连翘、金银花各 30g，苦桔梗、薄荷、牛蒡子各 18g，竹叶、芥穗各 12g，生甘草、淡豆豉各 15g。用水煎取 400mL。用于肺痈初起，风热犯肺。

3. 忍冬汤：金银花 40g，甘草 10g。用水 300mL，煎至 100mL。适用于肺痈初起期，外感热毒，咳嗽咽痛。

4. 千金牡丹皮散：薏苡仁 12g，桃仁 10 粒，牡丹皮、瓜蒌仁（去壳，去油，净）各 8g。用水 520mL，煎至 300mL，分 2 次服。用于成脓期。

5. 槐花酒：槐花 120g（炒黄），黄酒 500mL。适用于肺痈已成未溃，但痛者。

6. 千金消毒散：连翘 15g，黄芩、当归尾各 10g，金银花 12g，皂角刺、赤芍、天花粉、牡蛎、防风、大黄、芒硝、麻黄各 9g。用水 500mL，煎至 320mL，分 2 次服。用于成脓期，热毒壅肺。

7. 国老散：甘草七段，用急流水一碗浸之，炙干，又浸又炙，以水尽为度。研细末。适用于一切痈疽脏毒。

8. 加减仙方活命饮：白芷 3g，浙贝母、防风、赤芍药、当归尾、甘草节、皂角刺（炒）、穿山甲（炙）、天花粉、乳香、没药各 6g，金银花、陈皮各 9g。水煎 300mL 服，或水酒各半煎服。适用于痈疡肿毒初起，身热凛寒，苔薄白或黄，脉数有力。

9. 紫菀茸汤：紫菀茸、阿胶各 10g，犀角（末）3g，甘草（炙）、杏仁（炒，研）各 6g，人参（各五分）12g，桑叶（用经霜者）、款冬花、百合（去心）各 9g，浙贝母（去心）、半夏（制）、蒲黄（生）各 15g。适用于肺痈成脓，热毒深聚，扰动心神。

10. 千金苇茎汤：苇茎、瓜瓣各 60g，薏苡仁 30g，桃仁 24g。用水 500mL，煎取 300mL，温服。用于溃脓期，咳吐大量脓痰。

11.《外台》桔梗白散：苦桔梗、浙贝母各 300g，巴豆（去皮煎）100g。杵为散，每服 4~6g。病在膈上者吐脓，在膈下者泻出。

12. 沈仲圭肺痈验方：金银花 30g，薏苡仁 18g，葶苈子、桔梗、白及、生甘草各 9g，黄芪 15g，生姜 3 片。水煎服，每日 1 剂，日服 2 次。用于肺痈已溃，胸中隐痛，时出浊唾腥臭，吐脓如米粥者。

13. 苇茎排脓汤：苇茎 30g，桔梗、桃仁各 12g，甘草 9g，鱼腥草 60g，柴胡、冬瓜仁各 24g，金银花 18g。水煎服，每日 1 剂，日服 3 次。用于溃脓期，咳吐大量脓痰。

14. 四生丸：生荷叶、生艾叶各 9g，生柏叶 12g，生地黄 15g。上研，丸如鸡子大，每服 12g，水煎服。用于溃脓期，热毒灼伤血络，咳吐脓血痰。

15. 竹叶石膏汤加减：竹叶 10g，石膏 35g，制半夏 15g，麦冬 20g，人参、甘草各 12g，粳米 30g。用水煎取 450mL。适用于中医肺痈恢复期，余毒未尽，肺阴耗伤。

16. 五福饮：人参 6g（心），熟地黄 9g（肾），当归 6~9g（肝），白术（炒）4.5g（肺），炙甘草 3g（脾）。取水 500mL，煎成 300mL。适用于肺痈恢复期，脏腑气血亏损诸症。

17. 理阴煎：熟地黄 9~21g 或 30~60g，当归 6~9g 或 15~21g，炙甘草 3~6g，干姜（炒黄色）3~9g，或加肉桂 3~6g。用水 400mL，煎至 280~320mL，热服。适用于肺痈恢复期，阳气虚弱，痰饮内停。

18. 王鹏飞经验方：青黛 3g，紫草、寒水石、乳香、天竺黄各 9g，牙皂 6g。水煎服，3 岁以上，日服 2 次，每次 100mL；1~3 岁，日服 2 次，每次 50~80mL；1 岁以下，日服 2~3 次，每次 15~30mL，上述 1 剂，2 日服完。用于小儿肺痈。持续高热不退，加地骨皮 9g，或竹沥汁 30g（兑入汤剂）；咳甚或胸痛，加瓜蒌、银杏各 9g，枳壳 3g；咳脓血、痰多，加白及 9g，白芷 6g。

19. 宣肺解毒汤：金银花、鲜苇根各 30g，连翘 18g，桑叶、杏仁各 10g，冬瓜仁 15g，瓜蒌仁 12g，苦桔梗、生甘草、薄荷各 5g。水煎服，每日 1 剂，日服 3 次。用于肺痈未溃期，症见发病急，恶寒发热，咳嗽胸满，痰黏或黄或白。

20. 加减苇根汤：鲜苇根、金银花、紫花地丁、蒲公英、鱼腥草、冬瓜仁各 30g，连翘 15g，薏苡仁 15g，桃仁、杏仁、川贝母各 10g，苦桔梗 5g，甘草节、犀黄丸（吞）各 3g。水煎服，每日 1 剂，日服 2~3 次。用于肺痈已溃期，症见发热胸痛、胸胁胀满，咳出腥臭脓液，或痰中带血。

21. 清肺化痈汤：瓜蒌仁、大青叶、生石膏各 12g，金银花、净连翘、烊桃仁、苦杏仁、浙贝母、玉桔梗各 10g，川雅连 3g，干芦根、鱼腥草、冬瓜仁 15g，生甘草 5g。用于肺痈脓已成，溃与未溃均可。

22. 肺脓疡合剂：半枝莲、金银花各 15g，鱼腥草 15~30g，虎杖、黄芩、桔梗各 12g。每日 1 剂（病重者 2 剂），水煎服，日服 3~6 次。用于急性肺脓疡（肺痈）初期发热。如高热不退，加生石膏 30g（先煎），知母 10g。

【外治验方】

1. 纤维支气管镜肺泡灌洗法：经鼻腔插入纤支镜，将纤支镜插入病变肺段或亚段支气管，在可视下吸引支气管内及病灶局部分泌物，抽取分泌物送病原菌培养及药敏实验，然后以每次 10~15mL0.15%甲硝唑或 0.12%左氧氟沙星（或根据药敏选药），经纤支镜注入支气管内，通过冲洗使患者咳嗽，排出脓腔分泌物，经纤支镜负压 7~10kPa 充分吸引，反复灌洗，直至支气管分泌物吸尽灌洗液清亮为止，总量 100~200mL。冲洗后，通过纤支镜活检孔插入纤支镜专用抽吸管，从管口注入抗生素至相应的段或亚段支气管，共 10~15mL，保留于气管内，缓慢退出纤支镜，嘱患者保持患侧卧位 10~15min，每周 1~3 次，直至病灶愈合。

2. 胸壁、气道介入治疗法：在 CT 引导下，采用 SELDINGER 方法经胸壁肺脓肿内置入中心静脉导管。应用 50mL 注射器抽吸脓腔内脓液，并用 0.5%甲硝唑和 0.2%左氧氟沙星溶液反复冲洗，每天治疗 1~2 次，结束后行持续负压引流术。当脓液明显减少后，肺脓腔内注射 2.0%碘伏 5~20mL，每天或隔天 1 次。在纤支镜直视下，清除肺脓肿靶支气管分泌物、脓液、糜烂和坏死组织。封堵前停止或降低胸壁引流管负压吸引水平。经纤支镜活检孔插入纤维蛋白胶注射导管，由靶支气管远端缓慢注入，用量应完全封堵靶支气管为宜，一般 2~5 支之间。并观察引流管气体排出情况，气体排出消失提示封堵有效，否则 5 天后进行再次封堵。

3. 肺穿刺引流术：采用肺穿刺引流术治疗，对患者进行局部麻醉后根据 CT 检查结果穿刺进入肺脓肿腔，然后抽吸，在导丝引导下插入引流管，然后抽出导丝，固定引流管；将引流管另外一端连接负压装置，通过负压作用吸出脓性分泌物。对于炎症严重、引流物浓稠患者，采用甲硝唑冲洗稀释后再给予引流。

4. 双腔中心静脉导管经皮穿刺置入法：经 B 超和 CT 定位，选择和胸膜粘连部位及距胸壁最近，同时在脓腔最低处作为穿刺点。取适当体位，常规消毒、铺巾、局部麻醉，穿刺针进入脓腔后试抽出脓液，而后置入双腔中心静脉导管，进入脓腔长度应根据脓腔大小而定，一般在 10cm 以上，敷贴固定双腔引流管，每日抽脓液（行细菌培养）并冲洗 1~2 次，冲洗液可用生理盐水、甲硝唑注射液、注射用尿激酶或敏感的抗生素生理盐水稀释液。用尿激酶 10 万~25 万 U 溶解于 5mL 注射用水后，经双腔注入脓腔，变换体位。4~6h 后用无菌生理盐水 100~250mL 冲洗脓腔，可反复冲洗。脓腔的冲洗液量小于 10~20mL，X 线胸片及胸部 CT 显示肺部脓腔及高密度阴影消失时可拔出引流管。

5. 针灸治疗：①大椎、合谷、曲池、外关、尺泽、鱼际。刺法：用泻法，具有透邪清热的作用。适用于肺脓肿初期患者。②合谷、尺泽、肺俞、大椎、期门、膻中、内关。刺法：用泻法，具有祛邪泄热的功效。适用于肺脓肿成痈期、溃脓期患者的治疗。③肺俞、尺泽、气海、太溪、天门、复溜。刺法：用平补平泻法，具有扶正祛邪的功效。适用于肺脓肿恢复期患者。

【中成药验方】

1. 清金止嗽化痰丸：由黄芩、熟大黄、知母、天花粉、麦冬、化橘红、浙贝母、枳壳（去瓤麸炒）、桑白皮（蜜炙）、苦杏仁（去皮炒）、前胡、百部、桔梗、甘草组成。用于肺热痰盛引起的咳嗽黄痰，胸膈不畅，喉痛音哑，大便干燥。每100粒重6g。口服，一次6g，一日2~3次。

2. 犀黄丸：由牛黄、乳香、没药、麝香组成。功能清热解毒，化痰散结，活血消肿，祛瘀止痛，主治诸症，多由火郁、痰瘀、热毒壅滞而成。用于乳岩、横痃、瘰疬、痰核、流注、肺痈、小肠痈。上药，用黄米饭捣烂为丸。空腹时服。孕妇忌服，体弱者慎用。

3. 金荞麦片：由金荞麦组成。功能清热解毒，排脓祛瘀，祛痰止咳平喘，用于急性肺脓疡、急慢性气管炎、喘息型慢性支气管炎、支气管哮喘及细菌性痢疾。症见咳吐腥臭脓血痰液或咳嗽痰多、喘息痰鸣及大便泻下赤白脓血。每粒装0.22g。口服，一次3粒，一日3次。

第八节　支气管扩张症

支气管扩张症是指由支气管及其周围肺组织的慢性炎症所导致的支气管壁肌肉和弹性组织破坏，管腔形成不可逆性扩张，变形。本症多数为获得性，患者多有童年麻疹、百日咳或支气管肺炎等病史。临床症状有慢性咳嗽，咳大量脓痰和反复咯血，过去本病常见，在呼吸系统疾病中发病率仅次于肺结核。随着人民生活的改善，麻疹、百日咳疫苗的预防接种，以及抗生素的应用等，本病已明显减少。但是本病一旦形成则反复发作，迁延难愈。支气管扩张症与中医“肺络张”相类似，根据其临床特点，可归属于中医“咳嗽”“咯血”等病证范畴。

【诊断要点】

1. 症状：慢性咳嗽，大量脓痰，反复咯血及同一部位肺部感染。

2. 体征：肺部闻及固定而持久的局限性湿啰音。病程较长的可有发绀、杵状指（趾）。

3. 影像学检查（后前位胸片、CT或HRCT）发现符合支扩的影像改变。

4. 对于明确诊断支扩者还需了解其基础疾病，我国以感染后支扩和结核后性支扩多见，但也应该注意其他较少见的病因。

【内治验方】

1. 六安煎：陈皮 4.5g，半夏 6~9g，茯苓 6g，甘草、杏仁（去皮，尖，切）3g，白芥子（老年气弱者不用）1.5~2.1g。用水 220mL，加生姜 3~7 片，煎至 200mL，空腹时服。适用于风寒咳嗽诱发，痰滞气逆证。

2. 金水六君煎：当归、半夏、茯苓各 6g，熟地黄 9~15g，陈皮 4.5g，炙甘草 3g。用水 400mL，加生姜 3~7 片，煎至 280 或 320mL，空腹时温服。适用于肺肾虚寒，水泛为痰，或年迈阴虚，血气不足，外受风寒，咳嗽呕恶。

3. 清气化痰汤：陈皮（去白）、杏仁（去皮尖）、枳实（麸炒）、黄芩（酒炒）、瓜蒌仁（去油）、茯苓各 30g，胆南星、制半夏各 45g。煎服 500mL，煎取 300mL。适用于痰热壅肺证。

4. 咯血方：青黛（水飞）、诃子各 6g，瓜蒌仁（去油）、海粉、山栀子（炒黑）各 9g。取水 300mL，煎为 200mL。适用于肝火犯肺证。

5. 温肾纳气方：桂枝、远志各 6g，茯苓、白术（土炒）、半夏、补骨脂、胡桃肉、熟地黄 15g，山萸肉、附块（制附子）各 9g，炙甘草 4.5g，五味子 3g，麝香 1.5g（冲）。水煎服，每日 1 剂，日服 3 次。用于支气管扩张缓解期，素有痰饮、肾气上逆之喘证。

6. 五白定金片：百合 300g，天冬 50g，桔梗 100g，鱼腥草、白及各 200g，南沙参、黄连各 50g，硇砂 3g。先将百合研粉，过 100 目筛。天冬、桔梗、白及、沙参、黄连、鱼腥草水煎 3 次，去渣，滤液，文火浓缩成膏状，加入百合粉中搅匀，分成小块，于 70℃以下温度干燥研粉，过 100 目筛。置于搅拌机内，用 75% 乙醇（将硇砂溶于其中），作炼合剂，制以颗粒，于 50℃以下温度干燥，压片，片重 0.3g，装入玻璃瓶中备用。每次服 4~6 片，日服 2~3 次，常服。用于支气管扩张症改善症状。

7. 朴杏二陈汤：厚朴、杏仁各 10g，前胡、半夏各 12g，茯苓、陈皮、浙贝母各 8g，马兜铃（蜜制）、枇杷叶（蜜制）、夜交藤、合欢皮各 9g，炙甘草 6g。取水 500mL，煎成 300mL。适用于痰浊壅肺，肺失肃降之咳逆。

8. 苏子降气汤：紫苏子、半夏各 75g，甘草（炙）60g，前胡、厚朴（姜汁拌炒）各 30g，川当归、肉桂、陈皮（去白）各 45g，生姜 2 片，枣子 1 个，苏叶 2g。取水 500mL，煎成 300mL，适用于痰邪壅肺，肾气亏虚于下之证。

9. 一阴煎：生地黄、芍药、麦门冬、丹参各 6g，熟地黄 9g，牛膝 5g，甘草 3g。取水 520mL，煎成 280mL。适用于阴虚发热，久咳肺虚之证。

10. 参苓白术散加味：扁豆、山药各20g，炙甘草、砂仁各6g，（后下），薏苡仁、党参各30g，茯苓、莲子肉、白术、桔梗、泽泻、车前子、紫苏子各15g，杏仁10g，大枣5枚。水煎300mL服。适用于脾肺气虚证。

11. 紫菀汤加减：党参20g，沙参、百部、紫菀各15g，麦冬、桔梗、白前、炙甘草、桑白皮、浙贝母各10g。每日1剂，加水500mL，煎至300mL。适用于气阴两虚证。

12. 四阴煎：生地黄6~9g，麦冬、白芍药、百合、沙参各6g，生甘草3g，茯苓4.5g。取水420mL，煎成250mL。适用于阴虚劳损，相火炽盛，津枯烦渴，咳嗽，咯血。

13. 清金益气汤：生大黄、知母、粉甘草、玄参、沙参各8g，生地黄10g，川贝母14g，牛蒡子9g。取水420mL，煎成250mL。适用于虚羸少气，劳热咳嗽，频吐痰涎，一切肺金虚损之病。

14. 天地丸：天门冬500g，怀生地黄250g。上为细末，炼蜜为丸。每服30g，日1次。适用于咳喘日久，肺阴亏虚之证。

15. 天门冬丸：天门冬、杏仁（去皮尖）、甘草各6g，白茯苓9g，阿胶10g，浙贝母12g。每服6g。适用于劳咳日久，肺肾阴津亏虚之证。

16. 贝母丸：款冬花15g，川贝母（酥炙微黄）、桂心、百合、紫菀各10g，杏仁（汤浸，去皮尖双仁，麸炒微黄）、木乳（涂酥炙令黄）各12g，甘草（炙微赤，锉）9g。每服9g，日1次，咳嗽不止，不拘时候。

17. 人参五味散：黄芪、当归、陈皮、前胡各6g，人参、白茯苓、熟地黄、地骨皮、桑白皮各9g，桔梗、柴胡、甘草各2.4g，白术4.5g，五味子1.2g，枳壳3g。加生姜2片，乌梅半个，用水煎400mL，煎取250mL。适用于喘久虚劳病，潮热盗汗，咳嗽痰红。

18. 五味黄芪散：黄芪、麦门冬、熟地黄、桔梗各15g，甘草7.5g，白芍药、五味子各6g，人参9g，每服12g。用水220mL，煎至150mL，去滓温服，一日3次。适用于喘证咯血成劳。

19. 胶蛤汤：生地黄15g，阿胶珠、玄参、紫菀、款冬花、当归、白芍各10g，川贝母5g，海蛤壳12g，丹参12g，丹皮10g，炙甘草6g，蜂蜜1匙（冲）。每日1剂，水煎2次，每日服2次，早、晚饭后1h服。适合于支气管扩张，肺阴不足，表现咳嗽、少痰，咯血较多，并有颧红、手足心热者。

【外治验方】

1. 体位引流术：体位引流是清除痰液的重要手段。原则是使患肺处于高位，促使痰液顺体位引流至气管而易于咯出。病变在下叶时，最适用的引流法是使患者俯卧，前胸靠近床沿，两手撑地，头向下，进行深呼吸和咳痰。病变在上叶者，则宜采取坐位，以利引流。

2. 针灸疗法：①取穴：肺俞、膻中、天突、太溪、三阴交。操作方法：留针15min，隔日1次。用于预防感冒，减少支扩发作。②取穴：大椎、足三里、血海、肺俞、命门、三阴交。操作方法：留针15min，隔日1次，用于增强体质，提高免疫力。此法主要针对支气管扩张合并感染控制后或缓解期的治疗。

3. 推拿法：采用揉大椎阳关法、背部挤推法、揉血海法、按天突法或捏合谷法，用于预防感冒、增强体质，提高机体抗病能力。

4. 支气管镜下局部治疗：由于血-支气管屏障，常规治疗药物难以到达患病部位，效果欠佳。支气管镜技术的发展为肺部难治性感染的治疗开辟了一条新途径，运用支气管镜下吸痰、局部支气管灌洗的方法，可清除黏液和脓性分泌物，减少毒素的吸收，使气道引流通畅，解除支气管阻塞，有利于支扩病灶的愈合，同时局部注入敏感抗生素，可提高局部抗生素的浓度。

5. 胸部物理疗法：运用人力或机械，包括胸部叩击、震动、体位引流、机械辅助的咳嗽以及气道震荡等，以帮助黏痰的排出。但效果有限，尤其对于依从性欠佳的患者。有研究证明，胸部物理疗法可以提高生活质量，增加活动耐量，增加痰量，但对痰细菌学与肺功能无影响。同时，目前的研究表明没有一种气道清理方法显著优于另一种方法，应根据患者的依从性和喜好来确定个体化方案。

6. 穴位敷贴法：取涌泉穴。操作方法：肉桂、硫黄各2分，冰片1分，研末装瓶备用。临用时以大蒜头一枚去皮，捣成泥状，调上药粉适量，制成直径1.5cm左右的药饼2个。然后将足洗净拭干，把药饼贴敷于双侧涌泉穴区，上盖塑料薄膜，用绷带固定，每日更换1次。咯血止则停止外敷，部分患者外敷后，穴位局部灼热、充血、起泡，一般无须特殊处理。水泡较大，可用注射器抽出液体，外擦龙胆紫以防感染。敷贴治疗同时，应给予常规支持治疗及对症治疗。本法主要用于支气管扩张之咯血患者。

7. 穴位注射法：取穴：主穴取孔最、肺俞；配穴取丰隆、风门、足三里。操作方法：鱼腥草注射液、核酪、阿托品（阿托品0.5mg加生理盐水至3mL），每次选用一种。咯血期用阿托品及鱼腥草注射液，缓解期可用核酪。主穴取1对，据症轮流取配穴。上述药液，鱼腥草注射液，每穴注入1mL；阿托品每次只注射肺俞穴，每穴1.5mL，余穴每次每穴注入2mL。得气后缓缓推入，以取针后患者胀酸感明显为佳。足三里穴，宜于缓解期用艾条灸，每次灸15min，局部出现潮红为度。咯血期，穴位注射每日1~2次，不计疗程，至症情改善为止。平时隔日1次或每周2次，15次为1个疗程。疗程间隔7天。

【中成药验方】

1. 羚羊清肺丸：由浙贝母、桑白皮（蜜炙）、前胡、麦冬、天冬、天花粉、地黄、玄参、石斛、桔梗、枇杷叶（蜜炙）、苦杏仁（炒）、金果榄、金银花、大青叶、栀子、黄芩、板蓝根、牡丹皮、薄荷、甘草、熟大黄、陈皮、羚羊角粉组成。功能清肺利咽，清瘟止嗽，用于肺胃热盛，感受时邪，身热头晕，四肢酸懒，咳嗽痰盛，咽喉肿痛，鼻衄咯血，口干舌燥。每丸重 6g。口服，一次 1 丸，一日 3 次。

2. 百合固金口服液：由白芍、百合、川贝母、当归、生地黄、甘草、桔梗、麦冬、熟地黄、玄参组成。功能养阴润肺，化痰止咳，用于肺肾阴虚，燥咳少痰，痰中带血，咽干喉痛。每瓶装 10mL、20mL 或 100mL。口服，一次 10~20mL，一日 3 次。

3. 养阴清肺膏：由生地黄、麦冬、玄参、川贝母、白芍、牡丹皮、薄荷、甘草组成。功能养阴润燥，清肺利咽，主治阴虚肺燥，咽喉干痛，干咳少痰或痰中带血。膏剂，每瓶 100mL。口服，一次10~20mL，一日 2~3 次。

第九节　肺结核病

结核病是由结核分枝杆菌引起的慢性传染性疾病，其中引起肺部感染者称为肺结核（TB），以排菌患者为重要的传染源。本病可发生于任何年龄段，但以中青年居多，感染者不一定都发病，多在抵抗力降低或细胞介导的变态反应增高时，才可能发病。肺结核多呈慢性过程，以低热、盗汗、消瘦、乏力、食欲不振等全身中毒症状及咳嗽、咯血、呼吸困难、胸痛等呼吸系统症状为主要表现。

【诊断要点】

1. 菌阳肺结核：痰涂片和（或）培养阳性，并具相应临床和 X 线表现，确诊肺结核。

2. 菌阴肺结核：诊断比较困难，符合以下 4 项中至少 3 项临床诊断成立：

（1）典型肺结核临床症状和肺部 X 线表现；

（2）临床可排除其他非结核性肺部病患；

（3）PPD（5TU）阳性或血清抗结核抗体阳性；

（4）诊断性抗结核治疗有效。必要时应作纤维支气管镜采集微生物标本和活检标本通过微生物学和（或）组织病理学确诊。

3. 活动性判定：主要依据是痰菌和 X 线。痰菌阳性肯定属活动性。X 线胸片上凡渗出型和渗出增生型病灶、干酪型肺炎、干酪灶和空洞（除净化空洞外）都是活动性的征象；增生型病灶、纤维包裹紧密的干酪硬结灶和纤维钙化灶属非活动性病变。由于肺结核病变多为混合性，在未达到完全性增生或纤维钙化时仍属活动性。

【内治验方】

1. 月华丸化裁：生地黄 18g，麦冬、沙参、百合、百部、白及各 15g，阿胶（烊化）、川贝母各 10g，桔梗、三七粉 3g（冲服）、炙甘草各 6g。每日一剂，水煎 350mL。适用于肺痨肺阴亏损证。

2. 清离滋坎汤：怀生地黄（酒制）、熟地黄、麦门冬、当归（酒洗）、白芍（酒炒）、怀山药、黄柏各 8g，炙甘草 10g，天门冬（去心）、白茯苓、山茱萸（酒蒸）、白术、牡丹皮各 6g，泽泻、知母 12g。取水 520mL，煎成 300mL。适用于阴虚火动劳瘵之症，发热咳嗽，吐痰喘急，盗汗，五心烦热，六脉沉数而涩。

3. 噙化太平丸：天门冬（去心）、麦门冬（去心）、知母、浙贝母（去心）、款冬花、杏仁（去皮、尖）、桔梗、南薄荷叶各 6g，麝香 3g，白蜜 40g。上为细末。炼蜜为丸。每服 15g，日 2 次。适用于肺痨日久，久嗽红痰。

4. 秦艽鳖甲汤：地骨皮、柴胡、鳖甲各 30g，秦艽、知母、当归各 15g。用水煎取 300mL。适用于肺痨虚火灼肺证。

5. 大黄青蒿煎：青蒿、大黄各 20g，猪胆汁 15g，童便 20mL。取水 500mL，煎成 300mL。适用于肺痨潮热，骨蒸之证。

6. 传尸将军丸：锦纹大黄、桃仁（炒）各 8g，麝香 3g，管仲、牙皂（去皮，醋炙）各 6g，槟榔、雷丸、鳖甲（醋炙黄）各 10g，吴茱萸 5g。水 1 碗，煎熟去滓，入蜜 1 盏，再熬成膏，入前药及安息香捣丸，如梧桐子大。每服 30 丸，食前枣汤送下。主治传尸劳瘵，初起元气未败者。

7. 如神宁嗽膏：天门冬（去心）20g，杏仁（泡去皮尖）、浙贝母（去心）、百部、百合各 40g，款冬花 50g，紫菀 30g。以上俱为细末。长流水煎 3 次。入饴糖 80g、蜜 500g，再熬，又入阿胶 40g。调匀如糊成膏。每服三五匙。适用于阴虚火动，吐血咯血，咳嗽痰涎喘急。

8. 柴胡清骨散：知母 10g，炙草 6g，秦艽、胡黄连、鳖甲、青蒿、柴胡、地骨皮各 12g，韭白 9g，猪脊髓 20g，猪胆汁 20mL。上药用童便加水 500mL，煎成 300mL。适用于劳瘵热甚人强，骨蒸久不愈。

9. 黄芪鳖甲汤：人参、肉桂、苦梗各 6g，生地黄、半夏、紫菀、知母、赤芍、黄芪、炙甘草各 15g，桑白皮、天门冬、鳖甲各 20g，秦艽、茯苓、地骨皮、柴胡各 12g。用水煎取 450mL。适用于肺痨气阴耗伤证。

10. 河车地黄丸：怀生地黄（酒制）、山茱萸（酒蒸）、怀山药各 40g，牡丹皮

30g，白茯苓、泽泻各20g。取水520mL，煎成300mL。适用于咳嗽吐痰，喘急上壅，夜间盗汗，五心烦热。

11. 神仙粥：山药（蒸熟）200g，粳米500g。加适量水慢火煮成粥。适用于肺痨久虚，体虚羸弱者。

12. 和解宣化汤：银柴胡（水炒）、远志各3g，炙鳖甲、甜杏仁、象贝母、炒谷芽、炒麦芽各9g，竹沥、半夏、紫菀各6g，黄芩（酒炒）、知母（酒炒）、橘红各4.5g，生薏苡仁12g。水煎服，每日1剂，日服2次。用于肺痨，阴虚潮热，缠绵不愈，或肺痨发热、口苦、咳嗽有痰、胃纳不香等。

13. 调元百补膏：当归身（酒制）、怀熟地黄、人参、莲肉、地骨皮、白术各40g，甘枸杞子、白芍各100g，怀生地黄200g，辽五味子6g，麦门冬（去心）、怀山药各50g，白茯苓60g，贝母、甘草各30g，琥珀10g，薏苡仁80g。炼蜜为膏，每服20g。适用于肺痨久虚，诸虚劳极，元气虚损者。

14. 瑞莲丸汤加减：干山药、莲肉、白术（去芦土炒三两）、芡实各20g，人参12g，白茯苓、陈皮、白芍（火煨酒炒）各6g，粉草（炙）3g。取水500mL，煎成300mL。适用于肺痨久虚，痰咳喘汗，脾胃虚弱，饮食少思，骨瘦如柴。

15. 河车大造丸加减：紫河车、牛膝、肉苁蓉、天门冬、黄柏、五味子、锁阳、当归各10g，熟地黄20g，生地黄、枸杞子各15g，杜仲12g。取水煎成350mL服。适用于肺痨阴阳虚损证。

16. 黄一峰经验方：南沙参、肥玉竹各15g，茯苓、天冬、麦冬、炙百部、地骨皮各10g，生甘草、炙紫菀、桔梗各3g，生牡蛎30g（先煎），十大功劳叶10g，母鸡1只（约500g）。取母鸡净身之肉，不放盐、酒等佐料，文火煮浓汁6杯。余药用水浸泡30min，文火煎煮40min，作取药液，加水再煎30min过滤，将两次药液混合成两杯（约400mL），备用。每日2次服中药、鸡汁各1杯。用于空洞型肺结核，属阴虚火旺、形瘦潮热、口干舌绛少津或见痰血者。

17. 月华消瘰汤：牡蛎30g，夏枯草、浙贝母、玄参、白及、天冬、北沙参各15g，百部10g，甘草6g。水煎服，每日1剂，日服2次。用于浸润或空洞型肺结核。

18. 清肺活肝理痨汤：黄芩、青蒿各10g，地骨皮10g，干生地、制鳖甲、知母、玉竹、山慈姑各15g，川贝母10g，生白芍25g，郁金10g，仙鹤草30g。上药加水文火煎，每日1剂，分2次温服。用于肝火上侮肺金，下耗肾液，肺内外合邪，宣降失司而为肺痨咳嗽。

19. 紫侧功劳方：五指毛桃、紫金牛各60g，侧柏叶24g，十大功劳叶30g，百合18g。上药共研细末，加适量蜜糖，制成蜜丸。每日3次，每次服2丸。用于浸润型肺结核，或在抗痨治疗过程中对第一、二类抗痨物产生副作用而不能耐受者。

20. 二麻四仁汤：净麻黄（带节蜜炙）、麻黄根各4g，苦杏仁（去皮）、白果仁（打碎）、桃仁、郁李仁各9g。水煎服，每日1剂，日服2次。适于经长期西药治疗而病变好转不多，持续排菌，并经常合并感染的重症肺结核虚中夹实证。

【外治验方】

1. 中药外敷法：猫眼草、蟾蜍皮、木鳖子、独角莲、守宫（壁虎）、乳香、没药，上药各等量，共置香油中熬枯去渣，加黄丹收膏，待温加入麝香，摊纸上备用。同时将膏药在火上烘软，外敷于结核病灶在前胸、后背体表的相应部位上，以及大椎、肺俞、膻中等穴。3日换药1次，2个月为1个疗程。

2. 针刺法：①取穴：咯血选用巨骨、尺泽、肺俞穴；盗汗选用合谷、复溜、百劳、阴郄穴；咳嗽选用天突、大杼、风门、肺俞、曲池、列缺、尺泽、孔最、合谷、巨骨等穴；失眠选用神门、三阴交、合谷、足三里；长期发烧选用内关、足三里、列缺、公孙、涌泉、百劳穴。每次取主穴1个，配穴2个，轮流使用。②取穴：主穴取心俞、肺俞、内关、足三里、三阴交、太渊、太溪穴；配穴取咯血加百劳、列缺；潮热加间使、鱼际。操作方法：用平补平泻法，留针20~30min，每日1次。用于小儿肺结核。③取穴：主穴取孔最、尺泽；配穴取内关。操作方法：一般仅用主穴。以“气至病所”手法，激发感传到达咽喉部或前胸部，如能出现口干、咽喉发凉、前胸发紧等病人自觉现象最佳。为了易于激发“气至病所”针感，宜令病人平卧针刺。以平补平泻法，持续运针2min，留针20~30min，每隔5~10min行针1次。每日1~2次，大咯血者可2~3次。④取穴：颈动脉搏动区（包括上自下颌以下，下至锁骨以上的颈总动脉及其分支搏动区）、孔最。操作方法：以七星针在颈动脉搏动区内，沿一侧或双侧的颈动脉有规律有节奏地雀啄样叩击，自上至下，周而复始地反复弹刺。强度中等，频率在180次/min左右，刺激时间据症情而定，一般须持续10~30min。如疗效不显，加叩刺孔最穴，手法同上。每日1~2次。⑤取穴：内关、孔最。操作方法：每次只取一侧穴。以2寸毫针进针得气后，针柄与G6805电针仪接通，电流定为1. 8mA，输出电压0.2V，采用方形波，频率160次/min，连续脉冲刺激30min至数小时。一般于结核咯血发作时针刺。⑥取穴：第一组：太渊、肺俞；第二组：曲池。操作方法：第一组用地塞米松注射，以5号针头垂直刺入太渊穴0.3~0.5寸，呈45度角刺入肺俞穴0.5~0.8寸。针头上下提插，待得气后，回抽无血即注入本品，每穴2.5mg，每日1次。第二组用垂体后叶素，进针得气后，每穴注入5单位药液，12h注入1次。均以连续3日为1个疗程。配以抗结核、抗菌等药物治疗。

3. 贴敷疗法：五灵脂、白芥子各60g，甘草6g，共研细末，用醋调成糊状，在热水中蒸热约5min，乘热敷于背部，每晚睡觉前敷用，12h取下，连用3夜，用于肺结核；硫黄末、大蒜各10g，肉桂末6g，冰片3g，上述药物共捣为泥，贴敷双侧涌泉穴，用于肺结核咯血者；五倍子1.5g，飞辰砂0.3g，共研细面，冷开水调成糊状，晚睡前敷于肚脐，次晨去掉，用于肺结核盗汗者。

【中成药验方】

1. 鸡苏丸：由陈皮、橘红、法半夏、葶苈子、瓜蒌子（蜜炙）、紫苏子（炒）、紫苏叶、桑白皮（蜜炙）、苦杏仁（炒）、桔梗、前胡、马兜铃（蜜炙）、款冬花、紫菀、远志（制）、百合、天冬、麦冬、北沙参、知母、五味子（醋蒸）、麻黄、黄芩、白芍、石膏、甘草组成。功能清肺平喘，润燥止咳，化痰除痞，用于肺热喘咳，气急鼻煽，燥咳痰黏，咽干鼻燥，劳嗽咯血，颧红盗汗，痰黏难咯，胸膈满闷。每100粒重12g。口服，一次3~6g（0.5~1袋），一日2~3次。

2. 月华丸：由天冬、生地黄（酒洗）、麦冬、熟地黄、山药、百部、沙参、川贝母、真阿胶、茯苓、三七组成。功能滋阴保肺，消痰止咳，用于肺痨属于阴虚肺热证。用白菊花（去蒂），桑叶（经霜者）熬膏，将阿胶化入膏内和药，稍加炼蜜为丸，如弹子大。每服1丸，含化，一日3次。

3. 结核丸：由龟板（醋制）、百部（蜜炙）、生地黄、熟地黄、阿胶、鳖甲（醋制）、北沙参、白及、牡蛎、川贝母、熟大黄、蜂蜡等16味组成。功能滋阴降火，补肺止嗽，用于阴虚火旺引起的潮热盗汗，咳痰咯血，胸胁闷痛，骨蒸痨嗽，肺结核、骨结核。每20丸重3.5g。口服，一次3.5g，一日2次。

第十节　原发性支气管肺癌

原发性支气管肺癌简称肺癌，是最常见的肺部原发性恶性肿瘤，绝大多数起源于支气管黏膜或腺体，常有淋巴结和血行转移。肺癌是目前世界上最常见的男性恶性肿瘤，占全部恶性肿瘤的16%，全部癌症死亡的28%，全部死因的6%。早期多表现为刺激性咳嗽、痰中带血等呼吸道症状，随着病情进展，瘤体在胸腔内蔓延，侵犯周围组织、器官，可出现胸痛、呼吸困难、声音嘶哑、上腔静脉阻塞综合征、Horner综合征等局部压迫症状，还可出现远处转移， 作用于其他系统引起肺外表现，晚期出现恶病质。中医学原无肺癌病名，现亦称“肺癌”，也可从“肺积”等角度进行辨证。

【诊断要点】

1. 病理学诊断：

（1）组织学诊断：经手术病理切片、活检组织切片、肺外淋巴结或转移灶活检，组织学符合肺癌者。

（2）细胞学诊断：痰液、支气管镜毛刷、抽吸、冲洗及刮匙等获得细胞学标本，镜下所见符合肺癌细胞学标准者，诊断可以确立。须注意除外上呼吸道甚至食管癌肿。

2. 临床诊断：符合下列各项之一者，可以确立临床诊断

（1）X 线胸片或 CT 见肺部有孤立性结节或肿块阴影，有周围型肺癌特征表现如脑回状、分叶、细毛刺状、胸膜牵曳和小空泡征，并在短期内（2~3 个月）逐渐增大者，尤以经过短期积极药物治疗，可排除非特异性炎性，临床上无结核病特征者。

（2）段性肺炎在短期内（一般 2~3 个月）发展为肺叶不张者，或肺叶不张在短期内发展为全肺不张者，或在其相应部位的肺根部出现肿块，特别是生长性肿块者。

（3）上述肺部病灶伴有远处转移邻近器官受侵或压迫症状表现者，如邻近骨破坏、肺门和/或纵隔淋巴结明显增大，短期内发展的腔静脉压迫症、同侧喉返神经麻痹（排除手术创伤后）、臂丛神经、膈神经侵犯等。

【内治验方】

1. 膈下逐瘀汤合化坚二陈丸：五灵脂（炒）、川芎、丹皮、赤芍、乌药各 6g，玄胡索 3g，生甘草、当归、桃仁（研泥）、红花各 9g，枳壳、香附各 4.5g，半夏、陈皮各 30g，茯苓 45g，川黄连 10g，炒白僵蚕 60g。取水煎成 300mL。适用于肺癌早期属痰热气滞血瘀证。

2. 攻癌固真汤：，蜈蚣、黄芪各 10g，党参、淫羊藿、当归各 12g，刺五加、川芎、茯苓、红花各 15g，杜仲、白术各 20g。用水取 320mL。适用于肺癌属气虚血瘀证。

3. 桑白皮汤合四君子汤加减：人参 15g，白术 12g，茯苓 10g、炙甘草各 10g，桑白皮、半夏、紫苏子、杏仁、浙贝母、山栀、黄芩、黄连各 2.4g。适用于肺癌属气虚痰热证。

4. 金水六君煎合生脉饮：当归、半夏、茯苓各 6g，熟地黄 9~15g，陈皮 4.5g，炙甘草 3g，人参 12g，麦冬 20g，五味子 15g。用水 400mL，加生姜 3~7 片，煎至 280 或 320mL，空腹时温服。适用于肺癌晚期属气阴两虚证。

5. 益气除痰汤：党参 18g，五爪龙 50g，法半夏、竹茹各 10g，橘红、枳实各 6g，白术、茯苓、山楂各 15g，甘草 5g。水煎取 350mL。适用于肺鳞癌属痰湿阻滞型。

6. 金消方：黄芪 15g，沙参、苦参各 12g，龙葵、石上柏、丹参各 10g，生牡蛎、灵芝各 20g。用水煎 400mL，煎取 250mL。适用于肺腺癌属中医属阴虚内热型。

7. 大七气汤：京三棱、蓬莪术、青皮、陈皮、藿香叶、香附各 12g。用水煎 500mL，煎取 250mL。适用于气滞血阻型积证兼有寒象者。

8. 三棱煎丸：川当归、 鳖甲（去裙襕，米醋炙令焦）、京三棱 、蓬莪术（炮）各 15g，淡豆豉 6g，巴豆 21 粒（去壳），芫花、杏仁（去皮、尖，炒）各 0.3g。用水煎 500mL，煎取 250mL。适用于肺癌气滞属血阻型积证，兼见阴血亏虚之象。

9. 凉血饮：生地黄、川连、玄参各 12g，赤芍、红花、丹皮各 15g，黄芩、连翘各 10g，木通 6g。用水煎 500mL，煎取 350mL。适用于肺癌火毒血热蕴结之证。

10. 三棱丸：莪术（醋浸炒）、三棱各 30g、青皮 、麦芽（炒）、半夏各 10g。用水煎 500mL，煎取 250mL。适用于肺癌属血分积聚之证。

11. 三棱散：三棱、白术（炒）各 20g， 蓬莪术、当归各 5g，木香、槟榔各 3g。用水煎 400mL，煎取 200mL。适用于肺癌血积属脾肺亏虚，痰饮滞留之证。

12. 桃仁煎：朴硝、桃仁、大黄（炒）各 10g， 虻虫（炒黑） 5g。取水 300mL，煎为 100mL。适用于肺癌血积，伴有胸腔积液之证。

13. 穿山甲散：穿山甲（炒焦）6g，鳖甲（醋炙）、赤芍药各 20g，大黄、干漆、桂心、川芎、芫花（醋炒）、当归尾各 10g，麝香 3g。取水 500mL，煎为 200mL。适用于肺癌属瘀血，兼有虚寒、水积之证。

13. 大黄䗪虫丸：熟大黄、熟地黄各 300g，土鳖虫（炒）、干漆（煅）各 30g，黄芩、水蛭（制）各 60g，虻虫（去翅足，炒）、蛴螬（炒）各 45g，桃仁 、苦杏仁（炒）、白芍各 120g，甘草 90g。炼蜜为丸。每服 60g，日 3 次。适用于血结癥瘕。

14. 化癥回生丹：人参 180g，安南桂、两头尖、麝香、片姜黄、川椒炭、虻虫、京三棱、藏红花、苏子霜、五灵脂、降真香、没药、干漆、香附米、吴茱萸、元胡索、水蛭、阿魏、川芎、乳香、良姜、艾炭各 60g，蒲黄炭 30g，苏木、公丁香、桃仁、小茴炭、杏仁各 90g，地黄、当归尾、白芍各 120g，大黄、益母膏各 240g，熟，鳖甲胶 500g。共为细末，以鳖甲、益母、大黄三胶和匀，再加炼蜜为丸，日服 30g，可破积消坚。

15. 化坚汤：白术（去芦）、香附（炒）、山楂、陈皮、半夏（姜炒）各 6g，茯苓（去皮）、当归各 9g，川芎 4.5g，桃仁（去皮、尖）10 粒，甘草、红花各 2.4g，枳实、莪术各 3g。加生姜 3 片，用水煎 400mL，煎取 250mL。适用于各种癥瘕积聚证。

16. 水蛭饮：水蛭（糯米同炒，米熟去米）、虻虫（去翅、足，微炒）各 80

枚，桃仁（汤浸，去皮、尖、双仁，麸炒）100 枚，大黄（锉，炒）90g。每服 9g，用水 150mL，煎至 90mL。适用于肺癌瘀毒内阻，水饮留滞之证。

17. 凌霄花散：凌霄花 7.5g，硇砂、桃仁（另研）、玄胡索、红花、当归、官桂（去皮）各 3g，红娘子 11 个，血竭、紫河车、赤芍药、山栀子仁、没药、地骨皮、五加皮、牡丹皮、甘草各 60g。用水煎 500mL，煎取 250mL。适用于肺癌阴虚毒热瘀结于里的症候。

18. 人参补肺汤：五味子、麦门冬、人参、黄芪、白术、茯苓、陈皮、当归各 10g，山茱萸肉、山药各 20g，甘草（炙）6g，熟地黄（自制）12g，牡丹皮 8g。加生姜、大枣，水煎，分 2~3 次服。用水煎 550mL，煎取 250mL。适用于咳喘短气，或肾水不足，虚火上炎，痰涎壅盛，或唾脓血。

19. 人参养荣汤：人参、白术、茯苓、甘草各 20g，陈皮、黄芪、当归、白芍、熟地黄、五味子各 12g，桂心、远志各 10g。用水煎 450mL，煎取 250mL。适用于肺癌晚期，属气血亏虚，人体虚劳诸症。

20. 人参黄芪散：人参、秦艽、茯苓、地骨皮、生地黄各 20g，知母、柴胡各 25g，桑白皮、紫菀、制半夏、芍药、炙甘草各 15g，桔梗 10g，天门冬、炙鳖甲各 30g。用水煎 750mL，煎取 350mL。适用于肺癌所致虚劳气阴两虚，肌肉消瘦，四肢倦怠，五心烦热。

【外治验方】

1. 中药外敷法：①山柰、乳香、没药、大黄、姜黄、栀子、白芷、黄芩各 20g，小茴香、公丁香、赤芍、木香、黄柏各 15g，蓖麻仁 20 粒。诸药共为细末，用鸡蛋清调匀外敷肺俞穴或痛点，6h 换药一次。②樟脑、阿丁粉（阿魏、丁香、山柰、白蚤休）、藤黄各等量，分研为末，密封备用，根据肿块大小和疼痛部位，将上药按樟脑、阿丁粉、藤黄的顺序分别散在胶膏上，敷贴患处，随即用 60℃左右的热毛巾在膏药上敷半小时（以不烫伤皮肤为度）。每天热敷 3 次，可反复用至症状、体征改善时止，具有软坚散结和止痛作用。③蟾酥消肿膏（蟾酥、细辛、七叶一枝花等）外贴肿瘤疼痛区，隔日换药 1 次。

2. 热疗：根据患者 CT 等诊断资料对肿瘤部位进行定位，将肺脏病变部位置于高频热疗机两极板间，调整电极与人体之间的距离，根据患者耐受程度调节温度 41℃~43.5℃，每次热疗时间 60min，每周 2 次，6 次为 1 周期。常配合放化疗同时进行。

3. 氩氦刀冷冻疗法：根据治疗前胸部 CT 及 X 线片确定冷刀最佳进针路径。根据病灶位置，采用仰卧位（靠近前胸壁）、俯卧位（靠近后胸壁）或侧卧位（靠近侧胸壁）。根据病灶大小，采用 117 mm（冰球为 210~310cm）、214mm（冰球为

310~410cm）和 312mm（冰球为 410~510cm）冷刀。穿刺路径应避开血管、支气管、肺大泡、叶间裂以及膈肌。CT 引导下根据设计路径在体表标记。穿刺针道局麻后，留置针头行同层面 CT 扫描，确定进针角度和深度。患者吸气屏气时插入外套适配导管鞘的冷刀，CT 扫描确定冷刀位置满意后，启动氩气冷冻，快速降温，刀尖温度在开始冷冻后 1min 迅速降至-110℃~-175℃，持续 15~20min，CT 扫描观察冰球完全覆盖病灶后，启动氦气复温至 10℃~13℃。重复冻融 1 次。治疗结束拔刀前，将外鞘送入 310~510cm，使外鞘深入病变 110cm，一边经鞘塞入止血绫一边退鞘，直至皮下，加压包扎。

4. 针灸疗法：①取穴：主穴取肺俞、膏肓、关元、膈俞、肾俞；配穴取足三里、中脘、太溪、天突、内关。操作方法：实证用泻法，虚证用补法。②耳穴取穴：肺、膈、大肠、内分泌、肾、脾、神门。操作方法：耳针针刺，每次 2~3 穴，留针 20~30min。

5. 体内伽玛刀治疗：放射性粒子（I125）植入（体内伽玛刀）治疗是一种近距离放疗方法，适用于各期肺癌患者。

6. 心理治疗：由具有高级职称的医务人员对病人进行“话疗”，与其谈心、交朋友，是施行依从性教育的重要手段。

7. 音乐治疗：采用我国古典音乐和现代轻音乐为主要内容，使患者身心轻松，情绪平稳。

【中成药验方】

1. 清肺散结丸：由绞股蓝、三七、苦玄参、川贝母、白果、法半夏、灵芝、冬虫夏草、珍珠、阿胶、人工牛黄组成。功能清肺散结，活血止痛，解毒化痰，用于肺癌的辅助治疗。每 100 丸重 0.45g。口服。一次 3g，一日 2 次；或遵医嘱。

2. 金复康口服液：由黄芪、北沙参、麦冬、女贞子（酒制）、山茱萸、绞股蓝、葫芦巴（盐炒）、石上柏、石见穿、重楼、天冬组成。功能益气养阴，清热解毒，用于原发性非小细胞肺癌气阴两虚证不适合手术、放疗、化疗的患者，或与化疗并用，有助于提高化疗效果，改善免疫功能，减轻化疗引起的白细胞下降等副作用。每支装 10mL。口服。一次 30mL，一日 3 次，30 天为 1 个疗程。可连续使用 2 个疗程，或遵医嘱。

第十一节　特发性肺纤维化

特发性肺纤维化是指原因不明并以普通型间质性肺炎为特征性病理改变的一种特发性间质肺炎，主要表现为成纤维细胞灶形成、肺泡单位结构紊乱和肺纤维化。本病临床上多表现为进行性呼吸困难伴有刺激性干咳，双肺闻及 Velcro 音，常有杵状指（趾），胸部 X 线示双肺弥漫性网状阴影，肺功能为限制性通气障碍。病情一般进行性发展，最终因呼吸衰竭导致死亡。本病多为散发，估计发病率 3~5/10 万，占所有间质性肺病的 65%左右。见于各年龄组，而做出诊断常在 50~70 岁之间，男女比例 1.5~2:1，预后不良，早期病例即使对激素治疗有反应，生存期一般也仅有 5 年。本病属于中医“肺萎”，结合临床特点亦可从“喘证”等角度进行辨证。

【诊断要点】

1. 无外科肺活检资料（临床诊断）：

病人免疫功能正常，且符合以下所有的主要诊断条件和至少 3/4 的次要诊断条件，可临床诊断特发性肺纤维化。

（1）主要指标：①除外已知原因的间质性肺疾病，如某些药物毒性作用、职业环境接触史和结缔组织病等；②肺功能表现异常，包括限制性通气功能障碍和（或）气体交换障碍；③胸部 HRCT 表现为双下肺和胸膜下分布为主的网状改变或伴蜂窝肺，可伴有极少量磨玻璃样阴影；④经纤维支气管镜肺活检或支气管肺泡灌洗液检查不支持其他疾病的诊断。

（2）次要诊断条件：①年龄>50 岁；②隐匿起病或无明确原因的进行性呼吸困难；③病程≥3 个月；④双肺听诊可闻及吸气性 Velcro 啰音。

2. 结合外科（开胸/胸腔镜）肺活检资料，可明确诊断特发性肺纤维化。

【内治验方】

1. 补气通肺合剂：当归、丹参、川贝母、麦冬各 15g，人参、百合、五味子各 12g，白术、茯苓、赤芍、川芎各 10g，化橘红 20g，甘草 9g。用水煎取 450mL，煮取 320mL。适用于肺气亏虚，络脉痹阻证。

2. 补肺纳肾方：茯苓、桃仁各 10g，人参、五味子、川芎各 12g，水蛭 8g，黄芪 15g，蛤蚧 1 对，干姜 6g。用水煎取 450mL，煮取 320mL。适用于肺肾亏虚，气不摄纳证。

3. 参附汤合真武汤加减：人参 15g，附子、白术、丹参各 12g，麦冬 14g，五味子、赤芍各 10g，茯苓 8g，生姜 6g。用水煎取 350mL。适用于阴阳两虚，血瘀水泛证。

4. 补中化瘀汤：赤芍、川芎、泽兰各 10g，丹参、茯苓、红花各 12g，益母草、白术、炙甘草各 8g，制附子 15g，桔梗、生姜各 6g。取水煎为 450mL。适用于肺萎，上焦虚寒证。

5. 麦门冬汤合清燥救肺汤加减：太子参、胡麻仁、麦冬各 15g，大枣 6g，粳米 35g，石膏 25g，阿胶、杏仁、甘草各 12g，桑叶、半夏、枇杷叶 10g。取水煎取 350mL。适用于肺萎，肺叶焦满证。

6. 薏苡仁散：当归、白芍、人参、薏苡仁、五味子各 10g，麦冬、黄芩、桑白皮各 12g，黄芪、百部 8g，生姜 6g。用水 450mL，煎取 300mL 服。适用于肺痿干咳涎唾，阴津亏虚证。

7. 圣惠橘皮散：人参 10g，浙贝母、紫苏叶各 20g，陈皮、桔梗各 12g，杏仁 6g。引用红枣，水煎服。用水 520mL，煎取 300mL。适用于肺萎感寒致咳嗽。

8. 凉膈白虎汤：大黄、朴硝各 10g，薄荷叶、甘草各 8g，连翘、栀子、黄芩各 12g，石膏、知母各 15g。取水 520mL，煎成 300mL。适用于肺萎上焦肺热叶枯之证。

9. 洁古黄芪汤：人参、黄芪、地骨皮、桑白皮各 10g，甘草 6g。取水 420mL，煎成 250mL。适用于肺萎气阴两虚，上焦虚热干咳证。

10. 本事黄芪汤：五味子、白芍各 10g，天门冬、麦冬各 15g，人参、黄芪、熟地黄各 12g，甘草 6g，茯苓 8g。取水 450mL，煎成 200mL。适用于肺萎气阴两虚，上焦干咳虚热证。

11. 生地八物汤：生地黄、麦冬各 9g，山药、知母、丹皮各 4.5g，黄芩、黄连、黄柏各 3g，荷叶 6g。取水 380mL，煎成 200mL。适用于肺萎虚热叶焦，干咳，咯血之证。

12. 黄芪汤：黄芪、麦冬、人参、炙甘草、五味子、生姜、大枣各 12g。取水 540mL，煎成 200mL。适用于肺萎虚热气阴两虚之证。

13. 保阴煎：生地黄、熟地黄、芍药各 6g，山药、川续断、黄芩、黄柏各 4.5g，生甘草 3g。取水 450mL，煎成 200mL。适用于肺热叶焦，血分热毒之证。

14. 都气丸：五味子、麦冬、丹皮、泽泻、茯苓各 10g，熟地黄 15g，山茱萸、山药 12g。取水 500mL，煎成 300mL。适用于肺萎久病，金水两虚之证。

15. 地骨皮汤：当归、川芎、芍药、生地黄各 12g，山栀子 10g，牡丹皮、地骨皮各 8g。取水 450mL，煎成 300mL。适用于肺萎气热叶焦，骨蒸潮热，血虚劳热之证。

16. 拯阴理劳汤：人参、麦冬、五味各 15g，当归 12g，白芍、生地黄、龟板、女贞子、薏苡仁各 10g，橘红、丹皮、莲子、百合各 8g，炙草 6g。用水 500mL，煎取 200mL。适用于肺萎气热叶焦，五脏虚损之证。

17. 拯阳理劳汤：人参、黄芪各 12g，白术、当归各 9g，陈皮、五味子、肉桂、炙甘草各 6g。加生姜 3 片，大枣 2 枚，水煎服。取水 450mL，煎成 300mL。适用于肺萎虚寒叶焦，涎唾多之证。

18. 肾气丸加减：生地黄、山茱萸、泽泻、丹皮各12g，胡桃仁、补骨脂各15g，款冬花、炙紫菀、附子、浙贝母各8g。取水420mL，煎成250mL。适用于肺萎虚寒叶焦，畏寒咳唾，涎多之证。

19. 人参款花膏：人参12g，紫菀、浙贝母、款冬花、桑白皮、桔梗、紫苏子、槟榔、木香各10g，五味子、杏仁各8g，马兜铃9g。取水520mL，煎成300mL。适用于肺萎叶焦，喘息气促之证。

20. 人参清肺汤：地骨皮、人参、阿胶（麸炒）、杏仁（去皮，尖，麸炒）、桑白皮（去粗皮）、知母、乌梅（去核）、甘草（炙）、罂粟壳（去蒂盖，蜜炙）各等分。每服9g，用水220mL，加乌梅、枣子各1枚，同煎至150mL。适用于肺萎劳嗽，唾血腥臭，干呕烦热。

【外治验方】

1. 透皮疗法：包括离子导入、药浴等，所需设备简单，分别为离子导入仪、药浴缸等。其中离子导入法利用直流电将药物粒子经电极导入皮肤，从而进入血液循环。药浴则通过身体浸泡在热的药汤中使皮肤毛孔扩张，药物进入血液循环。药物进入血液循环的主要途径有以下两种：①药物经过皮肤角质层、真皮到达毛细血管，再进入体循环；②药物经过皮肤附属器如汗腺、毛囊进入体循环。上述方法避免了口服给药可能发生的肝脏首过效应及胃肠灭活，从而提高了治疗效果，减少副作用。透皮疗法治疗肺间质纤维化所用中药可为丹参、红花、川芎、赤芍、茜草、冰片、丁香、当归、甘草等，其中丹参、红花、川芎、赤芍、茜草具有活血祛瘀、软坚散结、促进组织软化的作用，并且现代药理学研究发现上述药物能够抑制胶原蛋白合成，从而抑制肺纤维化进展；另外，川芎、冰片、丁香、当归、甘草等具有很好的透皮作用，为目前医药界研究较多的透皮促进剂当中的主要药物。透皮疗法所需仪器设备简单，临床操作简便，给药途径方便安全。上述中药经透皮进入血液循环，既可疏经通络、行气活血，又可抑制胶原蛋白合成，起效快，无毒副作用，避免了患者长期服药的烦琐，解决了中药口感差的缺点。

2. 刺血法结合艾灸法：①取穴：少商、商阳。操作方法：采用三棱针点刺，每次点刺一侧，令其出血1~2滴，左右交替进行，隔日1次。②取穴：肺俞、膏肓俞。操作方法：采用麦粒灸，每次3壮，每壮5mg。刺血法与艾灸法结合使用，每日1次，7次为1个疗程，疗程间休息2天。同时配合糖皮质激素治疗，可明显改善肺间质纤维化患者肺功能。

3. 肺移植：单肺移植对某些内科治疗复发的终末期肺纤维化是一项重要的治疗选择。内科治疗失败的患者，其预后很差。肺功能严重受损（Vc或TLC<60%预计值或DLCO<40%预计值）和低氧血症的患者，2年死亡率超过50%。严重功

能受损、低氧和病情恶化的患者，应考虑肺移植，除非特殊的禁忌证存在，如年龄大于 60 岁，一般情况不稳定，或有重要的肺外病变（肝、肾、心功能不全等）。

【中成药验方】

1. 黛蛤散：由青黛、蛤壳组成。功能清热利肺，降逆除烦，用于肝肺实热，头晕耳鸣，咳嗽吐衄，肺萎肺痈，咽膈不利，口渴心烦。每袋装 12g。口服，一次 6g，一日 1 次，随处方入煎剂。

2. 玉竹膏：由玉竹组成。功能补中益气，润肺生津，用于热病伤津，咽干口渴，肺萎干咳，气虚食少。口服，每次 15g，一日 2 次。

3. 养阴益肺通络丸：由麦冬、桃仁、西洋参、丹参、赤芍、白术、黄芪、防风、蛤蚧、川贝母、橘红、女贞子、玄参、甘草等组成。功能养阴益肺、通络化瘀、化痰平喘，用于肺萎、肺痹见于肺气阴两虚、痰瘀毒损伤肺络。症见喘息进行性加重、动则气短喘憋甚，神疲乏力，咳痰不爽或咳唾涎沫痰，口干咽燥或手足心热，面唇发绀，舌紫暗，无苔或少苔，脉细涩或细滑。每 10 粒重 1g。口服，6g/次，3 次/日。

第十二节　胸腔积液

胸膜的脏层和壁层之间存在有一个潜在腔隙，称之为胸膜腔，正常人胸腔内有 5~15mL 液体将两层胸膜分开，在呼吸运动时起润滑作用，胸腔液体量并非固定不变，正常人每 24h 亦有 500~1000mL 液体渗出与再吸收，两者处于平衡状态。任何因素造成其渗出增多和（或）再吸收减少，出现胸膜腔内液体增多时称为胸膜腔积液。胸腔积液通常分为漏出液和渗出液两大类。临床主要表现为咳嗽、胸痛、气促、呼吸困难，可伴有发热、心悸等。胸腔积液的出现多伴有基础疾病，可原发于肺、胸膜，也可见于心血管、肝脏、肾脏等肺外疾病。中青年患者中，结核病尤为常见；中老年血性胸液应考虑恶性病变可能。本病属于中医学的“悬饮”范畴。

【诊断要点】

1. 有咳嗽、胸闷痛、气促、呼吸困难等症状，当然少量胸腔积液可无明显症状或仅有胸痛，并随呼吸运动疼痛加剧。

2. 体征：少量胸腔积液时，可无明显体征或仅因胸痛致患侧胸部运动受限，胸式呼吸减弱，患侧可闻及胸膜摩擦音及呼吸音减弱；中等量以上胸腔积液时，患侧叩诊浊音，呼吸音减弱。触觉语颤减弱；大量胸腔积液尚可伴有气管向健侧移位。

3. 结合胸片、胸部 CT、B 超等辅助检查，可明确诊断。

【内治验方】

1. 温阳化饮方：附子、姜竹茹、葶苈子、五加皮、茯苓、白术各9g，陈葫芦、米仁根各18g，蔓荆子12g，细辛3g。取水450mL，煎取250mL，日服2剂。适用于胸腔积液稳定期，气虚痰湿证。

2. 白半清解汤：白花蛇舌草20g，半边莲15g，半枝莲、白术各12g，蚤休、泽泻各8g，莪术、三棱、元胡各10g，黄芪16g，猪苓、茯苓各14g，甘草10g。取水520mL，煎为250mL。适用于阴虚热毒证。

3. 复元活血汤：柴胡、桃仁（酒浸，去皮尖，研如泥）、元胡各15g，瓜蒌根、当归各9g，红花、甘草各6g，大黄（酒浸）30g，赤芍12g，泽泻10g。研为粗末，每服30g，加黄酒30mL，水煎服。适用于气血瘀滞证。

4. 沙参麦门冬汤合小陷胸汤化裁：麦冬、沙参、黄连、黄连各10g，玉竹、百部各12g，桑白皮15g，半夏16g，瓜蒌20g，甘草、杏仁各8g。取水500mL，煎为300mL，日服2剂。适用于阴虚内热证。

5. 金枣儿：红芽大戟500g，红枣1500g，苍术、细辛、白术、当归（酒洗）、天麻、草乌各16g，川乌（炮）、防风、两头尖、川芎各24g，白芷、没药、乳香、雄黄、朱砂、白花蛇（酒浸，去骨）各12g，穿山甲（酥炙）、蝉蜕（洗）各8g，麝香2g。炼蜜为丸，每服20~60g。适用于胸腔积液较多者。

6. 茯苓导水汤：木香、木瓜各10g，砂仁、陈皮、白术、苏叶、大腹皮、麦冬、槟榔、泽泻、茯苓、桑白皮各12g。取水450mL，煎为150mL。适用于积液较少，脾肺气虚之证。

7. 一捻金：大黄、槟榔、黑丑、白丑、人参各等分。研为细末每入20g，蜜水调服。用水煎400mL，煎取250mL。适用于胸腔积液气喘咳嗽，肚腹膨胀，不思饮食之症。

8. 甘遂通结汤：甘遂末0.6~1g（冲服），桃仁、木香、生牛膝各9g，川朴、赤芍各15g，大黄10~24g。取水450mL，煎为200mL。适用于胸腔积液较多者。

9. 甘遂半夏汤：甘遂3g，半夏9g，芍药15g，甘草6g（炙）。以水200mL，煮取100mL，去滓。适用于胸腔积液缓解期，体格壮盛者。

10. 十枣汤：芫花、大戟、甘遂各1.5g，大枣10枚。取水450mL，煎为200mL。适用于胸腔积液急速进展期。

11. 苏葶定喘丸：苦葶苈子（研泥）、南苏子（研泥）各等分每服9g。适用于饮邪上焦，攻肺喘满不得卧。

12. 苏葶滚痰丸：紫苏子（炒）、苦葶苈（微炒）各10g，大黄（酒蒸1次）、沉香、黄芩各40g，青礞石（火煅如金为度）12g。每服10g，日可2次。适用于痰饮喘急或痰多燥黏，气逆喘咳面赤口干。

13. 蟠桃丸：沉香、木香、乳香、没药各8g，皂角、琥珀各6g，白丑（生用头末）、黑丑各9g，槟榔12g。上为细末，牙皂水打稀面糊为丸，如梧桐子大，每服6g，五更清晨砂糖煎汤送下。适用胸腔胀满疼痛，上气喘急。

14. 三子逐饮汤：葶苈子、郁李仁、槟榔各12g，杏仁9g，茯苓30g，半夏、厚朴各10g。水煎服，每日1剂，日服2次。功能下气引水，涤除积液，治疗胸腔积液。

15. 三仁分利汤：冬瓜仁、生苡仁、白茅根各30g，丝瓜络、旋覆花（布包）、赤茯苓、飞滑石各15g，桔梗、枳壳、柴胡、通草、杏仁泥各10g，苇根60g。上药加水浓煎2次，取汁，每日1剂，分2次服。用于悬饮痛（胸腔积液），症见前胸连胁肋胀痛，或左或右，呼吸急迫，畏寒发热，咳嗽不利。虽经多次抽液，但过数日胀痛又发、屡抽屡发，经月不愈。

16. 清润消肿汤：金银花、忍冬藤、白茅根、生苡仁各30g，冬瓜仁、丝瓜络、旋覆花（布包）各15g，杏仁泥、延胡索、竹茹、瓜蒌皮、桔梗、枳壳各10g，鲜苇根60g。水煎服，每日1剂，日服3次。用于干性胸膜炎。初起干咳、胁痛、潮热，继则经常胀闷、动则气促似喘，日久胸膜增厚，与膈肌粘连，深呼吸时牵引作痛。

17. 逐饮方：桂枝4~6g，全瓜蒌20~30g，桑白皮12g，葶苈子、川椒各9g，泽泻10~13g，炒枳壳9g。水煎服，每日1剂，日服2次。功能通阳化气，宣肺利水，用于胸腔积液。

18. 金不换木香丸：黑丑头末3g，生大黄、青皮、陈皮、南木香、青木香、胡椒（病合倍用）、川椒（去白）、槟榔、益智仁、射干、桑白皮、苦葶苈（炒）、大腹皮、泽泻、木通（去皮）、连翘、砂仁、巴豆（去壳，半生半熟）、大戟、芫花（炒）、甘遂各6g。适用于胸腔积液，痰饮停滞上焦，肺叶虚寒证。

19. 石干散：槟榔、葶苈子、石干、黑丑（头末）各8g，沉香、木香、琥珀各5g，琥海金沙10g。取水500mL，煎为200mL。适用于胸腔积液，大量积水，肺肾气虚喘急。

20. 廓清饮：枳壳、厚朴、半夏、大腹皮各6g，白芥子8g，陈皮、莱菔子（生捣）各12g，茯苓2~8g，泽泻2~8g。取水450mL，煎为200mL。食远温服。适用于胸腔大量积水，胸气不舒之证。

21. 大甘遂丸：芫花、甘遂、葶苈子（熬）、大黄、苦参、大戟、芒硝、浙贝母、桂心各6g，杏仁（三十枚）、巴豆（三十枚去心皮熬）、乌喙各10g。上药治下筛，其巴豆、杏仁捣如膏，合以蜜和丸，如大豆许，每服10g。适用于久留水饮。

【外治验方】

1. 胸腔抽液：少量胸液一般不需抽液或只作诊断性穿刺，中等量以上积液应当排液，使肺复张，纵隔复位，防止因胸膜增厚而影响肺功能。一般每周抽液 1~2 次，直至积液甚少，不易抽出时，每次抽液不宜超过 1000mL。抽液时若发生“胸膜反应”，有头晕、出汗、面色苍白、心悸、脉细、四肢发凉者，应立即停止抽液，使患者平卧，必要时皮下注射 0.1%肾上腺素 0.5mL，并密切观察血压，注意休克的发生。抽液不可过快，以免胸腔压力骤减，发生肺水肿及循环衰竭。脓胸可反复抽脓，并用 2%碳酸氢钠液或生理盐水反复冲洗胸腔，然后注入适当抗生素和链激酶，使脓液变稀易于引流，或用闭式引流。对有支气管胸膜瘘者不宜冲洗胸腔，以免细菌播散引起窒息。

2. 胸腔置管术：患者取坐位，超声定位积液最多位置的最低点，自定位点肋骨上缘局麻后进穿刺针，至可抽出液体，将导丝自注射器置入胸腔 5~7cm，将穿刺针退出，沿导丝扩皮后，将双腔中心静脉管置入 10cm 左右，确认侧位引流孔腔能抽出胸腔积液后，退出导丝，将引流管在胸壁固定，外接一次性引流袋引流。平均操作时间 10min 左右。1h 内如引流液达到 500mL，暂停引流，2h 后再次开放引流。连续 3 天引流液少于 10mL/天后拔除引流管，拔管 24h 内复查胸腔超声。

3. 闭锁胸膜腔：对慢性胸腔积液和恶性胸腔积液久治不愈，积液增长速度极快，一般方法不能控制积液增长时，可考虑行胸膜腔闭锁术。先用胸腔插管将胸液引流完，待肺复张后，注入粘连剂（如四环素、阿的平、滑石粉）或氮芥，使两层胸膜粘连，以避免胸腔积液的再度形成。

4. 外敷法：生大黄、白芷、枳实、山豆根、石打穿等研细粉作基质，石菖蒲、甘遂、大戟、芫花、薄荷等为主药煎浓汁作为溶剂，上述药物混合外敷肺俞、膏肓俞、胸水病变部位，每日 1 次，每次敷 2~4h，每敷 2 天停 1 天。适用于恶性胸腔积液的治疗。

5. 体针疗法：支沟、阳陵泉、肺俞、阴陵泉、水分、期门。治法：每次选取 2~3 穴，用泻法。

【中成药验方】

1. 十枣丸：由芫花、甘遂、大戟、大枣组成。功能攻逐水饮，用于悬饮水饮积滞，腹水肿胀，胁下疼痛，喘逆气急。口服，一次 3g，一日 1~2 次；或遵医嘱。忌食盐。得快利后应止服，药后以糜粥自养。孕妇、年老体弱者忌服。不可与甘草同服。本品为遂水峻剂，泻下作用甚烈，故体虚者慎用，且不宜久用，以防伤正，注意配合扶正法善其后。

2. 四消丸：由香附、五灵脂、牙皂、二丑四味药物等量制成。功能行气活血，化痰逐水。“四消”者，香附消气滞，五灵脂消血瘀，牙皂消痰壅，二丑消水聚。本方为治疗气、血、痰、水之瘀滞而设，用来治疗悬饮病颇获良效。开始用量每天 2 次，每次 6~10g，根据第一天腹泻情况调整到既安全又泄水的剂量，即每天腹泻 3~5 次为适宜，一般到5 天左右减量，保持每天稀大便 2~3 次为即可。

第十三节 呼吸衰竭

呼吸衰竭简称呼衰，是由于肺内外各种原因引起肺的通气和（或）换气功能严重障碍，以致不能进行有效的气体交换，在呼吸空气（海平面大气压、静息状态下）时，产生严重缺氧（或）伴二氧化碳潴留，从而引起一系列生理功能和代谢紊乱的临床综合征。本病属于中医的“肺衰”，结合临床特点亦可从“喘证”“喘脱”“闭证”等角度进行辨证。

【诊断要点】

1. 患者有急慢性呼吸衰竭基础疾病病史及诱因。

2. 缺氧或/伴有二氧化碳潴留的临床表现，如呼吸困难、发绀、精神神经症状、血液循环系统症状消化道和泌尿系统症状等呼吸衰竭。

3. 动脉血气分析能确诊呼吸衰竭的性质及其程度，对指导氧疗、呼吸兴奋剂和机械通气各种参数的调节，以及纠正酸碱失衡和电解质紊乱均有重要价值。

呼吸空气条件（海平面大气压）下，PaO_2<60mmHg，常伴 $PaCO_2$ 偏低（<35mmHg）诊断为急性Ⅰ型呼吸衰竭。若伴 $PaCO_2$>50mmHg 诊断为Ⅱ型呼吸衰竭；慢性呼吸衰竭因机体的代偿，PaO_2<50mmHg，$PaCO_2$>55mmHg 作为慢性呼吸衰竭诊断的参考指标，且无明显酸中毒。

4. 要重视对不明原因胸闷气急患者作动脉血气分析。

【内治验方】

1. 黄连解毒汤合泻白散加减：大黄 8g，芦根、黄连各 15g，甘草、葶苈子（包煎）各 10g，桑白皮、杏仁、冬瓜仁、黄柏各 12g。用水 400mL，煎取 180mL。适用于热毒犯肺证。

2. 礞石滚痰汤加减：黄芩 16g，金礞石（煅）、熟大黄各 20g，滑石、石膏各 15g，连翘 10g，沉香、葶苈子、浙贝母、桑白皮、杏仁各 12g。取水 450mL，煎为 320mL。适用于痰火壅肺证。

3. 宣白承气汤加减：生石膏 15g，生大黄、芒硝各 9g，杏仁粉 6g，瓜蒌皮 4.5g，桑白皮 12g，用水 1L，煮取 400mL。适用于腑热肺痹证。

4. 涤痰汤加减：南星（姜制）、半夏各 14g，枳实、茯苓、赤芍、丹参各 10g，橘红 7.5g，石菖蒲、人参各 5g，竹茹 3.5g，甘草 2.5g，郁金 15g，桃仁 12g。用水 400mL，加生姜 5 片，煎至 200mL，食后服。适用于痰瘀阻肺证。

5. 真武汤加减：桂枝、干姜、茯苓各 6g，白术 9g，车前 12g，泽泻 10g，制附子、葶苈子、益母草各 15g。用水 420mL，煎取 200mL。适用于水凌心肺证。

6. 人参四逆汤加减：制附子 15g，干姜 10g，炙甘草 12g，人参、肉桂各 14g。汗多加煅龙骨、煅牡蛎，敛汗固脱。紫绀明显者，加丹参、川芎。暴喘下脱，肢厥滑泻者，加黑锡丹。用水 500mL，煎取 300mL。适用于喘脱证。

7. 生脉散：麦门冬、五味子、人参各取 12g。煎服，用水 300mL，煎取 100mL。人参可大量，适用于喘脱病情较缓，急者可加安宫牛黄丸或参附汤兑服。

8. 参蛤散：蛤蚧 1 对，人参 9g。研末，每服 1~2g，每日 2~3 次。适用于肺肾两虚之咳喘气促，喘脱缓解期。

9. 黑锡丹：黑锡、硫黄、川楝子、葫芦巴、木香、附子（制）、肉豆蔻、补骨脂、沉香、小茴香、阳起石、肉桂各等分，炼蜜为丸。每服 2~5g，适用于真元亏惫，上盛下虚，痰壅气喘。

10. 人参理肺汤：人参、肉桂各 10g，杏仁 8g，当归、罂粟壳、木香各 12g。用水 400mL，煎取 150mL。适用于喘气上急不止，元气欲脱之危候。

11. 人参定喘汤：人参、麻黄（去节）、甘草（炙）、阿胶（炒）、半夏曲各 10g，桑白皮、五味子各 45g，罂粟壳（蜜炙，刷）60g。每服 9g，用水 700mL，入生姜 3 片，同煎至 250mL。适用于喘脱，大汗淋漓危重之证。

12. 参附汤：人参 20g，附子（炮）10g。用水 300mL，煎取 100mL。适用于喘脱亡阳危证。

13. 通关散：细辛、皂角各 12g。研为细末，3g 吹入鼻中取嚏。适用于喘脱气闭之证。

14. 大补元煎：人参 10g，山药（炒）、杜仲各 6g，熟地黄、枸杞、当归（若泄泻者去之）6~9g，山茱萸 3g（如畏酸、吞酸者去之），炙甘草 3~6g。用水 400mL，煎至 280mL，空腹时温服。适用于气血大亏，精神失守之危重病证。

15. 十补丸：炮附子、五味子各 60g，山萸肉、炒山药、牡丹皮、酒蒸鹿茸、熟地、白茯苓、肉桂、泽泻各 30g。炼蜜为丸，每服 30g，日 3 服。适用于喘证日久，肺肾元气欲脱证。

16. 人参丸：人参、炙甘草、茯苓各 30g，麦冬、石菖蒲、泽泻、薯蓣、干姜各 20g，桂心 10g，大枣 50 枚。炼蜜为丸，和酒服，每服 30g，日 3 服。适用于喘证日久，元气虚损欲脱诸症。

17. 皂枯散：枯矾 2g，煨皂角 1g。研末为散，每次 1.5g，每日 2 次。适用于痰热内盛之呼吸衰竭。

18. 麻黄附子细辛汤加减：麻黄 4.5g，淡附片、细辛、五味子各 2.4g，淡干姜 3g，茯苓、焦白术各 9g。水煎服。治疗小儿急性呼吸衰竭，亡阳欲脱证，咳逆喘促，鼻煽面青，痰声漉漉，自汗淋漓，眼眶凹陷，四末厥冷，大便泄利，舌苔白腻，脉沉细数。

19. 附苓汤：丹参、熟附子各 20g，白术、白芍各 15g，猪苓、茯苓、党参、麦冬、芦根、鱼腥草各 30g，乌药 12g。水煎服。功能温阳利水，益气养阴，清肺除痰，祛瘀活血，治疗肺源性心脏病心力衰竭并呼吸衰竭。

20. 葶苈五味汤：葶苈子 30g，五味子 20g，附子、赤芍、白术各 5g，干姜 10g，茯苓 25g，益母草 50g。水煎服。功能健脾利湿，温肺化饮，主治慢性肺源性心脏病呼吸衰竭。

21. 王怀义经验方一：金银花、大青叶各 30g，连翘 15g，石膏 60g，浙贝母、杏仁、葶苈子、知母、生甘草各 10g，滑石 12g，芦根 20g。水煎服。功能泻壅痰，救肺脏，解热毒。主治痰火壅肺型呼吸衰竭，合并肺部感染者。

22. 王怀义经验方二：连翘、大黄各 12g，芒硝、厚朴、枳实、浙贝母、瓜蒌、杏仁、葶苈子各 10g，石膏 60g，金银花 30g。水煎服。功能通下救肺，泻火平喘，主治腑结肺痹型乙脑呼吸衰竭。

23. 参附汤加味：淮牛膝、附子各 10g，人参 12g，五味子 19g，山萸肉 20g。水煎服。功能回阳救逆，纳气固脱，主治阳衰喘脱型乙脑呼吸衰竭，有休克表现。

【外治验方】

1. 电针疗法：①取穴：主穴取素髎、内关、太冲、肾上腺（耳穴）；配穴取涌泉、内庭、太渊、天突、膈神经刺激点。操作方法：一般取主穴，疗效不明显时酌加配穴。针刺得气后，接 6805 型电针仪。素髎、内关接阳极，太冲、肾上腺接阴极，呼吸骤停者，加取膈神经刺激点。用断续波，开始时用较弱的电流强度，以后逐渐增大，强度应视病情和个体反应而定，呼吸骤停者，刺激宜强。频率常用 20~30 次/min。如发生适应，则可暂换其他波型，或不断地来回调整电流强度。施电针时，需专人负责，严密观察，多在 1~2min 内见效。也有须经 20~30min 才能使极严重的呼吸节律不整的患者恢复，此时宜再断续通电 20~30min 加以巩固。对停用电针又出现反复的少数病人，可采用断续刺激治疗 2~3 日。②以银针从膈神经刺激点进针，左（向左背部）、右（向右背部）两侧与人体纵轴偏斜 30~40 度角各刺 1 针，深度达左右肩胛舌骨肌下腹的背面，与膈神经相触，针尖不超过锁骨。接通 6805 治疗仪的膈神经刺激器，断续波，频率为 16~26 次/min，电流强度由 0.5mA 逐渐增至 4mA，持续刺激 2h 后再与人工呼吸法交替使用。在特殊情况下，电刺激可延至 6~7h。至自主呼吸恢复后，可断电留针。电针法适用于急性呼吸衰竭患者的治疗。

2. 针灸治疗：①取穴：主穴取大椎、曲池、肺俞。痰多壅盛者加天突、膻中。治法：用泻法，点刺，不留针。此法适用于邪实壅塞型呼吸衰竭。②取穴：肺俞、内关、丰隆、足三里。喘而欲脱者加心俞、三阴交。操作方法：用补法进行针刺治疗。此法适用于肺气亏虚型呼吸衰竭。③耳针取穴：脑、交感、肺、皮质下、肾。操作方法：先用毫针针刺捻转数分钟，待病情缓解后再行单耳或双耳埋针 24~48h，隔日更换。此法作用缓慢而持久，对呼吸衰竭有一定的疗效。④取穴：主穴取气舍、水沟、内关；配穴取足三里、丰隆。操作方法：主穴均取，酌加配穴。进针得气后，均持续运针。内关行捻转提插泻法；水沟以雀啄泻法，刺激至患者眼睑潮湿或流泪；气舍，直刺 0.3~0.4 寸，行捻转补法；足三里和丰隆均直刺 0.8~1.2 寸行捻转泻法。其持续时间及刺激强弱应视症情变化而定，一般每次行针 3~5min，留针 1h。本法宜在常规治疗的基础上进行。适用于急性呼吸衰竭患者的治疗。⑤取穴：气舍、人中、足三里。操作方法：进针得气后行捻转提插手法，持续运针。其持续时间及刺激强弱应视症情变化而定，一般每次行针 3~5min，留针 1h。本法宜在常规治疗的基础上进行。

【中成药验方】

1. 竹沥水：主要成分为竹沥。用于呼吸衰竭，肺热咳嗽痰多，气喘胸闷。100mL/瓶。每次 15~30mL，每日 3 次。

2. 礞石滚痰丸：由金礞石（煅）、沉香、黄芩、熟大黄组成。用于痰热内盛之呼吸衰竭。口服，一次 6~12g，一日 1 次。

3. 黑锡丹：由黑锡、硫黄、川楝子、葫芦巴、木香、附子（制）、肉豆蔻、补骨脂、沉香、小茴香、阳起石、肉桂组成。用于呼吸衰竭，真元亏惫，上盛下虚，痰壅气喘，胸腹冷痛。每 100 粒重 3.75g。用姜汤或淡盐汤送服。一次 1.5g（1 瓶），一日 1~2 次。

4. 醒脑 I 号注射液：由牛胆酸、猪胆酸、栀子、板蓝根组成。适用于痰热壅闭所致的呼吸衰竭者。2mL/支。一般每次用 4mL，肌内注射，6~8h/次；对昏迷患者每次用药 12mL，加入 5%葡萄糖溶液 250~500mL 中，静脉滴注，每日 1 次，连续用药 5~7 天，神志完全清醒后停用。

第三章　心血管科疾病

第一节　心力衰竭

心功能不全是指在有适量静脉血回流的情况下，由于心脏收缩和/或舒张功能障碍，心排血量不能满足机体代谢需要，出现的一种以异常水、钠潴留和周围组织血液灌注不足为特征的临床综合征。基本临床表现是体循环、肺循环淤血和心排血量减少及由此引起的交感神经兴奋现象。若心力衰竭发生在长期代偿失调后，称慢性心功能不全。心功能不全是临床上极为常见疾病，是多数器质性心脏病患者几乎不可避免的结局。许多心血管疾病如急性心肌梗死的死亡率在不断降低，但这些度过死亡关口的病人的心脏功能都或多或少遗留了心脏的损伤，且随着人群年龄结构的老化，患者存活时间的延长，心功能不全的发病率不但没有降低，反而逐年有明显的提高。中医学对本病未设专篇论述，但已有“心衰”之名，常列入“心悸”“喘证”“水肿”等范畴。

【诊断要点】

1. 左心衰竭的诊断主要根据原有的心脏病体征及其特征性呼吸困难等肺循环充血的表现；右心衰竭的诊断主要根据原有心脏病的体征和体循环淤血表现，且患者多有左心衰竭的病史。

2. Framingham 心衰诊断标准（有增补）有助于心衰的诊断。其内容包括：主要条件：①夜间阵发性呼吸困难和/或睡眠时憋醒；②颈静脉怒张或搏动增强；③肺部啰音和/或呼吸音减弱，尤其是双肺底；④心脏扩大；⑤急性肺水肿；⑥非洋地黄所致交替脉；⑦第三心音奔马律；⑧颈静脉压升高>0.14kPa（>15cmH_2O）；⑨循环时间>25s；⑩X 线胸片示中、上肺野纹理增粗，或见到 Kerley 线，尤其是 B 线，肝颈静脉回流征阳性。次要条件：①踝部水肿和/或尿量减少而体重增加；②无上呼吸道感染的夜间咳嗽；③劳力性呼吸困难；④淤血性肝肿大，有时为肝区不适或疼痛；⑤胸腔积液；⑥潮气量低于最大量的 1/3；⑦心动过速（>120 次/min）。判断方法：具有 2 项主要条件或 1 项主要条件及 2 项次要条件即可确诊。

3. 应该指出的是其早期诊断容易被忽视。劳力性气促和阵发性夜间呼吸困难是左心衰竭的早期症状，颈静脉充盈和肝肿大是右心衰竭的早期症状，两者如果不进行细致的诊察均易被临床医师所忽略，加之上述症状也不一定都是心力衰竭所致，故临床时必须详细询问病史，仔细检查，综合分析，避免漏诊和误诊。

【内治验方】

1. 杨氏宁心汤：生黄芪 30g，川芎、柴胡（炒）、赤芍、白芍、枳壳、三棱、莪术各 10g，桃仁、酸枣仁、地龙、当归各 12g，炙甘草 6g，红花 5g。每日 1 剂，水煎分早晚服用。适用于气虚血瘀者，症见心悸，气短，面色晦暗，口唇青紫，颈静脉怒张，胸胁满闷，胁下痞块，或痰中带血，舌有紫斑、瘀点，脉细涩或结或代。

2. 安神定志汤：酸枣仁、人参（另炖）各 12g，麦冬、葶苈子、朱茯苓、茯苓各 15g，五味子、炙甘草各 6g，生黄芪、煅龙骨、煅牡蛎各 30g，川芎、知母各 10g，丹参 20g。每日 1 剂，水煎分早晚服用。适用于心气阴两虚者，症见心悸，气短，倦怠乏力，面色苍白，动辄汗出，自汗或盗汗，头晕，面颧暗红，夜寐不安，口干，舌质红或淡红，苔薄白，脉细数无力或结或代。

3. 振心益肾方：红参、桂枝各 10g（另炖），熟附子 12g，熟地黄、白术、白芍、猪苓、茯苓、泽泻、补骨脂、大腹皮各 15g，车前子 30g（包煎），炒山药 20g，炙甘草 4g。每日 1 剂，水煎分早晚服用。适用于心肾阳虚者，症见心悸，喘息不能平卧，颜面及肢体浮肿，或伴胸水、腹水，脘痞腹胀，形寒肢冷，大便溏泄，小便短少，舌体胖大，质淡，苔薄白，脉沉细无力或结或代。

4. 朱氏急救汤：熟附子、白术、白芍、泽泻各 15g，猪苓、茯苓各 20g，车前子（包煎）、葶苈子（包煎）、煅龙骨、煅牡蛎各 30g，炙甘草 4g，地龙、桃仁各 12g。每日 1 剂，水煎，分早晚服用。适用于饮邪暴盛，凌心射肺者，症见喘促气急，痰涎上涌，咳嗽，吐粉红色泡沫样痰，口唇青紫，汗出肢冷，烦躁不安，舌质暗红，苔白腻，脉细促。

5. 葶苈生脉五苓散加减：葶苈子、五味子、猪苓各 10g，党参、茯苓各 15g，麦冬、白术各 12g，泽泻、车前子各 30g。水煎服，每日 1 剂，分早晚服用。适用于心力衰竭咳嗽、气喘、难以平卧。

6. 防己茯苓助阳汤：防己、桂枝、石膏、人参、葶苈子各 15g，茯苓、水红子各 30g，香加皮 9g。每日 1 剂，水煎分早晚服用。适用于阳虚水泛者，症见胸闷伴心慌、气短，喘促、呼吸困难，双下肢凹陷性水肿，四肢厥冷，大便稀薄，小便少，舌体胖大，质淡暗，苔薄白水滑，脉沉紧细弱。

7. 木防己汤合当归贝母苦参汤加减：防己、当归、浙贝母、苦参各 15g，桂枝 10g，党参、生石膏各 20g，滑石块 12g，天花粉、煅牡蛎各 30g。水煎服，每日1剂，分2次早晚服用。适用于气血亏虚、饮热互结、肺胃津伤者，症见喘憋、气促，不能平卧，周身水肿，以双下肢水肿为甚，严重口干，多饮，腹部胀满发硬，纳眠差。

8. 益心汤加减：党参（或人参）10g，黄芪、茯苓、当归、鸡血藤、苍术各12g，陈皮6g，五味子、干姜、砂仁各9g。水煎服，日1剂，分2次服。适用于心悸、气短、喘息、胸闷，伴有腹胀、便溏的心脾两虚证。

9. 保元汤加减：黄芪、党参各20g，肉桂8g，甘草5g，生姜3g，白术、茯苓、远志、桂枝各10g。水煎服，日1剂，分2次服。适用于神疲乏力的心力衰竭。

10. 温阳保心汤加减：附片、茯苓、万年青根、干姜、赤芍各10g，白术、桂枝、北五加各12g，益母草15g，生姜6g，法夏、砂仁各9g。适用于兼有脘痞、食少、恶心的心力衰竭。水煎服，每次200mL，每日2次。

11. 补中助心汤：炙甘草12g，生姜、桂枝各9g，阿胶、人参（另煎）各6g（或党参20g），生地30g，麦冬、麻仁各10g，大枣5~10枚。水煎服，每次200mL，每日2次。适用于心力衰竭心悸、失眠较甚者。

12. 加味附桂汤：炮附子（先煎）10~15g，肉桂3g，干姜5g，茯苓、泽泻、白术、炙甘草各10g，车前子30g（包煎）。水煎服，每日1剂，取浓煎液约400mL，早晚分服。适用于心力衰竭水肿突出者。

13. 朱祥麟强心汤：熟附片（包煎）、红参、黄芪各15g，茯苓、泽泻各12g，炒白术、红花、桔梗、紫菀各10g，车前子（包煎）、葶苈子、丹参各30g，肉桂6g。每日1剂，早晚2次分服。治疗冠心病导致心力衰竭，合并肺部感染，症见胸闷、胸痛，气短，咳喘不能平卧，全身水肿。

14. 健心合剂：葶苈子、桑白皮、丹参各15g，红花、桃仁、赤芍各10g。水煎服，每日1剂，日服2次。用于充血性心力衰竭。

15. 五泽强心汤：黄芪10~15g，党参、泽兰、制半夏各10g，益母草10~12g，炙附片6~10g，北五加皮4~10g。水煎服，每日1剂，日服2次。功能益气活血，温阳利水，用于心力衰竭。

16. 化瘀强心汤：黄芪40g，当归、赤芍、川芎各15g，桃仁、红花各12g，地龙10g。水煎服，每日1剂，日服2次。用于慢性风湿性心脏病顽固性心力衰竭。

17. 邓铁涛经验方：花旗参（另炖）、麦冬各10g，炙甘草6g，大枣4枚，太子参30g。每日1剂，水煎服，日服2~3次。用于慢性心功能衰竭。

18. 张大荣治心衰方：黄芪15~30g，党参、赤芍各15g，车前子30g，麦冬12g，石菖蒲10g，远志6g，炙甘草9g。每日1剂，水煎服，日服2~3次。治疗慢性充血性心力衰竭，症见心悸怔忡，胸闷气短，不能平卧，形寒肢冷，肢体浮肿或腹水，小便不利，舌淡暗苔白。

【外治验方】

1. 针灸疗法：①取穴：大椎、风门、肺俞。操作方法：点刺，不留针、起针后加拔火罐。阳虚明显者艾灸关元、气海、神阙；气阴两虚者取穴肾俞、神门、心俞、劳宫，用补法。②取穴：心俞、厥阴俞、膻中、内关、足三里、素髎、郄门、神门穴。呼吸困难加气海、太渊；乏力加阳陵泉、水分、肾俞、阴谷、复溜。操作方法：采用平补平泻手法进行针刺治疗，1 次/天，每次留针 15~20min，15 次为 1 个疗程，疗程间隔 5~7 天。此法适用于慢性心力衰竭患者，可改善胸闷、心悸、气短、乏力等自觉症状。③取穴：心俞、百会、关元、神阙、足三里、人中、内关。呼吸困难加膻中、肺俞、肾俞；呕吐加中脘、建里、肝俞、脾俞；水肿加水道、水分、三焦俞、阴陵泉。操作方法：用艾条和艾炷灸法进行治疗，1~2 次/天，每穴艾条悬灸 15~20min 或艾炷灸 3~5 壮，15 次为 1 个疗程。此法适用于慢性心力衰竭患者，可改善心悸气短、胸闷乏力等自觉症状。

2. 体外超滤（UF）治疗：是指用机械装置从外周或中心静脉把血液抽出，通过第二个泵产生的静水压对血浆进行过滤，过滤后再输送回患者静脉的过程。超滤治疗方法：使用心力衰竭超滤脱水装置进行超滤治疗，双侧肘正中静脉放置 16G 留置针或穿刺股静脉放置 8F 双腔管建立体外循环血通路，肝素生理盐水充分预冲管路和滤器后连接患者。超滤速度起始为 200mL/h，负责医师根据病情进行调整，最大不超过 500mL/h，血泵速度为 20~30mL/min。普通肝素抗凝，治疗期间活化部分凝血活酶时间（APTT）控制在 65~95s，超滤时间平均约 8h，负责医师可根据病情酌情加减。超滤期间不予利尿剂治疗，超滤结束后，负责医师根据患者情况决定是否使用利尿剂。超滤液为等渗等张液，由水和电解质组成，后者的浓度与没有血细胞和蛋白的血浆浓度一样，超滤液分子量大而不能通过过滤器，所以 UF 不同于透析的替代，不会清除出高钾血症患者过多的血钾，不会纠正酸碱平衡紊乱，也不会清除积累的毒素。UF 不会改变血浆电解质的浓度，不会产生类似于使用利尿剂的低钾血症或低镁血症。心衰患者 UF 的治疗目标是纠正失代偿心衰患者的容量过度负荷，消除血管内容量不足或电解质浓度异常，恢复血管内和间隙容量正常化，且不会导致电解质异常或神经激素激活。新型超滤装置可有效缓解难治性心力衰竭患者的液体潴留和呼吸困难，疗效安全、可靠。

【中成药验方】

1. 稳心颗粒：由党参、黄精、三七、琥珀、甘松组成。可提高冠状动脉血流量，降低心肌耗氧量，改善心肌缺血及心功能状态。用于心力衰竭合并室性早搏。颗粒剂，每袋 9g 或每袋 5g（无蔗糖）。一次 1 袋，一日 3 次，开水冲服。

2. 养心氏片：由黄芪、党参、丹参、葛根、淫羊藿、山楂、熟地黄、当归、黄连、延胡索（炙）、灵芝、人参、甘草（炙）组成。功能扶正固本，益气活血，行脉止痛，用于气虚血瘀型心力衰竭。每片重 0.6g。口服，一次 2~3 片，一日 3 次。

3. 芪苈强心胶囊：由黄芪、人参、附子、丹参、葶苈子、泽泻、玉竹、桂枝、红花、香加皮、陈皮组成。功能益气温阳，活血通络，利水消肿，用于冠心病、高血压病所致轻、中度充血性心力衰竭证属阳气虚乏，络瘀水停者，症见心慌气短，动则加剧，夜间不能平卧，下肢浮肿，倦怠乏力，小便短少，口唇青紫，畏寒肢冷，咳吐稀白痰等。每粒装 0.3g。口服，一次 4 粒，一日 3 次。

第二节　心律失常

心律失常是指心律起源部位、心搏频率与节律以及冲动传导等任何一项异常。心律失常有多种，包括心动过缓、心动过速、心律不齐及异位心律等。心律失常临床表现多种多样，十分复杂。本病常见症状有心悸、乏力、头晕、晕厥等，亦可无症状。心律失常种类很多，将心律失常分为快速性心律失常及缓慢性心律失常。中医学称心律失常为“心动悸”。心动悸是指由于诸种原因使心脏气机紊乱，心动异常，以心悸、怔忡、惊惕不安、胸闷气短为主要表现的心系疾病。

【诊断要点】

1. 可有心悸，乏力，头晕，甚至晕厥等症状，亦可无症状。

2. 需做常规心电图，或必要时做 24h 动态心电图来判断心律失常类型。

3. 将心律失常分为快速性及缓慢性心律失常。

4. 除功能性心律失常外，应尽量寻找引起心律失常的原发疾病。

附：心律失常心电图特征

1. 快速性心律失常

（1）窦性心动过速：心电图 P 波为窦性，P–R 间期>0.12s，P–P 间距<0.6s，心率一般在 100~150 次/min，P 波可能与前面的 T 波重叠。

（2）期前收缩：①房性期前收缩有提早出现的 P 波，形态与窦性心律不同。常重叠于 T 波上，P–R 间期>0.12s，提早出现的 QRS 波群形态大多与窦性心律者相同。期前收缩后代偿间歇不完全。②结区性期前收缩 ORS 波群形态与窦性者相同，逆行 P 波可出现于 ORS 之前，P–R 间期<0.12s，或出现于 QRS 之后，R–P 间期<0.20s，或埋藏于 QRS 之中；期前收缩后多有完全性代偿间歇。③室性期前收缩有过早出现的 QRS 波群，形态异常，时限>0.12s，T 波与 QRS 波主波方向相反，S–T 段随 T 波方向移位，其前无相关的 P 波。期前收缩之后多有完全性代偿性间歇。④阵发性心动过速：室上性者有连续 3 次或 3 次以上房性或结区性期前收缩，频率多在 150~250 次/min，节律规则。P 波形态与窦律不同，QRS 波形态一般正常。P 波也可与 T 波重叠，或在 QRS 波后见逆行 P 波。室性心动过速有 3 次或 3 次以上连续室性期前收缩，QRS 波群增宽超过 0.12s，心室率 150~250 次/min，节律可略不规则，P 波与 QRS 波群无固定关系。

（3）心房扑动与心房颤动：①心房扑动时 P 波消失，代之以规则形状一致的房扑波（F 波），频率在 250~350 次/min。QRS 波群形状大致与窦性相同，房室传导比例为 2:1 至 4:1 不等。②心房颤动时 P 波消失，代之以大小形态不一的，且不整齐的房颤波（f 波），频率在 350~600 次/min，心室律绝对不规则，QRS 波群大致与窦性相同。

（4）心室扑动与颤动：①心室扑动时，规则而连续的大扑动波，频率为 150~250 次/min，QRS–T 波相互融合而无法区别。②心室颤动时，QRS–T 波群完全消失，代之以频率为 150~500 次/min 的大小不等、形状不同、极不均匀的颤动波形。室颤开始时，其波幅常较大，以后逐渐变小，频率变慢，终于变为等电位线。

2. 缓慢性心律失常

（1）窦性心动过缓：窦性 P 波，心率<60 次/min，P–R 间期 0.12~0.20s，P–P 间距>0.10s，T–P 段常显著延长。

（2）病态窦房结综合征：可见有窦房传导阻滞和/或窦性静止，显著窦性心动过缓，逸搏，短暂或持续逸搏心律，逸搏夺获二联律，伴随房性快速心律失常、传导阻滞等。

（3）房室传导阻滞：①I 度房室传导阻滞：P 波后均有 QRS 波群，P–R 间期>0.20s。②Ⅱ度房室传导阻滞：莫氏 I 型（文氏现象）P–R 间期逐渐延长，直至 P 波后脱落 1 次 QRS 波群，以后又周而复始，形成 3:2、4:3 或 5:4 的房室传导比例的阻滞。莫氏Ⅱ型 P–R 间期较为恒定，每隔 1、2 或 3 个 P 波后有一个 QRS 波脱漏，因而分别称为 2:1、3:2、4:3 房室传导阻滞。③Ⅲ度房室传导阻滞：P 波与 QRS 波群相互无关，心房率比心室率快，心房率可以是窦性或起源于异位，心室率由交界区或心室起搏点维持。

【内治验方】

1. 养心汤加减：黄芪 30g，人参 12g，茯苓、当归、远志、薤白、焦三仙、陈皮、甘松、半夏曲、酸枣仁各 10g，川芎、柏子仁、茯神各 9g，五味子、炙甘草各 6g，苦参、丹参、全瓜蒌各 20g。每日 1 剂，水煎分早晚服用。适用于心神失养，心神不宁之心悸者。

2. 当归补血汤加味：生黄芪 30~45g，当归 6g，瓜蒌、郁金各 15g，丹参 30g，菖蒲、知母、阿胶（烊化）、桃仁各 10g，酸枣仁 20g。加水煎汁约 500mL，分 3 次口服。适用于气血亏虚的心律失常。

3. 复心饮：细辛 3g，炙甘草 5g，干姜 3~5g，当归、党参、红花各 10g，白术、麦门冬各 6g，茯苓、薤白、丹参各 12g，瓜蒌 25g，桂枝、延胡索各 9g。每日 1 剂，水煎分 2 次温服。另用人参粉、琥珀粉各 0.3g，三七粉 0.6g，混合均匀，随汤药吞服，每日 2 次。适用于气血两虚，心脉失养，少阴气逆，血脉痹阻之心悸者，症见形体羸弱，气怯神疲，倦怠乏力，语少声低，心痛绵绵，时发时愈，痛处喜按敷，心慌心悸，面色白，舌质偏淡，舌苔薄白，脉象沉细或虚软。

4. 李艳荣养心复脉汤：人参（先煎）、五味子各 6g，麦冬、当归、桂枝、蕤仁、阿胶（烊化）各 10g，生地黄、酸枣仁、生龙骨（先煎）、磁石（先煎）各 30g，琥珀（冲服）2g，鸡血藤 15g，炙甘草 12g。每日 1 剂，三煎药汁 450mL，日服 3 次。用于冠心病并发心律失常和各种心脏病引起的早搏和阵发性房颤。

5. 炙甘草汤加减：炙甘草 60g，生姜 3 片，生地黄 50g，桂枝、麻仁各 10g，阿胶（烊化）6g，麦门冬、党参各 15g，大枣 3 枚。上方煎汁内服，每日 1 剂，日服 2 次。功能益气滋阴，补血通阳复脉，适于阴阳两虚的缓慢型心律失常，对心悸、胸闷、气促乏力等症状有明显改善。

6. 小柴胡汤加减：柴胡、竹沥、半夏、川朴、红花、参三七、甘松各 9g，黄芩、石菖蒲、制远志、茵陈各 10g，炒党参、茯苓、丹参各 15g，炒枳壳 6g，生山楂、炒白术 12g。水煎服，日 1 剂。治疗肝气郁滞、肝脾胃不和所致心律失常，症见心悸频发，头晕，善太息，伴有胃脘不适，纳差，口苦，大便时干时溏，舌暗，苔黄腻，脉弦。

7. 复律汤：黄芪、葛根、酸枣仁各 30g，人参（另煎）、水蛭（研粉冲服）各 6g，苦参 20g，黄连 8g，川芎、远志各 12g，参三七 3g（研粉冲服），制附片 9g。水煎内服，每日 1 剂，首煎与复煎各取 200mL，混合后分 2 次温服。用于频发室性早搏患者。

8. 养心复律汤：人参、半夏、桂枝各 10g，麦冬、炙甘草、五味子、丹参、龙齿、山茱萸各 30g，生地黄、川芎、石菖蒲各 20g，甘松 12g，赤芍、远志各15g。水煎服，每次 150mL，每日 2 次，早晚温服。适用于阳气偏虚的快速型心律失常。

9. 桂枝加龙骨牡蛎汤加减：桂枝、白术各 10g，芍药、龙骨、牡蛎、猪苓、炙甘草各 15g，怀牛膝 20g，茯苓、泽泻、大枣各 30g。水煎服。用于各种心律失常，临床常以心中澹澹大动，惊慌不安，不能自主为主要表现。

10. 稳心己律汤：黄芪 30g，当归 18g，防己、山楂、酸枣仁、钩藤、麦冬、甘松各 15g，黄连、三七（冲）各 10g，苏合香 1g（细末冲服）。水煎服，每日 1

剂。随症加减用于各种心律失常。

11. 温胆汤加减：全瓜蒌 40g，川黄连 6g，半夏、枳实、胆南星、甘草各 10g，厚朴、茯苓 12g。加水 1000mL，浸泡 20min，武火煎沸，文火再煎 30min，取药汁约 400mL，早晚每次服 200mL。适用于心律失常，痰热互结，热阻胸膈者，症见心悸，心慌，胸闷，烦躁不安，舌红，苔薄黄腻，脉滑。

12. 洪昊翔复脉养心汤：熟地黄 24g，丹参、当归、炙甘草、干姜各 15g，麦冬 、川芎 12g，桂枝、制附子、人参 10g，五味子 9g。每天 1 剂，用水煎服 2 次，分早晚服用。随症加减用于各种缓慢型心律失常。

13. 温阳益气复脉汤：人参 15g，黄芪 20g，北细辛 6~15g，炙麻黄 6g，麦冬、五味子各 12g，丹参 18g，制附片、桂枝、甘草各 10g。每日 1 剂，水煎 2 次，早、晚各服 1 次。用于病窦综合征以缓慢为主者，及窦性心动过缓（单纯性），证属心肾阳虚、心阳不运所致脉象迟滞结代，心悸怔忡，胸憋气短等。

14. 健心汤：党参 12g（最好用生晒参 4.5~6g），淡附片、枳实、桂枝、炙甘草、丹参、川芎、桃仁、红花各 9g。水煎服，每日 1 剂，日服 2 次。用于病态窦房综合征引起的心动过缓。

15. 灵芝甘草汤：菌灵芝、生地黄、淫羊藿、鸡血藤、大枣各 30g，炙甘草、玄参各 15g，阿胶 6g（烊化），生姜、党参、桂枝、麦冬、麻仁、红花各 10g。水煎服，每日 1 剂，日服 2 次。用于期前收缩，症见心悸，胸闷胸痛，气短无力，头晕，或五心烦热，失眠多梦，或畏寒肢冷等。

16. 调心汤：丹参、党参、生地黄各 15~30g，紫石英 20~30g，麦冬、川芎各 10~15g，炙甘草 9g，连翘 10g，桂枝 3~6g。水煎服。症状重或开始时，每日 1.5 剂，减轻后，每日 1 剂，恢复期每 2 日 1 剂。适用于各种期前收缩。

17. 养阴宁心汤：麦冬 14g，玉竹、生甘草各 10g，天花粉、桂圆肉各 15g，太子参、仙鹤草、卧蛋草、珍珠母各 30g。水煎服，每日 1 剂，日服 2 次。用于气阴两虚型之心动过速。

【外治验方】

1. 体针：①取穴：第一组：心俞、内关；第二组：厥阴俞、神门。期前收缩加三阴交，心动过速加足三里，心动过缓加素髎，房颤加膻中、曲池。操作方法：主穴每次一组，据症加取配穴。患者取卧位，背俞穴应在穴之外方 2 分处呈 45 度角进针，斜刺向脊柱，深 1~1.5 寸，得气后，提插捻转，使针感向前胸放射，以补法或平补平泻法刺激 3~5min 起针；四肢及胸部穴位，深刺，予以中强刺激，平补平泻，留针 20min，隔 5min 运针 1 次。如为心动过缓，留针 5~10min。每日 1~2 次。②取穴：鱼腰、内关、迎香。操作方法：病人静卧，接心电监护仪。上述三组穴位任选一组，均取双侧。迎香穴用2寸针向外下沿鼻唇沟斜刺1.5寸，提插捻转数次，以后每隔2min提插捻转数次；内关穴快速进针，给予中、强度刺激。上述2组留针20min。鱼腰穴用1.5寸针平刺入皮下0.5寸，得气后留针3min，中间行针1次，呈中度刺激。如无效改用药物治疗。③取穴：主穴取内关、心俞、神门；配穴取巨阙、脾俞、膈俞、足三里、尺泽、丰隆、膻中、肺俞。操作方法：每次取主穴1~2穴，随症配穴2~3穴，用平补平泻法，每日一次，留针30min。7~10天为1个疗程。④取穴：内关、间使。操作方法：斜刺1~1.2寸，中强度刺激，出现针感后10~90s，心动过速多可停止，并恢复窦性心律，用于治疗室上性心动过速患者。

2. 电针：取穴：主穴取内关、间使、郄门、三阴交；配穴取足三里、心俞、膻中、肾俞。操作方法：主穴交替选用，每次2穴，效果不显加取配穴。进针得气后，接通G6805电针仪，连续波，频率120次/min，强度以病人能耐受为度，通电15~30min。每日1~2次。

3. 耳针：取穴：主穴取内分泌、心、交感、神门、枕；配穴取皮质下、小肠、肾，心动过速加耳中，心房颤动加心脏点。操作方法：一般心律失常均取主穴3~4个，酌加1~2个配穴。中强刺激，留针1h。如为阵发性心动过速，取耳中为主穴，配主穴2~3个，留针30~60min；心房颤动取心脏点为穴，加配2~3个其他穴位，留针30min，手法应轻，以防晕针。留针期间，均宜行针2~3次。每日治疗1次，重者日可2次。

4. 压耳穴法：取穴：心、小肠、口、神门、三焦。操作方法：每次取3~4穴，先用耳部信息探测仪，在所选耳穴区探及阳性反应点，然后在7cm×7cm之伤湿止痛膏中央放一粒王不留行药籽，贴于耳穴上，按压5min致耳部发热。每日按压3~4次，3日~4日换贴1次。

5. 全息针法：取穴：肺心穴，即第二掌骨远心端侧面与近心端侧面连线上（远心端）1/4与下3/4交点处。操作方法：在相应部位探得敏感点后，取26号1寸毫针，垂直进针刺入深度为2cm左右，当产生较强的胀、酸、重、麻等针感后，留针30min。留针期间，每隔5~10min略为捻转提插，以保持较强针感。取针后，嘱患者回家后可自行指针法：以穴位为圆心作小圆周按摩，每分钟150周，每次治疗3min，治疗次数不拘。针刺每日1次，10次为1个疗程。

6. 腕踝针法：取穴：左侧内关、神门。操作方法：用2~6寸毫针与皮肤呈30度角，迅速刺入皮内后，与皮肤平行，缓慢进针，以产生酸、麻、胀、痛为宜。每日或隔日针1次，10天为1个疗程，间隔10~15天，一般1~2疗程起效。用于治疗房颤患者。

【中成药验方】

1. 步长稳心颗粒：由党参、黄精、三七、甘松组成的中药复合制剂。本品对心律失常有较好的调整，可改善微循环，并增强心肌的收缩力。功能益气养阴，定悸复脉，活血化瘀，主治气阴两虚兼心脉瘀阻所致的心悸不宁、气短乏力、头晕心悸、胸闷胸痛，适用于心律失常、室性早搏、房性早搏等属上述症候者。9g/袋。一次 1 袋，一日 3 次，开水冲服。

2. 心宝丸：由洋金花、鹿茸、附子、肉桂、麝香、田七等精制而成。适用于病态窦房结综合征、窦房结功能低下引起的心动过缓，各种心脏病引起的心悸、气促、疲乏、紫绀、呼吸困难等，老年人心肌无力、心功能不全及心绞痛、心肌缺血等。每丸重 60mg。一般用量每次 1~2 丸，每日 2~3 次，温开水送服。青光眼患者忌服，感冒发热及孕妇慎服。

3. 参松养心胶囊：由人参、麦冬、山茱萸、丹参、酸枣仁（炒）、桑寄生、赤芍、土鳖虫、甘松、黄连、南五味子、龙骨组成。用于治疗冠心病室性早搏属气阴两虚，心络瘀阻证，症见心悸不安，气短乏力，动则加剧，胸部闷痛，失眠多梦，盗汗，神倦懒言。每粒装 0.4g。口服，一次 2~4 粒，一日 3 次。

第三节　原发性高血压

原发性高血压是以血压升高为主要临床表现的综合征，是引发多种心脑血管疾病的重要病因和危险因素，影响心、脑、肾等重要脏器的结构和功能，最终导致这些器官的功能衰竭，是心血管疾病死亡的主要原因。根据中西医病名对照，原发性高血压属于“风眩”范畴，结合临床特点亦可从“眩晕”“头痛”等角度进行辨证。

【诊断要点】

1. 在未用抗高血压药情况下，收缩压≥140mmHg 和/或舒张压≥90mmHg，按血压水平将高血压分为 1、2、3 级。

2. 收缩压≥140mmHg 和舒张压<90mmHg 单列为单纯性收缩期高血压。

3. 患者既往有高血压史，目前正在用抗高血压药，血压虽然低于 140/90mmHg，亦应该诊断为高血压。

4. 要排除继发性高血压，如肾动脉狭窄等。

【内治验方】

1. 黄龙四苓汤加减方：大黄、龙胆草、黄芩、黄柏、知母各 15g，猪苓、车前子、栀子、白术、茯苓各 10g，当归、生地黄各 12g，甘草 6g。水煎服，日 1

剂。多适用于肥胖型高血压病患者，以血压升高兼见头晕头胀，沉重如裹，胸闷多痰，肢体沉重麻木，苔腻，脉滑为主者。

2. 加味天麻钩藤饮：天麻、钩藤（后下）、川牛膝各12g，石决明（先煎）18g，山栀、黄芩、杜仲、益母草、桑寄生、夜交藤、朱茯神各9g。水煎服，日1剂。适用于眩晕耳鸣，头痛且胀，每因烦劳或恼怒而头晕、头痛加剧，少寐多梦，心中烦热，口苦，舌红，脉弦者。

3. 胡氏降压汤：黄芪、酸枣仁各30g，党参、白术、川芎、丹参、天麻各15g，升麻、柴胡、陈皮各6g，当归、赤芍各10g，炙甘草9g，熟地黄、夜交藤各20g。水煎服，日1剂。适用于心肾不交，夜不能寐的患者。

4. 利水汤：猪苓20g，泽泻、茯苓各30g，桂枝、牛膝各10g，半夏、白术、天麻、透骨草各15g。水煎服，日1剂。适用于高血压病，水肿明显者。

5. 郝氏填肾纳气法：何首乌15g，白芍12g，当归10g，川芎6g，炒杜仲18g，黄柏6g，黄芪、钩藤各30g。水煎服，日1剂。适用于高血压患者。

6. 软坚降压汤：夏枯草、何首乌、昆布各6g，山楂12g，泽泻10g，草决明、茵陈、桑寄生、海藻各9g。水煎服，日1剂。适用于动脉血管硬化所致高血压的患者。

7. 乌精地黄汤：牡丹皮30g，山萸肉12g，白芍、山药、首乌、黄精、生地黄、枸杞各15g。水煎服，日1剂。适用于肾气亏虚证，症见腰脊酸痛，胫酸膝软或足跟痛，耳鸣或耳聋，心悸或气短，发脱或齿摇，夜尿频，尿后有余沥或失禁，舌淡苔白，脉沉细弱。

8. 清利饮加减：秦艽、菊花、牛膝、竹茹、黄芩、佩兰、茯苓各10g，薏苡仁20g，夏枯草15g。水煎服，日1剂。适用于风热上扰，脉浮数，舌淡苔薄白，见头晕目眩者。

9. 安神定志汤：天麻、炙首乌、夏枯草各28g，桑寄生、黄芩、栀子、牛膝各12g，煅牡蛎23g，益母草、钩藤、茯神、夜交藤、石决明、杜仲各18g。水煎服，日1剂。适用于高血压兼有失眠的患者。

10. 填精安神方：白芍28g，茯苓、白术、党参、川芎、杜仲、黄柏、牛膝、龟板、熟地黄、菟丝子各18g，鹿角胶、天冬、麦冬、当归、女贞子、山萸肉各12g。水煎服，日1剂。适用肾阴亏虚证，症见头痛耳鸣，腰膝酸软，舌红少苔，脉细数。

11. 逐瘀煎加减：水蛭5g，牛膝、当归各18g，桃仁8g，川芎、丹参、地龙、红花各10g。水煎服，日1剂。适用于痰瘀互结证，症见头如裹，胸闷，呕吐痰涎，刺痛痛有定处或拒按，脉络瘀血，皮下瘀斑，肢体麻木或偏瘫，口淡，食少，舌胖苔腻、脉滑，或舌质紫暗有瘀斑瘀点、脉涩。

12. 舒心清头汤：柴胡、黄芩各12g，竹茹、枳壳各10g，丹参30g，法半夏、陈皮、茯苓、郁金、党参各15g，甘草5g。水煎服，日1剂。适用于肝火亢盛证，症见眩晕，头痛，急躁易怒，面红目赤，口干口苦，便秘，溲赤，舌红苔黄，脉弦数。

13. 平肝逐瘀汤：桃仁、当归、赤芍、地龙、枳壳、郁金各15g，丹参、生地黄各20g，川芎、红花、牛膝、天麻各10g。水煎服，日1剂。适用于肝火亢盛证，症见眩晕，头痛，急躁易怒，面红目赤，口干口苦，便秘，溲赤，舌红苔黄，脉弦数。

14. 降压茶：白蒺藜3g，野菊花、葛根、钩藤、草决明各2g，枳壳1g。按重量比例混合充分后粉碎为粉末，每包5g进行包装。每日3包，以开水冲泡代茶饮。适用于高血压较为平缓期，日常服用。

15. 养阴汤：龟板50g，石决明24g，元参、白芍各18g，杭菊、槐角、丹皮各15g，淮牛膝9g。水煎服，日1剂。适用于阴虚阳亢证，见腰酸膝软，五心烦热，心悸，失眠，耳鸣，健忘等症。

16. 更期降压方：肉桂3g，威灵脾、熟附子、清半夏、仙茅、天麻各9g，巴戟天、白术、党参、黄芪、杜仲各15g。水煎服，日1剂。适用于妇女更年期前后，血压不稳定，多随情绪变化而波动，以血压升高兼见头晕头痛、心烦易怒、两胁胀痛、舌质红、脉弦细为特征。

17. 益精饮：熟地黄、淮山药各50g，山萸肉、何首乌各15g，龟板、代赭石、牡蛎各24g，玉竹、白芍各18g，杜仲12g，淮牛膝9g。适用于年老肾精亏虚所致头晕目眩者，类似西医学老年性高血压。

18. 温肾饮：制附片9g，桂枝12g，旱莲草、葶苈子、猪苓、茯苓各15g，泽泻、桑寄生、杜仲、山萸肉各10g，薏苡仁、车前子（包）各30g，菟丝子20g。浓煎100mL频服。适用于肾阳亏虚者。

19. 祛痰化瘀煎：黄芪40g，当归、川芎、赤芍、桃仁、红花各12g，白蒺藜20g，茯苓、白术、焦山楂各10g。水煎服，日1剂。适用于高血压患者，症见眩晕头痛，心悸怔忡，耳鸣耳聋，胸闷胸痛，舌暗有瘀斑，脉涩或细涩。

20. 降压消栓通脉汤：黄芪、丹参、何首乌、水蛭、银杏叶各30g，羚羊角6g，地龙15g，三七参9g，红花12g。每日1剂，加水1500mL。水煎后浓缩成300mL，分3次口服。适用于高血压病伴有心脑血管血栓形成的患者。

21. 半夏白术化痰方：半夏、天麻各9g，白术、陈皮、胆南星、厚朴、川芎、石菖蒲各12g，茯苓、代赭石各15g，生姜3g，甘草6g。水煎服，日1剂。若痰郁化热，舌质偏红，酌加黄芩、竹茹、竺黄以化痰泄热；肢体沉重，苔腻者，加藿香、佩兰、石菖蒲等醒脾化湿。

22. 疏肝降气汤：炒白芍 15g，绿萼梅 12g，益母草 30g，延胡索、地龙、枸杞子、葛根各 20g，柴胡、川芎、怀山药各 10g。水煎服，日 1 剂。适用于肝气不疏所致的高血压，症见口苦，两胁胀痛，与情志因素相关较为明显。

【外治验方】

1. 穴位按压法：患者取坐位或俯卧位，医者站或坐于其后或一侧，取背部足太阳膀胱经上的厥阴俞穴，该穴位于第 4 胸椎棘突下两旁 1.5 寸。双侧同取，以指代针，把握准穴位，用两手拇指指腹，用中等力度按压两穴，用力不可过大或过小，过大则痛重，过小则收效甚微，按压时间一般每次 5~10min 即可，每日按压 1 次或 2 次。10 天为 1 个疗程，疗程间隔 5~7 天。该方法虽然简便，但疗效可靠，尤其对于中青年患者。

2. 穴位敷贴：取穴：神阙、涌泉。操作方法：上述二穴任选其一，敷药用附子、川芎、三棱等，制成膏药贴神阙穴，以桑皮纸和橡皮膏固定，每周敷贴 2 次；或用吴茱萸研细末，于每晚临睡前取 15~30g，用醋调贴敷双侧涌泉穴，次日晨取下，每日 1 次。均 10 次为 1 个疗程。

3. 穴位按摩结合中药敷脐法：①取印堂、攒竹、鱼腰、丝竹空、太阳穴、头维、上星、风池、四神聪、合谷、太冲。每个穴位按摩由轻到重，由慢到快约 1min。②川芎、地龙、黄芩、吴茱萸各 1 分，钩藤、罗布麻叶各 2 分，冰片 0.5 分，研细末混合，取 3~5g 醋调糊状。患者肚脐用温水清洁，将药置于脐部，外用关节止痛膏固定。先按摩后贴药，每日 1 次，3 周为 1 个疗程。

4. 推拿踩跷法：推拿踩跷属自然疗法，它是通过用医者手足对机体体表经络、穴位，经皮肤、经筋、络脉进行有效的挤压刺激，从而达到疏通经络，调理脏腑，平衡阴阳的一种传统疗法。操作方法：①首先让病人坐在椅子上，医者一手扶患者前额，另一手用拿捏法在头部和颈项后操作 5~10min。此法也称拿五经和拿颈项。②用操作拿捏法之手向前推挤颈项后方两侧的关节面 2~5min，以拇指指面为主要着力点，左右手交替操作，以放松颈项肌肉、关节、神经和血管为度。③再让患者俯卧于软垫上，患肩下方各放一个枕头，操作者站与患者头侧，面向患者，用足掌由轻到重地踩按揉动肩背后方和肩外方的肌肉、肌腱、韧带和关节囊，使其达到松软有弹性为度。并由肩部渐渐下移，搓揉肘臂和手腕掌指部掌面，5min 左右。手掌指部，主要用足跟由上而下推按即可，如病人感觉剧痛，应减轻力度，并调节姿势，操作 5min 左右。④操作者站于患者侧面，面向患者头部，先用足掌踩揉整个背部脊柱两侧的肌肉和穴位，再用足跟轻轻点揉这些部位和穴位，

5min 左右。⑤用足掌或足跟踩揉腰骶部和整个下肢和足踝，腰骶部、臀部和大腿可稍重，而小腿和踝足应稍轻。可根据患者体形和年龄，选用单足或双足同时踩揉。以病人能耐受为度。

【中成药验方】

1. 松龄血脉康胶囊：由鲜松叶、葛根、珍珠层粉组成。适用于肝阳上亢所致的头痛，眩晕，急躁易怒，心悸，失眠，颈项强痛，口苦口干，耳鸣健忘，高血压、高脂血症等心脑血管疾病见上述症候者。0.5g 每粒。口服，一次 3 粒，一日 3 次。饭后服用。

2. 天麻钩藤颗粒：由天麻、钩藤、石决明、栀子、黄芩、牛膝、杜仲（盐制）、益母草、桑寄生、首乌藤、茯苓组成。功能平肝息风，清热安神，主治肝阳上亢所引起的头痛、眩晕、耳鸣、眼花、震颤、失眠，高血压见上述症候者。5g/袋。一次 1 袋，一日 3 次，或遵医嘱，开水冲服。

3. 清脑降压胶囊：由黄芩、夏枯草、槐米、磁石（煅）、牛膝、当归、生地黄、丹参、水蛭、钩藤、决明子、地龙、珍珠母组成。主治肝阳上亢，症见血压偏高，头昏头晕，失眠健忘。每粒装 0.55g。一次 3~5 片，一日 3 次，口服。

第四节　冠心病

冠心病是冠状动脉性心脏病（CHD）的简称，是一种最常见的心脏病，是指因冠状动脉狭窄、供血不足而引起的心肌机能障碍和（或）器质性病变，故又称缺血性心脏病。包括冠状动脉粥样硬化性心脏病、冠状动脉功能性改变（痉挛）、冠状动脉栓塞、炎症、先天性畸形等。心绞痛是冠状动脉供血不足，心肌急剧的、暂时的缺血与缺氧所引起的临床综合征。其特点为阵发性的前胸压榨性疼痛，主要位于胸骨后部，可放射至心前区与左上肢，或伴有其他症状，常发生于劳动或情绪激动时，持续数分钟，休息或用硝酸酯制剂后消失。《中华人民共和国中医药行业标准·中医病证诊断疗效标准》称本病为“胸痹心痛”。在古代文献中，也属于“肝心痛”“卒心痛”“厥心痛”的范畴。

【诊断要点】

1. 年龄：多在 40 岁以上。

2. 易患因素：如伴有高脂血症、高血压、糖尿病、肥胖、绝经期女性。

3. 症状：典型心绞痛发作是突然发生的位于胸骨体上段或中段之后的压榨性、闷胀性或窒息性疼痛，亦可能波及大部分心前区，可放射至左肩、左上肢前内侧，达无名指和小指，偶可伴有濒死恐惧感觉，往往迫使病人立即停止活动，重者可伴汗出。疼痛历时1~5min，很少超过15min；休息或含用硝酸甘油片，在1~2min内（很少超过5min）疼痛消失，常在体力劳累、情绪激动、受寒、饮食、吸烟时发生，贫血、心动过速或休克亦可诱发。不典型的心绞痛，疼痛可位于胸骨下段，左心前区或上腹部，放射至颈、下颌、左肩胛部或右前胸，疼痛可很轻或仅有左前胸不适发闷感。自发性心绞痛，特别是变异型者，多因冠状动脉痉挛引起，即使无体力活动亦可引起心绞痛，且疼痛较剧烈，持续时间较长。

4. 体征：平时一般无异常体征。心绞痛发作时常见心率增快，血压升高，皮肤发凉或出冷汗，有时可出现第四心音奔马律或第三心音奔马律及心尖部收缩期杂音。

5. 实验室及其他检查：

（1）心电图检查：在心绞痛发作时，绝大多数病人可出现以R波为主的导联上ST段压低，T波平坦或倒置；平时T波倒置的病人，心绞痛发作时可变为直立。变异型心绞痛发作时，则常见有关导联ST段抬高。心电图无异常改变者，可考虑做负荷试验，或24h动态心电图连续监测。

（2）冠状动脉造影：适用于稳定型心绞痛经内科治疗后症状无减轻，或反而加重者；不稳定型心绞痛经治疗效果不佳，宜争取早期检查考虑手术者；变异型心绞痛为明确治疗措施，需了解冠脉情况者。

（3）冠状动脉内超声检查和冠状动脉血管镜检查：可显示或观察到管腔病变，但费用昂贵。

【内治验方】

1. 化痰通络汤：瓜蒌、鸡血藤各20g，桂枝12g，薤白、枳实、厚朴、制半夏、菖蒲、川芎、补骨脂各10g，茯苓、丹参各15g，白芥子、水蛭、炙甘草各6g，细辛5g，黄连3g，水煎服。每次110mL，每日2次，早晚服，1个月为1个疗程。适用于胸痹心痛，身形肥胖，痰多者。

2. 益气活血方：党参、麦冬各20g，黄芪、葶苈子、葛根、丹参各30g，制附片、五味子、泽泻、猪苓各10g。每日1剂，水煎分早晚2次温服。适用于气虚者，症见神疲乏力兼有水肿。

3. 软脉消斑汤：附子、泽泻、姜黄、蒲黄各10g，虎杖、何首乌、生地黄各15g，黄芪30g组成。专人煎煮，头煎、二煎分别加水400mL，水煎30min，各取汁200mL混合，分2次服。适用于气虚血瘀证。

4. 化瘀消痰饮：瓜蒌、丹参、黄芪各15g，半夏、白芥子、旋覆花（包煎）、枳壳、赤芍、川芎各10g，三七粉（冲）5g，水煎服。适用于气滞痰盛者。

5. 温胆汤加二参饮：豨莶草、法半夏、竹茹各10g，茯苓、丹参各12g，甘草

5g，橘红、枳壳各 6g，党参 15g。水煎服。适于痰热内盛者。

6. 三仁安神方：柴胡、黄芩、薏苡仁各 12g，郁金、茯苓各 15g，半夏、杏仁、栀子、白豆蔻仁各 10g，竹茹 8g，龙骨、牡蛎各 30g，合欢皮、酸枣仁、夜交藤各 20g。适用于胸痹兼见失眠较严重的患者。

7. 益心汤：黄芪 120g，郁金、党参、炒白术、丹参、合欢皮、延胡索、土鳖虫、酸枣仁、路路通各 15g，茯苓、红景天、金银花、葶苈子各 30g，佛手 12g，枳壳 24g，桂枝、黄连、当归各 10g，玄参、桑白皮、茜草各 20g，甘草、檀香、砂仁各 6g，水蛭 2g，大枣 5 枚。适用于胸痹日久，心气血阴阳较为亏虚，心血不足，心神不宁且气滞血瘀胀痛隐隐的患者。

8. 活血行气宁心汤：羌活、秦艽、威灵仙、枳壳、瓜蒌、薤白、桂枝、茯苓、丹皮、栀子、天竺黄、陈皮、半夏、胆南星、天麻各 10g，柴胡、当归、白芍各 15g，淡豆豉 8g，炙甘草 3g，葛根、鸡血藤各 30g。每日 1 剂，水煎分早晚服用。适用于气滞血瘀痹阻者。

9. 三参振心饮：川芎、桃仁、红花、高良姜各 10g，北沙参、瓜蒌、党参各 20g，薤白、郁金各 15g，荜茇 12g，乳香、没药各 3g，丹参、珍珠母（冲服）各 30g，三七粉（冲服）3g。适用于胸前区胀痛较重者。

10. 保健方：黄芪、丹参、枸杞子、生山楂各 10g。可用于日常保健，适用于冠状动脉血管形成脂纹脂斑的初期。

11. 参芪安心汤：石菖蒲、丹参、白花蛇舌草、太子参、赤芍各 15g，黄芪 20g，葛根、当归、丹皮、大青叶、全蝎、地龙各 10g，砂仁、草豆蔻各 6g。适用于血瘀痹阻心脉者。

12. 二参桃红饮：党参 30g，炒白术、茯苓各 24g，川芎、桃仁、红花各 10g，丹参、当归、赤芍、鸡血藤各 15g，瓜蒌皮 12g，甘草 6g。每日 1 剂，煎汁 400mL。早晚分服。适用于气滞血瘀的患者。

13. 生脉饮合瓜蒌薤白半夏汤加减：檀香、五味子各 10g，党参、合欢皮、丹参各 30g，瓜蒌 20g，薤白 15g，麦冬、砂仁、半夏、厚朴、(炒）白术、枳壳、陈皮各 12g，水煎服，日 2 次。功能益气养阴，活血行气，化浊宣痹，适于气阴两虚、痰浊阻痹胸阳者。

14. 益气养心汤：人参（另包先煎）、何首乌、山萸肉、五味子各 10g，麦冬 15g，丹参 20g，炙甘草 12g。每日 1 剂，水煎取汁 300mL，分 2~3 次口服。适用于肾阴亏虚的患者。

15. 温阳补肾汤：红参（另煎）、丹参、白术、补骨脂各 15g，茯苓 30g，附子（先煎）、淫羊藿、枳壳各 10g，葶苈子、桑寄生各 20g，炙甘草 6g。适用于肾阳虚衰者。

16. 化痰祛瘀通脉汤：瓜蒌、陈皮各 15g，清半夏 12g，薤白、桂枝、枳实、桃仁、丹参、赤芍各 9g。水煎服。适用于痰盛血瘀者。

17. 岳美中经验方：人参、白术、陈皮、泽泻、炒神曲各 1.5g，黄芪、升麻、苍术各 3g，炙甘草 0.6g，当归、麦冬各 1g，青皮 0.7g，酒黄柏、葛根各 0.3g，五味子 9 粒。水煎服。用于冠心病逢夏即重者，多呈心部隐痛，渴而多汗，气短神疲，懒于动作，不思饮食，脉弦细芤迟。

18. 二参黄精汤：党参、制黄精、丹参、生山楂、广郁金各 90g，蝉蜕 60g，水蛭 30g，檀香 20g。共研极细末，水泛丸如绿豆大，每服 4g，每日 2 次，开水送服。适用于血瘀生热者。

19. 宽胸通痹汤：瓜蒌、丹参、生山楂、炒酸枣仁、鹿衔草各 15g，薤白、降香、麦冬、川芎、赤芍各 10g，桂枝 6g，三七 3g（研末，冲服）。用于心气不足者，常劳累后发作，短气，心慌心悸，脉细弱。

20. 水蛭黄芪汤：水蛭 5g，黄芪 30g，地龙 12g，酸枣仁、当归、川芎、麦冬各 15g，茯神 10g。每日 1 剂，水煎 2 次，取汁 200mL，早晚 2 次分服。适用于气虚血瘀者。

21. 舒郁安心汤：桂枝、薤白、郁金、木香、元胡、五灵脂各 10g，瓜蒌、赤芍、苏梗各 12g，丹参 15g，蒲黄、三七、川芎各 6g，甘草 5g。适用于气滞明显者，症见胸口闷痛，喜叹息者。

22. 补肾养心汤：太子参、麦冬、杜仲、玉竹各 30g，川芎、炒枣仁、枸杞子各 15g。适用于阴虚为主，症见手足心热、面色潮红者。

23. 参夏舒心饮加减：瓜蒌、白术各 15g，人参、川芎各 10g，薤白、法半夏、陈皮各 12g，丹参 25g，桂心 5g，生牡蛎 20g。适用于以疼痛为突出表现的患者。

24. 活血安神汤：丹参、合欢皮各 30g，酸枣仁、夜交藤各 20g，当归、川芎、赤芍、郁金各 15g，三七 3g。适用于兼有失眠，心神不宁的患者。

25. 通脉化痰汤：桃仁、红花、当归、川芎、地龙、僵蚕、陈皮、法半夏各 10g，赤芍 15g，生黄芪、全瓜蒌、豨莶草各 30g。适用于血脉痹阻之心前区刺痛严重者。

26. 参附安神止痛方：人参（另煎）15g，熟附子（先煎）、当归各 12g，桂枝 9g，干姜 8g，檀香（后下）、砂仁（后下）各 5g，丹参、川芎各 30g，红花、延胡索、郁金各 10g。适用于气滞血瘀证，心前区疼痛明显且与情志因素相关者。

27. 双和散：生晒人参 90g，石菖蒲、香附 各 60g，茯神、丹参各 30g，三七、鸡 血藤、血竭、琥珀、远志各 15g。上药研成粉，制成散剂，每日 3 次，每次

2g，饭后开水送服。用于心气不足，兼有痰瘀痹阻之证，冠心病心绞痛发作不频繁的情况下，适合预防、保健、治疗之用。

【外治验方】

1. 体针：①内关、合谷或内关、足三里。疼痛甚者，如真心痛、疼痛发作频繁，可于膻中皮刺，深度至胸骨，埋针。可于膻中旁开各一寸，取两穴，此两穴再向上一寸、二寸处，各取两穴共 7 针，即胸七针。②取内关、公孙、心俞、巨阙为主穴；血瘀加膈俞、血海；痰浊壅塞加太渊、丰隆；阳虚寒凝重用灸法；气阴两虚加阴郄、气海；肾阴虚加太溪；心绞痛加阴郄，膻中透乳根；胸闷加定喘、膻中；心律不齐加郄门；心动过速加间使、手三里；心动过缓加素髎、通里；水肿加三焦俞、肾俞、水分、阴陵泉；心阳暴脱加百会、人中、关元、气海、神阙、足三里。

2. 推拿疗法：①患者坐位，医者按揉肺俞、心俞、膈俞、内关。操作时两侧同时进行，手法宜轻柔而缓和，以患者略感酸胀为度，每穴按揉 2min。再用按揉或一指禅推法在颈椎两侧上下往返治疗约 4min。接着用柔和的滚法在上背部两侧膀胱经往返治疗约 4min。然后直擦上前部两侧膀胱经和背部督脉，均以透热为度。如果心率缓慢且有漏搏时，可加按柔左侧厥阴俞 2~5min；胸闷甚者，加按揉膻中及两侧中府穴各 2min。②点按内关穴：内关穴位于腕臂内侧、掌长肌腱与桡侧腕屈肌腱之间、腕横纹上 2 寸处取穴。内关穴是对心脏调节作用最强的穴位之一，点按内关穴能强心、调节心律、缓解胸闷等不适症状。当心绞痛、心律失常发作时以一手拇指指腹按压另一前臂的内关穴，先垂直向下按再作向心性按压，两手交替进行，两侧内关穴各按压 1min。③揉灵道穴：灵道为手少阴心经的经穴，位于小指内侧腕横纹上 1.5 寸。可用拇指先轻揉灵道穴 1min，然后重压按摩 2min，最后轻揉 1min，每天上下午各揉 1 次，10 天为 1 个疗程，间歇 2~3 天，可进行下个疗程。

3. 耳针：①神门区、心区，埋王不留行，以活血止痛。②取心、神门、交感、皮质下、内分泌、肾。亦可用耳穴压丸法。

4. 灸法：取膻中、天井，用艾条悬灸。适用于心绞痛发作的预防。

5. 拔罐法：①大椎、心俞、膻中；②神道、巨阙、厥阴俞。两组交替使用。

6. 贴敷法：川芎 3g，冰片 1g，硝酸甘油 1 片，共研细末，制成黄豆大丸备用。选取膻中、内关，每穴贴敷 1 粒药丸，胶布固定。每日换 1 次，5 次为 1 个疗程。

7. 穴位注射法：取心俞、厥阴俞、郄门、内关，用丹参注射液和毛冬青注射液交替注射上述穴位，每次选 1~2 穴，每穴注入 0.5~1mL。每日或隔日 1 次，10

次为 1 个疗程。

8. 埋线疗法：取心俞、内关，埋入羊肠线，15 天后可再埋 1 次。适用于冠心病心律不齐者。

【中成药验方】

1. 通心络胶囊：由人参、水蛭、全蝎、赤芍、蝉蜕、土鳖虫、蜈蚣、檀香、降香、乳香（制）、酸枣仁（炒）、冰片组成。用于冠心病心绞痛属心气虚乏，血瘀络阻证，症见胸部憋闷，刺痛，绞痛，固定不移，心悸自汗，气短乏力，舌质紫黯或有瘀斑，脉细涩或结代。亦用于气虚血瘀络阻型中风病，症见半身不遂或偏身麻木，口舌歪斜，言语不利。每粒装 0.26g。一次 2~4 粒，一日 3 次，口服。

2. 芪参益气滴丸：由黄芪、丹参、三七、降香油组成。功能益气通脉、活血止痛，用于气虚血瘀型胸痹，症见胸闷、胸痛，气短乏力，心悸，自汗，面色少华，舌体胖有齿痕，舌质暗或紫暗或有瘀斑，脉沉或沉弦，冠心病、心绞痛见上述证候者。每袋装 0.5g。餐后半小时服用，一次 1 袋，一日 3 次。4 周为 1 个疗程或遵医嘱。

3. 速效救心丸：由川芎、冰片制成。功能行气活血，祛瘀止痛，增加冠脉血流量，缓解心绞痛，用于气滞血瘀型冠心病、心绞痛。每粒重 40mg。含服，一次 4~6 粒，一日 3 次；急性发作时，一次 10~15 粒。

第五节　急性心肌梗死

急性心肌梗死（AMI）是急性心肌缺血性坏死，大多在冠状动脉病变的基础上，由于冠状动脉供血的急剧减少或中断，导致心肌严重、持久地急性缺血而发生的局部坏死。其基本病因是冠状动脉粥样硬化病变的基础上由于斑块脱落或者破裂引起继发性血栓形成，造成冠状动脉严重的持续的阻塞。临床表现为突发严重而持久的胸痛、胸闷，甚至大汗淋漓，气促，不能平卧。中医认识本病较早，《灵枢·厥病》中始称其为“真心痛”。急性心肌梗死在国家标准《中医临床诊疗术语》中所对应的中医病名为“厥（真）心痛”。

【诊断要点】

缺血性胸痛的病史、心电图表现和心肌坏死的血清心肌标志物浓度的动态改变，三个条件必须具备其中两个才可诊断为 AMI。

1. 病史、诱因与发作先兆：大多 AMI 患者既往有心绞痛、高血压等病史，50%AMI 患者在症状发作前具有明显诱因，如剧烈运动、情绪刺激、发热等明显加剧心肌耗氧量的因素都可导致 AMI 的发生。半数以上患者在胸痛发作前数日可有乏力、胸部不适、活动后心悸气促或心绞痛发作较以往频繁等前驱症状，还有以咽痛为AMI发作先兆的。

2. 疼痛：疼痛部位多为胸部，部分患者表现为上腹部疼痛，少数患者表现为下颌、背部疼痛。疼痛特点与心绞痛类似，但持续时间比心绞痛长，心痛强度较重，含服硝酸甘油或休息不能缓解，并常伴有汗出、烦躁不安、濒死感等。

3. 心电图检查：标准12导联心电图典型表现为病理性Q波、ST段弓背向上的抬高和冠状T波。并可判断心肌梗死的部位。

4. 右室梗死的诊断：右室梗死的患者，出现低血压、无肺部啰音和颈静脉压升高的临床三联征，并有右室梗死的心电图表现，即可以诊断为右室梗死。

5. 实验室检查：

(1) 肌钙蛋白（cTnT、cTnI）：特异性及敏感性高，在心肌梗死发生的3~6h内升高，最长可维持14天。

(2) 磷酸肌酸激酶（CK）及其同工酶（CK-MB）：起病6h内升高，3~4天恢复正常。

6. 放射性核素检查：静脉注射99mTc-焦磷酸盐或111In-抗肌凝蛋白单克隆抗体，可显示心肌梗死的部位和范围，前者用于急性期，后者用于慢性期，亦可观察到心室壁的活动情况与左室射血分数、心肌代谢情况。

7. 危险因素：18导联心电图出现ST段抬高的导联越多，患者死亡率越高，如患者有以下几项中的任意一项，则属于高危患者—男性、高龄（>70岁）、既往梗死史、房颤、前壁心肌梗死、肺部啰音、低血压、窦性心动过速、糖尿病。

【内治验方】

1. 宽胸丸：荜茇900g，高良姜、延胡索、檀香各450g，细辛150g，冰片30g。浸膏，晒干，研末，每服0.3g。适用于胸口胀痛较为突出的患者。

2. 破格救心汤：附子、生龙骨粉、生牡蛎粉、活磁石粉各30g，干姜、炙甘草各60g，高丽参10~30g，山茱萸净肉60g~120g，麝香0.5g。水煎服。适用于心区疼痛较重的患者。

3. 顺达汤：莪术、三棱、浙贝母、枳壳、姜黄、僵蚕、白附子、川芎、桃仁、天竺黄各10g，泽兰、益母草各30g，槟榔6g，莱菔子20g，夏枯草15g。水煎服，每日1剂。适用于心痛较为严重的急性心梗患者。

4. 舒心消痛汤：瓜蒌仁、郁金、娑罗子、川芎各10g，丹参15g，失笑散12g（包），细辛3g。水煎服。每日1剂，分2次服。适用于冠心病心肌梗死心阳衰微，阴寒凝滞型。

5. 镇心痛方：瓜蒌、薤白（酒浸）各20g，法半夏、陈皮、茯苓、羌活、苦参各15g，枳壳、甘松、黄连各10g，丹参、生龙牡各30g。水煎服。适用于心区疼痛较为严重的患者。

6. 温阳通络汤：羌活、秦艽、威灵仙、枳壳、瓜蒌、薤白、桂枝、茯苓、丹皮、栀子、天竺黄、陈皮、半夏、胆南星、天麻各10g，柴胡、当归各12g，白芍15g，葛根35g，淡豆豉8g，炙甘草3g，鸡血藤30g。适用于寒凝心脉患者，症见卒然心痛如绞，感寒益甚，甚至胸痛彻背，背痛彻胸，伴形寒肢冷，手足不温，冷汗自出，心悸气短，舌质淡，苔薄白，脉弦紧。

7. 活血通络方：当归、桑葚、远志、炙甘草各15g，桑寄生30g，川芎、熟地黄、灵芝各12g。每日1剂，水煎分早晚服用。适用于胸口刺痛有定处者。

8. 参桂饮加味：红参15g，制附子30g，桂枝、麦冬、白芍、赤芍各12g，炙甘草20g，川芎、五味子各10g，生姜6g，大枣2枚。适用于真心痛合并心衰患者。

9. 益心汤：黄芪120g，茯苓、红景天、金银花、葶苈子各30g，炒白术、党参、郁金、丹参、佛手、合欢皮、延胡索、土鳖虫、酸枣仁、路路通各15g，枳壳24g，桂枝、黄连、当归各10g，檀香、砂仁、甘草各6g，桑白皮、茜草、玄参各20g，水蛭2g，大枣5枚。适用于气滞血瘀型心肌梗死患者。

10. 益气通心方：太子参、丹参各30g，麦冬、酸枣仁各25g，五味子、山楂各20g，降香、郁金、瓜蒌、薤白、黄柏各15g，三七10g。适用于气滞较重者。

11. 宽胸活血汤：瓜蒌壳、当归、赤芍、郁金各15g，薤白、枳实、川芎各10g，丹参30g，红花、甘草各6g。适用于痰浊痹阻证，症见胸部憋闷沉重，痛引肩背，多为体胖之人，伴头晕腹胀，恶心纳呆，心悸气短，舌质淡胖，边有齿痕，苔白厚腻，脉多弦滑或沉迟。

12. 温心汤：人参（另煎）15g，熟附子（先煎）、当归各12g，桂枝9g，干姜8g，檀香（后下）、砂仁（后下）各5g，丹参、川芎各30g，红花、延胡索、郁金各10g。适用于阳气虚损者，症见心胸满闷而痛，动则尤甚，畏寒肢冷，面白唇暗，体倦乏力，气短自汗，舌淡胖，苔白，脉沉细而迟或结代。

13. 抗心梗煎：党参、黄芪各20g，黄精、赤芍各10g，郁金9g，丹参15g，桔梗、川芎、薤白各9g。现代药理研究表明有活化血管，抗心梗的作用。

14. 理气镇痛方：郁金15g，川芎、陈皮、青皮各6g，赤芍、白芍、枳壳各10g，党参12g，甘松25g，细辛3g，葛根30g，丹参20g，炙甘草9g。适用于胸口胀痛较为明显的患者。

15. 宁元散：西洋参、川三七、鸡内金、琥珀、珍珠粉各10g，麝香0.3g。上药共研细末，调匀，每次服2g，日服2~3次。用于心肌梗死，元气虚衰，痰瘀阻络者。

16. 养心定志汤：太子参15g，麦门冬、川芎、茯神（茯苓）、石菖蒲、远志、丹参各10g，桂枝8g，炙甘草5g。水煎服，每日1剂。可用于真心痛属心阳虚损，气滞血瘀，痰饮阻滞，虚实夹杂者。

17. 蒌薤桃仁汤：桃仁9g，郁金、香附、全当归、半夏、瓜蒌各10g，薤白、红花、橘红各6g，丹参15g，茯苓、生山楂各12g。水煎服。每日1剂，日服2次。治疗急性心肌梗死，症见胸痛引臂彻背，胸闷气促，得饮则作恶欲吐，苔白腻，脉细滑。

18. 通梗汤：九香虫、五灵脂、香附各10g，延胡索15g，丹参12g，三七粉3g（研末分2次送服），木香6g。水煎服。每日1剂，日服2次。治疗慢性心肌梗死。

19. 柴国钊养心汤：朝鲜白参（另煎冲）、山萸肉、瓜蒌各12g，熟附片（先煎）、薤白、红花各6g，麦冬、当归各18g，半夏10g，生大黄9g（后下），黄连3g。水煎服。每日1剂，日服2次。用于心肌梗死，虚实夹杂证，症见胸闷神倦，动则汗出，畏寒，便秘，脉细迟。

20. 益心活血方：黄芪、丹参各30g，麦冬、当归、赤芍、郁金各15g，红花12g，桂枝9g，川芎、枳实、半夏、人参各10g。水煎服。每日1剂，分2次服。适于心肌梗死气虚血瘀证，症见心前区突发持续性剧疼，可伴发呕吐，大汗淋漓，四肢厥冷，发绀，血压降低，脉细弱，心音减低，心律失常，甚至心力衰竭。

21. 愈梗通瘀汤：生黄芪、紫丹参各15g，广藿香12g，全当归、玄胡索、川芎藤、佩兰、陈皮、半夏、生晒人参各10g，生大黄6g。水煎服。每日1剂，分2次口服。也可制成丸剂，供康复期应用，1日3次，1次口服3g。

22. 心梗救逆汤：红参（另煎代茶）、熟附片（先煎）各15g，山萸肉10g，当归18g，全瓜蒌12g，薤白、红花、绛香各6g，煅龙骨、煅牡蛎各30g。水煎服。每日1剂，日服2次。适于急性心肌梗死，心源性休克，症见突发心前区绞痛，头晕随即昏倒，面色苍白，神志不清，小便自遗，冷汗湿衣，四肢厥冷，舌淡苔薄白，脉细欲绝。

【外治验方】

1. 体针：①取穴：主穴取内关；配穴第一组取巨阙、心平，第二组取膻中、三阴交。操作方法：双侧内关每次必用，配穴二组交替，在内关效不明显时配用，或者同用。将针刺入内关后，快速提插捻转，频率120次/min左右，运针2min，留针15min刺激不宜过强，务使针感向前胸传导；亦可以上法快速捻转得气后，留针10min，再次捻针，至针感最强时出针。余穴亦用中强刺激，留针20min。留针期间，宜间断运针。②取穴：第一组取巨阙、心平、足三里；第二组取膻中、内关、三阴交。操作方法：每次取一组主穴，两组交替。针刺得气后用中强刺激，留针 20min。每日 1 次，12 次为 1 个疗程，疗程间隔 1~2 日，再针第二疗程。③取穴：内关、水沟。室性心律失常加三阴交、神门；慢速型心律失常加三阴交、郄门；快速型心律失常加膻中、极泉、大陵。操作方法：主穴必取，据症加用配穴。内关穴针尖向上斜刺，施以中等度提插加捻转手法，持续 1~2min；水沟向上斜刺 0.5 寸，用雀啄法 1min。配穴针法，室性心律失常用平补平泻法；慢速型心律失常施以补法，以持续性弱刺激；快速型心律失常采用强刺激泻法。留针 30min，每日 1 次。④取穴：心痛（两乳头连线中点旁开一寸）及双侧内关穴。针刺方向向上，针感向上传至腋下，持续捻针，至舌根部有异物感为止。此法适用于真心痛急性发作时，可缓解疼痛。⑤取穴：主穴取内关穴；配穴取巨阙、膻中、三阴交。操作方法：针用中强刺激，留针 15~30min，务使针感向心前区传导。此法止痛效果较好，可缓解真心痛之胸痛。⑥取穴：主穴取心俞、厥阴俞穴；配穴取内关、膻中、通里、间使、神门、关元、百会、足三里穴。操作方法：重灸关元、百会、足三里穴，其余穴位进行针刺，针刺用中等刺激，留针 20~30min。此法止痛效果较好，可缓解真心痛之胸闷痛。

2. 穴位埋植法：取穴：腰阳关。操作方法：嘱患者取坐位，取准穴位后局部常规消毒。以 2%利多卡因 5mL，在腰阳关穴旁注射一皮丘，然后刺入皮下，再横刺至腰阳关，边进针边注射进行局麻，局麻后用特制的套管针沿麻醉的线路刺入腰阳关，拔出针芯，将一预先高压消毒的穴位助压器装入套管内，用针芯推至套管针顶端，固定针芯，后退套管针，最后针具拔出，穴位助压器则植入穴内，局部以消毒敷料覆盖。一般仅治疗 1 次。

3. 电针疗法：取穴：主穴取膻中、巨阙、内关；配穴取足三里、神门。操作方法：主穴必取，配穴酌加。针刺得气后，接 G6805 型电针机，连续波，用微电流，留针 20~30min，每日 1 次。痛时急刺。连续治疗 7~21 日。并要求病人绝对卧床、吸氧及常规药物治疗。

【中成药验方】

1. 葛根素注射液：本品主要成分为葛根素。可用于辅助治疗冠心病、心绞痛、心肌梗死、视网膜动、静脉阻塞、突发性耳聋。每支 2mL。静脉滴注，每次 200~400mg，加入 5%葡萄糖注射液 500mL 中静脉滴注，每日 1 次，10~20 天为 1 个疗程，可连续使用 2~3 个疗程。超过 65 岁的老年人连续使用总剂量不超过 5g。

2. 麝香保心丸：主要成分为人工麝香、人参提取物、人工牛黄、肉桂、苏合香、蟾酥、冰片。用于气滞血瘀所致的胸痹，症见心前区疼痛、固定不移，心肌缺血所致的心绞痛、心肌梗死见上述症候者。每丸 22.5mg。口服，一次 1~2 丸，一日 3 次；或症状发作时服用。

3. 复方丹参滴丸：由丹参、三七、冰片组成。用于气滞血瘀所致的胸痹心痛，症见胸闷、心前区刺痛。每丸重 27mg。服或舌下含服，一次 10 丸，一日 3 次，或遵医嘱。

第六节　心包炎

心包炎可由多种致病因素而引起，常是全身疾病的一部分，或由邻近组织病变蔓延而来。心包炎可与心脏的其他结构如心肌或心内膜等的炎症同时存在，也可单独存在。心包炎可分急性心包炎和慢性心包炎两种，临床表现为心前区疼痛、畏寒、发热、心悸、多汗、食欲不振、倦怠、全身不适。随着心包积液增多可有干咳、呼吸困难、声嘶或吞咽困难，甚则出现发绀、上腹部疼痛、浮肿甚至休克。急性心包炎常伴有心包渗液，慢性心包炎常引起心包缩窄。本病男性多于女性。中医称之为“支饮”。

【诊断要点】

1. 症状：心前区疼痛，常因体位改变、深呼吸、咳嗽、卧位，尤其当抬腿或左侧卧位时加剧，坐位或前倾位时减轻，常位于胸骨下或心前区，常放射至左肩、背部。后期因大量胸腔积液而出现呼吸困难，甚至出现端坐呼吸。

2. 体征：心包摩擦音，是急性纤维蛋白性心包炎的典型体征。心包积液在 200mL 以上或渗液迅速积聚时则产生心浊音界向两侧扩大、相对浊音界消失、心尖搏动减弱、消失或出现于心浊音界左缘内侧处。心率增快。肝–颈静脉反流征阳性，肝肿大伴触痛，腹水，皮下水肿，出现奇脉。

3. 实验室及其他检查：

（1）心电图检查：主要表现为除 aVR 和 V_1 外，所有导联 ST 段呈弓背向下抬高，T 波高耸直立，一至数日后，ST 段回到基线，T 波低平及倒置，数周后逐渐恢复正常；心包积液时 QRS 低电压，大量积液时可见电交替；无病理性 Q 波，常有窦性心动过速。

（2）超声心动图：是诊断心包积液简便、安全、灵敏和可靠的无创方法。可观察有无心包粘连，若有大量纤维素样物质对预测心包缩窄有意义，可确定穿刺部位，指导心包穿刺。

（3）X 线胸片：当心包积液超过 250mL 以上时，可出现心影增大呈烧瓶状，心影随体位改变而变动；对结核性心包炎或肿瘤性心包疾病也可提供病因学诊断线索。

（4）心包穿刺：当有心包积液时，心包穿刺，将渗液作涂片、培养和找病理细胞，有助于确定病原。

（5）心包镜检：凡有心包积液需手术引流者，可先行心包镜检查，可直接窥察心包，在可疑区域做心包活检，从而提高病因诊断的准确性。

【内治验方】

1. 小陷胸汤合导痰汤加减：南星、半夏各12g，赤茯苓、枳壳（麸炒）各9g，皂角（炙去皮）6g，炙甘草8g，瓜蒌10g。适用于胸中憋闷而痛，喘咳痰多而黄，不能平卧，烦躁不安，心悸气短，舌质红，苔黄腻或白腻，脉滑数或沉滑者。

2. 沉香化气丹：人参、香附子、黑牵牛各10g，苍术、山药、枳壳（麸炒）、枳实（麸炒）各12g，沉香20g，丁香15g，丁皮14g，官桂3g，川浓朴（姜汁炒）、三棱、莪术（煨）、槟榔、白茯苓、干姜、高良姜、白豆蔻（去壳）、南星、砂仁、莱菔子（炒）各6g，紫苏、木香、青皮、陈皮、石菖蒲、神曲、山楂各8g，醋糊为丸。适用于胸膈满闷，呕逆恶心或面目四肢浮肿，上气喘息，卧睡不安者。

3. 温阳化饮方：附子、姜竹茹、葶苈子、五加皮、茯苓、白术各9g，陈葫芦、米仁根各18g，蔓荆子12g，细辛3g。适用于喘促咳嗽痰多，清稀色白，胸膈不快，肢体浮肿，舌体胖有齿印，舌苔白滑，脉弦滑者。

4. 茯苓导水汤：泽泻、茯苓、桑白皮各12g，木香、木瓜各10g，砂仁、陈皮、白术、苏叶、大腹皮、麦冬、槟榔各6g。适用于心包炎饮停日久伴全身水肿者。

5. 甘遂半夏汤：甘遂3g，半夏9g，芍药15g，甘草6g（炙），以水200mL，煮取100mL，去滓。适用心包积液，体格壮盛者。

6. 金不换木香丸：黑丑头末3g，大戟、芫花（炒）、甘遂、生大黄、青皮、陈皮、南木香、青木香、胡椒（病合倍用）、川椒（去白）、槟榔、益智仁、射干、桑白皮、苦葶苈（炒）、大腹皮、泽泻、木通（去皮）、连翘、砂仁、巴豆（去壳，半生半熟）各6g。适用于胸闷憋气，心前区或右肋下胀痛者。

7. 大甘遂丸：芫花、甘遂、葶苈子（熬）、大黄、苦参、大戟、芒硝、浙贝母、桂心各6g，杏仁30枚、巴豆30枚（去心皮熬）、乌喙10g。每服10g，适用于久留水饮者。

8. 血府逐瘀汤加减：桃仁12g，红花、当归、生地黄、牛膝各9g，川芎、桔梗各4.5g，赤芍、枳壳、甘草各6g，柴胡3g。适用于心包炎日久，胸闷憋气，心前区或右肋下疼痛，痛有定处，或心悸气短，舌质暗或有瘀点，舌下脉络怒张，脉弦涩或结代者。

9. 石干散：槟榔、葶苈、石干、黑丑（头末）各 8g，琥珀、沉香、木香各 5g，海金沙 10g。适用于支饮喘息不得卧，夜不能寐者。

10. 复元活血汤：柴胡、桃仁（酒浸，去皮尖，研如泥）、元胡各 15g，瓜蒌根、当归各 9g，红花、甘草各 6g，大黄（酒浸）30g，赤芍 12g，泽泻 10g。研为粗末，每服 30g，加黄酒 30mL，水煎服。适用于心包炎胸痛，胸不任物，饮水即吐的患者。

11. 白半清解汤：白花蛇舌草 20g，半边莲 15g，白术、半枝莲各 12g，甘草、元胡、莪术、三棱各 10g，黄芪 16g，蚤休、泽泻各 8g，猪苓、茯苓各 14g。水煎服。适用于心包炎初期畏寒发热且微有胸闷喘息者。

12. 青州白丸子加减汤（《医学纲目》）：半夏 12g，枳壳（炒）8g，桔梗、陈皮、木通、黄芩各 6g，麻黄 7g，紫苏、防风各 10g，甘草（炙）5g。水煎服。适用于喘息剧烈者。

13. 沙参麦门冬汤合小陷胸汤化裁：麦冬、沙参、黄连、黄连各 10g，玉竹、百部各 12g，杏仁、甘草各 8g，桑白皮 15g，半夏 16g，瓜蒌 20g。水煎服。适用于阴虚内热证，证见午后低热，五心烦热，自汗或盗汗，心悸气短，身倦懒言，动则加剧，舌质淡少津，脉细或结代者。

14. 养心复律汤：人参、半夏、桂枝各 10g，麦冬、炙甘草、五味子、丹参、龙齿、山茱萸各 30g，生地黄、川芎、石菖蒲各 20g，甘松 12g，赤芍、远志各 15g。水煎服，每次 150mL，每日 2 次，早晚温服。适用于心包炎日久，饮停胸胁耗损心阳，心律失常患者。

15. 苓桂术甘汤合六君子汤加减：茯苓、桂枝、白术、法半夏、陈皮、党参各 10g，前胡、紫菀、紫苏子、厚朴、杏仁、白芥子、甘草各 9g。水煎服。适用于饮停胸胁，阳气亏损者。

16. 苓甘五味姜辛汤加减：茯苓、紫菀、款冬花、法半夏、荆芥、防风、前胡、干姜各 10g，五味子、甘草各 6g，细辛 3g。水煎服。适用于支饮内停，复有恶寒发热者。

【外治验方】

1. 心包穿刺抽液：心包积液引起心脏压塞时，应做心包穿刺抽液，其适应证为：①大量渗液或有心脏压塞症状者；②诊断性穿刺；③一般治疗后，渗液无减少趋势者。心包穿刺方法：可先做超声波检查以确定穿刺部位和方向，并将穿刺针与绝缘可靠的心电图机的胸导联相连接进行监护，还应预防性地使用阿托品，防止迷走性低血压。常用的穿刺部位有两处：①胸骨剑突与肋缘相交的尖角处，针头向上略向后，紧贴胸骨后面推进，穿刺时患者采取半坐位，此穿刺点对少量积液者易成功，不易损伤冠状血管，引流通畅，且不经过胸膜腔，故特别适于化脓性心包炎，以免污染。②左侧第 5 肋间心浊音界内侧 1~2cm，针尖向后向内推进，指向脊柱，穿刺时患者应取坐位。操作时应注意无菌操作，针头前推应缓慢。如觉有心脏搏动，应将针头稍向后退，抽液不应过快，在抽液后可将适量抗生素注入心包腔内。

2. 针灸治疗：取穴：曲池、膻中。热甚者加刺大椎穴，胸痛者加刺内关、外关、合谷、心俞、后溪、太冲、神门、通里等穴。操作方法：每次选用 3~5 穴，采用平补平泻法，得气后留针 10~15min，每日 1 次。

3. 压耳穴法：取穴：主穴取心穴；配穴取内分泌、皮质下、肾、神门、交感等穴。操作方法：采用按压耳穴和王不留行籽敷贴法，每次 3~4 穴，每次一侧，隔日换一次。

【中成药验方】

1. 控涎丹：由甘遂去心、大戟去皮、白芥子组成。功能攻逐痰饮，用于化脓性心包炎。每服 5~7 丸，渐加至 10 丸，临卧姜汤送下。

2. 心宝丸：由洋金花、人参、肉桂、附子、鹿茸、冰片、人工麝香、三七、蟾酥组成。用于治疗心肾阳虚、心脉瘀阻引起的慢性心功能不全引起的心包积液。每丸重 60mg。口服，慢性心功能不全按心功能 1、2、3 级一次分别服用 120mg、240mg、360mg，一日 3 次，1 个疗程为 2 个月。心功能正常后改为维持量 60~120mg。

3. 补心气口服液：由黄芪、人参、石菖蒲、薤白组成。功能补益心气，理气止痛，用于有气短、心悸、乏力、头晕等心气虚损型胸痹心痛。每支装 10mL。口服，一次 10mL，一日 3 次。

第七节　病毒性心肌炎

病毒性心肌炎是指嗜心肌病毒感染引起的以心肌非特异性间质性炎症为主要病变的心肌炎。病毒性心肌炎可为流行发病，在一次病毒流行感染期约有 5%的患者发生心肌炎，也可为散在发病，在普通感冒中有 1/3 患者可出现心电图异常。临床上包括从心肌局灶炎症无症状到心肌弥漫性炎症所致的重症心肌炎。病毒性心肌炎临床表现差异性很大，大多数病人呈亚临床型，可以完全没有症状，有症状者轻重不一，多有心悸、气促、心前区不适，重者可并发心律失常、心力衰竭、心源性休克等，累及心包和（或）胸膜者可出现剧烈胸痛。41%~88%患者其病前 1~3 周有前驱病毒感染史。柯萨奇病毒和埃可病毒是人与人之间传播的。传染源为患者及无症状带病毒者。传播方式主要是通过粪–口途径，也可通过咽喉分泌物排除病毒而经呼吸道传播以及经胎盘传染胎儿。《中华人民共和国中医药行业标准·中医病证诊断疗效标准》称本病为“心瘅”。

【诊断要点】

1. 病史：50%以上有上呼吸道感染、腹泻等病毒感染史。

2. 症状：出现不能用一般原因解释的感染后重度乏力、胸闷、头昏、心悸、气短、心前区痛、晕厥等症状。

3. 体征：心尖区第一心音明显减弱、心尖区收缩期吹风样杂音、第三心音舒张期奔马律或第四心音奔马律、心包摩擦音、心脏扩大、充血性心力衰竭或阿–斯综合征等。

4. 实验室及其他检查：

（1）血液生化检查：约半数病人血沉增快，血清肌酸磷酸激酶同工酶（CK–MB）和血清心肌肌钙蛋白 T、肌钙蛋白 I 检测对心肌损伤的诊断具有较高的特异性和敏感性。谷–丙转氨酶检查有助于发现肝功能损伤，结合病原学检查结果可以诊断肝炎病毒性心肌炎。

（2）病原学检查：在急性期从心内膜、心肌、心包或心包穿刺液中检测出病毒、病毒基因片段或病毒蛋白抗原等。

（3）心电图：心电图改变以心律失常尤其是期前收缩最常见。其次为房室传导阻滞，约 1/3 病例表现为 ST–T 改变。

（4）X 线检查：约 1/4 患者有不同程度心脏扩大，搏动减弱。严重者因左心功能不全可见肺淤血或肺水肿的征象。

（5）超声心动图：心脏扩大、室壁运动减弱取决于病毒累及心室损伤的程度和范围。

（6）心内膜活检：应用心内膜活检标本进行病毒基因探针原位杂交、原位（RT–PCR）有助于病因诊断。

【内治验方】

1. 抗病毒方：玉竹、大青叶各 15g，炙甘草、丹参、川芎各 9g，五味子 6g。水煎服。适用于邪毒犯心证，症见心悸气短，发热咽痛，胸闷不舒，纳差乏力，舌红苔白，脉浮数或促。

2. 血府逐瘀汤加减：桃仁、红花、生地黄、川芎、赤芍、柴胡、五味子各 10g，枳壳 12g，黄芪 30g，当归、太子参、麦冬各 15g，丹参 20g。水煎服，日 1 剂，分 2 次服。功能活血化瘀，益气养阴止痛。若伴有房早、室早加紫石英、苦参；病毒感染期加金银花、连翘、蒲公英；心动过速加僵蚕、远志。

3. 包培荣经验方：黄芪 40g，赤芍、麦冬各 12g，西洋参、远志、五味子各 10g，板蓝根、丹参各 20g，贯众、瓜蒌、苦参、白术各 15g，炙甘草 6g。煎服，日 1 剂，分 2 次服。功能益气养阴，清热解毒，适用于病毒性心肌炎气阴亏耗，热、毒、痰、瘀、虚夹杂之候。

4. 养心汤：黄芪 30g，生晒参、五味子、苦参、丹参、南沙参、远志肉、丹皮、炙甘草、麦冬、北沙参、玄参各 10g。水煎服，日 1 剂，分 2 次服。适用于病毒性心肌炎后期，心神不宁，夜不能寐属气阴两虚的患者。

5. 清心生脉饮：川黄连 3g，潞党参 15~30g，麦冬 12~15g，丹参 30g，北沙参 15~30g，元参 9~12g，五味子 3~5g，郁金 12g，降香 5~9g，瓜蒌皮 9g，薤白 5~9g，苦参 10g。每日 1 剂，水煎服，日服 2~3 次。用于病毒性心肌炎，胸痹之气阴两虚兼痰浊瘀滞者，症见胸闷心悸心烦，舌尖红，舌下瘀紫，苔黄，脉细数。

6. 清心饮：黄连、黄芩、竹茹、五味子各 10g，柴胡 12g，半夏、陈皮、枳壳、丹参各 15g，黄芪、沙参各 20g。水煎服，日 1 剂，分 2 次服。适用于湿热侵心证，症见心悸胸闷，寒热起伏，全身肌肉酸痛，肢体乏力，恶心呕吐，腹痛泄泻，舌质红，苔黄腻，脉濡数或结代。

7. 养阴护心汤：党参、丹参、白芍、炙甘草各 10g，麦冬 12g，五味子 5g，桂枝 3g，生地黄 8g，苦参 6g。水煎服，日 1 剂。适用于病毒性心肌炎后期，属心阴耗伤的患者。

8. 养心活血汤：人参 10g（或党参 20g），黄芪 30g，白术、麦冬、桃仁各 15g，炙甘草、五味子、桂枝、生地黄、丹参各 20g，麻黄 6g。煎服，日 1 剂，分 2 次服。适用于病毒性心肌炎属血瘀明显者。

9. 养心汤：酸枣仁、黄芪、茯苓各 20g，柏子仁、半夏、远志、桂枝、党参、麦冬、茯神、当归各 15g，五味子、炙甘草、川芎各 10g。水煎服，日 1 剂，分 2 次服。适用于心脾两虚，阳气亏虚型病毒性心肌炎，见气短，纳差，面色苍白，肢冷多汗，便溏，心率慢，舌淡苔白，脉细无力。

10. 心脉宁：黄芪、葛根、丹参各 30g，龙骨、牡蛎各 20g，当归、白芍各 15g，桂枝、川芎、五味子各 10g，甘草 6g。水煎服，日 1 剂，分 2 次服。适用于病毒性心肌炎以心律失常为主要表现者。

11. 温阳降气汤：桂枝、炒玉竹、麦冬各 10g，五味子、苦参、炙甘草各 5g，檀香 3g（后下），生龙骨 20g（先煎），生牡蛎（先煎）、熟酸枣仁各 25g，党参 12g，丹参、合欢皮各 15g，灯心草 6g，石菖蒲 9g。水煎服，日 1 剂，分 2 次服。适用于病毒性心肌炎证属心阳不足者，症见心悸怔忡，神疲乏力，畏寒肢冷，面色苍白，头晕多汗，甚则肢体浮肿，呼吸急促，舌质淡胖或淡紫，脉缓无力或结代。

12. 清心益心汤：黄芪 60g，黄连、黄芩、黄柏、山栀、连翘、茯苓、郁金香、枳实、丹参、大枣、生甘草各 10g。水煎服，日 1 剂，分 2 次服。适用于湿热较盛的病毒性心肌炎患者，症见胸闷，寒热起伏，全身肌肉酸痛，肢体乏力，舌质红，苔黄腻。

13. 高濯风经验方：五味子 5g，太子参、黄芪各 15g，当归 12g，麦冬、桂圆肉、甘松、炙甘草各 10g。每日 1 剂，水煎 2 次，早晚分服。用于心肌炎的恢复期，迁延期，症见心悸气短，胸闷或痹痛，自汗盗汗，不寐，闻声易惊，神疲乏力，面色白，脉虚数或沉细而结、代，舌淡胖或舌光少津。

14. 破气止痛方：瓜蒌、毛冬青、娑罗子、炒白术各 15g，制半夏、薤白、陈皮、赤芍、丹参各 12g，枳壳、厚朴各 10g，三七花 3g，红景天、党参各 30g，甘草 6g。水煎服。适用于心前区疼痛明显者。

15. 复方四参饮：孩儿参、丹参各 12g，炒枣仁、广郁金、南沙参、苦参各 9g，水炙甘草、水炙远志、莲子心各 3g。每日 1 剂，水煎服，日服 2~3 次。用于病毒性心肌炎后遗症，表邪虽散，湿热未清，气阴暗耗，气血瘀滞，症见心悸怔忡，胸闷胸痛，或见气短乏力，烦躁失眠，脉细、细数或结代，舌苔薄黄或薄腻、质红。

16. 徐承秋经验方：金银花、连翘各 12g，栀子、黄芩各 10g，麦冬、知母各 12g，生石膏 20g，元参、炒枣仁、蒲公英各 12g，甘草 10g。每日 1 剂，水煎服，日服 2 次。用于病毒性心肌炎，邪热犯心，症见发热、心烦、心悸、胸闷痛、便干尿黄，脉数，心律不齐，苔黄厚腻、舌尖红。

17. 毛来法经验方：板蓝根 20g，柏子仁、黄芩、沙参、麦冬各 10g，元胡、木香、生地黄各 6g，珍珠母（先煎）、大青叶、茯神各 15g，炙甘草 3g。每日 1 剂，水煎服，日服 3 次。功能清热解毒，扶正宁心，用于病毒性心肌炎。

【外治验方】

1. 针刺结合穴位注射法：①取穴：中脘、太渊、脾俞、公孙、内关、足三里、三阴交。心阴虚损拟滋补阴液，宁心安神，取神门、内关、肾俞、足三里、三阴交；痰浊内阻拟化痰降浊，通阳宁心，取肺俞、心俞、膻中、巨阙、丰隆、内关、足三里、三阴交；气滞血瘀、心脉闭阻者拟活血化瘀，健脾强心，取膻中、脾俞、内关、足三里、阴陵泉、三阴交；心阳不振拟温补心阳，安神定悸，取百会、大椎、心俞、大陵、内关、足三里、三阴交。操作方法：每次选 4~8 穴，一般留针 30min，每天 1 次，30 次为 1 个疗程。功能健脾补血，益气养心，用于心脾两虚型心肌炎后遗症期。②取穴：同上。操作方法：取黄芪注射液 2~4mL，每穴 0.5mL，每次 4~8 穴，取穴同针刺组，常规消毒，进针后有酸胀麻的感觉后无回血方可缓慢注射。针刺与穴位注射交替进行，每天1次，30天为1个疗程。

2. 温针灸法：取穴：内关穴。操作方法：取2寸毫针，刺入内关穴，左右等幅，行针得气后，点燃艾条一端，烧烤针柄，针刺部位皮肤变潮红，针下产生灼热感，至胸部15~30min/次，1次/天，左右内关穴交替治疗。疗程10天后，诸症消失。为巩固疗效，再灸5天。

3. 电针疗法：取穴：内关、公孙、巨阙、足三里、神门、三阴交、心俞、脾俞。操作方法：患者取俯卧位，穴位局部常规消毒，选用30号1~2寸不锈钢毫针，采取快速无痛进针法针刺各穴，得气后施以提插捻转补泻手法，然后接G6805型治疗机，两组电极分别连接心俞、脾俞、内关、三阴交，先用连续波，刺激量以患者耐受为度，每次通电20~25min，电针频率2次/s，两侧穴位交替针刺，每日1次，10次为1个疗程，治疗1~3疗程。

4. 穴位敷贴法：红花、当归、三七、肉桂、冰片、苏合香、川芎、郁金、没药适量。上药加工成散剂，蜂蜜调和，铺成厚约2mm的软膏。贴于气海、关元、膻中、心俞、厥阴俞，2天更换1次，2周为1个疗程，观察2周。同时配合常规西药治疗。

5. 综合疗法：联合应用连续性肾脏替代治疗（CRRT）、血浆置换（PE）及体外膜肺氧合（ECMO）：①ECMO治疗的方法：利用患者心脏的血液驱动，从股动脉将血液低阻力膜肺经氧合后注入压力较低的股静脉，形成有效简便的呼吸支持。②CRRT方法：采用颈内静脉置管留置双腔导管建立静脉通道，用Aquariu型CRRT机，AN-69-100膜（膜面积0.9m^2）血滤器，Aquariu管道置换液：采用Port配方，除碳酸氢钠外，其余液体装入输液袋中同步输入。采用前稀释输入置换液，2~3L/h，先用2000mL肝素盐水预冲滤器及管道，治疗过程不使用抗凝剂，定时予生理盐水冲洗滤器及管道。③PE方法：用Aquarius型CRRT机，Aquari管道，HF2000膜型血浆分离器，每次治疗置换液中含同型新鲜冰冻血浆1000mL，20%白蛋白250mL、平衡液1250mL，用后稀释输入，置换液入速1000mL/h，每次治疗2.5~3h，不使用抗凝剂。

【中成药验方】

1. 玉丹荣心丸：由玉竹、丹参、降香、五味子等组成。功能益气养阴，活血化瘀，清热解毒，强心复脉。用于气阴两虚或气阴两虚兼心脉瘀阻所致的胸闷、心悸、气短、乏力、头晕、多汗、心前区不适或疼痛，病毒性心肌炎见上述症候者，亦可用于心肌病、心肌损伤、心律失常、反复呼吸道感染、早期复极综合征等。每丸重1.5g。口服。儿童1~3岁一次2丸，3~6岁一次3丸，6岁以上一次4丸，一日3次；成人一次6丸，一日3次。

2. 参芪冲剂：由党参、黄芪等组成。有补益元气、增强免疫力、调节平衡、改善代谢的作用。用于病毒性心肌炎有气虚表现者，每次 10g，每日 2 次，小儿酌减。

3. 藿丹片（心肌片）：本品由党参、淫羊藿、丹参、红花等组成。功能益气活血、通阳补肾、宽胸散结。主治小儿病毒性心肌炎，3~5 岁每次 4 片，5 岁以上每次 5 片，一日 3 次。

4. 通脉口服液：本方由当归、赤芍、降香、山楂、丹参、川芎、姜黄等组成。功能活血化瘀、温通心脉。主治心肌炎。2~6 岁每次服 20mL，一日 2 次，10 天为 1 个疗程。

第八节　扩张型心肌病

原发性心肌病是指一类原因未明的合并心脏功能障碍的心肌疾病。其主要特征为心脏增大，易发生心力衰竭、心律失常、栓塞及猝死等。按心肌病变的类型，本病可分为三型：扩张型心肌病（DCM）、肥厚型心肌病（HCM）和限制型心肌病（RCM）。其中扩张型心肌病最为多见，其主要特征是左心室或双心室心腔扩大和收缩功能障碍，发生心力衰竭。本病起病多缓慢，通常不知不觉中发病，常伴心律失常。病死率较高，年死亡率 25%~45%，猝死发生率 30%，男性高于女性（2.5:1），平均发病年龄约 40 岁。《中华人民共和国中医药行业标准·中医病证诊断疗效标准》称本病为“心胀”。

【诊断要点】

1. 临床表现：心脏扩大，心室收缩功能减低伴或不伴有充血性心力衰竭，常有心律失常，可发生栓塞和猝死等并发症。

2. 辅助检查：X 线检查，心胸比例>0.5；超声心动图示全心扩大，尤以左心室扩大明显，左室舒张末期容积≥80mL/m^2，心脏可呈球形，室壁运动呈弥漫性减弱，射血分数小于正常值。

3. 必须排除其他特异性心肌病。通过问诊、体格检查及影像学检查等方法排除急性病毒性心肌炎、风湿性心瓣膜疾病、冠心病、高心病、肺心病、先天性心血管疾病及各种继发性心肌病等后可确定诊断。

4. 其他检查：检测血清抗心肌肽类抗体，如抗心肌线粒体 ADP/ATP 载体抗体、抗肌球蛋白抗体、抗 α1 受体抗体、抗 M2 胆碱能受体抗体，作为本病的辅助诊断依据。检测患者及其家属成员 HLA 表型和基因型，有助于预测易感人群。心内膜心肌活检对本病诊断无特异性，但有助于与继发性心肌病和急性心肌炎进行鉴别。

【内治验方】

1. 抗病毒方加减：菖蒲、丹参、白花蛇舌草、太子参、赤芍各15g，黄芪20g，葛根、当归、丹皮、大青叶、全蝎、地龙各10g，砂仁、草豆蔻各6g。适用于病毒性心肌炎引起的扩张型心肌病。

2. 郭氏益心汤：黄芪120g，茯苓、红景天各30g，佛手12g，当归、丹参、党参、炒白术、合欢皮、延胡索、土鳖虫、酸枣仁、路路通、郁金各15g，枳壳24g。适用于心气虚弱者，症见胸闷或痛，心悸气急，动则加剧，面色苍白，神疲乏力，舌质淡胖黯红，苔白，脉细结代。

3. 温阳汤：车前子、大腹皮、泽泻、半夏、附子、肉桂、人参各12g，白术、茯苓、猪苓、冬瓜皮、苏子各15g，白芥子10g，白茅根30g，甘草6g，水煎服。适用于扩张型心肌病心力衰竭期，属气阳两虚证者，症见胸闷憋气，或有胸痛，心悸气喘，不能平卧，夜晚加剧，胸腹胀满，纳谷不下，小便短少，腿足浮肿，畏寒肢冷，面色晦滞，口唇青紫，舌淡胖而紫，苔白滑，脉沉细结代。

4. 温窦振心汤：桂枝、赤芍、制附子（先煎）各10g，干姜6g，炙黄芪30g，炙甘草9g，茯苓20g，五味子5g，炒白术15g，大枣9枚。每日1剂，浓煎成200mL，分早晚餐后温服。适用于心阳亏虚的患者。

5. 靖心汤：人参、五味子、麦冬、云苓、猪苓、炙甘草各10g，熟附子、肉桂各8g，黄芪、葛根、丹参各30g。肿甚者加牵牛子、泽泻各10g；有肺气肿者加麻黄8g，射干10g；高血压者加钩藤30g，牛膝、杜仲各10g。本方益气温阳，活血利水，能较好地控制、纠正扩心病引起的心衰，改善微循环，利水消肿。

6. 真武汤合苓桂术甘汤加减：茯苓、黄芪各30g，制附子、白术、丹参各15g，桂枝、白芍各10g。附子先煎1h后，再入他药，每日1剂，水煎服，早晚分次温服。用于心肾阳虚，水气凌心证。

7. 益气荣心汤：山药、丹参 、益母草各20g，桂枝、葶苈子、制附子各10g，人参15g，黄芪、茯苓各30g。适用于心气亏虚者，临床表现以神疲无力，气短懒言，胸前区隐隐闷痛为主要特点。

8. 养心煎：太子参、沙参、丹参各30g，麦冬、白芍、赤芍、生地黄、牡丹皮各15g，五味子、川芎、香附、香橼、佛手、乌药、黄连各10g。适用于扩张型心肌病相对稳定期，见于气阴两虚证，症见胸闷气短，神疲乏力，动则尤剧，心悸怔忡，眠少多梦，口干少饮，或伴眩晕耳鸣，舌黯红，苔薄或红光无苔，脉细涩或细数。

9. 泻肺汤：葶苈子、紫苏子、桑白皮、地骨皮、车前子、半夏、黄芩、虎杖各12g，冬瓜皮、桔梗、浙贝母各15g，瓜蒌、鱼腥草各20g，姜皮、炙麻黄、白芥子各 10g，细辛 3g，甘草 6g，水煎服。适用于胸闷痰盛，气滞饮停的患者，症见喘急气短，夜晚尤甚，不能平卧。

10. 破格救心汤：干姜、炙甘草各 60g，高丽参 10~30g，山茱萸肉 60~120g，附子、生龙骨粉、生牡蛎粉、活磁石粉各 30g，麝香 0.5g。水煎服。适用于心肾阳虚型扩张型心肌病，心衰症状严重者。

11. 调心饮子加减：黄芪 25g，丹参、甘草各 20g，小麦 50g，红枣 5 枚，附子（先煎）、桂枝、麦冬、五味子、人参、红花各 15g，鸡血藤 30g，赤芍 15g，水煎服。适用于心阳不足偏重者。

12. 心肌复原散：黄芪、川芎、丹参、云苓、山药、党参各 30g，红花、当归、石韦、枸杞子、丹皮、石斛各 10g。适用于扩张型心肌病后期，现代药理研究表明，此方具有修复心肌作用。

13. 温肾饮：黄芪、白术、茯苓、紫河车、猪苓、泽泻、杜仲、酸枣仁（打碎）、煅龙骨、煅牡蛎各 30g，党参、桂枝各 20g，附子（先煎 30min）、仙茅、当归、川芎各 15g，三七、淫羊藿各 10g。适用于心肾阳衰证，症见腰膝酸软，四肢逆冷，尿少肿甚者。

14. 温阳降气汤：桂枝、炒玉竹、麦冬各 10g、五味子、苦参、炙甘草各 5g，檀香 3g（后下），生龙骨 20g（先煎），生牡蛎（先煎）、熟酸枣仁各 25g，党参 12g，丹参、合欢皮各 15g，灯芯草 6g，石菖蒲 9g。适用于心阳不足证，症见心悸怔忡，神疲乏力，畏寒肢冷，面色苍白，头晕多汗，甚则肢体浮肿，呼吸急促，舌质淡胖或淡紫，脉缓无力或结代的患者。

15. 炙草三参汤：炙甘草、丹参各 12g，太子参 10g，茯苓、苦参、甘松、麦冬各 9g，桂枝、瓜蒌、生地黄、泽泻各 6g，水煎服。功能益气宽胸，活血复脉，适用于扩张型心肌病患者病情相对稳定期，可常服。

16. 心肌活力饮：黄芪 50g，丹参 20g，三七 1g，连翘 10g，黄连、桂枝各 6g，生地黄、茯苓、牡丹皮各 15g。心肺气虚证加党参；气虚血瘀证加牛膝；阳虚水泛证加茯苓。每日 1 剂，水煎取汁 300mL，分早晚 2 次口服。功能解毒宁心，益气活血。配合西药常规治疗对不同证型扩心病及不同级别心功能患者均可取得良好的治疗效果，可明显改善患者的临床症状、体征。

【外治验方】

1. 血液透析：采用血液透析治疗，选择穿刺位置，进行消毒，与右侧颈内刺入并置入双腔管，血透机进行碳酸氢盐透析，间隔 1 天做 1 次透析，每次 4h，肝素或低分子肝素抗凝。每次治疗前、治疗中和治疗后采血测凝血时间、肾功能、电解质，并持续心电监护，每小时监测心律、心率变化、血压（上机前血压不得低于 90/60mmHg）。

2. 同种异体原位心脏移植术：手术采用标准原位心脏移植术例，双腔静脉吻合法原位心脏移植术。供心热缺血时间 4~8min，冷缺血时间 90~314min。供心按常规步骤、方法获取，心脏灌注、保存均用 U.W.液。手术均在全身麻醉体外循环（24℃~28℃）冲度低温下进行。体外循环时间（118.0 士 74.5）min，主动脉阻断时间（65.5~29.7）min，心脏吻合时间 41~60min。主动脉阻断开放后，心脏均自动复跳。供、受体心脏的各吻合口均采用单层连续外翻缝合方法。

3. 免疫吸附治疗：利用免疫吸附治疗去除血浆中的自身抗体，包括体内多种自身抗体（AAB），例如 β1-肾上腺素能受体抗体、抗毒蕈碱受体抗体、细胞内细胞骨架如肌球蛋白、肌动蛋白等自身抗体治疗扩张型心肌病。这些抗体有类似 β 受体激动剂的作用，使交感神经长时间的过度兴奋，心力衰竭进行性恶化。有研究表明，使用抗 IgG 的抗体较其他非特异性抗体能更为有效地改善心功能，β1-AAB 也只能被抗 IgG 抗体有效地去除。IgG3 是最有活性的固定补体，属于 IgG3 的抗体可能有着严重的前炎症效应，所以移除 IgG 类抗体是对 DCM 免疫吸附治疗的重要机制。免疫吸附治疗能降低扩张型心肌病人 CD3+，CD4+，CD8+T 淋巴细胞的数量，降低 HLA-II 的表达，可减轻心肌炎症反应；主张用 IgG 替代疗法以降低急性感染的危险，并且可与 B 细胞的 Fc 受体结合而减少 B 细胞产生自身抗体，可防止免疫吸附治疗后的反弹现象；此外还有调节细胞免疫及细胞因子代谢的作用。

4. 基因治疗：①载体选择：腺病毒、腺相关病毒。②基因转移方法：指将重组的 DNA 片段导入目的组织，包括冠状动脉腔内转移（如应用导管注入冠状动脉或冠状静脉逆灌注进行转移）和心脏直接注射（注射基因载体到心肌、心室腔或心包）使目的基因在心肌表达；注射基因载体到体内其他特定靶细胞和靶器官，在体内表达出所需要的功能蛋白，从而发挥作用。③靶基因选择：选择合适的靶基因是基因治疗的关键环节。目前认为扩张型心肌病存在心肌细胞基因异常表达，造成心肌细胞骨架蛋白异常、心肌细胞肥大纤维化及细胞内信号传导系统、Ca2+ 调节、细胞生长和凋亡调控机制等发生一系列改变，导致进行性左室、右室或双心腔扩大、左室收缩功能降低。治疗方案可针对 1 个或多个环节。④具体应用：肝细胞生长因子转染治疗、抑制 MCP-1 的基因治疗、PLN 相关的基因治疗。⑤存在问题：虽然基因治疗在上述实验中已经取得了一定的效果，但仍然存在很多问题，包括基因转移所必需的载体的安全性问题，如病毒载体可能重新获得致病能力，致突变、致畸、致癌作用和病毒载体转染组织后可造成免疫应答和炎症反应；基因载体转入的途径及目标组织的选择，如何保证基因转移效能与成功率，基因表达长期选择性和稳定性等问题。因此，基因治疗的安全性和效率成为当前研究人员致力解决的问题。

5. 左室减容术：主要还是沿用 Batista 方法，部分医生在心停搏下完成操作及用不同的方法缝合左室切口。在麻醉后插入食道超声，确定左室的切除部分。建立标准外循环，放置左心引流，在心脏不停搏下完成操作。左室肌肉切除：切口在心尖与前降支之间成 45 度角方向切至后降支，注意勿操作室间隔，至二尖瓣环下 2cm；另一切口从心尖向外延长，直至切除一块钻石形的心肌。对于轻或中度二尖瓣关闭不全，可用 Fuccic 的双孔二尖瓣口化的方法纠正，重度者用 Duran 环整形或换瓣。切口缝合：Batista 用 Prolene 线直接缝合切口，不用垫片以减少组织反应，因为术后左室疤痕组织可能是顽固性室速的根源，并有致死性大出血的危险。主要用于治疗晚期扩张型心肌病的一种手术方法。

【中成药验方】

1. 养心氏片：由黄芪、党参、丹参、葛根、淫羊藿、山楂、熟地黄、当归、黄连、延胡索（炙）、灵芝、人参、甘草（炙）组成。养心氏片能养心气、补心血、温肾阳、通血脉，能扩张血管，加快血流速度，改善心肌的供血供氧，减少心肌细胞变性损伤，能明显增强心肌收缩力，能同时扩张血管和利尿，降低心脏负荷，从而修复受损心肌改善扩张型心肌病心力衰竭症状，延缓病情进展。因此在临床应用上除针对冠心病使用外，对扩张型心肌病心力衰竭患者在常规治疗基础上加用养心氏片治疗。每片重 0.6g。口服，一次 2~3 片，一日 3 次 。

2. 参乌冠心冲剂：主要由红参、黄芪、葶苈子、附子、茯苓、赤芍、乌药等组成。用于扩张型心肌病并糖尿病患者。每包 15g。口服，一次 2 袋，一日 3 次。

第九节　心脏神经症

心脏神经症是神经症的一种，是由于神经功能失调而致的循环功能紊乱，属于以心血管症状为主的神经症。亦称 Dacosta 综合征、劳力综合征、心脏血管性神经衰弱。在临床上出现心悸、胸痛胸闷、气短乏力、失眠等神经症状。多发于青壮年，女性高于男性，尤其是更年期妇女。中医称之为“郁证”。

【诊断要点】

1. 年龄：多为青壮年女性。

2. 症状：精神忧郁或情绪焦虑，主诉繁多，症状多样，典型病例多为：心悸、呼吸困难、胸闷、心前区部位不固定的一过性的隐痛或持久性的隐痛、多汗、疲乏无力、注意力不集中、记忆力减退、易兴奋、烦躁易怒、失眠、多梦等症状。

3. 体征：与症状多相反，许多患者检查时缺乏阳性体征，有些患者心率较快，窦性心律不齐，心尖搏动有力，心音增强，心尖区闻及 1~2 级柔和收缩期杂音，或胸骨左缘第 2~3 肋间 2 级收缩期杂音；患者多有疲倦、紧张、焦虑不安，思维、言谈正常，有时叹息样呼吸，手指可有轻微的颤抖；神经检查可出现腱反射亢进，划痕试验阳性。

4. 心电图：大多数患者心电图无特异性改变 ，有些有窦性心动过速，窦性心律不齐，房性或室性期前收缩，偶可见 ST 段轻度压低及 T 波低平倒置。

【内治验方】

1. 开郁顺心汤：香附、川芎、苍术、神曲、栀子、柴胡、白芍、白术、茯苓各 10g，百合、当归各 15g。水煎服，每次 200mL，每日 2 次。适用于心脾气虚，气阴血瘀证，症见心悸气短，心前区疼痛，易在情绪波动时发生，可伴头痛，失眠，汗出等症。

2. 加味五味子汤：生晒参、百合、炙甘草各 10g，黄芪、五味子、麦冬各 15g。水煎服，每次 150mL，每日 2 次。治疗气阴两虚型心脏神经症，能有效降患者的静息心率。

3. 双仁逐瘀汤加减：柴胡 15~20g，白芍、枳壳、川芎、当归、桃仁各 12~15g，丹参 15~30g，柏子仁、酸枣仁各 30g。水煎，每日 1 剂，分早晚 2 次口服。适用于心虚胆怯，气滞血瘀者，症见胸痛，气短，烦躁，易怒，善惊易恐，坐卧不安，少寐多梦，症状多变，时轻时重，舌质暗或有瘀点、瘀斑，脉弦细。

4. 杨氏养阴汤加减：白芍、焦栀子各 10g，丹参、净百合、夜交藤、炒白术、茯苓、煅磁石、炙龟板各 30g，炒枣仁、柏子仁各 50g，丹皮 12g，石决明 60g，肉桂 3g，炙甘草 6g。水煎服，每日 1 剂，分早晚 2 次口服。适用于心肝阴虚阳亢者，症见胸闷气短乏力，入睡困难，易醒多梦，偶有耳鸣，头晕，双目干涩，五心烦热，汗出，口干口苦发涩，喜热饮，纳少，舌红苔黄略腻，脉弦数。

5. 行气祛痰汤加减：柴胡、枳壳、青皮、丹皮、陈皮、熟大黄各 12g，白芍、香附、栀子各 10g，川楝子、郁金、姜半夏各 9g，茯苓、莱菔子各 30g，炙甘草 3g。水煎服，每日 1 剂，分早晚 2 次口服。适用于肝郁气滞痰阻者，症见自感压力紧张出现心悸，时伴胸闷气短，生闷气时心悸胸闷症状加重，舌淡红，苔薄黄略腻，脉弦。

6. 益气聪明汤加减：黄芪 20g，人参 15g，升麻、葛根、蔓荆子、白芍、黄柏、当归、石菖蒲、远志各 10g，炙甘草 6g，炒酸枣仁 30g。每日 1 剂，水煎取汁，分早晚 2 次温服。适用于心悸气短，胸痛胸闷，失眠，呼吸困难，疲乏无力，情绪抑郁等。

7. 舒肝补血汤加减：栀子、牡丹皮、夏枯草、柴胡、香附、当归、石菖蒲、党参、茯苓各 12g，决明子、川芎、炒白术、焦三仙各 10g，酸枣仁 15g，丹参、夜交藤各 20g，炙甘草 6g。水煎服，每次 200mL，每日 2 次。适用于肝郁气滞，郁热扰心兼气血两虚，心神失养者，症见心悸，胸闷，睡眠不佳，烦躁易怒，情绪不宁，坐卧不安，彻夜难眠，偶有胸部疼痛，时轻时重，气短，头痛，疲乏无力，饮食不佳，大便干燥等。

8. 补血健脾方加减：柴胡、白芍、白术、茯苓、薄荷、炙甘草各 10g，当归、郁金各 15g，丹参 20g，浮小麦 30g，大枣 5 枚。每日 1 剂，水煎分 2 次服。适用于肝郁血虚脾虚、心神失养者，症见胸闷，憋气不适，偶有头晕，恶心呕吐，自觉乏力，情绪易激动，夜间难以入睡，睡中梦多，舌淡暗，苔薄微黄，脉弦细。

9. 宁神安心饮加减：柴胡、白术、陈皮、枳实、半夏各 10g，当归、白芍、茯苓、石菖蒲各 12g，甘草 6g。水煎服，每日 1 剂，早晚分服。适用于肝郁脾虚，胆郁痰扰者，症见心悸，气短乏力，胸闷胸痛，头晕，失眠多梦，纳差，舌质淡红，苔腻或滑，脉弦滑，兼有心烦口苦，呕恶，肢体沉重，目眩等。

10. 胡氏疏肝方：柴胡、当归、白芍、云苓、郁金各 12g，炒枳壳、白术、川芎各 10g，香附 9g，煨姜 15g，薄荷（后下）、炙甘草各 3g。水煎服，每日 1 剂，早晚分服。适用于情志不舒，肝郁抑脾，心失所养，神失所藏者，症见心悸、胸闷，或时有心痛、情志抑郁，善太息或急躁易怒，舌淡苔白，脉弦或弦细。

11. 补肾养阴汤加减：山茱萸、泽泻各 10g，山药、丹皮、茯苓各 15g，坤草、牡蛎、续断、熟地黄各 20g。水煎服，每日 1 剂，早晚分服。适用于肾阴亏虚，神失所养者，症见经量较少，经期延长，伴有腰酸腿软，手足心热，逐渐出现心烦易激，健忘多梦症，悲伤欲哭，舌质红，少苔，脉弦细等。

12. 茯神安心汤加减：茯神、五味子、百合各 10g，当归 20g，黄芪、酸枣仁各 25g，蜈蚣 2 条，川芎、坤草、远志各 15g。水煎服，每日 1 剂，早晚分服。适用于劳神过度，心血暗耗，心神不宁者，症见心悸，动则尤甚，胸部隐痛，多梦易惊，表情淡漠，质淡，苔白，脉细无力等。

13. 朱砂安神丸加减：珍珠母 30g，郁金、丹参、茯神、当归各 15g，生地黄、远志各 10g，黄连、朱砂（另吞）各 5g。水煎服。用于心血瘀阻证。

14. 开心汤：柴胡 12g，白芍 10g，炒枣仁 30g，紫石英 20g，木香、甘草各 6g。阳虚加童参 15g，香附、檀香、桂枝、薤白各 9g；心肾不交加知母、黄柏各 12g。水煎服，日 1 剂，10 日为 1 个疗程。治疗心脏神经官能症。

15. 镇心汤：人参、肉桂、薄荷、地龙、三七各 10g，葶苈子、五味子、龙骨、牡蛎各 30g，酸枣仁、薤白、炙甘草各 20g，冰片 3g，延胡索 15g。水煎服，日1剂，10日为1个疗程。全方具有益气养气养心、滋阴养血、温通心阳、镇惊安神、通络止痛之功，治疗心脏神经官能症。

16. 柴胡加龙骨牡蛎汤：柴胡、半夏、人参、桂枝各10g，黄芩、牡蛎、茯苓、丹参各15g，大黄、甘草各5g。水煎服，日1剂，10日为1个疗程。治疗心脏神经官能症。

【外治验方】

1. 体针治疗：取穴：主穴取神门、内关、公孙、百会、心俞、肝俞、脾俞；配穴取风池、足三里、三阴交、合谷、翳风、太冲。操作方法：患者取坐位，常规消毒皮肤，选用0.30mm×40mm毫针，神门直刺0.3~0.5寸，得气后持续捻针，尽量使针感向上臂和胸部传导，以求气至病所。内关直刺0.5~1寸，得气后持续捻针2~3min，尽量使针感向上臂和胸部传导。公孙向上斜刺0.5~1.0寸，得气后持续捻针，尽量使针感向胸部传导，留针20~30min，中间行针1~2次。百会平刺0.5~0.8寸，心俞、肝俞、脾俞刺0.5~0.8寸。三阴交、风池刺0.5~1寸，足三里直刺0.5~1.5寸，合谷、豁风直刺0.5~1寸，太冲直刺0.5~0.8寸。留针20~30min，中间行针1~2次。隔日治疗1次，10次为1个疗程。一般治疗3~4个疗程。

2. 温针灸治疗：取穴：主穴取神门、内关、膻中、关元；配穴取足三里、气海。操作方法：膻中平刺，余直刺。用毫针针刺得气，于内关、关元、足三里处针身下安置长度约2.5cm的方纸片，纸片质地不宜太薄。于此三穴针柄上安置艾条，每段艾条可切成约1.5cm，点燃，待燃尽后，祛除灰烬，再安置同样长度艾条于针柄上，点燃，如此反复3次。共留针30min左右，10日为1个疗程。间隔2日，再继续下一个疗程。

3. 压耳穴疗法：取穴：神门、交感、皮质下、内分泌、心俞。肝郁化火者加肝俞；阴虚火旺者加肝俞、肾俞；心脾两虚者加脾俞、肺俞；心虚胆怯者加胆俞、脾俞；胃肠湿热者加胃俞、胆俞、三焦俞。操作方法：以75%乙醇常规消毒耳廓，用纹式钳夹取王不留行籽用0.5cm×0.5cm的胶布贴压于穴位上，每日按压3~5次。3~5天后更换另一侧耳穴，两侧交替应用。治疗1个疗程。

4. 按摩推拿治疗：取穴：厥阴俞、心俞、膈俞、肝俞、脾俞、膻中、期门、大陵、内关、神门、血海、足三里、三阴交、太冲。操作方法：手法采用揉、滚、按、擦、颈、胸复位等手法。①患者坐位，术者立其后，用颈项揉拨法，头颈点穴法、肩胛区松解法及扳法等常规手法松解颈肩背部软组织和纠正偏歪的棘突以疏经通络，理筋整复，打通任督脉，以通百脉。②患者仰卧，术者立其床头侧，用头面部常规操作手法作用于头面部的经穴以调诸阳之气，达到安神定志，醒脑明目之功。然后用分推胸肋法、点颤膻中穴法、捧大包法以宽胸理肺。③用胸腹扫散法从左腹向胸掌按指扫至右锁骨下中府穴处，反复数次后，劳宫对准乳根穴处微颤内贯，以宽胸理气，和脾健胃。④心前点贯法：受术者仰卧，术者坐于受术者左侧全身放松，双手五指张开，十指微屈，一次分点在任脉之膻中、中庭、玉堂，足少阴肾经之神藏、步廊与心包经之天池穴上，以意领气，轻点微颤内贯3~5min，以疏经通络，活血养心，培本固源，促进心前区的血循。以改善心肌功能，解烦止痛，镇静安神。⑤足部反射区按摩法：是生物全息理论的具体应用。足反射按摩治疗是在对全身进行调整的前提下，重点治疗脏器神经的功能异常。双足存在着与全身各脏器相对应的反射区，按摩双足可促进全身血液循环，调节各脏器的功能，延缓其衰老过程，使处于紊乱失衡状态的器官功能转为正常，增强内分泌系统功能，提高免疫系统的功能，同时可消除患者的紧张状态，增强患者治愈疾病的信心。

5. 敷脐治疗：黄连6g，肉桂3g。上药共研细末，用时取药末1g，加水适量调为糊状填敷脐部，干棉球覆盖，胶布固定，24h换药1次，每1周为1个疗程，休息3天，再继续下一个疗程治疗。敷脐后1~2h内可有苦、辛之味，须暗示患者此乃药物已发挥作用，为佳兆，治疗期间应详细了解其发病原因，配合心理治疗。

【中成药验方】

1. 归脾丸：由党参、白术（炒）、黄芪（炙）、茯苓、远志（制）、酸枣仁（炒）、龙眼肉、当归、木香、大枣（去核）、甘草（炙）组成。功能益气健脾，养血安神，用于心脏神经官能症伴见属心脾两虚所致的气短心悸，失眠多梦，头昏头晕，肢倦乏力，食欲不振。大蜜丸每丸重9g，每瓶装200丸。口服。一次8~10丸，一日3次。

2. 天王补心丸：由丹参、当归、石菖蒲、党参、茯苓、五味子、麦冬、天冬、生地黄、玄参、远志（制）、酸枣仁（炒）、柏子仁、桔梗、甘草、朱砂组成。功能滋阴养血，补心安神，用于心脏神经官能症属心阴不足所致的心悸健忘，失眠多梦，大便干燥。大蜜丸，每丸重9g。口服。一次1丸，一日2次。

3. 七叶神安片：由三七总皂苷制成。具有益气安神、活血止痛功效，用于心脏神经官能症属心气血不足、心血瘀阻所致的心悸、失眠、胸痛、胸闷。口服且饭后服。一次50~100mg（1~2片），一日3次。

第四章　脾胃科疾病

第一节　胃食管反流病

胃食管反流病（GERD）是指胃十二指肠内容物反流入食管引起烧心、泛酸、反食等症状，可引起反流性食管炎，以及咽喉、气道等食管临近的组织损害，其发病率在世界范围内呈不断上升趋势。根据中西医病名对照，胃食管反流病在中医上称为“食管瘅”，其病位主要在食管，属脾络胃，联系肝胆，上可及咽喉，下连及脘腹。

【诊断要点】

1. 有进食刺激性食物或有毒物品，或常有反胃、吐酸等病史。

2. 常有胸骨后烧灼样不适或疼痛、嘈杂等主症。多于餐后，进食过烫饮食，或摄入茶、酒、咖啡、酸性食品或药物而诱发或加重。疼痛可放射至剑突下、肩胛区、颈、耳后、肩臂。常有反胃，吐物呈酸味或苦味，偶含少量食物。病重者可有咽下疼痛及间歇性吞咽梗死感，或伴有呕血、慢性咳嗽、哮喘、消瘦等。

3. 食管镜、胃镜检查：多见食管下段黏膜呈弥漫性或区域性充血、水肿，正常的黏膜血管网变得模糊不清，有的表面呈颗粒状，触之易出血，可覆盖白色或灰黄色渗出物，或见糜烂、溃疡。

4. X线食管吞钡检查：可见食管下段黏膜皱襞粗乱，也可见食管蠕动减弱，运动不协调或不规则收缩，重症或晚期有食管龛影或管腔狭窄。

【内治验方】

1. 补脾固贲汤：炙黄芪30g，姜半夏、枳实、佛手各10g，党参20g，炒白术、炒白芍、当归、旋覆花（包煎）各15g，柴胡、升麻各6g，炙甘草3g。每日1剂，水煎服400mL，早晚空腹分服。用于胃食管反流，见烧心、反酸、嗳气、胸骨痛者。

2. 舒肝和胃方：党参、柴胡各15g，白术、白芍各12g，茯苓、法半夏、郁金、枳壳各10g，木香9g，黄连、炙甘草各5g。水煎服，日2次。适用于肝胃不和的胆汁反流性胃炎患者。

3. 乌梅丸加减：黄连、当归、乌梅、桂枝、人参各10g，附子（先煎）、细辛、干姜、黄柏各6g，蜀椒4g。每日1剂，煎2次，共得300mL，分早晚2次服用。适用于非糜烂性胃食管反流病患者。

4. 柴胡舒肝散加减：柴胡、川芎、法半夏、香附、陈皮、枳壳、芍药各10g，白术12g，甘草6g。腹胀甚者加厚朴、青皮各12g；腹痛甚者加延胡索、木香各12g。水煎服，1天2次，4周为1个疗程。适用于肝胃气滞证。

5. 复方蜥蜴散：蜥蜴、乌梅、五味子、柴胡、枳实、厚朴、珍珠粉、鸡内金。诸药为散，蒸熟晾干，每次5g，加3g藕粉拌匀，开水调成糊状服，每日3次，餐后2h服用，服药后2h内禁饮食。证属脾胃虚寒者，加附子、桂枝、人参、炙甘草、生姜；证属胃腑湿热者，加苍术、厚朴、陈皮、半枝莲；证属肝胃不和者，加黄芩、柴胡、白芍、乌梅、五味子、半夏、石菖蒲、旋覆花、代赭石；证属气滞血瘀者，加黄芪、白术、三棱、莪术、枳壳、焦三仙等。

6. 半夏泻心汤合栀子豉加减：法半夏6g，黄芩5g，黄连3g，党参20g，栀子、枇杷叶、枳实各10g，煅瓦楞子15g，甘草9g，生姜3片，大枣8枚。水煎服，1日1剂，早晚温服。适用于胆胃不和，气滞血瘀者。

7. 健脾降逆汤：吴茱萸1~3g，川黄连3~5g，太子参30g，威灵仙、白术、云茯苓各15g，桔梗10g，甘草、枳壳各5g。每日1剂，水煎服，日服2次。功能健脾疏肝，降逆止呕，治胆汁返流性胃炎。

8. 胃食管反流方：柴胡、枳壳、黄芩、干姜、甘草、法半夏、党参、旋覆花、木香（后下）各10g，白及12g，浙贝母15g，乌贼骨、木棉花各20g，代赭石25g，五指毛桃30g。每日1剂，1天2次，水煎温服。治疗胃食管反流症。

9. 四君子汤合失笑散加减：党参、白术、茯苓、丹参、海螵蛸各15g，蒲黄（包）、五灵脂（包）、香附各10g，苏梗8g，甘草6g。每日1剂，煎取200mL，早晚两次饭前服。伴有气郁胸闷者，加柴胡、郁金；伴气逆呕吐者，加旋覆花、代赭石；伴泛吐痰涎者，加半夏、陈皮；伴吐甚阴伤着，加沙参、麦冬。

10. 健脾渗湿汤加减：太子参、茯苓、炒白术、厚朴各12g，炒白扁豆、生山药、炒薏苡仁各24g，陈皮、桔梗各10g，甘草、砂仁各6g，炒麦芽30g，鸡内金15g。水煎服，取汁300mL，每日1剂，早晚温服。反酸烧心明显者，加百合20g，海螵蛸30g；胃痛甚者，加延胡索24g，地龙10g，川牛膝30g；胃胀明显者，加三棱、莪术各6g，枳壳12g；伴便秘者，三棱、莪术用至10g；恶心、呕吐者，加丁香、沉香各6g。

11. 降逆和胃方：乌贼骨30g，煅瓦楞子、薏苡仁、代赭石各15g，旋覆花、苏梗、牡丹皮各10g，枳壳12g，蒲公英20g，砂仁、甘草各6g，川黄连9g，吴茱萸3g。开水煎服，每日2次，每日1剂。适用于肝胃郁热型胃食管反流病。

12. 降逆汤加减：柴胡、法半夏、郁金各10g，厚朴、黄芩各12g，白芍20g，白术、枳实各15g，甘草6g。脾胃虚弱者，加党参10g，黄芪20g；口苦明显者，加丹皮、栀子各10g；泛酸者，加煅瓦楞子、乌贼骨各15g；伴有胸骨后疼痛者，加乌药10g，赤芍15g；嗳气呕恶，加旋覆花（包煎）15g。每日1剂，水煎服。

13. 柴胡香附方：柴胡、川楝子、陈皮、枇杷叶、法半夏、竹茹、射干、苏梗各15g，香附、茯苓、炒白术、延胡索、枳实各25g，炙甘草、黄连各6g，肉桂5g。脘腹气滞者，加大腹皮、槟榔、莱菔子、木香、郁金；烧心明显者，加煅瓦楞子、海螵蛸；嗳气反流明显者，加代赭石、旋覆花；咽喉不利或咽部充血明显者，重用射干。

14. 宁神清胆汤：炒柴胡、炒黄芩、姜半夏、炒枳实、延胡索各10g，炒黄连6g。每日1剂，水煎取汁300mL，分早晚2次温服。适用于胆热扰胃型非糜烂性胃食管反流病。烧心、反流明显者，加吴茱萸2g，煅瓦楞子、煅牡蛎各30g；上腹冷痛者，加高良姜5g，制香附10g，片姜黄15g；热重灼痛者，加郁金10g，蒲公英30g；嗳气、恶心明显者，加煅代赭石15g，旋覆花（包）10g；饱胀感甚者，加炒党参15g，制厚朴10g，香橼皮12g。

【外治验方】

1. 针刺法：①取穴：足三里、中脘、三阴交、内关。操作方法：针刺手法用泻法，每日1次，1周为1个疗程，疗程间休息2~3天，治疗时间最长为7个疗程，最短为3天。②取穴：内关、太冲、公孙、中脘、足三里。操作方法：针刺得气后施平补平泻针法，每10min行针1次，留针30min，每日1次，治疗6天，休息1天。

2. 药浴法：苦参50g，薰衣草、艾叶各150g，酸枣仁30g，混合煎30min后取药液5000mL，将药液与纱布包裹的药渣一起放入45℃的热水中，淹没膝盖，下肢和足部浸泡30 min。

3. 火针结合针刺治疗：取穴：①心俞、督俞、膈俞、脾俞、胃俞等；②上脘、中脘、下脘、天枢、章门等；③足三里、阳陵泉、三阴交、太冲等；④手三里、内关、合谷等。操作方法：以上穴位皮肤局部消毒后用火针点刺，然后以毫针刺入后留针30min，1次/天。以上治疗每周3次，9次为1个疗程，一般治疗3个疗程。

4. 药穴指针疗法：郁金、半夏、厚朴、槟榔各24g，丁香、吴茱萸、生姜各10g，香附20g，黄连6g，陈皮18g，旋覆花15g。将上述药物置于棕色瓶中，加入1L 50度白酒浸制2天即得。治疗时医生采用少许的棉花缠指后，蘸适量药液涂敷于患者双侧足太阳膀胱经的肝俞、胆俞、脾俞、胃俞、肾俞及督脉的灵台、至阳、命门、脊中等穴位上，以按揉法、扣法、捏法操作，15min/次，2次/天，上午及下午各 1 次，3 周为 1 个疗程。腹针治疗进行候气、行气和催气，留针 30min 后起针。

5. 电针疗法：取穴：天突、上脘、中脘、下脘、天枢、气海、内关、足三里、太冲。操作方法：各穴常规消毒，患者采取仰卧位，采用 0.30mm×（25~50）mm 毫针针刺，针刺前不可进食过饱。天突穴采用 0.30mm×40mm 毫针，先直刺，然后针尖向下，沿胸骨柄后缘刺人 25mm~35mm，局部以感觉胀麻感为佳，但不可过度深刺及大幅度提插捻转，以防刺入脏器。上脘、中脘、下脘、天枢、气海均选取 0.30mm×（40~50）mm 毫针，前 4 穴直刺入穴位后，施以提插捻转手法，手法均为平补平泻法，以局部胀沉感为佳。气海穴针尖按任脉循行方向，略以向心方向刺入，针刺深度在 30mm~45mm，针感以串麻感或触电感循任脉走行至胃脘部位为佳。内关穴、太冲穴均选取 0.30mm×25mm 毫针针刺，两穴均施平补平泻手法，以酸胀感为度。针刺后加接长城牌 KWD–808I 型电针仪。天突、中脘连接一组电极，上脘、下脘及双天枢穴各连接一组电极，均采用连续波，频率为 100Hz/s。电流强度以患者耐受为度。每次治疗时间 30min，10 天为 1 个疗程，疗程间休息 4 天。总共 2 个疗程。

【中成药验方】

1. 管炎灵颗粒：由黄连、陈皮、制半夏、厚朴、枳壳、旋覆花、金银花、苏叶、蒲公英、麦冬、白花蛇舌草、白及、大贝母、牡蛎、乌贼骨、延胡索、甘草组成。功能理气降逆、清热和中，治疗非糜烂性胃食管反流病。口服，每次 10g，每日 3 次。

2. 胃苏颗粒：由紫苏梗、香附、陈皮、香橼、佛手、枳壳、槟榔、鸡内金（制）组成。辅料为糊精、甜菊苷、羧甲淀粉钠。用于肝胃不和证型胃食管反流病，主要表现为烧心，反酸，胸骨后或胃脘部疼痛，每因情志因素而发作，胃脘胀闷，连及两胁，胸闷喜太息，嗳气频频，大便不畅，舌质淡红，苔薄白，脉弦。每次 1 袋，每天 3 次，开水冲服。15 天为 1 个疗程，可服 1~3 个疗程。

3. 木香顺气丸（颗粒）：由木香、砂仁、醋香附、槟榔、甘草、陈皮、厚朴、枳壳（炒）、苍术（炒）、青皮（炒）、生姜组成。用于气郁痰阻证型胃食管反流病，主要表现为吞咽不利，咽中如有物梗阻，每因情志不畅而加重，时有烧心反酸，嘈杂不适，时有咽痒咳嗽或有痰鸣气喘发作，食欲缺乏，大便不爽，舌淡苔薄白，脉弦或滑。口服。丸剂，每次 6g，每天 2~3 次。颗粒剂，每次 15g，每天 2 次，3 天为 1 个疗程。

第二节　胃炎

胃炎是指多种原因引起的胃黏膜的炎症性疾病，按其临床的发病缓急，一般可分为急性和慢性两类。急性胃炎是指由不同的病因引起的胃黏膜的急性炎症，胃黏膜固有层以中性粒细胞浸润为主，有充血、水肿、糜烂、出血等改变，甚至有一过性的浅表性溃疡形成。慢性胃炎则是由致病因子引起的胃黏膜慢性炎症性病变。按其发病原因，慢性胃炎有原发性和继发性两类，在国家标准《中医临床诊疗术语》的病名定义中，分别有“胃瘅”“胃络痛”“胃痞”和“胃胀”与急性胃炎、慢性胃炎的浅表性胃炎、萎缩性胃炎和肥厚性胃炎相近似或相对应。功能性消化不良亦可参照胃炎辨证论治。

【诊断要点】

1. 急性胃炎多起病较急。慢性胃炎病程迁延，大多症状不典型。

2. 急性胃炎主要临床表现为上腹饱胀、隐痛、食欲减退、嗳气、恶心、呕吐，严重者呕吐物可夹有血性分泌物。慢性胃炎缺乏特异性症状，可出现上腹隐痛，食欲减退，餐后饱胀，泛酸等，萎缩性胃炎患者可出现贫血、消瘦、舌炎、腹泻等情况。

3. 急性胃炎体格检查可出现上腹压痛、肠鸣音活跃、脱水征等。慢性胃炎则大多不明显，有时可有上腹部轻压痛，胃体胃炎严重时可有舌炎和贫血的相对体征。

4. 胃镜检查：急性胃炎胃镜表现为胃黏膜充血、水肿、渗出、出血糜烂等。慢性胃炎中浅表性胃炎胃镜则表现为黏膜充血、水肿，呈花斑状红白相间的改变，且以红相为主。萎缩性胃炎则表现为黏膜失去正常的颜色，可呈淡红色、灰色、灰黄色或灰绿色，重度萎缩呈灰白色，皱襞变细，黏膜下血管透见树枝状或网状，有时可见颗粒增生。胃黏膜组织活检可明确诊断。

【内治验方】

1. 香砂枳术汤：党参、茯苓、枳壳、鸡内金各 10g，木香、炒白术各 6g，砂仁、炙甘草各 3g。每日 1 剂，水煎取汁 300mL，早晚餐前 30min 服用。适用于脾胃虚弱型患者。

2. 益气健脾汤：党参、山药各 15g，白术、神曲、茯苓各 12g，炒麦芽、延胡索、陈皮各 9g，甘草、砂仁各 6g。5~6 岁每日 1/2 剂，7~9 岁每日 2/3 剂，10~14 岁每日 1 剂，均分 2 次温服。适用于儿童脾虚型功能性消化不良。

3. 仁术健脾理气方：砂仁（后下）、半夏、厚朴各 10g，白术、党参、茯苓各 15g，甘草 5g。水煎服，取汁 200mL，每次温服 100mL，早晚各 1 次。适用于出现不同程度的餐后上腹部饱胀、早饱等症状的患者，且上述症状在近 3 月持续存在，排除消化道器质性病变后，临床诊断为功能性消化不良餐后不适综合征者。

4. 柴枳平肝汤：柴胡、枳壳各 15g，佛手、川芎、合欢花、青皮、白芍各 10g，砂仁、甘草各 6g。水煎服，每剂 200~300mL，每日 1 剂，早晚分服。适用于功能性消化不良肝胃不和证者。

5. 百合六磨汤：百合 30g，乌药、川楝子各 12g，鸡内金、延胡索、炒枳实各 20g，檀香、威灵仙、蒲公英各 15g，木香、槟榔各 6g，生大黄（勿后下）9g，香附、甘草各 10g。水煎服。适于有不同程度的上腹疼痛或不适、早饱、腹胀、烧心、嗳气、恶心、呕吐及泛酸等症状的患者。

6. 玉女煎加减：熟地黄、麦冬、知母、牛膝、沙参、玉竹、天花粉、石斛、山楂各 10g，石膏 15g，甘草 6g。水煎服。用于胃热阴虚证。气虚者，可加西洋参或太子参 10g；便秘者，加火麻仁、决明子各 30g，厚朴、枳壳各 10g，大黄 5g，瓜蒌 20g；饮食积滞，纳差者，加山楂、麦芽各 15g，谷芽 10g，鸡内金 20g；反酸明显者，加乌贼骨、瓦楞子各 15g，煅牡蛎 30g。

7. 疏肝健脾方加减：柴胡、香附、白术、陈皮各 10g，党参、谷麦芽、白芍各 15g，炙甘草、生姜各 6g，大枣 3 枚。每日 1 剂，早晚饭后半小时煎服。功能疏肝解郁，养血健脾，用于肝郁脾虚证。腹胀明显者，加槟榔 10g；伴嘈杂反酸者，加黄连 6g；夹痰者，加法半夏 10g；食滞甚者，改谷麦芽 30g；大便不通者，加杏仁 15g。

8. 当归补血汤加减：黄芪 60g，丹参、当归、炒谷芽、炒麦芽各 30g，炒白芍 15g，桂枝、炙甘草各 10g。水煎服，每日 1 剂，早晚温服。适用于气虚血瘀证。

9. 舒胃方：柴胡、香附、白芍、川楝子、延胡索、枳实、旋覆花、白术、焦神曲各 10g。水煎取汁 300mL，早晚饭前半小时服用。适用于肝胃不和证，症见自觉胃脘部痞塞、胀满或胀痛不适者。

10. 参苓白术散：人参、白术、茯苓、山药、炙甘草各 100g，白扁豆 75g，薏苡仁、莲子肉、桔梗、砂仁各 50g。以上药物粉碎成药粉末，每次 6g，每日 3 次，餐后 1h 服用。适用于小儿脾虚气滞型功能性消化不良。

11. 加味连苏饮：浙贝母、苏叶、白及各 10g，黄连、豆蔻各 5g，吴茱萸 3g。煎药取汁 400mL，每日 1 剂，早晚 2 次饭后服用。适用于肝郁化热，胃虚失健之寒热错杂型。泛酸者，加煅瓦楞、煅乌贼骨各 30g；腹胀者，加厚朴、枳实各 10g；胃痛者，加白芍、元胡各 15g，白芷 10g；有幽门螺旋杆菌感染者，加蒲公英、红藤各 15g。

12. 升阳益胃汤：黄芪 30g，法半夏、党参、炙甘草各 15g，防风、白芍、羌活、独活各10g，橘皮、茯苓、生姜、大枣、泽泻、柴胡、白术各8g，黄连3g。每日1剂，每次250mL，早晚分服。适用于脘腹痞满隐痛，纳差，头晕乏力，口淡，喜热饮，辨为脾胃气虚证者。

13. 柴枳理中汤：柴胡、枳壳、白术、半夏、厚朴、炙甘草各10g，党参、茯苓各15g，干姜5g。每日1剂，武火煎煮，取汁300mL，餐后服用，每日2次。适用于脾胃气虚者。

14. 半四左方加味汤：制半夏、黄芩、柴胡各10g，干姜、黄连各4g，党参、枳壳、白芍各12g，甘草5g，吴茱萸3g。证属脾虚气滞型，加茯苓、炒白术各15g，陈皮6g；证属肝胃不和型，加川楝子6g，佛手10g，茯苓、炒白术各15g；证属脾胃湿热型，加芦根15g，石菖蒲12g，苍术6g；证属脾胃虚寒型，加白术、茯苓各15g，木香6g，砂仁（后下）5g，干姜8g；证属寒热错杂型，加陈皮6g，白术、海螵蛸各15g，龙胆草3g。水煎服，餐前半小时服，每次150mL，早晚各1次。

15. 加味三香汤：焦槟榔、莱菔子各20g，茯苓、生白术、党参、枳实、白豆蔻、炒神曲、鸡内金各15g，广木香、香附、藿香、柴胡、厚朴各10g。每日1剂，煎药取汁200mL，于早餐前半小时及晚餐前半小时温服。适用于肝郁脾虚者。

16. 和胃汤：炒莱菔子25g，川朴、陈皮、枳实各20g，党参、柴胡、炒白芍、白术、姜半夏各15g，炙甘草10g。每日1剂，水煎2次，2次药汁混匀后早晚分服。适用于胃脘胀满或疼痛、食少纳呆，伴有情绪抑郁或急躁易怒者。

17.胃康宁：姜半夏、黄芩、干姜、郁金、厚朴、柴胡、炒杏仁、炙甘草各9g，黄连5g，砂仁、川芎各6g，党参、白芍各15g，醋元胡10g，大枣4枚。水煎服，早晚分服，每次150mL，餐前服用。适用于寒热错杂型胃痛。

18. 加味柴胡疏肝散：柴胡、陈皮、川芎、香附、枳壳、木香、乌药、槟榔、九香虫各10g，白芍、麦芽、合欢皮各15g，炙甘草5g。每日1剂，水煎服，早晚分服，饭后半小时服。适用于肝郁气滞型胃痛患者。

19. 枳实消痞汤加减：干姜、法半夏、茯苓、白术、人参、黄连各10g，枳实、厚朴各15g，麦芽、神曲各18g，炙甘草6g。水煎取300mL，早晚2次温服，餐前30min服用。适用于脾虚气滞型功能性消化不良。

20. 连朴饮加减：厚朴、法半夏、紫苏叶、芦根、石菖蒲、陈皮各10g，黄连、甘草各5g。水煎服。适用于湿热中阻型功能性消化不良。

21. 半夏泻心汤加减：半夏、干姜、黄连、党参各10g，炙甘草6g，大枣12g。水煎服。适用于寒热错杂型（上热下寒）功能性消化不良。

【外治验方】

1. 隔姜灸法：取穴：中脘、神阙。操作方法：患者取仰卧位，在中脘和神厥穴各放生姜 1 片，在中心处穿刺数孔，上置艾炷，用线香点燃艾炷，施灸时如感觉灼热不可忍受时，可将生姜片向上提起，衬一些纸片或干棉花，放下再灸，直到局部皮肤潮红为止。可以反复施灸，直到患者胃脘部无胀闷感为度。每日 1 次，10 天为 1 个疗程，共 2 个疗程。

2. 热敏灸法：选取肝俞穴和胃俞穴、上脘穴和下脘穴两水平线之间区域内的热敏化腧穴进行灸治。隔日 1 次，1 周为 1 个疗程，共治疗 4 个疗程。

3. 压耳穴疗法：取穴：胃、脾、肝、十二指肠、小肠、交感、神门、耳迷根。操作方法：每次贴单侧耳，每日饭后自行按压 3 次，4 天后换对侧耳，4 周后观察疗效。

4. 穴位注射疗法：取穴：足三里（双侧）、中脘、天枢（双侧）。操作方法：用一次性无菌注射器刺入穴位，得气后每穴注射 0.5~1mL 复方当归注射液。隔日 1 次，治疗 6 次。

5. 穴位埋线治疗：取穴：中脘、天枢（双侧）、足三里（双侧）。肝胃不和证加肝俞；脾胃虚弱证加脾俞；脾胃湿热证加三焦俞；胃阴不足证加三阴交；胃络瘀血证加膈俞。操作方法：除中脘穴外均用双侧，穴位皮肤常规消毒，浸润麻醉后，将 0 号烙制羊肠线（0.8~1cm）埋入穴位皮下。每周治疗 1 次，共治疗 3 个月。

6. 穴位敷贴：白芥子、细辛各 300g，延胡索、制附子、肉桂、川椒各 100g，以生姜汁调匀，分别敷贴于脾俞、胃俞、肾俞、天枢、神阙、中脘、关元等穴。

7. 电针：取穴：中脘、胃俞（双），配（单侧）足三里。操作方法：患者侧卧位，常规皮肤消毒后。用安迪牌 0.25mm×40mm 的不锈钢针灸针，根据穴位所在部位的特点选择适当的进针，针刺深度、角度完全按照针刺操作的要求，注意谨防刺伤内脏或气胸。进针后行平补平泻手法得气后，辅以电针持续电刺激。予 LH200 型韩式穴位神经刺激仪，接中脘、胃俞（双）、（单侧）足三里穴刺激 30min，疏密波，频率 2Hz/100Hz，以患者耐受为度。

8. 足部反射疗法：全足按摩，重点加强脑垂体、脾、胃、胰腺、十二指肠、肝、胆、小肠、结肠、腹腔神经丛、脊柱反射区、足三里穴及二、三趾额窦。并根据辨证适当地增减反射区或穴位，如恶心呕吐加公孙穴，失眠、头痛、焦虑加三阴交穴、阴陵泉穴、昆仑穴、涌泉穴，胸闷不舒加强胸腺反射区、肋点、太冲穴。手法的力度、频率、次数根据病情，因人、因部位适当调整，每次治疗时间约 40min。

9. 中医推拿：中医推拿主要行腹部推拿、背腰部推拿结合手部相关穴位的应用。常规手法：①摩腹；②揉腹；③提拿腹直肌；④推按肝区；⑤推抹带脉；⑥按压上中下三脘、天枢、章门、期门、气海等穴；⑦颤腹；⑧同时按揉一侧内关、合谷穴；⑨拇指或肘点按、揉拨背部心俞至大肠俞一段；⑩直推背至腰髓。每次

15~20min。随证加减：①气血虚弱：顺时针摩腹，重点加强膈俞、脾俞、气海、关元穴。②阳虚有寒：横推腹部至透热，推擦背腰部至透热，推下丹田。③热证：加强按揉合谷、脾俞、胃俞穴。④食滞、湿困：逆时针摩腹，分推中脘，提拿天枢，按揉阴陵泉、解溪穴。⑤肝郁气滞：分推胸胁，加强推抹带脉、推按肝区，加强按揉内关、期门、肝俞、胃俞穴。⑥若在T6~L4之间有棘突偏歪且压痛明显时，行双掌或双拇指顿挫或坐位脊柱旋转复位法或卧位斜板复位法，纠正脊柱的小关节偏歪及紊乱。时间与疗程：以上治疗每隔1~2天1次，每次约1h，5次为1个疗程，每个疗程之间休息1周。

【中成药验方】

1. 人参健脾丸：由人参、白术（麸炒）、茯苓、山药、陈皮、木香、砂仁、炙黄芪、当归、酸枣仁（炒）、远志（制）组成。用于脾胃虚弱证胃炎，症见胃脘痞满胀痛，食欲减退，不知饥饿，饭后上腹部胀满，恶心呕吐，倦怠乏力，舌淡苔白。口服。一次2丸，一日2次。

2. 香砂平胃颗粒：由苍术（炒）、陈皮、甘草、厚朴（姜炙）、香附（醋炙）、砂仁组成。用于胃炎湿困脾胃证，症见胃脘痞满不舒，食少无味，恶心呕吐，嗳气吞酸，头重身困，怠惰嗜卧，多便溏，舌淡苔白腻。开水冲服。一次1袋，一日2次。

3. 四磨汤：由人参、槟榔、沉香、乌药组成。用于婴幼儿乳食内滞证，症见腹胀，腹痛，啼哭不安，厌食纳差，腹泻或便秘；中老年气滞、食积证，症见脘腹胀满，腹痛，便秘；以及腹部手术后促进肠胃功能的恢复。口服。成人一次20mL，一日3次，疗程一周；新生儿一次3~5mL，一日3次，疗程2天；幼儿一次10mL，一日3次，疗程3~5天。

第三节　消化性溃疡

消化性溃疡（PU）主要指发生在胃和十二指肠的慢性溃疡，因溃疡形成与胃酸、胃蛋白酶的自身消化作用有关而得名，其溃疡的黏膜缺损超过黏膜肌层，不同于糜烂。根据发生部位的不同，它可分为胃溃疡（GU）和十二指肠溃疡（DU）。根据本病的临床表现，在中医学中属于“胃脘痛”的范畴，且与血证有关。在国家标准《中医临床诊疗术语》的病名定义中，消化性溃疡中医诊断为“胃疡”。

【诊断要点】

1. 消化性溃疡为慢性病程，病史可达十几年甚至几十年，且发作有季节性、周期性，常常与缓解期交替出现。

2. 上腹部疼痛是溃疡的主要症状，可呈灼痛、钝痛、胀痛或刺痛，也可呈饥饿样不适感，进食后稍缓解。十二指肠溃疡患者的疼痛具有节律性，常在两餐之间或夜间出现；胃溃疡的疼痛出现在餐后 1h 左右，其节律性较不规则，夜间症状不如十二指肠溃疡明显。

3. 胃镜检查，可见溃疡呈圆形、椭圆形或线形，边缘锐利，光滑，为灰白色或灰黄色苔膜所覆盖，周围黏膜充血、水肿或隆起。胃镜检查是当前诊断溃疡病的最佳方法。

4. X 线钡餐检查，X 线下溃疡的征象是壁龛或龛影，龛影是 X 线检查诊断溃疡病的重要依据。

5. 幽门螺旋杆菌感染（HP）检测，HP 是发生溃疡病的因素之一，细菌培养是诊断 HP 最可靠的方法。

【内治验方】

1. 疏肝和胃汤加减：炒白芍、海螵蛸各 15g，当归、延胡索、川楝子、五灵脂、佛手、檀香各 10g，薏苡仁、炒谷芽、炒麦芽各 20g，炙甘草 6g。泛吐清水较多者，加干姜、茯苓各 6g，陈皮、制半夏各 10g；胃脘寒盛而痛者，加制附子 10g，干姜 6g；灼热疼痛、吞酸嘈杂者，酌加蒲公英 10g，黄连 3g，吴茱萸 6g；嗳气较频者，加沉香 6g，旋覆花 10g；便黑者，加生大黄、白及、藕节各 10g。每日 1 剂，冷水浸泡 30min 后用煎药机煎 45min，煎出药液 350~450mL，分早晚空腹温服。治疗消化性溃疡。

2. 健脾益气方：党参、炒白术、茯苓、陈皮、浙贝母、白及各 10g，乌贼骨 20g，炒白芍 30g，甘草 5g。水煎煮，取汁 200mL，早晚各 1 次。适用于脾胃虚弱型患者，症见胃脘隐痛，腹胀纳少，食后尤甚，大便溏薄，肢体倦怠，少气懒言，面色萎黄，消瘦患者。

3. 健胃愈疡汤：柴胡 8g，党参 15g，白芍、丹参、延胡索各 12g，白及、青黛各 10g，甘草 6g。每日 1 剂，水煎分早晚 2 次服。适用于幽门螺旋杆菌感染，中医辨证为肝郁脾虚型者。

4. 左金溃疡组方：黄连、莪术、郁金各 10g，吴茱萸、川朴、陈皮、白芍、元胡各 15g，乌贼骨、金银花、蒲公英各 30g，甘草 6g。水煎服，每日 1 剂，每日 3 次。适用于胃脘胀痛，食欲缺乏，反酸，胃灼热，嗳气，倦怠者。

5. 香砂六君子汤：茯苓 18g，白术、党参各 15g，陈皮 12g，砂仁、法半夏各 10g，木香、生甘草各 6g。水煎服，每日 1 剂，分早晚 2 次口服。适用于幽门螺旋杆菌阳性，辨证为脾胃虚弱型者。

6. 柴芍益胃汤：柴胡、党参各 15g，芍药、大腹皮、白术、茯苓各 12g，甘草

6g，法半夏、砂仁、木香、陈皮各 9g。水煎服，每日 1 剂，2 次分服，疗程为 5 个星期。用于老年消化性溃疡。

7. 健中调胃汤：党参 15g，白术 10g，姜半夏、陈皮各 6g，降香 10g，公丁香 6g，海螵蛸 15g，炙甘草 6g。水煎服，每日 1 剂，日服 2 次。用于消化性溃疡、慢性胃炎，症见胃痛，嘈杂，泛酸，空腹尤甚，得食稍缓，喜暖喜按，嗳气矢气，大便或溏或燥，舌质淡红，苔白滑，脉沉细或弦。

8. 加味乌贝及甘散：延胡索、川楝肉、佛手、三七粉、乌贼骨、川贝、白及、黄连、甘草各 30g，砂仁 15g，广木香 18g，生白芍 45g。上药共研极细末，备用。每日早、中、晚饭后各吞服 3g，连续服用 3 个月至半年。用于胃溃疡、十二指肠溃疡病肝胃不和者，症见胃脘痛，泛酸，呕吐，黑便，呕血等症。

9. 和胃散：乌贼骨粉 85g，浙贝母粉 15g，甘草 50g，曼陀罗花 1.5g。上药共研细末、备用。每次服 3~6g，日 3 次，饭前服用。可用于消化道溃疡，胃酸过多，胃脘疼痛。

10. 健脾汤：吴茱萸 3g，党参、茯苓各 9g，白术、白芍各 12g，半夏 5g，陈皮 6g，黄连、甘草各 4.5g，瓦楞子 24g。水煎服，每日 1 剂，日服 2 次。用于胃与十二指肠溃疡、慢性胃炎，偏于脾胃虚寒者。

11. 疏肝和胃方：柴胡、郁金、香附、川芎、川楝子、枳壳、白术各 12g，白芍、赤芍、党参各 15g，陈皮、青皮各 10g，茯苓 9g，黄芪 30g，甘草 6g。水煎服，日 1 剂。用于消化性溃疡，证属肝胃不和者。

12. 敛酸生肌溃疡散：生黄芪、干姜、党参、白及、炙甘草、浙贝母、陈皮、白术、海螵鞘。将其按照 12:10:10:6:15:10:9:10:9 的比例进行配制，研成细粉后，过 80~100 目筛，每次 6g，每日 2 次，早、晚各 1 次，白米汤送服。适用于虚寒型消化性溃疡患者。

13. 益气活血方：炙黄芪、黄芪、当归、白术、蒲公英、白及各 15g，炙甘草、仙鹤草各 12g，陈皮、白芍各 11g，红参 10g。水煎服，每天分 2 次服用 1 剂。适用于老年消化性溃疡病。

14. 温胃补脾汤：党参 15g，黄芪、桂枝、法半夏各 9g，木香、厚朴、延胡索、白芍、茯苓、甘草各 6g。水煎至 400mL，早晚分 2 次温服，患者连续治疗 8 周。治疗胃溃疡。胃脘隐痛、胃阴不足者，加麦冬、沙参；兼有瘀血者，加红花、桃仁；反酸患者，加海螵蛸、浙贝母。

15. 养胃清幽汤：太子参、蒲公英各 30g，丹参 20g，黄芩、竹茹各 12g，枳实 10g，莪术、山栀、黄连、半夏各 9g，干姜 5g，砂仁 6g。水煎服至 400mL，每日 1 剂，早晚用温水服用。治疗胃溃疡。胃脘疼痛者，加蒲黄、五灵脂各 10g；烧心泛酸者，加乌贼骨 15g，煅瓦楞子 20g；对于脘腹胀满者，加厚朴、川楝子各 15g；纳差乏力者，加山药、白术各 15g；舌红少苔者，加石斛 12g，生地黄 15g；大便溏薄者，加泽泻、白豆蔻各 15g。

16. 加味小建中汤：生姜、饴糖、乌贼骨各 14g，炙甘草、桂枝各 13g，大枣 9 枚，吴茱萸 5g，黄连 4g，白芍 25g，仙鹤草 30g。水煎至 100mL，每日 1 剂，每日分早、中、晚温服，以 1 周为 1 个疗程。适用于消化性溃疡伴出血者。胃出血以及柏油样大便者，加白及 30g；严重胃痛者，桂枝增加 2g，白芍增加 5g；情绪不佳诱发胃痛者，加香附 8g，柴胡 13g；脾气亏虚者，加黄芪、党参各 16g；呕吐严重者，可将乌贼骨再加 16g，加煅瓦愣子 14g。

17. 肝胃百合汤：柴胡、黄芩各 10g，百合、丹参各 15g，乌药、川楝子、郁金各 10g。日 1 剂，水煎服，分早晚 2 次服。治疗胃、十二指肠溃疡属肝胃不和、肝郁气滞血瘀、肝胃郁热者。

18. 三黄愈疡煎：黄芪 30g，大黄、白及、陈皮、海螵蛸各 10g，鸡内金、白芍、丹参各 15g，生甘草、黄连各 5g。水煎服，早晚各 1 次。适用于长期反复发生的周期性、节律性、慢性上腹部疼痛，上腹部有局限性压痛，胃镜检查可见到活动期溃疡者。

19. 调和解毒汤：柴胡、陈皮、三七粉、白及、黄连、甘草各 6g，炒白芍、茯苓各 12g，炒白术 9g，乌贼骨、蒲公英各 15g。每日 1 剂，水煎分早晚 2 次饭前 30min 服用。治疗消化道溃疡。

20. 脘腹蠲痛汤：元胡、生甘草、白芍、海螵蛸、川楝子、制香附各 9g，蒲公英、白及各 15g，沉香曲 12g，乌药 6g。水煎服。功能舒肝和胃，行气止痛，治疗上消化道溃疡。

21. 溃疡速愈方：酒大黄、焦三仙、鸡内金、枳壳、厚朴、青皮各 10g，木香、没药 3g（或乳香）。水煎服。适于上消化道溃疡初期，属实证者。

【外治验方】

1. 脐疗法：白芍、茯苓、丹参、陈皮、川楝子等加工精制成粉末剂型，以适量药末用棉布扎成厚约 0.5cm 扁圆形药芯，再将药芯置入以布料做成的椭圆形药囊内，药囊大小约 20cm×10cm，囊的两头各缝 100cm×3cm 的松紧带，带端缝以 6cm 的尼龙拉扣，佩戴时将药囊固定于脐部，在背部以尼龙带扣定即可，使用期为 6 个月，根据病情需要，可提前或推后更换药囊。

2. 穴位埋线：取穴：中脘、上脘、脾俞（双）、胃俞（双）。操作方法：上脘透中脘，脾俞透胃俞。嘱病人仰（俯）卧，标定穴位，常规消毒，用 2%普鲁卡因在上脘穴上 0.5cm 处与中脘穴下 0.5cm 处各注射一小皮丘，在皮丘处进出针，用持针器持住三角缝合针，用蚊式钳夹住线头端，将羊肠线（双线）埋入穴位深层并来回牵拉肠线数次，使局部产生酸麻胀感觉，贴皮肤剪断肠线，使进出针处线头回缩至皮下，然后用无菌敷料包扎即可。

3. 温针灸：取穴：中脘、大枢、气海及双侧足三里、肝俞、脾俞、胃俞、肾俞。操作方法：常规消毒后，采用0.30mm×40mm毫针进行针刺，得气后在针柄上接长1寸的艾炷，点燃后行温针治疗。每日1次，5天为1个疗程，共治疗8个疗程，疗程间休息2天。

4. 针灸治疗：取穴：足三里、内关、公孙、中脘、脾俞、胃俞。胃痛甚加梁丘；胃寒甚加灸中脘；腹胀甚加天枢；反酸多加太冲；便秘加支沟；失眠加神门；乏力加灸气海、足三里。溃疡出血（轻度）可辅助用药。以上两组穴位交替使用，每日1次，平补平泻手法，留针30min，5天为1个疗程，每疗程间休息2天，共9个疗程。

5. 耳针疗法：取穴：胃、十二指肠、脾、神门、交感、皮质下区。操作方法：每次取一侧耳穴，双耳交替使用。10天为1个疗程，进行3个疗程后休息10天，总共6个疗程。

6. 刺络拔罐法：患者俯卧，充分暴露背部，在患者背部均匀涂抹一层医用凡士林，选择2号玻璃罐，用闪火法拔罐，手推火罐在患者背部膀胱经第一侧线上，沿膀胱经走行方向上下滑动，力度以患者能够耐受为度，双侧分别滑动5~7次后起罐。在走罐路线上可以发现紫红色充血区为阳性反应点，多位于肝俞、胆俞、脾俞、胃俞、膈俞、肾俞等处，擦去凡士林，反应点上以75%的酒精常规消毒后用三棱针点刺放血，于点刺处拔罐，留罐5~10min，每处放血量3~5mL。隔2日治疗1次，4周为1个疗程。

7. 穴位按摩疗法：取穴：中脘、气海、大枢、足三里、合谷、肝俞、胆俞。操作方法：嘱病人取仰卧位，在病人放松、呼吸均匀的情况下，右手掌放置在左胸部从内往外，从上到下，使用擦法按摩3~5min，以胸肋部发热为好，后按揉内关、中脘、足三里等穴位；俯卧位，从上到下叠掌按揉两边膀胱经，并且点按揉脾俞、胃俞和胃脘痛处相对应的夹脊穴，然后从上到下推脊4~5次，并且拿揉肩井以调和气血3~5次/天，10天为1个疗程。

8. 穴位贴敷疗法：采用自制特效贴敷膏，贴敷膏主要药物包括香附、川芎、木香、延胡索、吴茱萸、栀子等。胃脘痛患者以胃俞、中脘、足三里、神阙等穴位为常规主穴，结合中医辨证，再取1~2穴作为配穴共同贴敷，取4~5穴/天，交替贴敷，时间4~6h或视情况定，1天1次，10天为1个疗程，治疗1个疗程。

【中成药验方】

1. 气滞胃痛冲剂：由柴胡、枳壳、白芍、甘草、延胡索、香附等组成。功能舒肝和胃，理气止痛，适用于气滞型消化性溃疡，症见胃脘胀痛、胁腹胀满者。冲剂，1袋10g。口服，一次1袋，一日2~3次。

2. 益胃膏：由白芍、红藤、蒲公英、陈皮、乌药、甘草、木香组成。功能清热和胃，理气止痛，适用于郁热型消化性溃疡，症见胃脘胀痛、烧灼感明显者。膏剂，每15g相当于原药材5g。温开水冲服，每次15g，早晚各1次。

3. 九气拈痛丸：由香附（醋制）、木香、高良姜、陈皮、郁金、莪术（醋制）、延胡索（醋制）、槟榔、甘草、五灵脂（醋炒）组成。功能理气和胃，活血止痛，适用于气滞型或血瘀型消化性溃疡。每袋18g。口服，每次6~9g，每日2次。

4. 乌贝散（胃溃疡粉）：由海螵蛸（去壳）、浙贝母组成。功能制酸止痛，收敛止血，适用于各种类型的消化性溃疡，症见胃痛泛酸者。饭前温开水送服，一日3次，每次3g。用于治疗十二指肠溃疡可加倍用量。

第四节　炎症性肠病

炎症性肠病(IBD）是一种病因尚不明确的慢性非特异性肠道炎症性疾病，包括溃疡性结肠炎（UC）和克罗恩病（CD）。前者是一种慢性非特异性结肠炎症，病变主要累及结肠黏膜和黏膜下层，范围多自远段结肠开始，可逆行向近段发展，甚至累及全结肠及末段回肠，呈连续性分布，临床主要表现为腹泻、腹痛和黏液脓血便。后者为一种慢性肉芽肿性炎症，病变可累及胃肠道各部位，以末段回肠及其邻近结肠为主，呈穿壁性炎症，多呈节段性、非对称性分布，临床主要表现为腹痛、腹泻、瘘管、肛门病变等。两者均可合并不同程度的全身症状。一般认为本病在中医临床上分属“泄泻”“痢疾”“便血”“肠风”“腹痛”等范畴。在国家标准《中医临床诊疗术语》的病名定义中，本病中医病名为“大瘕泄”。

【诊断要点】

1. 溃疡性结肠炎的诊断要点：

(1）临床表现：有持续或反复发作的腹泻、黏液脓血便伴腹痛、里急后重和不同程度的全身症状。病程多在4~6周以上。可有关节、皮肤、眼、口及肝胆等肠外表现。

(2）结肠镜检查：病变多从直肠开始，呈连续性、弥漫性分布。表现为：黏膜血管纹理模糊、紊乱或消失、充血、水肿、质脆、出血、脓性分泌物附着，亦常见黏膜粗糙，呈细颗粒状，病变明显处可见弥漫性、多发性糜烂或溃疡。

(3) 钡剂灌肠检查可见黏膜粗乱和（或）颗粒样改变，肠管边缘呈锯齿状或毛刺样，肠壁有多发性小充盈缺损，肠管短缩，袋囊消失呈铅管样。

(4) 病理组织学检查：固有膜内有弥漫性慢性炎性细胞、中性粒细胞、嗜酸粒细胞浸润，隐窝有急性炎性细胞浸润，甚至形成隐窝脓肿，脓肿可溃入固有膜，可见黏膜表层糜烂、溃疡形成和肉芽组织增生。

2. 克罗恩病的诊断要点：

(1) 临床表现：慢性起病、反复发作的右下腹或脐周疼痛、腹泻，可伴腹部肿块、梗阻、肠瘘、肛门病变和反复口腔溃疡，以及发热、贫血、体重下降、发育迟缓等全身症状。阳性家族史有助于诊断。

(2) 肠镜检查：可发现结肠有裂隙、瘘管或狭窄等，可见到跳跃式分布的纵行溃疡，溃疡之间的黏膜正常或增生。

(3) 钡剂灌肠：可见多发性、跳跃性病变，呈节段性炎症伴僵硬、狭窄、裂隙状溃疡、瘘管、假息肉及典型的鹅卵石样改变等。

(4) 病理组织学检查：肠道黏膜活检呈干酪性肉芽肿改变可确诊。

【内治验方】

1. 补益脾气方：白术、山药、陈皮、白扁豆、党参各 10g，黄芪、茯苓、薏苡仁各 30g。水煎服，分 3 次服，每日 1 剂。适用于脾胃虚弱型患者。大肠湿热者，加白头翁、蒲公英各 20g，秦皮、黄柏、槟榔、白芍、木香各 10g，黄连 4g；脾肾阳虚者，加党参 15g，茯苓 30g，肉豆蔻、干姜、苍术、乌梅、诃子、五味子、补骨脂各 10g，吴茱萸 5g。

2. 芍黄安肠汤：生甘草、黄连各 6g，炒白芍 20g，黄芩、槟榔、厚朴、煨木香各 10g，丹参、赤石脂各 15g。腹痛较甚者，加川楝子、延胡索各 10g；便血明显者，加茜草、血余炭各 20g；腹泻加重者，加石榴皮 15g，防风 10g；腹冷痛者，加炮姜 10g，桂枝 6g；大便滑脱不禁者，加肉豆蔻 10g；乏力、神疲者，加黄芪、党参各 30g。水煎服，每日 2 次，每次 150mL。治疗湿热蕴肠型克罗恩病。

3. 健脾化湿助运方：淮山药、茯苓各 20g，生薏苡仁 30g，白芍 15g，党参 12g，炒白术、神曲、莲子肉、白扁豆各 9g，陈皮、制半夏、木香、炙甘草各 6g。水煎服，取汁 400mL，分 2 次口服。适用于脾气虚弱、湿浊内生者。

4. 葛根芩连合芍药汤加减：葛根、黄芩、黄连、白芍、地榆、金银花、槟榔、桃仁、红花各 12g，薏苡仁 30g，广木香 9g，肉桂 4g。水煎服，日 1 剂。适用于湿热内蕴证，症见腹痛，腹泻，黏液脓血便，里急后重或肛门灼热，身热，口苦，小便短赤，舌苔黄腻，脉滑数或濡数。

5. 香砂六君子汤加减：党参、炒白术、川芎、红花各 12g，茯苓 15g，砂仁、甘草各 4g，广木香 6g，制半夏、当归、厚朴各 9g，山楂 10g。水煎服，日 1 剂。适用于脾胃虚弱型，症见腹胀肠鸣，腹部隐痛喜按，腹泻便溏，大便有黏液或少量脓血，食后纳差，体倦乏力，面色微黄，舌淡胖或有齿痕，苔薄白，脉细弱或濡缓。

6. 四神丸加减：丹参、炒白术、补骨脂、红花各 12g，党参、川芎各 15g，吴茱萸、五味子、广木香各 6g，肉豆蔻、山楂各 10g，砂仁 4g，当归、陈皮各 9g。水煎服，日 1 剂。适用于脾肾阳虚型，症见腹胀肠鸣，腹中隐痛，喜温喜按，腰膝酸软，食少纳呆，形寒肢冷，面白少气，舌淡胖，苔白润，脉沉细。

7. 六味地黄汤合四君子汤加减：熟地黄、女贞子、党参、黄芪各 15g，淮山药、丹皮、茯苓、补骨脂、淫羊藿、黄精各 12g，泽泻、山萸肉、枸杞子、芡实、白术各 10g，甘草 6g。水煎服，日 1 剂。适用于炎症性肠病并发骨质疏松症者。

8. 健脾补肾方：党参、枸杞子、巴戟天、骨碎补、淫羊藿、谷芽、麦芽各 15g，茯苓、白术、陈皮、法半夏各 10g，炙甘草 6g。水煎服，每次 100mL，早晚各 1 次。适用于炎症性肠病并发骨质疏松症者。

9. 益气健脾祛湿方：黄芪、党参、扁豆衣、淮山药各 30g，白术、白茯苓各 12g，黄柏、北秦皮、鸡内金各 10g，白豆蔻、制黄精各 15g，枳壳 9g，甘草 5g。水煎服，每日 1 剂，早晚分服。适用于外邪伤脾，湿困脾胃，脾失健运者。

10. 肠健平方：党参、焦白术各 20g，茯苓、砂仁、五味子各 15g，薏苡仁、白扁豆、山药、莲子心、马齿苋各 30g，陈皮、桔梗各 12g，乌药 10g，甘草 6g。适用于大便溏泄，症见少量黏液或脓血，反复发作，饮食减少，脘腹胀闷，面色萎黄，懒言乏力，舌淡苔白，脉细弱者。

11. 肠清舒方：白头翁、车前子、土茯苓各 30g，白芍 20g，当归、焦三仙各 15g，黄连、秦皮、槟榔各 10g，黄柏、陈皮、枳壳各 12g，木香、甘草各 6g。适用于症见泄泻，黏液脓血便，气味臭秽，里急后重，肛门灼热，烦热口渴，舌红苔黄腻，脉滑数者。

12. 理肠宝方：丹参、滑石各 30g，当归、厚朴、肉豆蔻各 15g，桃仁、赤芍、淡竹叶、杏仁各 12g，木通 10g。适用于症见腹痛腹胀，嗳气食少，舌质紫暗，边有瘀点，脉弦涩者。

13. 真人养脏汤加减：党参、炒白术、诃子、肉豆蔻各 15g，炙甘草、广木香、罂粟壳、肉桂各 6g，白芍、当归、五味子、吴茱萸各 12g，补骨脂 30g，制附子 10g。适用于症见五更泄泻，夹带脓血，脐腹作痛，泻后则安，形寒肢冷，舌淡苔白，脉沉弱者。

14. 肠舒安方：黄芪 30g，白术、白芍、丹参、茯苓、大麦芽各 20g，陈皮、防风、柴胡、吴茱萸各 12g，黄连、木香、生甘草各 6g。适用于症见腹痛即泻，腹中雷鸣，攻窜作痛，泻后痛减，平素有胸胁胀闷，嗳气不爽，舌淡红苔薄白，脉弦者。

15. 肠炎康加减：生黄芪、马齿苋、阿胶、补骨脂各 30g，党参、炒白术、当归、炒枣仁、白及各 20g，龙眼肉、茯苓、焦三仙各 15g，远志、陈皮各 12g，广木香 3g，甘草 6g。适用于症见便血反复不愈，血色暗红或淡红，面色苍白，体倦乏力，夜寐多梦，舌淡脉弱者。

16. 阳和汤加减：败酱草 30g，白芥子、鹿角霜、薏苡仁、炮姜炭各 10g，赤芍 12g，乌药、小茴香各 6g，生地黄、黄芪各 15g。水煎服，每日 2 次。适用于气血亏虚，阳气不足者，症见乏力怕冷，大便稀溏，赤白黏冻，口唇泛紫，面色无华，舌淡紫苔薄腻，脉沉迟。

【外治验方】

1. 针刺法：①取穴：大横、足三里、大肠俞、公孙、内关。实证用泻法，虚证用补法。②取穴：中脘、天枢、胃俞、肾俞、气海、关元、脾俞、大肠俞、足三里。虚证、寒证可用补法，加温针灸。③取穴：天枢、上巨虚、内庭、合谷、公孙、长强、曲池。用泻法，适用于大肠湿热者。④取穴：脾俞、章门、肝俞、关元、天枢、足三里。用平补平泻法，适用于脾虚肝郁者。⑤取穴：天枢、上巨虚、照海、太溪、合谷、血海。用平补平泻法，适用于津伤血虚。⑥取穴：脾俞、章门、阴陵泉、气海、关元、胃俞、中脘、足三里。用补法加灸法，适用于脾虚湿热者。⑦取穴：中脘、关元、天枢、脾俞、胃俞、大肠俞，虚寒明显者加神阙。用艾条，每次灸 30min。每日 1~2 次，腹部与背部俞穴交替灸。

2. 温针灸：取穴：足三里、天枢、关元、中脘、命门、脾俞、肾俞、大肠俞，湿热壅滞者加内庭、合谷清利湿热；寒湿内积者配三阴交、阴陵泉温中祛湿；便赤白脓血者配隐白理气止血；肛门灼热的加条口、承山通腑清热；少腹痛则配阳陵泉、太冲以理气止痛。操作方法：确定施术的穴位行针刺得气，将艾条切成 2~3cm，不能过长，每段点燃穿在针柄上捏紧施灸。治疗时嘱患者不要随意移动体位，并在施术部位的下方垫一医用纱布防烫伤。待艾条燃尽，除去灰烬，留针 30min 再将针取出，结束治疗。对于久病体虚或是病情严重的可以在艾条燃尽后重新换上连灸 2~3 壮。每天 1 次，15 次为 1 个疗程，疗程间休息 1~2 天。

3. 穴位外敷：有脓血便者，取黄连、木香、吴茱萸研末混合均匀，用醋调后，脐部外敷。伴有腹痛，热证取黄柏、五味子、吴茱萸用醋调后，脐部外敷。寒证取肉桂、丁香、吴茱萸用醋调后，脐部外敷。

4. 按摩法：取穴：双侧足三里穴、双侧三阴交穴、中脘穴、关元穴。操作方法：患者采取放松、自然、舒适的仰卧位，解开裤带、衣扣，充分暴露按摩的部位。用一指禅推法推每穴 1~2min。频率 120~160 次/min。然后双手相叠，右手心紧贴腹部，左手心按在右手背上，两手一齐用力以脐为中心逆时针按摩腹部 5~8min，以揉法为主，手部皮肤不离开腹部皮肤。同时给予良性的心理暗示，肯定患者的进步，引导其调整呼吸和意念。治疗大约需要 20min。每日操作 2 次，上午、下午各一次，操作时间为饭后 1~2h，疗程 1 个月。

5. 穴位埋线：取穴：双侧中脘、大肠俞、天枢、足三里、三阴交及关元。脾胃气虚加脾俞（双侧）、气海；脾肾阳虚加肾俞（双侧）；肝郁脾虚加（双侧）肝俞、太冲。操作方法：患者取仰卧位或俯卧位，常规消毒，将剪好的长 0.5~1.5cm 的羊肠线或可吸收外科缝合线装入特制专用埋线针（C7 或 9 号）的前端内，左手绷紧或提起进针部位的皮肤，右手持针刺入所需深度，进针后出现针感，左手扶住埋线针头，右手推入针芯，退出针管，将羊肠线埋入穴位的肌层内，针孔处敷盖创可贴或输液贴，每次选 3~5 个穴，每 15 天埋线 1 次，2 次为 1 个疗程。

7. 保留灌肠法：首先应用 37℃~38℃纯净生理盐水 500~1000mL 清洁洗肠两次，待把肠道中的粪便清洗出去后再灌肠。对于病变位置较高者，使用加压二联球的灌注方法。在药物灌注时，嘱患者左侧卧位，轻轻加压 50mL 左右气体，以患者自觉无明显腹胀为宜，匀速推注药物，再断开肛管与透明玻璃管的连接口，轻轻按摩患者腹部使气体从患者的肛门排出，然后嘱患者头低臀高侧位或仰位 10~20min，让药物自然流到病变较高的肠段中，在灌肠的过程中应使药物保留 6h 以上。每日灌肠一次，7 天为 1 个疗程，需 48 个疗程。

【中成药验方】

1. 香连丸（片）：由萸黄连、木香组成。主治溃疡性结肠炎大肠湿热证型。主要表现为腹痛腹泻，黏液脓血便，里急后重，肛门灼热，口苦，小便短赤，舌质红，苔黄腻，脉滑数或濡数。口服。片剂，每次 5 片（大片），每天 3 次；小儿每次 2 或 3 片（小片），每天 3 次。

2. 香砂六君子丸：由木香、砂仁、陈皮、制半夏、党参、白术、茯苓、炙甘草组成。用于溃疡性结肠炎脾胃气虚证和肝郁脾虚证型。主要表现为腹泻便溏，有黏液或少量脓血，食少纳差，食后腹胀，腹部隐痛且喜按，肢倦乏力，面色萎黄，舌质淡或舌胖有齿痕，苔薄白，脉细弱或濡缓。口服。水丸，每次 6~9g。每天 2 或 3 次；浓缩丸，每次 12 丸，每天 3 次。

3. 四神丸（片）：由肉豆蔻（煨）、补骨脂（盐炒）、五味子（醋制）、吴茱萸（制）、大枣（去核）组成。功能温肾散寒，涩肠止泻，用于溃疡性结肠炎脾肾阳虚证型，主要表现为久泻不愈，大便清稀或伴有完谷不化或黎明前泻，脐中腹痛，喜温喜按，腰膝酸软，形寒肢冷，食少神疲，舌质淡，舌体胖有齿痕，苔白润，脉沉细或尺脉弱。口服。丸剂，每次 9g，每天 1 或 2 次；片剂，每次 4 片，每天 2 次。

第五节　功能性便秘

功能性便秘（FC）是一种功能性肠病，表现为持续的排便困难、排便频率减少或排便不尽感，同时需除外肠道或全身器质性病因及药物因素，并且不符合肠易激综合征的诊断标准，并满足一定的时间条件。中医将其称为“便秘”或称“脾约”，与大肠传导功能失常有关。

【诊断要点】

1. 临床上以便秘症状为基础，需要排除可能引起便秘的器质性因素、药物因素等。

2. 便秘病史在 6 个月及其以上，并且主要症状性质近期没有发生变化或恶化，如体重下降、便血或粪便潜血阳性、有炎症性肠病、腹部包块或贫血等。

3. 符合罗马Ⅲ功能性便秘的诊断标准：

在过去的 12 个月中至少 12 周连续或间断出现以下 2 个或 2 个以上症状。

（1）至少 25%的排便感到费力。

（2）至少 25%的排便为干球粪或硬粪。

（3）至少 25%的排便有不尽感。

（4）至少 25%的排便有肛门直肠梗阻感或阻塞感。

（5）至少 25%的排便需要手法帮助（如用手指帮助排便，盆底支持）。

（6）排便次数<3 次/周，在不使用泻药时很少出现稀便，不满足肠易激综合征的诊断标准。

【内治验方】

1. 济川煎合黄芪汤加减：肉苁蓉 20g，黄芪、当归各 15g，牛膝 12g，泽泻、升麻各 9g，枳壳 6g，火麻仁、白蜜各 10g，陈皮 8g。伴气虚下陷脱肛者，升麻用至 15g，加人参 10g，柴胡、桔梗各 15g；伴气滞腹胀痛者，加莱菔子、厚朴各 15g；伴大便燥结难下者，加郁李仁 15g，杏仁 10g。每日 1 剂，水煎分早晚服用。用于阳虚便秘。

2. 老人便秘方：黄芪 30g，威灵仙 10~20g，当归、金银花、白芍、麻仁、肉苁蓉 20g，厚朴、酒大黄各 3~10g。水煎服，日 1 剂，酒大黄不后下，此方可连服，待大便调顺再停药。随症加减，治疗老年虚证便秘。

3. 冉雪峰便秘汤：玄参、麦冬、生地黄各 12g，郁李仁（打碎）、火麻仁（打碎）、枳壳各6g。水煎服，每日1剂，日服3次。用于阴虚便秘，习惯性便秘。

4. 健脾润肠汤：元参、生白术各30g，生黄芪、火麻仁、全瓜蒌、莱菔子各20g，茯苓、枳实各10g，杏仁9g，炙甘草5g。水煎服，每次200mL，每日2次。适用于脾虚肠燥型便秘，症见大便干结，秘结不通，或排出不畅，伴有乏力自汗，气短食少，困倦懒言，舌淡苔薄白，脉沉细。

5. 五仁汤加减：火麻仁、松子仁、石斛、枳壳各10g，桃仁、柏子仁、陈皮、炒麦芽各15g，郁李仁5g，当归12g，甘草6g。水煎服，日1剂。用于阴虚肠燥型便秘。口干身热者，加枳实10g；腹部胀痛甚者，加莱菔子10g；七情郁结者，加白芍15g，柴胡10g；气逆呕吐者，加半夏10g；手足不温者，加干姜5g，党参15g；脘腹痞满者，加生薏苡仁15g；手足心热者，加知母10g。

6. 四生仁汤：生黄芪、生白术、生首乌、生地黄、瓜蒌仁、火麻仁、当归各15g，郁李仁10g，桃仁、知母各12g，玉竹18g。水煎服。用于气阴两虚型便秘。气虚明显者，生黄芪、生白术可加量至30g，酌情加入党参15g；气滞者，加陈皮、青皮各9g，枳实15g，木香6g；血虚为主者，当归可加用至30g；阴津亏虚、肠燥便秘者，生地黄、知母可加至30g，加玄参、麦冬各12g；阳虚肠燥者，加肉苁蓉、锁阳各15g；便秘已久，气滞血瘀者，症状较轻可加入木香、厚朴各6g，枳实15g，严重者可加三棱、莪术各15g。

7. 滋阴养血润肠汤：生地黄20g，当归10~15g，玄参15~30g，麦冬15~30g，火麻仁、瓜蒌、柏子仁、郁李仁、黑芝麻各15g，桃仁、枳壳、杏仁各10g，酒大黄6g，肉苁蓉18g。水煎服，每日1剂，取浓煎液约400mL，早晚分服。用于血虚型便秘。气虚者，加生黄芪12g；若服药后大便每日行2次以上者，酒大黄由6g减至3g。

8. 加味通幽汤：当归20g，升麻、黄芪、生地黄、熟地黄、沙参、肉苁蓉、火麻仁各10g，桃仁（研末）、红花、槟榔细末、炙甘草各5g，白术15g。水煎服，分早晚2次餐前温服，每日1剂。适用于老年性功能性便秘。

9. 调气润肠汤：白术、火麻仁、瓜蒌各20g，枳实、白芍各15g，怀牛膝、杏仁、升麻、陈皮、泽泻各10g，甘草6g。水煎服，取汁100mL，每日睡前1~2h服。用于慢性功能性便秘。气虚严重者，加党参6g，黄芪8g；阳虚者，加肉苁蓉8g，肉桂6g，黑芝麻5g；血虚严重者，加当归6g，阿胶、熟地黄各5g；阴虚者，加玄参6g，知母8g，生地黄5g；腹胀苔腻者，加砂仁8g；腹胀者，加厚朴、莱菔子各6g，大腹皮5g；焦虑、失眠者，加合欢皮5g，郁金8g；纳差者，加神曲5g，麦芽6g。

10. 健脾宣肺润燥方：生白术30g，黄芪、麦冬、北沙参、生地黄、桑叶、瓜蒌仁、杏仁、紫菀各10g，决明子20g。水煎服，每日1剂，分早晚服。用于慢性功能性便秘。阴血亏虚明显者，加当归、熟地黄、何首乌各10g；阴虚火旺或气滞化火者，加黄芩、栀子各10g；腹胀气滞者，加枳壳、槟榔、乌药各10g；阳虚肢冷畏寒者，加肉苁蓉15g。

11. 补气宣上通下汤：郁李仁12g，炒莱菔子、紫菀、厚朴、枳实各10g，炙黄芪15g，白术60g。每日1剂，煎取200mL，饭前30min服，每天3次。适用于肺脾气虚型便秘。

12. 三参滋胃饮：三参25g，苦参、川楝子各15g，丹参20g，木香、砂仁各10g。水煎至200mL，分早晚服。适用于老年功能性便秘。

13. 活血润燥汤：当归、桃仁、火麻仁各12g，肉苁蓉、何首乌各20g，防风10g，熟大黄15g。每天1剂，水煎至450mL，分3次服用。适用于阳气不足而导致血瘀型便秘。

14. 滋肾清肝汤：生地黄、熟地黄、白芍各40g，山萸肉12g，淮山药16g，柴胡13g，当归10g，女贞子、桑葚子、决明子各30g。水煎至200mL，每日1剂，每剂煎2次，早晚空腹服用。适用于难治性慢性功能性便秘。

15. 润肠生津方：白术40g，麻子仁、白芍药、玉竹、杏仁、何首乌各10g，麦门冬、生地黄、玄参各30g，甘草6g，黄芪、桔梗、瓜蒌各20g。每天1剂，水煎2次取汁300mL，分早晚2次服。适用于阴虚型功能性便秘。

16. 枳术通便汤：白术30g，黄芪、白芍、莱菔子、火麻仁各20g，枳实、当归、党参、玄参、丹参、木香、桃仁各10g，炒二丑3g，甘草5g。加水1000mL，浸泡20min，武火煎沸，文火再煎30min，取药汁约400mL，早晚每次服200mL。适用于证属中气不足，气滞血瘀者。

17. 补中润肠方：黄芪50g，生白术、玄参、鸡血藤各30g，杏仁、桃仁、郁李仁、木香、陈皮、厚朴、白芍各10g，肉苁蓉、火麻仁、生地黄各20g。水煎服，每日1剂，分2次服。用于气虚型功能性便秘。

18. 健脾益气通腑汤：党参、枳实、厚朴、当归各10g，茯苓20g，生白术、生黄芪各30g，火麻仁15g，甘草5g。药物清水浸泡1h后开始煎煮，第一煎开锅后煮30min，第二煎开锅后煮20min即可，2次共取汁400mL，分别于早餐前和晚餐前30min温服。适用于脾虚气滞型老年性功能性便秘者。

19. 增水行舟：肉苁蓉15~24g，熟地黄12~18g，当归、郁李仁（炒）、黑芝麻（炒）各9~15g，知母、胡桃仁（炒、去脂皮）6~9g，炒枳壳4.5~6g，玉竹9~12g，砂仁（捣）3~6g。上药加水200mL，浸泡半小时，以文火煎取100mL。药渣再加水150mL，煎取100mL。两煎混合，分两次于午、晚饭前温服。忌食辛辣食物。

用于老年性便秘。

20. 调肝承气汤：小柴胡、生大黄、郁李仁、火麻仁、龙胆草、生栀子、车前仁、福泽泻、油当归、大白芍各 10g，江枳实、川厚朴、胡黄连各 6g，生地黄 15g，炙甘草 3g。水煎服。用于热结便秘。

【外治验方】

1. 针灸疗法：取穴：天枢、上巨虚、支沟、照海、中脘。操作方法：患者取仰卧位，充分暴露相关部位，针刺部位皮肤酒精常规消毒后，选取 0.35mm×25~40mm 规格的针灸针，快速进针，“天枢”直刺 0.8~1.2 寸，“上巨虚”直刺 1~1.5 寸，“支沟”直刺 0.5~1 寸，“照海”直刺 0.5~0.8 寸，“中脘”直刺 1~1.5寸，以得气为度，留针 30min，出针后用无菌干棉球按压针孔防止出血。每日 1 次，连续治疗 6 次，2 周为 1 个疗程，休息 3 天再行第 2 个疗程，共治疗 2 个疗程。

2. 艾灸：取穴：天枢（双）、上巨虚（双）、支沟（双）、照海（双）、中脘。操作方法：患者仰卧位，充分暴露相关部位，艾灸部位皮肤酒精常规消毒后，选用清艾条，燃端最下端与所灸穴位皮肤表面垂直距离 2~3cm，问询患者感觉，以患者能否耐受为准，皮肤有温热感而无烧灼感为佳，用艾灸架温和灸 20min，期间要时时注意打灰，避免热灰掉落皮肤引起烧烫伤，时时询问患者，随时调整艾条高度。20min 后用灭火器灭掉艾条。每日 1 次，连续治疗 6 次，2 周为 1 个疗程，休息 3 天再行第 2 个疗程，共治疗 2 个疗程。

3. 电针：取穴：中脘、关元、天枢（双）。肠道实热证加双侧上巨虚、曲池；肠道气滞证加双侧合谷、太冲；肺脾气虚证加双侧太渊、足三里；脾肾阳虚证加双侧脾俞、肾俞；津亏血少证加双侧上巨虚、血海。操作方法：穴位常规消毒，选取 0.30mm×50mm 华佗牌针灸针取天枢、中脘、关元，刺手执针，使针尖抵触穴位皮肤，以双手配合，利用指力和腕力，压捻结合，迅速刺过皮肤。进针穿过壁层腹膜时，会突然感觉阻力减轻。再慢速进针，中脘、关元直刺 30~40mm，天枢直刺 40~50mm，进针后患者出现酸、麻、胀、重、热时，捻针 30s。配穴进针方法同上，进针后患者出现酸、麻、胀、重、热时，捻针 30s。以上诸穴针刺得气后双侧天枢及配穴接韩氏 LH202H 型电针仪，通以脉冲电流，频率 2Hz/15Hz，电流大小 5mA±2mA，电流强度以患者腹部肌肉轻度颤动且能耐受为度，通电 30min。每日 1 次，每周治疗 5 次，连续观察治疗 4 周。

4. 推拿：首先取脾俞、胃俞、大肠俞等背俞穴，采用点、按、揉、滚等手法，力度以患者能忍受为度。然后在腹部顺时针推拿，顺序自腹中沿小肠–升结肠–横结肠–降结肠走向为准，采用揉、推、按等手法（揉腹方法，患者可在家自己按此方法进行推拿）。

5. 穴位埋线：取穴：大肠俞（双侧）、天枢（双侧）、上巨虚（双侧）。热秘加曲池（双侧）、合谷（双侧）；气秘加太冲（双侧）、中脘；虚秘加脾俞（双侧）、气海；冷秘加关元。操作方法：穴位常规消毒后，用6号一次性注射器针头作套管，28号2寸毫针剪去针尖作针芯，将0000号羊肠线0.8~1cm放入针头内，后接针芯，右手持针，刺入穴位。当出现针感后左手推针芯，同时右手退针管，将羊肠线埋植在穴位皮下组织或肌层内，消毒棉球按压针孔片刻后结束操作。每周1次，共治疗2次。

6. 中药敷脐：大黄1g，厚朴、小茴香、香附各0.5g。将以上药物混合，用水调成糊状敷于神阙，然后用5cm×4cm自黏性敷料覆盖，医用胶布固定。每日1次，5天为1个疗程，2个疗程间隔2天，治疗2个疗程。

7. 灌肠治疗：柴胡12g，黄芩、半夏、白芍药、枳实、大黄（后下）各10g，生姜6g，大枣6枚。恶心、嗳气明显加旋覆花（布包）10g，代赭石20g；腹胀明显加厚朴、木香、陈皮各10g；腹痛明显加川楝子6g，白芍药加至15g。每日1剂，加水连煎2次，共取药液600mL，每日早、晚各服250mL，临睡时向结肠内灌注100mL。灌肠方法：患者先左侧卧位，抬高臀部，将擦过肥皂水的导尿管插入肛门内30cm左右，然后用注射器将上述温度30℃左右的药液缓慢注入肠内，10min后改为平卧位，再过10min改为右侧卧位，再过10min开始休息。

【中成药验方】

1. 麻仁润肠丸（胶囊）：由火麻仁、苦杏仁（去皮炒）、大黄、木香、陈皮、白芍组成。用于功能性便秘肠道实热证型，主要表现为大便秘结，腹胀，口干口臭，小便短赤，耳红身热，舌质红，苔黄或黄腻，脉滑数。大蜜丸，每次1或2丸，每天2次；软胶囊，每次8粒，每天2次。口服。老、体弱者酌情减量。

2. 半硫丸：由半夏、硫黄、生姜组成。用于功能性便秘脾肾阳虚证型，主要表现为大便艰涩，排出困难，小便清长，面色㿠白，四肢不温，喜热怕冷，腹中冷痛，或腰膝酸冷，舌淡苔白，脉沉迟。口服。宜选用半硫丸，每次3~6g，每天2次。

3. 通乐颗粒：由何首乌、生地黄、当归、麦冬、玄参、麸炒枳壳组成。用于功能性便秘阴虚肠燥证型，主要表现为大便干结，状如羊屎，口干少津，心烦少眠，潮热盗汗，舌质红，少苔，脉细数。开水冲服。每次12g，每天2次。

第六节　慢性腹泻

腹泻是由多种原因导致的以大便次数增多（>3次/天），粪便量增加（>200g/天），粪质稀薄（含水量>85%）为主要表现的临床症候。慢性腹泻指病程在两个月以上的腹泻或间歇期在 2~4 周内的复发性腹泻。中医根据症状将其归属于“泄泻”范畴，多由脾胃运化功能失职，湿邪内盛所致。

【诊断要点】

1. 大便次数增多，每日在 3 次以上。

2. 伴有粪便量和性状的改变（每日量超过 200g 以上，为不成形稀便）。

3. 或在一定时间内频繁发生的水样泻。

4. 病程超过两个月。

【内治验方】

1. 止泻汤：党参 30g，炙黄芪、茯苓各 20g，炒白术 12g，炒苍术、制附子（先煎）、肉桂（后下）、肉豆蔻（后下）、五味子、山药、升麻、焦山楂、炒麦芽各 10g，补骨脂 15g，吴茱萸、炙甘草各 6g。每日 1 剂，水煎 2 次分早晚温服。适用于脾胃虚弱兼肾阳虚者，症见大便溏薄，稍进油腻之物或生冷食物或腹部受凉则大便次数增加，便质清稀，有不消化食物，无黏冻及脓血，纳食减少，脘腹胀闷不舒，面色萎黄，倦怠乏力，四肢末不温，小便清长，舌质淡苔薄白，脉沉细弱。

2. 加减人参乌梅汤：太子参 20g，炒白芍、石榴皮各 12g，乌梅、木瓜、莲子肉各 10g，炒山药 15g，炙甘草 3g。每日 1 剂，水煎服，分早晚服。治疗慢性腹泻。

3. 升阳益胃汤加减：黄芪、防风、羌活、独活、白芍、人参、法半夏、甘草、白术、柴胡、茯苓、泽泻、陈皮、黄连。水煎至 300mL，分 3 次温服，30 天为 1 个疗程。适用于治疗食管癌术后慢性腹泻。

4. 健脾柔肝止泻方：炒白芍 15g，炒白术 12g，防风、五味子、补骨脂、吴茱萸、肉豆蔻、黄芩、葛根各 9g，陈皮、炙甘草各 6g，黄连 3g。腹痛甚者，加延胡索 9g；纳呆者，加炒谷芽 9g；久泻不止者，加入石榴皮 9g。每日 1 剂，水煎至 400mL，早晚分服。适用于主症表现为腹痛而泻，食欲不振，食后腹胀，胸胁满闷者。

5. 疏肝健脾方：防风 5g，炙甘草 6g，生白芍、制香附各 18g，茯苓 15g，薏苡仁 20g，柴胡、刘寄奴各 10g，当归、赤芍各 12g。水煎服，每天 1 次。适用于肝郁脾虚型慢性肝病腹泻，症见腹泻，情绪紧张，抑郁，常常伴有肝、脾功能下降。

6. 复方止泻散：法半夏、白术、荷叶各 15g，黄连、干姜各 6g，黄芩、木香各 10g，山楂、茯苓各 12g，枳实 3g。水煎服，每日 2 次。症见大便次数增多，反复发作，大便形态黏滞，有时伴有黄白黏液，伴腹部隐痛，腹胀，吃辛辣或油腻食物加剧，面白食少，声音低微，叹息，口干不多饮，舌红，苔腻，脉弦滑者。

7. 乌梅汤：乌梅、黄连、党参各 15g，干姜 12g，当归、炒川椒、黄柏各 10g，制附子、细辛各 5g，桂枝 8g。水煎服，日 1 剂。用于慢性腹泻，寒热错杂者，症见排便次数增多，粪质稀溏或完谷不化，甚至泻出物水样，伴有腹痛肠鸣。

8. 真武汤加味：制附子 9~15g，炒白术、茯苓各 15~20g，炒山药 20~30g，桂枝 9~12g，生姜 10~15g，炒白芍 9~12g。每日 1 剂，水煎取汁 300mL，分早、晚 2 次服。用于肾阳虚型慢性腹泻，症见不伴有腹痛或腹部不适，持续性或复发性排稀糊状便甚或水样便。

9. 运化分利汤：猪苓、茯苓、苍术、白术、藿香、佩兰、陈皮、泽泻、车前子各 15g，木香、荆芥炭各 12g，黄连 10g，炒白芍 30g。水煎服，日 1 剂。适用于脾胃虚弱，纳运两失者，症见大便不成形，偶挟白冻，下腹部隐痛，精神疲惫，肢软乏力，面色少华，纳谷衰少，舌淡红，苔薄白，脉沉弱。

10. 三合止泻汤：马齿苋、猪苓、茯苓、芡实、诃子、吴茱萸、肉豆蔻各 30g，黄连、木香、秦皮、黄柏、陈皮、防风、泽泻、荜茇、炮姜、补骨脂各 12g，白芍、炒白术各 20g，五味子 10g。每日 1 剂，水煎服，每剂 400mL，早晚各 200mL 温服，早晨在饭前服用，晚上睡前 1h 服用。用于寒热错杂，脾虚湿盛，肝郁乘脾之慢性腹泻，症见腹泻、腹胀，黎明前腹痛，食欲不振，肠鸣即泻，食生冷油腻则重，畏寒喜暖，四肢不温，舌苔白，边有齿痕，脉沉细或无力。

11. 运脾温阳方加减：苍术、炮姜各 5g，山楂、肉豆蔻、泽泻、茯苓各 10g。水煎服，3~6 月患儿，每日 20mL；7 月~2 岁，每日 50mL；2~3 岁，每日 100mL。适用于治疗小儿迁延性腹泻。

12. 健脾止泻汤：黄芪、炒葛根、炒白术、茯苓、山药、太子参、石榴皮各 6g，生薏苡仁、炒薏苡仁各 30g，炒麦芽 15g，甘草 2g。水煎服，日 1 剂，分 2~3 次服。适用于小儿慢性腹泻，症见大便次数增多，腹痛，消瘦。伴有腹痛的患儿，加延胡索 6g；伴有腹胀症状的患儿，加陈皮 6g；伴有口干舌燥症状的患儿，加乌梅 6g。

13. 参苓白术散加味汤：党参、炒薏苡仁各 15g，炒白术 8g，茯苓 10g，扁豆、干姜、防风、木香、藿香、葛根各 6g，肉豆蔻、炙甘草各 3g。日 1 剂，水煎分早、中、晚 3 次温服。3 岁以下者可多次频服。用于小儿慢性腹泻属脾虚湿盛者，症见患儿大便次数增多，每日 3~5 次，多达 10 次以上，呈淡黄色，呈水样或蛋花汤样。

14. 慢性泄泻方：炒白芍 10~24g，焦白术 10~15g，白茯苓 10~20g，防风 6~12g，广陈皮、广木香（后下）、西砂仁（后下）各 6~10g，六月霜 20~30g。每日 1 剂，水煎服，日服 2~3 次。用于肝木克脾所致的慢性泄泻，症见腹中疼痛，肠鸣泄泻，大便后有白黏液脓便，舌苔薄，脉细弦。

15. 泄泻灵汤：党参 12g，白术 15~18g，茯苓 10g，黄芩、车前子、防风、苍术、柴胡、白芍各9g（小儿用量酌减）。水煎服，每日1剂，日服3次。适于非热证、实证慢性腹泻者。

16. 桂皮茯苓粥：桂皮2g，茯苓10g，桑白皮3g，粳米50g。前三味配料煎取汁，加粳米煮粥。适用于肾阳虚衰泄泻，症见久泻不止，大便水样或消化不良（完谷不化），面色苍白，精神萎靡，四肢厥冷，舌质淡，苔薄白，脉微细。每日1次，连服4~5日。

17. 理泻汤：党参、茯苓、蚕沙各15g，乌豆衣、台乌药各9g，砂仁4.5g（后下），白芍12g。水煎服，每日1剂，日服3次。适于慢性腹泻属脾虚湿盛者。

18. 久泻断下汤：炙椿皮、土茯苓、炙粟壳各9g，川黄连、炒干姜各6g，石榴皮4~6g，防风、广木香、元胡各4g。水煎服，每日1剂。也可加大剂量改作散剂、丸剂。丸剂每服9g，散剂每服6g，日服2次。用于久泻久痢之湿热郁肠、虚实交错证。

19. 温肾健脾止泻方：炒白术、炒白芍、茯苓各15g，台党参、白扁豆（花尤佳）、焦山楂各18g，炒骨脂、炒神曲、炒泽泻各12g，煨诃子肉、炒吴茱萸、五味子、砂仁各9g，煨肉豆蔻6~9g，广木香、炙甘草各6g。水煎服，每日1剂，日服3次。适于肾阳虚衰、命门火微、脾失温煦、健运无权，以致胃之关门不固、大肠传导失司而泄泻经久不愈者。

【外治验方】

1. 温针灸结合拔罐疗法：取穴：足三里（双）、大枢（双）。脾胃虚弱型加中脘，脾肾阳虚型加关元。操作方法：上述穴位均行补法加灸。具体操作如下：以捻转补泻法为主，各穴皮肤常规消毒，选用28号不锈钢毫针，快速进行捻转补泻。得气后将毫针留在适当的深度，剪取约2cm。长艾段插入毫针针柄从下而点燃，施以温针灸，如觉太热，在皮肤上垫上硬纸片。每穴灸10min，留针30min，温针灸治疗后，脾胃虚弱型在脾俞、胃俞、大肠俞加拔火罐10min。每日治疗1次，10次为1个疗程，疗程间隔5天，共治疗2疗程。

2. 温针灸疗法：取穴：三阴交、足三里、天枢、大肠俞。肝气郁滞型加期门、行间、阳陵泉；脾肾阳虚型加气海、关元、中脘、脾俞、肾俞；胃肠湿热型加曲池、内庭、上巨虚。操作方法：肝气郁滞型泻期门、行间、阳陵泉，余穴平补平泻，留针30min；脾肾阳虚型用补法，脾俞、肾俞、大肠俞并用温针灸，关元、气海温和灸，余穴平补平泻，留针30min；胃肠湿热型用泻法，留针30min。其中温针灸是在针刺得气后，将针留在适当深度，在针柄上穿置一段长约2cm的艾卷施灸。10次为1个疗，每治疗1个疗程休息1周。

3. 拔罐结合药杯灸疗法：将三棱、莪术等药物研成粉末，用少量面粉调制，做成直径为2cm的圆杯状，晾干备用。将纯艾绒捏成小圆柱状，放入药杯内，再将药杯放置在天枢、神阙、中脘穴上，点燃艾绒，将药杯放于上述穴位间慢慢移动，以每穴温热为度。用闪火法将火罐拔在脾俞、胃俞穴处，留罐10min，隔日1次，10次为1个疗程，共治疗3个疗程。

4. 穴位注射疗法：患者取平卧位，用带5号针头的5mL一次性牙科麻醉注射器，抽吸维生素B_1、维生素B_6注射液各100 mg、维生素B_{12}注射液总共5mL，一侧足三里穴常规局部皮肤消毒后，垂直进针（根据患者体形胖瘦，垂直进针，深度为（3±0.5）cm，回抽无回血后，缓慢注入2.5mL药液，注射完毕用干棉签按压针口并轻揉局部，使药液渗透均匀，然后以同样方法将另一半药液注射对侧足三里。每3天1次，连续5次为1个疗程。在治疗过程中禁辛辣刺激、酒和冷饮，注意按时起居，尽量保持心情舒畅。

5. 穴位敷贴：干姜200g，吴茱萸、肉桂、丁香、苍术各100g，细辛、白胡椒各50g。上述药物用烤箱烘干，碾成细粉，过筛，均匀混合后放在塑料袋中备用。穴位贴敷时，先用棉签用温盐水或75%酒精清洁脐部皮肤，取药粉约3g，用医用敷贴或麝香膏固定于神阙穴（脐部），约2天更换1次，5~10次为1个疗程。对敷贴过敏者可改用医用3M胶带固定。脘腹冷痛重者可用生姜汁将散剂混匀贴敷，作用快，但易脱落，可每日贴2次。

6. 推拿按摩法：取穴：中脘、天枢、气海、关元、脾俞、胃俞、大肠俞、长强、足三里、阳陵泉、公孙。操作方法：患者仰卧位，掌根绕脐顺时针轻推3~5遍。掌轮状揉腹部约3min。拇指轻拨，中脘、天枢2~3遍，多指颤腹部2min，掌揉气海、关元各1min。对掌揉双下肢胃经路线各2遍，拇指点按双侧阳陵泉、足三里、公孙穴各20min。患者俯卧位，自上而下沿脊柱两旁脾俞到大肠俞各2~3遍。按揉脾俞、胃俞、长强各20s，在左侧背部用擦法，以透热为度。辨证加减：脾胃虚弱，在背部用拿法、揉法，在腹部重点摩揉中脘、气海、关元穴。脾肾阳虚，用轻柔的按揉法在气海、关元穴治疗，每穴约2min，直擦背部督脉，横擦腰部肾俞、命门及八髎穴，以透热为度。肝气乘脾，用轻柔的按柔法在章门、期门各穴约1min。斜擦两肋，以两肋微热为度，用轻柔的手法按揉背部肝俞、胆俞、膈俞及太冲、行间。

【中成药验方】

1. 附子理中丸：由附子（制）、党参、白术（炒）、干姜、甘草、蜂蜜组成。功能温阳祛寒，益气健脾，治疗脾肾阳虚所致的泄泻，症见泄泻清稀，腹痛，四肢厥冷者。口服。每次9g，每日2次。

2. 葛根芩连微丸：由葛根、黄芩、黄连、甘草组成。功能清热燥湿，解肌止泻，治疗湿热泄泻，泻下秽臭，肛门灼热者。口服。每次 3g，每日 3 次。小儿每次 1g，每日 3 次。

3. 加味香连丸：由木香、黄连（姜炙）、黄芩、黄柏（酒炙）、白芍、当归、厚朴（姜炙）、枳壳（去瓤麸炒）、槟榔、延胡索（醋炙）、吴茱萸（甘草炙）、甘草（蜜炙）组成。功能清热祛湿，主治肠道湿热而致的腹痛泄泻。口服。每次 6g，每日 3 次。

4. 枳实导滞丸：由枳实（炒）、大黄、黄连（姜汁炙）、黄芩、六神曲（炒）、白术（炒）、茯苓、泽泻组成。功能清热利湿，消食导滞，主治食积化热而致的脘腹胀满疼痛，泻下秽臭。口服。每次9g，每日 2 次。

第七节　急性胰腺炎

急性胰腺炎（AP）是多种病因导致胰酶在胰腺内被激活后引起胰腺及其周围组织自身消化、水肿、出血甚至坏死的急性化学性炎症反应。临床以上腹疼痛、恶心、呕吐、发热和血胰酶增高为特点。轻者以胰腺水肿为主，有自限性，病程一周左右，预后良好；重症者胰腺出血坏死，常伴休克、渗出性腹膜炎等，可发展为多器官功能障碍，病死率高达 15% 。本病属中医学的“胃心痛”“腹痛”“结胸”等病症范畴。在国家标准《中医临床诊疗术语》中，以“胰瘅”名之。

【诊断要点】

根据典型的临床表现和实验室检查，排除其他急腹症者，即可做出诊断。

1. 病史：发作前有饱餐、饮酒史。

2. 症状：中上腹或左上腹突发剧烈疼痛，持续性阵发加剧，伴发热、恶心、呕吐、黄疸。

3. 体征：上腹部轻压痛或局限性肌紧张、反跳痛。

4. 实验室检查：白细胞计数：10×10^9~20×10^9 /L；血清淀粉酶升高>800U/L；尿淀粉酶升高>1000U/L。

5. B 超或 CT 示胰腺非特异性增大和增厚，胰周围边缘不规则。

重症胰腺炎具备轻症胰腺炎的诊断标准且有局部并发症（胰腺坏死、假性囊肿、脓肿）和（或）器官衰竭。有以下表现者当拟诊为急性重症胰腺炎：

1. 临床症状出现烦躁不安、四肢厥冷、皮肤呈斑点状等休克症状。

2. 腹肌强直、腹膜刺激征、Grey–Turner 征或 Cullen 征。

3. 实验室检查血钙显著下降至 2mmol/L 以下、血糖>11.2mmol/L（无糖尿病），血尿淀粉酶突然下降。

4. 腹腔诊断性穿刺有高淀粉酶活性腹水。

【内治验方】

1. 清胰汤：栀子、厚朴、延胡索各30g，木香、芒硝各20g，赤芍、大黄各45g。水煎，隔5h往胃管内加120mL，然后将胃管关闭2h后打开，依据耐药力及病情实际情况进行调节，在治疗中每7~9h，用180mL左右清胰汤灌肠，直至大肠通便为止并根据医嘱减药、停药。适用于急性胰腺炎伴有胃肠功能障碍者。

2. 大承气汤加减：生大黄（后下）、厚朴、芒硝（冲）各15g，枳实、柴胡、黄芩各10g。每天1剂，每天2次。适用于急性胰腺炎，属胃肠实热，燥热内结，腑气不通者。

3. 清下化瘀汤：丹参、大黄各20g，赤芍15g，延胡索12g，芒硝、枳实各10g，柴胡、红藤、焦山栀各8g。每日1剂，水煎500mL，早晚温服，应用胃管鼻饲给药。适用于气滞血瘀，腑气不通者。

4. 大黄汤：厚朴20g，大黄、柴胡、枳实、白芍各15g，芒硝10g。水煎服，每日1剂，每次取汁200mL，分别于早晚服用。用于急性胰腺炎，腹痛腹胀，发热，恶心呕吐。

5. 消胰汤：延胡索、厚朴、柴胡、木香、黄芩、川楝子、枳实各15g，生大黄（后下）10g，芒硝（冲服）20g。煎汁250~350mL，每次100~150mL，每天1剂，灌注入胃管内。适用于治疗重症急性胰腺炎并发肠功能障碍，症见高热、腹痛腹胀，基本无排气、排便。

6. 清肝泄热汤：茵陈25g，大黄、黄芩、龙胆草各10g，黄连、柴胡、延胡索、滑石、木香、甘草各9g，山栀子12g，枳实15g。腹胀者，加大腹皮15g；黄疸重者，加金钱草25g，黄柏12g；呕吐者，加旋覆花10g，竹茹9g。每日1剂，常规煎煮2次内服。适用于治疗肝胆湿热型急性胰腺炎。

7. 栀干芍草五香汤：栀子、干姜、木香各9g，白芍24g，降香12g，檀香、乳香、甘草各6g，沉香3g。水煎服，每日1剂，少量频服。用于急性胰腺炎属寒凝气滞，阻塞腑气证。

8. 通腑清胰汤：大黄10g，厚朴20g，枳实15g，芒硝、柴胡、黄芩、法半夏各9g，桃仁12g。每日1剂，常规煎煮2次内服。用于辅助治疗急性重症胰腺炎胃肠热结型，症见全腹痛剧烈，有痞满燥实坚征象，伴随腹胀，恶心呕吐，口干渴，尿短赤，舌红，苔黄腻，脉洪数。

9. 桃核承气汤：桃仁12g，大黄15g，桂枝、芒硝、甘草各6g。煎药汁200mL，经胃管或鼻肠营养管注入，每日2次。适用于治疗急性胰腺炎并发腹腔高压患者。

10. 大柴胡汤：柴胡、黄芩、生大黄、白芍、枳实、郁金、延胡索各15g，芒硝（冲服）10g，甘遂（冲服）0.5g，茵陈50g，金钱草30g，厚朴、木香各9g。水煎服，每剂约200mL，分4次口服，每次约50mL，每日1剂。适用于治疗胸中水热互结之实邪。

11. 四黄通腑汤：黄芩、黄连、生大黄（后下）、黄柏、芒硝（冲服）、柴胡、枳实、延胡索各15g，蒲公英、金银花各20g。口服或鼻饲，每日3次。适用于腑实热结证者。

12. 莱菔承气汤：大黄（后下）20g，芒硝、厚朴、莱菔子各15g，枳壳、木香、牛膝各10g。加清水650mL，煎成药液200mL，分成2份各100mL，1份经鼻腔肠管注入，1份保留灌肠。功能疏肝理气、通里攻下、行气活血祛瘀，用于急性胰腺炎，持续性腹痛，腹胀，燥屎内结者。

13. 胰安汤Ⅰ号：柴胡、黄芩、延胡索、杭白芍、川楝子、生大黄（后下）各10g，芒硝（分冲）6g。水煎服。适用于肝郁气滞、胆火犯胃型。

14. 大黄柴枳汤：大黄（后下）20g，芒硝（冲服）5g，柴胡、枳实、黄芩、木香、厚朴、胡黄连、白芍各15g。疼痛甚者，加川楝子、延胡索各15g；呕吐甚者，加陈皮、半夏、竹茹各9g；黄疸明显者，加茵陈20g，泽泻15g。每日1剂，水煎分2次服。适用于肝胆湿热型。

15. 胰腺清方：苍术、黄连、生大黄、大黄炭、元胡、鸡内金（研细末冲服）、桃仁各7g，柴胡、黄芩、半夏、枳实、生地黄、赤芍各10g，炒麦芽25g。每日1剂，分3次口服或4~6h服用1次。适用于中焦湿热壅聚型。

16. 清胰泄热汤：柴胡15g，黄芩25g，木香、大黄（后下）、芒硝（冲服）各10g，枳壳、延胡索各12g，白芍、虎杖、蒲公英各30g。每日1剂，水煎800mL，分4次温服。治疗急性胰腺炎。热重者，加栀子10g，连翘30g；呕吐重者，加代赭石（包煎）60g，制半夏、竹茹各10g；食积者，加莱菔子20g，麦芽、山楂各30g；蛔虫上扰引起者，加使君子25g，川楝子10g，乌梅20g，细辛2g；胆道感染者，加茵陈蒿、田基黄各30g。

17. 清胰驱蛔汤：大黄20g，黄芩、茵陈、柴胡、川椒各15g，栀子、枳实、白芍、当归、肉桂、黄连、苦楝皮各10g，乌梅30g。适用于治疗胆道蛔虫引起的急性胰腺炎。

18. 柴胡陷胸汤：柴胡、黄芩、半夏各9g，白芍15g，枳实、大黄各10g，芒硝12g，甘遂3g。水煎服，每日1剂，日服3次。随症加减治疗急性胰腺炎。

19. 二白生脉散：五味子9g，白芍12g，黄芪18g，麦冬、鳖甲各15g（先煎），白薇6g，石斛10g，煅龙骨、煅牡蛎各30g（均先煎）。水煎服，每日1剂，日服3次。适于急性胰腺炎证属内热未退，气阴两亏者。

【外治验方】

1. 外敷联合按摩法：①厚朴粉30g，白醋5mL，松节油与甘油按1:3的比例调成混合液30mL，红外线照射仪1台，清洁手套1副。操作方法：患者取半卧位，暴露脐部。取无菌干棉签蘸松节油环形点擦神阙穴3min，待干。取厚朴粉适量，用白醋调成糊状，敷于神阙穴，使药物高于皮肤1~2mm，外用敷贴固定。用红外线照射仪距离皮肤约20cm，照射30min，以不烫伤皮肤为宜，6h换药1次。神阙穴中药敷贴后，取松节油与甘油混合液3~5mL，从右下腹部开始利用大小鱼际，力度适中，顺时针均匀涂抹、按摩，10~15min/次，4次/天。适用于急性胰腺炎发病24h内。②芒硝外敷：用纱布做25cm×25cm布袋，布袋四角缝上固定的带子，将研磨成粉的芒硝500g均匀装入布袋，贴敷患者脐部，当布袋潮湿变硬时，更换芒硝及布袋1~2次。另取足三里、内关各按摩15min，1天3次，7天为1个疗程。

2. 针刺法：取穴：双侧足三里、内关、中脘、上脘、天枢、脾俞、胃俞。操作方法：行捻转提插法，得气后留针30min，每次选4~5穴，急性期每日2次，症状缓解后每日1次，7天为1个疗程。

3. 艾灸法：取穴：胃脘下俞、足三里、神阙、章门、日月、期门穴。操作方法：每日两次温和灸，每次30min，灸条燃端距应灸穴位2~4cm处，灸至局部皮肤出现红润，患者局部有温热感，且以不感烧灼为度。

4. 穴位注射：患者仰卧位，双腿呈屈曲状，暴露至膝盖。取足三里穴，穴位皮肤常规消毒，按压有酸、麻、胀感后，用5mL注射器抽取生理盐水2mL或黄芪穴位注射液2mL上下提插得气，回抽无血后，快速注射。双侧足三里穴交替注射，2次/天，共7天。

5. 穴位埋线法：取穴：内关、胰俞、肝俞、胆俞、胃俞、足三里（均取双侧穴位）、鸠尾、中脘。操作方法：准备医用埋线针数支，大小镊子各1把，将1号羊肠线剪成2~3cm适量，用生理盐水浸泡2h后取出放入75%酒精内浸泡30min后待用。碘酒棉球、酒精棉球及医用胶布，一次性5mL注射器，普鲁卡因备用。患者充分暴露埋线所需穴位，用碘酒棉球在穴位上做标记并消毒，再用酒精棉球脱碘，持装有普鲁卡因的注射针在每个穴位麻醉时先将针头斜面朝上，当针头斜面刺入皮下时先推出个小丘，边推药边进针，至埋线所需深度为止。然后左手持小镊子夹一段羊肠线将其一端放在注射过麻药的穿刺点上，右手持医用埋线针缺口向下压住羊肠线一端将其推入穴位，背俞穴在穴位外0.5寸处以45度角向脊柱方向进针，勿直刺，以免伤及内脏，埋线后用酒精棉球及医用胶布粘贴穿刺点，避免出血及污染。48h后揭掉胶布即可。

【中成药验方】

1. 清胰利胆颗粒：由牡蛎、姜黄、金银花、柴胡、大黄、延胡索（醋制）、牡丹皮、赤芍组成。功能行气解郁，活血止痛，舒肝利胆，解毒通便，用于急性胰腺炎、急性胃炎等症。开水冲服。一次10g，一日2~3次。

2. 胰胆炎合剂：由柴胡、蒲公英、北败酱、黄芩、赤芍、枳实、厚朴、法半夏、大黄、甘草组成。功能清泻肝胆湿热，用于急性胰腺炎、急性胆囊炎，也可用于慢性胰腺炎、慢性胆囊炎的急性发作。每袋含药粉1g，每瓶含药液200mL。口服。一次药液20mL，冲服药粉1g，一日 2次。慢性期服药量加倍，症状缓解后，根据大便情况酌减药服量，或遵医嘱。

3. 茵山莲颗粒：由茵陈、栀子、半枝莲、板蓝根、五味子、甘草组成。用于湿热蕴毒型胰腺炎者。每袋装3g。开水冲服，一次3~9g，一日2次，或遵医嘱。

第八节　胃癌

胃癌是我国最常见的恶性肿瘤之一，在我国其发病率居各类肿瘤的首位，约占胃恶性肿瘤的95%以上。早期胃癌多无症状或仅有轻微症状。当临床症状明显时，病变已属晚期。胃癌的发生是多因素长期作用的结果，与幽门螺旋杆菌感染、饮食、吸烟及宿主的遗传易感性是影响胃癌发生的重要因素。中医无胃癌的名称，根据其临床表现和古代医籍的描述可归属于“胃脘痛”“噎膈”“反胃”“积聚”的范畴。在国家标准《中医临床诊疗术语》的病名定义中，以胃癌命名。

【诊断要点】

1. 临床表现：胃癌缺少特异性临床症状，早期胃癌常无症状。常见的临床症状有上腹部不适或疼痛、食欲减退、消瘦、乏力、恶心、呕吐、呕血或黑便、腹泻、便秘、发热等。

2. 体征：早期或部分局部进展期胃癌常无明显体征。晚期胃癌患者可扪及上腹部包块，发生远处转移时，根据转移部位，可出现相应的体征。出现上消化道穿孔、出血或消化道梗阻等情况时，可出现相应体征。

3. 实验室检查：

（1）血液检查：血常规、血液生化学、血清肿瘤标志物等检查。

（2）尿液、粪便常规、粪隐血试验。

4. 上消化道造影：有助于判断胃原发病灶的范围及功能状态，特别是气钡双重对比造影检查是诊断胃癌的常用影像学方法之一。

5. CT检查：采用充气或阳性造影剂，可以显示胃癌累及胃壁向腔内和腔外生长的范围，并可测量胃壁厚度，在观察与邻近组织器官解剖关系及有无转移方面很有利。

6. 胃内镜检查：可直视胃内病变情况，并可做活检和细胞学涂片，可以发现早期胃癌，确定胃癌的类型和病灶浸润的范围，对良、恶性溃疡进行鉴别，是胃癌诊断的重要手段。

【内治验方】

1. 加味四逆泻心汤：黄连 5g，柴胡 9g，白芍、枳实、干姜、黄芩、党参、炙甘草各 12g，清半夏 10g，大枣 8g。水煎服，每日 1 剂，每日 2 次。适用于胃癌根治术后，中医辨证为肝胃不和兼有瘀血痰者。

2. 益气复生方：炒白术、肉豆蔻、八月札各 15g，黄芪、党参、茯苓各 20g。水煎服。适用于胃癌属脾气虚证者。

3. 健脾温阳方：太子参 20g，炒白术、白花蛇舌草、龙葵、莪术、炒谷麦芽各 15g，茯苓、法半夏、陈皮、桂枝、炒枳壳各 10g，干姜 6g，炙甘草 4g。每日 1 剂，水煎后于早晚餐后分 2 次服用，适用于胃癌化疗期间连续治疗。

4. 扶正祛邪方：黄芪、薏苡仁各 25g，太子参、女贞子各 20g，莪术、枸杞各 15g，白术、丹参、姜半夏、茯苓、陈皮各 10g，炙甘草 6g。胃脘痛者，加延胡索、川楝子；呃逆重者，加旋覆花、竹茹。每日 1 剂，水煎服。适用于晚期胃癌表现为脾气虚弱、肝肾阴血亏虚、气阴大伤者。

5. 益气养阴方：太子参、生薏苡仁各 20g，白术、茯苓、麦冬、女贞子、山药、黄精、姜竹茹、仙灵脾各 10g，山萸肉 12g，红藤、藤梨根、菝葜各 15g，姜半夏、鸡内金各 6g，甘草 3g。水煎服。适用于胃癌化疗者出现津液耗伤、正气受损者。

6. 六味陷胸汤加减：黄连 5g，黄芩、茯苓、瓜蒌子、枳壳、六神曲、鸡内金、紫花地丁、连翘各 12g，蒲公英、党参各 15g，姜半夏、陈皮、当归、瓜蒌皮、木香、厚朴、太子参、浙贝母、重楼各 9g，炙甘草 6g，生姜 3 片，红枣 8 枚。每日 1 剂，煎取 600mL，分 3 次服用。适用于辨证为癌毒积聚、脾胃虚弱者。

7. 消萎汤：三七粉、白及、党参各 12g，蒲黄、三棱、莪术各 9g。每日 1 剂，煎 3 次，分 3 次，早中晚饭前服用。用于治疗胃癌前病变。脾胃虚弱者，加黄芪、大枣、砂仁、高良姜；肝胃不和者，加柴胡、香附、川楝子；脾胃湿热者，加黄连、乌贼骨、浙贝母；胃阴不足者，加沙参、麦冬、生地；胃络瘀血者，加五灵脂、延胡索。

8. 健脾养胃方：炙黄芪、党参各 15g，炒白术、当归、白芍、法半夏、三棱、莪术、水红花子各 10g，陈皮 6g，白花蛇舌草 30g，炙甘草 5g。煎出药液 200mL，浓缩至100mL，1日3次。适用于治疗正气亏损、脏腑功能失调、气机不利者。

9. 蟾皮莪术汤：干蟾皮、莪术各9g，生马钱子3g，八月扎12g，枸橘、瓜蒌、白花蛇舌草、白毛藤、煅瓦楞、生苡仁各30g，槟榔、赤芍、夏枯草各15g，广木香9g。每日1剂，水煎服，日服2次。功能解毒消肿，理气活血，软坚散结，治疗胃癌。

10. 扶正抗癌方：醋柴胡、茯苓、陈皮、枳壳各12g，白芍、清半夏、川芎各10g，女贞子、灵芝、炒麦芽、炒谷芽、蚤休、半枝莲、白花蛇舌草各15g，炙甘草6g。适用于肝胃不和型胃癌辅助治疗。

11. 扶正化瘀汤：山药、党参、炒白术、鸡内金、莪术、姜半夏各15g，半枝莲、白花蛇舌草各20g，白茯苓、黄芪、薏苡仁各30g，全蝎10g，蜈蚣2条，甘草5g。脾胃虚寒者，加干姜5g；失眠者，加酸枣仁15g，珍珠母、龙骨各30g；痰湿阻滞者，加白豆蔻、藿香各10g，砂仁5g。水煎服。适用于正气内虚，瘀毒内蕴型。

12. 培土固本方：薏苡仁30g，黄芪20g，党参15g，茯苓、山药、白术、白芍、大枣各10g，陈皮6g，甘草3g。每日1剂以清水浸泡1h，以武火煮沸后再以文火煎煮20min，留取药汁后，药渣再次加入少许清水以武火煮沸，混合两次获得的药汁共计300~400mL，早晚分服。适用于治疗进展期胃癌患者术后中医辨证为气血双亏型。

13. 健脾扶正汤：黄芪、薏苡仁各30g，女贞子18g，党参15g，茯苓、半夏、白术、枳壳、石斛各12g，竹茹9g，陈皮、甘草各6g。腹痛者，加木香、延胡索；手足发麻者，加桂枝、丹参；大便秘结者，加大黄；纳差者，加炒山楂、麦芽。适用于胃癌晚期，可减少化疗副作用，改善患者生命质量。

14. 健脾益气抗癌汤：代赭石30g，党参、旋覆花各15g，茯苓、炒白术、法半夏各12g，砂仁3g，甘草6g。水煎服，每天1剂，取汁300mL，分2次温服。适用于胃癌化疗患者，中医辨证为正气不足，脾胃虚弱型。

15. 活血养阴益气方：太子参、炒白术、白芍各12g，木香、佛手、白花蛇舌草、绿萼梅各9g，砂仁、莪术各6g。纳呆者，加鸡内金6g，神曲9g；胃痛者，加延胡索、香附9g；胀满者，加枳实6g，厚朴9g；嗳气者，加竹茹6g，代赭石15g；嘈杂者，加蒲公英12g，乌贼骨9g。每剂煎取300mL，早晚2次温服。适用于治疗胃癌前病变，中医辨证为气阴两虚、胃络瘀阻型。

16. 清腹通肠汤：莱菔子、红藤各20g，黄芩、大黄各10g，芒硝2g，枳实5g，槟榔、木香、陈皮、党参、丹皮、桃仁、川楝子各8g。水煎服，每日2次，每次100mL。用于手术后促进患者的胃肠道功能恢复。

17. 益气活血解毒方：党参、白花蛇舌草、半枝莲、茯苓、蒲公英各 15g，丹参 20g，五灵脂、蒲黄、白术各 10g，炙甘草、檀香、砂仁（后下）各 6g。舌苔薄、脉弦者，加柴胡、炒枳壳；舌苔黄腻、湿气阻滞者，加黄连、白花蛇舌草；口干便结者，加麦冬、北沙参。用水煎至 400mL，每天 1 剂，分别在早、晚饭前半小时服用。适用于治疗胃癌前病变属脾虚痰热型。

18. 行气消癌汤：丹参、瓜蒌各 25g，寸麦冬、茯苓、郁金各 20g，半枝莲 50g，干蟾蜍 3 只，砂仁、生水蛭、荷叶各 15g。每日 1 剂，水煎服，日服 2 次，每次服 100mL，并用 50mL 牛奶冲服。用于胃癌属气结伤阴型。

19. 滋阴健脾祛瘀汤：人参 9g，红豆杉、白花蛇舌草、麦门冬、龙葵各 30g，浙贝母、半枝莲各 15g，五味子、白扁豆、焦山楂、炙鸡内金、陈皮各 10g，全蝎 6g。每日 1 剂，水煎 2 次取汁 200mL，分早、晚 2 次服。适用于胃癌晚期化疗患者，中医辨证为气阴两虚、瘀阻脉络型。

20. 健脾解毒方：生黄芪、薏苡仁、野葡萄藤、红藤各 30g，生白术、党参各 15g，八月札、猪苓各 24g。水煎服，日 1 剂。此方能提高胃癌患者的免疫能力，降低化疗药物的毒副作用，用于改善患者生活质量。

【外治验方】

1. 隔药饼灸法：黄芪、当归、人参、白术、茯苓、炙甘草、鸡血藤、补骨脂、黄精、熟地黄。研粉后过 80 目筛，干燥冷藏备用。每次使用取适量药粉，用鲜姜汁调成泥状，做成直径 2.0cm、厚 0.5cm 的药饼。取艾绒适量，捏成底面直径约 2cm、高约 2.5cm 的圆锥形艾炷。具体操作如下：患者俯卧，全身放松，暴露施灸部位，选足三里、三阴交、血海、关元、神阙，各平放 1 块准备好的药饼，点燃艾炷放在药饼上，施灸。每个穴位上连续灸 4 壮，以被灸腧穴处出现红晕，但不起泡为度。1 次/日，连用 14 天，休息 7 天，21 天为 1 个疗程，连续治疗 2 个疗程。

2. 针灸治疗：取穴：门金（单侧）、内庭（单侧）、足三里（双侧）、上巨虚（双侧）、中脘、天枢。操作方法：患者取仰卧位，穴位定位后，用 75%酒精棉球局部常规消毒，用 0.25mm×40mm 针灸针采用倒马针刺法针刺门金穴和内庭穴，待患者感到酸、胀、麻、重之后，留针 30min，每日针刺一侧，左右轮换。同时，以麦粒灸足三里（双侧）、上巨虚（双侧）、中脘、天枢 5 壮，灸至穴位局部皮肤潮红，甚至形成瘢痕。

3. 穴位注射法：取穴：攒竹、内关、足三里。气虚加气海、中脘；血虚加肝俞、血海；湿胜加丰隆、阴陵泉；瘀血加膈俞、三阴交。以上各穴配合足三里穴位注射。操作方法：患者取仰卧位，双下肢伸直，全身放松，选用 5mL 注射器，抽取胃复安 2mL 用 2.5%碘酒消毒双侧足三里，病人局部有酸麻胀的感觉时，提示已得气，如回抽无血，可将 1mL 胃复安缓慢注入，同时在对侧足三里穴注射。其余穴位则根据病情辨证及穴位的性质，虚则补之，实则泻之。1 次/天，以 3 次为 1 个疗程。

4. 穴位注射结合脐疗：用参麦注射液背腧穴穴位注射及姜夏散脐疗。具体操作如下：①穴位注射：用一次性注射器抽取参麦注射液 2mL 备用，穴位常规皮肤消毒，注射器直刺进针，得气后回抽无异常液体，稍快注入药液，双侧脾俞、胃俞、膈俞穴各注 2mL 参麦注射液，后予创可贴固定。②姜夏散脐疗：取粉碎好的半夏粉 10g，加入生姜汁约 5mL 调成泥状，制成约 2cm×2cm 大小的饼状物，外敷于神阙穴，并以 5cm×5cm 大小医疗胶布固定。

5. 温水足浴配合穴位按摩疗法：用直径 30cm、高 15cm 的塑料盆放置 38~41℃的温水 3000~4000mL，放置病床床尾，患者平躺屈膝，双脚放于盆内，其水位须盖过足背，泡脚 10~15min，早晚各 1 次。泡脚时注意水温，患者自觉水温下降应及时添加热水，泡脚时注意观察患者足部皮肤情况以及有无胸闷、头晕、心慌等不适症状。温水泡脚后，用大拇指指腹进行足三里穴位按压，要求准确按压穴位，强度由轻到重，使患者感觉到酸、麻、胀、痛，强度以患者耐受为适宜，每次 15~20min，每日早中晚各 1 次。

【中成药验方】

1. 消癌平注射液：通关藤提取物。功能清热解毒，化痰软坚。用于食道癌、胃癌、肺癌、肝癌，并可配合放疗、化疗的辅助治疗。肌内注射一次 2~4mL，一日 1~2 次；或遵医嘱。静脉滴注用 5%或 10%葡萄糖注射液稀释后滴注，一次 20~100mL，一日一次；或遵医嘱。

2. 复方苦参注射液：由苦参、土茯苓、聚山梨酯、氢氧化钠、醋酸组成。功能清热利湿，凉血解毒，散结止痛。用于癌肿疼痛、出血。肌肉注射，一次 2~4mL，一日 2 次；或静脉滴注，一次 12mL，用氯化钠注射液 200mL 稀释后应用，一日一次，儿童酌减，全身用药总量 200mL 为 1 个疗程，一般可连续使用 2~3 个疗程。

3. 安替可胶囊：由当归、蟾蜍皮组成。功能软坚散结、解毒定痛、养血活血。用于食管癌瘀毒证，与放疗合用可增强对食管癌的疗效；用于晚期原发性肝癌瘀毒证，对不宜手术、放化疗者有一定抑制肿瘤增长作用，可改善生存质量；用于中晚期胃癌（瘀毒证）的化疗辅助治疗，配合 5-FU-DDP 方案（5-FU、MMC、DDP），可改善临床症状、生存质量。每粒装 0.22g。口服。一次 2 粒，一日 3 次，饭后服用；疗程 6 周，或遵医嘱。

第五章　泌尿内科疾病

第一节　急性肾小球肾炎

急性肾小球肾炎简称急性肾炎，其临床特点为急性起病，有血尿、蛋白尿、水肿、高血压等症状，并可有一过性氮质血症。本病多见于儿童和少年，大部分患者预后良好。目前认为，本病多系溶血性链球菌或其他细菌、病毒等感染后的免疫复合物所致肾小球损害，其病理改变主要为弥漫性毛细血管内增生性肾小球肾炎。本病相当于中医的“水肿”“血尿”。中医认为是因风寒湿热毒邪侵袭，使肺失宣降，水道不利，水液潴留。以肺、脾、肾功能受损，水湿泛滥，精微下注，络伤血溢，故发生水肿、蛋白尿、血尿等。

【诊断要点】

1. 前驱感染病史：发病前1~4周多有上呼吸道感染、扁桃体炎、猩红热或皮肤化脓等链球菌感染史。由于地理气候季节、社会经济水平及卫生习惯等自然及社会条件不同，我国北方以呼吸道感染为主，而南方则脓皮病引起者比例比北方高。

2. 急性起病，急性期一般为2~4周。

3. 浮肿及尿量减少：紧张性浮肿，浮肿轻重与尿量有关。无尿：少于50mL。

4. 血尿：起病即有血尿，可为肉眼血尿或为镜下血尿，持续1~2周。

5. 可以伴有高血压或一过性肾功能不全（表现为尿量减少和氮质血症）。

【内治验方】

1. 肾康饮：白茅根、当归各50g，蝼蛄40g，田螺、山药各10g，肾炎草、熟地黄、泽泻、生大黄各30g，茯苓、鳖甲各60g，赤芍、蛇床子、甘草各20g。每日1剂，水煎2次后混匀分次口服。适用于小儿急性肾小球肾炎，症见倦怠乏力，精神萎靡，食欲减退，浮肿。

2. 麻黄连翘赤小豆汤加减：麻黄4~10g，连翘10~15g，赤小豆10~25g，苦杏仁6~10g，桑白皮9~12g，生姜3~6g，益母草9~15g，大枣6枚。每日1剂，水煎2次，早晚分服。主要适用于急性肾小球肾炎急性期水肿（阳水）、血尿者。严重感染加蒲公英、金银花各 10g；高血压加杜仲、天麻各 10g；明显尿蛋白加萆薢 10g；明显浮肿加车前子、茯苓各 10g；明显血尿加白茅根、大小蓟各 10g。

3. 升降散加减：蝉蜕、僵蚕、姜黄、大黄、荆芥炭各 10g，防风 6g，牡丹皮、茜草、连翘各 12g。每日 1 剂，水煎分 2 次服。适用于风水相搏证。

4. 萍翘蝉荷汤：浮萍、连翘、蝉蜕、荷叶、茯苓皮、桑白皮各 15g。水煎服，1 日 2 次。适用于急性肾炎早期，症见突发眼睑及面部浮肿，继而延及四肢及全身皆肿。

5. 解毒利湿汤：金银花、鱼腥草各 30g，射干、马勃、土茯苓各 15g，泽泻 20g。水煎服，1 日 2 次。适用于急性肾炎合并有呼吸道感染者。

6. 滋肾安络饮：北沙参、旱莲草、白茅根、生茜草各 30g，粉丹皮、紫草各 15g。水煎服，1 日 2 次。适用于急性肾炎后期血尿者。

7. 固肾摄精汤：黄芪、芡实、龙骨、牡蛎各 30g，金樱子 3g，白果仁 15g。水煎服，1 日 2 次。适用于急性肾炎后期蛋白尿者。

8. 加减益肾汤：当归、赤芍、丹参各 15g，桃仁、红花、川芎各 9g，蒲公英、紫花地丁、山豆根、土茯苓、白茅根各 30g。水煎服，每日 1 剂，日服 2 次。用于风水型肾炎，急性、慢性期均可。

9. 十味肾炎汤：连翘、蝉蜕、泽泻、车前草、琥珀各 10g，鱼腥草、败酱草、益母草各 20g，茯苓、丹参各 15g。每日 1 剂，水煎服，分 3~5 次饮完，4 周为 1 个疗程。适用于小儿急性肾小球肾炎。血压高者加夏枯草 10g；血尿严重者加茜草 15g、仙鹤草 20g；尿少者加石韦 20g。

10. 清热养阴汤：金银花、连翘各 20g，黄芩、蝉衣、地龙、丹皮、元参各 10g，菊花 15g，猪苓 30g。每日 1 剂，水煎服。适用于风热化毒证。咳嗽咽痛者加杏仁 9g，荆芥 6g；血尿明显者加小蓟、白茅根各 30g。

11. 清化利湿汤：金银花、连翘各 20g，黄芩、藿香、佩兰、厚朴、地龙各 10g，猪苓、茯苓、鸡血藤各 30g。每日 1 剂，水煎服。适用于风热夹湿证者。肢节疼痛明显者加桑枝 30g，羌活、独活各 10g。

12. 疏风清肾汤：麻黄、连翘、黄芩、蝉衣各 10g，赤小豆、猪苓各 30g，金银花、山楂各 20g。每日 1 剂，水煎服。适用于风寒化热证者。腰痛怕冷者加桂枝、生姜各 10g。

13. 疏风通肾汤：麻黄、蝉衣、桂枝、泽泻、陈皮、防己各 10g，茯苓、猪苓、黄芪各 20g。每日 1 剂，水煎服。适用于风寒夹湿证者。形寒肢冷，四末不温者加熟附片 10g。

14. 五味消毒饮加减：金银花 20g，菊花、蒲公英、紫花地丁、青天葵各 12g，木通10g，甘草6g。每日1剂，水煎服。适用于小儿急性肾小球肾炎。风水泛滥证者加麻黄6g，石膏30g；水湿浸渍证者加茯苓、泽泻、猪苓各20g，大腹皮15g，桂枝10g，白术12g；湿热壅盛证者加滑石20g，白茅根30g，淡竹叶、小蓟各15g。

15. 健脾利水汤加减：泽泻、猪苓、淫羊藿各9g，桑白皮、大腹皮、党参、白术各15g，木香、制附子各6g，益母草、白茅根各30g。日1剂，水煎服，1月为1个疗程。适用于湿浊内阻、水湿泛滥、阳气被遏者。

16. 商陆麻黄汤加减：生麻黄（先煎去上沫）、商陆各6g，茯苓皮、泽泻各15g，赤小豆12g。每日1剂，水煎取汁200mL。适用于中医辨证为阳水，证型为风寒束肺、风水相搏证。血尿明显者，加三七、海螵蛸、仙鹤草、旱莲草、茜草、蒲黄。

17. 麻赤车前散加减：麻黄、浮萍各10g，赤芍、车前子（另包）各15g，土茯苓30g，丹参20g，生薏米3g。每日1剂（小儿量酌减），水煎服。适用于风热外袭，湿毒内蕴，邪客经络，血脉不畅者。发热咽喉肿痛者，加连翘、板蓝根、桔梗、蝉衣；皮肤感染化脓者，加紫花地丁、金银花；血尿严重者，加白茅根、小蓟、蒲公英；尿内蛋白及管型增多者，加黄芪、白术、太子参。

18. 荆防败毒散加减：荆芥炭、防风、羌活、独活、柴胡、枳壳、前胡、桔梗各6g，芦根、车前子各15g，槐花、地榆、水红花子各10g。水煎服，每日1剂。适用于血尿明显，辨证为风湿热内陷证者。

19. 薏苡竹叶散加减：薏苡仁30g，淡竹叶、猪苓、白头翁各10g，茯苓皮、白茅根、玉米须、石韦、益母草各15g。水煎服，每日1剂。适用于血尿明显，辨证为下焦湿热证者。

20. 越婢加术汤合小蓟饮子加减：麻黄8g，生石膏18g，白术、金银花、桑白皮、杏仁、蝉蜕、生地黄各10g，连翘、车前草各15g，小蓟、白茅根各30g，甘草3g。水煎服，每日1剂。适用于急性肾小球肾炎发展期，血尿明显，证属外感风邪，热毒壅肺者。

【外治验方】

1. 激光针灸仪治疗：取穴：肾俞穴、三焦穴。操作方法：病人取俯卧位，用2%碘酊和75%乙醇消毒肾俞和三焦俞穴周围皮肤，然后将激光针灸针刺入皮下，捻转至一定深度以得气为止。接插电源（220V），打开激光针灸仪开关，将激光导丝插入体腔针灸针空心内，照射15min后将导丝和针灸针拔出。每天1次，12次为1个疗程。

2. 针刺法：取穴：①大椎、肩髃、曲池、合谷、内关、足三里、阴陵泉、肺俞、水分。②合谷、太冲、曲池、血海、三阴交、曲泽、委中、足三里、阴陵泉、脾俞、肾俞。尿闭者加水道、关元；面肿者加水沟；尿血者加大敦；咳嗽者加尺泽、太渊；腹胀便溏者加天枢；恶心、呕吐者加内关、中脘；心悸失眠加神门、内关。操作方法：穴位常规消毒，选 30 号 1~3 寸毫针，双侧取穴，针刺得气后随证施以补泻手法。先针背部俞穴，留针 15~30min，针后加灸。次针足三里透阴陵泉，并留针 15~30min。再针刺其他穴位，自上而下，依次进行，不留针。以上两组穴位交替使用，隔 1~2 日治疗 1 次。6 次为 1 个疗程，疗程间休息 1 周。

3. 艾灸法：取穴：水道、水分、三焦俞、膀胱俞、足三里、三阴交、气海。风热犯肺者加肺俞、合谷、大椎、曲池；脾虚水泛者加脾俞、胃俞、大肠俞；热伤肾络者加大椎、曲池、肾俞。操作方法：①艾条悬灸每次选用 3~5 个穴位，每穴每次灸治 10min。每日灸治 2 次，15 次为 1 个疗程。②艾炷无瘢痕灸每次选用 3~5 个穴位，每穴每次灸治 3~5 壮。每日灸治 1 次，7 次为 1 个疗程。③温针灸每次选用 3~5 个穴位，每穴每次施灸 15min。每日灸治 1 次，5~7 次为 1 个疗程。

4. 按摩疗法：①取肾、输尿管、膀胱、尿道、肺及支气管、鼻、头部、淋巴结、甲状旁腺、肾上腺反射区，每个反射区分别按摩 3min，每日 2 次。②拇指点按劳宫、神门、小肠俞、膀胱俞、三阴交、阴陵泉、血海、足三里、脾俞、胃俞穴，每穴 2min。患者取仰卧位，施术者以左手掌根、大鱼际侧及四指（拇指除外）指腹（右手在上），自鸠尾、巨阙推至幽门、期门穴。右手四指（拇指除外）指腹及小鱼际侧（左手在上），循胃脘呈弧形按摩。左右交替，持续连贯，往返 10 次。紧接着提拿上下肢。③取脾土、三关、分阴阳、运八卦、肩井、肺俞、肾俞、膀胱、丹田、承山、昆仑、百会、太阳、太阴。脾土、三关推 45min，其余穴推约 1h，共推 2h。

5. 敷药疗法：①莴苣叶 1 把，黄柏 100g。莴苣叶不能水洗，与黄柏共捣碎融如膏，选神阙（脐中）、小肠俞、膀胱俞穴。用时取膏药如枣大 1 块，放于 6~8cm^2 的胶布中间，贴于穴位上。每日换药 1 次，10 次为 1 个疗程。本法适用于水肿症。②蓖麻仁 70 粒，石蒜 1 个。两者共捣烂如泥，敷于双侧涌泉穴，外盖纱布，胶布固定，约 8h 后去掉。每日 1 次，1 周为 1 个疗程。本方适用于尿血症。③紫皮大蒜一枚，蓖麻子 60 粒，共捣糊状，分两等份，分别敷于腰部及足心，外用纱布包扎固定。为避免蒸发减低药效，可用塑料膜外敷在药物上。一周为 1 个疗程，每周换药一次。

6. 熏洗疗法：①麻黄、羌活、苍术、柴胡、紫苏梗、荆芥、防风、牛蒡子、忍冬藤、柳枝、葱白各适量。上药加水煎煮，取汁去渣，待药液温度降至 40℃左右时沐浴全身，汗出即可，每日 1 次。本方适用于风热犯肺或脾虚水泛所致的急性肾炎。②赤小豆 750g。将赤小豆用小火煎煮 30min，取汁去渣，待温度适宜后浸泡双下肢，每日 2 次。本方适用于急性肾炎面浮身肿患者。③将赤小豆 750g 煮烂取汁，趁温浸双足至膝，每日 1 次，每次 30~60min。适用于肾炎初起，下肢水肿明显者。

7. 拔罐疗法：取穴：关元、三阴交、曲池。操作方法：选口径 2cm 的罐子，先针灸得气后再拔罐，泻法重拔，留罐 15min。每日 1 次，15 次为 1 个疗程。

8. 穴位注射法：取穴：主穴取京门、膀胱俞；配穴取水道、足三里、复溜。操作方法：每次选主穴、配穴各一个，每穴注入 5%当归注射液 0.5mL。每日 1 次，7~10 次为 1 个疗程。

【中成药验方】

1. 肾炎消肿片：由桂枝、泽泻、陈皮、香加皮、苍术、茯苓、大腹皮、姜皮、黄柏、椒目、冬瓜皮、益母草组成。功能健脾渗湿，通阳利水，适用于急性肾小球肾炎，属脾虚湿困证，症见面浮肢肿，或全身浮肿，小便短少，纳呆，腹胀，或大便溏薄，倦怠乏力，或畏寒肢冷，舌苔白腻，脉沉弦或细者。每片 0.34g。口服，每次 5 片，每日 3 次。治疗期间应限制盐的摄入，如水肿严重，可适当配合利尿药。本药糖尿病合并肾炎者忌服。

2. 三妙丸：由二妙散（黄柏、苍术）加牛膝组成。功能清热燥湿，消肿止痛，适用于急性肾小球肾炎，属下焦湿热证，症见小便短赤，或为浓茶样，口干苦，面浮肢肿，皮肤上有脓疱疮，两脚麻木、痿软无力，舌苔薄黄或黄白腻，脉弦或数。口服，每日 2~3 次，每次 50~70 丸，空腹时可用姜、盐汤送服。服药期间，忌食鱼腥、荞麦、热面、煎炒等物。

3. 肾炎安颗粒：主要成分为山牡荆。用于湿热蕴结型急性肾小球肾炎。每袋装 10g（相当于原药材 20g）。用开水冲服，一次 10~20g，一日 3~4 次。

第二节　慢性肾小球肾炎

慢性肾小球肾炎简称慢性肾炎，是由多种原因引起的，不同病理类型组成的原发于肾小球的一组疾病。该组疾病起病方式各异、病情迁延、病变缓慢进展、病程绵长，并以蛋白尿、血尿、水肿及高血压为其基本临床表现，常伴有不同程度的肾功能损害。本病可发生于不同年龄、性别，但以青壮年男性居多。本病与中医学的“石水”相似，可归属于“水肿”“虚劳”“腰痛”“血尿”等范畴。

【诊断要点】

1. 多无明确病因，男性发病多于女性患者。

2. 起病方式不一，有些患者仅在查体时发现蛋白尿或血压升高。

3. 多数患者起病后即有倦怠乏力、头痛、浮肿、血压增高、贫血等临床症状。

4. 晚期有尿毒症症状。

【内治验方】

1. 补肾活血汤加减：生黄芪 90g，杜仲、丹参、芡实、土茯苓、白术各 30g，川芎、五味子、金樱子各 60g。水煎服，2 次共煎汁 1800mL，每天早晚各 300mL，3 天服 1 剂。适用于肾虚血瘀证。

2. 滋阴凉血汤加减：熟地黄、山萸肉、生地黄、小蓟、牡丹皮、地榆、地肤子、益母草各 20g，白茅根、马齿苋、鳖甲各 50g，藕节、白芍各 30g。上药水煎取汁 300mL，每次 150mL，每日 2 次。适用于慢性肾小球肾炎血尿，证属阴虚内热者。

3. 五味异功散加减：党参、生白术、泽泻各 10g，生黄芪、茯苓、薏苡仁、杜仲、淮牛膝各 15g，甘草 6g。水煎服，日 1 剂。适用于慢性肾小球肾炎脾虚气滞证，症见饮食减少，胸脘痞闷，食入作胀，大便溏薄，身体羸瘦，或面部浮肿。兼尿量多者，加益智仁 10g；兼气短汗多者，加五味子、山萸肉各 10g；兼有燥热者，加地骨皮 10g；兼有畏寒者，加党参 15g；兼有瘀血者加川芎 10g。

4. 滋肾汤：黄芪、土茯苓各 30g，山药 25g，丹参 20g，茯苓、桑寄生、白术各 15g，醋鳖甲（先煎）、当归、杜仲各 12g，炮山甲（先煎）9g，大黄 6g，三七粉 2g。每日 1 剂，水煎分早晚服。适用于脾肾气阴两虚者。

5. 补肾分消汤：菟丝子 15g，桃仁、酒大黄、姜半夏各 6g，厚朴、茯苓、当归各 10g，黄芪 30g。每日 1 剂，每剂加水 500mL，浓煎取汁 200mL，分早晚 2 次温服。适用于脾肾气虚兼血瘀者。

6. 益气化瘀补肾汤：生黄芪 30g，仙灵脾 20g，石韦 15g，熟附子、川芎、红花、全当归、川续断各 10g。用益母草 90~120g 煎汤代水煎药，日 1 剂，早晚分服。用于慢性肾炎日久，肾气亏虚，络脉瘀滞，气化不行，水湿潴留，肾功能损害，缠绵不愈者。

7. 加味二仙汤：芡实、白茅根、黄芪各 30g，黄精、淮山药、金樱子各 25g，丹参、生地黄、玉米须各 20g，五味子、仙灵脾各 10g。水煎服，每日 1 剂，早晚分服，1 个月为 1 个疗程。适用于脾肾气虚者。

8. 参芪地黄汤：黄芪 30g，党参、山茱萸、淮山药、熟地黄、丹参各 20g，地龙、牡丹皮、泽兰各 10g，茯苓、鬼箭羽各 15g，砂仁、炙甘草各 6g。每日 1 剂，每剂煎成 300mL，分 2 次温服。适用于脾肾气虚，瘀血阻滞伴有水肿者。

9. 补阳还五汤加减：黄芪 30g，菟丝子、当归、白术、红花、川芎、地龙、桃仁、泽兰各 10g。下肢浮肿加茯苓、防己各 10g；头痛者，加钩藤、菊花各 5g；

大便干结加郁李仁、火麻仁各10g；舌红少津、咽干口燥者，加麦冬、知母各8g。每日1剂，温水煎药，取汁300mL，早晚分服。适用于基本病机为瘀血、正气亏虚者。

10. 当归补血汤加味：黄芪30g，当归6g，牛膝、川芎各15g。湿热中阻加黄连3g，苏叶10g；肾气不固加芡实、金樱子各15g；血瘀加丹参10g，红花3g；下焦湿热加白花蛇舌草、车前草各30g。每日1剂，水煎服，每日2次，三个月为1个疗程。适用于慢性肾小球肾炎蛋白尿明显者。

11. 独活寄生汤加减：独活、防风、防己、生地黄、僵蚕各10g，桑寄生、怀牛膝、地龙各15g，川芎、赤芍各12g，黄芪、青风藤各20g，蝉衣6g，全蝎5g。每日1剂，水煎服，每日2次。适用于反复外感而发作，尿中泡沫明显，面肢浮肿同时出现，腰膝酸痛，骨节游走性疼痛者。

12. 温肾消翳汤：桂枝、紫苏、丹参、泽泻、地龙各10g，黄芪30g，淫羊藿、菟丝子各15g，金樱子、当归、黄精、白僵蚕各12g，茯苓20g。每日1剂，水煎服，每日2次。适用于慢性肾小球肾炎尿蛋白者。

13. 益肾清利化瘀止血方：黄芪、女贞子、旱莲草、金银花、车前子、茯苓、丹参各15g，半枝莲、神曲各10g，白茅根、藕节炭各30g，荠菜花20g。每日1剂，水煎服，每日2次。适用于血尿明显者。

14. 滋阴平肝化瘀汤：菊花、地龙、石韦各20g，川芎、钩藤、生地黄、怀牛膝各12g，夏枯草、酸枣仁、当归、吴茱萸各15g，车前草30g。每日1剂，水煎服，每日2次。适用于慢性肾炎伴高血压者。

15. 益气解毒饮：党参20g，黄芪、白花蛇舌草30g，车前子、生地黄、甘草、地骨皮、柴胡、麦冬各15g，黄芩、蒲公英各10g。水煎服，日1剂。用于慢性肾盂肾炎气阴两亏者。

16. 清化益肾汤：浙贝母、白术、当归各10~15g，丹参15~30g，生黄芪、冬葵子、土茯苓、益母草各30~50g，益智仁15~20g，白茅根30~50g。文火久煎，分2次温服。用于慢性肾小球肾炎，辨证属脾肾亏虚，气阴两虚或阴阳俱虚而兼夹湿邪血瘀之水肿、肾劳证者，症见水肿时重时轻，时起时伏，或始终水肿不明显，腰痛倦怠，或无明显症状，舌质偏淡，或有紫斑瘀点，面色不华，脉沉细或弦。

【外治验方】

1. 温针灸法：取穴：①双肾俞（温针灸）、双脾俞（温针灸）、命门（温针灸）；②双足三里（温针灸）、气海（温针灸）、关元（温针灸）、双三阴交（温针灸）、百会（热敏灸）、双隐白（针刺）。操作方法：常规穴位皮肤消毒，取长度

1.5 寸毫针一次性使用无菌针灸针，刺入穴位，行提插、捻转补法，得气后固定针体，留针。在针柄上套以长约 2cm 的药艾条一段，距皮肤 2~3cm，从其下端点燃施灸，在燃烧过程中，若患者觉灼烫难忍，可在该穴区置一硬纸片，以稍减火力，每穴需烧艾条段 2 壮，一次艾条充分燃尽后取下再行第 2 壮，艾条充分燃尽后出针、迅速按压针孔为毕。上述 2 组穴位交替使用，每天 1 组，每天 1 次，治疗 2 周为 1 个疗程，总共 4 疗程。治疗期间慎风寒，调起居，忌辛辣刺激、油腻等饮食。

2. 艾灸治疗：取穴：神阙、气海、关元。操作方法：用清艾条点燃后置入艾箱，铺厚巾后放于穴位皮肤上，以有温热感不痛为宜，皮肤潮红为度，每次 15~20min，每周 3 次治疗。

3. 穴位注射法：取穴：肾俞（双侧）、足三里（双侧）穴。操作方法：用鱼腥草注射液 2mL 进行穴位注射，每日 1 次。肾俞穴位注射时取俯卧位，足三里穴位注射取坐位，晕针体弱者可采用仰卧位。用 2mL 一次性注射器及 5.5 号针头将鱼腥草注射液抽入注射器内，注射穴位局部用碘伏消毒，左手按压穴位，右手持注射器快速刺入皮下组织，然后缓慢推进或上下提插，待探得酸、麻、沉、胀等得气感后，回抽如无回血，即可将药液 2mL 推入。疗程：20 天为 1 个疗程，用药 3 个疗程，疗程之间间隔 1 周。

4. 穴位贴敷法：将首乌、牛膝、肉桂、淫羊藿、苍术、制大黄等药物磨成细粉，按一定比例混合，再加姜汁、蜂蜜调成糊状，密封保存。再用慢肾膏 5 分硬币大小贴敷双脾俞、双肾俞、命门、双复溜穴时间选择三伏三九天，于三伏（三九）每伏（每九）的第一天贴敷一次，每次 4~6h，每 10 天敷贴一次，总共 6 次。

5. 按摩治疗㨰法：腰背部脊柱两侧；按法：神道、灵台、中枢、脊中、肺俞、脾俞、肾俞、大肠俞、次髎、承扶、委中、昆仑、太溪、涌泉；摩法：腹部、腰背部脾俞至肾俞区间；擦法：左侧背部，腰骶部；提捏法：腰背脊柱两侧；一指禅法：腰背部脾俞至肾俞区间。每日 1 次，每次 30~40min。

【中成药验方】

1. 肾炎康复片：由西洋参、人参、熟地黄、炒杜仲、山药、白花蛇舌草、黑豆、土茯苓、益母草、丹参、泽泻、白茅根、桔梗组成。功能益气养阴，补肾健脾，清除余毒。适用于慢性肾小球肾炎，属气阴两虚，脾肾不足，毒热未清证，症见神疲乏力，腰酸腿软，面浮肢肿，头晕耳鸣，蛋白尿、血尿等，苔薄黄，脉濡数。0.48g/片。口服，一次 5 片，一日 3 次，小儿酌减或遵医嘱。服药期间忌辛辣肥甘等刺激性食物，禁房事。

2. 华丹肾炎宁颗粒：由旱莲草、女贞子、生地黄、山药、当归、川芎、赤芍、狗脊（烫）、茯苓、猪苓、车前子（盐炒）、茜草、大蓟、小蓟、栀子、马齿苋、地榆组成。功能清热凉血，滋阴补肾。适用于慢性肾小球肾炎，属肝肾阴虚证，症见目睛干涩，视物模糊，头晕耳鸣，五心烦热，口干咽燥，腰肌酸痛，小便短赤灼热，夜寐不安，舌红少苔或舌红，脉细数或数。每袋装 10g。口服，一次 1 袋，一日 3 次。孕妇慎服。

第三节　尿道综合征

尿道综合征（US）是指有下尿路刺激症状，无明显膀胱尿道器质性病变及菌尿的一组症状群，而非一种疾病。该症多发生于女性，在男性该症称为“前列腺痛”。凡有尿频、尿急、尿痛的症状，3 次中段尿培养细菌定量阴性，排除结核、真菌和厌氧菌感染，可诊断为尿道综合征。广义的尿道综合征分为两类：感染性尿道综合征，由细菌以外的其他微生物所致，尿白细胞升高；非感染性尿道综合征即狭义的尿道综合征，病因不明，无白细胞尿。本病为常见疾病，可发生于所有人群，女多于男，女性患者约为男性的 10 倍，尤其以育龄期妇女最为常见。本病与中医学的“热淋”“劳淋”等相似，可归属于“淋证”“腰痛”“虚劳”等范畴。

【诊断要点】

US 的诊断是排除法，只有排除了其他可以导致尿路刺激征的疾病后才能确诊 US。首先，应排除尿路感染，多次的尿培养是必要的，应注意标本要在用药前采集，阳性结果为尿路感染，阴性报告中，还应排除结核、真菌、L–型细菌、寄生虫和支原体等感染。

【内治验方】

1. 宁心通淋汤：炒枣仁、淮小麦、百合、生龙骨（先煎）各 30g，生地黄、茯苓、车前子（包煎）各 15g，石菖蒲、麦冬、乌药、萆薢各 10g，炙甘草 6g。每日 1 剂，水煎分早晚 2 次服用。适用于女性尿道综合征伴焦虑者。

2. 补气固脬汤：黄芪、淮山药各 20g，党参 15g，茯苓 12g，桑螵蛸、白术、杜仲，羊脬（山羊膀胱干燥粉末、兑服）各 10g，升麻、益智仁各 6g，乌药 8g。以上为成人剂量，小儿酌减。日 1 剂，分 2 次服。适用于女性尿道综合征，辨证属气淋虚证。伴头晕腰酸者加枸杞子、山茱萸各 10g；小腹坠胀明显者党参改红参 3g；成人尿多清冷及腰腹虚冷者加肉桂末 2g，熟附片 5g。

3. 六味地黄加味汤：生黄芪、山药各 30g，生地黄、熟地黄、赤茯苓、车前子各 15g，山茱萸、丹皮、泽泻、牛膝各 10g。偏阳虚者则加仙灵脾、熟附子各 10g，肉桂 6g；阴虚者加女贞子、旱莲草各 15g；湿热重者加苍术、黄柏各 10g，生薏仁30g。水煎服，日1剂，1周为1个疗程，可连服6个疗程。用于女性尿道综合征属肾阴亏虚者。

4. 清热通淋汤加减：白花蛇舌草、石韦、萹蓄、瞿麦、半枝莲各15g，蒲公英、野菊花各10g，车前草、土茯苓、白茅根各12g。肝气郁结者，可加柴胡12g，香附、郁金各10g，酸枣仁、茯神各15g；肾虚固摄失司加覆盆子15g，金樱子、桑螵蛸各12g；排尿不畅加生麻黄6g，淡竹叶12g。每日1剂，水煎分3次服，2周为1个疗程。适用于湿热下注型。

5. 疏肝补肾汤加减：车前草20g，白花蛇舌草30g，熟地黄、柴胡、炒枳壳、川楝子各10g，白芍、生地黄、山药、菟丝子各15g，甘草3g。尿道灼热感明显加瞿麦、栀子；疼痛感明显加琥珀粉；腰膝酸软、小腹坠胀加木香、乌药；气短乏力加生黄芪、太子参；小便清长、形寒肢冷加肉桂、巴戟天。水煎服，日1剂，分早晚2次温服。适用于辨证属肾气亏虚，肝气郁结者。

6. 八正散合四逆散加减：车前子15g，萹蓄、滑石（包煎）、泽泻、茯苓、猪苓、瞿麦、栀子、柴胡、枳壳各10g，大黄6g，通草4g，灯芯草3g。或配五子饮（车前子、苏子、葶苈子、莱菔子）加强利湿，待湿热去之八九，可渐改为疏肝兼以健脾养血为主，方用归脾丸或散剂口服1~3月。水煎服。此方法适用于病程在3月以内，反复发作，缓解时症状轻或无，发作时较重者。

7. 补中益气汤：黄芪18g，甘草、白术各9g，当归3g，人参、升麻、柴胡、陈皮各6g。水煎服，日1剂，分2次服。用于脾气虚弱，中气下陷者。

8. 疏肝通淋汤：滑石、车前草各15g，柴胡12g，川楝子、炒栀子、瞿麦、赤茯苓各10g，台乌药、小青皮、广木香各9g，甘草梢3g。每日1剂，水煎取200mL，分早晚饭后温服。适用于伴有焦虑、抑郁等不良情绪者。

9. 清心莲子饮加减：黄芪、白花蛇舌草各50g，车前子、党参各20g，石莲肉、麦冬、茯苓、地骨皮、甘草、柴胡各15g，远志10g，黄芩6g。水煎服，日1剂。适用于劳淋并伴有气阴两虚者。

10. 虚淋汤：菟丝子12g，熟地黄15g，王不留行、车前子各10g，生白术30g。适用于虚寒淋，脾肾气虚者。日1剂，水煎取汁300mL，分早、晚2次温服。

11. 保元汤：黄芪10~30g，人参5~15g，肉桂3~9g，甘草2~6g。伴小便热赤者加淡竹叶6~15g，白茅根6~30g；小腹下坠者加升麻、柴胡各3~9g；尿痛显著者加元胡、白芍各3~12g；腰酸不适者加川断5~15g，山萸肉3~12g；伴心烦失眠者加焦栀子3~10g，生地黄5~10g；畏寒肢冷者加制附片3~10g。日1剂，水煎分2次早晚温服。此方适用于小儿尿道综合征者，症见尿频尿急，排尿不适，小腹坠胀不适，少气懒言，纳差，大便稍溏。

12. 补肾清毒饮：黄芪、白花蛇舌草各50g，白茅根30g，熟地黄、党参、瞿麦、萹蓄、败酱草、车前子、益智仁、生山药、鹿角霜各20g，石莲子、茯苓、麦冬、地骨皮、桑螵蛸、柴胡、甘草各15g。水煎服，日1剂，早晚温服。适用于气阴两虚，湿热留恋型，症见遇劳或感冒即发作，倦怠无力，腰酸痛不适，五心烦热，口干舌燥，舌尖红苔白，尿急、尿频、尿道痛、小便涩，轻度浮肿或眼睑微肿，脉沉或滑数者。

13. 桑芪汤：黄芪、生薏苡仁、滑石、白茅根各30g，猪苓、茯苓、杜仲、川续断各15g，桑寄生、益智仁、生草梢各10g，橘皮、橘核各5g。水煎服，每日2次。适用于肾气不足或肾阳虚损，兼夹血瘀、湿热者。

14. 益肾利水汤：菟丝子、茯苓各15g，猪苓、陈皮各10g，车前子12g，甘草6g。劳淋加巴戟天、杜仲、山萸肉；气淋加乌药、白芍、沉香；久病气虚，不能摄纳加黄芪、升麻、金樱子。每日1剂，水煎2次，分2次温服，10剂为1个疗程，服药2个疗程。治疗女性尿道综合征，症见小便不甚赤涩，但淋沥不适，时作时止，遇劳即发，腰膝酸软，少腹不适，舌质淡，脉虚弱。

15. 芪桂二仙汤加减：黄芪20g，仙茅、淫羊藿各15g，桂枝、猪苓、茯苓、泽泻、益智仁、乌药、桃仁、王不留行各10g。伴尿失禁者，加红参、升麻；畏寒肢冷甚者，加附子、干姜；兼夹湿热症状者，加黄柏、金钱草；尿涩者，加瞿麦、滑石、车前子。日1剂，水煎2次取汁400mL分早晚2次口服。适用于肾气不足或肾阳虚损，兼夹湿热、血瘀的老年患者。

16. 五子衍宗丸加味：菟丝子、枸杞子、桑螵蛸各15g，生地黄、覆盆子各20g，五味子、车前子各10g，白花蛇舌草30g。少腹胀满，胸闷不舒者，加大腹皮、台乌药、制香附；口干咽燥，舌质红者，加天冬、麦冬、玄参、川石斛；小便混浊，尿频尿痛者，加黄柏、土茯苓、淡竹叶、川萆薢。每日1剂，水煎服。适用于肾气亏虚，膀胱失司者。

【外治验方】

1. 温针灸疗法：取穴：中极、关元、大赫（双）、水道（双）、三阴交（双）、太溪（双）。操作方法：令患者采取仰卧位，暴露腹部，腹部用75%酒精常规消毒后，用汉医牌不锈钢一次性0.3mm×40mm毫针，针刺中极、关元、大赫、水道、三阴交、太溪穴位。施灸前，在中极、关元穴位上用硬纸板遮盖局部，以防烫伤局部表皮，将一段长约2cm的艾条点燃后置于针柄上，使热力通过针身传入体内，直到艾条燃尽后除去灰烬，治疗前后时间30min，然后起针。2天治疗一次，每周治疗3次，4周为1个疗程，治疗8周。

2. 电针加神灯照射治疗：取穴：①中极、关元、曲骨、横骨（双）、三阴交（双）；②肾俞（双）、膀胱俞（双）、次髎（双）。两组穴位交替使用。气阴不足加气海、足三里；肝郁气滞加行间；下焦湿热加阴陵泉。操作方法：排空膀胱后，以上穴位用 30 号 2 寸毫针针刺入 1.5 寸，针刺曲骨、横骨、中极、膀胱俞、次髎，令患者有麻、酸、胀感向会阴部放射后停止施行手法，连接 G6805 型电针仪，用连续波，强度以患者能耐受为度，留针 30min。关元、气海、肾俞、足三里用补法；行间、阴陵泉用泻法；三阴交平补平泻，并用 TDP 灯照射小腹 30min，10 次为 1 个疗程，总共治疗 3 个疗程。

3. 穴位敷贴：取穴：肾俞、中极、关元。将麝香、淫羊藿、补骨脂、黄芪、辣椒按 0.1:2:2:2:4 比例，经加工制成 200%天灸膏备用。穴位贴敷天灸膏，每次 4h，隔日 1 次，共 30 天。

4. 穴位埋线：取穴：肾俞、中膂俞、三阴交、中极、膀胱俞、足三里、会阳、关元。操作方法：采用植入法，将 1~2cm 2–0 医用羊肠线放入埋线针前端，选取穴位后，刺入到相应深度，取得针感后，把医用羊肠线植入其中。10 天治疗 1 次，4 次为 1 个疗程。

5. 穴位注射法：取穴：两侧三阴交、关元。操作方法：选准穴位，用体积分数为 75%酒精棉球作穴位局部常规消毒。3 穴均使用 1mL 一次性注射器。每个穴位注射山莨菪碱（654–2）1mg。推药时速度宜慢，以局部有酸胀感为佳。注射关元穴前嘱患者排空小便。疗程：每月注射 1 次，7 次为 1 个疗程，3 个疗程为 1 个治疗周期。

6. 中药坐浴法：黄芪、熟地黄、王不留行、泽泻各 15g，桔梗、白芍各 l0g，桂枝、甘草各 6g。加清水 1000mL 煎沸去渣，将药液倒入盆中，趁热熏蒸外阴，待药液温度下降后，坐浴 15~30min。疗程：每日 1 次，7 日为 1 个疗程。

7. 清凉油涂脐疗法：用清凉油涂脐治疗，症状于 1~5h 内缓解，本法简便易行，无痛苦，无副作用。

8. 足底按摩法：选择足底反射区肾上腺、肾、输尿管、膀胱、卵巢、子宫及足背部深浅反射区等，每个反射区采用点、按、滑动等手法，按照先左脚后右脚的顺序进行按摩，每日按摩 15~20min，按摩前后适当饮用温热水并用温热水泡脚 5~10min。

【中成药验方】

1. 三金片：由金樱根、菝葜、八月札、金沙藤、积雪草组成。功能清热解毒，利湿通淋，益肾。适用于急慢性膀胱炎、尿路感染、急慢性肾盂肾炎、慢性非细菌性前列腺炎属下焦湿热证，症见小便淋漓灼痛或癃闭，大便腥臭稀溏，小腹胀痛，或带下黄白而腥臭，身热口渴，舌红苔黄腻，脉濡数或滑数。0.29g/片。口服，一次 3 片，一日 3~4 次。用药期间应注意肝、肾功能的监测。

2. 宁泌泰胶囊：由四季红、白茅根、大风藤、三颗针、仙鹤草、芙蓉叶、连翘组成。功能清热解毒，利湿通淋，凉血养阴。适用于下尿路感染、慢性前列腺炎，属湿热蕴结证，症见小便不利，尿短淋漓，溺时涩痛，小便赤，尿液浑浊，尿血，少腹拘急，会阴部胀痛，尿道口滴白浊，舌苔黄腻，脉滑数。每粒装 0.38g。口服，一次 3~4 粒，一日 3 次。7 天为 1 个疗程，或遵医嘱，孕妇慎服。

3. 八正胶囊：由栀子、车前子、瞿麦、萹蓄、滑石、大黄、川木通、灯芯草、甘草组成。功能清热，利尿，通淋。适用于淋证属湿热下注证，症见尿频尿急尿痛，或腰痛，少腹痛，或伴恶寒发热，小便黄或红赤，尿色浑浊，尿时夹有砂石，口燥咽干，舌淡红，苔薄白，脉紧数。0.39g/粒。口服，一次 4 粒，一日 3 次。孕妇忌用。结石直径大于 1.5cm 或结石嵌顿时间长者忌用。注意观察服药后大便次数有无异常，或遵医嘱。

第四节　肾病综合征

肾病综合征是一组由多种原因引起的临床症候群。以大量蛋白尿（≥3.5g/d）、血浆蛋白过低（<30g/L）、高度浮肿及血脂过高为其特征。可分为原发性和继发性两大类。其根本发病机制均与肾小球毛细血管的通透性改变和电荷屏障受损导致体内大量蛋白质的丢失有关。本病相当于中医的“水肿”。其病因分内外。外因有风、湿、热、毒、劳伤等；内因是肺、脾、肾脏亏虚。由于多种原因损及肾脏，致水湿停聚，气化不行，精微外泄所致。其病位在肾，涉及肺、脾，病性有虚有实。

【诊断要点】

1. 24h 尿蛋白定量超过 3.5g；
2. 血浆白蛋白低于 30g/L；
3. 高度水肿；
4. 血脂升高。

其中前两项为必备条件。目前，24h 尿蛋白定量超过 3.0g，血浆白蛋白低于 35g/L，就可诊断肾病综合征。

【内治验方】

1. 益肾固元汤：黄芪 30g，茯苓、党参各 20g，熟地黄、车前子各 15g，淮山药 12g，猪苓、陈皮、山茱萸、炒白术、泽泻、桂枝、丹参各 10g。水肿者，加生薏苡仁 30g；血尿者，加白茅根 15g；外感者，加蒲公英 15g，连翘 12g，苏叶 10g；阳虚者，加附子 10g；腰酸者，加菟丝子、牛膝各 10g。每剂加水 600mL，煎取 150mL，二煎加水 400mL，煎取 120mL，分 2 次服用，每日 1 剂。治疗肾病综合征，症见神疲乏力、面浮肢肿、尿泡沫多、腰酸身重以及少气懒言。

2. 清血消白方：山药、茯苓、葛根、车前子、天花粉各 15g，知母、五味子、佛手参、薏苡仁各 20g，黄芪 30g，三七 10g，全虫 5g。以上加水煎煮 2 次，合并药液至 300mL，分 2 次于早晚温服，每日 1 剂。适用于治疗膜性肾病综合征，改善患者凝血功能、肾功能。

3. 益气温肾化瘀方：黄芪 15g，白术、当归、仙灵脾、枸杞子、益智仁、川芎、石韦、地龙、甘草各 5g，白茅根、丹参各 10g，煅龙骨（先煎）20g，益母草（煎汤代水煎药） 30g。若晨间尿蛋白少，活动后尿蛋白多者，为脾气下陷，加柴胡、升麻 5g；若晨间尿蛋白多，下午尿蛋白少者，加芡实、金樱子、桑螵蛸各 5g；若合外感者，加金银花、连翘各 5g，板蓝根 10g。均为每天 1 剂，水煎后分 2 次温服。适用于脾肾亏虚，湿热内蕴夹瘀者。

4. 清养利肾方：金银花、连翘、生地黄、白芍各 20g，黄芩、炙甘草各 10g，玄参 15g，赤芍、丹参、石韦各 30g。水煎服，日 1 剂。适用于肾病综合征患者开始使用激素时出现食欲亢进、口臭、怕热、多汗、血压升高、反复感冒或感染、舌红、脉数等阴虚燥热、血热血瘀、湿热毒蕴证候者。

5. 补血二丹汤：黄芪 30~60g，当归 10~15g，丹参 10~60g，牡丹皮 10~30g，赤芍 10~30g。水煎服，日 1 剂。适用于激素减量时出现的便溏、食欲减退、少气乏力、腰酸软等脾肾气虚、血脉不通之象者。若患者病情趋于稳定，但仍有乏力、腰酸软、抵抗力差、易感冒等肺肾亏虚的表现，在此方的基础上，加灵芝、红景天、羌活、益智仁。

6. 固本活血方：仙茅、淫羊藿各 20g，黄芪 45g，炒白术、茯苓、鸡血藤、红花各 15g，熟地黄、山萸肉、水蛭、三棱、莪术、桑螵蛸各 12g。水煎服，日 1 剂。用于治疗难治性肾病综合征，可降低患者尿蛋白及血脂水平，改善低蛋白血症及高凝状态，减少不良反应。

7. 健脾固肾汤：黄芪、白茅根各 30g，山茱萸、白术、山药、肉苁蓉、牡丹皮、红花各 10g，丹参 20g。每日 1 剂，水煎服，早晚 2 次服用。适用于脾肾亏虚者。大剂量激素使用阶段，加金银花、野菊花、知母各 10g，蒲公英、生地黄各 15g；激素减量阶段，加枸杞子、党参各 10g；激素维持阶段，加熟地黄、淫羊藿各 10g。

8. 滋肾降浊汤：黄芪 30g，薏苡仁 20g，茯苓、熟地黄、山药各 15g，毛冬青

12g，白术、丹参、当归、丹参、山萸肉、淫羊藿、杜仲、肉苁蓉各 10g，甘草 6g，肉桂 3g。每日 1 剂，水煎取汁 300mL，分早晚各 1 次温服。用于治疗老年难治性肾病综合征，证属脾肾阳虚者。

9. 温阳利水汤：红参、补骨脂、苍术、泽泻、芡实各 10g，炒白术、淮山药、菟丝子、炒杜仲、怀牛膝、丹参、广郁金、大腹皮、金樱子、积雪草各 15g，白茯苓 30g，肉桂 3g，泽兰、葶苈子各 9g，川芎 12g，车前子 20g，陈皮 8g，甘草 6g。每日 1 剂，水煎服。适用于中医辨证为脾肾阳虚者。

10. 温阳健脾通络方：肉桂、巴戟天、生白术、川芎、生地黄、赤芍各 10g，茯苓、肉苁蓉各 12g，熟地黄 20g，生黄芪 25g，党参 15g，甘草 3g。每天 1 剂，水煎服。用于治疗原发性肾病综合征合并甲状腺功能减退者。

11. 固本通络方：仙茅、山茱萸、炒白术、茯苓、鸡血藤各 15g，淫羊藿、桑螵蛸各 20g，熟地黄、黄芪各 30g，红花、蝉蜕各 10g。每日 1 剂，水煎 2 次共取汁 300mL，分早、晚 2 次温服；配合水蛭粉 2~3g，每日 1 次冲服。适用于治疗激素抵抗型难治性肾病综合征。

12. 温阳健脾化瘀汤：仙灵脾、黄芪、茯苓、白术、地龙、丹参各 30g，制附子、芡实各 15g，水蛭 10g，莲须 9g，炙甘草 6g，大枣 6 个。水煎服，每天 1 剂，分早晚 2 次温服，4 周为 1 个疗程。适用于脾肾阳虚，伴有水瘀互结者。

13. 五脏通补散：冬虫夏草 30g，花旗参、三七、白术各 180g，炮山甲 90g，丹参、红景天各 120g。制成散剂，服用时每次 5g，温水送服，每日 3 次。60 天为 1 个疗程。适用于难治性原发性肾病综合征。

14. 健脾补肾化瘀固摄方：熟地黄、山茱萸、生黄芪、党参、金樱子各 12g，山药、茯苓、泽泻、牡丹皮、莪术、川芎各 15g，芡实、丹参各 20g，甘草 10g。每日 1 剂，水煎至 400mL，分早晚 2 次，餐后 30min 温服。适用于原发性肾病综合征。

15. 利水补肾方：黄芪 40g，当归、茯苓、滑石各 20g，白术、陈皮、泽泻各 10g，猪苓 15g。脾虚湿重者，加山药 30g，扁豆 10g；脾肾阳虚者，加附片、桂枝各 10g；肾阴虚者，加枸杞、龟板各 15g，地骨皮 10g，知母 20g。每日 1 剂，水煎 200mL，早晚口服。适用于难治性肾病综合征主要表现为水肿者。

16. 温阳补肾汤：炙附子、白术、猪苓、黄芩各 15g，干姜 10g，茯苓、山药各 30g。水煎服，每次 150mL，每日 2 次。早饭前、晚饭后口服，连续服药 30 天。适用于肾病综合征大量蛋白尿者。

17. 益肾健脾汤：黄芪 12g，甘草 4g，茯苓、泽泻、石韦、野山楂、丹参、制萸肉、党参、炒白术、炒山药各 9g。每日 1 剂。煎取头煎、二煎，分早晚 2 次温服。用于肾病综合征属脾肾亏虚，水湿泛滥者，症见全身浮肿、按之凹陷、腹部胀大、腰酸肢倦、神疲纳差、便溏尿少、面色不华、舌苔白、脉沉细。

18. 李少川经验方：抽葫芦、制厚朴各 10g，甘草、广陈皮、炒白术各 6g，炒枳壳、麦冬、猪苓、泽泻、嫩苏梗、肥知母、云茯苓各 9g。将上药放入容器内，先用冷水浸泡 20min，然后用微火煎 30min，取 120~150mL，分 2 次温服。每日 1 剂。用于小儿肾病综合征，脾虚不运所致的肿胀。

【外治验方】

1. 穴位敷贴法：①保肾膏 0 号：丁香、肉桂、黄芪、黄精、大黄、甘遂、穿山甲、土鳖虫共研，均匀外敷于肾俞、涌泉、神阙，每次 4~6h，疗程为 1~3 月。②保肾膏 1 号：肉桂、丁香、淫羊藿、肉苁蓉、乌梅、花椒共研，均匀外敷于肾俞、命门、复溜穴，每次 4~6h，疗程为 1~3 月。③肾康敷剂：丁香、肉桂、黄芪、黄精、大黄、甘遂、穿山甲、土鳖虫共研，均匀外敷于肾俞、涌泉、神阙，每次 4~6h，疗程为 1~3 月。

2. 针灸疗法：①气海、关元、右带脉，均用插捻转补灸法；②双肾俞、左带脉，均用插捻转补灸法。两组交替使用，每次每穴灸 5 壮，隔天 1 次，连续 15 次，为 1 个疗程。

3. 穴位注射疗法：①鱼腥草注射液穴位注射肾俞、足三里，每穴 1mL，隔天 1 次，1 次为 1 个疗程。②卡介菌多糖核酸穴位注射，肺肾气虚者取三阴交，脾肾阳虚者取足三里，每穴 1mL，隔天 1 次，1 次为 1 个疗程。③黄芪注射液穴注足三里、脾俞，每穴 1mL，隔天 1 次，1 次为 1 个疗程。

4. 穴埋闷灸法：①木箱闷穴灸：肾俞穴进针，然后将艾条放在特制小木箱内，并将木箱置于患者腰部，待箱里艾条燃完冷却后起针；②药线大剂量穴埋：用经过反复浸泡过中药和晒干后的羊肠线穴位埋线，在背部（脾俞、胃俞、三焦俞、肾俞）、腹部（中脘、关元）、四肢（足三里、三阴交、曲池、内关）进针并埋入肠线，每 2~3 月埋 1 次，半年为 1 个疗程，未缓解者可进行第 2 疗程。

5. 中药灌肠疗法：大黄、槐米、崩大碗各 30g，水煎，取适量高位结肠保留灌肠。

6. 中药足浴法：用黄芪、白术、茯苓、牛膝、山茱萸、杜仲、熟地黄、猪苓、车前子、益母草、川芎、赤芍足浴，每天 1 次，每次 30~40min，以微微出汗为度，连续 4 周。

7. 中药离子导入法：①党参、黄芪、山药、芡实、金樱子、白术、山楂、猪苓、薏苡仁、泽泻、三七、丹参、益母草中药颗粒剂调糊，敷于肾俞穴，予离子电导入 30min，每天 1 次，7 天为 1 个疗程，治疗 3 疗程。②白花蛇舌草、茵陈、半枝莲、当归、五倍子、藿香、穿山龙、川芎、穿山甲、牛膝、石菖蒲、萆薢、猪苓组方，中药颗粒剂调糊，敷于肾俞穴，予离子电导入30min，每天1次，7天为1个疗程，治疗3疗程。

【中成药验方】

1. 金水宝胶囊：由发酵冬虫夏草菌粉（C3-4）组成。功能补益肺肾、秘精益气，适用于肺肾两虚，精气不足所致的久咳虚喘，神疲乏力，不寐健忘，腰膝酸软，月经不调，阳痿早泄，慢性支气管炎、慢性肾功能不全、高脂血症、肝硬化见上述症状者。0.33g/粒。口服，宜饭后服并忌食不易消化食物。一次3粒，一日3次；用于肾功能不全者，一次6粒，一日3次。

2. 肾康宁胶囊：由黄芪、淡附片、益母草、锁阳、丹参、茯苓、泽泻、山药组成。功能温肾，益气。适用于肾病综合征，属肾气亏损证，症见腰酸膝软、神疲乏力，畏寒，屡孕屡堕，头晕耳鸣，精神萎靡，目眶黯黑，或面色晦黯，小便频数，夜尿尤多，舌淡苔白，脉沉弱。每粒装0.43g。饭后口服，一次5片，一日3次。

3. 百令胶囊：主要由虫草酸、甘露醇、甾体以及19种氨基酸等组成。用于肺肾两虚型肾病综合征。0.2g/粒。口服，一次5粒，一日三次。儿童酌情减量或遵医嘱。

第五节　IgA肾病

IgA肾病是以肾小球系膜区IgA沉积为特征的肾小球肾炎，是一种以发作性血尿为突出临床表现的疾病。临床上约占3/4的患者起病于呼吸道或消化道感染之后，故认为与黏膜分泌之免疫球蛋白IgA有关。免疫病理检查表明，以IgA为主的免疫球蛋白沉着于肾小球系膜区为本病特点，故又称系膜IgA肾病。好发于儿童及青年。是目前最常见的一种肾小球肾炎，也是导致终末期肾功能衰竭的最主要原因之一。本病根据其临床表现，归属于中医“尿血”“水肿”“腰痛”等范畴，本病多为外邪侵袭，入里化热，损伤肾与膀胱，初起下焦热盛，后期则致脾肾不固，精血流失。临床常见血尿为主。

【诊断要点】

IgA肾病的临床表现和实验室检查缺乏特征性的改变，但如果出现以下表现，应怀疑IgA肾病：

1. 上呼吸道感染或扁桃体炎发作同时或短期内出现肉眼血尿，感染控制后肉眼血尿消失或减轻；

2. 典型的畸形红细胞尿，伴或不伴蛋白尿；

3. 血清 IgA 值增高。

IgA 肾病诊断的“金指标”是通过肾穿刺活检术做出的病理诊断。

【内治验方】

1. 麻黄连翘赤小豆汤合参芪地黄汤：黄芪、山药各 30g，党参 15g，生地黄、山茱萸、茯苓、炙麻黄、桑白皮、炙甘草、大枣各 12g，连翘、苦杏仁各 9g，赤小豆 18g。每天 1 剂，水煎取汁 300mL，分早晚 2 次温服，疗程 8 周。适用于辨证属气阴两虚，湿热兼有表证者。

2. 化瘀通络解毒汤：生黄芪、生地黄、丹参、鬼箭羽各 15g，赤芍药、地龙、茯苓、黄芩、制鳖甲、僵蚕各 10g，蒲公英、金银花各 5g。血尿情况严重者，加白茅根 15g，三七粉 3g，侧柏叶 10g；蛋白尿情况严重者，加蝉蜕、水蛭粉各 5g，制龟甲 10g。每日 1 剂，水煎温服，每日 3 次。可用于降低患者尿常规中红细胞计数及 24h 尿蛋白定量。

3. 疏利方：柴胡 9g，黄芩、菊花、川芎、黄精、杜仲、苍术、白术、猪苓、茯苓各 12g，枸杞、黄芪、葛根各 15g，白芍 20g，米仁 30g。Scr≥133μmol/L 者，加蝉花 15g，大黄适量（以每日排软便 2~3 次为标准调整剂量）。每日 1 剂，早晚分 2 次温服。可用于减轻中重型 IgA 肾病患者肾小管间质损害的趋势、改善肾功能。

4. 益气固肾方：黄芪、山药各 30g，生地黄、麦冬、益母草、金樱子、茯苓、芡实各 15g，山茱萸、牡丹皮各 12g，五味子 9g。水煎服，每天早晚各 1 次。适用于瘀毒内阻导致正气不足者。

5. 加减固冲汤：炒白术 30g，生黄芪 18g，煅龙骨、煅牡蛎、山萸肉各 24g，生白芍、海螵蛸各 12g，茜草 9g，棕边炭 6g，五倍子 15g。水煎服，每次 150mL，每日 2 次。适用于治疗脾肾气虚型。

6. 小蓟止血汤：小蓟、生地黄各 20g，黄芪、旱莲草各 15g，蒲黄、知母、丹皮、琥珀粉、三七粉各 10g，黄柏 6g，竹叶 5g。每日 1 剂，水煎取汁 400mL，分 2 次温服。适用于 IgA 肾病单纯血尿者。

7. 健脾祛湿活血方：黄芪 30g，炒白术、防风、当归各 10g，土茯苓、石韦、萆薢、芡实、川牛膝各 15g，丹参、益母草各 20g。水煎 400mL，分早晚 2 次温服，日 1 剂。用于降低患者的尿蛋白定量。

8. 滋阴益肾活血方：黄芪、金樱子各 30g，地榆炭、白茅根、百合各 20g，芡实、泽泻、白芍、生地黄各 15g，丹参、女贞子、黄芩各 12g，茜草、仙鹤草各 10g，生甘草 3g。水煎服，每次 150mL，分早晚 2 次温服。适用于风湿内扰型。风热上扰者，加金银花 10g；湿热下注者，加土茯苓、车前草各 10g。

9. 固本调免方：黄芪、紫丹参、女贞子、旱莲草、麦冬各15g，白茅根30g，玄参12g，桔梗、僵蚕各9g，蝉蜕、甘草各6g。水煎400mL，分早晚2次温服，日1剂。适用于治疗气阴两虚型IgA肾病。兼湿热者，加蒲公英15g，黄柏12g，厚朴6g；兼血瘀者，加川芎、当归、虎杖各15g。

10. 益气三仁汤：党参、三棱各15g，生黄芪、生薏米各20g，杏仁、桃仁、法半夏、马齿苋、荷叶各10g，陈皮6g，淡竹叶、生甘草各3g。水煎400mL，分早晚2次温服，日1剂。适用于治疗气虚湿热型IgA肾病。

11. 活血养阴方：生地黄、玄参、川芎、茜草、赤芍、山茱萸各10g，生黄芪20g，马鞭草、白花蛇舌草各30g。水煎400mL，分早晚2次温服，日1剂。适用于本虚以肾阴亏虚为主，标实以湿热瘀血为重者。

12. 清心莲子饮：黄芪30g，石莲子、赤茯苓、麦冬各10g，党参、车前子各20g，地骨皮15g，北柴胡、甘草各12g。水煎400mL，分早晚2次温服，日1剂。适用于辨证为气阴两虚型。伴有发热、咽痛者，加金银花、连翘；伴有手足心热、口干咽干者，加侧柏叶、茜草；若唇舌紫暗，舌有瘀斑瘀点，加丹皮、当归。

13. 加味黄芪赤风汤：穿山甲、金樱子、芡实、生黄芪、仙鹤草各20g，白花蛇舌草、赤芍、怀牛膝、天麻、地龙、防风各10g，茯苓、杜仲各12g，冬瓜皮15g，三七粉（冲服）3g。将药物倒入瓦罐内加冷水浸泡30min，以武火煮沸后，文火继续煎煮5min左右，取200mL药液，再加水继续以相同的方法煎煮，同取200mL药液，2次药液混合，于早晚饭后温服，每日1剂，以4周为1个疗程，连续治疗3个疗程。适用于辨证为脾肾气虚，兼有血瘀者。

14. 补脾益气汤：党参、山药、茯苓、白扁豆各20g，黄芪30g，白术、陈皮、柴胡、升麻、甘草各15g，大枣5个。水煎服，日1剂。适用于证属脾气虚者。

15. 清肾汤：生黄芪30g，青风藤15~25g，炒白术、炙甘草、生地黄、山茱萸各12g，蝉蜕、防风、炒地龙、僵蚕、党参、陈皮各10g。每日1剂，水煎2次，分早晚2次温服。适用于证属风湿扰肾型。持续血尿者，加三七粉（吞）3g，藕节炭12g；蛋白尿者，加山药12g，黄精20g，芡实15g；有氮质血症者，加制大黄6g，土茯苓12g；腰酸者，加杜仲、川断、炙狗脊各10g。

16. 参芪二蓟二至汤：生黄芪40g，太子参、旱莲草各30g，大蓟、小蓟、女贞子、芡实、金樱子各15g，防己、牛膝各10g，茜草20g。每日1剂，水煎服。适用于肝肾阴虚、气阴两虚，湿热邪毒及瘀血内阻者。高血压头痛加天麻、钩藤；瘀血明显者加丹参、川芎、积雪草；大便秘结加制大黄、肉苁蓉；下肢浮肿加葫芦壳、车前草；咽干口燥明显者加石斛、麦冬。

【外治验方】

1. 穴位艾灸法：取穴：双肾俞，配以气海、关元、足三里穴。操作方法：将艾炷点燃放入艾盒，对准施灸部位，距离皮肤 2~5cm 熏灸。根据病人耐受情况，每穴灸 10~15min，以患者感温热而无灼痛为度，灸至皮肤红晕，每天 1 次，共 14 天。

2. 穴位敷贴法：鲤鱼一条 200g 左右，生姜 20g，黄泥 10g，尿血草 10 个共研，均匀外敷于患者脐孔上和双侧肾俞穴，盖以纱布固定，每天 2 次，一次 2h，30 天 1 个疗程。

3. 外敷法：制备 2 个芒硝袋，每只脚各敷 1 个治疗袋。芒硝袋由薄棉布制作而成，且缝制成双层，内层为白色、外层为蓝色，另外为芒硝袋装配上数根系带，其作用是将芒硝袋固定于水肿部位；为了避免重力作用导致芒硝分布不均匀，在芒硝袋内层再缝制 6 个小格子，每个小格子内放入 1 个小棉布袋子。为避免大颗粒芒硝与皮肤摩擦导致局部疼痛甚至皮肤破损，在使用前先用工具将芒硝敲成粉末状，装入小袋子，再将小袋子装入小格子内，平铺芒硝袋，此时其厚度为 0.8~1.0cm。每天晚上睡觉前给患者的双下肢绑上芒硝袋，次日清晨患者起床时卸下，芒硝袋作用时间为 8~10h，连续外敷 10 天。芒硝是含有结晶水的硫酸钠的俗称，由硫酸盐矿物加工而成，外用具有消除坚硬肿块、清热泻火、消炎镇痛等功效。芒硝外敷可以显著改善 IgA 肾病患者的下肢水肿，分析其原因，在芒硝外敷过程中，由于芒硝呈高渗状态，它可以摄取组织间液中多余的水分。此外，芒硝还具有扩张局部血管、加快血流速度、改善微循环等作用，从而促进炎症的吸收与消散。

【中成药验方】

1. 雷公藤多苷片：由雷公藤多苷组成。功能祛风解毒，除湿消肿，舒筋通络。适用于风湿热瘀，毒邪阻滞所致的 IgA 肾病。口服，按体重每 1kg 每日 l~1.5mg，分 3 次饭后服用或遵医嘱。注意事项：①儿童、育龄期有孕育要求者、孕妇和哺乳期妇女禁用。②心、肝、肾功能不全者禁用；严重贫血、白细胞和血小板降低者禁用。③胃、十二指肠溃疡活动期患者禁用。④严重心律失常者禁用。⑤用药期间应注意定期随诊并检查血、尿常规及心电图和肝肾功能，必要时停药并给予相应处理。⑥连续用药一般不宜超过 3 个月。如继续用药，应由医生根据患者病情及治疗需要决定。

2. 火把花根片：由昆明山海棠之根加工而成。功能祛风除湿，舒筋活络，清热解毒。具有抑制病理性免疫反应、抗炎和镇痛作用。适用于 IgA 系膜性慢性肾炎、系统性红斑狼疮、脉管炎、银屑病硬皮病等。饭后口服，每日 3 次，一次 3~5 片，1~2 月为 1 个疗程，可连服 2~3 疗程。注意事项：①对性腺、骨髓有明显的抑制作用。②注意事项基本同雷公藤多苷片。

第六节　糖尿病肾病

糖尿病肾病是临床常见和多发的糖尿病并发症。糖尿病肾病为糖尿病主要的微血管并发症，主要指糖尿病性肾小球硬化症，一种以血管损害为主的肾小球病变。早期多无症状，血压可正常或偏高。其发生率随着糖尿病的病程延长而增高。糖尿病早期肾体积增大，肾小球滤过率增加，呈高滤过状态，以后逐渐出现间隙蛋白尿或微量白蛋白尿，随着病程的延长出现持续蛋白尿、水肿、高血压、肾小球滤过率降低，进而肾功能不全、尿毒症，是糖尿病主要的死亡原因之一。糖尿病肾病在中医学文献中，既属消渴病，又归属于肾病范畴内的水肿、尿浊、胀满、关格等疾中，病机则以肾虚为主，初期精微外泄，久则气化不利，水湿内停，甚则浊毒内蕴，脏气虚衰，易生变证，总属本虚标实之病。

【诊断要点】

主要根据尿微量白蛋白排泄率的增加（正常<10μg/min，<30mg/24h）。诊断要求 6 月内连续尿检查有 2 次微量白蛋白排泄率>20μg/min，但<200μg/min（即在 30~300mg/24h 之间），同时应排除其他可能引起其增加的原因，如泌尿系感染、运动、原发性高血压、心衰及水负荷增加等。糖尿病控制很差时也可引起微量白蛋白尿，尿白蛋白的排出可以>20μg/min，这样的尿白蛋白排出量不能诊为早期糖尿病性肾病。但若糖尿病得到有效控制时，尿白蛋白排出量仍是 20~200μg/min，则可以认为有早期糖尿病性肾病。诊断要点：①有糖尿病病史；②除外其他原因的间歇性或持续性临床蛋白尿（尿蛋白阳性），此为临床 DN 诊断的关键；③多伴糖尿病视网膜病变；④必要时肾活检证实。

【内治验方】

1. 滋阴通络汤：水蛭、熟地黄、葛根、大黄、知母各 10g，桃仁、当归各 15g，赤芍 20g。伴有蛋白尿者，加入芡实、金樱子各 10g。上述方药加水煎服，早晚各 1 次服用 100mL 药汁。适用于消渴日久，痰浊瘀血，伤阴耗气，阻于肾脏脉络者。

2. 健脾补肾活血方：黄芪 60g，炒山药、蒲公英、茯苓、熟地黄、枸杞、党参、鬼箭羽各 15g，山茱萸肉、补骨脂、泽泻各 12g，砂仁 10g，甘草 6g，水蛭粉（冲服）1g。每日 1 剂，水煎至 400mL，分早晚 2 次服用，疗程 8 周。适用于证属脾肾亏虚、瘀血阻滞者。

3. 小陷胸汤合补阳还五汤：黄连、瓜蒌仁、黄芪各 30g，清半夏、当归、赤芍、桃仁各 15g，地龙、川芎各 12g，红花 9g。水煎服，日 1 剂。适用于痰热互结，气阴两虚型，兼血瘀者。

4. 通络益肾汤：薏苡仁、土茯苓、益母草、仙灵脾、黄芪各30g，萆薢、地龙、枸杞、牛膝各15g，蝉蜕、山茱萸、升麻、土鳖虫各10g，水蛭3~5g。以上药物以水煎服，取汁400mL，分别于早晚餐前温服。适用于证属肾虚血瘀络阻者。

5. 芪龙益肾汤：生黄芪30g，玄参20g，太子参、天花粉各15g，生地黄、干地龙、丹皮、丹参各10g。每日1剂，水煎成300mL，分3次口服。适用于气阴两虚、瘀血阻络者，症见烦渴多饮，纳差，尿多尿频，尿有白泡沫，神疲乏力，腰酸膝软，舌淡红少津，苔薄白，脉细数无力或细弦弱。

6. 益气养阴方：黄芪、益母草各30g，当归、山药、山茱萸、生地黄、茯苓、泽泻各15g。水煎服，日1剂。适用于气阴两虚型。

7. 健脾补肾活血方：黄芪45g，熟地黄、茯苓、炒山药、枸杞子、鬼箭羽各15g，党参、山茱萸、泽泻、补骨脂各12g，砂仁、蒲公英各9g，水蛭粉1g，甘草6g。水煎服，每日1剂，去渣取汁400mL，早晚2次温服。适用于脾肾亏虚，瘀血阻滞者，主症表现为腰膝酸痛、疲乏无力、面色晦暗、气短懒言、纳差或浮肿，次症表现为肢体疼痛或麻木、夜尿频多、大便溏、小便混浊、舌暗紫或有瘀斑瘀点、脉细涩。

8. 益气活血化浊方：生黄芪、生山药、鬼箭羽、丹参、葛根各30g，当归、沙参各12g，麦冬、生地黄、土茯苓各15g，黄连、陈皮各9g，生大黄6g。每日1剂，水煎，分2次温服。适用于治疗Ⅳ期糖尿病肾病，证属气阴亏虚，血瘀湿浊型。阴虚者，加石斛10g；口干者，加天花粉15g；血瘀重者，加赤芍15g。

9. 健脾益肾祛瘀汤：黄芪30g，党参、太子参各20g，补骨脂、淫羊藿、熟地黄、丹参、葛根各15g，茯苓、淮山药、菟丝子、川芎、桃仁、泽泻、枸杞子各10g，苍术6g。每日1剂，早晚温服，2周为1个疗程，治疗2个疗程。适用于脾肾不足，血瘀阻络者，症见腰膝酸软，面色苍白或晦暗，嗜卧懒动，纳差，疲倦乏力，小便频数或清长。

10. 益气养阴活血通络方：黄芪30g，生地黄、地龙、赤芍、川芎各12g，西洋参20g，红根草、当归、桃仁各10g，山药、佛手各15g，砂仁8g。每日用1剂，水煎后取300mL药汁，分别于清晨、临睡前服用。适用于中医辨证为气阴两虚兼血瘀者。

11. 补肾排毒汤：白花蛇舌草、小黄菊、太子参、焦白术、炒山药、菟丝子各20g，牛蒡子、川芎、制大黄、三七各10g，黑杜仲、枸杞子、紫丹参各15g，生黄芪30g。每日1剂，水煎2次，共取汁250mL分2次服用。适用于中医辨证为脾肾虚弱，浊毒血瘀型。

12. 益气养阴活血方：黄芪30g，西洋参、川芎、泽泻、茯苓各15g，白术、生地黄、山萸肉各 10g，黄精、益母草、丹参、木香各 12g，大黄、甘草各 6g。每日 1 剂，水煎 2 次，早晚分服，10 天为 1 个疗程，连用 1~2 个疗程。适用于治疗糖尿病肾病 III、IV 期，主要表现为气阴两虚，兼挟血瘀者。

13. 益气补肾方：黄芪 20g，当归、白术、积雪草、川芎、菟丝子、金樱子、芡实、山药、山茱萸各 10g，党参、淫羊藿、茯苓、丹参各 15g，甘草 6g。每剂中药水煎成 200mL 药液，每次 1 剂，每日 2 次分服，连续服用 3 个月。适用于糖尿病肾病 IV 期脾肾气虚型。

14. 通络泄浊方：柴胡、黄芩各 12g，生黄芪、土茯苓、萆薢各 30g，女贞子 10g，水蛭、土鳖虫 6g。每剂水煎至 200mL，每次 100mL，早晚分 2 次温服。适用于糖尿病肾病 III 期、IV 期辨证为气阴两虚兼湿热瘀血型。

15. 祛痰通络汤：当归、川芎、赤芍各 12g，葫芦巴、白术、海藻各 15g，土茯苓、瓦楞子、僵蚕各 30g，制大黄 10g。水煎服，日 1 剂，早晚分服。适用于中医辨证为脾肾气虚，痰瘀阻络型。

16. 升清养阴汤：黄芪、益母草各 30g，党参、白术、山药、郁金、川芎、当归、怀牛膝、僵蚕各 15g，法半夏、苏梗各 12g，莪术、石韦、厚杜仲各 20g。每日 1 剂，每日 2 次。适用于脾气虚弱，肝肾亏虚，气血瘀滞者。

17. 健脾化痰通络汤：党参、茯苓、白术、清半夏、桃仁各 10g，陈皮、川芎、红花各 15g，甘草 6g，水蛭粉（冲服）3g。水煎取汁 500mL，分为 2 次，温服，疗程为 8 周。适用于早期糖尿病肾病 III 期患者，主要表现为微量蛋白尿，血压轻度升高者。中医辨证属脾气亏虚，痰瘀互阻型。

18. 降糖保肾方：黄芪、茯苓各 15g，山药 20g，生地黄、虎杖、车前子、猪苓、蜂房、积雪草、六月雪、石韦各 10g，地龙 9g，黄连、甘草各 5g。每天 1 剂，水煎分 2 次服，疗程为 30 天。适用于中医辨证属气阴两虚型。

19. 滋肾活血方：黄芪 35g，熟地黄、炒山药、山萸肉、牛膝各 20g，丹参、枸杞子各 25g，茯苓 15g，泽泻、水蛭各 10g，牡丹皮 12g，甘草 9g。每日 1 剂，分 3 次温服。适用于早期糖尿病肾病，辨证属气阴两虚挟血瘀型。

【外治验方】

1. 针灸疗法：①体针法：脾肾两虚者，取穴中脘、脾俞、肾俞、足三里和三阴交；肝肾阴虚者，取穴风池、曲池、太冲、阳陵泉、侠溪和三阴交；肾虚血瘀者，取穴血海、中脘、足三里、地机、天枢、太溪、支沟、白环俞、膏肓俞、肾俞、阴陵泉、中极；脾胃不和者，取曲池、支沟、合谷、血海、足三里、阴陵泉、丰隆、地机、三阴交、太冲、天枢、膏肓、肾俞、白环俞及中脘、中极。施以平补平泻法，留针 30min，2 次/天，7 天为 1 个疗程，共观察 6 个疗程。②耳针法：

肾病综合征表现者，取穴交感、肾、膀胱、神门及腹水；肾性高血压表现者，取穴肾、神门及皮质下；此外，亦可用王不留行籽按压上述穴位。

2. 穴位贴敷法：①白附片、川芎、威灵仙、吴茱萸、益智仁、冰片、沉香、人工麝香微细化处理，装袋；冬虫夏草、灵芝、乌梢蛇、蜈蚣、地龙、透骨草浸煮取液，浸泡药袋。然后外敷在双侧肾区皮肤上，并配合药物导入仪治疗，共治疗 2~3 周。②活肾散：防风、麻黄、桂枝、艾叶、细辛、川椒、红花、制没药、制乳香、冰片，碾粗末后以醋调外敷肾俞穴，共治疗 8 周。③调肾保精散：附子、大黄、黄芪、仙茅、仙灵脾、女贞子、丹参、赤芍、白芥子、陈皮、泽泻、猪苓、茯苓、杜仲、葛根、红参、罂粟壳，将上述药物碾粗末后以醋调和成湿润药饼，外敷双肾区，并配合药物导入仪治疗，共治疗 30 天。

3. 穴位注射法：鱼腥草注射液，2mL/次，取肾俞、足三里进行注射，2 日/次，20 天为 1 个疗程。

4. 经穴埋线疗法：主穴选用双胰俞、双肾俞、双肺俞穴。并根据上、中、下消诸症辨证选择配穴，采用注线法，使羊肠线留于体内，每 10 天埋线 1 次，20 天为 1 个疗程，共治疗 3 疗程。

5. 中药灌肠疗法：①主要药物为大黄，配伍制附子、金银花、蝉蜕、牡蛎、槐花、蒲公英、益母草、白茅根、石菖蒲、怀牛膝等药物中酌情选择 4~5 味，先用清水浸泡 30min，再用文火煎至 200mL，灌入灌肠袋。灌肠前，嘱患者保持侧卧位，并将灌肠液加热至 37℃~39℃，将灌肠袋与输液皮管相连，输液皮管经肛门轻柔插入 15~20cm，快速结肠滴注，保留灌肠液 40~60min，每日 1 次，治疗 20~40 天。

6. 中药足浴法：生黄芪、山药、当归、白术、茯苓、仙茅、山萸肉等以补肾健脾为主的药物。血压高者可加杜仲、夏枯草、菊花、钩藤等；血脂高者可加山楂、决明子、何首乌、菟丝子等；水肿者可加猪苓、萹蓄、瞿麦、车前草等；下肢冷者可加肉桂、制附子、吴茱萸、干姜等；下肢麻木者可加丹参、川芎、红花、牛膝等。中药足浴法所用药物的剂量可为该药物口服用量的 1~2 倍。操作方法：将所选药物装入纱布袋，封好，用热水浸泡，待水温至 40℃，令病人将双足至膝浸入药液中，适应后不断加入热水，以使患者出汗，全过程 30~40min，汗后静卧，每日 1 次，共治疗 20~30 天。

7. 中药离子导入法：川芎、牛膝、当归、丹参、红花、赤芍等以活血通经药为主的药物。腰酸腰痛者可加杜仲、山萸肉、三七等；乏力者可加黄芪、党参、菟丝子等。操作方法：将所选药物研粉，用促透药（如水、酒、醋、油等）拌匀后平铺在纱布上，然后将涂药的纱布置于背部肾区，用直流电照射，促进药物吸收，全过程 30~40min，每日 1 次，共治疗 20~30 天。

【中成药验方】

1. 保肾康片：保肾康片又叫阿魏酸哌嗪片，是从中药川芎提取的有效成分。阿魏酸哌嗪片适用于各类伴有镜下血尿和高凝状态的肾小球疾病，如糖尿病肾病、慢性肾炎、肾病综合征早期尿毒症以及冠心病、脑梗死等。本品具有抗凝、抗血小板聚集及扩张微血管，增加冠脉流量、解除血管痉挛等作用，有降低尿蛋白、提高内生肌酐清除率的作用 ，特别适用于慢性肾小球肾炎或伴有肾功能损害的患者。用法用量：口服。一日 3 次，每次 2~4 片。本品禁与阿苯达唑类和双羟萘酸噻嘧啶类药物合用。

2. 新清宁片：由熟大黄粉碎成细粉，加乙醇适量，制成颗粒，干燥，加淀粉及硬脂酸镁适量，混匀，压制成片剂，包糖衣或薄膜衣而成。功能清热解毒，泻火通便。适用于糖尿病肾病，属实热内结证，症见喉肿牙痛，目赤，汗多，大便秘结，或下痢，发热，烦渴咽干，小便黄，舌红苔黄，脉洪数或滑数。用法：口服。一次 3~5 片，一日 3 次，必要时可适当增量，学龄前儿童酌减或遵医嘱；用于便秘，临睡前服 5 片。不宜在服药期间同时服用滋补性中药。

第七节　高血压肾病

高血压肾损害是指原发性高血压造成的肾脏和功能的改变，是导致终末期肾病的重要原因之一，根据其临床表现和病理改变的不同，将本病分成良性高血压肾硬化症和恶性高血压肾硬化症。良性高血压肾硬化症是良性高血压长期作用于肾脏引起，主要呈现肾脏小动脉硬化和继发性肾实质缺血病变，恶性高血压肾硬化症是指在原发高血压基础上发展为恶性高血压，最终导致肾脏损伤。根据中西医病名对照，高血压肾损害属于“眩晕”“水肿”“关格”“溺毒”“癃闭”“虚劳”范畴。

【诊断要点】

良性高血压肾硬化症：①长期高血压病史，病程常在 5~10 年以上。②突出表现为肾小管功能的损害，如夜尿增多，肾小管性蛋白尿，尿 NAG 及 β2 微球蛋白增高等，部分存在中毒蛋白尿及少量红细胞尿，以及肾功能进行性减退，24h 蛋白定量一般不超过 1~1.5g。③排除其他引起尿检异常和肾功能减退的原因。④影像学检查肾脏大小早期正常，晚期缩小，肾脏大小和高血压病程长短和严重程度相关。⑤必要时肾穿刺活检，肾脏病理表现以肾小动脉硬化为主，包括入球小动脉玻璃样变，小叶间动脉及弓状动脉壁肌内膜肥厚，血管变窄，并常伴还有不同程度的肾小球缺血性硬化，肾小管萎缩以及肾间质纤维化，免疫荧光无免疫复合物在肾组织的沉积。⑥伴有高血压的其他靶器官损害，如高血压眼底血管病变，心室肥厚及脑卒中史等。

【内治验方】

1. 滋阴大补汤：枸杞子、熟地黄、牛膝、肉苁蓉、丹参各 20g，巴戟天、杜仲、山茱萸、茯苓、山药、五味子各 15g，当归 12g，小茴香、茯苓、石菖蒲、远志、大枣各 10g，三七（冲服）3g。水煎后分早晚 2 次服用，每天 1 剂，30 天为 1 个疗程。适用于高血压肾病导致的慢性肾功能衰竭者，中医辨证属肾气虚型。

2. 曾学文经验方：女贞子、白术、玉米须各 20g，墨旱莲、杜仲、山茱萸、当归、赤芍、川芎、地龙、泽泻各 10g，黄芪、益母草各 30g，猪苓、茯苓各 15g，每日 1 剂，水煎分早晚分服。适用于中医辨证为肝肾阴虚，血瘀水停型。

3. 补肝益肾、活血排浊方：熟地黄、枸杞、丹参、白术、鳖甲各 15g，杜仲、丹皮各 10g，钩藤、土茯苓各 20g，黄芪 30g，炙甘草 6g。每日 1 剂，水煎 2 次，共取汁 400mL，分为 2 等份，早、晚 2 次饭后温服，15 天为 1 个疗程，治疗 3 个疗程，相邻疗程间隔 5 天。适用于中医辨证属肝肾不足，瘀血湿浊内停者。

4. 益气活血平肝汤：黄芪 20g，女贞子、桑椹子各 15g，菊花、钩藤、石决明、川芎、赤芍、益母草各 10g。水煎服，每次 200mL，分早、晚 2 次饭后温服。2 个月为 1 个疗程，治疗 1 个疗程。此方能有效改善高血压肾病患者的临床症状，主要表现为倦怠乏力，腰膝酸软，食少纳呆，恶心呕吐者。

5. 健脾补肾方：生黄芪、薏苡仁、玉米须各 30g，黄精、金樱子各 20g，穿山龙 40g，山萸肉 10g，炙水蛭 5g。每日 1 剂，水煎分 2 次服。此方适用于以脾肾虚损为本，痰浊湿热瘀血为标者，可明显改善蛋白尿，保护肾功能。

6. 温肾化瘀方：黄连、肉桂各 3g，天麻、附片、黄芩各 5g，莪术、三棱、制大黄各 20g。水煎服，每天 1 次，在早上或是晚上服用，持续服用 1 个疗程，即 3 个月。适用于高血压肾病导致的慢性肾功能衰竭。

7. 益肾汤：黄芪、熟地黄、山药、茯苓、山茱萸、金樱子、枸杞子、女贞子、墨旱莲各 15g，生地黄、仙鹤草各 20g，牡丹皮、赤芍、当归各 10g，白茅根 30g。每日 1 剂，水煎分早晚 2 次服用。适用于中医辨证为气血两虚型，主要表现为疲乏、气短、口干、头晕、腰痛、舌红脉细者。

8. 祛瘀化浊汤：桃仁 10g，红花、生大黄、灵芝各 6g，川牛膝、益母草、泽泻各 15g，甘草 6g，丹参 20g。水煎服，日 1 剂，早晚分服。适用于中医辨证为气滞血瘀型，症见眩晕伴头胀痛，痛处固定，经久不愈，面色晦暗，腰部酸痛，肌肤甲错，肢体麻木，舌质紫暗或有瘀斑瘀点，脉涩或细涩。病情较重者，加三棱、石决明、苍术各6g。

9. 滋肾平肝息风汤：天麻、钩藤、牛膝、仙灵脾各15g，黄芪、丹参、六月雪各30g，半夏9g。每日1剂，水煎服，早晚服。适用于中医辨证为肝肾阴虚型，症见头晕，头痛，腰膝酸软，口干咽燥，五心烦热，大便干结，尿少色黄，舌淡红少苔，脉沉细或弦细。身重困倦、纳呆腹胀、恶心呕吐者，加黄连、紫苏；尿少、肢体或全身浮肿者，加猪苓、茯苓、车前子；腰痛、舌质紫暗或有瘀斑者，加桃仁、红花；手足抽搐、烦躁不安者，加羚羊角粉、地龙。

10. 化瘀利水方：丹参、益母草各30g，当归、泽兰各12g，牛膝、山药、佛手、茯苓、山茱萸、土茯苓各15g，生地黄10g。水煎服，每日1剂，分2次服用。适用于以瘀血、湿浊为主者。

11. 化瘀降浊方：川芎、半夏各12g，桃仁、水蛭、山萸肉各10g，丹参、泽泻各15g，大黄6g，黄芪20g。水煎服，每日1剂，分2次服用。适用于中医辨证为瘀血痰浊之证。

12. 益肾化瘀汤：熟地黄20g，丹参、山茱萸、牛膝各15g，桃仁、红花、牡丹皮、茯苓、泽泻、益母草、泽兰、生大黄各10g，甘草5g。水煎服，每日1剂，分2次服用。此方可有效改善高血压肾病患者的肾功能，提高疗效。

13. 化瘀泄浊方：丹参、益母草各30g，当归、泽兰各12g，牛膝、山药、山茱萸、土茯苓各15g，生地黄10g。水煎服，每日1剂，分2次服用。用于高血压肾病，症见头晕、头痛、手指麻木、恶心、纳差、多尿，舌黯有瘀点，脉涩。肝火偏亢者，加用天麻、钩藤各10g，代赭石15g；湿热郁结者，加法半夏、苍术各10g；贫血者，加阿胶10g。

14. 利水解毒方：茯苓、薏苡仁、瞿麦、车前子各30g，猪苓、萹蓄、山茱萸各15g，雷公藤25~30g，黄柏10g，生大黄3g。血压偏高者，加天麻、钩藤、牛膝、磁石；水肿甚者，加玉米须、丹参；尿蛋白多者，加山药；血尿者，加石韦、小蓟、白茅根；尿中白细胞多者，加连翘。每日1剂，常规煎煮药液400mL，分早晚温服，2周为1个疗程。此方能够降低血压，改善和修复损伤的肾单位，恢复肾功能。

【外治验方】

1. 针灸疗法：取穴：主穴取风池、曲池、足三里、太冲；配穴取行间、太阳、翳风、神门、安眠、三阴交、太溪、阳陵泉、阴陵泉、丰隆、内关、关元、气海。针曲池时可透少海，中等强度刺激，留针约30min。

2. 穴位埋线疗法：取穴：心俞、肝俞、肾俞。头晕者，加百会；前头痛者，加太阳、印堂；后头痛者，加风池；胸闷、心悸、气短者，加内关。操作方法：

充分暴露埋线所需穴位，常规消毒后用 1%利多卡因局部麻醉，以医用埋线针，将羊肠线送入穴位，并注意勿使线头露于皮肤外，以免感染；埋线后贴创可贴，以防止出血及感染，48h 后揭掉创可贴，嘱患者 3 天内不要洗澡。一般 1 个月埋线 1 次，病情较重者 20 天埋线 1 次，5 次为 1 个疗程；瘦人对羊肠线吸收较慢，待病情稳定后，可 40~50 天埋线 1 次。一般治疗 1~3 个疗程。

3. 压耳穴疗法：用耳穴专用探测笔按压各穴，找出敏感的痛、麻、胀点，经消毒后，再将药籽或磁珠对准所选耳穴，贴附压紧，每周贴压一次。

4. 放血疗法：耳尖穴。先用手指按摩耳郭使其充血，严格的碘酊和酒精消毒后，左手固定耳郭，右手持一次性采血针对准施术部位迅速刺入 1~2mm，随即将针迅速退出，轻轻挤压针孔周围的耳郭，使其自然出血，然后用酒精棉球吸取血滴。通常情况下每个穴位的放血在 5~10 滴，而每一滴的大小在黄豆般即可。一周治疗 3 次，一个月 1 个观察疗程。

5. 拔罐疗法：①取穴：第 7 颈椎至骶尾部督脉及其两侧膀胱经内侧循行线。操作方法：采用走罐法至皮肤紫红为度，走罐后于心俞、志室穴上闪罐 4~5 次，然后取曲池、足三里、三阴交穴施以针刺后拔罐法，留罐 10min，每日 1 次，10 次为 1 个疗程。②取穴：肝俞穴（双侧）。操作方法：患者取俯卧位，常规消毒，用梅花针中强度叩刺穴上述穴位出血，然后闪火拔罐，留罐时间为 5~10min，每穴吸拔出血量 2~3mL 为度，每周治疗 2 次，8 次为 1 个疗程。

6. 按摩疗法：①搓擦涌泉穴：左腿盘放在右膝上，用右手手掌搓擦涌泉穴 36 次；再将右腿平放左膝上，用左手掌搓擦 36 次完毕，再屈伸双脚趾数次，然后静坐 10~15min。②按摩指甲法：在手的大拇指的指甲根部，以另一只手的大拇指与食指夹住，转动揉搓；然后，自指甲边缘朝指根方向慢慢地揉搓下去，勿用力过度，吸气时放松，呼气时施压。尽可能于早起、午间、就寝时做 3 次，经常按摩能使血管扩张，血压下降。

7. 中药足浴疗法：①磁石、石决明各 30g（先煎），黄芩、牡丹皮、桑白皮、丹参、白芍、怀牛膝、何首乌、独活、栀子、当归各 15g，菊花 10g。将上药水煎泡足，每日 1~2 次，每次 15~30min。本方适用于各种原因的高血压肾病。②磁石、石决明、生龙骨、生牡蛎各 30g（先煎），黄芪、党参、当归、桑枝、枳壳、蔓荆子、白蒺藜、白芍、杜仲、牛膝、乌药、独活各 15g。将上药水煎泡足，每日 1~2 次，每次浸泡 30min。适用于高血压肾病引起的眩晕、头痛、耳鸣、失眠、肢体麻木等症。③夏枯草 30g，钩藤、菊花、桑叶各 20g，白蒺藜 10g。将上药煎水泡脚，每天 1~2 次，每次 10~15min。适用于肝阳上亢眩晕、头胀痛、耳鸣、易怒、失眠多梦的高血压肾病患者，有清热平肝的功效。④桑寄生、怀牛膝、钩藤、茺蔚子、桑叶、菊花各 10g，桑枝 20g，明矾 30g。水煎 2 次，滤渣取汁，每日早晚各浸足 30min，浸后用大拇指按摩涌泉穴 10min。如因工作不便，亦可在晚间进行，时间延长至 40~45min。此方能引热下行，使头目清爽，血压下降，症状减轻，一般疗程为 1 个月，血压稳定后可改为 2~3 天浸足 1 次。

8. 中药填脐疗法：①药用吴茱萸粉 10g。研极细末，醋调为稀糊状，敷于脐中（神阙穴），外用胶布固定，1 日 1 换，5 日为 1 个疗程，连续 2~3 个疗程有显效。②用冬桑叶、白菊花各 5g，研末敷脐，外用胶布固定，1 日 1 换，5 日为 1 个疗程，连续 2~3 个疗程有显效。③夏枯草 3g、钩藤各 6g。研末敷脐，外用胶布固定，1 日 1 换，5 日为 1 个疗程，连续 2~3 个疗程有显效。

9. 佩脐疗法：取徐长卿 20g，配草决明、青木香、磁石、菊花、牛膝，防己、地龙各 10g。共研细末，缝制成 5cm×18cm 药芯佩戴在脐部，10 天为 1 个疗程。

【中成药验方】

1. 金匮肾气丸：由熟地黄、山药、山茱萸（酒炙）、茯苓、牡丹皮、泽泻、桂枝、附子（制）、牛膝（去头）、车前子炼蜜为丸而成。功能温补肾阳，化气行水。适用于高血压肾病，属肾阳虚衰、温煦失职、气化失权证，症见腰膝酸软，下半身常有冷感，小腹拘急，小便不利，或小便频多，畏寒肢冷，以及脚气、痰饮、消渴，舌淡苔白，脉沉细或迟。口服，小蜜丸 9g/次，大蜜丸 1 丸/次，一日 2~3 次。忌房欲、气恼、食生冷食物。宜在饭后相隔 1h 左右服药，服用疗程一般为 1 个月。

2. 肾炎舒胶囊：由苍术、茯苓、白茅根、防己、生晒参（去芦）、黄精、菟丝子、枸杞子、金银花、蒲公英组成。功能益肾健脾、利水消肿。适用于高血压肾病，属脾肾阳虚证，症见形寒肢冷，面色㿠白，腰膝酸软，腹中冷痛，小便不利，肢体浮肿，甚则腹胀如鼓，或见小便频数，余沥不尽，或夜尿频多，久泻久痢，五更泄泻，下利清谷，舌淡胖或边有齿痕，舌苔白滑，脉沉细无力。口服，一次 5g，一日3 次。

第八节　痛风性肾病

痛风性肾病又称慢性尿酸性肾病，是由于体内嘌呤代谢紊乱，血尿酸过高，尿酸盐在肾脏沉积、结晶而引起肾损害导致肾的间质性炎症。近年来随着人民生活水平提高，饮食结构变化及医药卫生状况的改善，其发病率逐年增加，而且中老年男性发病率较多。尿酸性肾病可归属于中医学“痹证”“历节”“血尿”“淋证”“腰痛”“水肿”“关格”“虚劳”等范畴。

【诊断要点】

诊断主要依靠临床表现，血尿酸水平，急性血尿酸升高有时可以在尿中找到尿酸盐结晶，但慢性高尿酸血症的临床表现和影像学检查没有特异性表现，主要靠生化检查。

1. 高尿酸血症一般定义为成人血清尿酸水平大于 408mmol/L 或绝经前妇女血尿酸水平大于 360mmol/L。

2. 各种疾病情况下血尿酸水平的特点，对肾功能已经有减退的患者，如果血尿酸水平超过一定程度，说明高尿酸血症不仅仅由肾功能减退所致：血肌酐 132mmol/L，血尿酸 536mmol/L；血肌酐 132~176mmol/L，血尿酸 595mmol/L；晚期肾功能衰竭，血尿酸 714mmol/L 。

3. 排除其他疾病导致的血尿酸水平升高，如淋巴或者骨髓的增生改变，红细胞增多，牛皮癣，维生素 B_{12} 缺乏，铅中毒，脱水状态等疾病。

4. 肾活检，单纯性尿酸性肾病，如果病因非常清楚，一般不需要肾脏活检，但如果考虑是伴随其他肾脏疾病出现的高尿酸血症，则需要进行肾活检以明确。

【内治验方】

1. 扶正解毒汤：大黄、干姜、制附子各 10g，山药、炒续断、太子参、炒苍术各 20g，土茯苓、仙灵脾、黄芪、丹参各 30g，甘草 5g，砂仁 15g。每日 1 剂，水煎 500mL，分早晚温服。适用于脾肾虚衰、湿毒内滞证者。

2. 柳豆叶合方：柳豆叶、萆薢、滑石、车前草、金钱草、王不留行各 20g，清半夏、生大黄（后下）各 10g，土茯苓、制首乌各 15g，陈皮 9g，炙甘草 3g。每日 1 剂，水煎 500mL，分早晚温服。适用于脾肾亏虚，湿浊痰瘀痹阻证。

3. 通风 3 号方：羌活、独活、陈皮各 6g，当归、黄柏、茵陈、虎杖、茯苓各 15g，川芎、制苍术、防己各 10g，川牛膝 12g，徐长卿 20g。每日 1 剂，水煎 500mL，分早晚温服。适用于痛风性肾病急性发作，症见骨关节红、肿、热、剧痛、压痛，痛有定处，关节活动障碍，患足行走不便，下肢轻度水肿，腰酸疼痛，间有蛋白尿、血尿，血、尿尿酸偏高，肌酐偏高，可伴恶寒发热，口苦咽干，舌质红、苔薄黄腻，脉弦数。

4. 茵连痛风方：茵陈、金钱草、伸筋草、补骨脂各 15g，泽兰、山茱萸各 9g，玉米须 30g，仙灵脾 10g。每日 1 剂，水煎分早晚温服。适用于痛风性肾病缓解期，患者病情基本稳定，无关节红肿疼痛等痛风急性发作的表现者。

5. 加味茵陈宣痹汤：粉防己、栀子、杏仁、地龙各 10g，苍术、黄柏、蚕沙、姜黄各 12g，牛膝、土茯苓、茵陈、滑石、赤芍药、海桐皮各 15g，薏苡仁、积雪草各 30g。经慢火水煎 30min，煎为 500mL，分 2 次口服。适用于湿热蕴结之证。

6. 清心莲子饮：黄芪 30g，车前子（包煎）20g，莲子肉、人参、炙甘草各 15g，白茯苓、麦冬各 10g，地骨皮 5g，柴胡 6g。水煎服，日 1 剂，早晚分服。适用于气阴两虚型。关节疼痛者，加延胡索；阴虚明显者，加女贞子、旱莲草。

7. 痛风克汤：黄芪 30g，威灵仙、川牛膝各 15g，薏苡仁 20g，地龙、杜仲、山茱萸、连翘、栀子仁各 10g。水煎服，每日 2 次。适用于瘀热阻络型。

8. 健脾补肾泄浊方：黄芪、党参、熟地黄、淮山药、山茱萸、玉米须、大黄、仙灵脾、黄精、土茯苓、薏苡仁、白术、川萆薢。水煎服，每日 2 次。适用于脾肾亏虚、湿浊内阻之证，症见腰痛，食少纳呆，身体困重，肢体麻木，口中黏腻，舌紫暗或有瘀点。

9. 痛风汤：秦艽、威灵仙、茵陈、鸡内金、川牛膝各 15g，杜仲、山茱萸各 10g，黄芪 30g，薏苡仁、虎杖各 20g，生大黄 8g，地龙 12g，山慈姑 5g。每日 1 剂，每次煎水 200mL，分 2 次温服。适用于湿热瘀滞型。

10. 补肾健脾活血泄浊方：生黄芪、山药、鸡血藤各 20g，党参、丹参、杜仲、川萆薢各 15g，当归、茯苓各 12g，黄柏 6g，淫羊藿、菟丝子各 10g，生薏苡仁 30g。每日 1 剂，分 2 次煎服。适用于早期痛风性肾病，脾肾两虚，湿浊血瘀者。

11. 益肾清利泄浊方：党参、玉米须各 20g，黄芪、土茯苓、蚕沙各 30g，茯苓、萆薢、丹参、大黄各 15g，泽泻、苍术各 10g，当归 12g。每日 1 剂，煎煮 2 次，混匀后分早晚 2 次服用。适用于脾肾不足，湿热内蕴，痰瘀阻络者。关节肿痛，发热，口渴烦躁，尿黄赤，舌红苔黄腻者，加黄柏、牛膝、忍冬藤、生薏苡仁、海桐皮以清热利湿；肢痛肢麻，关节不利，口唇发黯，舌质黯或有瘀斑瘀点，加鸡血藤、桃仁、红花、川芎、泽兰以活血化瘀。

12. 加减四四二合方：苍术、黄柏、茯苓、半夏、萆薢、土茯苓各 12g，薏苡仁、川牛膝、大黄各 15g，桃仁、红花各 9g，丹参 30g，甘草 6g。水煎服，每次 200mL，每日 2 次。适用于湿热痰浊、瘀血内阻型。

13. 益肾清利和络方：生黄芪、土茯苓、萆薢、白花蛇舌草各 30g，太子参、薏苡仁、玉米须各 15g，百合、桃仁、威灵仙各 10g，甘草 5g。每日 1 剂，煎煮 2 次，共取药液 400mL，混匀后分早晚 2 次服。适用于气阴两虚，瘀血阻络型。

14. 张天经验方：太子参、牡丹皮、炒白术、茯苓、生地黄、熟地黄、山药、泽泻、当归、海藻、昆布、浙贝母各 10g，车前子、生龙骨、生牡蛎各 30g。水煎服，日 1 剂，早晚分服。用于痛风性肾病，脾肾不足，湿浊化热者。

15. 赵纪生经验方：太子参、忍冬藤各 30g，炙黄芪、山药、土茯苓、薏苡仁、萆薢各 20g，元胡 15g，生地黄、山萸肉、泽兰、苍术、赤芍、桃仁、白芍各 10g，炙甘草 6g。水煎服。适用于脾肾气虚湿热型痛风性肾病。

【外治验方】

1. 针刺疗法：①取穴：患侧太白、大都、足三里、三阴交、丰隆、太冲、曲池，如合并其他关节痛者再取局部阿是穴。操作方法：皮肤常规消毒针刺，急性期进针后提插捻转泻法，一日 1 次，每次留针 30min，10 次为 1 个疗程。②取穴：曲池、血海、三阴交、膈俞，结合局部相应腧穴。操作方法：用捻转泻法，肾俞、关元用平补平泻法，趾、指小关节局部采用针灸针点刺。1 次/天，治疗 10 次。③取穴：病变在下肢取肾俞、三阴交，配以太溪、大敦、太冲、足三里、丘墟、足临穴；病变在上肢取小肠俞、曲池，配以合谷、后溪。操作方法：急性期用泻法，恢复期平补平泻法，28 号毫针刺入留针 30min，每隔 5min 行 1 次，视病情轻重缓急每日或隔日 1 次，7~10 次为 1 个疗程，疗程间隔 3~5 日，1~3 疗程。

2. 电针疗法：取穴：三阴交、阴陵泉、三焦俞、太冲、行间，并结合局部相应腧穴。操作方法：治疗时在取穴处轻拍数次，使局部充血，皮肤常规消毒后针迅速刺入穴位，得气后接电针同侧相连，输入端在上，输出端在下，疏密波刺激，H1 为 2Hz，H2 为 100Hz。每日 1 次，每次 30min，连续 10 天为 1 个疗程。

3. 针刀疗法：常规皮肤消毒后，在受累关节最肿胀处以及敏感痛点刺入，先行纵行切割，然后左右摇摆针尾，使局部尽可能分开，拔出针刀后立即应用真空拔罐抽吸，多可抽出暗红色瘀血，部分患者可拔出黄色黏油状物质，每 7 天为 1 个疗程。

4. 梅花针疗法：患者取卧位，选阿是穴和五输穴并常规消毒。医者右手持消毒好的梅花针以腕力进行叩刺，至点状出血；同时左手揉按叩刺部位旁侧皮肤，以减轻局部肌肉的痉挛疼痛和促进瘀血的排除。

5. 火针疗法：以阿是穴和局部取穴为主，兼肝肾不足者加太溪、足三里；局部取穴，跖趾关节取陷谷、内庭、太冲；踝关节取丘墟、昆仑；膝关节取内外膝眼、阳陵泉。治疗时取细火针在酒精灯上烧至白炽状，迅速在疼痛关节部位采用疾刺法点刺 3~4 针，深度以 0.5 寸为宜，然后加罐拔出剩余血液。3 日 1 次，2 次 1 个疗程，持续治疗 4~6 个疗程。

6. 中药外敷法：①双柏散：由大黄、黄柏、侧柏叶、泽兰、薄荷组成，双柏散粉末倒入碗内，加入适量蜂蜜水调和成糊状。临用时以生理盐水棉球擦洗患处，将调好的药物平摊在医用胶布上，厚薄适中，再放入微波炉中加热 1min，立即敷于患处，每日 1 次。②金黄散：药用黄柏、姜黄、白芷、制大黄各 250g，天花粉 500g，制南星、炒苍术、姜厚朴、陈皮、甘草各 100g，共研细末混匀，每次 20g 用热水调糊局部外敷。③清热通痹膏：石膏、忍冬藤各 30g，知母、黄柏、苍术、黄连、黄芩、赤芍、元胡、大黄、山栀各 20g，研成细末，用醋调和均匀， 外敷于局部。④六神丸6~10粒碾成粉末，以食醋调和，外涂于患者的红、肿、热、痛关节处，适度按摩，每日早晚各1次。⑤虎杖、红藤、大黄、白芷等碾碎成粉，根据疼痛部位范围的大小，将1~2g药粉加入适量的醋和蜂蜜拌匀，涂于医用自黏敷料中间，贴于患部，每12h一次，4天为1个疗程。⑥大黄20g,川芎、白芷各15g，莱菔子、虎杖各10g，将上药粉碎，过120目筛，加适量陈醋调成膏，取药膏12g，外敷于双侧涌泉穴，包扎固定。每天换药1次，1周为1个疗程。

7. 刺血疗法：取穴：照海、太冲、丘墟、地五会、足临泣、解溪、委中，以及足背部瘀阻比较明显的经络。操作方法：每次选2~3穴，常规消毒后，用三棱针快速点刺1~2mm深度，出血5~20mL不等，若出血量小于3mL，针后加拔罐，并留罐15min。3天刺络1次，5次为1个疗程。

8. 刮痧疗法：以广西壮族地区特产生山茶油以均匀力度由上到下、由轻到重、先中间后两边（脊柱及华佗夹脊穴）反复刮拭患者背部，以局部出现痧斑、痧疹或灼热感为度。刮痧后用碘伏溶液消毒痧斑点、痧疹点和阿是穴，以三棱针进行点刺，深达皮下，使之出血。最后以壮医特制的竹罐闪火法拔吸刺血部位，留置10~15min。以上操作5天1次，8次为1个疗程。

9. 刺络拔罐疗法：常规皮肤消毒后，用三棱针在疼痛最明显处垂直刺入2mm，每个痛点刺3~5个点，随后用抽气式拔罐法，拔出3~5mL血液，10min后取罐，隔日1次，5次为1个疗程。

【中成药验方】

1. 痛风定胶囊：由秦艽、黄柏、延胡索、赤芍、川牛膝、泽泻、车前子、土茯苓组成。功能清热祛风祛湿，活血通络定痛。适用于痛风性肾病，属湿热瘀阻，经络不通证，症见肢体关节烦痛，痛处游走，伴间歇性蛋白尿，夜尿增多，尿血或肾脏结石，伴一侧或双侧腰部酸痛，关节红肿热痛，伴有发热，汗出不解，口渴心烦，小便黄，舌红苔黄腻，脉滑数。0.4g/粒。口服，一次3~4粒，一日3次。服药后不宜立即饮茶，低嘌呤饮食，孕妇慎用。

2. 痛风舒片：由大黄、车前子、泽泻、川牛膝、防己组成。功能清热、利湿、解毒。适用于痛风性肾病，属湿热瘀阻证，症见关节红肿热痛，伴有发热，口渴心烦，蛋白尿，水肿，口苦身困，阴囊潮湿，夜尿增多，尿血或痛风石，尿酸结石，腰部酸胀痛，小便黄，大便黏滞难解，舌红苔黄腻，脉滑数。0.35g/片。口服，一次2~4片，一日3次，饭后服用。忌白酒和啤酒。少吃海鲜、动物内脏等食品。

第六章　血液科疾病

第一节　营养不良性贫血

营养不良性贫血主要包括巨幼细胞性贫血和缺铁性贫血。巨幼细胞性贫血是由于脱氧核糖核酸合成障碍所致的贫血，以贫血、白细胞和血小板减少，以及消化道症状如食欲减退、腹胀、腹泻及舌炎等为主要临床表现，维生素 B_{12} 缺乏时常伴神经系统表现。根据中西医病名对照，巨幼细胞贫血属于“血虚”“虚劳”范畴。缺铁性贫血是体内贮存铁缺乏影响血红素合成所引起的贫血，以贫血以及组织缺铁导致的各种症状如精神行为异常、体力耐力下降、易感染、儿童生长发育迟缓等为主要临床表现，根据中西医病名对照，缺铁性贫血属于“虚劳”范畴，结合临床特点亦可从“萎黄”“虚损”“黄胖”等角度进行辨证。

【诊断要点】

1. 缺铁性贫血：

（1）小细胞低色素贫血：男性血红蛋白（Hb）<120g/L，女性 Hb<110g/L，孕妇 Hb<100g/L；平均红细胞体积（MCV）<80fl，平均红细胞血红蛋白（MCH）<27pg，平均红细胞血红蛋白浓度（MCHC）<0.32，红细胞形态可有明显低色素表现。

（2）有明确的缺铁病因和临床表现。

（3）血清（血浆）铁<8.95μmol/L，总铁结合力>64.44μmol/L。

（4）运铁蛋白饱和度<0.15。

（5）骨髓铁染色显示骨髓小粒可染铁消失，铁粒幼红细胞<15%。

（6）红细胞游离原卟啉（FEP）>0.9μmol/L，或血液锌原卟啉（ZPP）>0.96μmol/L，或 FEP/Hb>4.5μg/gHb。

（7）血清铁蛋白<12μg/L。

（8）血清可溶性运铁蛋白受体浓度>26.5nmol/L。

（9）铁剂治疗有效。

符合第 1 条和 2~9 条中任何两条以上者，可诊断为缺铁性贫血。

2. 巨幼细胞性贫血：

(1) 叶酸缺乏的巨幼细胞性贫血：

①临床表现：

A. 贫血的症状。

B. 常伴有消化道症状，如食欲不振、恶心、腹泻及腹胀等，舌质红，乳头萎缩，表面光滑。

②实验室检查：

A. 大细胞性贫血。MCV>100fL，多数红细胞呈大卵圆形。网织红细胞常减低。

B. 白细胞和血小板亦常减少，中性粒细胞核分叶过多。

C. 骨髓增生明显活跃，红系呈典型巨幼红细胞生成。巨幼红细胞>10%。粒细胞系统及巨核细胞系统亦有巨型变，特别是晚幼粒细胞改变明显，核质疏松、肿胀，巨核细胞有核分叶过多，血小板生成障碍。

D. 生化检查：

a. 血清叶酸测定<6.91nmol/L。

b. 红细胞叶酸测定<227nmol/L。

具备上述生化检查 a 及 b 项者，可能同时具有临床表现的 A、B 项，诊断为叶酸缺乏。叶酸缺乏的患者，如有临床变现的 A、B 项，加上实验室检查 A 及 C 或 B 项者，则诊断为叶酸缺乏的巨幼细胞贫血。

(2) 维生素 B_{12} 缺乏的巨幼细胞性贫血：

①临床表现：

A. 贫血的症状。

B. 消化道症状及舌痛，色红，乳头消失，表面光滑。

C. 神经系统症状主要为脊髓后侧束变性，表现为下肢对称性深部感觉及震动感消失。严重的可有平衡失调及步行障碍。亦可同时出现周围神经病变及精神忧郁。

②实验室检查：

A. 大细胞性贫血。MCV>100fL，红细胞呈大卵圆形。网织红细胞常减低。

B. 白细胞和血小板亦常减少，中性粒细胞核分叶过多。

C. 骨髓呈典型的巨幼红细胞生成，巨幼红细胞>10%，粒细胞系统及巨核细胞系统亦有巨型变。

D. 生化检查：

a. 血清维生素 B_{12} 测定（放射免疫法）<74~103pmol/L（<100~140ng/mL）。

b. 红细胞叶酸测定（放射免疫法）<227nmol/L。

具备上述实验室检查 A、B 项者，诊断为维生素 B_{12} 缺乏，这类患者可能同时伴有临床表现的 A、B、C 项。如加上实验室检查 A 及 C 或 B 项者，则诊断为维生素 B_{12} 缺乏的巨幼细胞贫血。

【内治验方】

1. 当归补血汤加味：黄芪 40g，当归 30g，红参（煎后服原参）5g，阿胶（烊化）20g，熟地黄、白芍各 15g，甘草 8g。每日 1 剂，水煎服，分 3 次服，连服 1 周，病情重者连服 2 周。适用于全身乏困、疲倦无力、气短、懒言少语、贫血者。

2. 当归花粉补血膏：新鲜黄芪蜂花粉、党参蜂花粉各 250g，当归蜂花粉、山楂蜂花粉、桂圆蜂花粉各 100g，成熟党参蜜 500~1000g。首先将蜂花粉研成粉末与蜂蜜拌匀成膏状，装瓶冷藏备用；也可将蜂花粉末与蜂蜜分别装瓶冷藏，现用现配。采用早晚分 2 次空腹口服，每次 20~30g，温开水冲服，或放在温牛奶中调服，30 天为 1 个疗程。适用于劳倦内伤，营血亏损，元气不足，以致阴不维阳，血虚阳浮者。

3. 补血方：鸡内金、当归、黄芪、山楂、神曲、麦芽、陈皮、鸡血藤、枸杞、何首乌、人参、白术各 10g，红花 5g，生地黄 15g，山药 30g，大枣 50g。水煎 3 次，去渣，浓缩至 200mL，加入蜂蜜 50g，日服 3 次，每次 10mL。功能益气补血，健脾消食。主治小儿营养不良性贫血。

4. 健脾生血汤：党参、当归、山药各 15g，茯苓、炒白术、熟地黄、陈皮、炙半夏、炒麦芽、神曲各 10g，黄芪 20g，大枣 3 枚，炙甘草 5g。水煎服，日 1 剂，早晚分服。功能健脾和胃，益气养血，用于治疗脾胃虚弱者。

5. 益气生血汤：人参、炒白术、阿胶（烊化）、熟地黄、白芍、鸡血藤、龙眼肉、炒麦芽、炙甘草各 10g，黄芪 20g，山药、当归各 15g，大枣 3 枚。水煎服，日 1 剂，早晚分服。功能补益气血，健运脾胃，用于治疗气血两虚者。

6. 滋阴生血汤：熟地黄、山茱萸、枸杞子、当归各 15g，山药、龟甲、白芍、女贞子、旱莲草、龙眼肉、鸡血藤、炒麦芽各 10g，炙甘草 5g。水煎服，日 1 剂，早晚分服。功能滋补肝肾、养阴生血，用于治疗肝肾阴虚者。

7. 温阳生血汤：熟地黄、山茱萸、茯苓、炒白术、炙附子（先煎）、肉桂、鹿角胶（烊化）、山药、炙甘草各 10g，当归 15g，黄芪 30g，菟丝子、鸡血藤各 20g。水煎服，日 1 剂。功能温补脾肾、益气养血，用于治疗脾肾阳虚者。

8. 黄豆皂矾丸：炒黄豆 60g，煅皂矾 30g，共研为细末，以大枣煎汤成丸剂。每次 6g，1 日 2 次。皂矾主要含硫酸亚铁，故本方可用于缺铁性贫血。

9. 枣参丸：大枣 10 个，蒸软去核后，加人参 3g，同蒸至烂熟，捣匀为丸，分 1~2 次服用。

10. 代参膏：龙眼肉 30g，放碗内，加白糖少许，一同蒸至稠膏状，分 3~4 次服用，用沸水冲服。

11. 加味举元煎：人参 3~10g，黄芪 15~30g，升麻 6~15g，白术 10~15g，红孩儿 15~30g，醋炒针砂 30~60g，炙甘草 6~10g。每日 1 剂，水煎服（针砂加水先煎 30~60min），日服 2 次。用于缺铁性贫血气血两虚证。

12. 桑葚膏：鲜桑椹（或干品 600g），绞取汁液，煎熬成稀膏，加蜂蜜 300g，一同熬至稠厚，待冷备用。每次 10g，以沸水冲服。

13. 杞圆膏：枸杞子、龙眼肉各等分，加水，用小火多次煎熬至枸杞子、龙眼肉无味，去渣继续煎熬成膏，每次 10~20g，沸水冲服。

14. 樱桃龙眼羹：龙眼肉 10g（或鲜龙眼 15g），枸杞子 10g，加水适量，煮至充分膨胀后，放入鲜樱桃 30g，煮沸，加白糖调味服食。樱桃每 100g 含铁量为 5.9mg，本方适用于缺铁性贫血。

15. 补肾生血汤：人参 10g，生黄芪 24g，紫河车、鹿角胶、龟板胶、阿胶、当归、熟地黄各 12g，制首乌 30g，枸杞子 15g，黑磁石 10g，炙甘草 6g。水煎服，每日 1 剂，日服 3 次。用于营养不良性贫血属脾肾亏损，气血两虚者。

16. 仙人粥：制何首乌 30~60g，粳米 60g，红枣 3~5 枚，红糖适量。将制首乌煎取浓汁，去渣，同粳米、红枣同入砂锅内煮粥，粥将成时放入红糖以调味，再煮 1~2 沸即可。适用于肝肾阴虚、精血亏损型贫血。

17. 糯米阿胶粥：糯米 60g，阿胶 30g，红糖少许。先用糯米煮粥，待粥将熟时，放入捣碎的阿胶，边煮边搅匀，稍煮 2~3 沸即可。适用于心脾两虚、气血双亏型贫血。

18. 二仙温肾汤：人参 6g，黄芪 12g，仙茅、仙灵脾、龟鹿二仙胶、当归、陈皮各 9g，甘草 3g。水煎服，每日 1 剂，日服 3 次。适于各种贫血，属脾肾阳虚者。

19. 养血丸：红枣 500g，厚朴、白术、白芍各 30g，槟榔、当归、皂矾各 45g，陈皮 15g。红枣去核杵如泥状，其余药物研粉共掺和混匀，赋形为丸，每丸 10g，日服 3 次，温水冲服。适于营养不良性贫血脾虚血亏证。

20. 生血增白汤：人参 10~20g，白术 15g，当归 10g，何首乌、仙灵脾、菟丝子、枸杞子、女贞子各 20g，肉桂 3~6g，赤芍 30g。人参另煎兑服，余药以水 900mL 浸泡 2h，用中小火煎 40min 倒出，二煎以水 700mL 煎 30min 倒出，早晚空腹温服。治疗贫血，症见面色㿠白，身倦懒言，动则气短，食少便溏，腰脊酸冷，两足痿弱者。

【外治验方】

1. 针灸疗法：①体针法：选穴以足太阳经背俞穴为主，主穴为气海、血海、膈俞、心俞、脾俞、肾俞、悬钟以及足三里。治以补益心脾肾、调养气血，针灸并用，用补法（肾阴亏虚者只针不灸，平补平泻）。若头晕甚者，加百会补脑止晕；若心悸甚者，加内关宁心定悸；若纳差者，加中脘健胃增食；若潮热盗汗、五心烦热者，加劳宫清热除烦；若两颧潮红者，加太溪益肾滋阴；若遗精阳痿者，加关元固肾培元；若月经不调、月经过多或崩漏不止者，加灸关元、三阴交、隐白理脾调经。②耳针法：皮质下、肝、肾、膈、内分泌、肾上腺等穴中，每次选用 3~4 穴，毫针中度刺激；或用耳穴压丸法。

2. 穴位贴敷法：选取益气健脾、活血养血、行气消积的中药（党参、白术、茯苓、黄芪、丹参、陈皮、丁香、肉桂、莱菔子等），将上述药物碾粗末后以醋调制成药膏，外敷于血海、足三里、三阴交、气海、神阙等穴位，每次 5~8h。每天 1 次，疗程为 1~3 月，持续 2~3 疗程。

3. 穴位注射：气海、血海、膈俞、脾俞、足三里等穴中，每次选取 2~4 穴，用当归注射液或黄芪射液，每穴注射 0.5mL；或维生素 B_{12} 注射液，每穴注射 100μg。每日 1 次，持续 15~30 天。

4. 穴位埋线法：主穴取血海、肾俞、脾俞，并根据辨证选择配穴。用经过反复浸泡过中药和晒干后的羊肠线穴位埋线，每 2~3 月埋 1 次，半年为 1 个疗程，未缓解者可进行第 2 疗程。

5. 艾灸法：①辨证治疗：心脾两虚者，主穴为脾俞、心俞、神门、太白，选择艾柱无瘢痕灸，每穴 10 壮，灸至皮肤红晕不起水泡为度，每日 1 次，10 次为 1 个疗程，可灸至红细胞与血红蛋白恢复至正常水平；肝肾阴虚者，主穴为肝俞、肾俞、太溪、太冲，选择艾柱温和灸，每穴 15min，以局部皮肤红晕温热为度，每日 1 次，10 次为 1 个疗程，可灸至红细胞与血红蛋白恢复至正常水平；肾阳不足者，主穴为关元、命门、肾俞、太溪，选择艾柱隔姜灸，每穴 5~7 壮，待其将要燃尽皮肤有灼热感时移除，每日或隔日 1 次，15 次为 1 个疗程，可灸至红细胞与血红蛋白恢复至正常水平。②对症治疗：头晕者，选穴百会、风池，选择艾条温和灸，每穴 15min，皮肤温热为度，每日 1 次，可以经常施灸；耳鸣者，选穴听宫，选择艾灸温和灸，每穴 15min，每日 1 次，耳鸣消失后加灸 2~3 次。

6. 割治疗法：取膈俞、公孙、然谷。每次选 1~2 个穴位，切口长 1cm，取出少量脂肪，用消毒纱布贴敷。

【中成药验方】

1. 健脾补血片：由党参、茯苓、皂矾、神曲茶、陈皮、黑豆（炒）、甘草、白术组成。辅料：淀粉、硬脂酸镁、滑石粉、明胶、蔗糖、食用色素、川蜡。功能补血益气，健脾和胃消积。适用于营养不良性贫血，属气血两虚证，症见面色苍白无华，指甲、口唇等颜色苍白，伴有头昏、乏力、心悸、气短、记忆力差、食欲减退、消化不良、浮肿等，舌淡红，脉沉细无力。口服，每次 4 片，每日 3 次。

2. 阿胶补血口服液：由阿胶液（40%）、炙黄芪、熟地黄、麸炒白术、党参、枸杞组成。功能补益气血，滋阴润肺。适用于营养不良性贫血，属气血两虚证，症见面色苍白无华或面色萎黄，皮肤粗糙，失眠头晕，四肢倦怠乏力或全身浮肿，或畏寒肢冷，舌苔白腻，脉沉细或细弱无力者。口服，每次 1 支，每日 3 次，2 个月为 1 个疗程。本品宜饭前服用，忌油腻食物。

3. 生血宁片：成分为蚕沙提取物。功能益气补血。适用于缺铁性贫血，属气血两虚证，症见面部、肌肤萎黄或苍白，神疲乏力，眩晕耳鸣，心悸气短，舌淡或胖，脉弱或沉细无力。轻度缺铁性贫血患者，每日 2 次，每次 2 片；中、重度患者，每日 3 次，每次 2 片；儿童患者，每日 3 次，每次 1 片。服药期间注意复查血常规、血清铁等相关生化指标，以指导治疗。

第二节　特发性血小板减少性紫癜

特发性血小板减少性紫癜（ITP）是一类较为常见的出血性疾病，又称自身免疫性血小板减少性紫癜，临床表现主要为出血倾向，常见症状有皮肤、黏膜出血，甚至血尿、胃肠道出血等内脏出血，以及失血性贫血。根据中西医病名对照，特发性血小板减少性紫癜属于“紫癜”范畴，结合临床特点亦可从“阴阳毒”“发斑”“肌衄”“葡萄疫”等角度进行辨证。

【诊断要点】

1. 多次化验检查血小板计数减少。

2. 骨髓检查巨核细胞数增多或正常，有成熟障碍。

3. 脾脏不增大或仅轻度增大。

4. 以下 5 点中应具备任何一点：

(1) 泼尼松治疗有效。

(2) 血小板寿命测定缩短。

(3) 切脾治疗有效。

(4) PAIgG 增多。

(5) PAC3 增多。

5. 排除继发性血小板减少症。

【内治验方】

1. 归柏地黄汤：白茅根、龟板各30g，黄柏、生地黄、熟地黄、茯苓、泽泻、牡丹皮、白芍、山药、山萸肉、旱莲草、女贞子各10g，三七粉3g，生甘草20g。水煎服，日1剂，早晚分服。功能滋阴补肾、凉血止血，适用于肾虚阴亏，血热妄行者。

2. 芪龙调血方：黄芪、穿山龙、菟丝子、鸡血藤各30g，当归12g，赤芍、白芍各10g。水煎服，日1剂，早晚分服。适用于广泛皮肤、黏膜或内脏出血、血小板减少、骨髓巨核细胞成熟障碍及抗血小板自身抗体出现者。

3. 养血清癜汤：炙黄芪20g，全当归、杭白芍、何首乌、补骨脂、巴戟天、山萸肉、熟地各10g，女贞子、旱莲草各15g，甘草6g。每剂水煎2次，每日1剂，每煎200mL，早晚分服，连续用药6个月。适用于热瘀为标，邪热迫血妄行者。

4. 当归补血汤加减：生黄芪、太子参、炒白术、茯苓、白芍药、锁阳、淫羊藿、穿山龙、土大黄各15g，当归、生甘草、桂枝各10g，卷柏、仙鹤草、墨旱莲各30g。每日1剂，水煎，早晚分服。功能补气养血，摄血止血，用于治疗气血两虚、气不摄血者。

5. 犀角地黄汤加减：水牛角30g，生地黄、板蓝根各20g，赤芍、甘草、桑叶、玄参各10g，牡丹皮、紫草各12g，菊花、白茅根、茜草、藕节、连翘各15g。每天1剂，水煎服。适用于低热，皮肤黏膜针尖样出血点及紫斑、牙龈出血，乏力自汗者。

6. 加味八珍汤：炙黄芪、熟地黄、茯苓各20g，赤芍、白术各15g，当归10g，龟板胶（烊化）、鹿角胶（烊化）、川芎、陈皮、炙甘草各5g，蛤蚧1对（去头足扒皮）。每日1剂，水煎，分2次于早、晚饭后30min温服。用于治疗阴虚火旺证。

7. 参芪三黄合剂加减：党参、大黄、黄芩、白术、丹参、山药各10g，黄芪、白蒺藜、仙鹤草各30g，黄连、制乳香、制没药、牡丹皮、甘草各6g，生地黄12g。水煎服，日1剂，早晚分服。用于治疗脾气亏虚，气不摄血者。

8. 五虎合剂加减：党参、白术、粳米各10g，黄芪、白蒺藜、紫草、生石膏各30g，金银花、连翘、蒲公英、败酱草、旱莲草各15g，制乳香、制没药、牡丹皮各6g，丹参、生地黄、知母各20g，热退则去石膏加鸡血藤15g，赤小豆10g。水煎服，日1剂，早晚分服。用于治疗热壅脉络，迫血妄行者。

9. 健脾化湿方：杏仁、白蔻仁、紫草、炒蒲黄各10g，薏苡仁30g，厚朴6g，肿节风20g。水煎服，150mL/次，1日2次，早晚分服。适用于紫癜出血，症见面色萎黄，口苦口腻，脘腹痞满，四肢困重者。

10. 归脾汤加减：炙黄芪45g，龙眼肉、白术、茯神、酸枣仁、人参、阿胶

（烊化）各 15g，木香、山药、白芍各 10g，炙甘草 6g，当归、远志各 3g。1 日 1 剂，水煎，分 2 次服。适用于皮肤、黏膜紫癜色淡红而稀疏，时隐时现，或月经经期延长，或牙龈出血多见，出血量少，色浅而渗出不止，伴有头晕乏力、心悸气短、自汗，活动后诸症加重，舌淡苔白，脉细无力者。

11. 凉血解毒饮：紫草、半枝莲、长春花、茜草各 12g，白茅根、仙鹤草、黄鼠狼肉粉（另服）各 30g，羊蹄根、女贞子、生山药各 15g，水牛角、生薏苡仁各 20g。水煎服，每日 2 次，每次 200mL。适用于素体肝肾亏虚，感受热毒之邪，而致血热妄行者；或火热之邪灼伤脉络，耗伤阴津，阴虚火旺，热盛血动而不归经者。

12. 羊枣黄芪汤加味：羊蹄根 30g，红枣 50g，黄芪 45g。水煎服，日 1 剂，早晚分服。治疗特发性血小板减少性紫癜。气虚者，加党参 30g，制黄精 20g，炒白术 15g，茯苓 12g，黄芪用炙黄芪；气血两虚者，加熟地黄、炒白芍各 15g，鸡血藤 30g，当归 12g；阴虚火旺者，加生地黄、黄芩、玄参各 15g，墨旱莲 30g，阿胶（烊化）10g；血热妄行者，加侧柏叶、生地黄 15g，牡丹皮 12g，水牛角、茜草各 30g。

13. 升板汤：党参、茯苓、女贞子、地锦草、旱莲草各 15g，黄芪 30g，当归 12g，甘草 6g。水煎服，每日 1 剂，分 2 次口服。适用于广泛性的皮肤、黏膜或内脏出血者。

14. 滋肾升板汤：熟地黄、生地黄、黄芪各 30g，淮山 15g，茯苓、女贞子、旱莲草、白参、紫草、补骨脂各 10g，仙鹤草 50g，田三七 3g。口服，每日 1 剂，100mL/次，早晚分服。适用于阴虚血热证者。

15. 和营宁血汤：牛西西、肿节风各 20g，红孩儿 30g，紫草、炒蒲黄各 10g。气阴两虚者，加人参、白芍各 10g，黄芪、生地黄各 20g，川牛膝、旱莲草各 15g。水煎，1 日 1 剂，分 2 次服，连续服用 30 天。适用于紫癜出血，症见五心烦热、潮热盗汗、自汗、头晕、乏力者。

16. 白虎汤加味：生石膏 25g，知母、牡丹皮各 10g，生地黄、土大黄、紫草各 15g，紫珠草 45g，茜草根 30g，侧柏叶、仙鹤草各 9g，炙甘草 6g。水煎服，日 1 剂，早晚分服。适用于血热妄行，皮肤出现紫色瘀点或瘀斑，伴有鼻衄、齿衄、便血尿血，发热口干，便秘，舌红苔黄，脉弦数者。

17. 茜根散加减：茜草根 18g，当归 10g，生地黄、枣皮各 15g，山栀 12g，紫珠草 30g，土大黄 9g。水煎服，日 1 剂，早晚分服。适用于阴虚火旺，症见皮肤紫癜较多，时发时止，常伴齿衄鼻衄，月经过多，颧红，心烦，口渴，手足心热，潮热，盗汗，舌质红绛，少苔，脉细数。

18. 凉血逐瘀汤加减：水牛角 30g，丹参、鸡血藤各 20g，生地黄、防风、黄芪各 15g，炒赤芍、紫草、牡丹皮各 10g，茜草 6g。每日 1 剂，水煎服，早晚分服，1 个月为 1 个疗程。适用于皮下紫癜或淡色出血，面色萎黄，口苦腻，舌质淡，脉濡细或滑者。

19. 益气养阴方：旱莲草、太子参各 30g，女贞子、地骨皮、地榆、熟地黄、枸杞子、白芍、黄精各 15g，生黄芪 20g，甘草 6g，牡丹皮 12g，三七（冲服）、青黛（冲服）各 2g。上药常规水煎服，早晚分服，连服 16 周。治疗特发性血小板减少性紫癜。若阴虚火旺，见出血，暂减熟地黄、枸杞子、黄精，加连翘、炒栀子、茜草；瘀血明显加桃仁、红花；若出现肾虚症状，加附子、肉桂。

20. 理血养肝健脾汤：旱莲草、白术、茯苓、牡丹皮、当归各 12g，白芍 15g，生地黄 20g，阿胶 9g，炙甘草 6g。每日 1 剂，水煎服，分 2 次服。治疗原发性血小板减少性紫癜，以皮肤和黏膜出血为主症者。

21. 扶命培土汤：上桂肉 3g，熟附子 5g，蒸黄精、西党参、北黄芪、淮山药、淫羊藿各 15g，枸杞子、菟丝子各 12g，巴戟天、淡大云、制锁阳各 10g。每日 1 剂，水煎，分 2 次温服，一般疗程在 3 个月左右，血小板升至正常水平后，仍需继续服用一个月以巩固疗效。用于血小板减少性紫癜属肾阳虚或气虚者。

【外治验方】

1. 体针法：主穴分两组，第一组：膈俞、脾俞、血海、三阴交；第二组：大椎、足三里、三阴交。配穴：第一组：涌泉、夹脊胸 11、夹脊胸 7；第二组：阴虚型加肾俞，气虚型加脾俞，瘀血型加膈俞。有两种取穴方法，第一组一般仅取主穴治疗，如效不显改用或配用第一组配穴；第二组主穴可根据病人体质的虚实配用第二组配穴，每次取 3~4 穴。先针膈俞、脾俞，在穴位旁 2~3 分处进针，呈 45°角向脊椎方向斜刺，得气后，采用提插捻转补法，留针 5min。继针血海、三阴交，直刺，得气后行捻转提插后，不留针。上述穴位亦采用补法，每日或隔日 1 次，10~12 次为 1 个疗程。

2. 艾灸法：取穴：八髎、腰阳关。操作方法：主穴均取，隔姜灸法。令患者俯卧床上，充分暴露穴位，先在穴区表面涂以石蜡油或凡士林少许，防止烫伤并增强黏附性。将 0.25cm 厚的姜片放在 7cm×7cm 大的硬纸片上，再将高约 4cm，底面 6cm×6cm 的艾炷，置于姜片之上。艾炷成圆锥形，点燃后，放在穴位上，保持施灸处有明显的温热感。如患者觉太烫，可略作移动。每次置 3 艾炷，即八髎 2 炷、腰阳关 1 炷，灸 45cm。每日 1 次，10 次为 1 个疗程，疗程间隔 5~7 天。

3. 耳穴压豆法：取穴：主穴取脾、肝、胃；配穴取肺、皮质下、三焦。以主穴为主，酌情再加配穴。耳部消毒后按摩 1min，以充血为度，将王不留行籽或磁珠（380 高斯左右）粘在 0.7cm×0.7cm 大小的胶布上，探测到敏感点后，用小镊子将此胶布块贴在穴位上。嘱患者每日自行按压 3~5 次，每穴每次 1min。每次贴 1 耳，两侧交替，每周 3 次。每 1 个疗程为半月，疗程间隔 5 日，当症状、体征消失后，再贴敷一、二疗程，以求巩固。

4. 温针灸法：取穴：关元、气海、血海、三阴交、足三里、膈俞、命门。取穴方法：膈俞斜刺 0.5~0.8 寸，命门向上斜刺 0.5~1 寸，其余穴位直刺 1.0~1.2 寸，行拇指向前为主的捻转结合重按轻提的补法。得气后，将针留在适当的深度，留针期间对关元、气海、足三里、膈俞、命门施温针灸，在针柄上穿置长约 2cm 的艾卷施灸，连续灸 2 壮，待燃尽后将针取出。每 1 周治疗 3 次，4 周为 1 个疗程，连续治疗 3 个疗程。

5. 穴位激光照射：取穴：血海、三阴交、肾俞、脾俞、肝俞、膈俞、涌泉。操作方法：将光-磁量子治疗仪探头贴紧穴位皮肤，每日照射一次，每次每穴 6~8min，10 次为 1 个疗程。效果不佳可连续重复数个疗程，显效者可巩固 1~2 个疗程，巩固阶段可隔日照射一次，两个疗程之间休息 3 天。

6. 脾切除术：适应证：正规糖皮质激素治疗无效，病程迁延 6 个月以上；糖皮质激素维持量需大于 30mg/天；有糖皮质激素使用禁忌证。禁忌证：年龄小于 2 岁；妊娠期；因其他疾病不能耐受手术。脾切除治疗的近期有效率 70%~90%，长期有效率 40%~50%，无效者对糖皮质激素的需要量亦可减少。

7. 血小板输注：适用于血小板低于 20×10^9/L 者；出血严重、广泛者；疑有或已发生颅内出血者；近期将实施手术或分娩者。

【中成药验方】

1. 升血小板胶囊：由青黛、连翘、仙鹤草、牡丹皮、甘草组成。功能清热解毒，凉血止血，散瘀消斑。适用于血小板减少性紫癜，属气阴两虚、热毒蕴结证，症见全身瘀点或瘀斑，发热烦渴，小便短赤，大便秘结，或见鼻衄、齿衄，舌红苔薄黄，脉滑数或弦数。每粒 0.45g。口服。每日 3 次，每次 4 粒。孕妇忌服，定期复查血象。

2. 血康口服液：由肿节风浸膏粉组成。功能活血化瘀，消肿散结，凉血止血。适用于原发性及继发性血小板减少性紫癜，属血热妄行、毒热未清证，症见皮肤出现青紫斑点，或伴有鼻衄、齿衄，便血，或有烦热燥扰，口渴口干，便秘，谵妄，舌质紫或深绛，脉细数。每支装 10mL。口服，一次 10~20mL，每日 3~4 次，小儿酌减或遵医嘱，可连续服用一个月。服药后个别患者如有轻度恶心、嗜睡现象，继续服药后可自行消失。

3. 江南卷柏片：由江南卷柏组成。功能清热凉血，和血止血。适用于原发性血小板减少性紫癜，属血热妄行证，症见皮肤出现青紫斑点，或伴有鼻衄、齿衄，便血，或有烦热燥扰，口渴口干，便秘，谵妄，小便短赤灼热，夜寐不安，舌红苔黄，脉数或细数。0.34g/片。口服，每次 4~6 片，每日 3 次。虚寒性出血者以及孕妇忌服。本药苦寒，易伤正气，体弱年迈者慎服。

第三节　再生障碍性贫血

再生障碍性贫血，是一组由化学、生物、物理等因素及不明原因所引起的骨髓造血功能衰竭，以全血细胞减少为主要临床表现。目前普遍认为与造血多能干细胞损伤、骨髓造血微环境异常及免疫功能紊乱有关。根据中西医病名对照， 再生障碍性贫血属于 “髓劳” 范畴， 结合临床特点亦可从“虚劳”“血枯”“血虚”“温毒”“急劳”“热劳” 等角度进行辨证。

【诊断要点】

1. 全血细胞减少，网织红细胞减少，淋巴细胞相对增多。

2. 骨髓至少 1 个部位增生减低（如增生活跃，须有巨核细胞明显减少及淋巴细胞相对增多），骨髓小粒非造血组织增多（有条件者做骨髓活检，显示造血组织减少，脂肪组织增加）。

3. 能除外引起全血细胞减少的其他疾病，如阵发性睡眠性血红蛋白尿、骨髓增生异常综合征、自身抗体介导的全血细胞减少、急性造血功能停滞、骨髓纤维化、急性白血病、恶性组织细胞病等。

【内治验方】

1. 补肾养血方：山药 30g，茯苓、泽泻、熟地黄、酒萸肉、当归、赤芍、黄芪各 20g，牡丹皮、鸡血藤各 15g。水煎 200mL，早晚饭后分 2 次温服。适用于再生障碍性贫血，属先天不足，精血素亏，肾虚骨髓不充者。

2. 调血方：熟地黄、鸡血藤各 30g，白芍、白术、茯苓、川芎各 15g，太子参 18g，黄芪 60g，旱莲草、菟丝子、山药、女贞子、当归各 20g，枳壳、柴胡、炙甘草、阿胶（烊化另兑）各 10g。1 日 1 剂，药物放入 1500mL 水中，浸泡 1h，武火煮开，文火慢煎 40min，滤出药液，药渣再加入 500mL 水，文火慢煎 30 min，滤出药液，头煎和次煎混匀，分早晚温服。适用于面色苍白，头晕，乏力，心悸气短，手足心热，潮热盗汗，口渴欲饮，尿黄，形寒肢冷，食少，便溏者。

3. 补肾活血通络方：熟地黄 25g ，当归、菟丝子、枸杞子各 15g ，女贞子、旱莲草各 10g ，丹参 30g ，制马钱子 1~5g。常规煎煮，每日 1 剂 ，每剂分早晚 2 次服。适用于肾精亏虚，髓海瘀阻者。

4. 右归补肾方：熟附片、肉桂、西洋参各 5g，熟地黄 40g，山药、山茱萸、炙黄芪各 20g，枸杞子、杜仲、当归、鹿角胶、菟丝子各 10g，鸡血藤、仙鹤草各 30g。煎成汤剂，每日 2 次，150mL/次，分早晚 2 次服。适用于脾肾阳虚证，症见面色萎黄，晦暗无泽，唇甲苍白，形寒肢冷，精神萎靡，心悸，腰膝无力，食欲不振，阳痿，月经色淡或崩漏，便稀，浮肿，舌质淡胖、苔白，脉虚大或沉细者。

5. 益气养阴方：熟地黄 20g，山药、山萸肉、川牛膝、鹿角胶、龟板胶、黄精、女贞子、旱莲草、当归、仙鹤草、茜草、红参各 10g，枸杞、菟丝子各 15g，黄芪、党参各 30g。水煎服，每日 1 剂，6 个月为 1 个疗程。适用于肾阴虚证者，症见心悸，头晕，周身乏力，面色口唇指甲苍白，盗汗，出血，伴低热，手足心热，口渴思饮，大便干结，舌质淡或舌尖红，苔薄，脉细涩者。

6. 益气补肾方：黄芪 30g，熟地黄、山茱萸、山药、枸杞子、黄精各 15g，党参、杜仲、补骨脂、制何首乌各 12g，当归、赤芍、鸡血藤各 10g，淫羊藿 8g，桃仁 6g，淡附片 4g，肉桂 3g。日 1 剂，水煎服。适用于骨髓增生降低，全血细胞减少，并且还会常并发感染、出血等症者。

7. 补虚解毒方：紫河车 3g，高丽参 2g，琥珀、鹿茸各 1.5g，马钱子、麝香各 0.2g，炮山甲 1g，斑蝥 0.03g。每日药粉分 3 次，冲服或装入胶囊口服。治疗再生障碍性贫血。

8. 活血益肾汤：当归、赤芍、巴戟天各 15g，西洋参、女贞子各 10g，黄芪、丹参各 30g，黄牛骨髓 50g，肉苁蓉 20g，桂枝 6g。每日 1 剂，水煎 2 次，取汁约 400mL，早晚分服。适用于骨髓功能衰竭，造血功能障碍，全血细胞减少，临床以感染、贫血、出血，气短头晕、心悸、少气乏力，瘀血内停为主症者。

9. 归脾汤加阿胶方：人参、白术、炒酸枣仁各 15g，黄芪 30g，木香、远志各 12g，当归、阿胶、龙眼肉各 10g，生姜、炙甘草各 6g，大枣 5g。每日 1 剂，水煎 2 次合并后分早晚 2 次口服。适用于贫血，症见面色萎黄或㿠白，纳差，神疲乏力，心悸失眠，眩晕健忘，皮下出血、齿龈出血、鼻衄、便血、尿血、吐血，女性月经量少色淡或淋沥不尽，舌质淡嫩，脉细弱者。

10. 解毒生血方：黄芪 30g，制马钱子 1g，水牛角、鸡血藤、漏芦各 20g，紫草、连翘、柴胡、升麻、当归、仙鹤草、阿胶、丹参各 15g。每日 1 剂，每次 150mL，每日 2 次口服。适用于热毒煎灼血液，毒邪胶阻髓道者。

11. 二归补肾方：熟附片 7.5g，鹿角胶、龟板胶、黄芪、鸡血藤、补骨脂、熟地黄各 15g，山药、山萸肉、菟丝子、枸杞子、杜仲、丹参、肉苁蓉各 10g，红参 5g。每日 1 剂，100mL/次，分早、晚 2 次口服。适用于肾阳虚证者，症见心悸气短，头晕眼花，周身乏力，面色、口唇、指甲苍白，形寒肢冷，腰膝酸软。

12. 愈障方：淫羊藿、补骨脂、鹿角胶、龟板胶、黄精各 30g，黄芪、鸡血藤各 40g，当归、砂仁各 8g，党参 20g，炒白术、三七各 15g，甘草 6g。水煎服。功能温阳补肾，滋阴填精补虚，健脾补肺，益气生血，治疗再生障碍性贫血。

13. 补肾化痰活血方：熟地黄、何首乌、丹参各 30g，菟丝子、补骨脂、山慈姑、大贝各 15g，枳实 10g，三七 3g。水煎服。适用于病邪入髓，且虚实夹杂者。

14. 补肾生血方：白花蛇舌草、仙茅、猪苓各 10g，山茱萸、旱莲草、淫羊藿、巴戟天、当归、鸡血藤、菟丝子、女贞子、玄参、肉苁蓉、阿胶（烊化）各 15g，补骨脂 20g，熟地黄 25g，黄芪、山茱萸各 30g。水煎服。治疗再生障碍性贫血。

15. 补肾阳膏方加减：鹿角霜 300g，补骨脂、骨碎补、酒苁蓉、菟丝子、茯苓、炒山药、白芍、熟地、酒萸肉各 200g，墨旱莲、炒白术、天冬、麦冬、女贞子各 150g，茯神、巴戟天、丹皮 、泽泻、连翘各 100g，附子 90g，砂仁 30g，肉桂 20g，焦山楂、焦神曲、焦麦芽各 60g，饴糖 400g。收膏，1 料。服法：1 袋，温水冲服，每天 2 次。适用于肾阳虚型，兼有脾虚者。

16. 养阴益髓方加减：淮山、生地黄、山萸肉、巴戟天、菟丝子、鹿角胶（烊化）、绵茵陈、白芍、玄参各 15g，龟板（先煎）、鸡血藤各 30g，何首乌、阿胶（烊化）各 20g。水煎服。适用于脾肾亏虚、 脾气虚弱兼有虚热者。

17. 益气补血汤： 党参、黄芪、黄精、山萸肉、巴戟天、鸡血藤各 20g，女贞子、淫羊藿、丹参、干地黄各 15g，龟板 30g，鹿角胶 9g（烊化），大枣 10 枚。水煎，日服 3 次。另外，人参研粉每服 1.5g，早晚 2 次吞服。再生障碍性贫血表现为阴阳气血两虚者。

18. 刘家林经验方：仙鹤草、旱莲草、桑葚子、生地黄、枸杞子、龟板、龙骨、牡蛎、红参、黄芪、大枣各 10g，丹参、当归、白芍、女贞子、丹皮、玄参、麦芽、鸡内金、甘草各 6g，三七粉（冲服）2g。水煎服，日 1 剂，15 天为 1 个疗程。另每日取鹿茸粉 0.5g，分 2 次吞服。治疗再生障碍性贫血，症见全血细胞下降，短气乏力，面色苍白，睡眠欠佳，脉细弱者。

19. 李寿山经验方：盐柏 10g，龟板 20g，黄芪 30g，当归、青蒿、地骨皮、生熟地、知母、牡丹皮各 15g。水煎服，日 2 次。治疗急性再生障碍性贫血。

20. 李典云经验方：黄芪、槐花各 50g，人参 3g，熟地黄、枸杞子、菟丝子、鸡血藤、益母草各 30g，当归 15g，土茯苓、白花蛇舌草各 25g，连翘 20g。1 日 1 剂，水煎 3 次混合，早、中、晚分服。另予鹿茸粉 1g，鸡内金粉 2g。温水送服，1 日 1 次。治疗再生障碍性贫血。

21. 苍玉潜龙汤：龙齿 24g，牛膝、龟板、天花粉、丹皮各 9g，沙参 15g，生石膏、白芍各18g，生地黄、藕节炭、白茅根各30g，十灰散24g（包），羚羊角面3g（冲服）。水煎服，每日1剂，2次分服。适于再生障碍性贫血虚阳上亢型证。

22. 参芪二仙汤：上党参、制黄精各30g，绵黄芪60g，仙灵脾、补骨脂、枸杞子各15g，仙茅、鹿角胶、阿胶珠各10g。水煎服。适于再生障碍性贫血脾肾两虚者。

【外治验方】

1. 针刺疗法：①气虚：肺气虚者，取风池、大椎、风门、肺俞、曲池、外关、合谷，脾气虚者，取中脘、气海、关元、脾俞、肾俞、三阴交；肾气虚者，取气海、关元、肾俞、太溪。②血虚：心血虚者，取中脘、关元、气海、心俞、足三里；肝血虚者，取中脘、气海、肝俞、血海、三阴交。③阴虚：肺阴虚者，取风池、肺俞、肾俞、合谷、足三里；心阴虚者，取巨阙、心俞、内关、足三里、太冲。

2. 穴位注射法：取穴：足三里、膈俞、肾俞、膏肓。发烧加大椎、曲池，出血加血海，肝大加肝俞，脾大加脾俞。操作方法：药液：50%胎盘组织液、当归注射液、丹参注射液。每次选2对主穴，可交替轮用，据症加配穴，上药任选一种。用5号注射针头刺入（背部穴宜向脊柱方向斜刺），至得气后，以中等强度略作提插，然后推入药液，胎盘组织液，每穴2mL，当归注射液或丹参注射液1mL。进针宜适当深些，推药要适当快些，针感要求显著。穴位注射隔日1次，亦可1日针刺，1日穴位注射，10次为1个疗程，间隔5天后再进行第二疗程，持续1年。

3. 穴位埋植法：主穴为肾俞，取4~6个月水囊引产的胚胎组织，在无菌条件下取出胸腺。然后，取一侧肾俞穴（男左、女右），消毒、局麻，作一小切口，将胸腺埋入，缝合并以无菌敷料包扎，7~10日拆线。可根据情况，再在另一侧肾俞再次进行埋藏。

4. 电针疗法：主穴为大椎。配穴：第一组为肾俞、足三里，第二组为膏肓、合谷、血海。每次必取主穴，配穴轮流选用。针刺得气后，接通电针仪，采用连续波与起伏波交替，频率为60~200次/分，每次通电30min，电流强度以病人能耐受最大量为限。每日1次，10次为1个疗程，间隔3~5天后作下个疗程，电针期间，除支持疗法，停用其他一切治疗。

5. 砭仓综合疗法：在手足经24仓、耳经10仓、胫经6仓、背经6仓共46奇仓上，通过望诊和触诊确定一个具体仓位，然后用多阳砭石针器刺入仓中，约皮下2mm深处，即刻拔出，然后从仓的旁边沿经的方向由远往近向针孔处切循，挤出一种黏稠的病理性物质（称为出积），然后用消毒干棉球和胶布将针孔封住，令患者自行按压数分钟，治疗仅花1~2min，整个过程不流血。前期1周治疗1次，

1 次取 1 个仓，6 次为 1 个疗程；后期 2 周治疗 1 次，4 次为 1 个疗程。最短需治疗 2~3 个疗程，一般需治疗 5~6 个疗程。

【中成药验方】

1. 复方皂矾丸：由皂矾、西洋参、海马、肉桂、大枣（去核）、核桃仁组成，炼蜜为丸。功能温肾健髓，益气养阴，生血止血。适用于再生障碍性贫血，白细胞减少症，血小板减少症，骨髓增生异常，属肾阳不足，气血两虚证，症见男子阳痿、早泄、精冷，女子宫寒不孕，水肿，或尿频、尿闭，或下利清谷、五更泄泻，面色黧黑或萎黄，四肢倦怠乏力，舌淡苔白，脉弱。每丸重 0.2g。口服，每次 7~9 丸，每日 3 次。饭后即服，忌茶水。

2. 益生血胶囊：由阿胶、鹿角胶、龟甲胶、鹿血、熟地黄、白芍、当归、牛髓、河车、党参、黄芪（蜜制）、白术（麸炒）、鹿茸、茯苓、制何首乌、大枣、山楂（炒）、麦芽（炒）、鸡内金（炒）、知母（盐制）、大黄（酒制）、花生衣组成。适用于缺铁性贫血、慢性再生障碍性贫血，属脾肾两虚，精血不足证，症见面色无华，眩晕气短，体倦乏力，腰膝酸软，大便溏薄，四肢发冷，甚至还有水肿、盗汗、虚汗、头晕、耳鸣等，舌淡苔白，脉细弱。0.25g/粒。口服，每次 4 粒，每日 3 次，儿童遵医嘱减量。

第四节　急性白血病

急性白血病（AL）是造血干细胞的恶性克隆性疾病，以贫血、出血、感染和不同程度的肝、脾、淋巴结肿大，胸骨压痛等为主要临床表现。发病时骨髓中异常的原始细胞及幼稚细胞（白血病细胞）大量增殖并广泛浸润肝、脾、淋巴结等各种脏器，抑制正常造血。根据急性白血病细胞形态学特征，可分为急性淋巴细胞白血病（ALL）和急性非淋巴细胞白血病（ANLL）。根据中西医病名对照，急性白血病属于“急劳”范畴，结合临床特点亦可从“热劳”“虚劳”“血证”“温病”等角度进行辨证。

【诊断要点】

1. 急性淋巴细胞白血病：

（1）第 1 型（L1）：原始和幼稚淋巴细胞以小细胞（直径<12μm）为主；核圆形，偶有凹陷与折叠，染色质较粗，结构较一致，核仁少而小，不清楚；胞浆少，轻或中度嗜碱。过氧化物酶或苏丹黑染色阳性的原始细胞一般不超过 3%。

（2）第 2 型（L2）：原始和幼稚细胞以大细胞（直径可大于正常小淋巴细胞 2 倍以上，>12μm 为主；核形不规则，凹陷与折叠可见。染色质较疏松，结构较不一致，核仁较清楚，一个或多个；胞浆量较多，轻或中度嗜碱，有些细胞深染。

（3）第 3 型（L3）：似 Burkitt 型，原始和幼稚淋巴细胞大小较一致，以大细胞为主；核形较规则。染色质呈均匀细点状，核仁明显，一个或多个，呈小泡状；胞浆量较多，深蓝色，空泡常明显，呈蜂窝状。

2. 急性非淋巴细胞白血病：

（1）急性粒细胞白血病未分化型（mL）：骨髓中原粒细胞≥90%（非红系细胞），早幼粒细胞很少，中幼粒细胞以下阶段不见或罕见。

（2）急性粒细胞白血病部分分化型（M2），分二种亚型：

M2a：骨髓中原粒细胞为 30%~90%（非红系细胞），单核细胞<20%，早幼粒细胞以下阶段>10%。

M2b：骨髓中原始和早幼粒细胞明显增多，以异常的中性中幼粒细胞增生为主，其胞核常有核仁，有明显的核浆发育不平衡，此类细胞>30%。

（3）急性早幼粒细胞白血病（M3）：骨髓中以颗粒增多的异常早幼粒细胞增生为主，>30%（非红系细胞），其胞核大小不一，胞浆中有大小不等的颗粒。分二种亚型：

M3a（粗颗粒型）：嗜苯胺蓝颗粒粗大，密集甚或融合。

M3b（细颗粒型）：嗜苯胺蓝颗粒密集而细小。

（4）急性粒-单核细胞白血病（M4）：按粒系和单核细胞形态不同，分为下列四种类型：

M4a：原始和早幼粒细胞增生为主，原、幼单核和单核细胞≥20%（非红系细胞）。

M4b：原、幼稚单核细胞增生为主，原始和早幼粒细胞>20%（非红系细胞）。

M4c：原始细胞既具粒细胞系，有具单核细胞系形态特征者>30%（非红系细胞）。

M4Eo：除上述特点外，还有粗大而圆的嗜酸颗粒及着色较深的嗜碱颗粒，占 5%~30%（非红系细胞）。

（5）急性单核细胞白血病（M5）：分二种亚型：

M5a（未分化型）：骨髓中原单核（I 型+II 型）（非红系细胞）≥80%。

M5b（部分分化型）：骨髓中原始和幼稚单核细胞（非红系细胞）>30%，原单核细胞（I 型+II 型）<于 80%。

（6）急性红白血病（M6）：骨髓中红细胞系>50%，且有形态学异常，骨髓非红细胞系原粒细胞（或原始+幼稚单核细胞）I+II 型>30%；若血片中原粒细胞或原单核细胞>5%，骨髓非红系细胞中原粒细胞或原始+幼稚单核细胞>20%。

(7) 急性巨核细胞白血病 (M7)：外周血中有原巨核 (小巨核) 细胞；骨髓中原巨核细胞≥30%；原巨核细胞有电镜或单克隆抗体证实；骨髓细胞少，往往干抽，活检有原始和巨核细胞增多，网状纤维增加。

【内治验方】

1. 温阳方：淡附片 20g，桂枝、仙灵脾各 15g，枸杞子、补骨脂、巴戟天各 25g，熟地黄 30g。浓煎至 100mL，每日 2 剂。适用于老年急性白血病，阳虚阴盛者。

2. 扶正祛邪方加减：生地黄、白芍、白花蛇舌草、黄芪、黄精各 20g，黄芩、栀子、连翘、地骨皮、丹参、阿胶 (烊化)、当归各 15g，鳖甲、党参、水牛角、紫河车各 10g。水煎 200~250mL，日 1 剂，早晚分服。适用于治疗老年急性髓性白血病，肾阴亏虚，以致脏腑亏虚，精气内亏，气血不足，邪毒内郁，搏结营血，结而成积；温热毒邪蓄积于内，日久化热，伤及气阴、气血、营阴致骨髓受损而发病者。

3. 芪郁解毒方：黄芪 18g，白花蛇舌草、山慈姑各 15g，茯苓、郁金各 12g，白英、浙贝母各 9g，陈皮 6g，甘草 3g。水煎服，日 1 剂，早晚分服。适用于急性淋巴细胞白血病，微小残留白血病。

4. 益气养阴方：黄芪、白花蛇舌草、小蓟、太子参、半枝莲、蒲公英各 30g，生地黄、黄精、女贞子各 24g，旱莲草 18g，天冬、麦冬各 15g，白术、茯苓各 12g，甘草 5g。水煎服，日 1 剂，早晚分服。适用于热毒致盛、正虚邪陷、本虚标实、虚实夹杂者。

5. 升麻鳖甲汤加减：升麻、通关藤各 15g，鳖甲 (先煎) 30g，青黛 6g，当归 9g，生甘草 3g。水煎 150mL，早晚 2 次饭后 30min 口服，21 天为 1 个疗程。适用于阴虚毒瘀型老年急性髓系白血病。

6. 益气养阴解毒方：太子参、生地黄各 20g，黄芪 30g，补骨脂、麦冬、白花蛇舌草各 15g，当归、牡丹皮、半边莲各 10g。1 日 1 剂，水煎 300mL，早晚分服。适用于气阴两虚，外邪内侵者。

8. 益气养阴方：红参 6g，北沙参、生地黄、龙葵各 30g，山萸肉、玄参各 12g，牡丹皮、天冬 10g，五味子 3g，白花蛇舌草 60g。水煎服，日 1 剂，早晚分服。适用于气阴两虚证，临床主要表现为神倦乏力，面色无华，盗汗自汗，舌淡红少苔，脉细数。

9. 养阴清火化痰软坚方：半夏 10g，牡蛎 30g，蟾皮 6g，玄参、生地黄、天冬、夏枯草、黄药子各 15g。水煎服，日 1 剂，早晚分服。适用于阴虚痰火型，临床表现为浅表淋巴结肿大，见有瘰疬痰核，面赤升火，盗汗，舌红或舌胖有齿印，苔薄黄腻，脉滑数或细数。

10. 滋阴降火凉血方：生地黄30g，牡丹皮、赤芍、紫草各15g，栀子10g，茜草20g，三七6g。水煎服，日1剂，早晚分服。适用于阴虚血热型，临床表现为低热、盗汗、衄血、斑疹，舌红少苔或苔黄，脉细数等。

11. 滋阴清热方：生石膏（先煎）30g，知母、黄连、芦根、升麻各10g，石斛12g，银花、连翘、大青叶、青蒿、生地黄各15g。水煎服，日1剂，早晚分服。适用于白血病发热属阴虚者，临床表现为低热不退，潮热盗汗，口干，舌红少津，脉细数。

12. 扶正清热方：红参6g，黄芪12g，当归10g，生地黄、金银花、青蒿各15g，虎杖、板蓝根各30g。水煎服，日1剂，早晚分服。多适用于邪盛正虚，正不胜邪，久热不退，病情危重之症，临床表现为高热日久不退，神萎虚衰，脉虚大或细数无力，多见于急性白血病并发严重感染，贫血严重，白细胞数低者。

14. 补肾益气生血方：补骨脂、枸杞子、女贞子、党参、石韦各15g，虎杖20g。水煎服，日1剂，早晚分服。适用于肾亏气血两虚证，临床表现为神倦乏力，头昏头晕，脱发耳鸣，脉细弱等，多见于化疗后骨髓抑制，全血减低（白细胞减少为主）。

15. 白虎汤合犀角地黄汤加味：生石膏、知母、生地黄、白花蛇舌草、半枝莲、大青叶、白茅根各30g，羚羊角粉1g，赤芍、牡丹皮、玄参、茜草各15g，黄连、黄芩、栀子各10g。水煎服，日1剂，早晚分服。适用于热毒炽盛证者，症见壮热口渴，不恶寒，肌肤紫斑，齿衄，鼻衄，甚至便血、尿血，血色鲜红，舌质红苔黄，脉洪数者。

16. 桃红饮合鳖甲煎丸加减：熟地黄30g，桃仁、赤芍、当归、丹参、鳖甲、乌扇、地鳖虫、牡丹皮、白芍、白花蛇舌草各15g，红花、生甘草、川芎各10g，大黄6g。每日1剂，水煎服。适用于瘀毒内蕴证，症见面黯消瘦，纳减乏力，颈有瘰，胁下痞块，硬痛不移，时有胀痛，体温高多低少，舌质黯紫，或有瘀斑瘀点，苔薄白，脉细涩而数者。

17. 补中益气汤加减：代赭石、党参各30g，黄芪25g，山药、薏米各20g，白术、当归、柴胡各15g，白芍、甘草、陈皮、法半夏、生姜、旋覆花各10g。水煎服。主要适用于脾虚湿困证，症见持续发热，或低热不退，倦怠乏力，纳差，或呕吐嗳气，腹胀便溏，舌淡苔薄腻，脉细弱者。

18. 扶正抗癌汤：丹参、虎杖、西洋参各20g，补骨脂、蚤休、双花、山豆根、生地黄、水牛角（先煎）各30g，辰砂（冲服）5g，牛黄（另包）1.5g，紫草、青黛（布包）、山慈姑、莪术各15g，川芎10g。水煎服，每日1剂。治疗急性白血病。

19. 黄芩龙胆汤：龙胆草、黄芩、栀子、木通、当归、生地黄、柴胡、猪苓、泽泻各10g，鸡血藤、丹参各30g。每日1剂，水煎服，日服2次。功能清热泻火，养阴利湿，治疗急性白血病。

20. 抗白单方：雄黄、巴豆（去外皮）、生川乌、乳香、郁金、槟榔、朱砂各3g，大枣7枚。制法：将雄黄、生川乌、乳香、郁金、槟榔共研细末，巴豆去皮置砂锅中文火炒至微黄色，再去内外皮，用双层纸包裹压碎，微热半小时，去油。将煮熟大枣去皮和核，与上述药物混合，捣研均匀，合丸如黑豆大，朱砂为衣。成人每天4~8丸，小儿1~4丸。清晨5时开水1次送服，连服3~5次，休息1天。治疗急性白血病。

21. 白花丹根汤：白花丹根、葵树子、白花蛇舌草各30g，水煎服。功能清热解毒，养血活血。主治急性白血病。

22. 慈姑化瘀汤：当归、丹参、赤芍、沙参各20g，川芎10g，麦冬15g，山豆根30g，板蓝根、山慈姑各50g。水煎服。治疗急性白血病。热毒血瘀者加银花、连翘各20g，黄芩、黄连、黄柏各15g；血热妄行者并用犀角地黄汤加减。

23. 当归川芎汤：当归、川芎、鸡血藤各15~30g，赤芍15~20g，红花8~10g，参三七6g，水煎服。配合VAC–P方案化疗治疗急性白血病。

【外治验方】

1. 穴位贴敷法：急性白血病的治疗目前仍以化疗为主，但化疗药物在杀灭白血病细胞的同时，也对机体正常组织器官造成不同程度的损害，其中胃肠道反应是最常见的不良反应之一，表现为食欲不振、恶心、呕吐。严重的呕吐在短期内能导致患者营养缺乏、脱水和电解质失衡，20%的患者甚至需推迟化疗，30%的患者拒绝进一步接受化疗。因此，防治化疗期胃肠道反应非常重要。化疗前0.5h，取3g止呕散（半夏、生姜等份研末）以新鲜生姜汁调成糊状填于神阙，用输液贴外敷固定贴敷6~8h；6g降逆散（旋覆花、代赭石、生姜、竹茹等份研末）以新鲜生姜汁调成糊状外敷于双侧涌泉，剪裁大小合适的麝香伤湿膏敷盖，上面用热水袋热敷0.5h。至次日早晨用温水清洗局部，化疗前再敷，至化疗结束。用于减轻化疗后胃肠道反应，

2. 血细胞单采分离术：当循环血液中白细胞数>200×10^9/L时，患者可产生白细胞瘀滞，表现为呼吸困难、低氧血症、反应迟钝、言语不清、颅内出血等，病理学显示白血病血栓与出血并存。高白细胞不仅会增加患者早期死亡率，也增加髓外白血病的发病率和复发率。因此当血中白细胞100×10^9/L时，就当紧急使用血细胞分离机，单采清除过高的白细胞（M3型一般不推荐），同时给以水化和

化疗。

3. 成分输血支持：严重贫血可输浓缩红细胞，维持 Hb>80g/L，但白细胞瘀滞时不宜马上输红细胞以免进一步增加血黏度。血小板计数过低会引起出血，需输注单采血小板悬液。为防止异体免疫反应所致无效输注和发热反应，输血时可采用白细胞滤器去除成分血中的白细胞。为预防输血相关移植物抗宿主病，输血前应将含细胞成分的血液辐射 25~30Gy，以灭活其中的淋巴细胞。

4. CNSL（中枢神经系统白血病）预防：CNSL 预防包括颅脊椎注射、鞘内注射化疗药。颅脊椎照射疗效明确，但其不良反应如认知障碍、继发肿瘤、内分泌受损如神经毒性（如白质脑病）限制了其应用。现在多采用早期强化全身治疗和鞘注化疗预防 CNSL 发生，而颅脊椎照射仅作为 CNSL 发生时的挽救治疗。对于睾丸白血病患者，即使仅有单侧睾丸白血病也要进行双侧照射和全身化疗。

5. 自体骨髓移植术：自体移植的基本过程主要有以下几个步骤：造血干细胞的动员、造血干细胞的采集和冻存、合适的机会进行自体移植、移植后的维持治疗。异基因移植对急性白血病虽有很好的疗效，但多数患者缺乏适合的供髓者及高昂的移植费用，受到较大限制。自体骨髓移植作为异基因移植的一种替代治疗，在近 10 年内得到迅速的发展。但目前自体骨髓移植的不足是复发，其中的原因就是自体移植缺乏异基因移植所独有的移植物抗肿瘤作用。为了克服这一问题，一方面病人移植前的治疗很重要，尽可能地清除体内的肿瘤细胞，通过削本移植最终消灭肿瘤细胞；另一方面，可加强自体移植后的维持治疗，一些药物或生物制剂可调节机体免疫系统或直接杀伤残留的肿瘤细胞，以期减少移植后复发的可能。

【中成药验方】

1. 西黄丸：由牛黄、乳香、麝香、没药四种名贵药材组成。主治热毒壅结证，具有抗病毒，抗菌消炎，抗结核，镇静止痛，止血消肿，抗癌以及增强机体抗病能力的作用。其中牛黄清热解毒、麝香活血散瘀，佐以乳香、没药消肿止痛，祛邪扶正，最终达到抗肿瘤的目的。临床上主要用于放疗、化疗引起的白细胞减少的辅助治疗，改善中晚期血癌患者的临床症状，提高生活质量。每 20 丸重 1g。口服，每次 3g，每日 2 次，孕妇忌服。

2. 六神丸：由牛黄、蟾蜍、麝香、雄黄、冰片、珍珠组成。用于烂喉丹痧，咽喉肿痛，喉风喉痈，单双乳蛾，小儿热疖，痈疡疔疮，乳痈发背，无名肿痛。近年来用于各种类型的白血病及咽喉癌的辅助治疗。每 1000 粒重 3.125g。口服，一日 3 次，温开水吞服；1 岁每次服 1 粒，2 岁每次服 2 粒，3 岁每次服 3~4 粒，4 岁至 8 岁每次服 5~6 粒，9 岁至 10 岁每次服 8~9 粒，成年每次服 10 粒。

第五节　慢性粒细胞白血病

慢性粒细胞性白血病是起源于多能造血干细胞的恶性克隆增殖性疾病，以外周血中粒细胞增多并出现幼稚粒细胞、嗜碱性粒细胞增多、贫血、血小板增多和脾肿大为主要临床表现，具有异常的 Ph 染色体和 BCR–A BL 融合基因，可从慢性期向加速期、急变期发展，一旦转变为急性白血病，则在短期内死亡。约占全部白血病的 15%，国内慢性白血病的 90%为慢粒。根据中西医病名对照，慢性粒细胞性白血病属于中医“虚劳”范畴，结合临床特点亦可从“癥瘕”“积证”等角度进行辨证。

【诊断要点】

1. 慢性期：

（1）临床表现：无症状；或有低热、乏力、多汗、体重减轻等症状。

（2）血象：白细胞计数增高，主要为中性中晚幼和杆状粒细胞，原始细胞（I 型+ II 型）<5%~10%，嗜酸性粒细胞和嗜碱性粒细胞增多，可有少量有核红细胞。

（3）骨髓象：增生明显至极度活跃，以粒系增生为主，中晚幼粒细胞和杆状核粒细胞增多。原始细胞（I 型+II 型）<10%。

（4）染色体：有 Ph 染色体。

（5）粒–单系祖细胞（CFU–gM）培养，集簇或集落较正常明显增加。

2. 加速期：具有下列之二者，考虑为本期。

（1）不明原因的发热、贫血、出血加重，和/或骨骼疼痛。

（2）脾脏进行性肿大。

（3）非药物引起的血小板进行性降低或增高。

（4）原始细胞（I 型十 II 型）在血和/或骨髓中>10%。

（5）外周血嗜碱性粒细胞>20%。

（6）骨髓中有显著的胶原纤维增生。

（7）出现 Ph 以外的其他染色体异常。

（8）对传统的抗“慢粒”药物治疗无效。

（9）CFU–gM 增生和分化缺陷，集簇与集落的比值增高。

3. 急变期：具下列之一者可诊断为本期。

（1）原始细胞（I 型+II 型）或原淋巴细胞+淋巴细胞或原单+幼单在外周血或骨髓中>20%。

（2）外围血中原始粒细胞+早幼粒细胞>30%。

（3）骨髓中原始粒细胞+早幼粒细胞>50%。

（4）有髓外原始细胞浸润。

【内治验方】

1. 解毒化瘀汤：黄芪 50g，白花蛇舌草 40g，女贞子 30g，莪术、半枝莲各 20g，龙葵、黄药子、两头尖、三棱各 15g。日 1 剂，水煎口服，150mL 分早晚 2 次服用。适用于发热、乏力、消瘦、肝脾肿大、淋巴结肿大以及骨痛者。

2. 杜仲汤：白花蛇舌草 30g，怀山药 25g，杜仲 20g，熟地、生地黄、蒲公英各 18g，西洋参、茯苓、枸杞子、半枝莲、女贞子、紫花地丁各 15g，当归、青黛各 10g，甘草 9g。日 1 剂，水煎服，分早晚服。适用于肾虚致使髓难生精，精髓亏虚，外部为温毒病邪入侵者。

3. 兰州方：北沙参、太子参、潞党参、人参须各 15g，生地黄 12g，山茱萸、浮小麦各 30g，桂枝、白芍、山药、麦冬各 10g，甘草、生姜各 6g，大枣 4 枚、五味子 3g。日 1 剂，水煎服，分早晚服。适用于脾肾亏虚、气血不足者。

4. 加味大黄䗪虫丸：熟大黄、熟地黄各 300g，桃仁、炒苦杏仁、白芍各 120g，鸡内金、甘草各 90g，黄芩、水蛭（制）各 60g，虻虫（去翅足，炒）、蛴螬（炒）各 45g，干漆（煅）、土鳖虫（炒）、青黛各 30g。以上 14 味粉碎成细粉，过筛，混匀。每 100g 粉末用炼蜜 30~45g 加适量的水泛丸，干燥，制成水蜜丸。每次 3g，每日 2 次。联合羟基脲治疗效果为佳。适用于发热，乏力，头晕，腹胀，疼痛，脾大，水肿，液体潴留者。

5. 益气活血解毒方：生黄芪、太子参、生牡蛎、白花蛇舌草各 30g，茯苓、莪术各 20g，炒白术 15g，清半夏、石见穿、鸡内金、土元、水蛭各 12g，砂仁 10g，蜈蚣 2 条，甘草 6g。日 1 剂，水煎服，分早晚服。适用于气阴亏虚，瘀毒内阻者。

6. 傅汝林经验方一：白花蛇舌草、半枝莲、旱莲草、焦山楂各 30g，金银花、连翘、女贞子、熟地黄各 15g，枸杞子、巴戟天、山萸肉、杜仲各 12g，青黛（包）10g，红花 3g，雄黄 1g。每日 1 剂，水煎分 3 次口服。适应于慢性粒细胞白血病慢性期，肝肾亏虚瘀毒型。

7. 傅汝林经验方二：白花蛇舌草、半枝莲各 30g，龟板 24g，水牛角（碎后先煎）20g，生石膏 18g，鳖甲、生地黄各 15g，青黛（包）10g，地骨皮、桃仁、红花、大青叶、党参各 9g，柴胡 6g。每日 1 剂，水煎分 3 次口服。适应于慢性粒细胞白血病加速期和急变期，毒入骨髓型。

8. 清毒化瘀汤：藤梨根、白花蛇舌草、墓头回各 30g，丹参、蒲公英各 15g，青黛 12g，陈皮、青皮各 9g，桃仁、红花各 6g，生甘草 3g。每日 1 剂，水煎分 2 次温服，服药期间忌烟酒及辛辣之品。用于慢性白血病，乏力，消瘦，发热，肝、脾、淋巴结肿大和骨痛者。

9. 清肝化瘀汤：白花蛇舌草、狗舌草各30g，地骨皮、白英各15g，牡丹皮、青蒿、黄芩各12g，三棱、莪术、山栀、赤芍药各10g，龙胆草6g。每日1剂，每剂煎2次，分2次服。适用于慢性白血病症见低热，胸胁胀满，腹部积块渐大，按之较硬，固着不移，面黯消瘦，大便秘结，舌质红，苔腻，脉细数者。

10. 方和谦经验方：太子参、生山药、南藕节、玉竹、百合各15g，茯苓、炒白术各12g，炙甘草、生地黄、熟地黄、陈皮、枸杞子、丹皮各10g，大枣4枚。每日1剂，每剂煎2次，分2次服。适用于慢性白血病反复感染后症见高烧不退，腹胀纳呆，消瘦乏力，卧床不起，动则气短汗出，五心烦热，肝、脾肿大，两胁疼痛，出血症状明显，尤以双下肢皮下血斑显著者。

11. 张之南经验方：藤梨根、白花蛇舌草、墓头回各30g，丹参、蒲公英各15g，青黛12g，陈皮、青皮各9g，桃仁、红花各6g，生甘草3g。日1剂，水煎分2次温服，服药期间忌烟酒及辛辣之品。治疗慢性白血病，临床表现为低热，胸胁胀满，腹部积块渐大，按之较硬，固着不移，面黯消瘦，大便秘结，舌质红，苔腻，脉细数者。

12. 生生丹：青黛4份，花粉3份，牛黄1份，芦荟1份。按比例共为细末，制成水丸，每日服3g，分2次口服。治疗慢性粒细胞白血病，症见发热，形体消瘦，口舌溃疡，大便干结，肝脾肿大，胁肋胀痛，胸痛、胫骨压痛。

13. 化瘀消癥汤：桃仁、红花、赤芍、广郁金各10g，当归15g，丹参、鸡血藤、鳖甲各20g，三棱、莪术、青黛、香附、川芎各12g。每日1剂，水煎（方中青黛布包入煎）2次，日服2次。用于慢性粒细胞白血病气滞血瘀证。

14. 二甲黄芪建中汤：生黄芪24g，当归尾、苏木、丹皮各6g，党参、生龟板、生鳖甲、石决明各15g（三味先煎）、地骨皮9g，干地黄、阿胶各12g（烊化）。每日1剂，水煎服，日服2次。治疗慢性白血病，症见面色皖白、头晕、头痛、胸部闷痛、牙龈渗血、时有低热、纳少等。

15. 清化汤：柴胡、黄芩、半夏各9g，黄连、知母、贝母、橘红各6g，川厚朴8g。每日1剂，水煎服，日服2次。用于慢性粒细胞白血病急性发作，表现发热，汗出不解，胸腹胀闷，食少纳呆，恶心等症。

16. 青黄散方：青黛、雄黄按9:1剂量研细木，装胶囊。诱导缓解剂量为每日6~14g，分3次饭后服。维持缓解剂量为每日3~6g，分2~3次饭后服。功能消肿散瘀，凉血解毒，主治慢性粒细胞性白血病。

17. 龙葵苡仁汤：白花蛇舌草、龙葵、生薏仁各30g，黄药子15g，马梅12g，生甘草5g。水煎，送服青黄片（青黛、雄黄为7:3）或大神丸，或当归龙荟丸、牛黄解毒片。功能清热解毒，主治慢性粒细胞型白血病急性病变。

【外治验方】

1. 外敷法：①消痞粉：水红花子、皮硝各 30g，生南星、生半夏、穿山甲、三棱、王不留行、白芥子、生川乌、生草乌各 15g，樟脑、桃仁、地鳖虫各 12g，生附子、延胡索各 9g。上药共研细末，以蜜及醋调成泥，施用时另需加麝香 1.2g，冰片 3g，外敷脾肿大处，外用单层软皮抵盖上，以纱布扎好，再以热水袋外敷，以促使药力深透。日换 1 次（药粉脱落后可以重稠再用，不再加麝香、梅片）。一般敷药 3~5 天开始见效，2 周内脾脏可明显变小，3 周后则进步缓慢。②五生水王汤：水红花子 10g，皮硝 30g，樟脑、桃仁、地鳖虫各 12g，生南星、生半夏、穿山甲、三棱、王不留行、白芥子、生川乌、生草乌各 15g，生白附子、延胡各 9g，研细末，以蜜及醋调成泥，加麝香 1.2g，梅片 3g。外敷脾肿大处。

2. 脾切除术：脾脏可能是慢粒急变的首发部位，切除脾脏可能延缓急变和延长患者存活期。切除脾脏的手术指征：①确诊为慢粒者；②对化疗反应良好；③65 岁以下且无大手术禁忌证者。慢粒急变是手术的禁忌证。脾切除对巨脾、血象改善及延长生存有一定作用。

3. 异体骨髓移植术：自体骨髓移植对慢性粒细胞白血病的疗效差，异基因骨髓移植是最佳选择。①造血干细胞移植的预处理：在造血干细胞移植前，患者须接受 1 个疗程的大剂量化疗或联合大剂量的放疗，这种治疗称为预处理，这是造血干细胞移植的中心环节之一。慢性粒细胞白血病目前常用的预处理方案有：MAC（马法兰+阿糖胞苷+环磷酰胺）、Bu/Cy（马利兰+环磷酰胺）等，尚可在这些基础方案中增加药物或调整用药剂量，在 HLA 半相合或无关供者造血干细胞移植的预处理方案中通常加用抗胸腺细胞球蛋白或抗淋巴细胞球蛋白。②骨髓采集：经硬膜外麻醉后采集骨髓血。采集点一般为两侧髂后上棘和髂前上棘，采集方法遵循一个部位多方向、多层面的穿刺原则。注射器要预先加入含肝素的 RPMI1640 细胞培养液，所采集骨髓实际上是血液与骨髓的混合液，又称为“骨髓血”。采集骨髓血后供者回病房应去枕平卧休息 6h，先不要进食喝水。骨髓血采集量以其含的有核细胞数和患者的体重决定，单独异基因骨髓移植所需要的有核细胞数最好达到 3×10^8/kg 以上，所采骨髓血液的总量 0.5~1L。由于采集的骨髓里有一些骨髓小颗粒，需要采取过滤并压碎措施，以防骨髓血输注时发生肺栓塞。③骨髓输注：上述骨髓血均有外周静脉或中心静脉输入，所用输血器中不应有过滤网，异基因骨髓应尽量在采集后 6h 内输完。由于骨髓中的脂肪可能引起肺栓塞，所以每袋的最后 10mL 应留在输液袋内弃去。用肝素抗凝的骨髓输注时要输以相当量的鱼精蛋白，每 100 单位肝素需 1mg 鱼精蛋白。

【中成药验方】

1. 靛玉红片：由靛玉红组成。适用于慢性粒细胞白血病初期，属热毒蕴结证，症见局部焮热疼痛，发热，口渴，便秘，或伴有乏力、头晕、面色苍白或活动后气促，牙龈出血、大便出血及月经不规则出血，不明原因的消瘦及盗汗等舌红，苔黄，脉弦数。用法用量：口服。每次 1~2 片，每日 3 次，或遵医嘱，孕妇及哺乳期妇女忌服。

2. 大黄䗪虫丸：由熟大黄、土鳖虫（炒）、水蛭（制）、虻虫（去翅足，炒）、蛴螬（炒）、干漆（煅）、桃仁、苦杏仁（炒）、黄芩、地黄、白芍、甘草组成。用于慢性粒细胞白血病的辅助治疗，症见腹部肿块，肌肤甲错，面色黯黑，潮热羸瘦，经闭不行，舌紫或绛，脉弦涩。口服，一次 1~2 丸，一日 1~2 次。孕妇禁用，皮肤过敏者停服。

3. 复方青黄胶囊：由青黛、雄黄、麝香、乳香、没药组成。配制方法：称取雄黄、乳香、没药若干，经粉碎、研末、过筛后与青黛混匀，再称取麝香，按“等量递增法”把麝香与其粉末充分混匀、分装，即得。每粒 0.5g。单用复方青黄胶囊，服用量根据病情及疗效确定；常用量每日 3~6g，分 3 次服；维持剂量每日 1~2g，分 2 次服或睡前服。

第六节 恶性淋巴瘤

恶性淋巴瘤起源于淋巴结和淋巴组织，包括霍奇金淋巴瘤与非霍奇金淋巴瘤两大类，是以无痛性进行性淋巴结肿大和局部肿块为其主要临床表现，同时可有相应器官压迫的症状。病变如侵犯结外的淋巴组织，如扁桃体、鼻咽部、胃肠道、骨骼或皮肤等，则以相应组织器官受损的症状为主，当淋巴瘤浸润血液和骨髓时可形成淋巴细胞白血病，如浸润皮肤时则表现为蕈样肉芽肿或红皮病。根据中西医病名对照，恶性淋巴瘤相当于中医病名国家标准的“瘰疬”，结合临床特点亦可从于“阴疽”“痰核”“恶核”“失荣”“石疽”等角度进行辨证。

【诊断要点】

病理组织学检查是确诊本病的主要依据。

霍奇金淋巴瘤：发现 R–S 细胞。典型 R–S 细胞为巨大多核细胞，直径 25~30μm，核仁巨大而明显，若为单核者，则称为 Hodgkin 细胞。在肿瘤细胞周围有大量小淋巴细胞、浆细胞、组织细胞等炎性细胞浸润。

非霍奇金淋巴瘤：淋巴结或受累组织的正常结构被肿瘤细胞破坏；恶性增生的淋巴细胞形态呈异形性，无 R–S 细胞；淋巴结包膜被侵犯。

【内治验方】

1. 逐瘀消瘤散：煅龙骨、煅牡蛎、白花蛇舌草各30g，白芍、茯苓、半枝莲、夏枯草各20g，半夏、浙贝母、猫爪草各15g，三棱、莪术、水蛭各10g。每日1剂，早晚分服。适用于局部淋巴结肿大、全身消瘦衰弱或无痛性淋巴结肿大、发热、盗汗者。

2. 阳和汤加减：黄芪60g，熟地黄40g，生晒参30g，白附片、鹿角胶、夏枯草各20g，干姜、炒芥子各10g，肉桂、麻黄、醋香附各5g。水煎服，可合用华蟾素胶囊或红豆杉胶囊。适用于非放化疗期的寒痰凝滞证者，症见全身多处淋巴结肿大，或腹内结块，推之不移，不痛不痒，皮色不变，核硬如石，舌紫暗，苔白滑，脉涩。

3. 四逆散合血府逐瘀汤加减：大腹皮30g，赤芍20g，川芎、当归、香附、柴胡、红花、桃仁、牛膝、厚朴各15g，枳实10g。水煎服。适用于非放化疗期的气滞痰瘀证者，症见全身多处淋巴结肿大或皮下硬结，伴胸胁胀痛，胀满纳差，食后腹胀，大便干结难解，舌有瘀点，薄黄苔，脉沉细或细弦。

4. 龙胆泻肝汤加减：车前子20g，龙胆草、栀子、黄芩、通草、泽泻、当归、生地黄、法半夏各15g。水煎服。辅助金黄散蜜调外敷。适用于非放化疗期的痰火郁结证者，症见颈项、耳下或腋下有多个肿核，伴疼痛瘙痒，皮色改变，甚至破溃，分泌黄色分泌物，伴口干口苦，小便黄，大便干结，舌红苔黄，脉弦数。

5. 血府逐瘀汤加减：赤芍20g，柴胡、川芎、当归、香附、牛膝、红花、桃仁各15g，枳实10g，土鳖虫、水蛭各5g。水煎服，可配合鳖甲煎丸。适用于非放化疗期的瘀血积结证者，症见全身多处结块，伴刺痛，部位固定不移，舌质暗或有瘀斑，苔黄，脉弦涩。

6. 麻黄连翘赤小豆汤合消风散加减：白花蛇舌草30g，连翘、赤小豆、玄参、桑白皮、苦参、生地黄各15g，麻黄、杏仁、当归、赤芍、牛蒡子、防风、蝉蜕、僵蚕各10g。水煎服。适用于非放化疗期的血热风燥证者，症见局部淋巴结肿大，伴红肿瘙痒，小便量少，舌质红绛，苔黄，脉滑数。

7. 知柏地黄汤加减：白花蛇舌草、煅牡蛎、龙骨各30g，青蒿、熟地黄各20g，玄参、枸杞各15g，鳖甲、山茱萸、山药、牡丹皮、知母、黄柏各10g。发热者，加地骨皮、银柴胡各12g；盗汗甚者，加浮小麦30g。水煎服。适用于非放化疗期的肝肾阴虚证者，症见全身多处淋巴结肿大，或伴腹内结块，可见形体消瘦，潮热盗汗，腰酸腿软，头晕眼花，舌质红，薄苔或少苔，脉细数。

8. 八珍汤加减：黄芪60g，生晒参、熟地黄各30g，白术20g，当归、茯苓、川芎、枸杞子、浙贝母各15g，白芍、香附各12g，大枣10g，生姜3g。水煎服。

适用于非放化疗期见气血双亏者，或疾病后期，患者为药物及疾病耗伤，气血阴阳俱虚，症见多处淋巴结肿大，伴面色苍白，疲倦乏力，语声低微，纳少腹胀，心悸气短，薄白苔，脉细弱无力。

9. 化疗解毒汤：山茱萸、熟地黄、菟丝子各20g，茯苓、白术、姜半夏、陈皮、木香、砂仁、阿胶各15g，生晒参、建曲、焦山楂各10g。水煎服。适用化疗期间多出现恶心呕吐，骨髓抑制，肝肾功能损害等不良反应者。

10. 解毒散结合剂：薏苡仁、牡蛎各30g，茯苓20g，柴胡12g，虎杖、莪术、丹皮、陈皮、黄芩、栀子、苍术、半夏、夏枯草、郁金各10g，甘草6g。每日1剂，水煎200mL，早晚口服。治疗恶性淋巴瘤。

11. 振元抑瘤方：白花蛇舌草、生薏米各30g，生黄芪、细生地黄、猫爪草各20g，太子参、天冬、麦冬、夏枯草、浙贝、三叶青、七叶一枝花、山慈姑、天葵子、制天虫、炙龟甲、鳖甲各15g，黛蛤散（包煎）12g，红枣10g，玄参9g，生甘草5g。水煎服，日1剂，早晚分服。治疗恶性淋巴瘤。

12. 消瘰丸加减：生牡蛎30g，玄参、白术、土贝母、夏枯草各20g，半夏15g，南星10g，穿山甲6g。水煎服，日1剂，早晚分服。适用于虚火痰结证，症见颈项、耳下或腋下有多个肿核，不痛不痒，皮色不变，头晕耳鸣，或兼见口苦咽干，或黄白痰，胸腹闷胀，大便干结，小便短赤，舌质红绛苔黄，脉弦数。

13. 慈菇海藻汤：当归、川芎、赤芍各10g，生地黄、元参、山慈姑、黄药子、海藻、昆布、夏枯草各15g，牡蛎、蚤休各30g。每日1剂，水煎服，日服2次。恶性淋巴瘤属肝肾阴亏，虚火内动，灼津为痰，痰火凝结者。

14. 慈菇消瘤汤：白花蛇舌草30g，山慈姑、三棱、莪术、炒白术各15g，僵蚕、夏枯草、昆布、煅牡蛎、煅瓦楞各30g，炮山甲、黄药子各9g，全蝎6g。每日1剂，水煎服，日服2次。功能清热消散，软坚散结，治疗恶性淋巴瘤。

15. 土贝消肿汤：生牡蛎、首乌藤各30g，土贝母、元参、山慈姑各9g，夏枯草、海藻各15g。水煎服。功能软坚散结，主治恶性淋巴瘤。另以文绒包裹麝香0.lg灸天井、光明、小海穴位，每次取1穴。

16. 山土汤：蜂房、板蓝根、元参、鬼针草、地锦草、山豆根、土茯苓、连翘各30g，柴胡9g，土贝母12g，牛蒡根、天花粉各15g。水煎服。功能清热解毒，化痰消肿，主治恶性淋巴瘤。

17. 银花慈姑汤：海藻、生牡蛎、丹参、银花、赤节、蒲公英、玄参各15g，连翘、土贝母各9g，紫花地丁、夏枯草、蚤休、天葵子、昆布、山慈姑、牡丹皮、郁金各12g，薏苡仁30g，南星6g。水煎服。功能清热解毒，活血消肿，治疗恶性淋巴瘤。

18. 枯草昆布汤：南星、角刺各9g，昆布、全瓜蒌、莪术各15g，夏枯草、生牡蛎、丹参、蒲公英各30g，旋覆花12g。水煎服。功能清热化痰，软坚散结，主治恶性淋巴瘤。

【外治验方】

1. 针刺疗法：针刺天井、关元、间使以攻补兼施，用平补泻法，适用于各期恶性淋巴瘤。恶性淋巴瘤放化疗后血象降低者，针刺天椎、足三里、血海、关元以益肾养血，用补法；肝肾阴虚型，针刺肝俞、肾俞、期门、足三里、三阴交以补益肝肾，用补法或平补平泻法；气血两虚型，针刺脾俞、足三里、合谷、气海、百会以补益气血，用补法，亦可灸；痰瘀互结型，针刺章门、天井、足临泣、期门、脾俞、阴陵泉穴，用平补平泻法。

2. 穴位灸法：①艾灸法：灸天井、小海、光明以化痰软坚散结，先用25%酒精棉球消毒穴位皮肤，将艾绒做成圆柱状压放于穴位上，点燃，徐徐灸尽，每穴连灸3壮，灸毕用消毒纱布包扎，每周换药1次，以出现炎症—化脓—吸收—结疤为1个疗程。适用于早中期恶性淋巴瘤。②药物灸法：药物为艾绒、麝香，取穴为天井、定明、小海等。每次取1穴，单侧，用艾绒包裹麝香0.1g，做成圆锥状共3壮，先用25%酒精棉球消毒穴位皮肤，并将艾绒压放在穴位上，点燃，徐徐灸尽，连灸3壮，灸毕用消毒纱包包扎。灸后每周调换消毒纱布1次，以出现炎症化脓、吸收、结疤为1个疗程，2个月左右。

3. 中药外敷法：①独角莲100g，将其去粗皮捣成泥状敷于肿瘤部位，或用干品磨成细粉，用温开水（忌用开水）调成糊状敷于肿瘤部位。②蓖麻子49粒，松香30g，将其捣细，摊贴患处。③地龙1把（炭火上烧为末），穿山甲（碾成末）9g，乳香、没药、轻粉各1.5g，上药用麻油调和，外敷浅表肿大淋巴结。④鲜漆枯草20g，捣烂，外敷浅表肿大淋巴结。⑤制川乌头、黄柏各15g，共研细末，米醋调稠，温敷患处，每日换药1次。⑥寒水石、黄柏、黄芪、生大黄、生石膏、栀子仁、白蔹各30g，上药共研为细末，以浆水调如糊，外敷浅表肿大淋巴结。⑦生马钱子适量，醋磨调涂患处，每日1次。⑧蓖麻子仁3枚，生山药30g，共捣烂如泥，外敷肿大淋巴结。⑨拉拉藤500g，炉甘石、大黄、猫爪草各250g，五倍子、黄丹各125g，白铅粉、冰片各60g，马钱子45g，硇砂37.5g，丁香、黄连各30g，蜈蚣15条，上药共研细末，用适量麻油调成膏或以食醋调制成糊剂，外涂于肿大淋巴结，每日2次。

4. 中药外洗法：龙葵30g，败酱草、蒲公英各15g，煎汤待温，浸洗患处，每日1次。

5. 脾切除术：合并脾功能亢进者如有切脾指征，可行脾切除术以提高血象，为以后化疗创造条件。

6. 放射疗法：放射治疗是利用一种或多种电离辐射对恶性肿瘤及一些良性病进行的治疗，放射治疗的手段是电离辐射，放射治疗所用 X 辐射能量范围为 1~25MV。局部放射治疗是恶性淋巴瘤有效的治疗方法，早中期放射剂量 DT30~35Gy，晚期或者复发难治性放射剂量 DT36~40Gy。

【中成药验方】

1. 艾迪注射液：由黄芪、刺五加、人参、斑蝥组成。适用于恶性淋巴瘤、原发性肝癌、肺癌、直肠癌、妇科恶性肿瘤等各种类型肿瘤的治疗。用法用量：静脉滴注。成人一次 50~100mL，加入 0.9%氯化钠注射液或 5%~10%葡萄糖注射液 400~450mL 中，每日 1 次；与放、化疗合用时，疗程与放、化疗同步；手术前后使用本品 10 天为 1 个疗程；介入治疗 10 天为 1 个疗程；单独使用 15 天为一周期，间隔 3 天，2 周期为 1 个疗程；晚期恶病质病人，连用 30 天为 1 个疗程，或视病情而定。

3. 小金丹：由白胶香、草乌、五灵脂、地龙、木鳖（制末）、没药、归身、乳香（净末）、麝香、墨炭组成。适用恶性淋巴瘤、甲状腺腺瘤、甲状腺癌、多发性神经纤维瘤、淋巴肉瘤、脂肪瘤、乳房纤维瘤、乳房结核、骨或关节结核、胸壁结核、皮肤转移癌。口服，成人每次 0.6g；病重者每服 1.2g，每日 2 次，捣碎，温黄酒或温开水送下，覆盖取汗。7 岁以上小儿每服 0.3g，7 岁以下小儿每服 0.15~0.2g。

第七节　多发性骨髓瘤

多发性骨髓瘤（MM）是一种浆细胞的恶性克隆增殖性疾病，骨髓瘤细胞分泌大量的 M 蛋白导致正常多克隆免疫球蛋白分泌受抑制，是以骨质破坏、贫血、出血、感染、肾脏损害、高黏滞血症、淀粉样变性等为主要临床表现的综合征，其中感染、肿瘤负荷过重所致器官衰竭是多发性骨髓瘤患者主要死因。根据中西医病名对照，多发性骨髓瘤属于“骨痹”范畴，结合临床特点亦可从“骨蚀”“虚劳”“血证”等角度进行辨证。

【诊断要点】

1. 骨髓中浆细胞>15%并有原浆或幼浆细胞，或组织活检证实为浆细胞瘤。

2. 血清单克隆免疫球蛋白（M 蛋白）IgG>35g/L；IgA>20g/L；IgM>15g/L；IgD>2g/L；IgE>2g/L；尿中单克隆免疫球蛋白游离轻链（本周蛋白）>1g/24h。

3. 广泛骨质疏松和（或）溶骨病变。

符合第 1 和第 2 项即可诊断 MM。符合上述所有三项者为进展性 MM。诊断

IgM 型 MM 时，要求符合上述所有三项并有其他 MM 相关临床表现。符合第 1 和第 3 项而缺少第 2 项者，属不分泌型 MM，应注意除外骨髓转移癌，若有可能，应进一步鉴别属不合成亚型抑或合成而不分泌亚型。

【内治验方】

1. 补肾强骨方：炙黄芪、补骨脂、薏苡仁、桑寄生、黄精、白花舌蛇草各 30g，熟地黄、山慈姑、茯苓各 20g，法半夏、川续断、桃仁各 15g，三七（先煎）、莪术各 10g。每日 1 剂，水煎，取药汁约 300mL，分早晚 2 次服。治疗多发性骨髓瘤。

2. 二陈汤合桃红四物汤加减：山药 30g，白扁豆、川牛膝、红花、熟地黄、藿香各 15g，制半夏、川芎各 12g，陈皮、桃仁、赤芍、佩兰各 9g。水煎 400mL，每日 1 剂，早晚温服。此方适用于脾肾两虚，痰湿瘀阻者。

3. 补肾化瘀法配方：菟丝子 20g，补骨脂、骨碎补、杜仲、熟地、续断各 15g，莪术、乳香、知母各 10g。每天 2 剂，水煎，早晚 2 次，4 周为 1 个疗程。适用于病理性肿块，典型涩脉或无脉，痛有定处或久痛，针刺性疼痛或不喜按，舌质暗或有瘀斑，瘀点，皮肤黏膜瘀斑，脉络瘀血，肌肉甲错者。

4. 滋肾活血法配方：茯苓皮、白花蛇舌草各 24g，生地黄、女贞子、菟丝子、枸杞子各 18g，丹参、茯苓、泽兰、牛膝各 15g，牡丹皮、杜仲、续断各 12g，甘草、全蝎各 6g，蜈蚣 2 条。每日 1 剂，煎服，化疗期间全程应用。适用于积劳内伤，正气亏虚，以肾气虚损为本，督脉虚损，风湿热毒或风寒湿毒之邪入侵，引起气血运行不畅，血瘀阻络者。

5. 骨痹滋补肝肾汤：虎杖 20g，熟地黄、山茱萸、女贞子、旱莲草、枸杞子、山药、麦冬、鸡血藤、大青叶各 15g，怀牛膝、杜仲各 12g，黄柏 10g，甘草 6g。每日 1 剂，煎服。此方适用于肝肾阴虚者，见骨骼疼痛，腰膝酸痛不止，肢体屈伸不利，头晕耳鸣，低热盗汗，骨蒸潮热，五心烦热，口渴咽干，舌质黯红或有瘀斑，苔少，脉弦细数。

6. 骨痹益气养血汤：黄芪 30g，大青叶 20g，鸡血藤、虎杖、人参（另煎）、当归、熟地黄、山茱萸、山药各 15g，怀牛膝 12g，阿胶（烊化）、炒白术、炙甘草各 10g。水煎服，日 1 剂，早晚分服。此方适用于气血两虚者，见筋骨疼痛，绵绵不止，遇劳加剧，面色苍白，头晕目眩，神倦乏力，心悸气短，自汗，或皮下瘀点瘀斑，舌质胖，苔薄白或少苔，脉沉细无力。

7. 骨痹清热败毒汤：水牛角（先煎）、生石膏（先煎）各 30g，虎杖、大青叶、知母各 20g，生地黄、牡丹皮、连翘、玄参、鸡血藤各 15g，怀牛膝、黄芩、甘草各 10g。水煎服，日 1 剂，早晚分服。此方适用于热毒炽盛者，症见骨痛剧烈不止，烦躁不安，高热神昏，心悸气促，胸胁疼痛，或咳吐黄痰，口渴饮冷，或齿鼻衄血，肌肤发斑，舌质深红或绛，苔黄厚腻或无苔，脉虚大而数。

8. 骨痹涤痰化瘀汤：生牡蛎（先煎）30g，丹参 20g，制半夏、浙贝母、玄参、莪术、夏枯草、鸡血藤、虎杖、大青叶各 15g，延胡索 12g，枳壳、山楂各 10g，桂枝 6g。水煎服，日 1 剂，早晚分服。此方适用于痰毒瘀阻者，症见腰背四肢剧痛，固定不移，拒按，或兼头痛，胸胁疼痛，痛处有大小不等的肿块，或胁下癥块，面色苍黄而黯，倦怠乏力，脘腹胀满疼痛，纳食不佳，舌质淡紫或有瘀点瘀斑，苔腻，脉弦滑或沉细涩。

9. 骨痹温补脾肾汤：黄芪 20g，党参、当归、菟丝子、淫羊藿、吴茱萸、枸杞子、鸡血藤、大青叶各 15g，制附子、炙甘草、炒白术、怀牛膝各 10g，桂枝 6g。水煎服，日 1 剂，早晚分服。此方适用于脾肾阳虚者，症见腰膝酸软疼痛，骨痛或有包块，面色苍白无华，形寒肢冷，神疲乏力，小便清长，大便溏薄，四肢浮肿，或心悸气短，气喘不能平卧，舌质淡胖，苔薄或白滑，脉沉细。

10. 健脾益肾补髓汤：黄芪 50g，党参 30g，菟丝子、枸杞子各 20g，炒白术、茯苓、鸡内金、补骨脂、女贞子各 15g，当归、川芎、怀牛膝、生杜仲各 10g，炙甘草 5g。水煎 400mL，分早晚温服，随症加减。适用于先天禀赋不足，肾虚血亏；外感邪毒，内搏于骨，风寒暑湿之邪侵入肾，由浅及深，结聚围络而成；脏腑失调，饮食所伤，饮食不节，重伤脾胃，湿毒内生，积于脏腑，侵及经脉而阻髓者。

11. 身痛逐瘀汤：前胡、川芎各 15g，香附、丹参、熟地黄、牛膝、杜仲各 12g，当归 9g，大黄、甘草 6g。水煎服，日 1 剂，早晚分服。此方适用于瘀毒内结症者，临床症见骨痛，刺痛难忍，夜间明显，面色晦暗，目圈发黑，伴或不伴发热，皮肤瘀斑瘀点，高黏滞血综合征等症状，舌紫暗无苔，脉紧涩。

12. 益肾活血方：白花蛇舌草 30g，半枝莲、熟地黄、黄芪、补骨脂各 20g，杜仲 12g，山茱萸、牛膝、狗脊、桃仁、红花、丹参各 10g，甘草 3g。每日 1 剂，水煎分早中晚 3 次服。适用于消瘦、纳差、乏力、面色、腰膝酸软、骨痛者。

13. 参芪地黄汤加减：太子参、黄芪、杜仲、补骨脂、螃蟹、生薏仁各 30g，熟地黄 24g，山药、山萸肉各 12g，泽泻、茯苓、牡丹皮、土鳖虫、乌蛇、全蝎、三七粉　（冲服）、 白僵蚕各 10g，蜈蚣 2 条。水煎 400mL，早晚分服。适于肾虚血瘀者。

14. 补肾活血化痰解毒方：山慈姑、半枝莲各 20g，黄精、续断、丹参、枸杞子各 15g，三七、制天南星、威灵仙各 10g。每日 1 剂，水煎，分 2 次服。治疗多发性骨髓瘤。

【外治验方】

1. 针灸疗法：取穴：太渊、太白、太溪、中脘、气海、关元、手三里、足三里。操作方法：穴位常规消毒后，取直径 0.25mm、长 25mm 的毫针，先针太渊、太白、太溪，采用捻转补法；再取直径 0.25mm，长 40mm 的毫针，依次针中脘、气海、关元、手三里、足三里，采用捻转补法，得气后留针 20min。起针后，对左拇指尖用一次性采血针点刺放血，并用 75%酒精棉球不断擦拭引流，血色由暗渐红即可，然后用消毒干棉球按压针孔。每周 2 次，共针刺治疗 10 次。

2. 化疗后周围神经病变中药外洗法：苏木、桂枝、伸筋草、丹参、独活、羌活各 30g，上药水煎后取药汁 300mL 左右，加入 1200mL 温水中每天浸泡，时长约 30min，水温适度，早晚各 1 次，持续使用 1 月。

3. 合并骨转移骨痛的放射性核素内照射法：静脉注射 89SrCl_2，以（35~40）uCi/kg 体重计算剂量，每次注射间隔为 3~6 个月。其在转移灶内的生物半衰期比较长（>50 天），注射后 90 天，其在骨转移病灶内的滞留量仍可达 20%~88%，可持续地治疗，一般在注射 1 次后，其镇痛效果可维持 3~6 个月。可能是从正常骨中释放的 89SrCl_2 出现再循环，由转移灶重新摄取之故。同 89SrCl_2 锶还可降低碱性磷酸酶和前列腺素，有利于减轻骨质溶解，促进骨质修复，从而达到止痛作用。有下列情况者不宜选择内照射治疗：经化疗、放疗或细胞毒素治疗后有严重骨髓功能障碍尚未恢复者；骨显像显示转移灶仅为溶骨性改变者；严重肝肾功能障碍者。

4. 自体外周血造血干细胞移植法：在人体稳态情况下，外周血造血干细胞数量很少，不能采集到满足造血干细胞移植所需的足量的造血干细胞。通常在大剂量化疗后血象恢复期或体内应用细胞因子如 g-CSF 后外周血中可有高比例的造血干细胞，我们称这一过程为“造血干细胞动员”，动员到外周血的造血干细胞通过血细胞分离机进行采集，可获得足够数量的造血干细胞，以满足临床移植所需。造血干细胞的采集在血液细胞分离室进行，采集外周血干细胞的技术人员一般在供者的肘静脉处进针。静脉血进入一次性使用的密闭分离管中，经血细胞分离机，将需要的造血干细胞收集到贮血袋中，其余的血液成分经另一血管回到供者体内。每次采集过程一般需要 4h 左右，医生将根据每次采集的细胞数来决定采集次数，一般采集 1~2 次。动员的方案多选择大剂量马法兰，一般在大剂量化疗结束后 24~48h 或白细胞计数降至低谷时开始应用，每日 5~10g/kg，用 5~7 天或直至外周血干细胞采集终了。所得到的细胞加入冷冻保护液后程序降温，于低温保存，回输时方法同骨髓输注。自体干细胞移植可提高缓解率，改善患者总生存期和无事件生存率，是适合移植患者的标准治疗，而清髓性异基因干细胞移植可在年轻患者中进行，常用于难治复发患者。

【中成药验方】

1. 复方斑蝥胶囊：由斑蝥、人参、黄芪、刺五加、三棱、半枝莲、莪术、山茱萸、女贞子、熊胆粉、甘草组成。适用于原发性肝癌、肺癌、直肠癌、恶性淋巴瘤、多发性骨髓瘤、妇科恶性肿瘤等。0.25g/粒，口服，每次 3 粒，每日 2 次。儿童、孕妇、哺乳期妇女应在医师指导下服用。

2. 消癌平片：主要成分为乌骨藤（通关藤）。采用“低温提取”“生物分离”及“高科技离子交换萃取”等现代中药制取工艺，完整保留了药物的活性成分。主要有抑制癌细胞生长诱导肿瘤细胞凋亡，提高机体免疫力，防止肿瘤转移、复发，不损伤正常细胞，平衡脏腑各器官的功效。消癌平片尤其适于年老体弱失去手术机会，以及放疗、化疗效果欠佳的中晚期多发性骨髓瘤患者。亦用于食道癌、胃癌、肺癌，对大肠癌、宫颈癌、白血病等多种恶性肿瘤，亦可配合放疗、化疗及手术后治疗，并用于治疗慢性气管炎和支气管哮喘。每基片重 0.3g，口服，每次 8~10 片，每日 3 次。个别病例使用乌骨藤制剂后可出现食欲减退、白细胞下降、转氨酶升高、发热、关节疼痛、药物疹等，一般不需要特殊处理。孕妇忌用。

第七章 神经内科疾病

第一节 多发性硬化

多发性硬化（简称 MS），是中枢神经系统原发性脱髓鞘性疾病。病理特点为中枢神经系统白质脱髓鞘和继发性胶质增生的炎性病灶，散在多发不对称见于脊髓、脑白质内，形成不规则脱髓鞘性硬化斑块故而得名。临床表现复杂多样，早期易误诊；病程中以自发缓解与复发加重交替出现为其特点。根据 MS 的临床表现不同，相当于中医学中的不同病症，如以肢体无力或瘫痪为主者，相当于中医学中的“痿证”“风痱”；如语言障碍伴有肢体无力或瘫痪者，相当于中医学的“喑痱”；以头晕为主者，相当于中医学中的“眩晕”；走路不稳、共济失调者，相当于中医学中的“骨繇”；以视力障碍为主者，相当于中医学中的“视物昏瞻”“青盲”等范畴。

【诊断要点】

中枢神经系统的多发性病灶和缓解、复发的病程是诊断本病的主要根据。病灶的好发部位以视神经、脊髓、脑干等为多见。这些部位联合发病时应重点考虑本病的可能。但首次发病可出现单一部位的症状。通过辅助检查，有助于发现症状表现不明显的病灶，如诱发电位检查、脑电图描记及 CT 扫描等。磁共振扫描，可较 CT 扫描发现更多的病灶。特别是脑干部位的病变。

1. 临床确诊 MS：①有 2 次或 2 次以上缓解复发的病史，其间歇期在 1 个月以上，每次复发至少持续 24h；②在中枢神经系统白质中有 2 处或 2 处以上的病灶；③病程至少在 1 年以上；④发病年龄在 10~50 岁之间；⑤除外中枢神经系统其他疾病。

2. 可能为 MS：①一次发作，中枢神经系统白质中有 2 个以上的不同部位病灶；②有 2 次缓解复发病史，中枢神经系统只有一个病灶；③有进行性截瘫病史，中枢神经系统有 2 个或 2 个以上的病灶；④排除中枢神经系统其他疾病。

辅助检查

1. 电生理检测：通过电生理检测可发现亚临床病灶，能帮助诊断与监测病情。

①视觉诱发电位（VEP）：有75%~90%病人出现异常，表现潜伏期延长，或波形改变。②听觉诱发电位（BAEP）：能发现亚临床脑干病灶，临床约有50%病人异常。③体感诱发电位（SEP）：有50%~70%MS病人有异常改变。④脑电图：急性期MS病人有35%可见异常慢波，在慢性或缓解期常为正常或轻度异常。

2. 电子计算机调线断层扫描（CT）：①有25%~36%MS病人CT异常，在急性期或复发期脑室周围、大脑中央白质区可见低密度病灶；晚期可见脑室扩大、脑沟加宽等脑萎缩之改变。②磁共振断层扫描（MRI）：有95%病人可检出病灶，特别是脑干、小脑、脊髓等病灶均能清楚的显示。

3. 脑脊液：外观正常，压力多数不高。急性期或复发期，疾病活跃期，有25%~50%的病人脑脊液细胞增多，一般不超过50×10^6/L，且以单核为主。蛋白总量升高，一般不超过1g/L（1mmol/dL），但γ球蛋白经常超过总蛋白量的13%，其中极大部分为IgG升高，偶尔见IgM与IgA升高，尚见IgG指数增高。胶金曲线呈首带或中带型。由于免疫球蛋白在中枢神经系统病变部位的局部合成，脑脊液蛋白电泳呈少G隆型。85%~95%MS病人CSF中，可检出IgG寡G隆带，有时为IgA与IgM寡G隆带。

4. 血液：急性期、复发期MS患者外周血中抑制性T淋巴细胞（Ts）数目减少；辅助性T淋巴细胞（Th）与抑制性T淋巴细胞之比（Th/Ts）值升高；慢性进展期MS患者外周血中淋巴细胞亚群亦有类似改变；恢复期MS患者外周血中Ts细胞数目和Th/Ts比值趋于正常。

【内治验方】

1. 益肾逐瘀汤：黄芪、鸡血藤各30g，生地黄、白术、菟丝子、沙苑子、仙灵脾各20g，天竺黄、土鳖虫各15g。水煎服，日1剂，早晚分服。适用于痿证，肝肾阴虚，痰瘀阻络而四肢酸困无力，行动、言语不利，舌暗有瘀斑点苔灰白，脉沉细者。

2. 一贯煎加味：生地黄30~45g，沙参、麦冬、枸杞子各10g，白芍、当归各20g，川楝子6~10g，锁阳10~15g。水煎服，日1剂，早晚分服。适用于多发性硬化，肝肾阴虚，肝气不舒证。

3. 黄芪桂枝五物汤加味：黄芪50g，桂枝、生姜、大枣各10g，赤芍、淫羊藿、白术、桑枝各15g，过山龙、肉苁蓉各20g。水煎服，日1剂，早晚分服。视力减退、复视加密蒙花，肢冷加熟附子，震颤加蝉蜕、厚朴。适用于多发性硬化气血亏虚证。

4. 四君子汤加味：党参、黄芪各30g，白术、茯苓各15g，淫羊藿、肉苁蓉、锁阳、益智仁各20g，甘草、桑螵蛸6g。水煎服，日1剂，早晚分服。肢冷加附子、肉桂，抽搐加白芍、石菖蒲。适用于多发性硬化脾肾阳虚证。

5. 阳和汤加减：药用鹿角胶 10~12g，生熟地黄 15~20g，肉苁蓉、白芍各 15~30g，麻黄 6~10g，桂枝、地鳖虫、白芥子、山萸肉、巴戟天各 10g。水煎服，日 1 剂，早晚分服。适用于多发性硬化复用激素效差而增加激素剂量者。

6. 息风通络方：半夏、天麻、僵蚕、胆南星、远志、厚朴、甘草各 15g，石菖蒲、钩藤、地龙、路路通各 20g，络石藤、鸡血藤各 30g，茯苓 40g。水煎服，日 1 剂，早晚分服。适用于多发性硬化经激素控制病情进展后缓解期 。

7. 独活寄生汤：茯苓、白术、生地黄、熟地黄各 20g，独活、桑寄生、当归、白芍、桑枝、杜仲各 15g ，秦艽、牛膝、羌活各 12g，防风、川芎、桂枝、川楝子、延胡索、红参各 10g，肉桂 5g，甘草 6g。水煎服，日 1 剂，早晚分服。适用于多发性硬化因淋雨后复发的患者。

8. 黄连温胆汤加减：陈皮、白术、竹茹各 9g，黄柏、半夏各 12g，牛膝、茯苓、苍术各 15g，枳实 10g，黄连 6g，薏苡仁 30g。水煎服，日 1 剂，早晚分服。适用于多发性硬化湿热证。

9. 平复汤：黄芪、鳖甲各 15g，党参、女贞子、白芍、麦冬、茯苓、生地黄、枸杞、知母、柴胡、黄芩各 10g，当归、白术、半夏各 8g，甘草 3g，大枣 8 枚。每周 2~3 剂，水煎服，日 1 剂，早晚分服。适用于多发性硬化缓解期以巩固疗效和预防复发。

10. 郑绍周经验方：半边莲、大青叶、泽泻、薏苡仁、葛根各 30g，六月雪、重楼各 25g，天竺黄 20g，地龙、僵蚕各 15g。水煎服。用于热毒内侵脑髓，神机失常，肢体九窍失用之痿症。

11. 邓铁涛经验方：法半夏、白扁豆花、竹茹各 10g，枳壳、橘红各 6g，酸枣仁 18g，甘草 5g，茯苓、丹参各 15g，大枣（去核）4 枚。水煎服。用于多发性硬化，痰瘀阻络，多见神志症状表现突出者，如焦虑、烦躁、心烦不寐、语言不清、肢体麻木疼痛甚至刺痛、唇舌紫暗、舌苔厚昧、脉弦滑或细涩等。

12. 大青龙汤加减：麻黄 12g，桂枝、甘草、杏仁、芒硝、大枣各 6g，石膏 20g，生姜 9g。每天 1 剂，水煎 2 服。用于多发性硬化急性期，外感风寒，内有里热证。

13. 补阳还五汤加减：生黄芪、白芍 、木瓜、忍冬藤各 30g，当归 、白僵蚕、鸡血藤、天麻、炙甘草、川牛膝、络石藤各 15g，川芎、胆南星、桃红、天仙藤各 10g。水煎服，日 1 剂。用于多发性硬化，肝肾亏虚，痰瘀阻络，痿痉合病型。

14. 补中益气汤加减：炙黄芪、薏苡仁、苍术各 30g， 当归、陈皮、秦艽、威灵仙 、枳实各 15g，柴胡、升麻、桔梗、炙龟板、鹿角霜各 10g，蜈蚣 2 条。水煎服，日 1 剂。治疗多发性硬化，脾肾气虚，湿阻脉络，痉痿合病型。

15. 李涛经验方：柴胡、枳壳、炒白术、黄芩、金银花各 15g，白芍、菟丝子、土茯苓各 20g，防风 10g，蝉蜕 5g，生甘草 6g。水煎服，日 1 剂。治疗多发性硬化，中医辨证属肝郁化热伤筋者。

16. 六味地黄丸加减：熟地黄、淮山药、龟板、仙灵脾各 15g，牡丹皮 10g，萸肉、郁金、川牛膝、川石斛、僵蚕各 12g，全蝎 6g，蜈蚣 2 条，地龙 9g，蜂房 5g。水煎服。用于辨证属肾阴亏虚型骨痿者。

17. 大柴胡汤合甘露消毒丹加减：茵陈、滑石、白芍各 12g，柴胡、黄芩、竹茹、木通、茯苓、枳实、制半夏各 9g，大黄 8g，大枣 12 枚。每日 1 剂，水煎凉饮。用于多发性硬化患者有湿热表现者，多见于长期应用皮质激素的患者。

18. 刘友章经验方：沙苑子、蕤仁、枸杞子、菟丝子、吴茱萸、茯苓各 12g，夜明砂、桑寄生、牛大力、千斤拔各 15g，杜仲、女贞子、三七各 10g。水煎服，日 1 剂。用于多发性硬化，中医辨证为肝肾亏虚型痿症。

【外治验方】

1. 针灸疗法：①取穴：以脊髓损伤平面上下 2~4 椎体夹脊穴，配合水沟、双侧极泉、合谷、委中、足三里、三阴交、太溪。操作手法：在相应病损脊髓上下 2~4 椎体棘突旁 5 分进针，针向棘突斜刺 1 寸，施平补平泻手法，得气即可；水沟向鼻中隔方向斜刺 0.3~0.5 寸，雀啄泻法，以患者眼球湿润或流泪为度；极泉为原穴沿经下移 2 寸，避开腋毛，肱二头肌内侧缘向下向内斜刺，进针 1 寸，用提插泻法，有触电感直达手指，并见前臂、手指抽动为度，不留针；合谷、委中直刺 1.0~1.5 寸，行提插泻法；三阴交、足三里、太溪直刺 1.0~1.5 寸，行提插补法。②取穴：督脉（大椎至腰阳关穴）、顶颞前斜线（MS6）顶颞后斜线（MS7）、膀胱经第一侧线排刺（心俞穴至肾俞穴）、后溪、申脉、足临泣、阳陵泉、百会、哑门、环跳、委中、足三里、绝骨、跗阳、三阴交、昆仑。操作手法：患者俯卧，局部皮肤常规消毒。环跳穴以 0.35 mm×100 mm 粗毫针直刺 2~3 寸，以患者下肢出现放射传导感为度。背俞穴取 0.35 mm×75 mm 毫针针刺时针尖朝下，以 45°对准脊柱将针快速刺入皮下后，使针体与皮肤成 30°斜刺，针尖刺至椎板为度，行小幅捻转使得气。其余穴位以 0.30mm×40mm 毫针，常规针刺，行平补平泻。留针 30min。隔日 1 次，3 次为 1 个疗程。

2. 麝香灯火灸法：麝香仁、艾绒等混匀，搓成 0.2~0.5cm 粗细药线，密封备用。根据临床辨证，选取风池、风府、大椎、安眠、神门、华佗夹脊穴等腧穴，取药线一节，点燃待灭，对准所选腧穴轻点一次为一壮，视体质强弱，病情轻重，以 1~5 壮为宜。

3. 中药型灸罩法：用女贞树木，檀香树木烘干，掏空其内，制成钟形，将艾条置其内。常选百会穴与命门穴交替，将钟形灸罩，固定其相应位置，每次10~20min，每日1~2次。

4. 微针点刺法：取头三线、合谷、内外关、涌泉、三阴交、足三里等穴。选取华佗牌五分缄针，点刺入穴，轻微捻转，不留针。

5. 敷熨法：选用小茴香、姜、葱各100g，吴茱萸、川芎（打碎）、川细辛（打碎）、石菖蒲（打碎）各30g，置铁锅中炒热后用纱布包好，行体表敷熨，由轻至重，由上至下，由左至右，每次10~20min，每日1~2次。

6. 药枕法：蚕沙1000g，菊花、石菖蒲（打碎）、细辛（打碎）、川芎（打碎）各100g，上药装入大小40×40cm枕头中，每晚睡于枕上，每半月换药1次。

7. 中药足浴法：川乌、草乌、附片、桃仁、红花、当归、川芎、陈艾、石菖蒲、千年健、甘松各30g，加入姜、葱各100g，煎汤，每晚睡前熏洗双足，每次20~40min。

8. 穴位注射疗法：根据临床需要选穴，如下肢取足三里、承山、阳陵泉、阴陵泉。注射药物有$VitB_1$、$VitB_{12}$、地塞米松、当归、红花等注射液，用生理盐水稀释后用，每次选2~3穴，每穴注射0.5~1.0mL，隔2日1次，5~7次为1个疗程。

【中成药验方】

1. 知柏地黄丸：由知母、熟地黄、黄柏、山茱萸（制）、山药、牡丹皮、茯苓、泽泻组成。用法：大蜜丸，每次1丸，每天2次；浓缩丸，每次8丸，每天3次；颗粒剂，每次8g，每天2次。不宜与感冒类药同时服用。表现为怕冷、手足凉、喜热饮等虚寒证者不宜用；妊娠妇女慎用；宜空腹或饭前用开水或淡盐水送服；服药期间忌食油腻食物。用于肝肾亏虚证型，主要表现为四肢麻木或挛急，腰膝酸软，步态不稳，头晕耳鸣，视物不清，两目干涩，五心烦热，少寐健忘，咽干舌燥，舌红，苔少或薄黄，脉细数或细弦。

2. 二妙丸：由苍术、黄柏组成。用法：每次6~9g，每天2次。服药期间忌食生冷、辛辣、油腻、鱼虾海鲜类食物；患处尽量少接触水及肥皂、洗衣粉等碱性、刺激性物品。用于湿热浸淫证型，主要表现为肢体痿软，身体困重或发热，口苦咽干，大便秘结，小便短赤不利，虚烦不眠，咳痰黄稠，舌苔黄腻，脉濡数或弦数有力。

3. 八味肾气丸：由熟地黄、山药、泽泻、茯苓、五味子、牡丹皮、肉桂、附子组成。用法：每次9g，每天2次。用于脾肾阳虚证型，主要表现为小便频数或失禁，肢麻筋紧，步态不稳，下肢无力，甚至瘫痪，视物昏花或复视，畏寒肢冷，头晕耳鸣，大便稀溏，记忆下降，言语不利，神倦乏力，舌质淡，舌体胖大，苔薄白或白腻，脉沉细。

第二节　癫痫

癫痫是一种脑病疾患，其特点是持续存在能产生癫痫发作的脑病持久性改变，并出现相应的神经生物学、认知、心理学以及社会学等方面的后果。依据有关神经元的部位和放电传播的范围，功能失常可能表现为运动、感觉、意识、自主神经功能乃至情感、行为等精神活动的障碍，或兼而有之。每次发作或每种发作称为癫痫发作，每位病人可表现一种或数种发作形式。我国癫痫发病率为 1%，而患病率为 0.5%~1%。本病相当于中医“痫病”“羊痫风”等范畴。

【诊断要点】

①任何年龄、性别均可发病，但多在儿童期、青春期或青年期发病，可有家族史，每因惊恐、劳累、情志过极等诱发。②典型发作时突然昏倒，不省人事，两目上视，四肢抽搐，口吐涎沫，或有异常叫声等。③局限性发作时可见多种形式，如口、眼、手等局部抽搐而无突然昏倒，或凝视，或语言障碍等，多数在数秒至数分钟即止。④发作前可有眩晕、胸闷等先兆症状。⑤发作突然，醒后如常人，醒后对发作时情形不知，反复发作。⑥脑电图在发作期描记到对称性同步化棘波或棘–慢波等阳性表现。

【内治验方】

1. 涤痰通关饮：地龙 15g，白芷 8g，桔梗、甘草、浙贝、僵蚕各 6g。水煎服，日 1 剂，早晚分服。抽搐频繁者加全蝎、蜈蚣各 6g，息风止痉；痰涎壅盛者加白金丸（郁金、明矾各 6g)，祛痰解郁；纳呆腹胀者加神曲、莱菔子各 8g，以消食导滞。适用于癫痫诸症。

2. 菖郁温胆汤：郁金、法半夏、茯苓、枳实、竹茹各 10g，紫河车 30g，石菖蒲 、钩藤各 15g，川贝母（另研）、天麻（另包）、甘草各 6g。水煎服，日 1 剂，早晚分服。兼血瘀者加丹参 15g；伴外感风邪者加荆芥、防风各 10g；心烦好动者加川黄连 3g；脾虚者加党参、白术各 15g；夜寐欠佳加炙远志 10g。适用于癫痫痰涎壅盛证。

3. 宁痫汤：僵蚕 15g，蝉蜕、姜黄、竹茹、半夏、三七叶各 10g，大黄 6g。水煎服，日 1 剂，早晚分服。适用于癫痫诸症。

4. 止痫汤：羚羊角 3g，青礞石 12g，天竺黄 6g，石菖蒲 5g，朱砂 2g，钩藤、白芍各 10g。水煎服，日 1 剂，早晚分服。适用于癫痫诸症。

5. 癫痫散：陈皮、法半夏各15g，胆南星、全蝎各12g，枳实、石菖蒲、生远志各10g，沉香、朱砂各6g，蜈蚣3条，海浮石、青礞石各30g。共研细末，成人每次服6~10g，小儿减量。适用于单纯性大发作、精神运动性发作、进行性肌阵挛发作。

6. 止痫灵：黄芪、黄精、柴胡、石菖蒲各10g，黄芩、三棱、莪术、丹参、川芎各6g，二丑末、川连面各3g，蜈蚣3条，青礞石、生龙骨、牡蛎、珍珠母各15g。上药研末，日服2次。适用于癫痫诸症。

7. 痫可定：全蝎、蜈蚣各85g，天龙100g，鹿角霜、紫河车、珍珠母各200g。上药研末，每次服0.3g。适用于癫痫诸症。

8. 止痉除痫散：紫石英、寒水石、白石脂、赤石脂、生石膏、滑石粉各45g，生龙骨、生牡蛎、生赭石、降香、钩藤各60g，桂枝、干姜、大黄、甘草各15g。上药共研为极细末，成人每次服5g，日服2~3次。小儿3岁以内可服0.5~1g，5~10岁可酌加至2g，中病即止。适用于各种痫证。

9. 柔肝益脑汤：淮小麦30g，丹参24g，炙甘草、石菖蒲各9g，茯神、天麻各12g，炒枣仁、白芍、当归、枸杞子各15g，郁金10g。每日1剂，上药先加冷水适量，浸泡40min，煎2次，将2次药汁混合均匀，分早、晚2次温服。适用于癫痫，痰瘀阻窍证。

10. 痫灵汤：蚤休、石菖蒲各15~30g，胆南星、炒竹茹各6~10g，僵蚕、川贝母、，郁金各10~20g。每日1剂，水煎服，日服3次。适于癫痫，痰热生风者。

11. 邓铁涛治癫痫方：荆芥8g，全蝎、僵蚕、浙贝母、橘络各10g，甘草6g，白术12g，白芍、云苓、丹参、黄芪各15g，蜈蚣2条。上药共研细末，贮瓶备用。每次服3g，每日2次，温开水送服。小儿减半量。治疗癫痫发作。

12. 治癫宝丹：白花蛇头3具，玳瑁20g，郁金25g，天竺黄30g，胆南星、天虫、天麻、白芍各15g，清半夏、真沉香、全蝎各10g，蜈蚣5条，牛黄1.5g，麝香0.3g，琥珀、西红花各5g，动物脑（猪或羊）一具。上药共研细末，贮瓶备用。每服5g，日2次温开水送服。用于癫痫频发，头晕，发则四肢抽搐，口吐涎沫，甚则神呆，舌红苔薄白，脉沉弦。

13. 加味抵当汤：水蛭、桃仁各12g，大黄、僵蚕、䗪虫各9g，地龙15g，全蝎6g，蜈蚣2条，花蕊石20g。水煎服，每日1剂，日服3次。用于外伤性癫痫，有脑外伤史，发则昏旋仆倒，抽搐强直，口角流涎，或时有叫号声。舌红苔腻，脉弦数，大便干。

14. 龙牡愈痫汤：生龙齿、生牡蛎、钩藤各12g，桑寄生、石决明各30g，全蝎6g，僵蚕、石菖蒲、天竺黄、威灵仙、清半夏、广皮、旋覆花、代赭石、川郁金各10g，生白矾1.5g，牛黄抱龙丸2粒（分吞）。水煎取，每日1剂，日服2次。用治癫痫经久不愈者。

15. 癫痫清脑汤：石决明（先煎）、紫贝齿（先煎）、龙齿（先煎）各30g，玳瑁6g（先煎），天麻、川芎、郁金、麦冬、灵芝草各9g，天竺黄、生地黄、蚤休各12g，坎脐1条。水煎服，每日1剂，相隔6h服1次。服药期间避免声响，早卧早起，闲情逸致，忌食禽头足。治疗癫痫（小儿、成人原发性与继发性均可）。

16. 钩藤饮：生石决明（先煎）15g，桑枝、天麻各6g，石菖蒲、钩藤、龙胆草各9g，僵蚕、郁金、红花、桃仁各5g，全蝎1g，蜈蚣1条（5岁以上用量或随年龄及病情另行酌定）。每日1剂，水煎服，日服3次。治疗小儿癫痫。

17. 除痫散：天麻72g，当归150g，淡全虫、炙甘草各60g，胆南星21g。上药共研细末，备用。轻者日服1~2次，重者日服2~3次。每次服3g，以开水送服。气血虚弱，脏气不平，而造成风痰、虚实交错为患。治疗小儿癫痫。

18. 定痫豁痰汤：辰茯苓、钩藤（后下）各9g，僵蚕、地龙各6g，天麻、胆南星、炒白芍、炒当归、郁金、陈皮各5g。每日1剂，水煎服，日服2次。痰涎壅盛者，加竹沥、半夏、浙贝母各6g；挟乳食积滞者，加神曲、山楂炭各6g，炒谷麦芽各9g；血滞心窍者，加丹参9g，川芎6g。治疗小儿癫痫。

【外治验方】

1. 体针：主穴：大椎、腰奇、水沟、后溪；配穴：百会、陶道、鸠尾、内关、神门、丰隆、筋缩、太冲。操作方法：以主穴为主，据症情酌取配穴2~3穴，大椎穴以26号针，上斜30度角进针1.5寸左右，当病人有触电感，即退出几分留针。腰奇亦须深刺、重刺（针深1.0~1.2寸）。主穴留针15min，配穴一般不留针。大椎、腰奇去针后可加拔火罐。每日1次或隔日1次。

2. 穴位注射：主穴：分2组。①间使、外关；②神门、后溪。配穴：分2组，与上对应。①鸠尾、百会、章门、本神、大陵；②鱼际、阳溪、三阴交、足三里、丰隆。操作方法：药液选择0.5%普鲁卡因生理盐水溶液、维生素B_1注射液（含量100mg/2mL），任取一种。每次选一组穴（主穴均取，配穴取1~2穴）。以5号齿科针头深刺得气或出现感传后，推入药液。普鲁卡因每穴注入5mL（间使、足三里须10mL），维生素B_1每穴0.3~0.5mL。每日一组，交替轮用，10次1个疗程。

3. 头针：主穴：额中线、顶中线、顶旁1线、病灶相应区、癫痫区；配穴：情感区、感觉区、胸腔区、枕上正中线；病灶相应区位置：须依照脑电图表现，确定其病灶部位，在相应的头皮区域取穴，主额、顶、枕、颞等区；情感区位置：在运动区前，距该区4.5cm的平行线上；癫痫区位置：风池向内1寸再向上1寸，在斜方肌尽头处。治法：主穴每次只取一区，根据症状（如精神运动性癫痫加情感区，肢体感觉异常加感觉区等）或疗效情况酌配配穴 1~2 穴。以 26 号或 28 号毫针，进针达到所需深度（长度），快速大幅度捻转 1min，频率 200 次/min 以上，留针 30min，每隔 10min 以同法运针 1 次。亦可接通 G6805 电针仪，密波脉冲频率 50~240 次/min，输出量以患者能耐受的强度为宜，时间 15~120min。

4. 拔罐：会阳、长强。操作手法：先将被褥分层叠成斜梯形，嘱患者伏卧其上，头胸部降低，臀部垫高，并使两股略分开，暴露会阳及长强。先在该穴区进行严密消毒。术者一手之中指置患者督脉上，食指与无名指置于两侧之膀胱经，自大椎与大杼穴至长强与白环俞穴处，从上而下推按三遍。然后取三棱针对准会阳（双侧）、长强，迅速点刺，深约 0.3cm。立即用抽气罐吸拔。留罐 3min 后起罐。接着再重复上法推按、拔罐。如此反复进行 3~5 遍。吸拔物为血液和淡黄色黏液，一般开始时其量较多，拔 2~3 次后逐渐减少，以黏液出尽为止。每周治疗 2 次，癫痫发作频繁者，可隔日 1 次。10 次为 1 个疗程，间隔 5 天，再行第二疗程。若作巩固治疗，可每周 1 次，不计疗程。治疗前长期服用抗癫痫药者，可嘱其逐渐减量。

5. 穴位埋植：主穴：①合谷、后溪、内关、足三里；②哑门、大椎、间使、曲池；③鸠尾、腰奇、心俞；④脊中、筋缩。配穴：大椎、膻中、长强、中脘、丰隆。治法：可根据临床发作类型选取主穴，以躯体阵挛、强直为主取第 1 组，以感觉障碍为主取第 2 组，以内脏障碍为主取第 3 组。综合性的取第 4 组。配穴据症酌加，前 3 组用缝合针埋植法：皮肤常规消毒，局麻后，以 1~3 号铬制肠缝穿于三角缝合针上，用持针钳夹持从一侧植入穴位正中适当深度，由另一侧穿出，剪断两侧之肠线，略提一下皮肤，使线头进入皮内（注意切不可暴露在外，以免引起感染），盖上无菌敷料。第 4 组用止血钳埋植法：局麻下，在穴旁 1.5~2cm 处，沿脊柱方向纵向切开 0.3~0.5cm，用小号止血钳向左右两侧分离皮下组织深达肌膜，以钳之弯侧直插穴位深部并按摩 1~2min，至病人有麻、胀感，取 3 号羊肠线 3cm 对折并埋入穴位深部，以敷料固定。配穴用 18 号脊髓穿刺针刺入穴位下肌膜层，待有麻胀后抽出针芯，将 2cm3 号肠线推入穴位，盖上消毒敷料，并加以固定。每次选 1 个主穴，1~2 个配穴，间隔 20 天至 30 天埋线 1 次。

6. 穴位敷贴：大椎、腰俞。治法：活斑蝥捣碎备用，白矾和麝香另研备用。治法：先在选好穴位消毒后，用消毒瓷片划破所选穴位皮肤，轻微出血，在出血处拔火罐，1~2 个小时。取下火罐，将斑蝥、白矾和麝香自下而上依次敷于出血处，最后用风湿膏固定，保留 3 天，每周贴药 1 次，每 4 次为 1 个疗程。

【中成药验方】

1. 二龙丹：由蜈蚣、地龙共为细面，炼蜜为丸。每丸重 3g。口服。每次 1

丸，每日 2 次。是治疗癫病大发作的有效药物。

2. 化风锭：由活蝎子、桔梗、黄连、蝉蜕、甘草、防风、羌活、大黄、僵蚕、法半夏、麻黄组成。每次 1/2 丸，每日 2 次。1 周岁内酌减。适用于癫病发作期属肝风内扰型。

3. 癫狂病百效散：由牛黄、朱砂、琥珀、胆南星、天竺黄、全蝎、生石膏、麝香、赤金、蜈蚣、枣仁、冰片、珍珠母组成。诸药共研细末。成人每次 3~6g，每日 2 次。为治疗癫痫的通用方。

4. 百效止痫丸：内含蜈蚣、全蝎、僵蚕、白花蛇、蝉蜕、天麻、天竺黄、胆南星、地龙、黄芩、钩藤、琥珀、朱砂、雄黄组成。将天竺黄、胆南星、琥珀、朱砂、雄黄研为细末。余药水煎浓缩后，与药面一起和匀晒干研成粉，炼蜜为丸，每丸重 3g。每次 1 丸，每日 2~3 次。为治疗癫狂病的通用方。

第三节　帕金森病

帕金森病又称震颤麻痹，临床表现为肌强直、震颤、运动迟缓、姿势调节障碍为特征的慢性神经系统变性疾病。本病多发于中老年人，男性略多于女性，50 岁以上发病率为 500/10 万人口，60 岁以上为 1000/10 万，是中老年人致残的主要原因之一。随着人口老龄化的进程，该病发病率有逐年增高的趋势。该病属中医学“颤证”“震颤”“振掉”等范畴。

【诊断要点】

1. 多于 50 岁以后缓慢起病，逐渐加重。

2. 主要表现为：①一侧或两侧肢体搓丸样静止性震颤，每秒可达 4~8 次，随意活动时减轻，情绪紧张时加重，睡眠中消失。②四肢肌张力呈铅管样或齿轮状增高，面部表情呆板，呈“面具状脸”。③动作缓慢，姿势反射减少，行走时呈慌张步态，可有“书写过小症”，言语缓慢，语言单调、低沉。④可有大小便困难、出汗增多、皮脂溢出、直立性低血压、精神症状和痴呆等。⑤颅脑 CT 可有脑沟增宽、脑室扩大。

【内治验方】

1. 除颤汤：白芍、首乌、紫丹参、云苓、钩藤各 15g，阿胶 12g，桑寄生、龟板、生龙牡各 30g，明天麻 10g，黄芪 20g，砂仁 5g，甘草 6g。水煎服，日 1 剂，早晚分服。适用于帕金森诸症。

2. 潜阳培补汤：生牡蛎 25g（先煎），炙鳖甲、川石斛各 20g（先煎），半夏 12g，枳实、制南星、炙僵蚕各 10g，制首乌、生地黄、麦冬、白芍、炙龟板（先煎）各 15g。水煎服，日 1 剂，早晚分服。适用于帕金森属阴虚阳亢证。

3. 育阴活络汤：生地黄、熟地黄、何首乌各 15g，白芍 12g，枸杞、麦冬、玄参、赤芍、钩藤各 10g，丹参 18g。水煎服，日 1 剂，早晚分服。适用于帕金森阴虚络瘀证。

4. 平肝息风豁痰汤：天麻、丹参各 15g，钩藤、牛膝、黄芩 12g，橘皮、姜半夏、茯苓、竹茹、生甘草、石菖蒲各 10g，地龙、全蝎各 9g，豨莶草 30g。水煎服，日 1 剂，早晚分服。适用于帕金森肝阳上亢证。

5. 息风汤：钩藤、天麻各 12g，全蝎 5g，洋金花 0.6g，蜈蚣 2 条。水煎服，日 1 剂，早晚分服。适用于帕金森诸症。

6. 益气活血通络汤：黄芪 40~60g，薏苡仁、丹参、葛根各 30g，当归 15g，赤 芍、川芎、厚朴各 12g，地龙、桃 仁、红花、羌活、炙甘草各 l0g，全蝎 6g。水煎服，日 1 剂，早晚分服。适用于帕金森病气虚血瘀、风痰阻络而肢体颤动，屈伸不利，舌暗有瘀斑，苔白腻，脉涩者。

7. 养血通络汤：黄芪 30g，川芎、全蝎、当归、地龙各 10g，巴戟天、天麻、赤勺各 15g，红花 6g，蜈蚣 6 条，丹参 20g，木瓜 18g。水煎服，每日 1 剂，30 天为 1 个疗程。水煎服，日 1 剂，早晚分服。适用于老年人帕金森综合征，手脚颤抖，或伴局部疼痛等。

8. 补气活血汤：桑枝 50g，黄芪 30g，川芎、全蝎、当归、地龙各 10g，巴戟天、天麻、钩藤、赤勺各 15g，红花 6g，蜈蚣 6 条，丹参 20g，木瓜 18g。水煎服，日 1 剂，早晚分服。适用于老年人帕金森综合征，手脚颤抖，或伴局部疼痛等。

9. 养肝补肾汤：枸杞子 50g，羊脑 1 个，放入容器，加水及姜末、葱节、料酒、食盐适量，隔水蒸熟即可。适用于震颤麻痹、心悸、目眩、肢麻者。

10. 息风定颤方：地黄 12~15g，石斛 15g，白芍 15~30g，肉苁蓉 10~15g，续断、白蒺藜、炙鳖甲（先煎）各 15g，海藻 12g，煅龙骨（先煎）、煅牡蛎（先煎）各 20g，石决明（先煎）30g，僵蚕、炮山甲（先煎）各 10g。每日 1 剂，将标明先煎的药物先煮沸半小时，再纳入其余药物共煎沸 20min，滗出药汁；再煎时诸药共同煎沸 40min，滗出药汁，与头煎药汁混合，共取汁 200~300mL，分 2 次服。适用于肝肾亏虚，痰瘀内生，以致肝风内动者。

11. 二白丹参汤：玉竹、白芍、白术、丹参、葛根、山药、天麻、法半夏各 10g，木瓜、龙骨（先煎）、牡蛎（先煎）各 15g。每日 1 剂，水煎 2 次，早、晚分服。功能滋阴柔肝，息风止颤，适用于帕金森属阴虚阳亢证。

12. 醒脑复聪汤：当归、远志、桑葚、天麻、茺蔚子、石菖蒲、钩藤、川芎、菊花各 10g，何首乌、酸枣仁各 20g，白蒺藜 15g，珍珠母（先煎）30g。每日 1

剂，水煎服，每日早、晚各服1次。治疗帕金森病。

13. 白石龙牡汤：生地黄、石斛、肉苁蓉、川断、白蒺藜、海藻、鳖甲各15g，白芍、石决明（先煎）各30g，天麻、煅龙骨、煅牡蛎（龙牡先煎）各20g，穿山甲10g。每日1剂，水煎服，每日早、晚各服1次。适用于震颤麻痹（帕金森氏病）。

14. 黄龙定颤汤：黄芪、地龙、炙僵蚕各15g，当归、川芎、天麻、生地黄、熟地黄、防风、秦艽、威灵仙各10g，炙全蝎5g（研吞），炙蜈蚣3g（研吞）。每日1剂，水煎服，早、晚各服1次。治疗帕金森病。

15. 通督除颤汤：威灵仙、天麻、当归、仙灵脾、熟地黄、生地黄、鹿角片各15g，白芍、钩藤、珍珠母各30g，川芎9g，全蝎、乌梢蛇、白术、秦艽各12g，黄芪60g。每日1剂，水煎服，早、晚各服1次。主治老年人帕金森综合征，手脚颤抖，或伴局部疼痛等。

16. 叶中峰经验方：生地黄20g，当归、杞子、天麻各15g，钩藤（后下）、沙参、麦冬、白芍各10g，僵蚕12g，全蝎、蜈蚣各5g（研粉冲服）。每日1剂，水煎服，早、晚各服1次。适用于帕金森肝阴不足型。

17. 滋阴息风汤：山萸肉、何首乌、僵蚕各15g，钩藤15~30g，生地黄、熟地黄、赤芍、白芍、珍珠母、生牡蛎、党参、当归、黄芪各30g，蜈蚣2条。每日1剂，水煎服，早、晚各服1次。治疗帕金森病属阴虚化风证。

18. 李双蕾益肾消颤汤：制首乌20g，菟丝子10g，淫羊藿、黄精、肉苁蓉、益智仁、枸杞子、山萸肉各15g，石菖蒲8g，生地黄30g。每日1剂，水煎服，早、晚各服1次。治疗帕金森病属肝肾亏虚者。

19. 坎离饮：刺五加15g，千年健12g，白花蛇6g，木瓜12g，蜈蚣6g，生龙齿15g，白芍15g，蝉蜕12g，龟板15g，雄蚕蛾10g，沪红花0.5g，生地黄15g，竹茹12g，炙甘草6g。每日1剂，水煎服，早、晚各服1次。治疗帕金森病。

【外治验方】

1. 头皮针疗法：前神聪透悬厘，前顶透悬颅，脑户透风府，玉枕透天柱，脑空透风池，风池透风池、供血。操作：患者取坐位，头针以针身与头皮呈15度角刺入帽状腱膜下层，进针深度约1.5寸，以快速小幅度约200转/min捻转，每针行针约1min，然后接通电针，采用密波强刺激，以病人能忍受为度，通电30min。供血（新穴，位于风池穴下1.5寸），直刺约1.5寸，刺向对侧口唇处。风池：左右风池对刺。30天为1个疗程，共治疗1个疗程。

2. 隔药灸法：神阙穴。操作：嘱患者仰卧位，脐部神阙穴常规消毒后，以温开水调面粉成面圈状绕脐1周，后将麝香末约0.02g纳入脐中，再取炼脐接寿散

（制乳没、人参、猪苓、荜拨、续断、厚朴、两头尖，按 1:0.5:0.5:1:1:1:0.5 配制）填满脐孔，用艾炷（艾炷底盘直径与面圈内径相同，约 1.2cm，高约 1.5cm）施灸 20 壮，灸后胶布固封脐中药末，再次治疗时换用新药，隔日治疗 1 次，15 次为 1 个疗程，休息 2~3 天再进行下一个疗程，共治疗 2 个疗程。此法在常规口服药治疗基础上应用效果更佳。

3. 电针疗法：头部穴位：前神透悬厘，前顶透悬颅，脑户透风府，天柱透玉枕，风池透脑空，震颤严重加运动区穴位；督脉穴：取上星、神庭、百会、四神聪、身柱、灵台、悬枢、脊中、腰阳关、阳陵泉。具体操作如下：头部穴位取坐位，头针以针身与头皮呈 15 度角刺入帽状腱膜下层，进针深度约 4.5cm，快速小幅度捻转，100 转/min，每次运针 1min，而后接通电针，采用密波强刺激，以患者能耐受为度，通电 25min。督脉穴：上星向神庭平刺，百会向四神聪平刺，百会、肝俞施捻转泻法，其他穴位以平补平泻手法，各穴针刺以得气为宜。1 次/天，15 天为 1 个疗程，疗程间休息 2 天，连续 4 个疗程。

4. 粗针治疗：身柱穴，在第三胸椎棘突下。操作：患者取坐位，双上肢交叉趴于桌上，头微前倾，术者定位取身柱穴，常规消毒，双手夹持直径 1.0mm、长 100mm 粗针，与上背部成 30 度夹角，快速进针 0.2~0.4mm，然后使针与脊柱平行，沿督脉向下进针，只留针身约 0.5cm 于体外。疗程：每次留针 4h，每周 3 次，1 月 1 个疗程，共 3 个疗程。此法宜配合美多巴治疗，适用于帕金森病肌僵直患者。

5. 通督推拿法：①患者坐位，术者先以轻手法按揉风池、风府，拿五经，掌根震击百会，拳背震击大椎及腰阳关，再由上而下直擦背部督脉 3~5 遍。揉太阳，分推坎宫，开天门，掐揉头维、四神聪及百会，梳理头针疗法中的舞蹈震颤区，扫散胆经，先左侧后右侧交替推抹桥弓各 50 次。掌擦患者前胸、肩背、腰骶部，以透热为度，再拿肩井，按揉极泉，以出现得气感为宜。②直擦患者手三阴经线，由腋至腕都拿捏上肢，搓抹手指，掐揉甲根，摇肩抖肘，屈膝屈髋，按揉血海、三阴交。操作时注意手法用力宜由轻到重，以患者能耐受为度。注意初期给患者做被动运动时要考虑其年龄因素，范围宜小。用力轻巧柔和，不能超过各关节正常活动范围。③辨证加减：气血两虚者加揉脾俞、胃俞、血海、照海、足三里；肝肾两虚者重擦督脉、揉肝俞、肾俞、命门、涌泉、至阴。每次治疗时间 30min，每日 1 次，10 次为 1 个疗程。

【中成药验方】

1. 六味地黄丸：由熟地黄、酒萸肉、牡丹皮、山药、茯苓、泽泻组成。用于风阳内动证型，主要表现为头摇肢颤，不能自止，头晕头胀，面红，口干舌燥，急躁易怒，或项强不舒，舌质红苔黄，脉弦或弦数。用法：口服大蜜丸，每次 1

丸，每天 2 次；浓缩丸，每次 8 丸，每天 3 次；颗粒剂，每次 1 袋，每天 2 次，开水冲服；口服液，每次 10mL，每天 2 次。不宜与感冒药同时服用。服药期间忌辛辣油腻食物。服药期间如出现食欲缺乏，胃脘不适，大便稀，腹痛等症状应去医院就诊。

2. 全天麻胶囊：主要成分为天麻。用于痰热动风证型，主要表现为神呆懒动，头或肢体震颤，胸脘痞满，头晕或头沉，咯痰色黄，小便短赤，大便秘结，舌质红或暗红，苔黄或黄腻，脉弦滑。用法：口服。每次 2~6 粒，每天 3 次。忌生冷及油腻难消化的食物。服药期间要保持情绪乐观，切忌生气恼怒。有高血压、心脏病、肝病、糖尿病、肾病等慢性病严重者应在医师指导下服用。

3. 杞菊地黄丸：由枸杞子、菊花、熟地黄、酒萸肉、牡丹皮、山药、茯苓、泽泻组成。用于肝肾阴虚证型。用法：口服。大蜜丸，每次 1 丸，每天 1 次，温开水送服；浓缩丸，每次8 丸，每天 3 次；口服液，每次 10mL，每天 2 次。

第四节　动脉粥样硬化性脑梗死

动脉粥样硬化性脑梗死又名缺血性脑血管病，是脑梗死最常见的类型，指脑动脉主干或皮质支动脉粥样硬化导致血管增厚、管腔狭窄闭塞和血栓形成，引起脑局部血流减少或供血中断，脑组织缺血缺氧导致软化坏死出现局灶性神经系统症状体征。占全部脑卒中患者的 70%左右，主要临床特点：多见于中老年，常在安静或睡眠中发病，部分病例有 TIA 前驱症状，如肢体麻木无力等局灶性体征，多在发病后 10 余小时或 1~2 天达到高峰，临床表现取决于梗死灶的大小和部位，一般意识清楚或有轻度意识障碍。其临床综合征包括：颈内动脉闭塞综合征，大脑中动脉闭塞综合征，大脑前动脉闭塞综合征，大脑后动脉闭塞综合征，椎–基底动脉闭塞综合征，小脑后下动脉或椎动脉闭塞综合征。CT 或 MRI 检查发现梗死灶可以确诊。根据脑梗死发生的速度程度病情是否稳定以及严重程度，将脑梗死分为以下 5 种类型：①完全型脑梗死；②进展型脑梗死；③缓慢进展型脑梗死；④稳定型脑梗死；⑤可逆性缺血性神经功能缺损（RIND）。中医学将其归属于“中风”“偏枯”“风痱”“偏风”等范畴。本病病位在脑，涉及肝、肾、心和脾胃，主要病机总属本虚标实，气虚为本，气滞、血瘀、痰浊为标。

【诊断要点】

1. 临床特点：

(1) 年龄：多在 45 岁以上，尤其是 50 岁以后有动脉粥样硬化和/或高血压患者。

（2）临床特征：①一般在安静状态下发病，但也有在活动状态下发病者。②发病相对缓慢，常以小时计，逐渐进展。③大多无明显头痛和呕吐。④常有局灶性的神经功能缺损体征，如偏瘫、偏盲、偏身感觉障碍。⑤意识障碍轻或无，少数病人也可发生昏迷。

（3）脑梗死的症状：临床症状复杂，与脑损害的部位、脑缺血性血管大小、缺血的严重程度、发病前有无其他疾病，以及有无合并其他重要脏器疾病等有关。

①颈内动脉闭塞：颈内动脉闭塞可以没有症状。有症状的闭塞可以引起类似于大脑中动脉闭塞的表现如病灶对侧偏瘫、偏身感觉减退、同向偏盲，优势半球受累可产生失语。颅内或颅外颈内动脉闭塞占缺血性脑血管病的1/5。在颈内动脉硬化性闭塞的病例中，近15%的病例有先兆，包括TIA和同侧视网膜动脉缺血引起的单眼盲。由于颅底动脉环的作用，使颈内动脉闭塞的症状复杂，有时颈内动脉闭塞也可不出现局灶症状，这取决于前后交通动脉、眼动脉、脑浅表动脉等侧支循环的代偿功能。也可伴有一过性失明和Horner征。

②大脑中动脉闭塞：由于大脑中动脉供血区是缺血性脑血管病最常累及的地方，发生的临床征象取决于累及的部位。A.大脑中动脉主干闭塞：发生在大脑中动脉发出豆纹动脉的近端。因为整个大脑中动脉供血区域全部受累，此为该动脉闭塞发生脑血管病中最为严重的一种。主干闭塞的临床表现是引起病灶对侧偏瘫、偏身感觉障碍和偏盲，优势半球侧动脉主干闭塞可有失语、失写、失读。如梗死面积大时，病情严重者可引起颅内压增高、昏迷、脑疝，甚至死亡。B.大脑中动脉深支或豆纹动脉闭塞：可引起病灶对侧偏瘫，一般无感觉障碍或同向偏盲，优势半球受损，可有失语。C.大脑中动脉各皮质支闭塞：可引起病灶对侧偏瘫，以面部及上肢为重，优势半球可引起运动性失语、感觉性失语、失读、失写、失用，非优势半球可引起对侧偏侧忽略症等体象障碍。

③大脑前动脉闭塞：大脑前动脉闭塞并不多见，可能因为来自颅外或心脏的栓子更倾向进入管径大、血流大的大脑中动脉。一侧大脑前动脉近端闭塞时，如前交通动脉循环良好，可无症状。前交通动脉后闭塞时可有：A.皮质支闭塞：产生病灶对侧下肢的感觉及运动障碍，伴有尿潴留。B.深穿支闭塞：可致病灶对侧中枢性面瘫、舌肌瘫及上肢瘫痪，亦可发生情感淡漠、欣快等精神障碍及强握反射。

④大脑后动脉闭塞：大脑后动脉闭塞引起影响对侧视野的同向偏盲，但黄斑视觉保留，因为双支动脉（大脑中、后动脉）供应支配黄斑的皮质，同大脑中动脉区域的梗死引起的视觉缺损不同，大脑后动脉引起的更加严重。A.皮质支闭塞：主要为视觉通路缺血引起的视觉障碍，病灶对侧同向偏盲或上象限盲。B.深穿支

闭塞：出现典型的丘脑综合征，病灶对侧半身感觉减退伴丘脑性疼痛，对侧肢体舞蹈样徐动症等。在中脑水平的大脑后动脉闭塞可引起的视觉障碍，包括垂直凝视麻痹、动眼神经麻痹、核间型眼肌麻痹和垂直眼球分离。当大脑后动脉闭塞累及优势半球枕叶皮质时，患者表现为命名性失语。

⑤基底动脉闭塞：由于基底动脉主要供应脑干、小脑、枕叶等的血液，所以该动脉发生闭塞的临床症状较复杂。常见症状为眩晕、眼球震颤、复视、交叉性瘫痪或交叉性感觉障碍、肢体共济失调。若基底动脉主干闭塞则出现四肢瘫痪、眼肌麻痹、瞳孔缩小，常伴有面神经、展神经、三叉神经、迷走神经及舌下神经的麻痹及小脑症状等，严重者可迅速昏迷、中枢性高热、去脑强直、消化道出血，甚至死亡。椎–基底动脉因部分阻塞引起脑桥腹侧广泛软化，则临床上可产生闭锁综合征，表现为患者四肢瘫痪，面无表情，缄默无声，不能讲话，但神志清楚，能听懂人们的讲话，并以眼球活动示意理解。

⑥小脑后下动脉闭塞：小脑后下动脉主要供应延髓背外侧血液，当闭塞时可引起延髓外侧部综合征（Wallenberg 综合征），表现为眩晕，恶心，呕吐，眼震，同侧面部感觉缺失，同侧霍纳（Horner）征，吞咽困难，声音嘶哑，同侧肢体共济失调，对侧面部以下痛、温觉缺失。小脑后动脉的变异性较大，故小脑后下动脉闭塞所引起的临床症状较为复杂和多变，但必须具备 2 条基本症状即：一侧后组脑神经麻痹，对侧痛、温觉消失或减退，才可诊断。

2. 辅助检查：

（1）CT 检查：CT 显示梗死灶为低密度，可以明确病变的部位、形状及大小，较大的梗死灶可使脑室受压、变形及中线结构移位，但脑梗死起病 4~6h 内，只有部分病例可见边界不清的稍低密度灶，而大部分的病例在 24h 后才能显示边界较清的低密度灶，而且小于 5mm 的梗死灶，后颅凹梗死不易为 CT 显现，皮质表面的梗死也常常不被 CT 察觉。增强扫描能够提高病变的检出率和定性诊断率。但 CT 对排除脑出血至关重要。

（2）MRI 检查：MRI 对脑梗死的检出极为敏感，对脑部缺血性损害的检出优于 CT，特别是脑干和小脑的病灶，能够检出较早期的脑缺血性损害，可在缺血 1h 内见到。起病 6h 后大部分梗死几乎都能被 MRI 显示在 T1 和 T2 驰像时间延长加权图像上 T1 在病灶区呈低信号 T2 呈高信号，脑 MRI 检查能发现较小的梗死病灶脑。MRI 弥散成像能反映新的梗死病变。

（3）常规检查血、尿、大便常规及肝功能、肾功能、凝血功能、血糖、血脂、心电图等作为常规检查，有条件者可进行动态血压检查。胸片应作为常规以排除癌栓，并可作为以后是否发生吸入性肺炎的诊断依据。

(4) 特殊检查：经颅多普勒（TCD）、颈动脉彩色B超、超磁共振血管造影(MRA)、数字减影全脑血管造影（DSA）、颈动脉造影，可明确有无颈动脉狭窄或闭塞，主要目的是寻找脑血管病的血管方面的病因。TCD检查价格便宜、方便，能够及早发现较大的血管（如大脑前动脉、大脑中动脉、大脑后动脉及基底动脉等）的异常。MRA检查简单、方便可以排除较大动脉的血管病变，帮助了解血管闭塞的部位及程度。DSA能够发现较小的血管病变并且可以及时应用介入治疗。

【内治验方】

1. 大秦艽汤：秦艽、当归尾、赤芍、黄芩各12g，生地黄、熟地黄各20g，羌活、川芎、川牛膝、茯苓各15g，生石膏30g，防风10g。水煎服，日1剂，早晚分服，适用于动脉粥样硬化性血栓性脑梗死脉络空虚，经脉瘀阻而突然半身不遂，口眼歪斜，口角流涎，手足麻木，言语謇涩者。

2. 天麻钩藤饮：天麻10g，钩藤、川牛膝15g，山栀、黄芩、炒杜仲、益母草、秦艽、川芎各12g，桑寄生、夜交藤、桑枝、生石决明、丹参各30g。水煎服，日1剂，早晚分服。适用于动脉粥样硬化性血栓性脑梗死肝肾阴虚，肝阳上亢而头晕头痛，口干耳鸣，少寐多梦，半身不遂，肢体麻木，舌强言謇，口眼歪斜者。

3. 清热涤痰汤：杏仁、陈皮各10g。水煎服，日1剂，早晚分服，适用于动脉粥样硬化性血栓性脑梗死痰热阻络而半身不遂、口眼歪斜、喉间痰声漉漉、语言謇涩者。

4. 醒脑通脉汤：胆南星、石菖蒲、香附、当归各12g，生黄芪30g，川芎、桃仁、红花、地龙、远志、甘草、神曲各9g，天麻、赤芍、鸡血藤各15g，水蛭6g。日1剂，上药水煎200 mL，分2次口服或鼻饲。适用于动脉粥样硬化性血栓性脑梗死而意识障碍、言语障碍、偏瘫者。

5. 纠偏方：黄芪、钩藤各15g，当归、赤芍各12g，地龙6g，川芍、红花、桃仁、僵蚕、天麻各10g，全蝎3g。每日1剂，水煎3次，混合后浓缩为300mL，分2次服用。适用于动脉粥样硬化性血栓性脑梗死而偏瘫者。

6. 通脉汤：黄芪30g，当归、白芍、桃仁、生地黄、川芎、丹皮、桂枝、茯苓各10g。水煎，一日1剂，分3次温服。本方功擅益气活血，对中风后遗症属气虚者有良效。

7. 通脉舒络汤：丹参、山楂、黄芪各30g，红花、川芎各10g，地龙、川牛膝各15g，桂枝6g。每日1剂，水煎服。用于中风、痹证等偏于气虚血瘀者。

8. 豨莶至阴汤：制豨莶30g，牛膝、甘菊花、郁金、丹参、干地黄、当归、枸杞子各9g，炒赤芍、盐知母各12g，龟板6g，黄柏3g。日1剂，水煎2次分服。用于中风阴虚证，如症见阳虚肢凉证，或痰热腑实证均不可运用。

9. 豨莶至阳汤：九制豨莶草 30g，黄芪 9g，防风、牛膝、天南星、白附子、川附片、苏木各 6g，川芎、红花各 3g，细辛 1.5g，僵蚕 3g。水煎服，每日 1 剂，日服 2 次。清窍闭塞（牙关紧急），先用辛温开窍法。以细辛 3g，煎汤化开苏合香丸 3g。灌服，3h 内灌 2 次，待清醒并有饥饿感时，再进本方。适用于中风（阳虚证）。

10. 活血通窍汤：生地黄、石菖蒲、赤芍各 15g，川芎、通天草、远志、茯苓、红花各 9g，水蛭粉（吞）、黄连各 3g。每日 1 剂，水煎服。适用于老年性痴呆，多梗死性痴呆。

11. 蛭星元龙汤：生水蛭 6~10g，生南星、地鳖虫、地龙、茜草根、川芎、三七、天麻、川牛膝各 10g，生黄芪 20g，甘草 6g。每日 1 剂，水煎取汁，早晚分服。适用于脑梗死属痰瘀阻络型。

12. 邓铁涛加味补阳还五汤：黄芪 120~240g，赤芍 15g，归尾、川芎、水蛭、地龙、桃仁各 10g，红花 5g，丹参 24g。每日 1 剂，水煎服，日服 2~3 次。适用于中风后遗症（偏瘫）。

13. 愈瘫汤：大黄芪 40g，淫羊藿 20g，赤芍、红花、秦艽、僵蚕、广地龙、归尾、川芎、续断、川牛膝、桑寄生、骨碎补各 9g。每日 1 剂，水煎服。主治偏瘫，语謇，口眼歪斜，见于脑血栓者。主治偏瘫复感风湿之邪而又肾虚者。

14. 益气通络汤：黄芪 30g，赤芍、红花各 6g，川芎 5g，当归、桑枝各 12g，地龙、丹参、川牛膝、桃仁各 9g。每日 1 剂，水煎 2 次，早晚分服。用于中风以气虚血滞为主要表现者，症见半身不遂，肢体乏力，患侧手足浮肿，面色萎黄少华或紫暗，语言謇涩，口眼歪斜，舌淡紫，脉细涩无力。

15. 涤痰息风汤：法半夏、胆南星、云茯苓、明天麻、白僵蚕各 9g，建菖蒲、远志肉、广陈皮各 5g，双钩藤 15g，水牛角 30g（刨片、先煎），水竹沥 2 匙（兑服），生姜汁 1 匙（兑），生甘草 3g。水煎服，每日 1 剂，2~3 次分服。主治痰热阻窍之中风。

16. 发郁通络汤：羌活 3~6g，葛根 15~30g，川芎 15~30g，地龙 10~15g，白附 6~12g。水煎服，每日 1 剂，日服 3 次。用于中风各期之证。

17. 克瘫灵丸：蜈蚣 3 条，全蝎 6g，桃仁、红花、乌梢蛇（蕲蛇尤佳）、土鳖虫、穿山甲、桑枝、桂枝各 9g，水蛭粉 3g，丹参、鸡血藤各 30g，黄芪 90g，干地龙、赤芍、海桐皮各 15g。上药共研细末，以冷开水、白酒各半调和搓丸如梧桐子大，晒干贮瓶备用。每日服 3 次，每次服 5~10g，温开水送服。用于中风偏瘫（脑血栓形成所致偏瘫）。

18. 正舌散：白附子、石菖蒲、冰片、茯苓各15g，远志、川芎、广郁金、胆南星各9g，蜈蚣3条，全蝎3g。共研细末，贮瓶备用，勿泄气。每日服3次，每服3~5g，以温开水（或温白酒）送服，或取本散（适量）外擦牙颊处，每日搽5次。用于风邪中于经络，导致脑血管血行受到障碍阻遏清窍所致中风不语之症，属脑血栓形成范畴。

【外治验方】

1. 针刺法：①主穴：患肢肩髎、曲池、外关、合谷、血海、足三里、曲池、三阴交、太冲、太溪。配穴：痰盛者加阴陵泉，血虚者加膈腧，面瘫者加下关、地仓、颊车，失语者加哑门、廉泉。具体操作：患者仰卧位，皮肤用75%乙醇常规消毒。选准穴位，以毫针刺入，得气后留针30min，每10min运针一次，持续1~2min，足三里、三阴交、太溪用捻转补法，曲池、丰隆用捻转泻法，余平补平泻法。适于脑梗死恢复期治疗。②主穴：上肢：（阳经经穴）肩髃、臂臑、曲池、外关、合谷；（阴经经穴）极泉、天泉、尺泽、内关、劳宫。下肢：（阳经经穴）髀关、梁丘、阳陵泉、悬钟、昆仑；（阴经经穴）足五里、血海、阴陵泉、三阴交、太溪。配穴：伴言语障碍者加舌三针；伴头晕头痛者加四神聪、太阳；伴中枢性面瘫者加迎香、地仓、颊车；伴手不能握、脚趾不能动者加八邪、八风。具体操作：软瘫期上肢取阴经经穴，下肢取阳经经穴；痉挛期上肢取阳经经穴，下肢取阴经经穴。针刺时以患者感到针刺局部酸胀为“得气”的主要评判标准。针刺深度为0.8~1.2寸（20~30mm），痉挛期相对浅刺，针刺深度为0.3~0.5寸（8~13mm）。针刺得气后不加电针，留针30min，留针期间每间隔8~l0min运针1次。软瘫期采用重刺激，每次每穴运针6~8s，捻转角度为60~90度；痉挛期采用轻刺激，每次每穴运针2~4s，捻转角度为15~30度。针刺治疗1次/日，5次/周，共治疗3周。适用于急性脑梗死患者。

2. 康复训练：①运动功能康复：对患侧肢体软组织进行按摩，分为推揉、按拿、摩擦、摇动、拍振等手法；训练患者在床上翻身，采取双侧活动时手的抗痉挛模式，双上肢伸向天花板，健侧下肢屈起，用力支撑向患侧翻身；在床上活动瘫肢，做各种活动，如屈曲肘关节，把手挪到胸前，屈肘关节内收肩关节，用手擦脸，反复伸肘关节，用小皮球练手指的屈伸、并拢、分开动作；练习坐起背部垫以被褥，让患者靠着锻炼躯干肌肉，后让人扶着床档起坐和独立坐起，能在床上稳坐后，让其坐床沿，两下肢下垂，练习两下肢活动，准备下地站立和步行；锻炼站立和步行两个人扶着站立，以后可由一个人扶着患者或让患者自己扶着床栏，当患者能独立站立和保持体位平衡后，开始跨步动作，最初亦可由搀扶，练习跨步，如跨门槛，上下楼梯。②语音障碍的康复：口语训练，听力训练，强化读写训练等。

3. 针药氧综合疗法：将具有醒脑开窍、活血化瘀作用的中药脑康合剂（主要成分为川芎、薄荷、冰片、丹参、檀香）提取其有效成分，制成药氧液，取 20mL 加入超声雾化器中，将医用氧接入雾化器风门处，使氧气能够完全和药物充分混合，令患者口含雾化器的嘴口，将药液吸入，氧气流量为 1.5L/min。吸入时间为 30min；在雾化吸入的同时施以针刺治疗，针刺选穴：肩髃、曲池、手三里、外关、合谷、环跳、风市、阳陵泉、足三里、昆仑。留针 30min，每日 1 次。

【中成药验方】

1. 解语丹：由白附子、石菖蒲、远志、天麻、全蝎、羌活、胆南星、木香组成。主治动脉粥样性血栓性脑梗死风痰阻络证，表现为言语謇涩，舌强不转，涎唾溢盛。一天 2 次，一次 9g，温开水送服。

2. 中风安口服液：主要成分为水蛭、黄芪。用于治疗脑血栓急性期和恢复期。中医辨证属气虚血瘀型，症见半身不遂、偏身麻木、口眼歪斜、舌强言謇、气短乏力。口服，每次 1~2 支，每日 3 次。

3. 中风回春丸：由当归、川芎、红花、桃仁、丹参、鸡血藤、忍冬藤、络石藤、地龙、土鳖虫、伸筋草、川牛膝、蜈蚣、茺蔚子、全蝎、威灵仙、僵蚕、木瓜、金钱草、白花蛇舌草组成。用于痰瘀阻络所致的中风，症见半身不遂、肢体麻木、言语謇涩、口舌歪斜。一次 1.2~1.8g，一日 3 次，温开水送服。

第五节　三叉神经痛

三叉神经痛是三叉神经分布区内反复发作的阵发性、短暂、剧烈疼痛而不伴三叉神经功能破坏的症状。三叉神经痛属于中医学的头疼、面疼以及偏头疼等范畴。面部三叉神经乃是指眼部、上颌以及下颌的神经痛。另外，对于三叉神经痛，中医治疗中有记载其名称，名曰“首风”“头风”以及“脑风”。诸邪气风、火、痰、湿、血客于经络，痰阻血瘀，气滞血凝，阻遏经络，导致“不通则痛”。

【诊断要点】

1. 临床特点：

（1）年龄、性别：三叉神经痛常于 40 岁后起病，女性较多。

（2）疼痛部位：右侧多于左侧，疼痛由面部、口腔或下颌的某一点开始扩散到三叉神经某一支或多支，以第二支、第三支发病最为常见，第一支者少见。其疼痛范围绝对不超越面部中线，亦不超过三叉神经分布区域。偶尔有双侧三叉神经痛者，占 3%。

(3) 疼痛性质：如刀割、针刺、撕裂、烧灼或电击样剧烈难忍的疼痛，甚至痛不欲生。

(4) 疼痛的规律：三叉神经痛的发作常无预兆，而疼痛发作一般有规律。每次疼痛发作时间由仅持续数秒到 1~2min 骤然停止。初期起病时发作次数较少，间歇期亦长，数分钟、数小时不等，随病情发展，发作逐渐频繁，间歇期逐渐缩短，疼痛亦逐渐加重而剧烈，夜晚疼痛发作减少，间歇期无任何不适。

(5) 诱发因素：说话、吃饭、洗脸、剃须、刷牙以及风吹等均可诱发疼痛发作，以致病人惶惶不可终日，精神萎靡不振，行动谨小慎微，甚至不敢洗脸、刷牙、进食，说话也小心，唯恐引起发作。

(6) 扳机点：扳机点亦称“触发点”，常位于上唇、鼻翼、齿龈、口角、舌、眉等处。轻触或刺激扳机点可激发疼痛发作。

(7) 表情和颜面部变化：发作时常突然停止说话、进食等活动，疼痛侧面部可呈现痉挛，即“痛性痉挛”，皱眉咬牙、张口掩目，或用手掌用力揉搓颜面以致局部皮肤粗糙、增厚、眉毛脱落、结膜充血、流泪及流涎。表情呈精神紧张、焦虑状态。

2. 辅助检查：

神经系统检查：无异常体征，少数有面部感觉减退。此类病人应进一步询问病史，尤其询问既往是否有高血压病史，及进行全面神经系统检查，必要时包括腰穿，颅底和内听道摄片，颅脑 CT、MRI 等检查，以助与继发性三叉神经痛鉴别。

【内治验方】

1.引火汤加减：熟地黄 60~90g，麦冬、天冬、巴戟天、炙甘草各 30g，茯苓 20g，全蝎、五味子各 10g，白芍 60~100g，蜈蚣 2 条，砂仁 15g（与熟地黄拌捣），细辛 5g。上药水煎服取 300mL，早晚分服。脾胃虚弱，易致滑泄加姜炭 10g。适用于原发性三叉神经痛。

2.川芎止痛汤：川芎、白芍各 30g，蜈蚣 3 条，全蝎 6g，炙甘草 15g。上药水煎服取 300mL，早晚分服。肝胃热盛加生石膏、龙胆草各 6g；风痛重加白芷、荆芥穗、防风、细辛各 10g；病久痛甚加制马钱子粉 0.3g（冲服）；瘀血阻络加红花、丹参、延胡索各 10g。适用于原发性三叉神经痛。

3.清空缓急通络饮：芍药、牡蛎各 30g，黄芩、黄连、防风各 6g，丹参、生甘草、僵蚕各 10g，蜈蚣 2 条。上药水煎服取 300mL，早晚分服。血瘀阻络明显者加炮山甲、全蝎各 6g，桃仁、红花各 10g；痰浊明显者加半夏、白术各 10g；肝胆实火者加龙胆草 12g、栀子 6g、板蓝根 10g；阴虚明显者加黄精、石斛各 20g。适用于原发性三叉神经痛。

4. 清上止痛汤加味：白芍 50g，当归、木瓜、天花粉、桑枝各 10g，炒枣仁 20g，甘草、白蒺藜各 30g。上药水煎服取 300mL，早晚分服。适用于原发性三叉神经痛。

5. 川芎茶调散加减：川芎 30g，白芍、当归、防风、羌活、丹参各 20g，甘草、柴胡各 10g，细辛、荆芥各 5g。上药水煎服取 300mL，早晚分服。适用于原发性三叉神经痛，伴有面红目赤，五心烦热，口燥唇裂， 心烦易怒，大便秘结，小便黄，舌红少津，苔黄腻，脉弦滑或略数，证属风火上炎者。

6. 李柱经验方：白芍、生牡蛎先煎各 30g，熟地黄 20g，丹参 15g，天麻 、甘草各 10g。 上药水煎服取 300mL，早晚分服。适用于三叉神经痛诸症。

7. 陈四清经验方：制南星、川芎、炒延胡索、苦丁茶、玄参各 15g，制全蝎 6g，制川草乌、细辛各 5g，生石膏（先煎）30g，龙胆草、白芷、炙僵蚕、制白附子各 10g。上药水煎服取 300mL，早晚分服。适用于三叉神经痛风痰瘀阻证。

8. 加味芍药甘草汤：醋炒白芍药、刺蒺藜各 20g，炙甘草、白僵蚕各 10g，蔓荆子、香白芷、川芎各 12g，制地龙 15g，全蝎 5g，生牡蛎、丹参各 30g，白附子 9g。上药水煎服取 300mL，早晚分服。适用于原发性三叉神经痛。

9. 小柴胡汤加味：北柴胡、黄芩、法半夏、菊花、全蝎（研末冲服）各 10g，白芍、防风、白芷、羌活、钩藤各 5g，川芎 30g，夏枯草、天麻各 20g。上药水煎服取 300mL，早晚分服。 适用于原发性三叉神经痛。

10. 曙光三叉神经痛方：荆芥炭、炒蔓荆、白僵蚕各 9g，生石决明 30g（先煎），延胡索 15g（炒），白蒺藜 10g，嫩钩藤 12g（后下），香白芷 4.5g，全蝎粉 3g（吞）。 日 1 剂，水煎服，2 次分服。全蝎研粉可装入胶囊内吞服，以减轻对胃的刺激，三叉神经痛及各种神经性疼痛。

11. 止痛汤：生地黄、玄参各 15g，麦冬 25g，牛膝 6g，白芷、当归、川芎各 10g。如有风热加荆芥、防风各 6g；肝阳上亢加钩藤、全蝎、蔓荆子各 10g；寒凝经脉加细辛 4g，赤芍、红花各 10g；大便秘结加大黄 10g 或火麻仁 12g；心慌失眠加酸枣仁 10g，远志 6g 或夜交藤 15g；痛剧加珍珠母 20g。日 1 剂，水煎服。治疗原发性三叉神经痛。

12. 颜德馨经验方：川芎 30g，红花、羌活、桃仁、赤芍、当归、生蒲黄、石楠叶、望江南各 9g，蜂房 6g，生地黄 15g，细辛 3g。适用于拔牙后，阵发性右面颊痛，痛如针刺，闪电而作，气血瘀阻，贼风乘之风潜络脉。

13. 三味定痛散：全蝎、僵蚕、白附子各 10g。上药研末，分成 10 包，每次服用 1 包，每日 1~2 次，饭后黄酒服用，10 日为 1 个疗程。治疗三叉神经痛。

14. 芎芷石膏汤加减：川芎、黄芩、白芷各10g，石膏30g、菊花12g、细辛3g。热甚者，加栀子、黄芩各10g；便秘者，加大黄6g；口渴者，加花粉、芦根、生地黄15g。适用于风热侵袭之三叉神经痛。

15. 以半夏天麻白术汤合牵正散加减：半夏、茯苓各12g、川芎、白术、羌活、白附子各10g、全蝎6~10g，泽泻15g、细辛3g。畏风明显者，加荆芥、防风、羌活各10g；痰甚者，加胆星、莱菔子、陈皮各6g；热象明显者，加黄连、栀子各10g。功能祛风化痰，通络止痛，适用于三叉神经痛风痰阻络证。

16. 解痉止痛汤：荆芥、僵蚕、防风各9g，制川乌、葛根、白芷、天麻、当归、赤芍、白芍、川芎各10g，细辛3g，炙甘草4.5g。主治风寒湿邪所致的偏头痛、三叉神经痛。

17. 四味芍药汤：白芍、生牡蛎各30g，丹参、甘草各15g。每日1剂。水煎服，日服3次。适于肝血不足，肝阳偏亢，化风上扰所致三叉神经痛。

18. 治痛缓急汤：白芍30~50g，川芎、牛膝各30g，柴胡、僵蚕、甘草各10g。每日1剂，水煎服，日服2~3次。治疗三叉神经痛。如因风热而诱发伏邪者，加姜黄、生大黄；湿热内蕴者，加白蔻仁、杏仁、苡米、黄芩等；对因风寒而诱发者，加附子、细辛之属。

19. 五白汤：白芷、白蒺藜、白僵蚕各10g，白附子、全蝎、川芎、肉桂各6g，白芍、地龙各15g，蜈蚣2g。每日1剂，水煎服，日服2次。治疗三叉神经痛。因寒触发者，加大白芷用量，并加制川乌、制草乌各3~6g；因热而诱发者加菊花18g，石决明30g（先煎20~30min）。

【外治验方】

1. 穴位注射疗法：主穴：三叉神经Ⅰ支痛者加鱼腰、阳白，Ⅱ支痛者加四白、迎香、翳风，Ⅲ支痛者加地仓、颊车、迎香。配穴：太阳、阿是、风池、合谷、阿是穴（系指触发点）。操作方法：药液选择654–2注射液或当归注射液。每次取患侧主穴为主，酌加1~2个配穴。用5号齿科针头刺入，待有触电样感或其他形式针感时，略退针，缓慢注射654–2注射液，每穴5~10mg，或当归液6mL。每日1次，发作不频繁者，隔日1次。10次为1个疗程。

2. 体针疗法：①取穴：主穴取鱼腰、四白、下关。配穴取夹承浆。操作方法：三叉神经Ⅰ支痛者，从鱼腰斜向下方刺入0.3~0.5寸，待有触电样针感传至眼及前额时，提插20~50次；Ⅱ支痛者，从四白斜向上方约45度角进针。刺入0.5~0.8寸，待有触电样针感传至上唇与上牙等处时，反复提插20~50下；Ⅱ与Ⅲ支或Ⅲ支痛，取下关直刺进针1.5寸深左右，当有触电样针感传至舌或下颌等处时，提插20~50次。如下关治疗效果不明显可加取夹承浆，从夹承浆斜向前下方约30度角进针，刺入 0.5 寸左右，待有触电样针感传至下唇时，提插 20~50 次。上述穴位，均取患侧。如未能获得所要求针感，应细心调节针刺方向及深度，直到满意为止。一般隔日 1 次，10 次为 1 个疗程。症情重者可根据情况每日 1 次。②取穴：听宫、合谷。眼支加鱼腰，上颌支加颧髎，下颌支加下关、颊车。操作方法：患者仰卧位，患侧向上，选用 30 号 2 寸毫针，先闭口取穴，快速直刺患侧听宫 6~8 分，提插平补平泻，使酸麻胀感向面部放射。嘱患者慢慢张口，在穴位四周斜刺或平刺 3~5 针，每针均有酸麻胀或触电感。留针 30~60min，间隔 10min 运针 1 次。余穴均每穴 1 针，捻转泻法，留针时间及间隔运针同上。每日 1 次，7 次为 1 个疗程，疗程间隔 3 日。

3. 电针疗法：取穴：三叉神经Ⅰ支痛者，取鱼腰、攒竹；Ⅱ支痛者，取四白、下关；Ⅲ支痛者，取地仓、颧髎。配穴取阳白、水沟、承浆、迎香。操作方法：据疼痛的三叉神经分支选穴，加取配穴 2 穴，均取患侧。针刺得气后，接通 G6805 电针仪，采用可调波，频率 150~600 次/分，强度以病人耐受为度。留针通电 20~40min。留针期间，根据病人感应，略增大电流量 1~2 次，以维持重、胀、麻针感。每日 1 次，重者日可 2 次。

4. 外敷法：①马钱子 30g，川乌、草乌、乳香、没药各 15g。上药共研末，用香油、清凉油各适量调成糊状敷贴患处太阳穴、下关、颊车或阿是穴，每次取 1~2 穴，2 天一换。②地龙、全蝎、细辛、蜈蚣各等分。研为细末，每次取适量药末，药酒调为稀糊状，外敷疼痛侧太阳穴处，包扎固定，每天换药 1 次。

5. 刺血疗法：①上星、三会、五处、承光、通天、络却；②前顶、百会、（头）临泣、目窗、正营、承灵。治法：每次取 1 组穴，两组穴交替使用。局部消毒后，用三棱针点刺穴位出血，每次每穴出血 1~5 滴，如不出血可用两手拇、食指挤压局部出血。每周治疗 2 次，10 次为 1 个疗程。

6. 拔罐疗法：主穴：第Ⅰ支痛：太阳、阳白；第Ⅱ支痛：颧髎、四白；第Ⅲ支痛：夹承浆。配穴：风池、合谷。治法：根据病变的分支，每次取 1~2 穴。以三棱针在穴位上快速点刺 2~3 下，以刺入皮下为度，继以闪火法或抽吸法在该部位拔罐，留罐 5~10min，一般以每穴出血 1~2mL 为宜。同时，应注意观察，拔罐处须出现红晕（但不现瘀斑）。起罐后，可针刺配穴。风池穴，针尖向对侧眼球方向刺入 1 寸，使针感向头顶或前额放散；合谷穴，针尖向心，刺入 1 寸，使针感向肘部放射。均用强捻转手法。上述操作，隔日进行一次。10 次为 1 个疗程。

7. 挑治疗法：主穴：下关、翳风、风池。配穴：三叉神经第Ⅰ支痛加鱼腰、攒竹、阳白、印堂，第Ⅱ支痛加四白、巨髎、颧髎、太阳，第Ⅲ支痛加颊车、承浆、地仓、人迎。治法：每次选主穴 1 个，配穴 2~3 个。常规消毒后，用 1%普鲁卡因作局部麻醉。取消毒三棱针 1 支，右手持针靠近穴区，左手食指轻轻将皮肤向针尖方向推压，使针尖穿透皮，并作纵行挑破一 0.2~0.3cm 口子，再向下把皮下白色肌纤维挑断，直至肌纤维挑尽为止。用碘酒消毒，上覆盖小方消毒纱布，用胶布固定。一穴挑完后再挑治第二穴。每隔 7 天挑治 1 次，10 次为 1 个疗程。

【中成药验方】

1. 元胡止痛片：由延胡索、白芷组成。主治气滞血瘀所引起的三叉神经痛。口服，一次 4~6 片，1 日 3 次。

2. 防风通圣丸：由防风、荆芥穗、薄荷、麻黄、大黄、芒硝、栀子、滑石、桔梗、石膏、川芎、当归、白芍、黄芩、连翘、甘草、白术组成。用于风热型三叉神经痛，多兼有便秘，舌尖红，苔黄者。每袋 6g，1 次 1 袋，1 日 3 次，口服。

3. 复方荜茇止痛胶囊：由荜茇、白芷、赤飑、延胡索（醋制）、黄芩（酒制）组成。用于风寒兼气滞血瘀型的三叉神经痛出现的颜面阵发性疼痛，痛如针刺，痛处不移，遇寒加重，得热稍减，面色晦暗，或伴恶寒，鼻流清涕，舌暗或有瘀点、瘀斑，苔薄白，脉细涩或浮紧等症。1 次 4 粒，1 日 3 次，口服。

4. 野木瓜片：祛风止痛、舒筋活络。主要成分为野木瓜。用于风邪阻络型三叉神经痛。1 次 4 片，1 日 3 次，口服。

第六节　偏头痛

偏头痛是神经科常见疾病，表现为周期性、发作性偏侧或双侧头痛，伴恶心、呕吐或羞明，多在青春期起病，以女性多见，可有家族史。每次发作持续数小时或数日，可自行缓解。国外资料显示，偏头痛的发病率男性为 3.4%~6.1%，女性为 12.9%~17.6%，男女之比为 1:4。其发病机理尚未明确，目前普遍认为与遗传特性、内分泌、环境和精神等内外因素有关。本病在中医文献中归属于“头风”“脑风”“头痛”“厥头痛”等范。

【诊断要点】

1. 无先兆偏头痛（曾用名：普通型偏头痛，单纯型偏头痛。）

症状：自发的复发性头痛发作，持续 4~72h。头痛的典型特征是局限于单侧的搏动性头痛，程度为中度或重度，可因日常躯体活动而加重，伴恶心、怕声和畏光。

诊断标准：

A. 至少有 5 次发作符合 B~D 项标准。

B. 头痛发作持续时间 4~72h（未经治疗或治疗无效者）。

C. 头痛至少具有下列特点中的两项：a. 局限于单侧；b. 搏动性质；c. 程度为中度或重度（日常活动受限或停止）；d. 因上楼梯或其他类似日常躯体活动而加重。

D. 头痛期至少具有下列中的一项：a. 恶心和/或呕吐；b. 畏光和怕声。

E. 至少具有下列中的一项：a. 病史、体检和神经系统检查不提示症状性头痛；b. 病史和/或体检和/或神经系统检查提示症状性头痛，但可被适当的检查排除；c. 有症状性头痛的表现，但偏头痛首次发作与症状性头痛在时间上无明确关系。

2. 有先兆偏头痛（曾用名：典型偏头痛、经典型偏头痛、复杂型偏头痛。）

症状：自发性的复发性头痛，表现为可明确定位于大脑皮层或脑干的神经系统症状，通常经 5~20min 逐渐发生，持续时间通常少于 60min。头痛、恶心和/或畏光在神经系统先兆症状之后接着发生，也可有下列 1h 无症状间歇期。头痛常持续 4~72h，但也可完全不出现头痛。

诊断标准：

A. 至少有两次符合 B 项发作。

B. 至少具有下列 4 项特点中的 3 项：

a. 有 1 种或多种完全可逆的先兆症状，表现为局灶性大脑皮层和/或脑干的功能障碍；b. 至少有 1 种先兆症状逐渐发生，持续时间超过 4min，或者有 2 种以上先兆症状连续发生；c. 先兆症状持续时间不超过 60min，如果先兆症状超过 1 种，症状持续时间则相应增加；d. 头痛发生在先兆之后，间隔时间少于 60min（头痛可以在先兆之前或与先兆症状同时发生）。

C. 至少具有下列各项中的一项。

（参见无先兆偏头痛的 E 项）

眼肌麻痹型偏头痛;

视网膜型偏头痛;

儿童周期型综合征：可能是偏头痛预兆，或与偏头痛有关。

【内治验方】

1. 通络头风汤：川芎 10~30g，当归 10~20g，细辛 5g，蜈蚣 2 条。每日 1~2 剂。先将上药用冷水浸泡 15min，浸透后煎煮。首煎沸后文火煎 30min；二煎沸后文火煎 20min。煮好后两煎药汁混匀，总量以 200mL 为宜，早晚分服，或 6h 服 1 次。用于证属于风痰血瘀阻滞清窍络脉所致之偏正头痛顽症。

2. 川芎茶调汤加减：川芎 30g，白芷、细辛、吴茱萸各 3g，荆芥、白芥子、郁李仁、全蝎各 8g，蔓荆子 15g，炙甘草 6g。上药水煎服取 200mL，早晚分服。

适用于偏头痛寒凝血瘀证，症见头部偏侧紧痛或刺痛，常因风寒而发，遇热痛减，遇寒痛剧，平素畏寒肢冷，口不渴。若畏寒肢冷重者，加炮附子（先煎）15g，肉桂4g，以散寒止痛；若疼痛重者，加桃仁12g，红花15g，更加川芎15g，以活血止痛；若久痛入络，病情缠绵者，加蜈蚣1条，地龙20g，以搜风剔络。

3. 芎芷石膏汤加减：菊花、蔓荆子、川芎各15g，黄芩、白芷、天竺黄、清半夏、土茯苓各12g，全蝎8g，蝉蜕、僵蚕各10g，甘草6g。上药水煎服取200mL，早晚分服。适用于偏头痛风热痰扰证。若身热重者，加生石膏30g，知母12g，以清热泻火；若胸脘满闷者，加全瓜蒌20g，枳壳15g，以化痰宽胸；若呕吐痰涎者，加旋覆花15g，竹茹20g，清半夏改为姜半夏，以化痰止呕。

4. 羚角钩藤汤加减：羚羊粉（分冲）2g，钩藤、天麻、生地黄、白芍、石决明、川牛膝、川芎、丹皮各15g，全蝎、甘草各6g，蜈蚣1条。上药水煎服取200mL，早晚分服。适用于偏头痛阴虚阳亢证。若头部胀痛重者，加代赭石、龙骨各30g，川芎增至30g，以潜阳止痛；若潮热脉细者，加玄参12g，鳖甲30g，麦冬15g，以清热滋阴；若急躁易怒重，胁痛者，加龙胆6g，柴胡12g，郁金、黄芩各15g，以疏肝止痛。

5. 八珍汤加减：黄芪20g，紫河车、当归、川芎各15g，柴胡、炒白芍、山药、炒白术、茯苓、蔓荆子、醋玄胡各12g，甘草6g。上药水煎服取200mL，早晚分服。适用于偏头痛气血双亏证。若气短乏力重者，加人参（另炖）12g，炒山药20g，以增补气之力；若血虚重者，加熟地黄12g，阿胶（烊化）10g，以添补血之功；若头痛重者，加细辛3g，赤芍15g，以活血止痛。

6. 柴芍六君子汤加减：柴胡、香附、白芍、当归、女贞子各12g，川芎20g，鸡血藤30g，蔓荆子、土茯苓、全蝎、天麻各15g，甘草6g。上药水煎服取200mL，早晚分服。适用于偏头痛肝郁血虚证。若胁痛重者，加郁金15g，川楝子6g，以疏肝止痛；若血虚重者，加熟地黄12g，阿胶（烊化）10g，以助养血。

7. 天麻钩藤汤加减：石决明、珍珠母、麦芽、生牡蛎各30g，钩藤、僵蚕、佛手片、天麻、川牛膝各10g，炒栀子、全蝎末、生白芍各5g。上药水煎服取300mL，早晚分服。适用于偏头痛风阳上扰证，症见头部剧烈疼痛，出现头晕耳鸣，面部皮肤出现充血。出现口苦、痰浊的患者可以加入少量的石菖蒲、胆南星、白芥子；便秘的偏头痛患者可以加入适量龙胆草。出现头晕、恶心、呕吐的患者可以酌情加入陈皮、法半夏。

8. 加味散偏汤：川芎30g，白芍15g，白芥子6g，香附、白芷、郁李仁、柴胡各9g，细辛3g，蔓荆子、炙甘草各10g。每日1剂，水煎500mL，分2次服。痛剧者可每日1剂半，分3次服。用于风寒或痰与瘀交加为患所致之偏头风痛。

9. 陈氏头痛散：天麻、当归尾、白菊花、白芷、川芎、丹参、茯苓、白芍、蔓荆子各 12g，桃仁 6g，红花、生地黄各 10g。水煎服，每日 1 剂，日服 3 次。用于偏头痛，痛有定处。

10. 养血祛风汤：当归、川芎各 30g，细辛 5g，蔓荆子、辛夷花各 10g。水煎服，每日 1 剂，日服 3 次。血虚生风头痛加白芷 10g，生甘草 5g，钩藤、蒺藜、地龙、川牛膝各 15g；血虚挟湿头痛加白芷、苍术、荷顶、升麻、莪术、僵蚕、木香、苏梗各 10g，生甘草 5g；瘀血头痛加地龙、川牛膝、白芍、枣仁各 15g，自然铜、焦山楂各 30g，生甘草 5g。治疗偏头痛。

11. 滋潜止痛汤：制首乌、女贞子、炒白芍各 15g，杭菊花、石斛、苦丁茶、桑葚子各 10g，制龟板、制鳖甲、磁石、珍珠母粉各 30g。水煎服，每日 1 剂，日服 3 次。用于阴虚阳亢之偏头痛。

12. 祛瘀祛风汤：当归尾、丹参、延胡索、钩藤各 15g，川芎、白芷、天麻、防风各 10g，细辛、羌活各 5g。每日 1 剂，水煎服，日服 2 次。用于偏头痛，痛有定处是属瘀血之证。发热者加薄荷 5g，白菊花 10g；呕吐者加吴茱萸、生姜各 5g；舌苔厚腻者加藿香 20g。

13. 霹雳汤：全蝎 2g，制川乌、制草乌各 45g，白芷 12g，川芎、白僵蚕各 9g，生姜 6g，甘草 3g。上药一剂，用 500mL 清水，先入川乌、草乌煎煮 30min，然后加入余药再煎 20min，去渣，将 2 次煎出的药液混合，备用。每日 1 剂，分 2 次温服。治疗偏头痛。病久体质偏于阴虚或血虚者，加当归、赤芍各 9g；气虚不足者，加黄芪、党参各 9g；痰多者加陈皮 4.5g；久病风客空窍者，加菊花、桂枝各 4.5g，牡蛎 12g。

14. 偏头痛方：珍珠母 30g（先煎），龙胆草 2~3g，滁菊花 9~12g，防风 3~5g，当归 6~9g，生地黄 12~18g，川芎 5g，全蝎 2~4 只，䗪虫 5~9g，白芍、干地龙、牛膝各 9g。日 1 剂。水煎 2 次，取汁混合，1 日分 2 次服。用于肝火亢盛，上扰清窍所致的偏头痛。以痛有定处，其痛暴作，痛势剧烈，或呈胀痛、跳痛，或呈刺痛，多因情感过激而诱发，可伴有面红目赤，口苦咽干，烦躁易怒等症状，为本方辨证要点。

15. 王俐芳经验方：当归、白芍、川芎、熟地黄各 12g，细辛 3g，元胡 15g，夏枯草、钩藤、草决明、珍珠母、鸡血藤各 30g。每日 1 剂，水煎服（先煎珍珠母 30min，再下余药同煎），日服 2 次。亦可制成丸剂或片剂服用。治疗偏头痛。

16. 愈偏镇痛汤：钩藤 12g，石决明 15g（先煎），天麻、丹皮、赤芍、丹参、木瓜各 10g，金银花 15g，胆南星、炙甘草各 6g。每日 1 剂。上药和适量清水浸泡 30min，大火煮沸，小火再煎 30min。水煎 2 次，共取药汁 300mL，混合均匀，早、晚各服 1 次，每次服 150mL。血虚肝热者，加当归、白芍、牡蛎各 15g；肝胆火郁者，加龙胆草、桑叶、薄荷各 10g；疼痛剧烈者，加地龙、全蝎各 6g。治疗偏头痛。

17. 加味选奇汤：防风、羌活、黄芩、菊花各 9g，甘草 6g，白芍、白蒺藜各 12g。每日 1 剂，水煎服，日服 2 次。祛风，清热，止痛，治疗偏头痛。

18. 刘伟经验方：柴胡、当归、白术、茯苓、川芎、丹皮、栀子各 10g，赤芍、白芍、菊花各 12g，薄荷 5g，丹参 18g，蔓荆子 15g。水煎分 3 次服，每日 1 剂。治疗偏头痛，中医辨证属肝郁气滞型。症见偏一侧头痛，或左或右，多呈胀痛、钝痛或搏痛，伴恶心呕吐，胸胁胀满，烦躁易怒，大便干结，舌苔薄白，脉弦。

19. 赵志恒经验方：菊花、桑叶、白芷各 10g，鲜茅根、川芎、连翘、夏枯草各 12g，藁本、黄芩、薄荷、苦丁茶各 6g，荷叶 2 张，细辛 3g。每日 1 剂，水煎分 3 次服。治疗肝经风火上攻偏头痛。

【外治验方】

1. 针刺疗法：①循经局部取穴（一侧头痛取患侧，两侧头痛取双侧）：丝竹空、率谷、太阳、风池；远端取穴（双侧取穴）：合谷、列缺、太冲、足临泣；内科辨证取穴（双侧取穴）：属痰瘀者加中脘、丰隆、阴陵泉、血海、膈俞，肝阳上亢加肝俞、阳陵泉、丘墟、太溪。操作方法：采用一次性无菌针灸针。丝竹空和率谷穴采用透刺法，其余腧穴使用常规刺法，针刺深度为 25~35mm；电针疗法在毫针刺的基础上在头部腧穴加用电针，选用疏密波，频率（10±3）Hz/（50±10）Hz，强度以患者能耐受为度。毫针刺和电针的留针时间均为 30min。适用于偏头痛发作期患者。②取穴：神门、交感、皮质下、脑点、敏感点（在颞、枕、额部探测敏感点，如无敏感点则不选）。操作方法：针刺进针约 13mm，深度以穿入软骨但不透过对侧皮肤为度，中等量刺激。电针疗法在毫针刺的基础上在神门和敏感点的针柄上连接电针导线，其他操作方法与体针电针相同。适用于偏头痛发作期患者。③取穴：百会、神庭、本神（或头维）、率谷透角孙、风池（患侧）。操作方法：选择长度为 40mm 或 50mm 毫针斜刺至帽状腱膜下改成平刺。头痛不发作时采用中度刺激，头痛发作时采用重度手法捻转。头痛发作时取头维，睡眠不佳者取本神。隔日 1 次，每次 30min，每周 3 次。治疗持续 4 周以上。适用于缓解期无先兆偏头痛患者，治疗期间偏头痛发作者于次日增加针刺 1 次。

2. 推拿疗法：①医者用一指禅推法沿颈项部两侧膀胱经上下往返治疗 3~5min。②用拿法拿风池、拿颈项部肌肉 3~5min，患者仰卧位。③医者用一指禅偏峰推法从印堂穴开始，向上沿前额发际到头维、太阳，反复操作 3~5 遍。④用拇指点按睛明、印堂、鱼腰、太阳、百会穴各1~2min。⑤用拇指抹法分抹前额、眉弓各3~5次。⑥拇指按揉两侧内关、太冲各1min左右，用力大小以患者自觉酸胀为度，患者坐位。⑦用五指拿头法拿头部2~3min，从头顶拿到风池穴。⑧用拇指推法推桥弓，自上而下，每侧各做20余次，两侧交替进行。⑨用扫散法在颞部胆经循行路线从前上方向后下方操作，两侧交替进行，各操作半分钟左右。每日1次，5次为1个疗程。每疗程休息2天，一般治疗3个疗程。

3. 外敷法：①三生祛痛方：生乌头、生南星、生白附子各等分。上药共为细末，每次服用30g，以连须葱白7茎，生姜15g，切碎共捣烂如泥，入药末和匀，用软布包好蒸热，包敷在痛处，每1~2日换药1次。用于偏风头痛，久治不愈者。②宜早灵香止痛散：苦荞麦（打粉）30g，艾叶、当归、桑叶、露蜂房各10g，蜂胶5g，胡椒7粒，蜻蜓3只，共研末，开水拌和，纱布包，热敷前额、颞侧、枕部。每日1次。用于偏头痛、脑外伤综合征头痛、颅内肿瘤头痛者。

4. 芷芎止痛散吹鼻法：香白芷30g，北细辛6g，川芎、茶子壳各9g，龙脑冰片1.5g。先将前4味药晒干研细末，再入冰片同研极细、和匀，贮瓶备用，勿泄气。每日吹3次，每次取本散少许吹入鼻中（左痛吹右鼻，右痛吹左鼻，正头痛交替吹一鼻中），每次吹2下，以打喷嚏为度。

5. 药物涂擦法：当归、川芎、细辛、红花、乳香、没药、丹参各10g，冰片5g。加入75%的酒精100mL密封浸泡7天后擦患处，每天3次，连续3~5天。

6. 药膏贴敷法：地龙、全蝎、细辛、蜈蚣各等分。研为细末，装瓶备用。每次取适量药末，药酒调为稀糊状，外敷疼痛侧太阳穴处，包扎固定，每天换药1次。

7. 药液熏耳法：透骨草30g，川芎、细辛、白芷各15g，白僵蚕5g。加水煮沸，取一厚纸，中间穿孔，孔约小拇指大小，盖在锅上，使药气从孔中透出，熏患侧耳孔及疼痛部位，每次10~20min，每天2~3次，每剂用2~3天。

8. 药枕疗法：菊花、川芎、天麻、细辛、当归、元胡、蔓荆子、红花、防风、白芷、藁本各等分。研为细末，作枕芯用，连续1~2个月。此法既可防，又可治，效果较好。

【中成药验方】

1. 正天丸：由钩藤、白芍、川芎、当归、地黄、白芷、防风、羌活、桃仁、红花、细辛、独活、麻黄、附片、鸡血藤组成。辅料为药用炭、淀粉、单糖浆、虫白蜡。用于外感风邪、瘀血阻络、血虚失养、肝阳上亢引起的偏头痛、紧张性头痛。饭后服用，一次6g，一日2~3次。

2. 速效救心丸：由川芎、冰片组成。本品有舒张血管、降低血管阻力、使微循环血流速加快的功能，可用于偏头痛。头痛发作前半小时口服 16~20 粒；3h 后口服 6 粒；头痛缓解后每日早餐后服 6 粒。10 次为 1 个疗程。

3. 华佗再造丸：主要成分为川芎、吴茱萸、冰片等。用于痰瘀阻络型偏头痛。80g/瓶，8g/次，3 次/日，温开水送服。

4. 川芎茶调散：由川芎、白芷、羌活、细辛、防风、荆芥、薄荷、甘草组成。主治风邪头痛，或有恶寒，发热，鼻塞。每袋 6g，一次 3~6g，一日 2 次，饭后清茶冲服。

第七节　面神经炎

面神经炎称 Bell’s 面瘫，是一种常见多发病，患者临床表现为蹙额力减退或额纹消失，眼睛闭合不全，鼻唇沟变浅或消失，口角下垂，吹口哨能力差，鼓腮时漏气，露齿时口角歪向健侧。Bell’s 面瘫是周围性面瘫中最常见的一种。多在凉风吹袭后突然发作，常表现为一侧面部肌肉全瘫。有 85%~90%的患者可自行恢复。Bell’s 面瘫的病因不是十分明确，但有三种学说：炎症性，血运性，病毒性。均易与面神经亲和，使之充血、水肿，影响其功能的传导，亦可能为面瘫之病因。

【诊断要点】

1. 临床特点：

（1）年龄、性别：任何年龄均可发病，以 20~40 岁最为多见，男性略多。

（2）临床特征：①发病突然，多于吹风受凉或感冒后发病，发病与季节无关；②多单侧起病，双侧少见；③可于 48h 内达到高峰；④一周至一月后恢复，少数遗留有后遗症。

（3）临床表现：①患侧周围性面瘫体征：多数病人往往于清晨洗脸、漱口时突然发现一侧面颊动作不灵、嘴巴歪斜。病侧面部表情肌完全瘫痪者，前额皱纹消失、眼裂扩大、鼻唇沟平坦、口角下垂，露齿时口角向健侧偏歪。病侧不能作皱额、蹙眉、闭目、鼓气和噘嘴等动作。鼓腮和吹口哨时，因患侧口唇不能闭合而漏气。进食时，食物残渣常滞留于病侧的齿颊间隙内，并常有口水自该侧淌下。由于泪点随下睑内翻，使泪液不能按正常引流而外溢。②患侧舌前 2/3 味觉丧失。

2. 辅助检查：

（1）患侧泌泪试验比健侧差。

（2）神经兴奋试验。

（3）面神经电图，于 3 周末变性纤维数大于 90%以上者提示神经病变严重。

（4）面瘫 3 周以上者示可做面神经肌电图检查。

(5) 电测听，镫骨肌反射及中期声反射。注意应排除其他原因所致之周围性面瘫，如面神经鞘瘤、小脑脑桥角病变、脑干病变、手术损伤、腮腺病变、格林-巴利综合征等。

【内治验方】

1. 牵正散加减：白附子 6g，僵蚕 5g，干地龙、川芎、桃仁、红花各 3g，大黄、赤芍、全蝎各 10g，蜈蚣 2 条。上药水煎服取 300mL，早晚分服。适用于面神经炎诸症。

2. 纠偏方：防风、白芷、苍术各 10g，丹参 15g，红花 5g，白芍、板蓝根 20g，白附子、甘草、胆南星、全虫、僵蚕各 6g，羚羊角胶囊 2 粒，葛根 30g。上药水煎服取 300mL，早晚分服。适用于面神经炎诸症。服药期间，忌吹风受凉，夏季忌在空调室内工作或睡眠。忌食鱼、虾、蟹等食品。同时将内服药的药渣烧热，用毛巾包裹，在患侧面部轻烫轻按 20~30min。

3. 当归补血汤合桃红四物汤加减：生黄芪、生地黄各 30g，当归、赤芍、川芎各 15g，红花、地龙各 12g，全蝎、僵蚕各 6g。上药水煎服取 300mL，早晚分服。适用于面神经炎气血瘀阻证，表现为口眼歪斜，面部抽搐，病侧额纹变浅或消失，眼裂扩大，日久不愈者。

4. 面瘫方：当归、川芎各 10g，蜈蚣 3 条，蝉蜕、甘草各 6g，鲜地龙 10 条（焙干酒炒同煎），乌附片（先煎 30min），防风、钩藤、僵蚕各 13g。上药水煎服取 300mL，早晚分服。适用于面神经炎诸症。

5. 面瘫汤：，当归、防风、三七、制白附子、白芷、三棱、莪术、制三七、甲珠、乌蛇各 10g，板蓝根、生黄芪各 30g，蜈蚣，全蝎各 3g（研末分 2 次冲服），制苍耳子 15g，制白芥子 25g。上药水煎服取 300mL，早晚分服。适用于面神经炎诸症。

6. 强肌息风汤：炙黄芪、炒白术、怀山药、当归、粉甘草、大青叶各 30g，牛蒡子、广地龙、僵蚕、制胆星、白芷、制半夏各 10g，全蝎、蜈蚣各 1g，水蛭、蜂房 3g，桂枝 6g，制马钱子 0.3g。上药水煎服取 300mL，早晚分服。适用于面神经炎属风痰阻络证。

7. 天麻钩藤饮加减：天麻、钩藤、桑寄生各 15g，蜈蚣 2 条，菊花、白芍、石决明各 18g，怀牛膝、栀子、全蝎各 10g。上药水煎服取 300mL，早晚分服。适用于面神经麻痹肝风内动证，症见突然口眼歪斜，面部潮红，肢体麻木，耳根疼痛，眩晕，舌暗红，苔黄或少苔乏津，脉细数有力。

8. 益气活血汤：黄芪 30g，当归 18g，红花、桃仁、地龙各 10g，蜈蚣 3 条，党参、白术、白芍、川芎各 15g。上药水煎服取 300mL，早晚分服。适用于面神经麻痹属气血两虚证，症见口眼歪斜，面肌松弛，眼睑无力，少气懒言，或发病时间较长而呈虚象者，舌淡，苔薄白，脉细无力。

9. 涤痰汤加减：陈皮、竹茹、全蝎、甘草各 10g，地龙、法半夏、胆南星、天竺黄、石菖蒲各 15g，茯苓 25g。上药水煎服取 300mL，早晚分服。适用于面神经麻痹属风痰阻络证，症见口眼歪斜，面肌麻木，语言不利，喉中痰鸣，形体肥胖，眼失神采，面色晦滞，或眼胞虚浮，舌体僵硬肥大，苔白滑或腻。

10. 正颜汤：荆芥、防风各 9g，全蝎 6~9g，白附子、炙山甲各 6g，蜈蚣 2~3 条，钩藤 20~30g，葛根 12g，白僵蚕、桃仁、白芷、红花各 10g。每日 1 剂，水煎 2 次，早晚分服。将药渣用毛巾包裹，热敷患部。面神经麻痹，兼偏头痛者，可加生石决明 20~30g（先煎）、蔓荆子 10g、川芎 6~9g。

11. 乌附星香汤：制川乌、制白附子、制南星、木香各 10g 。水煎服，1 日 3 次，饭后服。制川乌、制白附子、制南星应先煎 1h，待药液不麻口后再加其他药物煎 10min 即可。寒痰瘀血痹阻经络。

12. 牵正四物合剂：白附子 12g，全蝎 6g，当归、生地黄、赤芍各 15g，川芎、丝瓜络、僵蚕各 9g，桑枝 50g，鸡血藤 30g。水煎服，每日 1 剂，日服 3 次。面麻痹甚者，加苏木 9g；并以醋炒白附 120g，盛于布袋之中，乘热熨麻痹之处。

13. 二石复正汤：生石膏 20g，桑寄生、石决明各 30g，麻黄 1g，细辛 2g，僵蚕 9g，白附子 2g，全蝎、䗪虫各 3g，威灵仙 10g，生穿山甲、龙胆草各 6g，羚羊角粉 0.6g（分冲），活络丹 1 粒（分吞），苏合香丸 1 粒（分吞）。水煎服，每日 1 剂，日服 2 次。

14. 复正散：全蝎 6g，白僵蚕、川芎、干地龙、明天麻、双钩藤、鸡血藤、胆南星、丹皮各 9g，白附子、防风、白芍各 15g，蜈蚣 2 条，甘草 5g。上药共研细末，贮瓶备用。每日 3 次，每次服 3~6g，温开水送服。若病重者改用水煎服，每日 1 剂，日服 3 次。治疗周围性面神经麻痹。

15. 蜈蚣朱砂散：蜈蚣 18 条，朱砂 9g。共研细末，分为 18 包，每日服 3 次，每次服 1 包，用防风 15g，煎汤送服。小儿用量酌减。气血不足，可加黄芪 30g 煎汤送服；瘀血停积，可加当归、红花、川芎各 5~6g 煎汤送服；肌肉萎缩，可加黄芪 60g 以上煎汤送服。治疗周围性面神经麻痹。

16. 疏风通络汤：荆芥、防风、全蝎、制南星、甘草各 6g，白芷、白附子、白蒺藜、乌药、豨莶草、僵蚕各 10g，当归、白芍、玉竹各 30g。每日 1 剂，水煎服，日服 2~3 次。

17. 新加牵正散：白附子、全蝎、僵蚕、牛蒡子、天麻各 10g，蜈蚣 2g，川芎、当归、白芍各 30g，可改散为汤，水煎服，日服 1 剂，2 周为 1 个疗程。风寒重，加防风、白芷各 6g；血虚甚加鸡血藤 30~60g；痰湿加陈皮 6g。治疗周围性面神经麻痹。

【外治验方】

1. 针灸治疗：①取穴：地仓、颊车、合谷、阳白、下关、翳风。操作方法：合谷取双侧，其余均取患侧。毫针刺，匀速提插捻转，得气后留针 30min。灸法在上述穴位上每穴悬灸 5min（合谷双侧同时施灸），共灸 30min，以皮肤潮红为度。疗程：1 次/天，连续治疗 6 天，中间休息 1 天，共治疗 4 周。适用于面神经炎急性期。②取穴：急性期（发病 1~7 天）采用浅刺加灸，不通电。针刺患侧阳白、地仓、牵正、四白、迎香、颊车、翳风和对侧合谷穴，同时艾灸患侧翳风穴，所有穴位均浅刺，针用泻法；静止期（8~21 天）采用透刺加电针。患侧地仓、颊车相互透刺，阳白透刺鱼腰，四白透刺迎香；恢复期（21 天以上）采用透刺配合巨刺，不通电。患侧地仓、颊车相互透刺，阳白透刺鱼腰，四白透刺迎香，不再通电针，针刺健侧阳白、地仓、颊车、合谷、牵正、四白、迎香。以上均留针 30min，1 次/天。

2. 中药熏蒸疗法：防风、川芎、葛根各 12g，当归、赤芍、红花、桂枝、白芷、羌活各 10g，僵蚕 9g，全蝎 3g，炙甘草 6g，将煎好的中药制剂和水按 1:1.5 的比例，配成 1000mL 的液体，加入智能型中药熏蒸汽自控治疗仪内，通过微电脑控制蒸汽温度在 40℃~45℃，将喷汽口与患侧面颊区的皮肤之间距离保持 18~25cm，使蒸汽作用于患侧面颊区，以患者感觉温热、不烫伤皮肤为度。每 5~10min 巡视 1 次，观察患者情况，随时调节距离，防止烫伤，确保安全。30min/次，1 次/天。同时配合针灸治疗。

3. 腹针治疗：引气归元（中脘、下脘、气海、关元）、上风湿点（滑肉门外 5 分、上 5 分）。操作方法：患者取仰卧位，暴露腹部，以神阙为中心进行定位取穴，常规皮肤消毒，选用 32 号细针，根据体形胖瘦选择针具长短，直刺，轻轻捻转，缓慢进针，引气归元深刺至地部；上风湿点中刺至人部，并在中脘穴根据病部位选用三角针刺，浅刺至天部；腹部进针时应避开血管，施术要轻缓，抵达预计深度时，一般采用只捻转不提插和轻捻转，慢提插的手法，不要求患者有酸、麻、胀感，留针 30min。疗程：每日 1 次，10 次为 1 个疗程。

4. 粗针治疗：取穴：神道穴。操作方法：选用直径 1.0mm，长度 100mm 不锈钢特制针，穴位及双手消毒后双手持针快速破皮然后约成 10 度进针，沿督脉经向下平刺直至针根部，医者不使用提插捻转等手法，患者无酸胀疼痛感，留针 4h。每周 5 次，10 次为 1 个疗程。此法可促进面神经炎面肌功能恢复。

5. 推拿治疗：①患者取仰卧位，医者位于床右，先施一指禅推法于印堂、攒竹、睛明、阳白、太阳、四白、下关、颊车、地仓、人中环唇至承浆穴往返 3 次。

其中攒竹、阳白、下关、颊车、地仓各推100次以上，同时进行按揉，以酸胀为度，擦患者面颊，以透热为度。②患者取坐位，医者位于侧后方，一手扶头，一手拿两侧风池穴20~30次，接着再拿合谷穴10~15次，最后按揉患侧翳风穴20~30次，并轻轻按揉健侧下关、颊车、地仓诸穴。③随症取穴：病及少阳者加外关、阳陵泉；病及阳明胃腑者加足三里；病损肝血者加三阴交、太冲；鼻唇沟平坦者加迎香；人中沟歪斜者加水沟；颏唇沟歪斜加承浆，耸鼻困难者加上迎香；闭眼困难者加鱼腰、丝竹空。疗程：每天1次，12次为1个疗程。平均1~2个疗程。此法适用于周围性面神经炎的治疗。

【中成药验方】

1. 通天口服液：由川芎、赤芍、天麻、羌活、白芷、细辛、菊花、薄荷、防风、茶叶、甘草组成。用于风寒阻络证型。表现为突然口眼歪斜，眼睑闭合不全，伴恶风寒、发热、肌肉酸痛，苔薄白，脉浮紧。每次10mL，第1天服7次，分别于即刻、1h、2h、4h和以后每6h服1次，第2天、第3天每次10mL，每天3次，3天为1个疗程。或遵医嘱。

2. 秦归活络口服液：由秦艽、党参、赤芍、当归、川芎、茯苓、生地黄、黄连、黄芩、石膏、九节菖蒲、郁金、川牛膝、羌活、桑枝组成。用于风热阻络证型，主要表现为突然口眼歪斜，眼睑闭合不全，额纹消失，伴口苦咽干、肌肉酸痛，舌边尖红，苔薄黄，脉浮数。口服，一次20mL，一日3次。

3. 全天麻胶囊（片）：主要成分为天麻。用于风痰阻络证型，主要表现为突然口眼歪斜，口角流涎，眼睑闭合不全，伴胸闷恶心，苔白腻，脉浮滑。口服。胶囊：每次2粒，每天3次；片剂：每次6片，每天3次。

第八节　重症肌无力

重症肌无力是自身抗体所致的免疫性疾病，为神经肌肉接头处传递障碍而引起的慢性疾病。临床表现为受累横纹肌异常疲乏无力，极易疲劳，不能随意运动，经休息或服用抗胆碱酯酶药物治疗后症状暂时减轻或消失。中医根据该病的临床表现，相当中医的不同病症，如眼睑无力下垂为主则属于中医学中的“睑废”或“胞垂”；看物重影则为“视歧”；抬头无力则属“头倾”；四肢痿软无力则属“痿证”；呼吸困难、肌无力危象则属“大气下陷”等病证。

【诊断要点】

1. 临床特点：

(1) 年龄、性别：各种年龄组均发生，但多在15~35岁，男女性别比约1:2。

(2) 重症肌无力的临床特征：①起病急缓不一，多隐袭；②多以骨骼肌无力为首发症状，也可见于复视为首发症状。③症状通常晨轻晚重，亦可多变。病程迁延，可自发减轻缓解。④通常有一个长时间的缓解期，在精神创伤、全身各种感染、过度劳累、内分泌失调、免疫功能紊乱、妇女月经期等等多种因素而复发或加重病情，因此，重症肌无力症状的反复性成为本病的特点。⑤多有反复发作的病史。

(3) 重症肌无力的症状：主要表现为骨骼肌异常，易于疲劳，往往晨起时肌力较好，到下午或傍晚症状加重，大部分患者累及眼外肌，以提上睑肌最易受累及，随着病情发展可累及更多眼外肌，出现复视，最后眼球可固定，眼内肌一般不受累。此外延髓支配肌、颈肌、肩胛带肌、躯干肌及上下肢诸肌均可累及，讲话过久，声音逐渐低沉，构音不清而带鼻音，由于下颌、软腭及吞咽肌、肋间肌等无力，则可影响咀嚼及吞咽功能甚至呼吸困难。症状的暂时减轻、缓解、复发及恶化常交替出现而构成本病的重要特征。根据受累肌肉范围和程度不同，一般分为眼肌型、延髓肌受累型及全身型，极少数暴发型起病迅速，在数天至数周内即可发生延髓肌无力和呼吸困难，各型之间可以合并存在或相互转变。儿童型重症肌无力指新生儿至青春期发病者，除个别为全身型外，大多局限为眼外肌，发病突然。

2. 辅助检查：

辅助检查的目的在于疾病的确诊和提供明确的治疗方向。

(1) 血清自身抗体谱检查：

①血清 AchR-Ab 测定：MG 患者 AchR-Ab 滴度明显增加，国外报道阳性率 70%~95%，是一项高度敏感、特异的诊断试验。全身型 MG 的 AChR-Ab 阳性率为 85%~90%。除了 Lambert-Eaton 综合征患者或是无临床症状的胸腺瘤患者，或是症状缓解者，一般无假阳性结果。而一些眼肌型思者、胸腺瘤切除后的缓解期患者，甚至有严重症状者，可能测不出抗体。抗体滴度与临床症状也不一致，临床完全缓解的患者其抗体滴度可能很高。肌纤蛋白抗体（肌凝蛋白、肌球蛋白、肌动蛋白抗体）也可见于 85%胸腺瘤患者，也是某些胸腺瘤患者的最早表现。血清学异常也有一定意义。抗核抗体、类风湿因子、甲状腺抗体患者比正常者多见。

②不建议将 AchR 结合抗体作为筛选试验，该抗体或横纹肌自身抗体也见于 13%的 Lambert-Eaton 肌无力综合征病人。

③肌纤蛋白（如肌凝蛋白、肌球蛋白、肌动蛋白）抗体见于 85%的胸腺瘤患者，是某些胸腺瘤早期表现。

(2) 肌疲劳试验（Jolly 试验）：受累随意肌快速重复收缩，如连续眨眼 50 次，可见眼裂逐渐变小；令病人仰卧位连续抬头 30~40 次，可见胸锁乳突肌收缩力逐渐减弱出现抬头无力；举臂动作或眼球向上凝视持续数分钟，若出现暂时性瘫痪或肌无力明显加重，休息后恢复者为阳性；如咀嚼肌力弱可令重复咀嚼动作 30 次以上，如肌无力加重以至不能咀嚼为疲劳试验阳性。

（3）抗胆碱酯酶药：腾喜龙试验和新斯的明试验诊断价值相同，用于 MG 诊断和各类危象鉴别。

①腾喜龙（tensilon）试验：腾喜龙（乙基-2-甲基-3-羟基苯氨氯化物）也称依酚氯铵。试验前应先对特定脑神经支配肌如提上睑肌和眼外肌进行肌力评估，对肢体肌力进行测量（用握力测定仪），重症患者应检查肺活量。腾喜龙 10mg 稀释至 1mL，先静脉注射 2mg（0.2mL），若无不良反应且 45s 后肌力无提高，将剩余 8mg（0.8mL）约 1min 缓慢注入。副反应包括轻度毒蕈碱样反应，如恶心、呕吐、肠蠕动增强、多汗及多涎等，可事先用阿托品 0.8mg 皮下注射对抗。结果判定：多数患者注入 5mg 后症状有所缓解，若为肌无力危象，呼吸肌无力在 30~60s 内好转，症状缓解仅持续 4~5min；若为胆碱能危象会暂时性加重并伴肌束震颤；反拗性危象无反应。判定腾喜龙试验阳性应包括客观的肌收缩力增强、睑下垂和复视等明显减轻或消失。

②新斯的明试验：甲基硫酸酯新斯的明是人工合成化合物，化学结构与毒扁豆碱相似。该试验有时较腾喜龙试验更可取，因作用时间长，对结果可进行精确和重复的评定。1~1.5mg 肌内注射，可提前数分钟或同时肌内注射硫酸阿托品 0.8mg（平均 0.5~1.0mg），对抗毒蕈碱样副作用及心律不齐。结果判定：通常注射后 10~15min 症状改善，20min 达高峰，持续 2~3h，可仔细评估改善程度。注意事项参照腾喜龙试验。

（4）肌电图检查：低频（1~5Hz）重复神经电刺激（RNS），是常用的神经肌肉传导生理检查，是检测 NMJ 疾病最常用方法。2~3Hz 低频重复电刺激周围神经引起支配肌肉动作电位迅速降低，由于 NMJs 局部 Ach 消耗，导致 EPPS 降低。

（5）病理学检查：诊断困难的病人可作肌肉活检，电镜下观察 NMJ，根据突触后膜皱褶减少、变平坦及 AchR 数目减少等可确诊 MG。

【内治验方】

1. 补中益气汤加减：党参、黄芪各 30g，白术、茯苓、山药、当归、柴胡、升麻各 10g、炙甘草、大枣各 6g，炙鸡内金 15g。上药水煎服取 300mL，早晚分服。适用于重症肌无力肝胃气虚证，症见眼睑下垂或伴复视，四肢乏力，纳呆腹胀，大便溏薄，面色萎黄，声低气短，时有汗出，舌质淡边见齿痕、苔薄白，脉弱。

2. 二至丸加减：生地黄、山药、山萸肉、女贞子各 5g，泽泻、丹皮、枸杞、菟丝子、党参、麦冬、玄参、天花粉各 6g。上药水煎服取 300mL，早晚分服。适用于重症肌无力肝肾阳虚证，症见四肢乏力，头晕耳鸣，失眠多梦，腰膝酸软，手足心热，盗汗或有自汗，入夜口干，舌红而瘦、苔少或无苔，脉细数。

3. 马钱子方：生马钱子适量。先将马钱子制成胶囊。取生马钱子用清水浸泡半日，去毛，切片后，用香油煎至呈棕黄色。捞出后用六一散粉吸附，筛去六一散，磨粉，每粒胶囊装入炙马钱子粉 0.2g，备用。每日 3 次，每次服 1 粒，饭后即服，每隔 2~4 日增服 1 粒，逐渐加至 7 粒为止。肌力基本正常后减少马钱子用量，直至终止治疗。治疗重症肌无力。

4. 温肾益脾汤：党参 20g，黄芪 25g，芡实、金樱子、巴戟天各 10g，仙茅 35g，肉桂 5g。上药水煎服取 300mL，早晚分服。适用于重症肌无力眼肌型。

5. 参芪胎盘液：人参 30g，黄芪 100g，胎盘粉 20g，枸杞子 60g，人参、黄芪、枸杞子加水煎取 300mL，下胎盘粉搅匀。每次服 10mL。适用于重症肌无力诸症。

6. 玉锁润筋起痿汤：玉竹 15g，锁阳、天冬、木瓜、龟板各 12g，怀山药 20g，怀牛膝、麦冬、枸杞子、甘草、知母各 9g，炙黄柏 3g。水煎服，每日 1 剂，日服 2 次。用于重症肌无力，肝肾亏虚，兼湿热入络之痿证（肢体筋脉弛缓、软弱无力，日久肌肉萎缩或瘫痪）。

7. 补气升提汤：党参、黄芪、茯苓、炒白术、炒白芍、当归、柴胡、葛根各 10g，陈皮、升麻各 5g，制马钱子 15g。上药水煎服取 300mL，早晚分服。适用于眼肌型重症肌无力，属中气下陷者。

8. 滋阴补肾汤：生地黄 15g，山药、茯苓、党参、麦冬、菟丝子、白芍、当归各 10g，山萸肉、泽泻、丹皮、枸杞子各 6g。上药水煎服取 300mL，早晚分服。适用于重症肌无力属肝肾阴虚者。

9. 益气温肾汤：党参 12g，黄芪 18g，柴胡、升麻各 7g，干姜、肉桂各 6g，防风、生甘草各 8g，赤芍、地龙、白芍各 10g。水煎服，每日 1 剂，日分 3 次温服。用于眼肌型重症肌无力。

10. 冯氏匡罢汤：白芍、枣仁、麦冬、白附子、天竺黄、茯苓各 10g，生地黄、石斛、石决明、天麻各 12g，石菖蒲、全蝎、炙甘草各 5g，僵蚕 6g。每日 1 剂，水煎服，日服 2 次，早、晚分服。用于重症肌无力，症见斜视、复视、闭目无力、语音低、吞咽困难、颈软头倾等以肝肾阴虚为主者。

11. 参芪益力汤：黄芪 60g，党参 18g，白术 15g，甘草、陈皮各 3g，枸杞子、柴胡、当归头、升麻各 10g，五爪龙 30g，首乌 20g。日 1 剂，水煎服，日服 2 次，早、晚分服。用于重症肌无力，脾虚升举无力者。

12. 健脾壮阳汤：党参 15~30g，白术 12~18g，生黄芪 24~60g，升麻 9~12g，柴胡 9~18g，熟附片 15~150g，葛根 12~30g， 当归 12~24g，陈皮 9g，麻黄 6~15g，炙甘草 6g。每日 1 剂，水煎 2 次约 250mL，均分 2 次温服。熟附子剂量需自小剂量开始，酌情递增。治疗重症肌无力。

13. 归芪异功散：党参 20g（症状重，用红参 5~10g），白术、当归、茯苓各 15g，陈皮 6g，黄芪、黄精、糯米草、鸡矢藤各 30g，甘草 5g。每日 1 剂，水煎，分 2 次服。治疗重症肌无力。

14. 保元汤：党参 12g，黄芪 18g，柴胡、升麻各 9g，生姜、肉桂、防风、甘草各 6g，赤芍、白芍、地龙各 10g。每日 1 剂，水煎，分 3 次温服。待病情好转后，继用本方制成冲剂内服，每日 2 次，每次 20g。治疗眼肌型重症肌无力。

15. 温运汤：党参 12g，黄芪 18g，柴胡、升麻各 7g，干姜、肉桂各 6g，防风、生甘草各 8g、赤芍、地龙各 10g。水煎服。主治眼肌型重症肌无力。

16. 清热解毒方：黄芩、藿香、花粉、麦冬各 9g，大黄、全蝎各 3g，陈皮、甘草各 1.5g，石斛 12g，滑石 18g，水煎服。另加猴枣散、牛黄散 2 支。水煎服。用于重症肌无力。

17. 人参甘草汤：别直参（另煎冲）、炙甘草各 9g，蛤蚧尾 1 对（研冲），紫河车 2 具，大熟地（沉香粉 1.5g 同捣）、煅龙骨、煅牡蛎、黑锡丹（包煎）、淡附片各 30g，鲜竹沥 30mL（冲），生姜汁 2~3 滴（冲）。水煎服。神志不清者加苏合香丸 1 粒，研末冲服。主治重肌无力危象。

18. 柔肝润筋汤：白芍 15g，蝉蜕 3g，葛根 12g，丝瓜络 10g。日 1 剂，水煎 2 次分服。治疗重症肌无力证属肝不主筋者，表现为阴虚，偏于热，症见口干，便结，舌质红。

19. 温肾培中汤：百合 31g，生地黄 15g，麦冬 12g，石斛 10g，牛膝 12g，黑附子 18g，炒知母、山萸、炒白术各 10g，党参 25g，粳米 31g。 每日 1 剂，水煎 2 次，各取 150mL 混合后两次温服。治疗重症肌无力。

20. 强肌健力饮：黄芪 30g，五爪龙、党参、白术各 15g，当归、升麻、陈皮各 10g，柴胡 6g，甘草 5g。每日 1 剂，水煎 2 次，早晚分服。重症肌无力脾胃虚损者，症见眼睑下垂，四肢倦怠乏力，吞咽困难，纳差便溏，少气懒言，舌胖嫩，齿印，苔薄白或浊厚，脉虚大或弱。

【外治验方】

1. 体针：主穴：攒竹、阳白、鱼腰、合谷、百会。配穴：眼肌下垂加外关、光明、三阴交、足三里；复视加睛明、风池。操作方法：每次取主穴 3 穴，配穴据症取 1~2 穴。眼周穴位可单穴直刺，亦可透穴刺，如阳白透鱼腰，阳白透攒竹等。睛明、攒竹穴，用 30 号毫针，直刺以得气为度，用轻雀啄法行针半至 1min，其余眼区穴用捻转略加提插之法，亦运针半至 1min。刺激宜轻，不留针。四肢穴则取紧插慢提，前重后轻的补法，得气后留针 30~45min。百会穴用米粒大艾炷无疤痕着肤灸 3 壮，亦可用艾条灸 15min。疗程：7~10 天为 1 个疗程，每日 1 次。疗程间隔 3~5 天。

2. 耳针疗法：主穴：眼、皮质下、脾。配穴：肝、内分泌、肾、缘中。操作方法：先以毫针刺法。主穴每次选 2~3 穴，备用 1~2 穴。在双侧耳穴寻得敏感点后，快速捻转刺入，并运针至出现胀、热、痛感，留针 30min，每隔 5min 捻转 1 次，以强化刺激。每日 1 次，10 次为 1 个疗程，第二疗程起视病情改善，可改为耳穴埋针或耳穴压丸（王不留行子），每次选 3~5 穴，每周 2 次，10 次为 1 个疗程。

3. 体针加皮肤针疗法：主穴：攒竹、丝竹空、阳白、鱼腰、太冲、太溪、侠溪。配穴：合谷、大都、脾俞、百会、足三里、中枢、阴陵泉、三阴交。操作方法：主穴每次选手足经脉上穴各 1 对，配穴 1~2 个。针刺得气施补法，留针 20min。出针后用皮肤针自上而下，自内而外弹刺患侧头部足太阳、足少阳经脉及眼轮匝肌，反复 3~5 遍，以局部潮红为宜。疗程：每日 1 次，10 次为 1 个疗程，疗程间隔 3 日。

4. 眼针加穴位注射法：主穴：①脾区、肾区、上焦区（均眼穴）；②攒竹、阳白透鱼腰、丝竹空。配穴：三阴交。操作方法：主穴每次仅选一组，两组交替应用。第一组先以 32 号 0.5 寸毫针直刺眼穴，深 0.1~0.2 寸，不用手法；再针配穴，得气后行三进一退的烧山火手法。均留针 20min。三阴交可加艾条灸 5min，左右交替。上法每日 1 次。第二组用穴位注射法。每次取 2 穴，以维生素 B_{12} 注入，每穴 0.25mg，隔日 1 次。均以 12 天为 1 个疗程，疗程间隔 3~5 天。

5. 推拿法：①捏脊法：在温度适宜的环境下，受术者俯卧推拿床上，施术者撩开患者上衣至颈部，袒露背部，患者裤带松开，将裤退至尾骨处。施术者立于患者一侧，以双手十指从患者尾骨处开始（若是成年女性患者则起点从腰阳关开始），沿脊柱十指交替波浪般向上推背皮，推至大椎穴处，共 3 次。之后顺推膀胱经 3 次，从脾俞、胃俞起往下推按。共约 5min。②推阳经：用跌打万花油从上往下擦脊柱两侧膀胱经区域和肩胛骨区域，以减少摩擦、减轻疼痛。用手掌掌部推膀胱经，推至皮肤潮红。然后将天宗穴区域摩红，接着拿肩，三指或四指拿肩井穴，顺势用中指勾揉胃经之缺盆穴，拿 5min。最后拿颈，颈部为诸阳经经过之处，因此拿颈有调理诸阳经的作用。操作方法：虎口张开，贴紧后颈，拇指和其余四指一张一收，拿捏颈部两侧筋骨肌肉，力度适中，不轻不重，共2min。

【中成药验方】

1. 补中益气丸（颗粒、口服液）：由黄芪、党参、甘草、白术、当归、升麻、柴胡、陈皮、生姜、大枣组成。用于脾胃虚损证型，主要表现为眼睑下垂，朝轻暮重，少气懒言，肢体无力，或吞咽困难，纳差便溏，面色萎黄，舌质淡胖，边有齿痕，苔薄白，脉细弱。浓缩丸，每次8~10丸，每天3次；水丸，每次6g，每天2或3次；颗粒剂，每次6g，每天2或3次；口服液，每次10~15mL，每天3次。

2. 归脾丸：由党参、白术、黄芪、茯苓、远志、酸枣仁、龙眼肉、当归、木香、大枣、甘草组成。用于气血两虚证型，主要表现为神疲乏力，四肢软弱无力，行动困难，心悸气短，少气懒言，面色无华，自汗，舌淡而嫩，苔薄白，脉弱。丸剂，每次1丸，每天3次，温开水或生姜汤送服；合剂，每次10~20mL，每天3次，用时摇匀。

第九节　精神分裂症

精神分裂症是以基本个性改变，思维、情感、行为的分裂，精神活动与环境的不协调为主要特征的一类最常见的精神病。精神分裂症是精神病中最常见的一组精神病，美国六个区的调查资料显示，其年发病率为0.43‰~0.69‰，15岁以上为0.30‰~1.20‰，我国部分地区为0.09‰，根据国际精神分裂症试点调查（IPSS）资料，18个国家的20个中心，历时20多年调查3000多人的调查报告，一般人群中精神分裂症年发病率在0.2‰~0.6‰之间，平均0.3‰。随着现代生活节奏不断加快，人们面临的各种心理压力增大，该病的发生有增多的趋势，且不受性别、文化、地区、种族的影响。精神分裂症，大致属于中医学“癫狂症”范畴。

【诊断要点】

我国根据自己的实践经验，参考ICD-10，也制订出《中国精神疾病分类方案与诊断标准》，现为第二版修订本，即CCMD-2-R（1995）。对精神分裂症列出如下标准：

1. 症状标准。凡具有以下症状中的至少两项，且无意识障碍、智能障碍以及情感高涨或低落，即可确诊：(1)联想障碍；(2)妄想；(3)情感障碍；(4)幻听；(5)行为障碍；(6)意志减退；(7)被动体验；(8)思维被插入或被撤走或强制性思维。

2. 严重程度标准。自知力丧失或不完整，且至少有下列情况之一：(1)社会功能明显受损；(2)现实检验能力受损；(3)无法与病人进行有效的交谈。

3. 病程标准。精神障碍的病期至少持续3个月。

4. 排除标准。应除外脑器质性精神障碍，躯体疾病所致精神障碍和精神活性物质及非依赖性物质所致精神障碍所引起。

【内治验方】

1. 癫狂梦醒汤：桃仁24g，木通、赤芍、桑白皮、柴胡各9g，香附、半夏、大腹皮、青皮、陈皮各6g，苏子（炒、研）12g，甘草15g。水煎服。每日1剂，日服2次。用于精神分裂症，痰热瘀结，神机失用。

2. 礞石滚痰丸：青礞石、生铁落各50g，生石膏20g，生大黄、黄芩、栀子、石菖蒲、枳实、天竺黄、芒硝（冲）、半夏各9g，朱砂3g，郁金10g，生牡蛎40g，青龙齿30g。生铁落、牡蛎、龙齿先煎30min，大黄后下，水煎取300mL，早晚分服。适用于精神分裂症属痰火上扰者。

3. 礞石琥朱汤：礞石、磁石各30g，琥珀粉（分冲）4g，朱砂粉（分冲）1g，黄芩、大黄各10g，沉香6g。水煎取300mL，分2次冲服琥珀粉、朱砂粉。适用于各种精神分裂症。

4. 远志枣茯汤：炒远志100g，炒酸枣仁80g，茯神120g，朱砂粉12g。上药研末混匀，蜂蜜为丸，每次6g，日2次。适用于精神分裂症精神恍惚、如痴如呆、语无伦次者。

5. 清神镇静汤：石决明30g，法半夏12g，茯苓15g，炙甘草、石菖蒲、制南星、郁金、大黄（后下）10g，黄连6g。水煎取300mL，早晚分服。适用于各种精神分裂症狂躁者。

6. 牡蛎散：淮小麦、牡蛎各50g，红枣20g，人参（先煎）10g。水煎取300mL，每日1剂，分2次服用。适用于各种精神分裂症。

7. 菖蒲郁金汤：橘皮15g，制半夏、石菖蒲各12g，广郁金9g。水煎取300mL，每日1剂，分2次服。适于精神分裂症抑郁少动的患者。

8. 甘遂辰砂散：石菖蒲、半夏、制香附、郁金、朱远志、陈皮、炒白术、茯苓、竹茹、胆南星各10g，柴胡、炙甘草各6g。水煎取300mL，每日1剂，水煎2次，早晚各服1次。适用于精神分裂症属痰湿内阻者。

9. 桃仁承气汤：桃仁、红花、柴胡、石菖蒲、酒制大黄（后下）、赤芍、川芎、地龙、制香附、青皮各10g，龙齿20g，丹参15g。龙齿先煎30min。上药水煎取300mL，早晚各服1次。适用于精神分裂症属气滞血瘀证。

10. 朱砂安神丸：生地黄、玄参、知母、白芍、茯神、丹皮、石菖蒲、木通各10g，石膏、麦冬各15g，代赭石、珍珠母各30g，酸枣仁12g，黄连4g，朱砂2g。上药水煎取300mL，早晚各服1次。功能滋阴泻火，安神定志，适用于精神分裂症属阴虚火旺证。

11. 四逆汤：附子、肉桂、炙甘草各6g，干姜、仙灵脾、巴戟天、党参、龟板、黄芪、熟地黄、石菖蒲、茯苓各10g，砂仁3g（后下）。上药水煎取300mL，早晚各服1次。适用于精神分裂症属阳虚亏损证。

12. 瓜蒌泻心汤：瓜蒌30~60g，川黄连6~10g，栀子、白芍、枳实各15g，竹沥10mL（兑入），橘红、柴胡、制南星、姜半夏、大黄、石菖蒲各10g，郁金12g，甘草3g。每日1剂，水煎服，分2次温服。用于精神分裂症，症见烦躁不安，多语善疑，或哭笑无常，夜不安寐，或尿黄便秘，舌红苔黄，脉弦数或滑数。

13. 补虚安神汤：西党参、酸枣仁各15g，黄芪12g，当归、法半夏各6g，枳壳、陈皮各4.5g，茯苓、柏子仁各10g，全蝎3g，肉桂2g，珍珠母（先煎）30g，猪苦胆1个（内装川芎末1.5g，管口扎实，防止胆汁外溢）。每日1剂，水煎2次，取二汁混合，分2次温服。用于精神分裂症，属于体虚而内挟风痰，上扰神明，神不内守者。

14. 癫狂方：生大黄、橘红各12g，川厚朴、山栀、龙胆草、黄芩各10g，柴胡9g，生地黄、麦冬各30g，茯苓20g，生石膏（先煎）40g，灵磁石（先煎）60g，竹茹、车前子（包）各15g。每日1剂，水煎服，日服2次。用于心肝火旺，痰热扰神者。

15. 泻心温胆汤：朱砂拌麦冬、枳实、川贝、橘红、石菖蒲各9g，黄连、粉甘草、琥珀各4.5g，郁金12g，石决明18g，竹沥、元参各15g，猪心血50g。水煎服。每日1剂，日服2次。用于痰蒙心神之癫症，症见神志昏乱、语无伦次、夜不成寐或歌或笑或泣或悲。

16. 生铁落饮：生铁落（先煎）60g，天门冬、麦门冬、贝母各9g，胆南星、橘红、远志、石菖蒲、连翘、茯苓、茯神各3g，元参、钩藤、丹参各4.5g，朱砂1g。每日1剂，日服2~3次。用于痰火上扰之癫狂症，症见神志错乱，狂躁，渴喜冷饮，少食不眠，舌红苔黄腻，脉弦滑数。

17. 加味三一承气汤：柴胡、厚朴、山栀仁、郁金、枳壳、生甘草各10g，苦参、丹参各15g，代赭石粉、白茅根各60g，绵纹大黄（另用水煎，分3次兑服）、净芒硝（分3次冲入药中服）各30g。另用铁落半斤，万氏牛黄清心丸30粒。将铁落入瓦钵中，加水用棒磨研成墨水，即用此水煎上药（除大黄、芒硝外）。铁渣可加水再研，煎药渣时也用此水。每日1剂，日服3次。服药后，大便泻，不必止，泻出水邪，则能止狂。用于痰随火动，上蒙清窍，致精神失常，发为癫狂。

18. 镇心安神汤：远志、柏子仁、郁金各10g，菖蒲60g，茯苓、钩藤各12g，莲子心、厚朴各6g，枣仁、香附、益智仁各10g，朱砂3g，琥珀1.5g。每日1剂，水煎2次，早晚分服，方中朱砂、琥珀不入煎剂。另研末冲服。治疗精神分裂症。

【外治验方】

1. 针灸疗法：①取穴：心俞、通里、阴郄、丰隆、百会、风府、人中、耳穴脑点、神门。操作方法：均用泻法，刺激宜强，留针 2h，每隔 20min 捻针一次，每日针刺 2 次；一般治疗 15~20 日，兴奋狂乱及幼稚荒唐可明显减轻，30 日左右可获愈。适于青春型精神分裂症痰火扰心者。②取穴：百会、风府、心俞、神道、神门、丰隆。操作方法：每日针刺一次，每次针刺 2~3h，每隔 30min 捻针一次，除风府外，针后加灸。如有夸大妄想者加阴郄、少海、陷谷、后溪，用泻法，针后加灸（艾炷灸，下同）3min；如有被迫害妄想者加肝俞、脾俞、足三里、悬钟，用补法，针后均加灸 5min；如有嫉妒妄想者加肾俞、脾俞、照海、关元，用补法，针后均灸 6min；如有钟情妄想者加涌泉、肝俞，此二穴平补平泻，加三阴交、行间、蠡沟，用泻法；针后加灸 3min；如有幻听者加风池、翳风、耳门、听会，用泻法，加涌泉、大钟，用补法，针后加灸 10min。适于偏执型精神分裂症。③取穴：心俞、厥阴俞、神堂、通里、内关、百会、风府、神庭透上星、丰隆。操作方法：均用泻法，每次针刺 3h，每隔 30min 捻一次针，除风府外，针后灸 6min。适用于紧张型精神分裂症，惰懒孤僻，神情呆滞，语少，语出声低而重复，时或自语，行为刻板拘紧，常伫立一处不动，目光呆视一点不移，脉沉滑，舌质红，苔白浊厚腻，属痰阻心窍症患者。④取穴：心俞、脾俞、足三里、神庭透上星、百会、风府、四神聪、间使、神门、灵道、少海、行间。操作方法：心俞、脾俞、足三里用补法，针后加灸 10min；神庭透上星、百会、风府、四神聪、间使、神门、灵道、少海、行间，用平补平泻法，除风府外，针后灸 5min。每次针刺 3h，每隔 30min 捻针 1 次，每日 1 次。适于单纯型精神分裂症。

2. 阅读疗法：主要选择如下种类的读物：①专业知识类：包括医学心理和精神科专业书籍和报刊，如专业教科书、专业科普杂志、精神康复专业报纸及设有精神心理专栏的其他报刊。②人际关系类：包括主要介绍亲情、交友、人际关系处理的有关刊物，如《家庭》《现代生活报》《八小时以外》等。③娱乐放松类：以放松心情为主的娱乐读物，如短篇故事、传记、小说、漫画、各类画报以及登载新闻时事、花边趣事的报刊等。每天要求患者前 30min 安心阅读，后 15min 进行讨论和交流，剩余的时间参加其他日常康复项目。患者在阅读中可能会遇到各种问题，可以鼓励患者互相讨论问题。

【中成药验方】

1. 礞石滚痰丸：由金礞石、沉香、黄芩、熟大黄组成。主治痰火扰心所致的癫狂惊悸，或喘咳痰稠、大便秘结。临床常用于治疗精神分裂症，单纯性肥胖症

（胃湿热阻证），抑郁症，中风。水丸，每袋（瓶）装 6g。口服。一次 6~12g，一日 1 次。

2. 珍黄安宫片：由牛黄、珍珠、冰片、竹沥、朱砂、大黄、郁金、青黛、石菖蒲、胆南星、天竺黄、水牛角片、珍珠层粉、黄芩提取物、小檗根提取物组成。对于热毒炽盛引起的高热烦躁，神昏谵语；或狂乱无知，登高而歌，弃衣而走，不分亲疏，毁物伤人，气力逾常，不食不眠；或伴剧烈头痛，眩晕，烦躁不安，项强，甚则恶心呕吐，一侧肢体麻木，面红目赤。舌红或红绛，苔黄，脉弦数者，用之为宜。口服，1 次 4~6 片，1 日 3 次。

第十节　蛛网膜下隙出血

蛛网膜下隙出血通常为脑底部动脉瘤或脑动静脉畸形破裂，血液直接流入蛛网膜下隙所致。主要表现为发病急骤、剧烈头痛、呕吐，可有意识障碍，多有脑膜刺激征，少数可伴轻偏瘫。中医对本病的认识可见于“中风”“头痛”“厥证”等的文献记载中。本病可分为原发性和继发性两类。原发性 SAH 是指脑底部或表面血管发生病变、破裂而使血液流入蛛网膜下隙的出血性疾病。继发性 SAH 是指脑实质出血破入脑室或蛛网膜下隙的出血性疾病。年发病率为（5~20）/10 万，占急性脑血管病的 10%。

【诊断要点】

1. 临床特点：

用全国第四届脑血管病学术会议（1995 年）蛛网膜下隙出血诊断标准：本病任何年龄均可发病，30~40 岁男性常见，秋末冬初发病率较高。发病前可有头痛、眩晕、头昏、视物模糊等，常在情绪激动、体力劳动、咳嗽、用力排便、饮酒、性交等情况下发病。

（1）头痛：难以忍受的突发剧烈头痛，常在前额、后枕或整个头部，可放射至颈、肩、背、腰及两腿等。头痛重者伴喷射性呕吐，或呕吐咖啡样液体。头痛持续 1~2 周后逐渐减轻或消失。少数病人有头昏、眩晕，可无头痛。

（2）意识及精神障碍：多在发病后即出现，少数在起病数小时发生，或清醒几日后再度出现意识不清。部分病人神志清醒，但淡漠、畏光、怕惊、谵妄、幻觉、妄想、躁动等精神症状，重者昏迷、去大脑强直状态，或脑疝形成而死亡。

（3）抽搐：出血时或出血后短时间内发生局限性或全身性抽搐。

（4）颈项强直及脑膜刺激征：SAH 的特征性体征。起病数小时后出现，少数出现晚。Brudzinski 征发生率为 66%~100%，Kemig 征出现率 35%~60%，多在起病后 3~4 周消失。60 岁以上老年人，脑膜刺激征不明显，但意识障碍较重，应引起注意。

(5) 脑神经障碍：最常见动眼神经麻痹，一侧动眼神经麻痹常见于颅底动脉环后交通动脉瘤，其次Ⅶ、Ⅷ、V、Ⅵ颅神经麻痹等。

(6) 眼底改变：一侧或双侧视乳头水肿、静脉充血、玻璃体膜下出血，是诊断 SAH 的重要依据之一。

2. 辅助检查：

(1) 头颅 CT 检查：显示环池、脑池、脑裂、脑沟、脑室呈高密度区；脑实质内团块高密度灶。

(2) 脑脊液检查：CT 检查已确诊者，不做腰穿。脑脊液均匀血性，无凝血块。腰穿测颅内压力升高。脑脊液蛋白含量升高，糖及氯化物含量在正常范围内，白细胞计数升高。

(3) 脑血管造影：是诊断颅内动脉瘤最有价值的方法，阳性率达 95%。可确定出血原因、部位，有无颅内动脉瘤及血管畸形，有无血管痉挛等。

(4) CT 血管成像（CTA）和 MR 血管成像（MRA）：是无创性的脑血管显影方法，主要用于有动脉瘤家族史或破裂先兆者的筛查，动脉瘤患者的随访以及急性期不能耐受 DSA 检查的患者。

(5) 经颅超声多普勒（TCD）动态检测：颅内主要动脉流速是及时发现脑血管痉挛（CVS）倾向和痉挛程度的最灵敏的方法。

【内治验方】

1. 降肝汤：羚羊角（冲服）0.6g，生石决明（先煎）30g，生地黄、白芍各 18g，炙甘草 3g，地龙、竹茹、黄芩、丹皮、郁金各 9g，钩藤（后下）12g。上药水煎取 200mL，灌服或鼻饲，每日 1 剂。适用于蛛网膜下隙出血肝肾阴亏，肝阳化火上扰者。

2. 加减化瘀止痛汤：当归 10g，赤芍、桃仁、红花、川芎、丹参各 9g，田七末（冲服）3~6g，生地黄 12g。上药水煎取 200mL，每日 1 剂，日服 2 次。适用于蛛网膜下隙出血瘀血内阻，经隧不通者。

3. 温胆汤加减：制半夏、广陈皮、枳壳、茯苓各 6g，甘草 3g，竹茹 9g。上药水煎取 300mL，每日 1 剂，日服 2 次。适用于蛛网膜下隙出血风痰卒中脏腑，蒙蔽清窍者。

4. 益阴凉血汤：天麻、龙胆草、大黄（后下）各 12g，虎杖 25g，生地黄、益母草、石决明各 30g，白芍、旱莲草、茜草根各 15g。高烧者加知母 15g，生石膏 30g，紫雪丹 1 支冲服；痰热加牛黄粉 2g，浙贝母 18g；抽搐者，加广地龙 12g，安脑丸1只（口服）；昏迷者，灌服安宫牛黄丸1粒；虚脱加人参12g，熟附子9g。上药水煎取200mL，每日1剂，日服2次。适用于蛛网膜下隙出血肝阳上亢证。

5. 羚角钩藤汤：石决明、山羊角（先煎）各30g，钩藤（后下）、生甘草各6g，白芍药、牛膝、生地黄各15g，丹皮、菊花、栀子、黄芩各10g。上药水煎取200mL，每日1剂，日服2次。适用于蛛网膜下隙出血肝阳暴亢，兼见风火上扰，口噤不开者。

6. 镇肝息风汤加减：怀牛膝、代赭石（先煎）各15g，生龙骨、生牡蛎、生麦芽、茵陈（先煎）各20g，生龟甲（先煎）30g，白芍药16g，玄参、天门冬、川楝子各10g，甘草5g。上药水煎取200mL，每日1剂，日服2次。适用于蛛网膜下隙出血肝风内动，肝阳暴亢者。

7. 高希贤经验方：牛膝20g，代赭石30g，生地黄、白芍、珍珠母各15g，大黄、生蒲黄各10g，茜草、钩藤、旱莲草各12g。水煎服，日1剂，加云南白药，1瓶/日，分3次服。治疗蛛网膜下隙出血，证属风阳上扰，血溢脉外者。

8. 张云鹏经验方：生大黄（后下）、熟大黄各6g，银花30g，大青叶、连翘各15g，芦根、茅根各60g，玄明粉（冲）、黄芩、鲜石菖蒲、郁金各10g，莱菔子汁1杯冲，至宝丹1粒研末吞。治疗蛛网膜下隙出血，气血逆乱，血与气并走于上，阳明腑实，热毒内蕴，症见突然头痛，烦躁不安，旋即不省人事，目不了了，面色红晕，呼吸气粗，两手掣动，发热，大便数日不通，小溲黄赤，脉弦数有力，舌干少津，边尖红刺，苔滑腻，唇焦。

9. 杞菊地黄汤：山药30g，丹皮、泽泻、蒲黄、茯苓、熟地黄各20g，旱莲草、女贞子、枸杞子、菊花、山茱萸各15g。每日1剂，日服2次。适用于蛛网膜下隙出血，肝肾不足，虚火上扰，眼干目涩、头部空痛者。

10. 涤痰汤加减：制南星、橘红、石菖蒲、人参、竹茹、制半夏各10g，炒枳实15g，茯苓20g，甘草5g。每日1剂，日服2次。适用于蛛网膜下隙出血，痰浊蕴久化热，症见口苦，大便干结，苔黄腻，脉滑数。

11. 李可经验方：代赭石、怀牛膝、生半夏、珍珠母、茯苓、生姜各30g，胆南星、天竺黄、柴胡、黄芩、酒龙胆草、枳实、炙草各10g，杭芍45g，全虫5g、蜈蚣（研冲服）3条，姜汁（对入）10mL，煎取浓汁300mL，小量多次缓缓呷服，待呕止，顿服安宫牛黄丸1丸。治疗妊娠期蛛网膜下隙出血，属肝胃痰火上攻，气机逆乱，有升无降，内风已动，蒙蔽神明者，症见头痛欲裂，抽搐，呕吐稠黏痰涎及黄绿色苦水，其气秽臭，目赤气粗，脉弦滑而动。

12. 王祉珍经验方：生赭石、生草决明各30g，大生地21g，羚羊角（先煎）、龙胆草、紫丹参各9g，炙远志、炒枣仁各6g，川连、杭菊花各4.5g，乳香2.4g。

水煎服。主治高血压中风，蜘蛛膜下隙出血。

13. 栀子金花散：焦栀子、黄芩各 6~12g，黄连 1~6g，黄柏 3~70g、大黄 10g。水煎服。用于蛛网膜下隙出血，多由血热内炽、迫血妄行所致者。初期火热炽盛、头痛神昏或二便失禁者，加金银花炭 40~60g，菊花炭 12~30g，生地炭 30~60g；痛减神清后加生地黄 15~30g，金银花各 10~15g；头晕呕吐者加竹茹 12g，重用焦栀子；大便秘结、小便失禁、手足麻木成偏废者，加牛膝炭 12~30g，蚕沙 12~30g，金银花 20~30g；烦躁及舌咽神经麻痹、语言含糊者，加地骨皮 30g，丹皮 10~15g，生地黄 15~20g。

【外治验方】

1. 针刺疗法：风池、风府、天柱、大杼、风门、昆仑、京骨、束骨。具体操作如下：头部平刺，进针 15~20mm，四肢部根据具体部位进针 10~20mm，留针 30min，每 10min 捻转 1 次，捻转时间 1min，平泻手法。术后 1 周内每天上、下午各 1 次。针刺治疗同时配合使用常规西医治疗方法，包括血管内栓塞治疗和常规西医内科治疗。适用于治疗蛛网膜下隙出血急性期头痛患者。

2. 穴位注射疗法：双侧曲池、双侧足三里、双侧风市。治法：三组穴位交替循环应用，每日选用一组穴位，每个穴位注射丹红注射液 2mL，每日共 6mL，1 次/天，15 天为 1 个疗程。适用于治疗脑动脉瘤性蛛网膜下隙出血后脑血管痉挛患者。

3. 腰大池引流术：患者取侧卧位，头和双下肢屈曲，在无菌操作下应用美敦力腰椎外引流及监测系统行穿刺术，见脑脊液流出后，将导管放入腰椎管蛛网膜下隙内 4~6cm，观察管内脑脊液通畅后，拔出穿刺针，连接引流袋及测压装置，将引流袋置于其外耳道上方 10cm 左右，密切观察患者生命体征、意识、瞳孔变化，如无明显变化则固定引流袋，引流 5~6 天，均不超过 1 周，本组日均引流量为 250~350mL，留置引流管时间为 4.2±1.2 天。同时配合降颅压、营养支持、预防脑血管痉挛、脑细胞活化剂等基础治疗。此疗法适用于创伤性蛛网膜下隙出血患者。

4. 腰穿脑脊液置换法：对有颅压增高者，术前先用 20%甘露醇 125~250mL 快速静滴，30~60min 后再行穿刺，烦躁不安者适当应用镇静剂。穿刺成功后，先测初压，然后针芯半堵针孔控制滴速，缓慢放出脑脊液 10~20mL，并在 5~7min 内缓慢注入等量生理盐水，如此进行脑脊液置换 3~5 次。最后注入等量生理盐水加地塞米松 5mg，根据病情严重程度及脑脊液压力高低决定置换量，每次置换总量 40~60mL，每次腰穿放出脑脊液总量略多于注于生理盐水总量，一般为 5~10mL。最后测压，终压控制在 100~150mmH_2O。一般腰穿置换后脑脊液外观由红色混浊逐渐变为黄色或澄清。拔针以无菌纱布覆盖，术后去枕平卧 6~8h，并密切观察意识及生命体征。一般每周可置换 2~3 次，一般为 2~4 次。治疗期间如头痛与颈强直消失，脑脊液清亮，细胞数、蛋白质和压力正常，则停止置换疗法。此法宜在甘露醇脱水、止血药物、钙拮抗剂、镇静止痛及防治感染等常规治疗的基础上使用，适用于原发性蛛网膜下隙出血患者。

【中成药验方】

1. 天麻钩藤颗粒：由天麻、钩藤、石决明、栀子、黄芩、牛膝、杜仲（盐制）、益母草、桑寄生、首乌藤、茯苓组成。用于肝阳暴亢、瘀血阻窍证型，具有情绪激动、用力等诱因，主要表现为突发头痛，疼痛剧烈，痛如刀劈，伴有恶心呕吐、烦躁激动、口干口苦、渴喜冷饮，舌暗红，或有瘀斑，舌下脉络迂曲，苔黄，脉弦。开水冲服，每次 10g，每天 3 次。

2. 至宝丹：由水牛角、生玳瑁、琥珀、朱砂、雄黄、牛黄、龙脑、麝香、安息香、金箔、银箔组成。用于肝风上扰、痰蒙清窍证型，主要表现为突然发病，头痛剧烈，伴有恶心、呕吐、嗜睡或神志昏蒙，项背强直，或肢体抽搐，可伴有头晕谵妄，口苦咽干，痰鸣，舌红，苔腻，脉弦滑。口服或鼻饲，每次 1 丸，每天 1 或2 次。

第十一节　脑出血

脑出血是指原发性、非外伤性脑实质内出血，占全部脑卒中的 20%~30%。其特点为发病急，进展快，病死率和致残率高，是我国脑血管病中死亡率最高的临床类型 。大部分为高血压病伴脑小动脉病变在血压骤升时破裂所致，称高血压性脑病。其他病因包括：脑动脉瘤、动脉炎、淀粉样血管病变、静脉血栓形成、血小板减少性紫癜、再生障碍性贫血、梗死性脑出血、抗凝或溶栓治疗等。临床表现为发病急，常在剧烈的情绪波动、用力排便、饱餐、剧烈运动时发生，数分钟到数小时到达高峰，病人可有头痛、恶心、呕吐、意识障碍、血压升高、脑膜刺激征等。因出血部位及出血量不同而临床特点各异。脑出血与中医学的“中风病”相类似，归属于中医“仆击”“偏枯”“薄厥”“大厥”“风痱”“类中”等范畴。本病病位在脑，脏腑涉及心、肝、肾；病性本虚标实，上盛下虚。

【诊断要点】

1. 临床特点：

(1) 年龄、性别：大多发生在 50~70 岁，男性多于女性，以冬春季好发。

(2) 脑出血的临床特征：①起病突然而无预兆，少数患者有前驱症状，包括头昏头痛、肢体麻木或活动不便、口齿不清等；②多在活动或情绪激动时发病，症状常在数分钟、数小时内发展至高峰；③急性期常见症状有：头痛头晕、呕吐、意识障碍、肢体瘫痪、失语、二便失禁等；④发病急，进展快，病死率和致残率高；⑤可有生命体征的改变。

(3) 脑出血的症状：因出血部位及出血量不同而临床特点各异。

①基底节区出血：占全部脑出血的 70%，其中以壳核出血最为常见，约占全部的 60%，丘脑出血占全部的 10%。

A. 壳核出血：表现为突发病灶对侧偏瘫、偏身感觉障碍和同向偏盲，双眼球向病灶对侧同向凝视不能，主侧半球可有失语、失用。

B. 丘脑出血：突发对侧偏瘫、偏身感觉障碍和同向偏盲，但其上下肢瘫痪为均等，深浅感觉障碍以深感觉障碍明显；意识障碍多见且较重，出血波及下丘脑或破入第三脑室可出现昏迷加深，瞳孔缩小，去皮质强直等；累及丘脑中间腹侧核可出现运动性震颤、帕金森综合征；累及优势侧丘脑可有丘脑性失语；可伴有情感改变，视听幻觉及定向、记忆障碍。

C. 尾状核头出血：少见，与蛛网膜下腔出血相似，仅有脑膜刺激征而无明显瘫痪，可有对侧中枢性舌瘫。

②脑叶出血：又称皮质下白质出血。以顶叶最常见，其次为颞叶、枕叶、额叶，也可多发脑叶出血，常有头痛、呕吐、脑膜刺激征及出血脑叶的局灶定位症状，如顶叶，可有偏身感觉障碍、空间构象障碍等。

③脑桥出血：轻症或早期检查时可发现单侧脑桥损害的体征，如出血侧的面神经和外展神经麻痹及对侧肢体弛缓性偏瘫，头和双眼凝视瘫痪侧。出血量< 5mL 可意识清楚，预后较好，出血量>5mL，患者迅速出现昏迷、四肢瘫痪，大多呈弛缓性，少数呈去大脑强直，双侧病理征阳性，双侧针尖样瞳孔，呕吐胃内容物，中枢性高热及中枢性呼吸障碍，病情迅速恶化，多在 24~48h 内死亡。

④小脑出血：好发于一侧半球齿状核部位。多数表现为突发眩晕，频繁呕吐，枕部疼痛，一侧肢体共济失调而无明显瘫痪，可有眼球震颤，一侧周围性面瘫，少数为急性进行性，类似小脑占位性病变，重症大量出血，迅速进行性颅内压增高，发病时或发病后 12~24h 内出现昏迷及脑干受压症状，多在 48h 内因急性枕骨大孔疝而死亡。

⑤脑室出血：小量脑室出血常有头痛、呕吐、脑膜刺激征，一般无意识障碍及局灶性神经缺损体征。大量脑室出血常起病急骤，迅速出现昏迷，频繁呕吐，针尖样瞳孔，眼球分离斜视或浮动，四肢迟缓性瘫痪，可有去脑强直、深呼吸、鼾声明显，体温明显升高，多迅速死亡。

2. 辅助检查：

辅助检查的目的在于确诊及指导治疗，并寻找可改善的危险因素以及判断预后。

（1）头颅 CT：为脑出血疑似病例的首选检查，可显示新鲜血肿为圆形或卵圆形均匀高密度区，边界清楚，也可以显示血肿部位、大小、形态，是否破入脑室，血肿周围有无低密度水肿带及占位效应。

①MRI：急性期对幕上及小脑出血的价值不如 CT，但对脑干出血优于 CT，病程 4~5 周后 CT 不能辨认脑出血时，MRI 仍可明确分辨，故可区别陈旧性脑出血和脑梗死。MRI 较 CT 更易发现脑血管畸形，血管瘤及肿瘤等出血原因。

②数字减影脑血管造影（DSA）：脑血管造影只在考虑手术清除血肿或需排除其他疾病时进行。怀疑脑血管畸形、Moyamoya 病、血管炎等可行 DSA 检查，尤其是血压正常的年轻患者更应该考虑以查明病因，预防复发。

③脑脊液检查：颅内压升高，脑脊液多呈洗肉水样均匀血性。因有诱发脑疝的危险，仅在不能进行头颅 CT 检查，且临床无明显颅内压升高表现时进行，怀疑有小脑出血时禁行腰穿。

（2）其他：包括三大常规、肝肾功能、血糖血脂、凝血常规、心电图等检查。

【内治验方】

1. 羚羊汤：羚羊角、醋龟板、生地黄、丹皮、柴胡、白芍各 15g，郁金、九节菖蒲、菊花、夏枯草各 12g，竹茹 10g，黄连 5g。上药水煎取 200mL，每日 1 剂，日服 2 次。适用于脑出血肝风内动证，症见突然剧烈头痛，频繁呕吐，昏仆不省人事，牙关紧闭，半身不遂，肢体拘挛，面赤身热，鼾声气粗者，同时选用局方至宝丹、安宫牛黄丸灌服或鼻饲。

2. 涤痰汤加减：法半夏、橘红、胆南星、枳实各 12g，茯苓、竹茹各 30g，菖蒲、车前子、郁金各 10g，肉桂、人参、大黄各 6g。上药水煎取 300mL，分 2 次服。适用于脑出血属痰浊蒙窍证，合用苏合香丸灌服或鼻饲。

3. 补阳还五汤加味：当归尾、远志、僵蚕、川断、牛膝、川芎各 10g，黄芪 50g，桃仁、地龙、赤芍、红花各 6g、菖蒲 15g、全蝎 5g。上药水煎取 300mL，每日 1 剂，日服 2 次。适用于脑出血气虚络瘀证，症见半身不遂，言语不利，口眼歪斜者。

4. 水蛭粉：水蛭（焙干，研末）每次 2~3g，每日服 2 次。适用于急性高血压性脑出血。

5. 羊脂粳米粥：取羊脂适量煮汤，入粳米、葱白、姜、椒、豉煮成粥，每日

1服，连用10天。适用于脑出血诸症。若语言謇涩，手足不遂，大便不畅，可自制粟米麻子粥。冬麻子100g，炒熟去皮研细，白粟米0.3L，薄荷叶50g，荆芥穗50g，砂锅放水0.3L，先煮薄荷叶、荆芥穗，去渣取汁，入麻子仁、白粟米同煮粥，每日空腹食1次。

6. 利水消肿方：白薇15g，泽兰10g，穿山甲5g。上药水煎取300mL，日服1剂。主治脑出血后遗症，症见瘫痪，语言不利，口眼歪斜者。

7. 清气化痰丸：龙骨、牡蛎、代赭石各30g，僵蚕、菊花、瓜蒌、川贝母、竹沥、玄参、天冬、白芍各10g。上药水煎取300mL，日服1剂。主治脑出血出血量少者。

8. 天麻钩藤饮加减：地龙、钩藤、石决明、桑寄生、竹叶各30g，黄芩、龙胆草、连翘、莲子心、石菖蒲、川贝母各6g。上药水煎取300mL，日服1剂。主治脑出血属肝阳上亢证。

9. 加味导痰汤：姜半夏、茯苓、木瓜、丝瓜络、竹茹、胆南星、陈皮各10g，甘草5g，枳实、天竺黄各9g，桑枝20g。水煎服，温分2次服。风痰阻络所致半身不遂，口眼歪斜者。

10. 桑钩温胆汤：半夏、枳实、竹茹、陈皮各9g，茯苓、桑寄生、钩藤各15g，甘草6g。每日1剂，清水浸泡药物30min，煎煮沸后20min。二煎共取汁300mL，二次分服。痰湿内蕴，郁久化热，热极生风，肝肾亏损。

11. 镇肝复遂汤：生石决明25~35g（先煎），生代赭石、生牡蛎（先煎）各20~30g，胆南星、制半夏、化橘红、茯苓各15g，桑枝、钩藤（血压高者后下）各30g，全蝎6~9g，红花、桃仁、赤芍、白芍、菖蒲、郁金各10g，炙山甲6~9g，竹沥汁50~60mL，羚羊角粉1~1.5g。日一剂，水煎二次，早晚分服。竹沥汁兑入药汁中同服，服时滴入姜汁2~3滴。羚羊角粉冲入药汁中服。突患脑溢血轻症，出血量少，未出现神志昏迷者，中医辨证属肝阳旺、肝风盛之证。

12. 柴牡三角汤：北柴胡9~12g，生牡蛎30~40g，山羊角15~~24g，水牛角15~24g，生鹿角6~9g。每日1剂，水煎2次，分2次服，方中药物质重味潜，需久煎才能取得药效，每煎沸后再煮60~90min，滤渣取汁。当脑溢血尚未完全停止前，除遵守医嘱保持安静外，如见头面潮红，意识模糊者，可加用代赭石、干生地各15g，苎麻根9g，病重者可酌用广犀角6g磨汁冲服。口噤不能服药者，可用鼻饲。当脑溢血已经停止，仍须防其络创复裂，加用女贞子、旱莲草各9g，仙鹤草15g（云南白药亦可用）。

13. 息风通络汤：黄芪30~100g，当归10~15g，水蛭粉（单包）5g，地龙、穿山甲、全虫、僵蚕各10g。加水400mL，文火煎15~20min，取汁100mL冲服水蛭粉，每剂煎2次，早晚各温服100mL。如痰多言謇加远志、菖蒲各10g；肝火旺加龙胆草20g；大便干结加大黄10g；血压偏高加石决明、代赭石各30g，牛膝15g；心烦失眠加炒枣仁、夜交藤各20g。用于气虚、痰浊、血瘀和肝阳上亢引起，中风病恢复期和后遗症期，无论是脑梗死或脑出血。

【外治验方】

1. 针刺联合醒脑静注射液治疗：头部选用百会、四神聪、水沟、印堂、风池；躯干选用大椎；肢体选用太冲、曲池、合谷、丰隆、内关、血海、三阴交。治法：采用快速进针法，得气后捻针，频率为200转/min，持续5min，以泻法为主，留针30min，每15min行针1次，第2次行针后起针。针刺每天1次，每6次休息1天，其他治疗不间断，共4周。宜在常规治疗基础上进行针刺治疗，并配合加用醒脑静注射液20mL加入生理盐水250mL中静脉滴注。每日1次。适用于脑出血急性期。

2. 微创术联合亚低温疗法：常规给予脱水、控制血压、营养脑细胞、控制感染、维持水电解质平衡等治疗，并行颅内血肿微创穿刺粉碎清除术，上述治疗外加用亚低温治疗，采用降温毯、降温帽，同时根据情况适当给予冬眠合剂。持续监测腋温，并使体温维持在34℃~36℃。治疗过程中注意观察生命体征、电解质、凝血功能、出血情况，对年龄较大、生命体征不稳定的患者，体温不要太低（35℃~36℃）以减少并发症的发生。根据病情应用3~5天，停止降温后采用自然复温方法复温，平均8h将患者体温恢复到37.0℃~37.5℃。

3. 高压氧疗法：常规治疗的基础上采取微创碎吸引流术治疗，根据术前头颅CT定位，局麻状态下采用电钻在颅骨钻开一小孔，选用适当长度的一次性颅内血肿粉碎穿刺针进入血肿中心，拔除针芯，加密封帽，以5mL注射器缓慢抽吸血肿液态部分，抽吸血肿量的1/3左右，然后采用0.9%氯化钠注射液经针形血肿粉碎器加压冲洗残余的液态血肿和半固态血肿，3~5mL/次，直至冲洗液呈淡红色，用2万IU尿激酶3mL、5mg地塞米松加入0.9%氯化钠注射液，注入血肿腔，夹闭引流管4h后开放引流，留管引流时间一般不超过1周。微创碎吸引流术后加用高压氧治疗，采用医用高压氧舱，升压时间20min，治疗压力0.2mPa，达到稳压状态80min，患者戴面罩吸纯氧60min，每吸氧20min，休息5min，呼吸舱内空气，减压时间设定为30min。HBO治疗1次/天，10天为1个疗程，共治疗2个疗程。

4. 推拿疗法：①患者俯卧位，用手掌先按揉背部脊柱两侧及下肢，着重点按肝俞、肾俞；再用滚法，拨揉脊柱两侧，点按患侧下肢的环跳、委中、承山等穴，配合搬腰后伸的被动活动。②患者侧卧位，患肢在上，用拿法自肩至腕，以肘部为重点，配合向上牵引和被动伸屈肘关节活动。自患侧臀部、大腿、小腿外侧用滚法、拿法，髋、膝及踝关节为重点部位。③患者仰卧位，点按头维、百会、风池，颜面部施揉法、点法。用拿揉法向上臂内侧至前臂，以腕、肘关节为重点，同时作肩、肘关节外展屈伸活动，用拨法、拿法自髋关节沿大腿前面向下至踝背部，点按伏兔、膝眼、足三里、解溪、太冲。患肢被动屈伸及被动活动。推拿手法应因人制宜，轻重补泻辨证施治，时间共 30min，每天治疗 1 次。10 天为 1 个疗程，连续治疗 5 个疗程。

5. 热敏灸疗法：急性脑出血，以头、项、上肢、下肢为热敏化高发区，并多出现百会、四神聪、风池、风府、内关、三阴交、曲池、合谷、足三里、太冲等区域。采用艾条温和灸体表“热敏化穴”，激发经络感传，促进经气运行，使气至病所，从而提高临床疗效。配合基础药治疗和综合性治疗。

【中成药验方】

1. 牛黄清心丸：由牛黄、当归、川芎、甘草、山药、黄芩、苦杏仁、大豆黄卷、大枣、白术、茯苓、桔梗、防风、柴胡、阿胶、干姜、白芍、人参、六神曲(炒)、肉桂、麦冬、白蔹、蒲黄、人工麝香、冰片、水牛角浓缩粉、羚羊角、朱砂、雄黄组成。用于痰热腑实、风痰上扰证型，主要表现为半身不遂，口舌歪斜，言语謇涩或不语，偏身麻木，腹胀，便干便秘，头晕目眩，咳痰或痰多，舌质暗红或暗淡，苔黄或黄腻，脉弦滑或偏瘫侧脉弦滑而大。口服，每次 1 丸，每天 1 次。

2. 脑安胶囊：由川芎、当归、红花、人参、冰片组成。用于气虚血瘀证型，主要表现为半身不遂，口舌歪斜，言语謇涩或不语，偏身麻木，面色䛕白，气短乏力，口角流涎，自汗，心悸，便溏，手足肿胀，舌质暗淡或舌边有齿痕，舌苔薄白或白腻，脉沉细、细缓或细弦。本证多见于恢复期。口服，每次 2 粒，每天 2 次。

第八章　内分泌科疾病

第一节　糖尿病

糖尿病（DM）是一组以血浆葡萄糖（简称血糖）水平升高为特征的代谢性疾病群。引起血糖升高的病理生理机制是胰岛素分泌缺陷及（或）胰岛素作用缺陷。血糖明显升高时可出现多尿、多饮、体重减轻，有时尚可伴多食及视物模糊。糖尿病可危及生命的急性并发症为酮症酸中毒及非酮症高渗性糖尿病昏迷。糖尿病患者长期血糖升高可致器官组织损害，引起脏器功能障碍以致功能衰竭。在这些慢性并发症中，视网膜病变可导致视力丧失；肾病变可导致肾功能衰竭；周围神经病变可导致下肢溃疡、坏疽、截肢和关节病变；自主神经病变可引起胃肠道、泌尿生殖系及心血管等症状与性功能障碍；周围血管及心脑血管合并症明显增加，并常合并有高血压、脂代谢异常。如不进行积极防治，将降低糖尿病患者的生活质量，寿命缩短，病死率增高。根据中西医病名对照，糖尿病属“消渴”范畴。

【诊断要点】

1. 糖尿病诊断应尽可能依据静脉血浆葡萄糖值，而不是毛细血管血的葡萄糖检测结果。文中所提到的血糖均为静脉血浆葡萄糖值。

2. 血糖的正常值和糖代谢异常的诊断切点主要依据血糖值与糖尿病并发症的关系来确定。

3. 我国目前采用 WHO（1999 年）糖尿病诊断标准：

（1）糖尿病症状（典型症状包括多尿、多饮和不明原因的体重下降）加随机血糖（指不考虑上次用餐时间，一天中任意时间的血糖）≥11.1mmol/L（200mg/dL）或空腹血糖（空腹状态指至少 8 h 没有热量的摄入）≥ 7.0mmol/L（126mg/dL）或葡萄糖负荷后 2 h 血糖 ≥ 11.1mmol/L（200mg/dL）。

（2）无糖尿病症状者，需另日重复检查明确诊断。

【内治验方】

1. 祝谌予降糖方：生黄芪、生地黄、玄参、丹参各 30g，苍术 6g，葛根 15g。上药水煎取 300mL，每日 1 剂，分 2 次服。尿糖不降者加天花粉 30g；血糖不降者加人参或党参、知母各10g，生石膏30g~60g，炙甘草3g，粳米9g；血糖较高而易饥者加玉竹10g~15g，熟地黄30g；皮肤瘙痒加白蒺藜、地肤子、知母、黄柏各10g，白鲜皮15g；口渴明显者加绿豆衣10g，薏苡仁15g；长期使用胰岛素治疗合并有血管病变，如冠心病、脉管炎可加葛根、丹参、广木香、当归、益母草、赤芍、川芎各15g，适用于糖尿病属气阴两虚型。

2. 施今墨经验方一：元参、枸杞子、玉竹90g，苍术、五味子、葛根、丹皮、冬青子30g，麦冬、杜仲、茯苓、二仙胶、熟地黄、山萸肉、人参各60g，生黄芪、怀山药各120g。上药研为细末，另用黑大豆1000g，煎成浓汁去渣，共和为小丸，每次6g，每日3次。适用于成年人糖尿病，血糖尿糖控制不理想者。

3. 施今墨经验方二：花粉、元参、生地黄、怀山药各90g，葛根、天冬、西洋参、五味子、麦冬、莲须、人参各30g，银杏、石斛、桑螵蛸、菟丝子、补骨脂、山萸肉、何首乌、女贞子各60g，生黄芪120g。上药研为细末，金樱子膏1000g合为小丸，每服6g，每日3次。适用于糖尿病口渴多饮、多尿为主者。

4. 益气滋阴饮：黄芪50g，人参15g（或党参30g），玉竹、枸杞子、天冬、玄参各20g，生地黄25g，菟丝子、女贞子各15g。水煎服，每日1剂，分2次服。消渴病（证属气阴两虚者），症见疲倦乏力，口干，腰脊下肢酸痛，舌红苔燥，脉弦滑，血糖、尿糖甚高。

5. 陆家龙经验方：太子参、黄芪、葛根、丹参各15g，麦冬、生地黄、苍术、玄参各10g，上药水煎取300mL，每日1剂，早晚各服1次，每次服150mL。适用于糖尿病属气虚血瘀型，症见口渴喜饮，多尿，倦怠乏力，气短懒言者。

6. 糖尿病调理方：麦冬、五味子、山萸肉、熟地黄、山药、牡丹皮、茯苓、泽泻各10g，紫石英15g（先煎），肉桂3~6g。上药水煎取300mL，每日1剂，分2次服，1个月为1个疗程，共治疗3个疗程。适用于2型糖尿病。

7. 温肾降糖汤：肉桂24g（切碎蒸汁兑入，不可火煎），鹿茸粉（另装胶囊，分2次随药送服）3g，黑附块18g，桑螵蛸、灵芝草、巴戟天、补骨脂、覆盆子、金樱子各9g，山萸肉、大山参各12g，野于术15g，怀山药、芡实各30g。文火煎服，每日1剂，日服2次。糖尿病，确属虚寒者，症见尿意频繁，小溲清长，朝夕不断，症似尿崩，有时尿呈淡青色，有时上浮一层如猪膏，口不欲饮食，舌淡不红，苔薄白，或润或不润，气短音低，大便时溏，四肢厥冷。六脉常见沉迟，尺脉尤甚。

8. 山药黄芪方：山药100g，黄芪50g。取水400mL，煎至200mL，分早晚2次温服。适用于糖尿病属气阴两虚型，可长期服用。

9. 左归麦门冬汤：北沙参30g，法半夏12g，粳米、麦冬、熟地黄、枣皮、淮山、茯苓、枸杞、生麦芽各15g，甘草、黄连各6g。每日1剂，水煎2次，早晚分服。气阴两虚消渴证，口渴引饮，五心烦热，嘈杂善饥，消瘦，舌红少苔或舌淡红中有裂纹，苔薄黄，脉细数。

10. 赵锡武经验方：生地黄、熟地黄、党参、菟丝子、黄芪各30g，天冬、麦冬、山萸肉、元参各12g，当归9g，泽泻15g。上药水煎服300mL，每日1剂，分2次服。适用于治疗糖尿病中晚期患者。

11. 玉女煎加减：生地黄、玄参、黄连、知母、石膏、栀子各10g，天花粉15g，麦冬12g。上药水煎服300mL，每日1剂，分2次服。适用于糖尿病阴虚热盛型，症见多食易饥，形体消瘦，大便干结。

12. 七味白术散：太子参、知母、石膏、五味子各10g，山药20g，黄芪、麦冬各15g。上药取水400mL，煎至200mL，早晚各1次，每次100mL。适用于糖尿病气阴两虚型，症见口渴，精神不振，倦怠乏力，饮食减少。

13. 生津止渴汤：山药、生地黄各50g，玉竹15g，石斛、沙苑、蒺藜各25g，知母20g，附子、肉桂各5g，红花10g。水煎服，日服2次，早饭前、晚饭后30min温服，猪胰子切成小块生吞。适用于多饮、多尿、多食、形体消瘦、咽干舌燥、手足心热，舌质红绛、苔微黄，脉沉细而消渴症者。

14. 治消止渴汤：生地黄、怀山药各30g，天花粉、石斛、知母各20g，沙参、麦冬各15g，泽泻12g，五味子6g。水煎服，每日1剂，日服2次。治疗糖尿病，证属脾阴不足者。

15. 糖尿病方（李孔定）：地骨皮30~60g，僵蚕、丹参、赤芍、苍术各15~30g，枸杞15~20g。每日1剂，水煎2次，分服。用于阴阳气虚兼瘀挟湿2型糖尿病。

16. 降糖益阴汤：天花粉、川石斛各15g，生地黄、元参各15~30g，生山药、黄芪各30g，麦冬、苍术、知母、黄柏各10g。水煎服，每日1剂，2次分服。适于糖尿病（消渴），证属燥热伤阴者。

17. 清热养阴汤：生石膏、黄精、黄芪各30g，元参、枸杞子、山药、人参叶、知母各10g，生地黄、熟地黄各15g。水煎服，每日1剂，2次分服。适于阴阳俱虚的症候。

18. 降糖克消汤：生地黄、菟丝子、黄芪、元参、丹参各15g，怀山药、山萸肉、天冬、苍术、葛根各9g。水煎服，每日1剂，2次分服。治疗消渴（糖尿病），症见形体日渐消瘦、尿频清长，或多食善饥、烦渴引饮；或腰酸无力、神疲困倦，或动则汗出或心悸、夜寐不安、多梦纷纭，或纳呆、腹胀、便溏或头晕、周身烦热不适、口干思饮，或精神不振，舌质少苔或薄白，脉沉弦而数无力。或舌质暗、舌上有瘀点或瘀斑。

19. 二地降糖饮：地锦草、苦参、地骨皮各 15g，泽泻、生石膏（先煎）各 30g，南沙参、麦冬、知母、生地黄、僵蚕各 10g，青黛 5g（包煎）。每日 1 剂，先将上药加冷水浸泡 30min，再煎煮 30min，每剂药煎 2 次，将 2 次煎出的药液混合分 2 次服用。治疗非胰岛素依赖型糖尿病，症见口渴欲饮，消谷善饮，小便频多，疲乏无力，形体消瘦，舌质偏红，苔薄黄，脉细数。

【外治验方】

1. 针灸治疗：①取穴：脾俞、膈俞、胰俞、降糖穴（大多的糖尿病患者在背部（第 1、2 腰椎间右侧 2.5 寸）都有一个明显压痛点，为降糖有效穴，被称之为降糖穴，也有人认为在腕关节与肘关节之间的下 1/3 之处）。多饮烦渴加肺俞、意舍、承浆（或金津、玉液）；多食易饥、便秘加胃俞、丰隆；多尿、腰疼、耳鸣加肾俞、关元或尿三针与骶三针；神倦乏力、少气懒言、腹泻加胃俞、三阴交、阴陵泉或腹三针等。操作方法：以针刺得气为度，当患者对针刺有较强反应时，则留针 15min，出针前重复运针一次再指压，补泻兼施，留针 20~30min。疗程：每日或隔日 1 次，10 次为 1 个疗程。②取穴：胰俞、肺俞、肾俞、足三里、三阴交。阴虚燥热型加合谷、鱼际、太溪；气阴两虚型加气海、关元；阴损及阳型加关元、命门。操作方法：针刺时间上午 7~9 时。背俞穴毫针平刺，得气后，用平补平泻法；合谷、鱼际、太溪、足三里、三阴交直刺，得气后，用泻法；气海、关元、命门得气后，加灸。以上均留针 30min，每日 1 次，15 日为 1 个疗程。

2. 耳针疗法：取穴：胰、内分泌、肾上腺、缘中、三焦、肾、神门、心、肝，偏上消者加肺、渴点；偏中消者加脾、胃；偏下消者加膀胱。操作方法：毫针轻刺激，或王不留行子贴压法。每次取单耳 4~5 穴，隔日 1 次，10 次为 1 个疗程。

3. 梅花针疗法：用梅花针叩刺脊柱两侧的华佗夹脊穴或叩刺肺俞、脾俞、胰俞、胃俞、肾俞，隔日或每日 1 次，10 次 1 个疗程。

4. 艾灸法：取穴：气海、关元、三阴交、阴陵泉、太溪、肾俞、命门、脾俞、复溜、足三里。操作方法：操作时将艾炷置于穴位上点燃，每穴灸治 5~10 壮，每次选用 6 个穴，以上各穴交替使用。疗程：每日治疗 1 次，15 天为 1 个疗程。适用于 2 型糖尿病患者。

5. 穴位埋线疗法：取穴：胃管下俞（胰俞）、三阴交、气海、关元、建里、中脘、足三里、肺俞、脾俞、肾俞、三焦俞。操作方法：①选取穴位，用龙胆紫标记，皮肤常规消毒。②按无毒操作要求戴消毒手套，将 3.0 羊肠线剪成 1.5cm 长线段，并在维生素 B 注射液中浸泡 5min，羊肠线即可软化，然后置于 9 号注射针的前端，将 28 号针灸针从后端插入。③在选好的穴位上，左手拇指食指绷紧皮肤或捏起皮肤，右手执持针器将 9 号注射针快速刺入，缓慢送到所需深度，得气后，一边退针，一边用针蕊将羊肠线推入组织内，拔针后用创可贴覆盖针眼处，两天后可去之。④10 天埋线 1 次，3 次为 1 个疗程，第 1 次选胃管下俞（双侧）、三阴交（双侧）、气海、肺俞（双侧）；第 2 次选中脘、脾俞（双侧）、三焦俞（双侧）、足三里（双侧）；第 3 次选建里、关元、肾俞、胃管下俞（双侧）。然后间隔 20 天。再行下 2 个疗程。共 3 个疗程。患者均继续行埋线治疗前的饮食控制方法，运动治疗等非药物治疗方法，用穴位埋线 1 周后逐渐停用降糖西药。

6. 穴位注射疗法：以 5mL 灭菌注射器及 5 号针头抽取黄芪注射液 4mL，取患者三阴交穴，常规消毒皮肤后，快速刺入穴位，提插得气，回抽无回血及神经放射痛，即将药物注入，每穴 2mL。疗程：每 3 日 1 次，6 次为 1 个疗程，疗程间隔 2~3 天。适用于 2 型糖尿病患者。

【中成药验方】

1. 消渴丸：由北黄芪、生地黄、天花粉、优降糖（每丸含 0.25mg，即 10 丸消渴丸含 1 片优降糖）组成。具有改善多饮、多尿、多食等临床症状及较好的降低血糖的作用。主治 2 型糖尿病。每次 5~10 粒（1.25~2.5g），每日 2~3 次，饭前 30min 服用。

2. 降糖舒胶囊：由熟地黄、枸杞子、刺五加、黄芪、玄参、麦冬、知母、葛根、人参、黄精、天花粉、益智仁、牡蛎、丹参、荔枝核、生石膏、芡实、山药、五味子、乌药、枳壳组成。主治 2 型糖尿病无严重并发症者，可改善口干、便秘、乏力等临床症状及降低血糖。每次 6 片，每日 3~4 次。1 型糖尿病及有严重并发症者不宜服用。

3. 渴乐宁颗粒：由黄芪、黄精（酒制）、地黄、太子参、天花粉等组成用于气阴两虚型消渴病（非胰岛素依赖型糖尿病），口渴多饮、五心烦热、无力多汗、心慌气短者。口服，每日3 次，每次 4g。

第二节　糖尿病周围神经病变

糖尿病周围神经病变（DPN）是糖尿病的主要慢性并发症之一，以周围对称性感觉和运动神经病变以及自主神经病变最为常见。目前其发病机制不详，可能与山梨醇（多元醇）通路学说、肌醇减少学说、组织蛋白糖基化学说和血管性缺血缺氧等因素有关。对称性多发性神经病变见于四肢特别是下肢远端，主要表现为疼痛、感觉异常或感觉过敏，四肢呈对称性“手套或袜套”型感觉障碍，夜间或寒冷情况下加重。非对称性单支神经病变以坐骨神经、股神经受损多见，臂丛神经受损也较常见。对糖尿病神经病变传统医学中虽无相应的确切病名，但古医籍中早有记载。从其临床表现来看多隶属于中医的“痹证”“痿证”“血痹”“麻木”“不仁”等范畴。

【诊断要点】

1. 明确的糖尿病病史。

2. 在诊断糖尿病时或之后出现的神经病变。

3. 临床症状：肢端感觉异常，如麻木、手套或袜套感、针刺感、灼热感、隐痛、刺痛或烧灼样痛；运动神经障碍，如肌力减弱、肌萎缩。

4. 体征：①踝反射异常（或踝反射正常，膝反射异常）；②针刺痛觉异常；③振动觉异常；④压力觉异常。以上 4 项体征具备 1 项即可。

5. 需排除其他病因引起的神经病变，如颈腰椎病变（神经根压迫、椎管狭窄、颈腰椎退行性变）、脑梗死、格林–巴利综合征，排除严重动静脉血管性病变（静脉栓塞、淋巴管炎）等。

6. 尚需鉴别药物尤其是化疗药物引起的神经毒性作用以及肾功能不全引起的代谢毒物对神经的损伤。

7. 如根据以上检查仍不能确诊，需要进行鉴别诊断的患者，可做神经肌电图检查。

【内治验方】

1. 宋氏经验方：黄芪 30g，太子参 20g，麦冬、五味子、知母、天花粉、生地黄、白芍各 10g，当归、丹参、鸡血藤各 15g，甘草 6g。每日 1 剂，水煎至 300mL，每日 2 次。适用于糖尿病周围神经病变手足麻木或疼痛，范围较局限，感觉异常如蚁走，虫爬，发热或触电样，或脚踩棉花样，疼痛不甚。

2. 罗燕楠经验方：桂枝、桑枝、川芎、红花各 10g，桑寄生、仙茅、仙灵脾、苏木、炒谷麦芽、炙甘草各 15g，生黄芪、茯苓、白芍、丹参、鸡血藤、络石藤、首乌藤各 30g，三七粉 3g（冲），水蛭粉（冲）1.5g。上药水煎至 300mL，每日 1 剂，分 2 次服。适用于糖尿病周围神经病变肢体麻木和发凉症状者。

3. 四藤一仙汤：鸡血藤、络石藤、海风藤、钩藤各 15g，威灵仙 10g。上药水煎至 300mL，每日 1 剂，早晚温服，或煎水外洗，每晚 1 次。适用于糖尿病下肢周围神经病变瘀血阻络者。

4. 降糖饮 1 号：黄芪、地骨皮各 40g，首乌、生地黄、天花粉、麦冬、黄精、山药、玄参各 30g，僵蚕 10g，知母 12g，黄连、金樱子、山茱萸、桑枝各 15g。上药水煎至 300mL，每日 1 剂，分 2 次服，适用于糖尿病周围神经病变肢体麻木，气血两虚者。

5. 扶正通络汤：鸡血藤 25g，党参、枸杞子、僵蚕、川芎、路路通、桑寄生各 15g，黄芪、威灵仙各 30g，丹参 20g，天麻 10g。日 1 剂，水煎 2 次得药液 500mL 左右，分早、中、晚 3 次服之。用于糖尿病周围神经病变，痰湿瘀浊阻滞经络者。

6. 于世家经验方：炙黄芪 15g，白附子、白僵蚕各 10g，蜈蚣 3 条，桂枝、川芎、当归、郁金各 12g，炙甘草 6g。每天1剂，加水约 500mL，煎取 200mL，复煎加水 300mL，煎取 150mL，将 2 次药液兑匀，早晚温服。适用于糖尿病周围神经病变肢体末端感觉减退者。

7. 益气活血汤：太子参、黄芪、丹参各 20g，枸杞子、川牛膝、杜仲、桑寄生、桑枝、威灵仙各 15g。上药水煎至 300mL，每日 1 剂，分 2 次服。适用于糖尿病周围神经病变属气阴两虚证。

8. 刘从明经验方：黄芪、生地黄、丹参、桂枝各 10g，当归、白芍、麦冬、玄参、泽兰各 15g，黄连 6g，全蝎 5g，天花粉 20g，红花、僵蚕各 12g。水煎服，每日 1 剂，分 2 次服。同时用威灵仙 30g，桂枝、姜黄、刘寄奴、制川乌、鸡血藤各 15g，上药水煎取汁 400mL，温洗患肢。适用于糖尿病周围神经病变手足麻木、肢体酸痛、手足发凉者。

9. 瑞竹堂经验方：甘松 、枸杞各 15g，黄芪、党参 、桑寄生各 20g，菟丝子 30g，红花、乳香、肉桂、炙甘草各 6g，水蛭、没药、细辛各 3g。上药取水 400mL，煎至 200mL，早晚各 1 次，每次 100mL。适用于糖尿病周围神经病变肢体末端感觉减退者。

10. 活络止消汤：木瓜、丹参各 15g，狗脊、川断、川芎各 10g，水蛭 3g，蜈蚣 2 条，土鳖虫 5g。每日 1 剂，水煎服，分 2 次服。配合糖尿病基础治疗，适用于糖尿病周围神经病变属肝肾亏虚、瘀血阻络证。

11. 加味四妙散：猪苓 20g，茯苓 15g，苍术、牛膝、生薏米、茵陈各 30g，黄柏、厚朴、陈皮、葛根各 10g。上药水煎至 300mL，每日 1 剂，分 2 次服。适用于糖尿病周围神经病变湿热蕴结型患者。

12. 四逆散：醋柴胡 6~10g，枳壳、枳实各 3~10g，赤芍、白芍各 15~30g，炙甘草 3~6g。上药水煎至 300mL，每日 1 剂，分 2 次服。体弱便溏者用小量，体壮便干者用大量。治疗糖尿病周围神经病。

13. 刘文峰经验方一：黄芪 35g，白芍 12g，生地黄、当归、桂枝、牛膝、川芎各 9g，桃仁、红花、全蝎各 6g，桑枝、鸡血藤各 18g。水煎分 3 次服，每日 1 剂。治疗糖尿病周围神经病属气虚血瘀证。

14. 刘文峰经验方二：黄芪 35g，生地黄、玄参、石斛、丹参、当归各 12g，鸡血藤、桑枝各 18g，牛膝、杜仲各 9g，桃仁、红花、全蝎各 6g，蜈蚣 1 条。水煎分 3 次服，每日 1 剂。用于治疗糖尿病合并周围血管病，中医辨证属气阴两虚型。

15. 益气活血通痹汤：黄芪 30g、丹参、白芍、鸡血藤、桑枝各 15g，木瓜、僵蚕、地龙各 10g。血瘀偏重者加用桃仁 10g，三七粉 2g（冲服）；气虚偏重者可加太子参 20g。每日 1 剂，水煎分 2 次温服。用于治疗糖尿病周围神经病气虚血瘀证。

16. 活络止消丸：狗脊、川断、木瓜、丹参、川芎各 15g，水蛭 3g，白茅根 10g，蜈蚣 2 条，土鳖虫 5g。每日 1 剂，每天 2 次口服。用于针对糖尿病周围神经病变属肝肾亏虚、瘀血阻络证候。

【外治验方】

1. 针灸治疗：太溪、太冲、肝俞、肾俞、胃管下俞，手部感觉异常加内关，足部感觉异常加三阴交，动眼神经和外展神经受累加攒竹、承泣、阳白、丝竹空、大椎、风池。治法：临床还应随症加减取穴，主穴以补法为主，配穴以泻法为主。手部感觉异常者内关针感要求达到指端，足部感觉异常者太溪、三阴交针感要求达到趾端。疗程：每日或隔日治疗 1 次，10 次为 1 个疗程。病程长者，疗程间可休息 5~7 天，病程短者可连续治疗。

2. 电针结合穴位注射法：足三里、三阴交、阳陵泉、合谷、曲池、脾俞、肾俞、太溪。治法：选用毫针，根据不同腧穴的肌肉厚薄，针刺 1~1.5 寸，要求患者酸麻胀感明显。然后选择四肢穴位，接电针仪，每次 2 穴，交替使用，选疏密波，频率为 2Hz-10Hz-100Hz 循环，强度以患者能耐受为度，留针 30min。同时配合穴位注射弥可保注射液，每次 2 个穴位，每穴每次注入弥可保 0.25mg，交替使用。

3. 刺络放血疗法：在患趾末梢皮肤局部用酒精棉球常规消毒，用右手拇指、食指和中指持针，中指在前以控制进针的深度，进针时手掌向上，用左手拇指和食指先后持患肢各个患趾，以“刺手”对准患趾末端快进快出，行中医学“点刺放血”的方式，以三棱针刺破浅表脉络，深至半分或一分，放血时挤出血液，初期血色暗红，直至挤出血为鲜红色停止治疗，不论血量多少。隔日 1 次，7 次为 1 个疗程。

4. 艾灸法：取穴：足三里、太溪、三阴交。操作方法：选用普通清艾条，采用传统温和艾灸法，每穴每次 30min，以局部皮肤发红范围约 10cm×10cm 为度。

5. 桂蜡外敷法：是采用中药肉桂联合医用石蜡外敷双涌泉穴辅助治疗方法。具体步骤如下：把玻璃纸铺在方盒内，将蜡放入电饭煲内，插上电源，加热，当蜡融至 55℃~65℃成液体状态后，用勺子把蜡舀到方盒内，待液体慢慢冷却成半固体状，撒上肉桂粉末，检查皮肤，铺上一次性中单或治疗巾以保护床单。操作者用手按压蜡块，感觉柔软，无蜡液溢出为宜。先平放于操作者前臂及患者蜡疗部位试温，再将蜡面敷于双涌泉穴，用胶布或绷带固定，嘱患者勿下地活动，以免跌伤。1~2 次/天，每次外敷 1h，20 天为 1 个疗程。

6. 中药封包治疗：当归、红花、续断、醋没药、醋乳香、白芷、川椒、透骨草、羌活、烫骨碎补等各 12g。治法：将上述药物封包外敷治疗，每次 30min，2 次/天。连续用药 10 天为 1 个疗程。

7. 中药油膏剂治疗：大黄、生侧柏叶、当归、白芍、川芎、丹参、生地黄、黄芩、黄柏、黄芪、薤白、甘草。将上述药物制成活血解毒中药油膏剂备用，均匀涂抹于患者疼痛肢体皮肤表面，厚 0.5~1mm，以清洁纱布包裹。1 次/天，治疗 4 周为 1 个疗程，连续治疗 12 周。适用于治疗瘀热型痛性糖尿病周围神经病变患者。

【中成药验方】

1. 脉络宁注射液：主要由中药玄参、牛膝、川芎等提炼而成。含有皂甙、生物碱、甾酮和氨基酸等成分。具有疏通微循环、扩张血管、增加神经组织供血及供氧的作用，治疗糖尿病周围神经病变。静脉滴注，1 次 10~20mL（1~2 支），加入 5%葡萄糖注射液或氯化钠注射液 250~500mL 中滴注，1 日 1 次，10~14 天为 1 个疗程，重症患者可连续使用 2~3 个疗程。

2. 刺五加注射液：主要成分为黄酮类物质。治疗糖尿病周围神经病变。每瓶 250mL（含总黄酮 500mg）。静脉滴注，1 次 300~500mg，1 日 1~2 次。

3. 川芎嗪注射液：主要为中药川芎的有效成分甲基吡嗪。治疗糖尿病周围神经病变。40mg/支。用注射液 40~80mg（1~2 支），稀释于 5%葡萄糖注射液或氯化钠注射液 250~500mL 中静脉滴注。速度不宜过快，1 日 1 次，10 日为 1 个疗程，一般使用 1~2 个疗程。

第三节　甲状腺功能亢进症

甲状腺功能亢进症（简称甲亢），是指由于甲状腺本身或甲状腺以外的多种原因引起的甲状腺激素分泌增多，作用于全身的组织和器官，引起以神经、循环、消化等系统的兴奋性增高和代谢亢进为主要表现的一种临床综合征。引起甲亢的病因很多，临床上以 Graves 病（弥漫性毒性甲状腺肿）最常见，其次为 Plummer 病（毒性结节性甲状腺肿）和甲状腺炎引起的甲亢。其他少见的类型有 T3 型甲亢、T4 型甲亢、碘甲亢、功能自主性甲状腺腺瘤、HCG（绒毛膜促性腺激素）相关性甲亢、滤泡状甲状腺癌所致甲亢、TSH 瘤（垂体性甲亢）、Hambuger 甲亢

(汉堡包甲亢）等。根据中西医病名对照，甲亢属“瘿气”范畴，结合临床特点亦可从“心悸”“瘿瘤”等角度进行辨证。

【诊断要点】

1. 凡临床上有怕热多汗、多食易饥而消瘦、心慌、易激惹、舌及手细微颤抖、大便次数增多等高代谢和交感兴奋的表现，尤其有甲状腺肿大或突眼者，要考虑本病存在。

2. 除有完整的、详细的病史采集外，需要辅以相应的实验室检查：

(1）一般需查 TT3（总 T3）、TT4（总 T4）、FT3（游离 T3）、FT4（游离 T4）和 TSH（促甲状腺激素)。如 FT3、FT4（或 TT3、TT4）增高而 TSH 降低者符合甲亢；仅 FT3 或 TT3 增高而 FT4 、TT4 正常者为 T3 型甲亢；仅有 FT4 或 TT4 增高而 FT3、TT3 正常者为 T4 型甲亢； FT3 、FT4 正常而 TSH 降低者为亚临床甲亢；FT3、FT4（或 TT3、TT4)、TSH 均增高，则提示垂体性甲亢。

(2）对少数轻型或临床表现不典型的病例，应查甲状腺摄碘率，必要时作 TRH（促甲状腺激素释放激素）兴奋试验。

(3）TSAb（抗 TSH 受体刺激性抗体）阳性，提示 Graves 病；甲状腺核素显像为“热结节”，结节外甲状腺组织摄碘功能受抑制，提示 Plummer 病或功能自主性甲状腺腺瘤；甲状腺摄碘率减低，提示亚急性甲状腺炎致甲亢；TPOAb（甲状腺过氧化物酶抗体）和 TgAb（甲状腺球蛋白抗体）阳性，提示桥本病并甲亢；碘甲亢者有过量碘摄入史，血清中无自身抗体，甲状腺摄碘率降低，停止摄碘后部分病人甲亢可自行缓解。

【内治验方】

1. 柴草消瘿汤：柴胡、半夏各 10g，生地黄、龟板、连翘各 20g，夏枯草、丹参、蒲公英各 30g，黄芩、黄连、玄参、陈皮各 15g，黄药子、甘草各 5g。以上方药每日 1 剂，水煎取汁 300mL，分 2 次服。胸闷、胁痛者加枳壳、川楝子各 6g，香附、延胡索各 9g 以疏肝理气；心慌者加远志、酸枣仁各 10g，柏子仁 6g 以安神；结块较硬或有结节，可酌情加三棱、莪术各 6g，僵蚕、穿山甲各 3g 等以破血消癥散结；手颤睑颤明显者加天麻、钩藤各 10g，石决明、白蒺藜各 6g 以平肝息风止痉。适用于甲状腺功能亢进症属心肝火旺证。

2. 丹栀逍遥散：牡丹皮、栀子、当归、白芍、白术各 10g，云苓 15g，柴胡 8g。每日 1 剂，水煎取汁 400mL，分 2 次服，每次 200mL，早晚饭后半小时温服。适用于甲状腺功能亢进症属肝气郁结证，症见颈前轻度或中度肿大，一般柔软、光滑，烦热多汗，急躁易怒，眼球突出，手指颤抖，面部烘热。

3. 甲亢方：黄芪、郁金、玄参各 12g，半枝莲、海藻、昆布、夏枯草、赤芍各15g，柴胡8g，穿山甲3g，三棱、莪术、葛根、半夏、生姜、连翘各10g，丹参、浙贝母（先煎）、牡蛎、白花蛇舌草各20g（先煎）。上方每日1剂，先用冷水浸泡20min，大火烧开后，小火再煎20min，倒出；再加入冷水，大火烧开后，小火再煎20min，2次煎液混加在一起，分2次服，早晚各1次。适用于甲亢属湿热内蕴兼血瘀证。

4. 甲亢煎：柴胡、白芍药、木瓜、乌梅、红花、香附、郁金、莲子各10g，丹参15g，生龙骨、生龙齿各30g。每日1剂，水煎取汁400mL，分2次服，每次200mL。适用于甲亢患者FT3、FT4明显升高者。

5. 疏肝健脾汤：玄参、生地黄、浙贝、白芍、黄芪各15g，麦冬、莪术、法夏、党参各12g， 柴胡、黄药子、白术各10g，猫爪草18g，陈皮5g。每日1剂，水煎取汁300mL，分2次服，每次150mL，早晚温服。适用于甲亢肝气郁结证。

6. 邓铁涛经验方：太子参、生牡蛎各30g，麦冬、贝母、玄参各15g，山慈姑10g，五味子6g，浙甘草5g。每日1剂，水煎服，日服3次。用于弥漫性甲状腺肿伴甲状腺机能亢进。

7. 高天舒经验方：柴胡、天麻、旱莲草、女贞子、夜交藤、枸杞子、天麻、川芎各15g，龙胆草、黄芩、栀子、石菖蒲、远志各10g，酸枣仁45g，夏枯草、珍珠母各30g。每日1剂，水煎服300mL，100mL/次，分3次于餐后口服。适用于甲亢属肝郁火旺证，症见心悸心烦，怕热多汗，颈前结块肿大，时有头晕气短，身体消瘦，指颤，大便次数多，便溏。

8. 消瘿汤：生牡蛎、夏枯草各30g，象贝母、黄药子10g，白芍、玄参、生地黄、麦冬各15，地龙9g，甘草5g。每日1剂，水煎服300mL，早晚温服，先服汤剂4~6周，症状、体征改善后，再以本方研末，开水冲服，每次20g，每日2次，2个月为1疗程。适用于甲亢属心肝阴虚证。

9. 朱丹经验方：酸枣仁20g，黄连、夏枯草、浙贝母、夜交藤各15g，知母、黄芩、柴胡 、炒白芍、川芎、茯苓、甘草各10g，浮小麦、大枣各30g。水煎服300mL，每日1剂。适用于甲亢属痰结血瘀证，症见颈前肿块，按之有结节，肿块经久未消，胸闷，纳差。

10. 夏少农甲亢重方：夏枯草、黄芪各30g，白芍、生地黄、香附各15g，何首乌20g。每日1剂，水煎服，日服2次，早、晚各服1次。治疗甲状腺机能亢进所致之症。

11. 甲亢平复汤：玄参、夏枯草、生地黄各30g，天花粉20g，知母、黄柏、昆布、海藻、丹皮各10g。发作期首用甲亢平复汤控制病情发展，每周服6剂。轻者一般治疗2~3周症状即可缓解，重者则需服用2~3个月。

12. 甲亢平复丸：羊靥（羊的甲状腺）40个，玄参、天花粉各100g，麦冬、夏枯草、知母、黄柏、丹皮、三棱、莪术、海浮石、煅牡蛎各60g，浙贝150g，石决明、昆布、海藻各120g。共研细面，炼蜜为丸，每次10g，每日服2次。善后需用甲亢平复丸巩固疗效。

13. 抑亢丸：羚羊角2g（先煎），天竺黄、白蒺藜各25g，沉香、香附、紫贝齿、莲子心、生地黄、白芍、黄药子各15g，珍珠母50g。水煎服，日2次，早饭前、晚饭后30min温服。或制成蜜丸每重9g，日服3次，每次1丸。服药期间停服一切中西药物。适用于甲状腺机能亢进者，症见心悸，汗出，心烦，消瘦，易怒，瘿瘤肿大，两眼突出，舌质红，苔黄干，脉弦数。

14. 消瘿制亢汤：黄芪30g，夏枯草、海藻、昆布各15g，酒砂黄药子、天葵子、玄参、浙贝、牡蛎、紫草、丹参、龙齿、海浮石、八月扎各15g。日一剂，水煎服，2次分服。1月为1个疗程。症状消除后仍需1~3月的治疗，巩固疗效，以免复发。甲状腺机能亢进症，表现为颈部中央漫肿，按之无物，不痛不痒，微有压迫感。

15. 五法合一甲亢汤：沙参、麦冬、石斛、莲肉、白芍、乌梅、木瓜各9g，柴胡、白术、桑叶、黑山栀各6g。每日1剂，水煎2次，早晚各服1煎。随证加减，治疗各型甲状腺机能亢进（瘿证）。

16. 龚志贤经验方：当归、丹皮各20g，女贞子、旱莲草、党参、泽泻、生牡蛎、麦冬、白芍、枸杞子、海藻、昆布、玄参、玉竹、炙龟板、制首乌、红枣各30g，茯苓、生地黄、黄芪、夏枯草、山药各60g。上药各研为细末，混合筛罗和匀，炼蜜为丸，每丸重10g。每日早晚各服1丸，温开水送下。治疗甲状腺机能亢进所致之症。

17. 刘义方平甲汤：生牡蛎（先煎）、珍珠母（先煎）、海藻、夏枯草各30g，象贝母、赤芍各10g，龙胆草、黄芩、生甘草各3g，黛蛤散15g（包煎），车前子12g。每日1剂，水煎服，日服2次，早、晚各服1次。治疗甲状腺机能亢进所致之症。

18. 甲亢平汤：黄芪、牡蛎各30g，生地黄、夏枯草各18g，白芍15g，浙贝、玄参各12g，当归10g，柴胡、青陈皮各6g，甘草5g。每日1剂，水煎服，日服2次。随证加味，治疗甲状腺功能亢进。

【外治验方】

1. 针灸治疗：取穴：太冲、肾俞、肝俞、大椎、颈部夹脊穴、颈部阿是穴（在肿大的甲状腺上）、合谷、内关、太溪、三阴交、足三里等。肝郁火旺者加曲泉、期门等；阴虚阳亢者加阴陵泉；气阴两虚者加气海；心悸加心俞、厥阴俞、心平（少海穴下1寸处）；多汗加复溜；失眠加心俞、神门；突眼加耳上阿是穴（耳尖直上入发际约1寸处）、光明；月经不调加血海、阴陵泉。操作方法：一般肾俞、肝俞、太溪、三阴交、足三里、阴陵泉、复溜、心俞、厥阴俞、神门、气海等穴用补法刺之，太冲、大椎、颈部夹脊穴、合谷、曲泉、期门、血海、光明、阿是穴等用泻法刺之，内关、心平等穴用平补平泻法刺之。注意事项：治疗前，先让病人静卧或静坐休息一定时间，以定其神。治疗时一般使患者采取卧位，松开腰带以使气血畅通，并让其舌抵上腭、闭口，并作缓慢、均匀、自然的深呼吸。针刺治疗中不允许病人开口讲话，以防分神散气。针刺应以病人舒适为度。具体操作方法：消毒后，以左手持棉球轻扶针身下部，以右手中指轻弹针尾（指与针接触呈90度角），使针尖迅速刺入皮下。然后再将针身刺入一定的深度，行使补泻手法，整个操作过程轻快而无疼痛。

2. 埋线疗法：肝俞、心俞。具体操作如下：双侧穴常规消毒后局麻，用12号腰椎穿刺针穿入羊肠线1.5~2cm，刺入穴位得气后埋入羊肠线，以无菌干棉球按压片刻，外敷创可贴。2周1次，4次后，间隔2个月再埋线4次。

3. 穴位贴敷治疗：清洁穴位体表皮肤，撕掉中药穴位贴保护膜，将功效面贴敷于颈前甲状腺肿大部位（阿是穴、人迎穴）。根据患者耐受情况，每贴贴敷时间12~24h，2周为1个疗程。适用于格雷夫甲亢患者。

4. 中药塌渍联合远红外线照射治疗：牡蛎、浙贝、夏枯草、三棱、莪术、玄参、黄药子各10g，白矾5g。治法：上药均为免煎制剂，用蜂蜜或醋调成糊状，敷于肿大甲状腺的相应部位，并用红外线理疗灯照射塌渍处，每次照射30min左右，避免烫伤。此法具有理气化痰、活血化瘀、消瘿散结功效。禁忌证及注意事项：颈部皮肤破损、溃疡者禁用；伴有血症可能导致局部出血、体质虚弱者慎用；高热抽搐及对塌渍药物过敏者忌用。塌渍时间不宜过长（30~40min）；红外线温度30℃~45℃，温度不宜过高，以免烫伤；遮蔽脸部；避免交叉感染，应做到一物一人。

【中成药验方】

1. 甲亢灵片：由墨旱莲、丹参、夏枯草、山药、龙骨、牡蛎组成。用于具有心悸、汗多、烦躁易怒、咽干、脉数等症状的甲状腺机能亢进症。每片0.26g。口服，1次6~7片，1日3次。

2. 抑亢丸：由羚羊角、白芍、天竺黄、桑葚、醋延胡索、醋青皮、香附、玄参、石决明、黄精、黄药子、天冬、女贞子、地黄组成。用于瘿病（甲状腺机能亢进）引起的突眼，多汗心烦，心悸怔忡，口渴，多食，肌体消瘦，四肢震颤等。每25丸重5g。口服，1次5g（25丸），1日2次。

3. 复方甲亢膏：由黄芪、党参、麦冬、白芍、夏枯草、生地黄、丹参、生牡蛎、苏子、五味子、制香附、白芥子组成。适用于轻度或中度甲亢患者；对硫脲类药物过敏的甲亢患者；合并白细胞减少，不能使用抗甲状腺药物者；抗甲状腺药物治疗缓解后的巩固治疗。上方制成膏剂，每次 10g，每日 3 次。

第四节　甲状腺功能减退症

甲状腺功能减退症(简称甲减）是由于甲状腺激素的合成、分泌或生物效应不足而引起的以基础代谢率降低为特征的内分泌疾病。各年龄均可发病，以中老年妇女多见，男女患病之比为 1:5，发病始于胎儿及新生儿期，表现为生长和发育迟缓、智力障碍，称为呆小症。成人发病表现为全身性代谢减低，常见畏寒、汗少、动作缓慢、精神萎靡、记忆力减退、肌肉无力、嗜睡、性功能减退、黏液性水肿等。根据病变部位分为原发性甲减、继发性甲减及甲状腺激素抵抗综合征三类。临床上以原发性甲减常见，约占甲减的 96%，其中绝大多数系由自身免疫性甲状腺炎、甲状腺放射性碘治疗或甲状腺手术所致。属于祖国医学“虚劳”“瘿劳”“瘿瘤”等范畴。

【诊断要点】

1. 有地方性甲状腺肿、自身免疫性疾病、甲状腺手术、放射性碘治疗甲亢，以及用抗甲状腺药物治疗史、甲状腺炎或下丘脑-垂体疾病史等。

2. 典型临床表现：无力，嗜睡，畏寒，少汗，反应迟钝，精神不振，记忆力减退，腹胀，便秘，声音低沉，体重增加，经血量多，皮肤干燥、枯黄、粗厚、发凉，非凹陷性黏液性水肿，毛发干枯、稀少、易脱落，手掌姜黄粗糙，体温低，脉率慢，脉压差小，跟腱反射迟钝。

3. 血清 FT4、FT3 水平低于正常下限。

4. 血清 TSH 值显著升高，为诊断甲减的一线指标。对临界性 TSH 值要注意复查。

5. 血清甲状腺过氧化物酶抗体（TPOAb）、甲状腺球蛋白抗体（TgAb）强阳性提示为自身免疫性甲状腺疾病，如慢性淋巴细胞性甲状腺炎（又称桥本病）和原发性萎缩性甲状腺炎。

【内治验方】

1. 桂附八味丸：肉桂（后下）6g，制附子（先煎）、山萸肉、车前子（包煎）、赤芍、牛膝各 10g，山药 20g，熟地黄 24g，茯苓、丹参各 15g。每日 1 剂，水煎 300mL，早晚各温服 150mL。气虚症状明显者加用生黄芪 20g，胆结石者加用鸡内金 15g，血虚症状明显者加用当归 10g，便秘者加大黄 10g。具有温补肾阳、化瘀通络功效。适用于甲状腺功能减退症属肾阳不足证，症见神疲乏力，四肢倦怠，面色不华，畏寒肢冷，反应迟钝，记忆力减退，水肿，腹胀纳差，肌肤粗糙或甲错。

2. 杨氏经验方：人参 9g，附子 6g，川芎 12g，炙甘草 3g。水肿者加服猪苓 10g、冬瓜皮 15g，胸闷者加服丹参 10g、远志 15g。每日 1 剂，水煎 300mL，早晚各温服 150mL。4 周为 1 个疗程。适用于甲状腺功能减退症，症见表情淡漠，四肢水肿，头昏嗜睡，腹胀，形寒肢冷，月经紊乱者。

3. 补肾填精方：何首乌 50g，黄芪 30g，熟地黄 25g，仙灵脾、菟丝子、仙茅、肉桂各 10g，党参 20g。若阳虚畏寒明显者，加附子 10g 以助阳补火；若性功能衰退者，可加巴戟天 10g、阳起石 10g 以温肾壮阳；若脾虚泄泻者，加补骨脂 15g、白术 15g 以温脾止泻；兼有浮肿者可酌加泽泻、茯苓各 15g 以健脾利水；兼大便秘结者，则配肉苁蓉 10g；若颈部有瘿瘤者，可加牡蛎、浙贝母、玄参各 20g 以滋阴软坚散结。每日 1 剂，水煎服，早晚温服。适用于甲状腺功能减退属肾精亏虚证，症见畏寒，腰膝酸软，倦患乏力，食欲不振，心悸，女性月经不调，男性见阳痿。

4. 九味暖肾汤：熟地黄、淮山药各 30g，补骨脂 10~15g，肉桂 6~9g，泽泻、肉豆蔻、鹿角片、吴茱萸、山茱萸各 10g。每日 1 剂，水煎 300mL，早晚各温服 150mL。适用于阳虚型甲减。

5. 五苓散：泽泻、茯苓、猪苓、白术、桂枝各 30g，川牛膝 15g，丹参、川芎、鸡血藤、泽兰各 10g。水煎服 400mL，每日 1 剂，早晚各服 200mL。适用于甲减水肿明显者。

6. 二仙羊肉汤：仙茅、仙灵脾、生姜各 15g， 羊肉 250g， 调味品各适量。羊肉切片， 放砂锅内， 加清水适量，再将仙茅、仙灵脾、生姜用纱布包好， 放入锅中， 文火烧至羊肉烂熟， 加调味品调味即成。食时去药包，食肉饮汤， 每日 1 剂。适用于甲减脾肾阳虚型，症见疲乏无力，畏寒肢冷，嗜睡少言，颜面虚肿，阴毛稀疏，耳鸣眩晕，关节酸痛，阳痿滑精，妇女闭经。

7. 疏消汤：生牡蛎 30g，茯苓、夏枯草各 25g，香附 20g，柴胡、白芍、青皮、贝母、半夏、陈皮、鳖甲、焦白术、砂仁各 15g。每日 1 剂，水煎 300mL，早晚各温服 150mL。适用于甲减属肝气郁结型。

8. 疏肝消瘿汤：昆布 6g，柴胡、白芍、栀子、乌梅各 10g，沙参、麦冬、石斛、浙贝母、夏枯草各 15g。每日 1 剂，水煎内服。适用于甲减属肝气郁结证。

9. 山药茯苓包：山药粉、茯苓粉各 100g，面粉、豆沙馅各 200g，发酵粉适量。将山药粉、茯苓粉加水适量调成糊状，上笼蒸半小时后，调入面粉、发酵粉，擀成皮，包入豆沙馅，包成包子，上笼蒸熟即成。每日 1 剂。适用于甲减属阳虚水停证，症见畏寒怕冷，嗜睡懒言，体重增加，肢体浮肿，心悸胸闷者。

10. 张琪经验方：茯苓、白术、泽泻、麦冬、丹参、益母草、桃仁、猪苓、红花、赤白芍各 20g，附子（先煎）、红参、五味子各 15g。水煎服。治疗甲状腺功能低下患者，脾肾阳虚，水湿不化，血脉瘀阻，导致全身肿胀，精神萎靡，肢体酸痛等症状。

11. 开瘀消胀汤：郁金、川军、肉苁蓉、仙灵脾、巴戟天、三棱、莪术各 10g，丹参 30g。上方每周服 6 剂，水煎服。一般服用 1 个月可明显见效，治疗 3 个月左右瘀胀即可消退。适于甲状腺机能减退，气滞血瘀，形成瘀胀者。

12. 邓铁涛经验方一：黄芪 30g，党参 18g，白术 24g，当归 12g，炙甘草、柴胡、升麻各 6g，巴戟天、枸杞子各 9g，陈皮 3g。水煎服。主治甲状腺机能减退症。

13. 邓铁涛经验方二：黄芪 18g，茯苓 30g，白术、何首乌各 24g，泽泻、桂枝、山药、淫羊藿各 9g，菟丝子 12g。水煎服。主治甲状腺机能减退症。

14. 曾氏温阳方：黄芪 30g，党参、茯苓、泽泻各 20g，制附片、仙茅、仙灵脾、补骨脂各 10g，桂枝、甘草各 5g。水煎服。适于甲状腺机能减退，属脾肾两虚证。

15. 邝氏助阳方：党参 10~30g，黄芪 15~30g，仙茅 9g，仙灵脾 9~15g，菟丝子、熟地黄各 9~12g。水煎服。治疗心脾肾阳虚型甲状腺机能减退。

16. 徐氏治减方：煅牡蛎 30g，党参、炒白术、怀牛膝、生白芍、宣木瓜、茯苓皮、郁金各 12g，全当归 9g，杜红花 6g，炙甘草 3g。水煎服。适于甲状腺切除术后引起甲状腺机能减退症。

【外治验方】

1. 穴位按摩法：以下穴位或反射区每天至少按摩两三种。①常用穴位：百会、大椎、合谷、内外关、足三里、三阴交、太溪、太冲、涌泉。各点压 20 次，遇痛点另加揉 1min。②手穴：按揉合谷、神门、大陵、劳宫、八邪穴、四缝穴。每穴可点按刺激 20 次。遇痛点另加揉 1min。八邪穴即手背 1~5 指间指蹼缘后赤白肉际（每两指叉口后约半指处），双手共八穴。四缝穴指手掌的 2~5 指近端关节指横纹的中点，双手共八穴。③足穴：遇痛点另加揉 1min。甲状腺：双足拇趾与第二趾蹼处沿第一趾骨头向内呈 L 形带状，自足趾向足跟方向刮压 20 次。脑垂体：双足拇趾趾腹中央，点压 20 次。肾上腺：双足掌第二趾骨与第三趾骨头之间，足底部“人”字形交叉点凹处，点压 20 次。甲状旁腺：双足第一趾骨关节内侧点压 20 次。颈项：双足底部拇趾根部横纹处，点压 20 次。④耳穴：甲状腺、内分泌、缘中、皮质下、肾、内生殖器、睾丸。按揉对耳屏：耳垂的正上方对耳屏处是缘中穴（脑点、脑干），点住此穴往后上（即是甲状腺、颈椎）方来回搓揉；转揉耳甲腔：耳垂上方的耳朵眼。这里有内分泌、皮质下（卵巢，睾丸）及心肺脾胃气管等反射点；转揉耳甲艇：耳朵眼前上方的小耳窝。这里有肾、大小肠、肝胆等反射点；转揉三角窝：耳甲艇上方的三角窝，这里有神门、盆腔、内生殖器等。无论按揉还是转揉一般不少于 30 次，发现明显痛点，在痛点处点压 1min。

2. 火针法：取穴：大椎、脾俞、肾俞、关元、足三里。右手持针，左手拿酒精灯，将火针针身中部 1/3 平放入酒精灯火焰中，待针身红亮右手向上提起针柄，同时向下放入针尖使针身前 2/3 成 45°角倾斜在火焰中，待针尖针身烧至白亮施治。浅疾刺法，穴位消毒后火针在酒精灯上烧至通红，快速轻浅点刺，速入疾出。每针刺毕皆由助手以消毒干棉球按压针孔，可防止出血和感染，减轻疼痛。一般隔 2 天 1 次。

3. 穴位敷贴法：以肉桂、吴茱萸适量药末同生姜汁调膏，敷神阙穴，隔日 1 次。适用于甲减阳虚水肿者。

4. 针灸疗法：①取穴：人迎、肾俞、脾俞、太溪、足三里、关元。肾阳虚甚者，加命门、气海等穴；浮肿者，加阴陵泉、三阴交；智力减退者，加百会、心俞。操作方法：针刺以温补手法，同时加艾条温灸，或取背腹部穴位施隔附子饼灸。②取穴：大杼、风门、肺腧、大椎、身柱、风池。根据病情辨证施治选取配穴，主配穴结合分为两组，两组交替使用。操作方法：分别采用麦粒灸、实按灸方法，每次每穴灸 7~10 壮，至局部皮肤红润，药气温热透达深部为度。每日或隔日 1 次。

【中成药验方】

1. 归脾丸：由党参、白术、黄芪、茯苓、远志、酸枣仁、龙眼肉、当归、木香、大枣、甘草组成。用于治疗甲状腺功能减退症气虚血亏证，面色苍白无华，神疲懒言，心慌气短，眩晕肢软，纳差、腹胀、便秘，记忆力减退，畏冷，舌淡，苔薄，脉细。每丸重 9g，每瓶装 200 丸。口服，1 次 8~10 丸，1 日 3 次。

2. 济生肾气丸：由熟地黄、山茱萸、牡丹皮、山药、茯苓、泽泻、肉桂、附子、牛膝、车前子组成。用于治疗甲状腺功能减退症脾肾阳虚证，症见全身明显浮肿，畏寒肢冷，面色萎黄，倦怠乏力，纳呆身重，神情淡漠，嗜卧，智力减退，皮肤粗糙，毛发脱落，腰膝酸软，阳痿不孕，或伴胸闷，心悸及气促，舌淡胖，苔白，脉沉细或沉迟。每丸重 9g。口服，1 次 1 丸，1 日 2~3 次。

3. 金匮肾气丸：由熟地黄、山药、山茱萸、茯苓、牡丹皮、泽泻、桂枝、附子、牛膝（去头）、车前子。辅料为蜂蜜。用于治疗甲状腺功能减退症阴阳两虚型，症见畏寒蜷卧，腰膝酸软，小便清长或遗尿，男子阳痿，女子不孕，或见五心烦热、盗汗，舌质淡红，舌体胖大，苔薄白，尺脉弱。每 100 粒重 20g。口服，1 次 20~25 粒，1 日 2 次。

第五节　亚急性甲状腺炎

亚急性甲状腺炎曾命名为肉芽肿性甲状腺炎、巨细胞性甲状腺炎或 de Quervain 甲状腺炎，其发病原因与病毒感染有关，患者常先有上呼吸道感染。本病是一种可以自行恢复的甲状腺感染性疾病。女性发病率为男性的 3~6 倍，好发年龄 30~50 岁。属于祖国医学“瘿痈”“瘿瘤”“ 瘿肿”范畴。

【诊断要点】

1. 有上呼吸道感染前驱症状。

2. 甲状腺部位有逐渐或骤然发生的疼痛，严重病例伴有发热，患者在转动头部或吞咽时疼痛加重，并可向耳部、下颌或枕骨部位放射，甲状腺轻到中度肿大，质硬，触痛剧烈。

3. 血沉明显增快。

4. 血清甲状腺激素浓度升高与甲状腺放射性碘摄取率降低呈双向分离。

5. 典型者整个病程分三期：甲状腺毒症期、甲状腺功能减退期和恢复期。

【内治验方】

1. 王东经验方：丹参 30g，法半夏、茯苓、瓜蒌皮、墨旱莲、猫爪草各 15g，浙贝母、郁金各 12g，田七片 6g。每日 1 剂，水煎服 300mL，早晚各温服 150mL。具有理气化痰、清热活血兼以养阴功效。适用于亚急性甲状腺炎阴虚血瘀证。

2. 张娟经验方：连翘 18g，黄芩、生白芍、玄参、生地黄、夏枯草、红藤各 12g，豆豉、葱白、桔梗、生甘草各 6g。水煎内服。适用于亚急性甲状腺炎属热毒壅盛。

3. 解毒消瘿汤：重楼、连翘各 30g，夏枯草、白芍、赤芍、丹参、浙贝母各 15g，川楝子、元胡、牡丹皮、贯众、海浮石各 10g。每日 1 剂，水煎服，每煎 200mL，早晚各温服 100mL。适用于亚急性甲状腺炎属毒热蕴结证，症见甲状腺肿大，疼痛，肌肉酸痛。

4. 清热消瘿 1 号方：蒲公英、板蓝根各 20g，射干、连翘、牛蒡子、土牛膝、桔梗、赤芍、白芍各 12g，金银花、大青叶、知母各 15g，甘草 9g。每日 1 剂，水煎服 300mL。适用于亚急性甲状腺炎属热毒壅盛证，症见高热寒战，头痛咽痛，颈部肿痛，肤色微红。

5. 清热消瘿 2 号方：夏枯草、龙胆草、生地黄、白芍、浙贝母各 15g，牡丹皮、泽泻各12g，柴胡10g，栀子、黄芩、郁金各9g，甘草6g。每日1剂，水煎服300mL。适用于亚急性甲状腺炎属肝郁化火证，症见颈部肿胀疼痛，心悸，胸胁胀满，急躁易怒，多汗手颤，口苦口渴，大便秘结。

6. 清热消瘿5号方：柴胡、赤芍、白芍、陈皮、香橼、佛手各12g，贝母、牡蛎、玄参、薏苡仁、白术、茯苓各15g，枳壳、甘草各10g。每日1剂，水煎服300mL，分2次服。适用于亚急性甲状腺炎属气郁痰阻证，症见颈前肿块消失，无发热，胁肋不舒，易怒，善太息，肢体困重。

7. 彭氏经验方：黄芩、柴胡各14g，板蓝根、连翘、蒲公英、生石膏（先煎）各30g，黄连、陈皮、桔梗、生甘草、玄参、马勃、牛蒡子、僵蚕各10g，薄荷（后下）、升麻各6g，延胡索15g。水煎服300mL，每日1剂，每日2次。同时给予中药免煎剂水溶液（金银花、连翘、蒲公英、紫花地丁、天葵子、黄芩各10g）浸湿纱布外敷患处，1次/天，20min/次。适用于亚急性甲状腺炎颈前红肿热痛明显者。

8. 毛小红经验方一：青蒿、茯苓、浙贝母、黄芩各12g，紫草10g，连翘、玄参、紫河车、延胡索、香附、半夏、陈皮各9g，瓜蒌、金银花、夏枯草各15g。水煎服，日1剂。治亚急性甲状腺炎属风热邪毒型。

9. 毛小红经验方二：柴胡、白芍、茯苓、白术、丹皮各12g，枳壳、紫河车、香附、栀子、当归各9g，延胡索、郁金各10g，夏枯草15g，三棱、莪术各6g，珍珠母24g（先煎），甘草5g。水煎分3次服，每日1剂。治亚急性甲状腺炎属肝火痰瘀型。

10. 王氏经验方：青蒿、黄芩、牡丹皮各6g，浙贝、连翘各9g，板蓝根、夏枯草、元参各15g，桔梗4.5g。每日1剂，水煎服300mL，早晚各温服150mL。适用于亚急性甲状腺炎属肝胆蕴热型患者，症见畏寒，发热（多见午后），多汗，头痛，咽痛，颈项痛，口苦喜饮，疲乏等。

11. 蒿芩清胆汤加减：青蒿、黄芩、板蓝根、大青叶、竹叶、牛蒡子各10g，生石膏30~60g，夏枯草、浙贝母、僵蚕、连翘各15g，甘草3g。水煎分2次服，每日1剂，高热不退或病情严重时可以日服2剂。治疗亚急性甲状腺炎高热。

12. 方和谦经验方：金银花、陈皮、生甘草、天花粉、蒲公英、连翘、桔梗各10g，大瓜蒌、泽兰叶各15g，白芷3g，橘叶、当归各6g。水煎分2次服，每日1剂。适用于热毒蕴结者。

13. 牛蒡解肌汤：牛蒡子、玄参、板蓝根、银花、连翘各12g，栀子、丹皮、薄荷、桔梗、生甘草各9g。水煎服。治疗亚急性甲状腺炎咽喉疼痛。

14. 张学文经验方：青蒿、枯芩、丹皮各6g，连翘、浙贝各9g，板蓝根、夏枯草、玄参各 15g，桔梗 4.5g。水煎服。治疗肝胆蕴热型亚急性甲状腺炎。

15. 谢宝强经验方：赤芍、白芍各 12g，龙胆草 6g，柴胡、郁金、黄芩、栀子、牡丹皮各 10g，金银花、连翘各 15g，生甘草、夏枯草、蚤休各 10g。每日 1 剂，水煎取汁 300mL，分 2 次服用。治疗亚急性甲状腺炎。

16. 黄芩消甲汤：黄芩、牛蒡子、柴胡、蒲公英、赤芍各 10g，海藻、虎杖、郁金、胆南星、丹参、陈皮、炙甘草各 15g。日 1 剂，水煎后得药液 300 mL，2 次/天。适于亚急性甲状腺炎，证属热毒蕴结，气滞痰凝者。

【外治验方】

1. 外敷法：①活血散：将刘寄奴、虎杖、生南星、半枝莲、地肤子、地鳖虫、黄柏、红花诸药按 2:2:2:2:2:1:1:l 比例共研极细末过筛，再将药末与饴糖或米醋调匀成膏状，用时推摊于棉纸上敷贴在颈部甲状腺部位，胶布固定。病初每日 1 次，病情缓解后改隔日 1 次至痊愈。l 周为 l 疗程，有清热解毒、活血止痛、消肿散结的作用，因而达治疗之良效。②消炎膏：将大黄、黄柏、姜黄、白芷、南星、陈皮、苍术、厚朴、甘草、天花粉按 2.5:2.5:2.5:2.5:1:1:1:1:1:5 比例研磨过筛，再将药末与凡士林调匀成膏状。用油膏刀将药物均匀涂于纱布上，厚薄适中，敷于患处，以胶布固定。病初 1 次/天，外敷时间 8~10h。病情缓解后改隔日 1 次至痊愈，2 周为 1 个疗程。③芒硝液：芒硝 50g 加水适量，将上述芒硝水溶液浸湿纱布外敷患处，3 次/天，0.5h/次。④芙蓉膏：芙蓉叶、大黄、泽兰叶、黄柏各 240g，黄芩、黄连各 180g，冰片 6g，上为细末，按 7 份凡士林 3 份药的比例调成膏。于甲状腺局部外敷，每日 1 次。⑤四黄水蜜：大黄、黄芩、黄柏、黄连各等分研末，取 5~15g（具体量可视病变肿痛区域大小而定）加羚羊角粉 5~10g（具体比例可视病变肿痛区域大小而定）混匀，外敷颈前甲状腺区，每天 1 次。如局部肿痛明显者，可每天 2 次，每次外敷 2~4h。⑥长春中医药大学附属医院经验方：夏枯草 15g，半夏、乳香、没药、山慈姑、元胡、五倍子、贝母各 10g。风热痰阻证加连翘 10g，蒲公英 15g；火郁痰阻证加栀子 10g，黄芩 15g；气郁痰阻证加郁金 10g，柴胡 15g。将上药研末，用黄酒调成糊状，摊平于玻璃纸上做成敷贴，外敷颈部。

2. 隔姜灸法：取穴：足三里、气海、关元、甲状腺局部阿是穴。操作方法：患者取仰卧位，将姜片（厚 0.5cm，直径 3cm 左右，中间用牙签穿刺数孔）放置在上述穴位上，上置艾柱（5 年纯艾绒制作，底部直径 2cm，高 3cm）点燃。待局部灼痛时，略提起姜片以防烫伤。每穴各灸 6 壮，隔日 1 次，每周治疗 3 次，共治疗 8 周。施灸前告知患者艾灸时的注意事项，灸治时医者应精神集中，操作娴熟，防止温度过热烫伤或艾火脱落灼伤患者皮肤；不宜在患者空腹、饱食、劳累的情况下施灸，以防晕灸情况发生。此法宜配合激素治疗。

3. 针灸治疗：取穴：肿块周围、足三里、大椎、风池、合谷、阳陵泉。操作方法：用泻法，中强度刺激，留针 10~30min。

【中成药验方】

1. 银翘散：由金银花、连翘、薄荷、荆芥、淡豆豉、牛蒡子、桔梗、淡竹叶、芦根、甘草组成。用于亚急性甲状腺炎热毒炽盛型。患者以颈部疼痛、肿胀为主要症状，恶寒发热，头痛，关节疼痛，唇红舌红苔黄，脉浮数。每包 6g。温开水吞服或开水泡服，1 次 1 包，1 日 2~3 次。

2. 丹栀逍遥丸：由牡丹皮、焦栀子、柴胡、酒白芍、当归、茯苓、白术、薄荷、炙甘草。辅料为生姜组成。用于亚急性甲状腺炎肝郁蕴热型。患者以颈部肿痛为主要症状，触摸质地坚硬，情绪急躁易怒，多汗手颤，小便黄赤，大便干结，舌红苔黄，脉弦数。口服，1 次 6~9g，1 日 2 次。

3. 柴胡舒肝丸：由白芍、槟榔、薄荷、柴胡、陈皮、大黄、当归、豆蔻、莪术、防风、茯苓、甘草、厚朴、黄芩、姜半夏、桔梗、六神曲、木香、青皮、三棱、山楂、乌药、香附、枳壳、紫苏梗组成。用于亚急性甲状腺炎气郁痰阻型。患者颈前肿块逐渐缩小或消失，触摸质地较柔软，疼痛感逐渐减轻且无发热，情绪焦躁易怒，肢体困重、舌质淡红，薄白苔或薄腻苔，脉弦滑。大蜜丸，每丸重 10g。口服，1 次 1 丸，1 日 2 次。

第六节　女性特发性性早熟

性早熟是指女童在 8 岁前，男童在 9 岁前呈现第二性征的发育异常性疾病。女童性早熟的发病率是男童的 4~5 倍。中枢性性早熟（CPP）是缘于下丘脑提前增加了促性腺激素释放激素（GnRH）的分泌和释放量，提前激活性腺轴功能，导致性腺发育和分泌性激素，使内、外生殖器发育和第二性征呈现。CPP 又称为 GnRH 依赖性性早熟，其过程呈进行性发展，直至生殖系统发育成熟。特发性 CPP（ICPP）无器质性病变，女性患儿 80%~90%为 ICPP。中医古代文献无“性早熟”病名。目前多数医家将其归于“乳疬”“月经先期”范畴。患儿有乳房发育者归于“乳疬”，月经提前来潮者归于“月经先期”。

【诊断要点】

1. 第二性征提前出现：女童 8 岁前，男童 9 岁前。

2. 血清促性腺激素水平升高达青春期水平。

（1）促性腺激素基础值：如果第二性征已达青春中期程度时，血清促黄体生成素（LH）基础值可作为初筛，如>5.0 IU/L，即可确定其性腺轴已启动，不必再进行促性腺激素释放激素（GnRH）激发试验。

（2）GnRH 激发试验：本试验对性腺轴功能已启动而促性腺激素基础值不升高者是重要的诊断手段，GnRH 可使促性腺激素分泌释放增加，其激发峰值即可作为诊断依据。

诊断 CPP 的 LH 激发峰值的切割值：用放射免疫法测定时，LH 峰值在女童应>12.0 IU/L、男童>25.0 IU/L、LH 峰/FSH 峰>0.6~1.0 时可诊断 CPP；用免疫化学发光法（ICMA）测定时，LH 峰值>5.0IU/L、LH 峰/FSH 峰>0.6（两性）可诊断 CPP；如 LH 峰/FSH 峰>0.3，但<0.6 时，应结合临床密切随访，必要时重复试验，以免漏诊。

3. 性腺增大：女童在 B 超下见卵巢容积>1mL，并可见多个直径>4mm 的卵泡；男童睾丸容积≥4mL，并随病程延长呈进行性增大。

4. 线性生长加速。

5. 骨龄超越年龄 1 年或 1 年以上。

6. 血清性激素水平升高至青春期水平。

以上诊断依据中，1、2、3 条是必备条件。

【内治验方】

1. 滋阴泻火汤：生地黄 15g，炙龟板、黄柏、知母、玄参各 12g，牡丹皮、生山楂各 9g，龙胆草 6g。每日 1 剂，水煎服，早晚温服。病情缓解后，酌情减量，长期服用以巩固疗效。适用于女性特发性性早熟属阴虚火旺证。

2. 大补阴丸加减方一：熟地黄、山药各 15g，知母、黄柏、牡丹皮、玄参、当归、猪脊髓各 9g，炙龟板 12g，甘草 6g。上述药物煎至 200~300mL，1 天 1 剂，分 2 次口服。乳房胀痛者加三棱、莪术各 6g，郁金 15g；阴道分泌物增多者加椿根皮 6g、芡实 10g；五心烦热者加竹叶、莲子心各 9g；盗汗潮热者加地骨皮 10g、五味子 6g。适用于女性特发性性早熟属阴虚火旺证，症见骨蒸潮热，心烦易怒，舌红少苔。

3. 大补阴丸加减方二：熟地黄 12g，知母、鳖甲、茯苓、泽泻、玄参各 8g，山楂、炒白术、山药各 9g，黄柏、山茱萸、佛手、香橼、麦芽各 6g。每日 1 剂，水煎至 300mL，分 2 次早晚服。用于女性特发性性早熟属阴虚火旺证。

4. 中药早熟 2 号方：半夏、陈皮、茯苓各 15g，夏枯草、黄芩、黄柏、海藻、昆布、柴胡各 10g。每日 1 剂，分 2 次服。适用于女性特发性性早熟属痰热互结证。

5. 疏肝调冲抗早汤：生地黄、玄参、知母、鳖甲、赤芍、八月札、夏枯草各 10g，天花粉、丹参、麦芽各 15g，牡蛎 20g，海蛤壳 12g，陈皮 7g，柴胡 5g。每天 1 剂，水煎 2 次，早晚各服 1 次。治疗时注意饮食结构的调配，少吃鸡、牛、羊肉、蜂王、花粉制剂、滋补品以及反季节蔬菜。适用于女性特发性性早熟属肝气郁结证。

6. 阎氏经验方：牡丹皮、生地黄、枳壳、知母、山楂各10g，陈皮、半夏、黄柏各6g。每日1剂，水煎服300mL，早晚各温服150mL。适用于女性特发性性早熟乳房明显增大的女童。

7. 核桃芝麻糊：核桃200~400g，芝麻250~350g，白糖350~500g。每次取适量，加开水调成糊状，不拘时食用。适用于女性特发性性早熟属肝肾阴虚型儿童性早熟。

8. 早熟方：生地黄、知母、郁金各15g，昆布、夏枯草各10g，黄柏、黄芩、龙胆草、牡丹皮各6g。每日1剂，加水500mL，煎至150mL，早晚顿服。适用于女性特发性性早熟属痰热互结证。

9. 知柏地黄丸加减：炙龟板12g，知母、黄柏、生地黄、石斛、丹皮各10g，泽泻、茯苓、牛膝各8g，甘草3g。上述药物经一定工艺制成合剂60mL/瓶。每次30mL，每日2次。适用于女性特发性性早熟属肝肾亏虚证，症见外阴异常发育，乳房增大，盗汗，手足心热。

10. 龙胆泻肝汤：龙胆草、当归、木通、生地黄、甘草各6g，山栀子、黄芩、柴胡、车前草、泽泻各9g。每日1剂，加水500mL，煎至200mL，早晚各温服100mL。适用于女性特发性性早熟属肝经湿热证，阴道出血，量少色鲜红，精神紧张。

11. 柴贝夏枯草汤：柴胡6g，夏枯草12g，浙贝母、橘核、当归、白芍、山萸肉、山药、天冬、女贞子、泽泻、丹皮、生地黄各10g，生龙骨（先煎）、生牡蛎（先煎）各20g。每日1剂，分2次服。用于痰凝气滞，肝郁不舒，化火伤阴，冲任不调者。

12. 性早熟合剂：柴胡15g，白芍、太子参、生地黄、牡丹皮、郁金、炙香附、炒橘核、炒荔枝核各10g，炒黄芩、紫花地丁各6g，甘草3g。每剂煎成120mL药液，每次40mL，每日3次，饭后服用。用于肾虚肝郁证。

13. 清泻相火方：知母、黄柏、生地黄、茯苓、丹皮、泽泻、炙龟板、夏枯草各9g，生甘草4.5g。水煎服，每日1剂，日服2次。适于肾阴不足、相火偏旺所致的女童性早熟症。

14. 滋阴泻火汤：生地、知母、玄参、夏枯草、黄柏、泽泻、赤芍、三棱各9g，炙龟板9~12g，龙胆草3~12g，生麦芽30~60g，生甘草4.5g。水煎服，每日1剂，日服2次。用于女童性早熟，肝肾阴虚，相火偏旺证，症见胆小，面部升火，急躁易怒，五心烦热，口渴，舌质红，脉弦等症。

15. 消结合剂：生地黄、牡丹皮、知母、黄柏、半夏、麦芽、山慈姑各70g，柴胡 21g。上药配制成 500mL。每次 35mL，1 日 2 次。功能滋阴降火，软坚散结，用于女童性早熟，乳房发育。

16. 滋阴安神汤：夜交藤 15g，枣仁、知母、黄柏、熟地黄、枸杞子、山药、丹皮各 10g。水煎，每日 1 剂，分 3 次服。用于性早熟属肾阴不足者。

17. 舒肝清热汤：柴胡、黄芩、泽泻、枳壳、白芍各 8g，元参、当归、生地黄、浙贝各 10g，夏枯草、茯苓各 12g，赤芍、丹皮各 6g。水煎，每日 1 剂，分 2~3 次服。适用于性早熟属肝火旺盛者。

18. 清热泻火方：龙胆草 4.5g，生地黄、知母、黄柏、丹皮、夏枯草、茯苓、泽泻、柴胡、生麦芽各 10g。水煎，每日 1 剂，分 2~3 次服。适用于性早熟属肾阴不足，虚火妄动者。

【外治验方】

1. 皮下注射法：皮下注射促性腺激素释放激素激动剂类药物，每次 100g/kg，每 28 天用 1 次，应用 6~12 个月，期间每 3 个月复查 1 次体重、身高、第二性征与 GnRH 激发试验，每 6 个月复查 1 次子宫卵巢 B 超，LH、FSH 和雌激素（E2）、BA。功效：注射醋酸曲普瑞林可抑制第二性征发育，降低性激素水平，延缓骨龄成熟，身高增长。

2. 运动法：每天 1 次跳绳，时间 30min，于饭前进行，运动时心率达到 140~160 次/min，运动强度为中等（50%~60%VO_2max），此强度运动可刺激垂体促生长素分泌，饮食如常。有氧运动可使促生长激素产生有利于促生长的改变，这些改变是因运动后代谢的改变所介导的，是促生长激素轴对代谢的应答，而非对生长的应答。

3. 手术治疗：如性早熟的儿童有能触及的增大卵巢，有必要剖腹探查。如为卵巢囊肿应行剜除术。良性肿瘤保留卵巢是可能的。仅为单侧的、大而包膜完整的可动性卵巢瘤，最好行患侧输卵管卵巢切除术，并对对侧卵巢剖视活检。如对侧卵巢与子宫无肿瘤应予保留。腹水本身不应作为恶性或根治术的指征，但须例行腹水的常规化验与细胞学检查。包膜完整活动的粒层细胞肿瘤，行患侧肿瘤及附件切除后，可保留对侧卵巢，须作如前述之检查。恶性卵巢肿瘤经快速冰冻切片明确诊断，根据分期应行根治术。

【中成药验方】

1. 大补阴丸：由熟地黄，盐知母、盐黄柏、醋龟甲、猪脊髓组成。大蜜丸，每丸重 9g。口服，水蜜丸 1 次 6g，1 日 2~3 次。

2. 丹栀逍遥丸：由牡丹皮、焦栀子、柴胡、酒白芍、当归、茯苓、白术、薄荷、炙甘草。辅料为生姜组成。用于肝郁化火型女童特发性中枢性性早熟。6g/

袋。口服，1~3 岁每服 1~2g；3~6 岁每服 2~4g；6 岁以上每服 4~6g，每日 2 次。

3. 济生肾气丸：由车前子、茯苓、附子、牡丹皮、牛膝、肉桂、山药、山茱萸、熟地黄、泽泻组成。适用于性早熟伴甲状腺机能低下属肾阳不足，肾气虚弱者。大蜜丸每丸重 9g。1~3 岁每服 1/4~1/3 丸，3~6 岁每服 1/3~1/2 丸，6 岁以上每服 1/2~2/3 丸。每日 2 次。

第七节　肥胖

肥胖是由遗传因素和环境因素共同作用下引起体重增加，尤其是腹部脂肪积聚过多所致。体重超过标准体重 20%者称肥胖，超过 10%者称超重。肥胖是引起高血压、冠心病、2 型糖尿病、血脂异常、睡眠呼吸暂停、胆结石、骨关节病和某些癌症的重要诱因和病理基础。按其病因可分为原发性和继发性两类。有明确原因的（甲减、Cushing 综合征、多囊卵巢综合征、胰岛素瘤、肥胖–性无能综合征等）称为继发性肥胖。原发性者主要由于不良的饮食习惯及静止不动的生活方式所致。中医称本病为“肥胖病”。

【诊断要点】

1. 以脑力劳动者和女性较多见。

2. 易发生高血压病、糖尿病和痛风。

3. 活动能力减低，轻度气促，睡眠打鼾。

4. 身材矮胖，脸部上窄下宽，双下颏，颈粗短，胸圆，腹部前凸，高于胸部平面，脐孔深凹，皮肤紫纹或白纹，阴茎短小，指（趾）粗短，骨突不明显。

5. 肥胖度分类采用《2007 年中国心血管病防治指南》分类标准，即体重指数（BMI）$<24kg/m^2$ 为正常体重，$24\sim28kg/m^2$ 为超重，$\geqslant28kg/m^2$ 为肥胖。体重指数（BMI）=体重（kg）/身高（m）^{2}

6. 鉴别原发性肥胖和继发性肥胖（甲减、Cushing 综合征、多囊卵巢综合征、胰岛素瘤、肥胖–性无能综合征等）。

【内治验方】

1. 滋阴减肥汤：蒸首乌、丹参各 20g，荷叶 30g，丹皮、莪术、桃仁、郁金、鸡内金各 10g，草决明、山楂、赤芍、枸杞子各 15g，泽泻 12g，琥珀 3g（2 次冲服）。水煎服，每日 1 剂，分 2 次服。适用于肥胖属阴虚血瘀证。

2. 防己黄芪汤合苓桂术甘汤：防己、茯苓、白术各 15g，黄芪 20g，桂枝、山楂、泽泻各 10g，炙甘草 6g。每日 1 剂，加水 500mL，煎至 200mL，早晚各温服 100mL。适用于脾虚湿阻型肥胖患者。

3. 防风通圣散：麻黄、防风、大黄、芒硝、川芎、当归、白芍、薄荷叶、荷叶、白术各 15g，石膏 30g，栀子、牡丹皮、黄芩、桔梗各 10g，生甘草 6g。每日 1 剂，加水 500mL，煎至 200mL，早晚各温服 100mL。具有清泻胃热功效，适用于胃肠实热型肥胖。

4. 加味苍附导痰汤：麸炒苍术、醋香附、黄芩、茯苓、郁金、瓜蒌、当归各 10g，陈皮、枳实、姜半夏各 6g，豆蔻、姜厚朴、黄连各 3g。水煎服，每日 1 剂，分 2 次服。黄连苦寒之品，容易伤及中焦脾胃，故用时给予特殊用法，即黄连用药 15 天后停 7 天再继续服用，周而复始。适用于肥胖痰湿内盛证，症见形体肥胖，身体沉重，肢体困倦，伴头晕，口干而不欲饮水，大便多日不排。

5. 一贯煎：知母、黄柏、泽泻、荷叶、山楂各 10g，北沙参、麦冬、当归身各 12g，生地黄 20g，枸杞子 15g，川楝子 5g。上药每日 1 剂，水煎服。适用于肥胖属阴虚内热证。

6. 张纯孔经验方：法半夏、陈皮、白茯苓、炒米仁各 10g，炒苍术、炒白术各 15g，大腹皮、车前草（鲜者 20g）、炒泽泻、冬瓜皮（鲜者 20g）、炙香附、柏子仁各 10g。水煎服，每日 1 剂，日服 3 次。适用于痰湿型肥胖病。

7. 消肥汤：桃仁、红花、川芎、当归、泽兰、炒白术、苍术、泽泻、半夏、皂角各 10g，益母草 15g，茯苓 30g，白矾 2g。每日 1 剂，加水 400mL，煎至 200mL，早晚各温服 100mL。主治单纯性肥胖症。

8. 俞氏经验方：人参、苍术、白术、厚朴、石菖蒲各 10g，猪苓、茯苓各 12g，泽泻 15g，薏苡仁 20g。每日 1 剂，加水 400mL，煎至 200mL，早晚各温服 100mL。适用于肥胖属脾虚湿阻型，症见肥胖，神疲乏力，身体困重，四肢轻度浮肿，便溏者。

9. 赵氏经验方：炒薏苡仁 150g，大腹皮、冬瓜皮、茯苓、炒苍术、炒白术各 100g，陈皮 80g。将上药研为极细末，过 120 目筛，水泛为细小丸，每服 8g（约 40 粒）。每日 3 次，温水送服，1 个月为 1 个疗程。适用于肥胖属脾肾阳虚型，症见形体肥胖，颜面虚浮，面色白，腹胀便溏，自汗。

10. 程爵棠减肥散：半夏、荷叶各 10g，茯苓、泽泻各 15g，焦三仙 9g，二丑、槟榔各 5g。上药共研细末，每次服 3~5g，日服 3 次，温开水送服。用于肥胖症。

11. 三化减肥方：玫瑰花、茉莉花各 0.3g，代代花 0.5g，川芎 1.5g，荷叶、参三七、通草各 1g，郁李仁、火麻仁各 5g，全瓜蒌、佛耳草、玉竹各 12g。浓煎喷洒在荷叶上焙干泡茶，每日 2 包。

12. 祛痰湿方：陈皮 5~9g，法半夏、云苓、炒苍术、炒薏苡仁、大腹皮各 9~12g。制成浓缩小丸，每次 45 粒，每日 3 次。适用于痰湿型肥胖病。

13. 油皮减肥方：油麻糕 60g，茯苓、陈皮、海桐皮各 15g，泽泻 9g，苍术、白术各 6g，桂枝 4.5g，甘草 3g。水煎服。主治寒湿型肥胖症。

14. 轻身饮：番泻叶 1.5g、泽泻、山楂、草决明各 12g，制成冲剂，分 2 次服。主治单纯性肥胖病。

15. 减肥轻身乐方：漏芦、决明子、泽泻、荷叶、汉防己各 15g，红参 6g，生地黄、黑豆、水牛角、薏苡各 30g，蜈蚣 2 条，水煎浓缩至 100mL，每日 2 次，每次 50mL。体重在 90kg 以上每次量可加至 75mL。主治单纯性肥胖病。

16. 健脾消脂汤：茯苓、泽泻各 18g，桂枝 6g，陈皮、半夏、厚朴、枳壳、白术、苍术、香附各 10g，荷叶 25g，玉米须 20g，甘草 3g。20 剂，水煎服，日 1 剂。治疗肥胖，属脾虚证者。

17. 健美茶方：生首乌、夏枯草、山楂、泽泻、石决明、莱菔子、茶叶各 10g。水煎服。适于肥胖伴高血压患者。

18. 荷术汤：荷叶、苍术、白术、黄柏、牛膝、薏苡仁、黄芪、桂枝、木瓜、茯苓、泽泻、山楂、车前草、虎杖、夏枯草、甘草各等分，煎水服。主治高脂血症、高血压型肥胖症。

19. 实消痞丸：枳实、厚朴、党参、白术、茯苓、甘草、白芥子各 10g，莱菔子 15g，泽泻 18g，山楂、首乌各 30g，大黄 15g。每日 1 剂，每次煎 200~300mL，分 2~3 次服。主治高脂血症型肥胖症。

20. 宁脂方：制半夏、陈皮各 6g，太子参、白术、泽泻、丹参、山楂各 9g，玄明粉 3g，荷叶 15g。每日 1 剂，水煎服，日服 2~3 次。健脾化痰，消积导滞，活血化瘀，降脂减肥，治疗肥胖症。

【外治验方】

1. 拔罐并耳穴疗法：①取穴：饥点、胃俞、肺俞、阳池、三焦俞。操作方法：宜将拔罐与耳压结合的方法综合进行。耳压饥点穴（耳屏前面中点，外鼻穴下方），单罐法留罐肺俞、阳池、三焦、胃俞。上述要穴特别是对于减肥（包括其他减肥法）出现的饥饿感等反应有调和作用。适用于体质肥胖，胃纳亢进，善食多肌，面赤，苔多腻，舌质红，脉滑数，属中阳亢盛者。②耳穴取内分泌、肾上腺，体穴取三焦俞、脾俞。操作方法：耳压内分泌、肾上腺穴点，取中枢神经对内分泌有调节作用之义。体穴可结合用单罐法走罐，施术 15~20min，取健脾祛湿化痰的作用。适用于体质肥胖或伴见嗜睡，易疲倦，纳差，口淡无味，女子月经少或闭经，男子阳痿，舌胖齿痕，脉沉或滑之痰湿阻滞者。

2. 针刺法：①毫针针刺法：取天枢、外陵、滑肉门、大横、水分穴、公孙穴、三阴交穴、梁丘穴和夹脊穴等穴位作为治疗的主穴，施针的深度在 1~1.5 寸之间，并在得气后使用捻转的手法，然后留针 30min。②电针针刺法：取中脘穴、滑肉门穴、气海穴、梁丘穴、大横穴和足三里穴作为治疗的主穴，并根据肥胖的程度选取身体上具有消瘀作用的穴位作为治疗的配穴。在进行针刺时，得气后将电针连接在 G-6805 型电子脉冲治疗仪上，并留针 30min。或选取其天枢穴、中脘穴、水道穴、足三里穴和带脉穴作为治疗的主穴，同时选取其身体上具有治疗脾虚湿阻、胃热湿阻、脾肾两虚、阴虚内热和肝郁气滞作用的穴位作为配穴。在进行针刺时，可在得气后留针 30min。③体穴取脾俞、肾俞、水分、关元、阴陵泉、三阴交等穴；耳穴取脾、肾、三焦、内分泌等。大便溏薄，体穴加天枢、足三里，耳穴加肺、大肠；嗜睡，体穴加申脉、照海，耳穴加皮质下、神门；月经不调，体穴加地机、血海，耳穴加肾、内分泌。操作方法：补泻并用，针后加灸，隔日 1 次，每次留针 20~30min，12 次为 1 个疗程。耳针埋藏王不留行子或揿针，嘱病人每日自行按压 4~5 次，每次 1min 左右，3~4 天更换 1 次，两耳交替进行。

3. 穴位埋线法：原理是将含有中药成分的药线埋在穴位的皮层下。主穴：胃俞穴、脾俞穴、大肠俞穴、梁丘穴、上巨虚穴、丰隆穴、三阴交穴、天枢穴和公孙穴，配穴：阿是穴。使用的药线为羊肠线。或选取其中脘穴、下脘穴、关元穴、大横穴、气海穴、丰隆穴、外陵穴、滑肉门穴和足三里穴作为治疗的穴位，药线可由麝香、大黄、山楂和酒精炮制而成。

4. 穴道指压疗法：第三、四腰椎是降低食欲的穴位。在上述穴位用力捶打，则便使食欲减至最低程度。捶打要领是将气由口、鼻急吐，在吐气的同时捶打穴位。捶打过后立即吸气，捶打速度 0.5s/次，重复 20 次。

5. 外敷法：程爵棠外用减肥方：番泻叶 15g，泽泻、山楂各 30g，油麻糕（又名油草）50g。上药共研细末，贮瓶备用。用时每取药末 15~20g，以红茶水（浓汁）调和成软膏状，敷于肚脐上，外以纱布盖上，胶布固定。每日换药 1 次。

【中成药验方】

1. 防风通圣丸：由麻黄、防风、荆芥、薄荷、连翘、桔梗、川芎、当归、白术、黑山栀、大黄、芒硝、石膏、黄芩、滑石、甘草、白芍组成。适用于以脐部为中心的膨满型（腹型）肥胖患者，对于经常便秘并且有高血压倾向的患者尤为适宜。6g/包。口服，1 次 6g（包），1 日 2 次。

2. 减肥降脂胶囊：由何首乌、三七、葛根、菟丝子、枸杞子、松花粉、丹参、大黄、泽泻组成。适用于治疗单纯性肥胖伴有高血脂者，对中医辨证属于脾虚湿阻型和胃热湿阻型的肥胖患者减肥效果尤佳。每粒 0.45g。饭前半小时服，4~6 粒/次，每日 3 次。

3. 轻身减肥胶囊：由大黄、山楂、泽泻、丹参、防己、茵陈、水牛角、黄芪、淫羊藿、白术、川芎组成。用于单纯性肥胖。0.35g/粒。口服，1 次 4 粒，1 日 3 次。

第八节　血脂异常症

血脂异常症是指血浆中胆固醇、甘油三酯和/或低密度脂蛋白过高和/或高密度脂蛋白过低的一组脂代谢异常综合征。通常分为原发性和继发性两类。血浆中的胆固醇和甘油三酯是疏水分子，不能直接在血液中被转运，必须与血液中的蛋白质和其他类脂如磷脂一起组合成亲水的球状巨分子复合物即脂蛋白，因此，血脂异常症实际上指的是异常脂蛋白血症，包括血脂的含量和/或组分异常。临床上，以高胆固醇血症、高甘油三酯血症、高低密度脂蛋白血症和高密度脂蛋白胆固醇降低多见。随着人们生活水平的提高，生活方式的改变，血脂异常症的发病率呈逐年上升趋势，且发病年龄趋于年轻化，已成为全球性公共卫生问题之一。根据中西医病名对照，血脂异常症归属于"痰浊""瘀血"或"血浊"等范畴。

【诊断要点】

1. 多数患者无明显症状和体征，部分患者可出现黄色瘤、角膜弓和脂血症眼底改变。

2. 确诊和分型有赖于血脂测定和分析。血浆总胆固醇大于 5.2mmol/L 为高胆固醇血症，甘油三酯浓度大于 1.7mmol/L 为高甘油三酯血症，低密度脂蛋白胆固醇大于 3.64mmol/L 为升高，低密度脂蛋白胆固醇/甘油三酯比值大于 0.3 支持Ⅲ型高脂蛋白血症（不同实验室标准略有差异）。

3. 评估血脂异常可能引起的并发症，如动脉硬化、冠心病等。

4. 甲状腺功能减退症、糖尿病、肾病综合征、肾功能衰竭、肝脏疾病、系统性红斑狼疮、糖原累积症、骨髓瘤、脂肪萎缩症、急性卟啉病等系统性疾病和某些药物如利尿剂、糖皮质激素等可引起继发性血脂异常；原发性者常与先天性基因缺陷及不良生活方式有关。

【内治验方】

1. 李可扶阳方：肉桂、干姜、淫羊藿、陈皮、茯苓、鸡内金各 10g，附子、生山楂各 30g，甘草 6g。上药水煎服 200mL，每日 1 剂，早晚各服 1 次。适用于脂质代谢异常阳虚型。

2. 朱氏经验方：三子养亲汤加丹参 30g，焦三仙 20g。上药水煎 200mL，每日 1 剂，早晚各服 1 次。适用于脂质代谢异常。

3. 山楂绞股蓝汤：绞股蓝 20g，三七 9g，苏梗 5g，山楂、薏苡仁各 30g，炒莱菔子 8g。上药水煎至 200mL，每日 1 剂，早晚各服 1 次。适用于脂质代谢异常属痰湿内蕴证。

4. 降脂益肝汤：泽泻 20~30g，生首乌、草决明、丹参各 15~20g，生山楂 30g，黄精 15~30g，虎杖 12~15g，大荷叶 15g。水煎服，每日 1 剂，日服 2 次。治疗脂肪肝，症见体胖，肝大，肝区不适，腹胀，乏力，尿黄，舌苔黄腻。

5. 裘氏经验方：生黄芪、薏苡仁各 30g，党参、泽泻各 15g，白术、陈皮各 12g，山药 20g，淡附片、干姜各 8g，车前子 10g，生甘草 6g。水煎服，取水 300mL，每日 1 剂，分 2 次服。适用于脂质代谢异常属脾肾阳虚证，症见少气懒言，面色少华，畏寒，手足冷，头晕，饮食不佳者。

6. 降脂代茶饮：红曲、荷叶各 10g，三七粉 3g，焦山楂 15g。水煎，每日 1 剂，代茶饮，连续服用 4 周。适用于痰瘀互结型血脂异常患者。

7. 降脂方：地龙 30g，苍术、丹参、制何首乌、山楂各 20g，陈皮、法半夏、赤芍各 15g。上药水煎服，取水 300mL，每日 1 剂，早晚温服。伴头晕目眩、急躁易怒、面红目赤加天麻、钩藤各 10g，决明子 9g；伴腰膝酸软、潮热盗汗、头昏耳鸣加熟地黄 20g、枸杞子 15g、牛膝 10g。适用于脂质代谢异常痰瘀阻络证。

8. 泽泻丹明饮：泽泻、丹参、何首乌、山楂各 15g，决明子、郁金各 12g。水煎服，取水 300mL，每日 1 剂，早晚温服。适用于脂质代谢异常属痰浊阻遏型及气滞血瘀型患者。

9. 疏肝行气汤：川芎、何首乌、香附、枳壳、泽泻各 10g，绞股蓝、白芍、柴胡各 15g，茯苓 12g，山楂、酸枣仁、当归各 20g，甘草 5g，陈皮 6g。水煎取 300mL，每日 1 剂，早晚温服。本方从“肝”论治高脂血症，适用于脂质代谢异常属肝气郁结证。

10. 肝脂消：山泽泻、决明子、丹参各 30g，郁金、茯苓、虎杖各 20g，生山楂、柴胡、五味子各 15g，大黄 10g。每日 1 剂，水煎服。治疗脂肪肝。

11. 减肥降脂饮：生山楂、生首乌、丹参、荷叶、绞股蓝、草决明、月见草各 30g，泽泻、虎杖各 20g，蒲黄、三七各 10g，菌灵芝 15g，生军（后下）6g。水煎服，日 1 剂。用于脂质代谢异常，高血脂，脂肪肝，肥胖症患者。

12. 消脂汤：荷叶、泽泻、菊花各 10~12g，生草决明子、忍冬藤、薏米、茯苓各 10~15g，玉米须 10g。水煎服，日 1 剂。适于湿热郁结者。

13. 二陈汤加减：陈皮、法半夏、竹茹各 10g，茯苓 10~12g，甘草 3~6g，胆南星 5~10g，杏仁 10g，白术、白金丸各 6~10g（郁金与明矾比为 7:1）。水煎服，日 1 剂。用于脾虚痰盛者。

14. 活血方加减：川芎、红花各 10~15g，郁金、茺蔚子、丹参、生蒲黄各 10~12g，大黄 6~10g。水煎服，日 1 剂。用于气滞血瘀证。

15. 化痰祛瘀汤：陈皮 5g，法半夏 10g，茯苓 20g，丹参 30g，泽泻 15g，红花 15g，神曲 15g，鸡内金 20g，山楂 15g，决明子 30g，虎杖 30g，何首乌 15g。每日 1 剂，水煎 2 次，早晚温服。用于痰浊瘀血证。

16. 舒肝降脂汤：茵陈、生山楂各 30g，决明子、丹参、生何首乌各 20g，赤芍药 15g，柴胡 12g，陈皮、白术、泽泻各 10g。每日 1 剂，煎汁 400 mL，分 2 次口服。治疗脂肪肝。

17. 椇葛益肝汤：枳椇子、葛根、蒲公英、连翘、茵陈蒿、败酱草各 20g，虎杖、柴胡、姜黄、泽泻、当归、丹参各 15~20g，甘草 6g。每日 1 剂。治疗脂肪肝。

18. 消脂复肝汤：木香、槟榔、青皮、陈皮各 10g，丹参、何首乌、草决明、鳖甲各 20g，泽泻、山楂、荷叶各 30g。每日 1 剂，水煎分 2 次服。治疗脂肪肝。

19. 疏肝健脾活血汤：柴胡、枳壳、白芍药各 10g，茯苓、陈皮、白术、泽泻、薏苡仁、生山楂各 30g，草决明 20g，丹参、赤芍药各 15g，甘草 6g。每日 1 剂，水煎分 2 次服。治疗脂肪肝。

20. 桑葚方：五味子 6g，桑葚、党参、生山楂、泽泻、枳壳各 15g，怀山药、丹参各 30g。每日 1 剂，水煎服，日服 2 次。功能滋肾生精，健脾补气，降浊通络，治疗老年性高脂血症。

21. 桂星降脂汤：肉桂、制南星、决明子、蚕蛹、黑大豆皮。水煎服，每日 1 剂，或制成片剂，每服 4~6 片，日服 3~4 次。功能温化痰湿，养肝祛风，适于痰湿型高脂血症。

22. 山丹方：山楂 50g，丹参 30g，玄胡索、菊花、红花各 15g，麦芽 40g。水煎服，每日 1 剂，日服 3 次。功能消食积，化瘀血，理肝气，治疗高脂血症。

【外治验方】

1. 艾灸：①取穴：足三里、绝骨。操作方法：患者平卧位，每次灸一侧，将艾绒做成黄豆大小的艾柱，每穴灸 3~5 壮，每星期 1~2 次，10 次为 1 个疗程。②取穴：神阙、足三里。操作方法：点燃用艾叶制成的艾炷或艾条，悬灸神阙和双侧足三里穴，因温和灸对脂质代谢有明显调节作用，还具有抗氧化、保护血管内皮和调节血管舒缩功能的作用。

2. 体刺疗法：①取穴：大冲、内关、足三里、三阴交，均取双侧。操作方法：施平补平泻手法，每日针刺 1 次。或取足三里按子午流注纳子法按时开穴，用 1.5 寸毫针。针刺得气后，用平补平泻手法，留针 15min。②取穴：内关、郄门、间使、通里、合谷、乳根、足三里、丰隆、阳陵泉、肺俞、厥阴俞、心俞、督俞、太白、三阴交、公孙、太冲、曲泉、中脘等。操作方法：实证宜泻，虚证宜补。每次取 3~5 穴，每日针 1 次，留针 20~30min，10 次为 1 个疗程。休息 2~3 天后可进行第二疗程，治疗 1 个月。③取穴：中脘、脾俞、气海、内关、丰隆、足三里。操作方法：每次选取 3~4 穴，交替使用。捻转进针，得气后留针 20min，中间行针 1 次，每日 1 次，10 次为 1 个疗程。亦可在得气后加电针（频率 8~10Hz 交流脉冲），持续 15min。

3. 耳针疗法：①取穴：内分泌、皮质下、神门、交感、心、肝、肾。操作方法：每次选用 3~4 穴，用碘酒严格消毒后，毫针中等强度刺激，留针 30min，间歇运针，两耳交替使用。隔日 1 次。②取穴：饥点、口、肺、脾、内分泌、肾、直肠下端等穴，或选敏感点。操作方法：用短毫针刺，或用王不留行子、白芥子压穴。

4. “穴位埋线”疗法：取穴：中脘、心俞、膈俞、肝俞、足三里；耳穴肝点、脾点、胃点。操作方法：以线代针，将可被人体吸收的一种“生物蛋白线”（手术中缝合伤口所用的“羊肠线”），利用特殊的针具埋入穴道，植入人体内的生物蛋白线在体内停留 15~30 天就会自然地被身体溶解或吸收，不需要再取出，此法是透过穴道改善体内的新陈代谢。

5. 耳穴贴压：①用硬而光滑的药物种子或药丸，如王不留行、莱菔子、白芥子、喉症丸、小儿奇应丸及磁珠、塑料丸等贴压耳穴三焦点、小肠点、胆点。②用橡皮膏将王不留行子粘在肝、脾、肾、脑点、内分泌、神门穴上，每次按揉穴位 3~5min，每日按压 3 次，每隔 3 日按压对侧穴位。

6. 氦氖激光穴位照射：取内关穴，两侧穴位交替照射治疗，每日 1 次，每次 15min，10 次为 1 个疗程。

7. 手术治疗：少数严重的血脂异常症（如纯合子型家族性高 TC 血症），在药物治疗效果不理想，或对药物过敏，或用药后出现严重不良反应时，可采用手术治疗（如回肠末端部分切除术、门–腔静脉分流吻合术）等。

【中成药验方】

1. 降脂灵片：由何首乌、枸杞子、黄精、山楂、决明子共五味中药组成。适合伴有头晕目眩、须发早白等症状的血脂异常患者使用。每片 0.3g。口服，5 片/次，3 次/日。

2. 通脉降脂片：由笔管草、川芎、荷叶、三七、花椒共五味中药组成。尤其适合伴有动脉粥样硬化的血脂异常患者使用。每片 0.21g。口服，4 片/次，3 次/日。

3. 软脉灵口服液：由熟地黄、五味子、枸杞、牛膝、茯苓、制何首乌、白芍、柏子仁、远志、黄芪、陈皮、淫羊藿、当归、川芎、丹参、人参组成。尤其适合伴有早期脑动脉硬化、冠心病、心肌炎和脑中风后遗症的血脂异常患者使用。每支 10mL。口服，1 支/次，3 次/日。

4. 血脂康胶囊：主要成分为红曲。用于脾虚痰瘀阻滞证高脂血症，及由高脂血症、动脉粥样硬化引起的心脑血管疾病的辅助治疗。每粒 0.3g。口服，1 次 2 粒，1 日 2 次，早晚饭后服用；轻、中度患者 1 日 2 粒，晚饭后服用或遵医嘱。

第九节　原发性骨质疏松症

骨质疏松症（osteoporosis，OP）是一种以骨量减少和骨微结构破坏为特征，导致骨脆性增加和易于骨折的全身代谢性骨病。2001 年美国国立卫生院提出本病是以骨强度下降，骨折危险性增加为特点的骨骼疾病。骨强度反映了骨密度（60%~70%）和骨质量（30%~40%），后者包括骨几何形态、微结构、骨重建、骨矿化、微损伤累积和骨的胶原与矿盐等材料特性。骨质疏松症可分为原发性和继发性两类。原发性者又可分为绝经后骨质疏松症和老年性骨质疏松症。原发性骨质疏松症属中医学“骨痿”“骨枯”“骨痹”等范畴。

【诊断要点】

WHO 制定的诊断标准基于双能 X 线吸收法骨密度仪（DEXA）测定：

1. 骨密度（BMD）值低于同性别、同种族健康人峰值骨量不足一个标准差为正常。

2. 降低 1~2.5 个标准差为骨量减少或低骨量。

3. 降低等于或大于 2.5 个标准差为骨质疏松。

4. 骨密度降低程度符合骨质疏松诊断标准同时伴有一处或多处非暴力性骨折者为严重骨质疏松。

中国人群的诊断标准尚未被确立，多数学者认为目前也可参照此诊断标准。

【内治验方】

1. 抗骨疏方：黄芪、淫羊藿、鸡血藤、独正岗、三百棒各 20g，白术、菟丝子、骨碎补、熟地各 15g，红花 10g，牡蛎 30g，川断、牛膝各 12g。每日 1 剂，水煎服，分 3 次温服。用药期间合理饮食，戒烟酒，适当增加阳光照射；补充蛋白质、钙盐和维生素 A、维生素 D、维生素 C、维生素 E、维生素 K 等；睡硬板床，棉垫不要过厚。适用于原发性骨质疏松症属肾阳亏虚证。

2. 健骨止痛丹：当归、川芎、白芍、桃仁、红花、穿山甲、自然铜（先煎）、白芷、川牛膝、仙茅、白术、茯苓、甘草各 10g，丹参 15g，全蝎 2 条，田七 1.5g

(冲服)，制川乌（先煎）、制草乌各8g（先煎），淫羊藿叶、人参各6g，杜仲、骨碎补各12g，北黄芪15g。上药水煎500mL药液，分早晚2次温服，同时冲服田七粉2g。适用于原发性骨质疏松症。

3. 补骨汤：补骨脂30g，骨碎补、淫羊藿各20g，杜仲、黄芪、党参、牛膝、肉苁蓉、熟地黄各15g，白术、白芍、山药、茯苓各12g，甘草6g。水煎取300mL，每日1剂，分2次服。适用于原发性骨质疏松症属肾阳亏虚证，对预防骨密度及骨矿含量流失，提高骨密度疗效尚可。

4. 补肾活血汤：骨碎补、仙灵脾各30g，熟地黄、怀牛膝、杜仲各20g，当归12g，蜈蚣2条，苏木、补骨脂各15g。每日1剂，水煎取300mL，分2次于饭后温服。适用于原发性骨质疏松症肾虚血瘀证。

5. 芝麻核桃仁粉：取黑芝麻、核桃仁各250g，白砂糖50g，先将黑芝麻拣去杂质，晒干，炒熟，核桃仁炒熟，同研为末，加入白糖，拌匀后装瓶备用。每日2次，每次25g，温开水冲服，常服对骨质疏松患者有效。

6. 孙毓蔓经验方：山药20g，香附18g，补骨脂15g。水煎取300mL，每日1剂，分2次服。适用于原发性骨质疏松症属脾肾虚衰、瘀血阻络证。

7. 补肾益督汤：杜仲、续断、川五加各15g，狗脊、党参各20g，熟地黄、鸡血藤各30g，炙甘草5g。上药加水1000mL，煎汁300mL，二煎加水500mL。煎汁200mL，混匀，每日分2次温服。有压缩性骨折者，加田七末3g（冲服）；口干苦者，加黄柏10g，女贞子15g。适用于原发性骨质疏松症属肾精不足证，治疗老年人肾虚腰痛，骨质疏松。

8. 桑葚牛骨汤：桑葚25g，牛骨250~500g。将桑葚洗净，加酒、糖少许蒸制。另将牛骨置锅中，水煮，开锅后撇去浮沫，加姜、葱再煮。见牛骨发白时，表明牛骨的钙、磷、骨胶等已溶解到汤中，随即捞出牛骨，加入已蒸制的桑葚，开锅后再去浮沫，调味后即可饮用。尤甚适用于中老年人骨质疏松症。

9. 骨痿灵：熟地黄30g，山萸肉、茯苓、黄芪各15g，当归、赤芍、泽泻、柴胡各12g，牛膝20g，杜仲、肉桂、川芎、地龙、香附、鹿茸（冲）、龟板（先煎）各10g。将鹿茸制成细末，将龟板先煎后再放入其他药物，加水至1000mL，二煎剩汤500mL左右，每日分2次温服，将鹿茸末分为2份，冲服，每日1剂。适用于骨质疏松症。

10. 猪皮续断汤：鲜猪皮200g，续断50g。取鲜猪皮洗净去毛、去脂、切小块，放入蒸锅内，加生姜15g，黄酒100g，食盐适量；取续断煎浓汁加入锅内，加水适量，文火煮至猪皮烂为度，即可食用。每日服用1次。此粥有利于减轻骨质疏松引起的疼痛，延缓骨质疏松的发生。

11. 加味补肾壮筋汤：熟地黄、当归、山萸肉、茯苓、续断各 12g，五加皮、牛膝、杜仲、白芍各 10g，青皮 5g，炮甲、鹿角片、煅自然铜各 6g。肾阴虚甚者加龟板、枸杞；脾虚甚者加黄芪、白术。每日 1 剂，水煎服。治疗原发性骨质疏松症。

12. 黄芪桂枝五物汤加减：白芍 30g，黄芪、党参各 15g，桂枝、白术、当归各 10g，鸡血藤、姜黄、威灵仙、伸筋草、桑寄生各 15g，甘草 3g。每日 1 剂，水煎服。用于老年人原发性骨质疏松症，腰背酸痛，双下肢麻胀屈伸不便。

13. 加味四君子汤合四物汤：纹党参 20g，生黄芪 30g，焦白术、抚川芎、土茯苓、生当归各 10g，炒扁豆、杭菊花、熟地黄各 15g，炙甘草 6g。每日 1 剂，水煎服。用于原发性骨质疏松症，证属脾气虚弱，见腰脊疼痛，活动不利，四肢疲惫，身渐佝偻，胸闷气短，纳呆，头晕目眩，纳谷不力，腹胀便溏，舌淡唇白，脉细数。

14. 右归丸：熟地黄 20g，山萸肉、怀山药、菟丝子、炮附子、川杜仲、片当归各 10g，上肉桂 3g，枸杞子、鹿角胶（烊化）各 15g。每日 1 剂，水煎服。用于原发性骨质疏松症肾阳虚损者，见腰脊、膝关节等处冷痛，伸屈不利，形寒脚冷，肢体痿软。大便溏泄者减熟地黄 20g，片当归 10g 等滋润滑腻之品，加纹党参 15g，焦白术 10g，薏苡仁 20g，益气健脾，渗湿止泄；小便不利加车前子、土茯苓各 10g，健泽泻 15g，以渗湿利尿。

【外治验方】

1. 温针灸疗法：①取穴：大杼、肝俞、肾俞、足三里、阳陵泉、悬钟、三阴交、关元。操作方法：大杼、肾俞、足三里、悬钟针灸并用，针刺得气后施以温针灸，每穴灸 1cm 艾条 2 壮；肝俞、三阴交、阳陵泉单用针刺治疗；关元只灸不针，每次予艾条温和灸 30min。针刺以提插捻转补法为主，针灸每次 30min。隔日 1 次，连续治疗 3 个月。②取穴：主穴取长强、腰俞、腰阳关、命门、脊中、筋缩、至阳、身柱、大椎、百会；配穴取环跳、悬钟、肾俞、脾俞、足三里、委中、三阴交、太溪、夹脊穴、腰眼。每次治疗时，主穴取 5~6 个，配穴取 4~5 个，轮换交替使用。操作方法：针刺得气后留针 30min，间隔 10min 后行针 1 次，以补法为主。留针时可用艾条温和灸 2~3 次，每穴灸 10min，以局部皮肤温热潮红为度。如果局部疼痛明显的患者，可用皮肤针叩击。每天治疗 1 次，15 天为 1 个疗程。休息 2~3 天后，再进行下一次疗程。治疗 3~5 个疗程后，疼痛明显缓解。温针灸治疗可以提高原发性骨质疏松症患者的骨密度。

2. 捏脊疗法：患者俯卧位，暴露脊背部。医者站于患者右侧，双手食指半屈，拇指伸直并对准食指，另三指握成空拳状，用双手拇指与食指提捏患者脊背，先从骶尾部开始向上沿脊柱捏至大椎穴 3 遍（根据补泻规律，此为补法，反之则为泻法），然后边捏边提 6 遍。根据辨证不同，选用俞穴按揉，拇指顺时针旋转为补法，反之为泻法。其中肾虚者选肾俞补法按揉；脾虚者选脾俞、胃俞补法按揉；痰浊者选脾俞补法、肺俞泻法按揉；血瘀者选肝俞、膈俞泻法按揉。最后，再平捏 3 遍。每周 3 次，疗程 3 个月。通过捏拿患者的脊背，调整全身的阴阳之气，全身气血条达，脏腑调和，经络疏通，从而达到防病治病之目的。

3. 砭石刮痧法：充分暴露背部皮肤，清洁皮肤后，首先选取大椎、肝俞、肾俞，刮痧板棱角进行点刮，每个穴位点刮 20 次，力量由轻到重；再则选取背部的督脉、足太阳膀胱经，应用刮痧板刮拭每条经络 10~20 次，呈一条直线下刮，尽可能地拉长；最后刮拭双侧胸腰背部的肌肉，应用刮痧板从脊柱两旁向双胁肋方向刮，每条刮拭 8~10 次。刮拭原则均为上到下，内到外，刮痧板与皮肤呈 45 度角。此法适用于原发性骨质疏松症腰背痛患者。

【中成药验方】

1. 骨疏康胶囊：主要成分是淫羊藿、熟地黄、骨碎补、黄芪、丹参、木耳、黄瓜子。主治肾虚、气血不足所致的中老年骨质疏松症，伴有腰脊酸痛，足膝酸软，神疲乏力等症状。每粒装 0.32g。口服，1 次 4 粒，1 日 2 次。

2. 仙灵骨葆胶囊：主要成分是淫羊藿、续断、丹参、知母、骨碎补、地黄。用于骨质疏松和骨质疏松症，骨折，骨关节炎，骨无菌性坏死等。每粒装 0.5g。口服。1 次 3 粒，1 日 2 次。

3. 金天格胶囊：主要成分是人工虎骨。用于原发性骨质疏松症，腰背疼痛，腰膝酸软，下肢痿软，步履艰难等症状。每粒装 0.4g。口服，1 次 3 粒，1 日 3 次。

4. 强骨胶囊：主要成分是骨碎补总黄酮。用于肾阴虚所致的骨痿。症见骨脆易折，腰背或关节疼痛，畏寒肢冷或抽筋，下肢无力，夜尿频多。每粒装 0.25g。饭后用温开水送服，1 次 1 粒，1 日 3 次。

第九章　风湿科疾病

第一节　类风湿性关节炎

类风湿性关节炎是一种以关节滑膜炎症为特征的慢性全身性自身免疫性疾病。凡构成关节的各个部分组织均可受到侵犯。病理特点为关节滑膜炎症，渗液，细胞增殖，肉芽肿形成，软骨及骨组织破坏，最后关节僵直及功能丧失。其主要表现为对称性、多发性、反复发作性关节炎，小关节最易受累。早期或急性期发病关节多呈红、肿、热、痛和活动障碍；晚期可致关节破坏，僵直和畸形，并有骨和骨骼肌萎缩。根据中西医病名对照，属于“痹症”“尪痹”范畴，结合临床也可以从“历节”“顽痹”等角度进行辨证。

【诊断要点】

从受累关节数、血清学、急性期反应物及持续时间来总体评分。

1. 受累关节：指的是查体时发现的任何肿胀或触痛的关节，可通过滑膜炎的影像学证据证实。在评估中，远端指间关节，第一腕掌和第一跖趾关节除外。关节分布的分类根据受累关节的位置和数量，划入最可能受累关节炎类目。

—— 1 个大关节（0 分）：大关节指的是肩关节、肘关节、髋关节、膝关节和踝关节。

—— 2~10 大关节（1 分）。

—— 1~3 小关节（有或没有大关节）（2 分）：小关节指的是掌指关节，近端指间关节，2~5 跖趾关节，拇指指间关节和腕关节。

—— 4~10 小关节（有或没有大关节）（3 分）。

—— 超过 10 个关节（至少一个小关节）（5 分）：在这一条中，至少一个受累关节必须是小关节；其他关节可以包括任何大的或额外的小关节的组合，如其他别处未特别列出的关节（颞颌关节、肩峰锁骨关节）。

2. 血清学（至少需要 1 项结果）：阴性指的是低于或等于当地实验室正常值的上限。低滴度阳性指的是国际单位值高于正常值上限，但是低于正常值上限 3 倍。高滴度阳性指的是国际单位值高于正常值上限 3 倍。当 RF 值只能得到阳性或阴性时，阳性结果应该被评为低滴度阳性。

—— RF 和抗—CCP 抗体阴性（0 分）。

—— RF 和抗—CCP 抗体，至少有一项是低滴度阳性（2 分）。

—— RF 和抗—CCP 抗体，至少有一项是高滴度阳性（3 分）。

3. 急性期反应物（至少需要 1 项结果）：正常或异常根据当地实验室标准确定。

—— CRP 和 ESR 均正常（0 分）。

—— CRP 或 ESR 异常（1 分）。

4. 症状持续时间：症状持续时间指的是评估时，患者自己报告的受累关节滑膜炎体征或症状（如疼痛、肿胀、触痛）的持续时间，不论是否经过治疗。

—— <6 周（0 分）。

—— ≥6 周（1 分）。

注：在 1~4 内，取病人符合条件的最高分。例如，患者有 5 个小关节和 4 个大关节受累，评分为 3 分。

评分算法：以上几项的评分相加；患者如果按以上标准评分≥6 分，明确诊断为类风湿性关节炎。虽然有些患者评分不足 6 分的不能确诊为类风湿性关节炎，但是他们的状态可以再次评价，随着时间推移，可能会符合诊断。

【内治验方】

1. 四妙散加减：生黄芪、蒲公英各 20g，土茯苓、赤小豆各 30g，炒苍术、炒黄柏、木通、炮甲片各 9g，鬼箭羽、忍冬藤、怀牛膝、赤芍、白芍各 15g。水煎取 300mL，每日 1 剂，分 2 次服。主治类风湿性关节炎属风湿热痹证。

2. 秘书尧验方：生地黄、炒白术各 60g，熟地黄 30g，淡干姜 12g，制川乌 6g，北细辛 4.5g，蜈蚣 3 条（打碎），生甘草 5g。水煎取 300mL，每日 1 剂，分 3 次服。病情转好 1 周后，生地减量，加黄芪 30g。适用于类风湿性关节炎属风寒湿痹证。

3. 四神煎：生黄芪 240g，川牛膝、远志肉各 90g，石斛 120g。先煎 4 味，用水 10 碗，煎至 2 碗，再加入金银花 30g，煎至 1 碗，顿服。适用于类风湿性关节炎属肝肾不足，风湿热痹证。

4. 龙马自来丹：马钱子 30g，地鳖虫、地龙、全蝎各 3g，朱砂 0.3g，先将马钱子用土炒至膨胀，再入香油炸之，俟其有响爆之声，外呈棕黄色，切开呈紫红色时取出；与地龙、地鳖虫、全蝎共研细末，后入朱砂，蜜丸 40 粒。每晚临睡前用糖开水送服 1 粒，服 1 周后若不效，可于每晨加服半粒至 1 粒。服用本丸，须严格掌握剂量，不可盲目加量。适用于类风湿性关节炎证属实邪痹阻。

5. 王兆铭验方：连翘、川断各 20g，桑寄生、茯苓、鸡血藤、威灵仙、牛膝、秦艽、枸杞子各 30g，白术、附子、黄芩各 15g，桂枝、红花各 10g，木香 6g。水煎取300mL，每日1剂，早晚分服。风重者加青风藤30g，海风藤15g；湿重者加薏苡仁30g，泽泻15g；寒重者加干姜6g以助附子祛寒；化热者附子减量或不用，加重楼、金银花各30g。主治类风湿性关节炎属寒湿瘀阻型患者。

6. 养血通痹汤：生黄芪30g，当归、生地黄、赤芍、丹参各15g，通草、桂枝各6g，细辛3g，丹参20g，乌梢蛇、川芎、生甘草各10g。水煎取300mL，每日1剂，早晚分服。偏血虚加熟地黄10g；偏气虚加党参10g；上肢痛甚者加姜黄、桑枝各10g；下肢痛甚者加牛膝10g，安痛藤15g；寒甚冷痛加川乌5g；刺痛难忍加乳香、没药各10g；关节畸形加全蝎3g，蜈蚣1条，僵蚕10g等。该方功能养血活血，温经通络，主治尪痹属血虚寒凝证。

7. 郑惠伯虎挣散：制马钱子、制附片（浸泡）、穿山甲珠各30g，蜈蚣15条，蕲蛇40g，虎骨（用透骨草等代替）20g。用法：先将马钱子炒去毛，然后用健康男孩童尿池7日，每日换1次，晒干；另取麻黄、甘草各20g，煎汁去渣，再将马钱子100g，加入药汁内，文火煎至药汁完全浸入马钱子为止，晒干备用。按本方组成分量，共研细末，制成蜜丸，每次3g，3次/天。此为安全剂量，且可达到治疗效果。该方功能散寒温经通络，主治尪痹属寒湿痹阻证。

8. 任继学经验方：酒炒当归20g，姜汁炒白芍30g，蜈蚣1条，全蝎3g，蜂房、乌梢蛇各15g，肉桂、熟地黄、土虫、穿山甲珠、苍耳子、淫羊藿、仙茅各10g。水煎取300mL，每日1剂，早晚分服。身重浮肿者，加白芥子10g，豨莶草50g；病见微热者，去淫羊藿、仙茅，酌加草果仁、知母、石膏。该方功能补肾活血，祛风通络，主治尪痹证属久痹不愈，气血不通者。

9. 谢海洲经验方：鹿角霜、生甘草各12g，当归、防己各15g，细辛5g，肉桂、制附子、羌活、独活、白芍、地龙、乌梢蛇各10g，蜈蚣3g，生地黄、生薏苡仁、生黄芪各30g。水煎取300mL，每日1剂，早晚分服。该方功能补气活血，温经通络，主治尪痹症见肢体肌肉关节冷痛、肿胀或变形，屈伸不利，腰膝酸痛。

10. 祝谌予经验方：海风藤20g，络石藤15g，鸡血藤、生黄芪各30g，钩藤、威灵仙、桂枝、白芍各10g，生姜3片，大枣5枚。水煎取300mL，每日1剂，早晚分服。风痹加防风、秦艽各10g；寒痹加炮附子5g，细辛3g。该方功能祛风温经通络，主治尪痹属风寒湿痹，气血阻滞证。

11. 清热利湿解毒汤：金银花30g，蒲公英、薏苡仁各24g，紫花地丁18g，白花蛇舌草、土茯苓各30g，土贝母、黄柏各12g，赤芍21g，苍术、羌活各9g。日1剂，水煎服，早晚分服。热毒炽盛，关节红、肿、热、痛伴发热者，重用金银花、蒲公英、紫花地丁、土贝母各9g。湿热毒重，病情反复发作，关节肿胀、灼热、晨僵、胶着感明显者，重用土茯苓、白花蛇舌草、黄柏各9g，薏苡仁15g。

兼阴虚低热不退，舌红少津，脉细数者加生地黄 30~60g，牡丹皮 12~18g；关节肿胀积液明显加车前草 15~30g。主治风湿热痹证。

12. 甘寒通络饮：生石膏 60g，知母、白芍、丹皮、花粉、钩藤各 10g，石斛、麦冬、生地黄、玄参各 15g，桑枝 20g，甘草 3g。每日 1 剂，水煎 2 次分服。适用于实热性痹痛，临床多见于剧痛，或发热，局部红肿如灼，难于忍受，脉数，舌赤，苔黄。

13. 益肾蠲痹丸：炙全蝎、炙蜈蚣各 25g，炙乌梢蛇（蕲蛇效更好，但价格较贵）、炙蜂房、炙地鳖虫、炙僵蚕、炙蜣螂虫各 90g，甘草 30g，熟地黄、当归、仙灵脾、鹿衔草、生地黄、鸡血藤、老鹳草、寻骨风、虎杖各 120g。将生地黄、鸡血藤、寻骨风、虎杖煎取浓汁；其全药共研极细末；同混合，作丸如绿豆大、每服 6g，每日 2 次，食后服，妇女经期或妊娠忌服。用于类风湿性关节炎证属阳虚寒痹者。

14. 加减痛风方：生麻黄、川桂枝、制苍术、熟附片、防风、防己、威灵仙各 10g，全蝎 3g，鸡血藤、露蜂房、雷公藤各 15g。水煎，每日 1 剂，每剂煎服 2 次，首次煎煮时间不少于 45min。用于类风湿性关节炎属风湿痰瘀痹阻络脉者。

15. 补肾活血汤：生黄芪 40g，仙茅 9g，淫羊藿、桂枝、乌梢蛇、雷公藤各 15g，川芎 12g，红花、细辛各 5g，怀牛膝、桑枝各20g，松节、砂仁各 10g。每日 1 剂，水煎 2 次分服。用于类风湿性关节炎，证属（肾）气虚血瘀，湿留关节周围型。临床特点以掌指（趾）关节局部皮肤温热，腕、膝、肩关节酸胀乏力游走性疼痛，近侧指间关节梭状肿大变形、屈伸不利为主要症状。

16. 加味四妙汤：银花、白芍、青风藤各 30g，生甘草、山慈姑各 10g，鹿衔草、当归各 15g，白花蛇舌草、生地黄、玄参、萆薢、薏苡仁各 20g。每日 1 剂，水煎 2 次，早晚分服。适于类风湿性关节炎急性发作期，症见关节红肿热痛，痛如锥刺，或见发热，烦躁等。

17. 温肾活血汤：鹿角片、仙茅、砂仁、甘草梢、赤芍各 10g，淫羊藿、杜仲、狗脊、雷公藤、丹参各 15g，红花 5g，乌梢蛇 20g。每日 1 剂，水煎 2 次，分 2 次服。用于类风湿性关节炎，证属（肾）阳虚寒凝，湿阻腰腿中心型，临床特点以腰椎或髋关节疼痛为主要表现，可伴有不规则发热、脉搏加快、腰部或下肢活动不便等，多数患者有反复发作病史。

18. 滋肾活血汤：山茱萸、乌梢蛇、三七（研细冲服）各 20g，白芥子、胆南星、砂仁各 10g，鹿角片、淫羊藿、雷公藤、穿山甲、知母、地骨皮、神曲各 15g，黑蚂蚁 7g（瓦片焙干研粉冲服），红花 5g。每日 1 剂，水煎 2 次，分 2 次服。用于类风湿性关节炎，证属（肾）阴阳两亏，痰血凝聚型，本型病人病情较重，具有周围和中心型的特点；病程较长，有的甚至长达数十年之久。

19. 清痹汤：忍冬藤、青风藤各60g，络石藤18g，土茯苓21g，老鹳草、败酱草、丹参各30g，香附15g。日1剂，水煎，饭后分服。适于风湿热痹，由素体蕴热或青少年阳盛之体感受风寒湿邪蕴久化为湿热而引起。

【外治验方】

1. 体针：主穴：曲池、外关、阳陵泉、足三里、悬钟。配穴：风池、合谷、血海、阴陵泉、太冲、八邪、八风。晚期加大椎、至阳、筋缩、大杼、曲泽、委中。操作方法：主穴用意气热补法：针刺入穴位得气后谨守勿失，全神贯注于针尖，将针小幅度徐进疾退提插3~5次，以插针结束；然后用拇、食指朝向心方向微捻其针约180度，紧捏针柄，保持针体挺直不颤动，意守针尖，以意行气至病所后守气，使气聚生热。八邪、八风点刺出血，曲泽、委中刺络放血；余穴施平补平泻法。早期患者留针20min，日1次；晚期患者留针40min，隔日1次。15次为1个疗程。

2. 穴位注射：取穴：①上肢取曲池、外关、合谷；②下肢取阳陵泉、绝骨、解溪；③腰背取大椎、身柱、大杼、至阳、阳关、命门，或上述穴位之夹脊穴。上肢加八邪、阳溪、中渚、手三里，下肢加八风、复溜、丘墟、照海。操作方法：注射药物为追风速注射液（主要成分为凤仙透骨草、骨碎补）或正清风痛宁（主要成分为青风藤提取物青藤碱）。两种药液任选一种。根据病变部位，每次选主穴3~6穴，以5号齿科针头吸入药液后，快速刺入选定之穴位，得气后，缓缓推入药液，每穴注入0.5~0.8mL。配穴主要用于有下列症状者：关节有灼热感，指关节肿胀，触之不热，苔白，脉弦滑或数者。施以毫针刺，得气后用泻法或平补平泻的手法，留针15~20min，在留针期间，间断予以运针。穴位注射和针刺每日或隔日1次，10次为1个疗程。三个疗程后休息2~4周，再继续治疗。

3. 隔物灸：取穴：膻中、中脘、足三里；膈俞、肝俞、脾俞、命门。操作方法：采用隔附子饼或隔姜灸法，附子饼用附子、肉桂、细辛等药物研细，用饴糖、姜汁拌和，做成厚8mm，直径30mm饼状；或用较大的生姜切成10mm厚的姜片。治疗时将底径20mm和高20mm的纯艾绒艾炷置于上述穴位上，中间隔附子饼或姜片。每次灸4壮，两组穴位交替使用，每天用1组穴位。50次为1个疗程，每1个疗程结束后停止10~15天继续下一个疗程，需连续治疗2~3年。

4.针灸疗法：主穴：肩贞、肩髃、曲池、合谷、手三里、环跳、风市、足三里、阳陵泉、昆仑、丘墟；配穴：太冲、血海。操作方法：患者体质较壮，发病时间较短，疼痛较著者，针刺宜深，用泻法，使气达病所。体质较弱病程长反复发作不愈，宜深刺，平补平泻。每日针1次，留针20min，15次为1个疗程。如关节疼痛，局部发凉，痛有定处属寒痹者，加艾灸，灸至局部皮肤潮红，有温热感为度。如关节红肿热痛，属热痹者，加刺配穴，用泻法。

5.外敷疗法：①韩又云经验方：羌活、防风、干姜、草马、乳香、没药、白芷、当归、赤芍、川芎、川椒、桂枝、元胡、威灵仙各20g，白附子、红花、细辛各15g。将上药用50℃左右白酒2000mL浸泡，10~15天后酒液变红即可。取适量药酒倒于手心，涂搽疼痛关节，范围比疼痛部位尽量大一些，同时用手揉搓或拍打，以便药酒更好渗透体内。日搽3~4次或多次，适用于感受风、寒、湿所致关节炎。②食用细盐0.5千克，放锅内炒热，再加葱须、生姜各9g，一起用布包好，趁热敷患处至盐凉。1日1次，连用1星期，有追风祛湿之功效。③张应学经验方：生川乌、生草乌、生南星、生半夏、干姜、桃仁、红花、全蝎、丝瓜络各20g，桂枝、桑枝、肉桂、木防己、秦艽、防风、苍术、紫花地丁各30g，麻黄25g，细辛15g，马桑树根皮30根，豨莶草50g。上药加水3000mL，煎取汁1500mL，滤出药渣再加水3000mL煎取汁1500mL，两次煎汁混合，再加60度烧酒1000mL，用文火煎为3000mL，冷却后瓶装备用。治疗时嘱患者用手套在药液里浸湿，然后戴在患手上（若在足部或肘、肩等大关节处可改用厚布浸湿药液包裹），再在火边熏烤，烤干后再浸湿，反复数次，使药的热气慢慢透入关节内，每日早晚施治一次。

【中成药验方】

1.正清风痛宁缓释片：主要成分为盐酸青藤碱。用于风湿与类风湿性关节炎属风寒湿痹证者，症见肌肉酸痛，关节肿胀，疼痛，屈伸不利，麻木僵硬等。60mg/片。口服，1次1片，1日2次。孕妇或哺乳期妇女忌用；有哮喘病史及对青藤碱过敏者禁用。

2. 通滞苏润江胶囊：主要成分有秋水仙、司卡摩尼亚脂、西红花、番泻叶、诃子肉、盒果藤、巴旦仁。用于关节骨痛、风湿病、类风湿性关节炎。口服，一次5~7粒，1日2次。

3.益肾蠲痹丸：由骨碎补、熟地黄、当归、徐长卿、土鳖虫、僵蚕（麸炒）、蜈蚣、全蝎、蜂房（清炒）、广地龙（酒制）、乌梢蛇（酒制）、延胡索、鹿衔草、淫羊藿、寻骨风、老鹳草、鸡血藤、葎草、生地黄、虎杖组成。用于发热，关节疼痛、肿大、红肿热痛、屈伸不利，肌肉疼痛、瘦削或僵硬、畸形的顽痹（类风湿性关节炎）。8g/袋。口服，1次8g（1袋），疼痛剧烈可加至12g，1日3次，饭后温开水送服。

4. 白芍总苷胶囊：主要成分是白芍总苷。临床药理研究表明，本品能改善类风湿性关节炎患者的病情，减轻患者的症状和体征，并能调节患者的免疫功能。

0.3g/粒。口服，1 次 0.6g，1 日 2~3 次，或遵医嘱。

第二节　系统性红斑狼疮

系统性红斑狼疮是一全身性的自身免疫性疾病，病变部位在全身结缔组织。其临床特点为多系统、多脏器损害及血清学检测能发现多自身抗体，临床常见乏力、贫血、发热、多形皮疹、日光过敏、脱发、关节炎、心包炎、胸膜炎、血管炎、肾炎以及中枢神经系统等方面异常的表现。临床表现复杂多变，以皮肤和肾脏损害尤为突出，是最典型的自身免疫性疾病。根据中西医病名对照，属于“痹证”“蝶疮流注”“水肿”范畴，结合临床也可以从“蝴蝶斑”“阴阳毒”等角度进行辨证。

【诊断要点】

1. 临床表现：

本病临床表现呈多样性，变化多端。病根迁延，反复发作，可有多个系统同时受累，也可以某一系统受累为早期表现，起病隐匿或急剧。早期多为非特异性全身症状，如发热、乏力和体重下降等。一般常见的临床表现为皮疹、脱发、光过敏、口腔炎鼻腔溃疡、雷诺现象、关节痛或关节炎、黏膜炎、肾炎及血液和神经系统损害。幼年发病者一般病情较重，而老年发病者病情较轻。

2. 实验室及其他检查：

(1) 血常规检查：贫血、白细胞减少、血小板减少常见。

(2) 尿沉渣检查：血尿、蛋白尿、白细胞尿和管型尿，是肾脏病变的指征；红细胞的形态可判断产生血尿的肾脏病变部位，细胞管型尿提示肾损害严重。

(3) ESR、CRP 测定，补体 C3、C4 测定，有助于判断疾病的活动程度。

(4) 自身抗体检查：本病患者血清中可以检出多种自身抗体，它们的临床意义主要是 SLE 诊断的标记、疾病活动性的指标及可能出现的临床亚型。疾病活动期抗 ANA 阳性率高达 95%，抗 ds-DNA 是诊断 SLE 的标记抗体之一，疾病活动期阳性检出率为 20%~90%，其特异性高，抗 SM 抗体是诊断 SLE 的标记抗体之一，特异性高达 99%，但敏感性仅为 25%，有助于早期或不典型患者或回顾性诊断用；它不代表疾病有无活动性。抗 SSA、抗 SSB 抗体、RF 亦可阳性，但无特异性。抗 RNP 抗体阳性率约为 40%，抗 RNP 阳性者常常有雷诺现象。抗心磷脂抗体阳性者多见于有狼疮抗凝物质者。抗组蛋白抗体阳性者多见于药物性狼疮患者。

(5) 肾穿刺活检：掌握肾的病理改变情况有利于医师判断疾病预后和制定更合理的治疗方案。

3. 诊断标准：

表 1 1997 年美国风湿病学会推荐的 SLE 分类标准

1	颊部红斑	固定红斑，扁平或高起，在两颧突出部位
2	盘状红斑	片状高起于皮肤的红斑，黏附有角质脱屑和毛囊栓；陈旧病变可发生萎缩性瘢痕
3	光过敏	对日光有明显的反应，引起皮疹，从病史中得知或医生观察到
4	口腔溃疡	经医生观察到的口腔或鼻咽部溃疡，一般为无痛性
5	关节炎	非侵蚀性关节炎，累及 2 个或更多的外周关节，有压痛、肿胀或积液
6	浆膜炎	胸膜炎或心包炎
7	肾脏病变	尿蛋白 >0.5g/24h 或 +++，或管型（红细胞、血红蛋白、颗粒管型或混合管型）
8	神经病变	癫痫发作或精神病，除外药物或已知的代谢紊乱
9	血液学疾病	溶血性贫血或白细胞减少，或淋巴细胞减少，或血小板减少。
10	免疫学异常	抗 ds-DNA 抗体阳性，或抗 SM 抗体阳性，或抗磷脂抗体阳性（包括抗心磷脂抗体、或狼疮抗凝物、或至少持续 6 个月的梅毒血清试验假阳性三者中具备一项阳性）
11	抗核抗体	在任何时候和未用药物诱发“药物性狼疮”的情况下，抗核抗体滴度异常

该分类标准的 11 项中，符合 4 项或 4 项以上者，在除外感染、肿瘤和其他结缔组织病后，可诊断 SLE。其敏感性和特异性分别为 95%和 85%。需强调指出的是，患者病情的初始或许不具备分类标准中的 4 条，随着病情的进展方出现其他项目的表现。11 条分类标准中，免疫学异常和高滴度抗核抗体更具有诊断意义。

【内治验方】

1. 赵炳南验方一：生玳瑁 12g，生地黄、金银花、白茅根、玄参各 30g，牡丹皮、知母各 10g，黄柏、天花粉、石斛各 15g。水煎取 300mL，每日 1 剂，早晚分服。主治系统性红斑狼疮早期证属热毒炽盛者。

2. 赵炳南验方二：白人参、乌梢蛇各 6g，白术、茯苓、枸杞子、漏芦、防己各 12g，生薏苡仁、生黄芪各 30g，车前子（包煎）15g，秦艽、仙人掌各 10g。水煎取 300mL，每日 1 剂，早晚分服。用于系统性红斑狼疮后期证属肾阴亏损，脾肾两虚者。

3. 四衣加味汤：露蜂房、蝉蜕、凤凰衣、蛇蜕各 6g，土茯苓 30g，忍冬藤 15g，生地黄 12g，甘草、淮牛膝、车前子（包煎）各 10g。水煎取 300mL，每日 1 剂，早晚分服。如发热不解者，加石膏、知母、金银花清热解毒；如红斑不消者，加赤芍、紫草、牡丹皮凉血消斑；如低热者，加青蒿、鳖甲、白薇养阴清热；如关节肿痛者，加忍冬藤、鸡血藤、威灵仙祛风解痛；如肢体浮肿者，加防己、茯苓、车前子健脾消肿。主治系统性红斑狼疮证属湿热内蕴，热邪化火，肾气亏虚者。

4. 祛毒饮：生玳瑁、生地黄炭、金银花炭、天花粉、石斛各10g，玄参、牡丹皮、鱼腥草、重楼各15g，板蓝根、白茅根、白花蛇舌草各30g。水煎取300mL，每日1剂，早晚分服。治系统性红斑狼疮（急性加重期），证属毒热炽盛，气血两燔者。

5. 王玉玺经验方：黄芪、太子参、丹参、鸡血藤、茯苓、菟丝子、重楼各15g，淫羊藿、白术、益母草、乌梢蛇各10g，女贞子、秦艽、白花蛇舌草各30g。水煎取300mL，每日1剂，早晚分服。用于系统性红斑狼疮后期，证属脾肾不足，气血瘀滞者。

6. 犀角地黄汤加味：水牛角（研末冲服）15g，生地黄、紫草、西瓜翠衣各60g，蜈蚣2条，白花蛇、玄参、川贝母、地鳖虫、炒蒲黄、肥知母、牡丹皮各9g，板蓝根、生牛蒡各24g。日1剂，水煎服，早晚分服。如高热退面颧部仍有红斑狼疮溃疡，前方去水牛角、肥知母、西瓜翠衣，生地黄易为30g，加沙参24g，鸡内金9g，琥珀末（冲服或布包煎）6g。该方功能清营养阴，活络解毒。主治系统性红斑狼疮属热毒内盛证。

7. 张镜人验方：炒生地黄、赤芍、白芍、功劳叶、独活、白蒺藜、炒滁菊、炒黄芩、秦艽、川石斛各9g，莓根30g，土茯苓、炒桑枝各15g，生薏苡仁、香谷芽各12g，水炙银柴胡6g。水煎取300mL，每日1剂，早晚分服。主治系统性红斑狼疮证属肾阴亏损，湿热不化，络气失和。如伴雷诺现象见关节酸楚，手指青冷发绀，遇寒即发并逐渐加重者，上方去野莓根加生黄芪15g，当归9g。

8. 万友生验方：升麻、鳖甲、犀角各15g，生地黄、赤白芍、牡丹皮各12g，桃仁、红花各6g，当归、丹参、紫草、紫花地丁、紫荆皮、鸡血藤、秦艽、桑枝、桑寄生、白鲜皮各10g，刺蒺藜、白茅根、生薏苡仁、赤小豆、党参、黄芪、山楂、六曲、谷麦芽、鸡内金各8g。用于系统性红斑狼疮久治无效，热毒内蕴，水湿瘀血内停，痹阻血脉，并兼有气阴两虚，腑气难于下行者。

9. 胡荫奇验方：生地黄、玄参各20g，赤芍、牡丹皮、金银花、白茅根、黄芩、栀子、穿山龙、生甘草、延胡索各15g，紫草、泽泻、车前子各10g。水煎取300mL，每日1剂，早晚分服。该方清热凉血，解毒消斑。主治系统性红斑狼疮热入血分，热毒内盛证。

10. 旷惠桃验方：水牛角30g，生地黄15g，牡丹皮、赤芍、金银花、野菊花、天葵子、紫花地丁、蒲公英、法半夏、全瓜蒌、黄连、葛根、黄芩、甘草各10g。

水煎取 300mL，每日 1 剂，早晚分服。主治系统性红斑狼疮发作期并兼肺部感染，肠道感染者。月经闭结者加当归、桃仁、红花；脱发严重者加何首乌、桑叶、当归等。

11. 化斑解毒汤：制首乌 12g，生地黄、桑葚子、土茯苓各 15g，紫草、丹皮各 10g，虎杖、水牛角各 30g。每日 1 剂，水煎 2 次，早晚分服。系统型红斑狼疮的营阴热毒证，对以皮损为主者亦可选用。

12. 消毒灵：赤芍、丹皮、怀牛膝、苦参、花粉、当归、连翘、黄芩各 15g，生地黄、蒲公英、紫花地丁各 20g，甘草 10g。先将上药用适量水浸泡 30min，再放文火上煎煮 30min，每剂煎 2 次，将 2 次煎出的药液混合，每日 1 剂，早晚各服 1 次。适用于肝郁化热，心火内炽，血热成瘀而致的系统性红斑狼疮。

13. 狼疮汤：白花蛇舌草 30g，水牛角粉 16g（冲），生地黄 30~80g，丹皮、赤芍、露蜂房、白芷、茯苓各 10g，雷公藤（去皮）、白鲜皮、紫草、锦灯笼、茜草根各 15g。每日 1 剂，水煎 2 次，早晚分服。适于红斑狼疮气营两燔，毒瘀痹络，邪实正未虚之早中期服用。

14. 来春荣经验方：忍冬藤 100g，藤梨、野荞麦各 10g，马鞭草、佛耳草、丹参、大力王、地丁草各 30g，海金沙、绞股蓝、一枝香各 20g。水煎服，每日 1 剂，每剂煎 2 次，分早晚 2 次服。适于系统性红斑狼疮，湿热瘀结者。

15. 狼疮康复汤：苍术、白鲜皮、大黄炭、玫瑰花、凌霄花、丹参、水蛭、黄芪、青蒿。每日 1 剂，水煎服，30 天为 1 个疗程，疗效不明显时，继续第二、三疗程。适于系统性红斑狼疮，湿瘀阻络者。

16. 自身清方：制首乌、赤芍、丹皮各 20g，生地黄、水牛角（先煎）各 15g，女贞子 12g，玄参 10g，旱莲草、生黄芪、白花蛇舌草、菝葜、石韦、山药、红藤各 30g。每日 1 剂，水煎服。适于肝肾亏虚，外感热毒之邪者。

17. 犀角地黄汤加减：犀角粉 3g（冲服），生地黄、生石膏各 30g，丹皮、玄参、知母、银花、黄芩、赤芍、白鲜皮、紫草、蚤休各 10g。每日 1 剂，水煎服。适于系统性红斑狼疮，毒热炽盛证。

18. 刘绍武消斑解毒汤：柴胡、黄芩、丝瓜络各 15g，生石膏、车前子、苏子、党参、浮萍、苦参、苍耳子、土茯苓、金银花各 30g，川椒、甘草各 10g，大枣 10 枚。上药加水 1000mL，煮成 300mL，倒出药汁，再加水 600mL，煮至 200mL，去渣，2 次药汁相合，煮沸，分 3 次空腹温服。忌食肉、蛋及辛辣之品。用于系统性红斑狼疮，内有肝气之逆，外有风湿之扰，郁久化火成毒者。

【外治验方】

1. 声电针疗法：取穴：厥阴俞、肝俞、心俞、神门、曲泽、内关、合谷、大陵、太溪、阳陵泉、三阴交等。具体治法如下：每次根据辨证选有关穴 5 个，毫针刺入，得气后通入乐曲声电波，每日 2 次，每次 30min。

2. 血浆置换法：最早采用的是血浆交换法，即将部分分离出的病人血浆弃去，并补充一定量的正常人血浆或血浆代用品，从而达到除去体内可溶性免疫复合物，抗基底膜抗体及其他免疫活性物质的目的。但由于它同时将血浆中的许多有用成分也弃去，输入别人的血浆又容易带来传染病，所以目前主要采用下列更好的方法进行血浆处理：①血浆双膜过滤：通过第一膜时将血球与血浆分离，通过第二膜时将血浆中的免疫复合物等高分子物质去除，滤后的血浆与血球一起返回体内。②冷却过滤法：将分离的血浆通过冷却槽，去除冷球蛋白，然后复温至体温，返回体内。③吸附法：用生物学或非生物学的固相免疫吸附剂，选择性地将免疫复合物或抗体去除。④血浆置换疗法：每次按体重每千克除去 40mL 血浆，换入等量的胶体溶液，最常用的为 5%的白蛋白，一般每周数次，持续 2~4 周。免疫抑制剂常与血浆置换联合进行。血浆处理适用于伴有狼疮肾炎或中枢神经系统损害的急性进展性系统性红斑狼疮，难治性病例，因药物副作用而停药的病例，免疫复合物浓度高的病例。该疗法对红斑、雷诺现象、持续性蛋白尿、多发性神经炎等症状较为有效。抗体去除后，自身抗体生成细胞会反应性增殖，这些细胞对环磷酰胺的细胞毒作用较为敏感，因而继用环磷酰胺冲击治疗能有利于疗效的巩固。

3. 针刺治疗：取穴：曲池、血海、风市、膈俞、肝俞、肾俞、太溪、关元、足三里、脾俞、三阴交、内关、百会。患者取仰卧位，常规消毒，曲池采用捻转泻法，内关采用提插泻法，血海、风市、百会均采用平补平泻法，膈俞、肝俞、肾俞、太溪、关元、足三里、脾俞、三阴交均采用捻转补法，针刺得气后留针 20min，日 1 次。

4. 外敷法：以五倍子粉与醋调和后贴敷神阙穴治疗系统性红斑狼疮应用激素治疗后出现的盗汗。具体方法：每晚睡前 30min，患者取平卧位或半坐卧位，充分暴露神阙穴，医者观察神阙穴以及周围皮肤是否完整，要求无伤口、皮疹等。用 75%乙醇棉球消毒神阙穴及周围皮肤，若患者对乙醇过敏也可用温开水清洁局部皮肤，待干 15s。取五倍子粉末 2g 倒入药杯，加入事先用 1mL 针筒抽取好的食用醋 0.5mL，用竹签顺时针搅拌至黏糊状，取适量五倍子糊，用一块 2cm×2cm 大小的纱布外包以防止药物外溢，放于神阙穴上，并轻轻按压，用透明敷贴封贴，同时透过透明敷贴也便于观察局部皮肤反应。医者于次日早晨将敷贴逆着毛孔方向撕下，取出五倍子糊，用温水清洗神阙穴以及局部皮肤，观察皮肤是否有过敏现象。

【中成药验方】

1. 火把花根片：主要成分为昆明山海棠。功能祛风除湿，舒筋活络，清热解毒，具有明显抑制病理性免疫反应和抗炎镇痛作用。用于类风湿性关节炎、红斑狼疮。0.18g/片。口服，1 次 3~5 片，1 日 3 次。

2. 雷公藤总苷片：主要成分为雷公藤多苷。用于风湿热瘀，毒邪阻滞所致红斑狼疮。口服，每日 1~1.5mg/kg，分 3 次饭后服。一般首次应给足量，控制症状后减量。孕妇忌服。服此药时应避孕。老年有严重心血管病者慎用。

3. 抗狼疮散：由紫草、牡丹皮、地黄、羚羊角、红参、黄芪（蜜炙）、防风、山茱萸、茯苓、泽泻、水牛角、土茯苓、北沙参、野菊花、大黄（酒制）、甘草（蜜炙）。用于治疗系统性红斑狼疮非急性期热毒瘀结，气阴两虚证，症见低热，五心烦热，红斑，神疲乏力，口干，肌肉或关节疼痛，自汗，失眠症。口服，每次 6g，每日 1 次，早饭后半小时温开水送服。

第三节　痛风

痛风是长期嘌呤代谢障碍，血尿酸增高引起的反复发作性炎性异质性疾病。其临床特点为高尿酸血症及由此而引起的急性关节炎反复发作、慢性关节炎和关节畸形、痛风石沉积、常累及肾脏而引起肾实质性病变和尿酸肾结石形成。根据血液中尿酸增高的原因，可分为原发性和继发性两大类。原发性痛风多属遗传性，是先天性嘌呤代谢紊乱所致；继发性痛风是大多是由于其他疾病、某些药物等引起尿酸生成增多和排出减少，形成高尿酸血症所致。

根据中西医病名对照，本病属中医“痛风”范畴，结合临床也可以从“湿热痹”“历节风”角度进行辨证。

【诊断要点】

1. 临床表现：

原发性痛风发病年龄多见于 40 岁左右的男性或绝经期妇女， 但男性多发，男女之比为 20:1，女性很少发病。不同发病阶段有不同临床表现。

（1）急性关节炎期：常于午夜突发关节疼痛。以第一跖趾及拇指关节为多见，其他好发部位有足弓、踝跟、膝、指、腕、肘关节也可双侧同时或先后发病。关节局部红、肿、热、痛，活动受限，大关节受累时有关节积液。

（2）慢性关节炎期：多关节受累，关节疼痛发作频繁，且疼痛日渐加剧，甚至发作后疼痛亦不完全缓解，间歇期缩短。关节附近肌腱、腱鞘、皮下结缔组织处可见痛风石。关节可因痛风石增大而致畸形和活动受限。痛风石经皮肤溃破可有白色粉末状尿酸结晶排出。

（3）肾脏病变：

①肾结石：痛风患者肾结石发生率为25%，其发生率高低与高尿酸血症程度和24h尿排出尿酸的量相关。患者可有血尿、肾绞痛及尿路感染表现。由于尿酸结石可透过X射线，故需通过肾盂造影才能证实。

②痛风性肾病：由尿酸盐结晶沉积于肾组织引起。早期可仅有尿蛋白和显微镜血尿，且间隙出现，随着病程进展，尿蛋白转为阴性，肾功能受损，夜尿增多，尿比重偏低，进一步发展为肾功能不全。

2. 实验室及其他检查：

(1) 血清尿酸测定：大多数痛风患者呈高尿酸血症（男性>417μmol/L，女性>357μmol/L）。

(2) 尿液尿酸测定：对于了解患者尿酸排泄情况有一定的价值，正常饮食24h尿酸排出量在600mg以下。

(3) 滑囊液检查：急性发作期如踝、膝等较大关节肿胀时，可行关节腔穿刺取滑囊液进行显微镜检查，95%以上痛风患者可查出尿酸盐结晶。滑液中白细胞计数增高，常为575×10^9/L

(4) X线检查：受累关节X线片检查，早期急性发作时仅显示软组织肿胀，慢性期可见局部关节不光滑，软骨缘邻近关节的骨质可有圆形或不整齐的穿凿样透明缺损。

根据典型的关节炎发作表现、诱发因素、家族病史、发病年龄以及泌尿道尿酸结晶石病史等，可考虑为痛风。血尿酸增高，或滑囊液及痛风石活检发现尿酸结晶即可确诊。急性关节炎期诊断有困难时，可用秋水仙碱作诊断性治疗，若为痛风，服用秋水仙碱后症状迅速缓解。

【内治验方】

1. 张瑞仪痛风方：苍术、黄柏、丹参、延胡索、路路通、茯苓各15g，槟榔、木瓜各10g，牛膝6g，白芍、桑枝、蚕沙各12g，五灵脂9g，升麻、甘草各3g。日1剂，水煎服，早晚分服。适用于湿热痹阻证。热甚者加金银花、蒲公英、牡丹皮等；肿甚者加泽泻、防己、瞿麦等。

2. 泄浊化瘀汤：土茯苓45g，萆薢15g，威灵仙、生薏苡仁各30g，桃仁、红花、泽兰、全当归、车前子、泽泻各10g。水煎取300mL，每日1剂，早晚分服。该方功能降浊泄毒，活血化瘀。主治用于急、慢性痛风性关节炎和痛风性肾病。

3. 叶伟洪消痛饮：当归、防风各12g，牛膝、防己、钩藤、木瓜各15g，赤芍、泽泻各18g，忍冬藤25g，老桑枝30g，甘草5g。水煎取300mL，每日1剂，早晚分服。关节红肿痛甚者，加黄柏、地龙；大便燥，加大黄（便软则同煎，便结则后下）；痛甚者，加田三七、乳香、没药。适用于痛风性关节炎属关节肿痛的急性期。

4. 安义贤经验方：苦参、乌梅、薏苡仁各20g，生大黄、栀子、知母、丹参、赤芍、白芍、姜黄、白芷、猪苓、泽泻各15g，木通10g，大水蛭10~15g。水煎取300mL，每日1剂，早晚分服。上肢加羌活，下肢加牛膝，红热明显者加黄连，疼痛剧烈者加延胡索，痰多加莱菔子，体虚加生地黄、沙参。治疗痛风性关节炎证属风湿热痹者。

5. 痛风定痛汤：金钱草、生石膏各30g，泽泻、车前子、知母、黄柏、赤芍、防己、地龙各10g，海藻、生地黄各15g。水煎取300mL，每日1剂，早晚分服。疼痛明显者加水牛角以治热痹；局部红肿不明显，疼痛又较剧者加川乌、草乌、桂枝；局部结节明显，手足关节或耳部有痛风石形成者，加山慈姑、海藻等软坚化石；脾虚湿重，关节漫肿者，加苍术、白术、茯苓等健脾助运。用于痛风性关节炎急性发作。

6. 旷惠桃痛风克剂：薏苡仁30g，黄柏、苍术、萆薢、蚕沙、栀子、木通各10g，牛膝、连翘、虎杖各15g，土茯苓20g。水煎取300mL，每日1剂，早晚分服。用于急、慢性痛风性关节炎和痛风性肾病。

7. 活血利水清热方：黄柏、苍术、丹皮、赤芍、泽泻、车前子各15g，土茯苓、蚕沙、蒲公英各20g，木瓜、木通、防己各10g，黄芪30g。水煎服，日2次。用于痛风性关节炎，证属邪毒客于经脉，与血水互结，郁积化热，热毒流注关节，阻隔经络。

8. 杨桦痛风汤：防己、山慈姑、桑枝、黄柏、石韦、白豆蔻、苍术各10g，蚕沙、姜黄、秦艽各15g，薏苡仁、萆薢、豨莶草、车前草、金钱草、忍冬藤各30g。每日1剂，水煎分3次温服，每次200mL。用于痛风性关节炎，证属风湿热痹内侵者。

9. 张佐妹痛风饮：川乌、草乌、双花、土茯苓各30g，地龙、元胡各20g，全蝎、牛膝、黄柏、忍冬藤、车前子各15g，黄芪60g，甘草10g。取上药按一定比例水煎口服，每次50mL，服药期间禁服其他任何药品。用于湿热成毒，侵袭经络，痹阻气血，滞留关节，发为痛风性关节炎者。

10. 高学汉经验方：黄柏、苍术各25g，薏苡仁50g，牛膝20g，莪术、苏木、地龙、牡丹皮各15g，蒲公英、紫花地丁、防己、桑寄生、甘草各10g。每日1剂，水煎2次分服。治疗痛风性关节炎。

11. 秦皮汤：秦皮、车前子、苍术、川牛膝各12g，秦艽、黄柏各9g，威灵仙、土茯苓各30g，豨莶草、姜黄、川萆各15g。每天1剂，水煎2次，2次煎液兑匀后分2次服。用于痛风性关节炎证属湿热证。

12. 盖国忠痛风汤：土茯苓30g，山慈姑、益智仁、槐角各10g，秦皮15g。疼痛甚者加延胡索15g，络石藤30g，忍冬藤30g；关节肿甚者加萆薢25g，防己15g；有痛风石者加穿山甲10g，地龙15g。每日1剂，水煎取汁200mL，早晚分服。用于急性痛风关节炎证属湿毒内伏血分。

13. 黄伯灵痛风灵：车前子（包）、豨莶草、川牛膝、生甘草、秦皮、秦艽各10g，赤芍、土茯苓、威灵仙各15g，山慈姑12g。局部肿胀严重者加苍术10g、生薏苡仁30g，身热不退者加知母10g，局部刺痛剧烈者加当归15g、制乳香10g，局部皮肤猩红不退者加玄参15g。每日1剂，早晚分服。治疗风湿热邪痹阻关节之痛风。

14. 路志正经验方：苏叶、藿荷梗、炒杏仁、山慈姑、益母草各10g，炒苡仁30g，厚朴、泽泻、防己各12g，土茯苓18g，绵萆薢、豨莶草、炒苍术各15g，益智仁9g，砂仁6g。每日1剂，早晚分服。用于脾虚湿盛，郁久化热，湿热阻滞者。

15. 张荒生痛风方：生石膏（先煎）40g，知母、黄柏、丹皮、赤芍、白茅根、全虫、桑寄生、淡竹叶各10g，二花藤20g，滑石、车前草、生地黄各15g，灯芯草4g，黄连、甘草各6g。每日1剂，水煎，分3次服用。用于痛风性关节炎，证属湿热阻络型。

16. 利湿通络汤：蚕沙、桂枝、金银花藤、滑石各20g，防己、木通、木瓜、桑枝、地龙、赤小豆各15g，甘草10g。水煎服。治疗痛风性关节炎。

17. 除湿散结汤：滑石、赤小豆各20g，木通、防己、浙贝母、桑枝、地龙、白芥子、制半夏各15g，生牡蛎30g，穿山甲、甘草各10g。水煎服。治疗痛风性关节炎。

18. 四妙勇安汤加味：金银花、元参、山药、炒薏仁各30g，当归20g，甘草、川芎各10g，生地黄、川牛膝各15g。随症加减：疼痛剧烈者，加鸡血藤、威灵仙各15g。每日1剂，水煎服，每日2次。治疗痛风性关节炎。

19. 降浊活血益肾汤：金钱草、薏苡仁、土茯苓各20g，山茱萸、桂枝、牡丹皮、萆薢、泽泻、苍术各10g，防己8g，车前子（包煎）、怀牛膝、当归、淮山药各15g，赤芍、木瓜各12g。每日1剂，水煎2次，兑匀分早、晚饭后2次温服。治疗痛风性关节炎，同时降低尿酸水平。

20. 秦蜂汤：苍术、秦皮、蜂房、蚕沙、威灵仙各12g，山慈姑30g，黄柏10g，木通9g，牛膝、徐长卿、连翘、当归各15g，桂枝6g。水煎服。治疗痛风性关节炎。

21. 清络祛风汤：生地黄12~25g，知母、车前子各10~20g，炒白芥子、丹皮各10~15g，土茯苓、金银花各15~30g，连翘12~20g，山慈姑12~18g，独活、苍术、虎杖各15~20g，薏苡仁30~50g，甘草梢6g，鲜鸭蛋3个（带皮煎）。以绿豆汤加童尿适量煎药，每日1剂，水煎3次，取汁400~500mL，分3次（先食鸭蛋）空腹服，连服2剂休息1天。配合服用五虫祛风散（药物组成为羚羊角粉6g，玳瑁、血竭、淡全蝎、炒僵蚕、炒地龙各12g，蜈蚣10条，守宫7条，熟大黄10g，共研细粉，装空心胶囊）。上药分成10份，每日1份，每份分3次于饭后1~2h服。治疗痛风性关节炎。

【外治验方】

1. 敷贴疗法：①金黄散：黄柏、姜黄、白芷、大黄各250g，天花粉500g，制南星、炒苍术、姜厚朴、陈皮、甘草各100g，共研细末混匀。每次取20g用热水调糊局部外敷。方中胆南星、苍术、厚朴、陈皮、白芷、黄柏、天花粉具有理气通滞、化石消肿之功，姜黄、生大黄属活血化瘀消肿止痛之品。诸药配伍，共奏清热解毒、祛湿消肿、活血止痛之功效。②念痹膏：石膏、忍冬藤各30g，知母、黄柏、苍术、黄连、黄芩、赤芍、延胡索、大黄、栀子各20g，研末醋调匀，制成清热念痹膏，敷于患处。③三妙散：黄柏20g，苍术、牛膝各15g。共研为细末备用，同时加入冰片末5g，用温水调匀，敷贴在疼痛红肿部位，外用纱布绷带固定，24h换1次，用药至疼痛红肿消除。④黄子消痛膏：大黄20g，川芎、白芷各15g，莱菔子、虎杖各10g，粉碎过120目筛，适量陈醋调膏。取药膏12g敷于双侧涌泉穴，包扎固定。每天换药1次。

2. 针刺疗法：太冲、阳陵泉、丘墟、中渚、外关、肝俞、胆俞，适用于湿热型痛风，热甚加曲池、大椎、内庭。受累关节取穴：拇趾关节取阿是穴、八风；踝关节取阿是穴、昆仑、解溪、太溪；掌指和指间关节取阿是穴、四缝、八邪、三间；腕关节取阿是穴、阳池、阳溪、合谷；膝关节取梁丘、内外膝眼、委中、膝阳关、曲泉、足三里。具体操作方法如下：大椎强刺激，不留针；曲池直刺1寸捻转泻法；肝俞、胆俞各直刺1~1.5寸捻转泻法1min。再针病变关节处之腧穴平补平泻，针后令局部出血，每日针1次。关节肿甚或梭形者，可在局部用三棱针点刺放血，配以拔罐，以消肿止痛，每隔2~3日1次。针刺、放血，共奏清热利湿、通络消肿止痛之功效。

3. 针刺并外敷疗法：①针刺：以痛为腧，在疼痛最明显处，采用一穴多针法，先直刺一针用泻法得气后，在其周围平刺斜刺5~6针，针刺有针感即可。留针20min，针后拔罐10min，以少量出血为佳。②外敷：取红花、桃仁、制乳没、全蝎、赤芍、栀子、大黄等研末，用白酒调成糊状，针刺拔罐后敷于痛处。每日或隔日1次，7次为1个疗程。针刺拔罐并外敷，对腧穴的刺激时间长，刺激量大，针药并用，能持久地产生通经活络，祛风除湿，清热活血，软坚散结，消肿止痛的功效。

4. 经络体操疗法：一字罗汉桩：两脚分开站立，两足尖双向外侧分开，成一字形，屈膝下蹲至水平线成罗汉步，一手抬肘与肩平，手心向外，松直手指，高举前额处，约三寸距离，另一肘向外，手指向里，手心向下，虎口对准腰部，距腰部三寸，成一字罗汉桩。两眼平视前方，头部端正，身体正直，自然呼吸。罗汉桩难度较大，一开始练习从 5min 开始，逐步增加到 10min、20min、30min，早晚各做一次。此桩上接天气，下采地气，日久则精满气足，百脉通畅，关节滑利，痛风自愈。

【中成药验方】

1. 豨莶丸：主要成分为豨莶草、黄酒、蜂蜜。功效：清热祛湿，散风止痛。用于风湿热阻络所致的痹证（痛风），症见筋骨无力，腰膝酸软，四肢麻痹，关节疼痛。口服。1 次 1 丸，1 日 2~3 次。

2. 舒筋活血片：主要由红花、香附、狗脊、香加皮、络石藤、伸筋草、泽兰、槲寄生、鸡血藤、自然铜等组成。功效：舒筋活络，活血散瘀。用于痛风瘀血阻滞证，症见筋骨疼痛，肢体拘挛，腰背酸痛，跌打损伤。口服。每次 5 片，日 3 次。

3. 通滞苏润江胶囊：主要成分有秋水仙碱、司卡摩尼亚脂、西红花、番泻叶、诃子肉、盒果藤、巴旦仁。主要功效有开通阻滞，消肿止痛。用于关节骨痛、风湿病、类风湿性关节炎。口服。1 次 5~7 粒，1 日 2 次。

第四节　风湿热

风湿热是 A 组乙型溶血性链球菌感染后发生的一种自身免疫性疾病。主要的临床表现为关节炎和心肌炎，舞蹈病，环形红斑和皮下结节，亦可累及浆膜、肺和肾脏等。本病有反复发作的倾向，反复的心脏瓣膜炎症导致风湿性心脏病，严重者危及生命。根据中西医病名对照，以关节症状为主者，大致上可归属于中医“风湿热痹”“湿热痹”“热痹”的范畴，也可以从“心悸”“怔忡”“心痹”等角度进行辨证。

【诊断要点】

1. 临床表现：

（1）前驱期症状：典型者多在起病前 1~6 周咽喉炎和扁桃炎等上呼吸道链球菌感染的表现：发热、咳嗽、咽喉痛、疲倦、纳差、颌下淋巴结肿大，个别有胸膜炎和肺炎。症状轻微者可无任何不适。

(2) 典型的临床表现：以发热、关节炎、心肌炎多见，可有环形红斑、皮下结节和舞蹈病。

①关节炎：见于75%初次发作的患儿，多累及大关节，如膝、踝、肘和腕等。表现为关节红肿热痛，活动障碍。其特点是多发性，游走性，急性期后不遗留关节畸形，对非甾体类抗炎药反应较好，用药后24~48h症状缓解。

②心肌炎是风湿热重要的表现，为唯一的持续性器官损害，包括心肌炎、心内膜（瓣膜）炎和心包炎。

③皮肤症状：具有较特异性的诊断意义。常见环形红斑、皮下结节等。

④舞蹈病：多见于女性儿童。表现为情绪不稳定，四肢及面部有不自主、无目的和不协调的运动。肢体呈舞蹈样动作，面部则有怪异表情。睡眠时症状可消失。可伴有心肌炎，但不伴关节炎。

⑤其他：累及肺、浆膜、肾和动脉时，出现相应的炎症征象。

2. 实验室及其他检查：

(1) 咽拭子培养有可能发现A组乙型溶血性链球菌；测定血清抗链球菌抗体（ASO），感染一周后滴度开始上升，2月后逐渐下降；同时还可测定抗链球菌激酶（ASK）、抗透明质酸酶（AH）；联合检测其阳性率可提高到95%。

(2) 外周血白细胞和中性粒比值增高、血沉增快、C-反应蛋白升高等，但均为非特异性。

(3) 心电图、心脏超声（B型）检查可协助诊断心脏病变的性质和程度。

如患者有心肌炎、多关节炎、舞蹈病、环形红斑、皮下结节等临床特点。检查ESR增快或CRP增高，P-R间期延长。追问病史有前驱的链球菌感染证据，咽喉拭子培养或快速链球菌抗原试验阳性，链球菌抗体效价升高。高度提示为急性风湿热。

【内治验方】

1. 银翘白虎汤加减：连翘20g，金银花、防己、川木瓜、知母、粳米各25g，生石膏100g，甘草10g。日1剂，水煎服，早晚分服。湿重者加苍术25g，薏苡仁40g，厚朴10g；热重者加栀子、黄柏各15g，黄连5g；心前区闷痛者加全瓜蒌、薤白各25g，桃仁、丹参各15g；心悸甚者加茯神、酸枣仁、远志各15g，柏子仁25g。主治风湿性心肌炎。

2. 张羹梅经验方：川桂枝、防风各4.5g，净麻黄3g，赤芍、肥知母、生白术、当归各9g，生甘草、制川乌、丝瓜络各6g。水煎取300mL，每日1剂，早晚分服。主治风湿热、风湿性关节炎。

3. 利湿化瘀汤：制半夏、枳实、川芎、赤芍、麦冬、五味子各9g，茯苓30g，丹参、沙参各15g。水煎取300mL，每日1剂，早晚分服。心悸失眠者，加酸枣仁、柏子仁；气虚者加党参、黄芪；阳虚者加附子、桂枝；浮肿者加薏苡仁、木通；喘甚者加蛤蚧。主治风湿性心脏病之属于肺络瘀阻型者，症见心悸浮肿、咳喘咯血、唇青、瘀斑等。

4. 玉竹强心汤：玉竹、黄芪、益母草、车前草各20g，附子、苍术、川芎各6g。水煎取300mL，每日1剂，早晚分服。如症见心悸脉微，四肢厥冷，烦躁，大汗淋漓者，加人参或党参（重用）、炙甘草、桂枝；伴舌绛暗而光，可配麦冬、五味子、山茱萸、白芍、生龙骨、生牡蛎；畏寒、腰膝冷痛加淫羊藿、仙茅、巴戟天、补骨脂；水肿剧者加猪苓、泽泻、薏苡仁、冬瓜等。主治风湿性心脏病心力衰竭者。

5. 加减木防己汤：桂枝3~6g，防己12~15g，海桐皮9~12g，生石膏15~30g，黄柏、木通各6~9g，生薏苡仁30g。水煎取300mL，每日1剂，早晚分服。治疗风湿热，关节红肿疼痛者。无汗者加独活3g，汗出热退去之；木通、黄柏苦寒伤胃，尤以木通易引起呕吐，可加生甘草、橘皮各3~6g解之；关节红肿热痛，高热，尤其有环形红斑、结节红斑者，可酌情加犀角、牡丹皮、赤芍、大黄（后下）；关节红肿痛极重，伴发热者，或酌用羚羊角、栀子、龙胆等。如诸症消失，红细胞沉降率、抗“O”正常时可以上方配成丸药，每丸重9g，每次1丸，日服2次。服用时间不低于3个月，最好服至半年以上。

6. 张达旭经验方：薏苡仁、赤小豆、滑石各30g，防己12g，半夏、蚕沙、连翘、栀子、杏仁、桑枝各10，川芎9g。水煎分3次服。用于湿留注气分证，患者发热而无恶寒，头眩身骨重，自汗，口不渴，肢节酸痛，舌苔白腻，脉濡数。

7. 风心救逆汤：川桂枝、王不留行、三棱、莪术各15~30g，炙甘草、生香附、石菖蒲各9~15g，当归尾30~60g，桃仁、丹参各30~45g，红花10~24g，广、川郁金各30g，失笑散15~24g，远志10~15g。每日1剂，水煎服，日服2~3次。用于风湿性心脏病，属心血瘀阻，寒凝湿滞型。

8. 清热除痹汤加减：忍冬花、藤、鸡血藤各30g，薏苡仁、络石藤各20g，大黄、赤芍、地龙、当归各12g，红花、没药各9g，桂枝6g。每日1剂，早晚分服。适于外感风湿热毒之邪者。

9. 银翘白虎汤：连翘20g，金银花、防己、木瓜、知母、粳米各25g，生石膏100g，甘草10g。水煎服，每日1剂，日服2次。适于风湿病邪侵犯心脏引起急性变态反应非瓣膜受损阶段。

10. 清热养心汤：党参、知母、麦冬、丹参、郁金、大青叶、柴胡各20g，丹皮、栀子、黄连各15g，银花、连翘各30g。水煎服，日饮2次。用于热邪入里，心脉受损，症见心悸气短，胸痛憋闷，高热汗出，伴关节红肿。

11. 清热通痹饮：银花、连翘、白茅根各 30g，丹皮、栀子、黄芩、三棱、莪术、红花、白芍各 15g，桂枝 10g，知母 20g。水煎服，日饮 3 次。用于风湿热，邪伤营卫，肢体受累者，症见关节红肿，灼烧疼痛，游走窜痛或皮下结节，或皮下红斑，结节性红斑，伴有发热口渴，汗出恶风，舌苔黄腻，脉象滑数。

12. 苏葶陷胸汤：苏子、葶苈子、瓜蒌、郁金、金银花、茯苓各 20g，柴胡、半夏、黄芩、杏仁各 10g，连翘、蒲公英各 30g，黄连 6g。水煎服，日 1 剂，分 3 次服。用于热阻三焦，饮邪犯肺，症见发热恶寒，胸胁疼痛，肋间胀满，咳嗽喘促，舌苔黄腻，脉弦滑。

13. 柴胡桂枝汤加味：柴胡 15g，黄芩 6g，半夏 5g，党参、桂枝、白芍各 6g，生姜 3 片，大枣 6 枚，金银花 30g，忍冬藤、连翘各 20g，虎杖 10g，秦艽 12g，丹参、地龙、赤芍、丹皮各 10g，牛膝 6g，板蓝根 15g，生石膏 30g，知母 6g，山药 15g，甘草 6g。日 1 剂，水煎 2 次，分 3 次温服。适于表虚卫弱，风湿热邪，瘀阻脉络，流注关节者。

14. 宣痹汤经验方：苍术 20g，黄柏 9g，防己、杏仁各 10g，薏苡仁 20g，滑石 30g，茵陈、蚕沙各 15g，川牛膝、茯苓、泽泻各 10g。水煎服。用于风湿热证属湿热痹者。

15. 痰瘀痹痛汤：桂枝 9g，茯苓 15g，制南星 9g，浙贝母 12g，当归 10g，炮山甲 12g，地鳖虫 10g，片姜黄 10g，马鞭草 30g，忍冬藤 30g，鹿衔草 20g。水煎服。适于风湿热属痰瘀热痹者。

16. 参珠救心丹：西洋参 9g，丹参 20g，苦参 15g，珍珠粉 1g（冲服），蚤休 20g，麦冬 10g，五味子 6g，生地黄 12g，玄参 12g，丹皮 10g，石菖蒲 9g，郁金 10g，天竺黄 10g。水煎服。适于风湿热急性阶段出现的心肌炎，属营热心痹，症见持续低热或中度发热，昼轻夜重，身热早凉，汗多；心悸，心前区不适，闷痛或灼痛；皮肤红斑，皮下结节，或有眼巩膜充血及鼻腔出血；甚或面色苍白，呼吸困难，浮肿等。

【外治验方】

1. 针灸疗法：①项丛刺：取脑户、风府、哑门 3 点，再从风府分别至乳突根部（即耳郭后中点）后颅骨肌层分 6 个刺激点，共计 15 个刺激点。操作方法：采用点刺法，平补平泻，垂直角度进针 0.5~0.8 寸，不作提插、捻转，留针 20~30min。项丛刺组穴位于督脉后颈部，深层为颅，该组穴位具有调整心率的作用。②针刺：关节痛常用穴位为肩髃、曲池、外关、后溪、环跳、阳陵泉、绝骨、足三里、膝眼等，每次取 3~5 穴，中度刺激，以泻法为主，适用于较大儿童。每日

1次，10次为1个疗程。③灸法：常用穴位为肩髃、曲池、外关、后溪、环跳、阳陵泉、绝骨、足三里、膝眼等，采用温和灸法。用于寒湿性关节疼痛。

2. 推拿法：发热重者清天河水、开天门、推坎宫；上肢关节痛者揉肩井、推三关、揉窝风；下肢关节痛者按揉足三里、掐膝眼、揉昆仑、拿委中。每日1次，10次为1个疗程。

3. 热熨法：食盐250g，小茴香60g。炒热后用布包，热熨关节，每日1~2次。用于寒湿痹阻证。

4. 熏洗法：①艾叶、红花各9g，透骨草15g，花椒6g。水煎汤，趁温熏洗患处关节，每日3次。用于风寒湿痹夹有瘀者。②桑枝、柳枝、榆枝、桃枝各20g。水煎汤，趁温熏洗患处关节，每日2~3次。用于湿热痹阻，关节红肿热痛者。

5. 蒙药结合放血疗法：①蒙药：根据病人的病情，辨证论治使用蒙药主方那如-3、别冲-15味加减，传统蒙成药那如-3是由草乌（制）等3味蒙药组成；别冲-15味是由诃子、草乌（制）、麝香等15味蒙药组成。②放血疗法：先行皮肤常规消毒，选用三棱针、粗毫针或小尖刀刺破穴位浅表脉络，速刺速出，针刺入一般不宜过深，放出少量血液，放血量、时间等根据病情调整，放血疗法是蒙医传统疗术，具有理气活血、祛热止痛、疏风通络的作用。

6. 外敷法：白花丹、红花丹、黄泡刺藤、杏姜、风湿药、八角枫、小铜锤各50g等混合研成细粉，加入麻油调为糊状入瓶中，制为“风湿康外涂剂”，将药糊均匀地涂于纺布上，范围大于患处范围2~3cm，厚度0.5cm，然后将药贴于患处皮肤上，再用绷带包扎固定，隔日更换。药物通过皮肤吸收，使之产生清热除湿、祛风通络、活血止痛之效。

【中成药验方】

1. 四妙丸：主要成分苍术、牛膝、黄柏、薏苡仁。功效：清热利湿，通利痹。主治：湿热下注，足膝红肿，筋骨疼痛，两足麻木等。可用于治疗风湿热、丹毒、急慢性肾炎、湿疹、骨髓炎、关节炎等。6g/袋。口服，一次6g，一日2次。

2. 湿热痹胶囊：主要成分为苍术、忍冬藤、地龙、连翘、关黄柏、薏苡仁、防风、威灵仙、防己、川牛膝、粉萆薢、桑枝。用于湿热痹证，其症状为肌肉或关节红肿热痛，有沉重感，步履艰难，发热，口渴不欲饮，小便黄淡。口服，一次4粒，一日3次。

3. 当归拈痛丸：由当归、葛根、党参、苍术（炒）、升麻、苦参、泽泻、白术（炒）、知母、防风、羌活、黄芩、猪苓、茵陈、甘草组成。用于风湿阻络，骨节疼痛，胸膈不利；或湿热下注，足胫红肿热痛；或溃破流脓水者，疮疡。9g/粒。口服。一次9g，一日2次。

第五节　强直性脊柱炎

强直性脊柱炎是一种慢性、进行性和炎症性疾病，主要累及骶髂关节、脊柱、脊柱骨软组织及四肢关节，表现为椎间盘纤维环和纤维环附近结缔组织的骨化，椎间可动关节和四肢关节滑膜的炎症和增生。部分病人还可累及眼睛、心血管、肺和神经系统，分别表现为虹膜炎或葡萄膜炎、上行性主动脉瓣下纤维化、主动脉瓣关闭不全、心脏传导障碍、肺上叶纤维化、肺大泡、肾淀粉样变、马尾综合征等。本病具有明显的家族集聚发病趋势。90%的患者 HLA-B27 阳性。多见于年轻男性，其发病年龄从 4~90 岁不等，但以 15~20 岁多见。本病多因寒湿外袭、湿热浸淫、瘀血阻络所致。根据中西医病名对照，属于“骨痹”“顽痹”“肾痹”范畴。结合临床也可以从“痹症”、“顽痹”等角度进行辨证。

【诊断要点】

1. 临床表现：

（1）起病大多数人慢而隐匿，男性症状比女性严重。

（2）典型表现：腰背痛、晨僵、腰椎各方面活动受限和胸廓活动减少，伴有附着点炎，如胸肋连接处、脊椎骨突、髂嵴、大转子、坐骨结节、足跟、足掌等部位疼痛等。随着病程进展，整个脊柱自下而上发生强直，腰椎、胸椎、胸廓、颈椎活动度受限，呼吸靠膈肌运动。

（3）关节外表现：眼葡萄膜炎、结膜炎、肺上叶纤维化、升主动脉根和主动脉瓣病变，以及心脏传导系统失常等。

（4）常见体征：骶髂关节压痛（“4”字试验阳性）；脊柱前屈、后伸、侧弯和转动受限，胸廓活动度<5cm；腰椎活动度（Schober 试验）测量上下两个标记间距离增加<4cm；枕墙距>0，指一地距异常。

2. 实验室及其他检查：

（1）血沉（ESR）、C-反应蛋白（CRP）、免疫球蛋白（尤其是 IgA）升高。

（2）90%病人 HLA-B27 阳性，类风湿因子（RF）阴性。

（3）骨盆正位 X 线片检查：骶髂关节炎，髋关节炎，坐骨，耻骨联合边缘不完整等改变。

（4）腰椎、胸椎、颈椎 X 线片检查：椎小关节关节炎、椎体方形变、脊柱“竹节样”变等。

（5）骶髂关节 CT 检查：能发现骶髂关节轻微的病变，有利于早期诊断。

（6）骶髂关节 MRI 检查：能显示软骨变化，比 CT 更早发现骶髂关节病变。

（7）骶髂关节活检。

3. 诊断标准：

1984年美国风湿病学会修订的AS纽约诊断标准：

临床资料：

（1）下背痛至少3个月以上，活动后改善，休息后不减轻。

（2）腰椎的矢状面和冠状面活动受限。

（3）扩胸度较正常年龄和性别组相对减少。

放射学资料：

（1）双侧2~4级骶髂关节炎。

（2）单侧3~4级骶髂关节炎。

骶髂关节炎X线影像诊断分级标准：0级为正常骶髂关节；1级为可疑骶髂关节炎；2级为骶髂关节边缘模糊，略有硬化和微小侵蚀病变，关节腔轻度变窄；3级为骶髂关节两侧硬化，关节边缘模糊不清，有侵蚀病变伴关节腔消失；4级为关节完全融合或强直伴残存的硬化。

凡具备1项临床资料和1项放射学资料者可以确诊。如果有下列病史：

（1）年龄小于40岁。

（2）腰背部不适隐匿性出现。

（3）腰背部晨僵，活动后症状有所改善。

（4）病程持续3个月以上。

（5）CT检查有骶髂关节炎征象，能排除PA、Reiter综合征、炎性肠病，则也可考虑为AS。

【内治验方】

1. 高辉远经验方：生黄芪、薏苡仁、生地黄各15g，防风、桂枝各8g，炙甘草5g，赤芍、桑枝、川牛膝、延胡索、当归、木瓜各10g。日1剂，水煎服，早晚分服。主治脊痹属气阴亏虚，湿邪痹阻证。

2. 张文灿经验方：麻黄、川乌头各6g，老鹳草、黄芪各30g，伸筋草12g，防己15g，木瓜、生地黄、黄芩、砂仁各10g，甘草3g。日1剂，水煎服，早晚分服。主治脊痹属寒湿痹阻证。

3. 娄多峰经验方：羌活15g，千年健、钻地风、香附各20g，老鹳草、川牛膝、何首乌、丹参、独活各30g，甘草9g。日1剂，水煎服，早晚分服。能疏风通络，壮督蠲邪，适用于强直性脊柱炎疼痛较重者。

4. 朱晓鸣经验方：制川乌、鹿角霜、川芎、红花各12g，透骨草20g，豨莶草30g，狗脊、炒杜仲、怀牛膝、千年健、骨碎补、桑寄生各15g。日1剂，水煎服，早晚分服。主治强直性脊柱炎肝肾不足，风寒侵袭者。

5. 张琦经验方：黄柏、苍术、天南星、防己、桂枝、威灵仙、秦艽、独活、桃仁、红花、青风藤、地龙、乌梢蛇、狗脊、地风、千年健、制川乌、薏苡仁、甘草各15g，穿山甲30g，全蝎、䗪虫各10g。主治强直性脊柱炎属痰瘀阻滞，寒湿外袭者。

6. 补肾强督治旭汤：熟地黄15~20g，淫羊藿9~12g，金狗脊30~45g，制附片9~12g，鹿角胶9g（烊化），川续断12~20g，骨碎补15~20g，羌活12g，独活10g，桂枝12~20g，赤芍12g，白芍12g，知母12~15g，地鳖虫6~9g，防风12g，麻黄3~9g，干姜6~9g，怀牛膝12~18g，炙穿山甲6~9g，草乌5~9g。日1剂，水煎2次，早晚分服。用于尪痹属肾督虚寒证（强直性脊椎炎）。

7. 补肾祛寒治旭汤：补骨脂9~12g，熟地黄12~24g，川断12~18g，淫羊藿9~12g，炙山甲6~9g，防风10g，制附片6~12g（用到15g时，需先煎10~20min），骨碎补10~20g，桂枝9~15g，赤芍、白芍各9~12g，松节10g，地鳖虫6~10g，麻黄3~6g，苍术6~10g，威灵仙12g，伸筋草30g，牛膝9~15g，炙虎骨（或豹骨、熊骨）9~12g（另煎兑入）。可用透骨草20g、寻骨风15g、自然铜（醋淬、先煎）6~9g，三药同用，以代虎骨。日1剂，水煎，分2次服。用于肾虚寒盛证。

8. 唐先平经验方一：穿山龙30g，青风藤、赤芍各15g，炒山栀10g，黄柏12g，狗脊15g，炒杜仲、川断、乌梢蛇、炮山甲各10g，威灵仙30g，土贝母15g，莪术15g，鸡血藤30g。水煎服，日1剂，分2次服。用于强直性脊柱炎活动期，属肝肾亏虚、湿热痹阻证。

9. 唐先平经验方二：巴戟天、狗脊各15g，仙灵脾10g，徐长卿15g，草薢10g，木瓜、川芎、元胡各15g，乌梢蛇、山萸肉各10g，威灵仙30g，伸筋草15g，檀香10g，鸡血藤30g。水煎服，日1剂，日服2次。用于强直性脊柱炎早期，属肾虚寒湿痹阻证。

10. 胡荫奇经验方：青蒿、猪苓各15g，苦参、苍术、黄柏、半枝莲各12g，鳖甲30g，山茱萸20g，赤芍、青风藤各15g，穿山龙20g，白芥子6g，蜈蚣3条，姜黄20g，莪术15g。水煎服，每日1剂，口服2次。用于强直性脊柱炎早期，证属肝肾阴虚，湿热痹阻证。

11. 朱良春经验方一：蒲公英、白花蛇舌草、怀山药、金荞麦、鸡血藤、威灵仙各30g，青蒿、银柴胡、乌梢蛇、炙蜂房、地鳖虫、徐长卿、广地龙、炙僵蚕、虎杖各10g，甘草6g。水煎服，每日1剂。适于肾痹属湿热郁阻证。

12. 朱良春经验方二：穿山龙50g，青风藤、仙鹤草、威灵仙、鸡血藤各30g，青蒿、生地黄、熟地黄各15g，乌梢蛇、炙蜂房、地鳖虫、广地龙、炙僵蚕、全当归各10g，甘草6g。水煎服，每日1剂。适于骨痹属肾督虚损证。

13. 田玉美经验方：熟地黄、鹿角胶、牛膝、千年健、威灵仙、炒鸡内金、牡丹皮、海桐皮各15g，炒白芥子6g，肉桂3g，鸡血藤20g，五加皮、锁阳各10g，白芍、炒白术各20g，甘草6g，薏苡仁、连翘各30g。水煎服，每日1剂。适于肝肾阴精亏虚，阴虚火旺者。

14. 通络解毒汤：知母、当归各10g，生地黄、生黄芪、白花蛇舌草、虎杖、龙葵、土茯苓、青风藤、鸡血藤各15g，红景天20g。急性发作期，患者关节疼痛难忍，加蜂房10g，附子、制川乌、制草乌各6g。水煎服，每日1剂。用于湿热痹阻，瘀血阻络证。

15. 补肾清热治尪汤：生地黄15~25g，桑寄生20~30g，忍冬藤、桑枝各30g，地骨皮10~15g，酒浸黄柏、知母各12g，川断、骨碎补各15~18g，白芍15g，威灵仙12~15g，红花、羌活、独活各9g，桂枝6~9g，制乳没各6g，炙山甲9g，炙虎骨（或豹骨、熊骨）12g（另煎兑入）。水煎服。治疗尪痹，属肾虚标热重证，症见关节肿痛，不怕冷，或有五心烦热，低热，咽干牙肿，大便干秘，舌苔黄，舌质红，脉细数、尺弱小等。

【外治验方】

1. 火灸通督疗法：患者俯卧于按摩床上，充分暴露背部。在背部正中部位湿敷一条消毒长毛巾。术者将药酒或乙醇30mL左右置于搪瓷盆内，点火使燃，以手蘸酒液在所选定的穴位或阿是穴（多为疼痛麻木处）进行快速拍打，手法由轻渐重，直至火焰息灭为止。如此反复进行。操作时应轻重适宜，轻而不浮，重而不滞；术者即应迅速拍打，才不至烧伤。每次每一部位可施灸10~15min。该法集火、药、酒为一体，酒性通脉活络，火性温热势猛，酒助药性，火助酒行，并通过特殊施治手法，使药力通透穴位，疏经搜络，达到祛邪排毒，逐瘀消痰，软坚散结的目的，能改善脊柱与关节局部的血液循环，促进新陈代谢，缓解肌肉、肌腱、韧带痉挛及僵直状态，阻止骨化发生或加重，使脊柱与病变关节活动度明显改善。

2. 外敷、熏蒸疗法：①蠲痹膏：将羌活、白芷、制川乌、制草乌、乳香、没药、鸡血藤、制马钱子、冰片、樟脑按一定比例制成膏药，在常规使用柳氮磺吡啶片治疗的基础上将蠲痹膏加热后贴于AS患者下腰背疼痛或不适处。②麝斑散：将麝香0.5g，斑蝥3g，丁香、肉桂各1g，甘遂2g，研末备用。自督脉上大椎穴到腰俞穴取穴，涂上蒜汁，在脊柱正中线撒上麝斑散，并在大椎穴到腰俞穴之督脉处铺敷蒜泥一条，然后铺艾炷一条，点燃头、身、尾三点，燃尽后继续铺艾炷施灸。③马文欢经验方：草乌、红花、威灵仙、白芥子各5g，药粉与面粉2:1混合，加适量黄酒调成湿面饼状，以纱布隔层，外敷腰骶部及疼痛部位，同时采用红外线微波照射敷药部位 1h，照射后继续外敷 1h。

3. 推拿疗法：用推拿整脊平衡手法对患者采取脊柱生物力学的被动运动法施行推拿整脊平衡疗法，分脊柱前后运动法、棘突左右侧运动法、棘突左和右斜 45 度运动法、脊柱小关节前后运动法。治疗顺序为自上而下，上自环椎下止骶椎，每个运动节进行手法频率以 60 次/min 为宜，在肩、肘、腕关节放松空虚进行起伏性按压局部；腰背肌及颈肌肌群等长收缩训练、腰背肌及颈肌主动运动训练、胸廓呼吸维持活动度训练、姿势维持训练，各项运动每次 10min，每周 3~5 次。

4. 藏医疗法：①全身按摩疗法：用推法、揉法、擦法和一指禅等手法在颈、胸、腰、背部沿脊柱及其两侧、夹脊穴和骶髂关节周围进行按摩治疗，时间约为 30min，以手下有微热，局部肌肉有柔软感为度，以活血通脉、强筋壮骨、通利关节，温通督脉、调整免疫功能。②腰背部油脂药膏涂擦：取二十五味阿魏散、白脉涂剂等适量与陈酥油等陈动物油加热调成糊状，均匀涂于腰背部沿脊柱及其两侧、骶髂关节部位，以疏经活络，软化筋腱。③磁疗：在以上涂上油脂药膏的部位用 TDP 磁疗灯照烤，时间 30~45min，以皮肤发红略出汗为度，便于除湿排毒、营养肌腰、壮筋骨、滑利关节。④敷浴疗法：将五味甘露药浴汤散等 30 多味药与青稞酒拌炒，待药温达 45℃左右，装入大小适宜的布袋内，扎紧袋口。趁热将药袋敷于以上相应部位，以活血脉、祛风湿、通筋活络利关节。⑤针刺疗法：取穴以督脉和足太阳膀胱经穴、夹脊穴、阿是穴为主。针法选用补法，平补平泻，阿是穴采用泻法，并加艾灸，以益肾壮骨，温阳通络，调节神经管瓣，改善局部微循环，促进病灶炎症的消退及正常组织的再生。

【中成药验方】

1. 复方雪莲胶囊：由雪莲花、延胡索（醋制）、羌活、川乌（制）、独活、草乌（制）、木瓜、香加皮组成。用于风寒湿邪，痹阻经络所致类风湿性关节炎，风湿性关节炎，强直性脊柱炎和各类退行性骨关节病。口服，一次 2 粒，一日 2 次。孕妇忌服。

2. 骨风宁胶囊：主要成分有：重楼、昆明山海棠、云威灵、黄芪、叶下花、续断、川牛膝、伸筋草、紫丹参、红花、地龙。用于类风湿性关节炎、强直性脊柱炎。口服，一次 2~3 粒，一日 3 次。

3. 腰痛宁胶囊：由马钱子、土鳖虫、乳香、没药、全虫、牛膝、麻黄、苍术组成。用于强直性脊柱炎，瘀血阻络兼寒湿痹阻者。每次 3~5 粒，每日 2 次，用黄酒适量（10~30mL），兑白开水冲服。

4. 壮腰健肾丸：由狗脊、鸡血藤、黑老虎、金樱子、千斤拔、牛大力、桑寄生（盐酒蒸）、女贞子（ 蒸）、菟丝子（盐水制）组成。用于肾虚型强直性脊柱炎。每丸 5.6g。口服，成人每次 1 丸，每日 2~3 次。

第六节　多发性肌炎与皮肌炎

多发性肌炎与皮肌炎系指横纹肌弥漫性炎性疾病，主要累及对称性的近端肢带肌、颈和咽部、呼吸肌无力，临床表现可有多样化的组合和模式，对诊断不具特异性。目前对其病因学没有更多的特异性发现，遗传学标志测定也较困难。一些患者易合并其他结缔组织病，包括风湿热、RA、SLE、MCTD、硬皮病、结节性多动脉炎，还可以合并恶性肿瘤。根据中西医病名对照，本病属中医“痿证”范畴，结合临床也可以从“痿痹症”角度进行辨证。

【诊断要点】

1. 临床表现：

（1）一般症状：成人起病隐匿，表现为近端肌无力和（或）皮疹，但也有以发热，乏力，全身不适，体重下降起病，数周或数月以后才有肌肉及系统损害。

（2）本病累及横纹肌，以对称性肢带肌群无力为主要特点，表现为乏力，倦怠，上楼梯、上坡困难，走路下肢软，双臂携物困难；颈屈肌受累者，卧床时头部不能抬离枕头；喉部肌受累者发音困难，声哑；咽、食管上端横纹肌受累者吞咽困难，饮水咳嗽；呼吸肌受累者，胸闷、气短；肌肉疼痛、压痛等症状间发，或持续数月至数年。本病很少累及面部肌肉。

（3）皮肤：

①向阳性皮疹：在上眼睑、眶周、颧部、颈部 V 形区、双肩部和上背部有暗红色斑疹、斑丘疹，对光线较敏感，上眼睑的皮疹部位伴有水肿，沿睑缘分布。

②gottrons 丘疹：指（趾）关节伸侧出现淡紫色、不高出皮肤或略高出皮肤的丘疹，顶部扁平，皮疹中心皮肤萎缩，毛细血管扩张和色素减低。指间、掌指关节背面、肘关节、膝关节伸侧及内踝部出现红色斑疹，边缘清晰，覆盖鳞屑或局部水肿，可有色素沉着或丢失，血征也是 DM 的特征性皮疹。

③指缘或甲周病变：指缘与指尖皮肤有充血、脱屑，表面皮肤粗糙。甲床变厚，有角质层过度角化，甲周红斑，围绕甲周出现线状充血性红斑，随后转变为瘢痕，局部有色素沉着，皮屑脱落。

④机械手：即手指伸侧或两边交替出现暗黑色或污秽样皮疹。

⑤雷诺氏现象、网状青斑、多彩性红斑等。

⑥血管萎缩性异色病：慢性患者的皮疹呈角化性小丘疹，斑点状色素沉着，毛细血管扩张，轻度皮肤萎缩和色素脱失等。

（4）关节：非对称性关节痛，常累及手指关节，但无骨质破坏改变。

（5）肺：表现为急起的发热、干咳、呼吸困难、发绀、可闻及肺部细湿啰音，X 线检查可见肺野呈毛玻璃状、颗粒状、结节状、网状阴影等急性间质性肺炎改变。部分患者呈隐匿损害，表现为缓慢出现的进行性呼吸困难、干咳、活动后气促，X 线检查可见蜂窝状或轮状阴影等慢性肺纤维化改变。肺功能测定为限制性通气功能障碍及弥散功能障碍。肺部高分辨 CT 检查，有助于早期诊断肺间质改变。

（6）消化道：吞咽困难，食物反流。吞钡检查可见食管梨状窝钡剂潴留，甚至胃的蠕动减慢，胃排空时间延长。

（7）心血管：心律失常，充血性心力衰竭或心包炎等。少数患者出现肺动脉高压，为肺小动脉壁增厚和管腔狭窄所致。

（8）钙质沉着征：沿深筋膜钙化多见，钙化使局部软组织出现发木或发硬感，严重的影响患肢的活动。

（9）恶性肿瘤：约 25%患者，特别是年龄大于 50 岁以上者，可发生恶性肿瘤。

2. 实验室及其他检查：

（1）血清肌酶测定：肌酶包括肌酸激酶（CK）、醛缩酶（ALD）、乳酸脱氢酶（LDH）、门冬氨酸氨基转移酶（AST）等，其中以 CK 最敏感。慢性肌炎患者、肌萎缩的晚期患者即使处于活动期，其肌酶不再释放，其血清水平也可正常。

（2）肌红蛋白测定：肌红蛋白仅存在于心肌与横纹肌。当肌肉出现损伤、炎症、剧烈运动时肌红蛋白均可升高。多数肌炎患者的血清肌红蛋白水平增高，并且与病情呈平行改变，有时先于 CK 升高。

（3）自身抗体测定：少数病人有抗核抗体或狼疮细胞阳性，尤其是合并其他结缔组织病者阳性率更高。约 60%的病人抗胸腺核抗原（RM–1）抗体阳性或抗全胸腺核提取物（Jo–1）抗体阳性。

（4）肌电图检查：多数患者肌电图呈肌源性损害，小力收缩时运动电位时间缩短，多相波电位增多，波幅下降；大力收缩时呈病理干扰相或运动单位减少。但有 10%的患者为正常肌电图。

（5）肌肉活检：受累肌组织病变差异很大。常见的改变有：坏死，吞噬现象，肌纤维再生，肌细胞具嗜碱性，核肥大且呈空泡状，核仁突出，肌纤维萎缩与变性。

3. 诊断标准：

（1）对称性近端肌无力，伴或不伴吞咽困难和呼吸肌无力。

⑵ 血清肌酶升高，特别是 CK 升高。

⑶ 肌电图异常。

⑷ 肌活检异常。

⑸ 特征性的皮肤损害。

具备上述 ⑴ ⑵ ⑶ ⑷ 条者可确诊多发性肌炎，具备上述 ⑴ 至 ⑷ 条中的任意 3 条者可诊断为可能多发性肌炎，只具备任意 2 条者为可疑多发性肌炎。具备第 5 条，再加 1 至 4 条中的任意 3 条或 4 条者可诊断皮肌炎；第 5 条加任意 2 条为可能皮肌炎，第 5 条加任意 1 条者为可疑皮肌炎。

【内治验方】

1. 六味地黄汤合四生丸化裁：大生地黄、淮山药、五味子、牡丹皮、泽泻、生荷叶、生艾叶、生侧柏叶、川续断、菟丝子各 10g，茯苓 20g，生黄芪 25g。日 1 剂，水煎服，早晚分服。主治皮肌炎并发肾炎且伴妊娠证属肾虚血燥，水湿内停，内热灼络，络伤血溢者。

2. 顾伯华验方一：蒲公英、金银花、板蓝根、生地黄、白茅根各 30g，连翘 15g。日 1 剂，水煎服，早晚分服。该方功能清热解毒，辅以养阴清热。主治肌痹证属热毒蕴于肌肤者。

3. 顾伯华验方二：生地黄、白茅根、鸡血藤各 30g，金银花 15g，丝瓜络、连翘各 9g，赤芍、木瓜各 12g，生甘草 6g。日 1 剂，水煎服，早晚分服。适用热毒虽解未清，而有风湿入络见症。

4. 顾伯华验方三：党参、焦白术、淮山药、羌活、独活、制川乌、防己各 9g，虎杖 15g，大茯苓 30g，淫羊藿、仙茅各 12g。日 1 剂，水煎服，早晚分服。适用多发性肌炎晚期肝肾亏虚，痰湿阻络者。

5. 八珍汤合活血方加减：党参、黄芪、地黄、红藤、鸡血藤各 15g，白术 9g，雷公藤 25g。日 1 剂，水煎服，早晚分服。主治肌痹证属脾虚血瘀者。同时面部及手背皮损处外搽消炎软膏，2 次/天，内服皮质类固醇激素。症状控制后改服雷公藤糖浆 10mL，十全大补丸 9g，3 次/天，巩固疗效。

6. 张锡君经验方：乌梢蛇、赤芍、紫草各 9g，蝉蜕、牡丹皮各 6g，薏苡仁、猪殃殃、土茯苓、半枝莲、白英、白花蛇舌草各 30g。日 1 剂，水煎服，早晚分服。主治肌痹证属湿毒入血者。

7. 黄振鸣经验方：羚羊骨、白头翁各 18g，水牛角、板蓝根、生石膏、绵茵陈、忍冬藤各 30g，蜈蚣 3 条。日 1 剂，水煎服，早晚分服。主治肌痹初期证属湿毒蕴结，熏灼肌肤者。

8. 夏少农经验方：黄芪、蒲公英各 30g，党参、麦冬各 15g，何首乌、大生地黄、北沙参各 12g，紫草、牡丹皮各 9g。日 1 剂，水煎服，早晚分服。主治肌痹证属气阴两虚，血热夹瘀者。

9. 曹鸣高经验方：威灵仙、乌梢蛇、豨莶草、漏芦、凌霄花、京赤芍各 9g，秦艽、虎杖根、鸡血藤、大生地黄各 15g，白芥子 6g，制胆南星 4.5g。日 1 剂，水煎服，早晚分服。该方功能祛风清热，活血通络。主治肌痹证属风热痰瘀，痹阻营络，脉道不利者。关节疼痛较甚者，加鸡血藤、紫丹参；皮下结节者加地鳖虫、海藻、昆布等。

10. 张志礼经验方：羚羊角粉（冲服）0.6g，金银花、板蓝根、败酱草、白花蛇舌草、薏苡仁、白茅根各 30g，连翘、生地黄、重楼、牡丹皮、赤芍、赤茯苓皮各 15g，延胡索、黄连、川楝子各 10g。日 1 剂，水煎服，早晚分服。主治肌痹毒热蕴结，气血瘀滞之证。待体温基本正常但余热未尽，可去羚羊角粉、延胡索、川楝子、金银花，加南沙参、北沙参、墨旱莲各 15g，女贞子 30g。

11. 叶景华经验方：生地黄、肿节风、金雀根、徐长卿各 30g，豨莶草、威灵仙、制茅术（苍术）各 15g，防风、防己、银柴胡、秦艽、陈皮各 10g，甘草 5g。日 1 剂，水煎服，早晚分服。主治肌痹，属肝肾阴亏，风湿夹热证。如病久入络、夹有瘀血，故上方加赤芍、丹参各 30g。

12. 周仲瑛经验方：苍术、白术、川石斛、萆薢各 15g，葛根、生薏苡仁、鸡血藤各 20g，黄柏、木防己、木瓜、晚蚕沙（包）、黑料豆、土鳖虫各 10g，五加皮 6g，生黄芪 25g。日 1 剂，水煎服，早晚分服。主治肌痹湿热浸淫，脾虚气弱，气血不能灌注之证。标象渐平时，可加续断、淫羊藿、桑寄生等以补肝肾强筋骨，生黄芪渐加量至 50g 以增补气血力度，并再进活血通络之品，如炮穿山甲、千年健、油松节、乌梢蛇等。

13. 胡荫奇经验方：党参、炙黄芪、炒白术、升麻、木瓜、茯苓、当归、五加皮、杜仲、穿山龙、蒲公英各 15g，柴胡、炙甘草、野葛根、桂枝各 10g。日 1 剂，水煎服，早晚分服。主治肌痹中晚期脾肾亏虚，余邪未尽之证。

14. 周翠英经验方：黄芪 30g，生地黄、熟地黄、鹿角片、茯苓各 15g，附子、山药、党参、丹参、川牛膝各 18g，桂枝 9g，山茱萸、当归各 12g，薏苡仁 24g。日 1 剂，水煎服，早晚分服。主治肌痹慢性期脾肾亏虚，气虚血瘀证。

15. 加味五虫汤：全蝎 4g，地龙、地鳖虫各 12g，赤芍、僵蚕、乌梢蛇各 10g，鸡血藤、穿山龙、忍冬藤各 15g，蜈蚣 6g。日 1 剂，水煎服，早晚分服。主治肌痹证属风热内伏营血，络脉瘀阻不通，瘀腐化脓破溃之证。另服东风片（马钱子制剂），每服 1 片，每日服 2~4 片。

16. 四物四甲四虫汤：当归、生地黄、赤芍各 15g，川芎、龟甲、鳖甲、穿山甲、僵虫、地龙、水蛭各10g，生牡蛎20g，蝉蜕6g。日1剂，水煎服，早晚分服。主治皮肌炎属血虚络阻之证。如皮肤紫斑色红者加紫草、牡丹皮；色暗淡可加益母草；肌肉压痛、肿胀明显加海桐皮、安痛藤；高热不退加水牛角、生石膏；手足拘挛加桂枝、天麻；病久不愈，夜尿频多加山茱萸、益智仁；并用威灵仙、透骨草、桂枝、红花，煎水外洗。

17. 参术健脾除湿方：党参、土茯苓、鬼箭羽各12g，茯苓、苍术、白术、黄柏、牛膝、萆薢各10g，山药15g，丹参15g，红花、秦艽9g，鲜茅莓根、薏苡仁各30g，威灵仙19g。水煎服。治疗皮肌炎属脾虚湿热证或多发性肌炎。

18. 参芪沙参方：黄芪20g，党参、生地黄、北沙参各15g，丹皮、紫草各12g，鸡血藤30g，络石藤20g。水煎服。适于皮肌炎属气阴两虚证型。发热、红斑显著加大青叶、银花、蒲公英；肌肉疼痛为主，伴畏寒加附片、仙灵脾、羌活、独活；病久加丹参、红花；合并癌症加白花蛇舌草、蜀羊泉。

19. 犀角地黄汤合黄连解毒汤加减：水牛角、生地黄各30g，金银花、连翘各15g，赤芍、牡丹皮各12g，黄连、黄芩、黄柏各10g。如发斑甚，加青黛、紫草；关节肿胀疼痛甚，加苦参、木瓜；高热不退，加紫雪丹。水煎服。用于皮肌炎急性期，热毒炽盛，蕴积肌肤所致。症见水肿性红斑，其色鲜红，有烧灼感，或有痒、痛，手指关节处可见红色丘疹伴有脱屑，四肢近端肌肉酸痛无力，甚则剧痛不可触按。

20. 清瘟败毒饮合清营汤加减：生石膏40g，生地黄、水牛角各30g，金银花、栀子、知母、连翘、玄参各15g、牧丹皮、川黄连、黄芩、赤芍各12g。水煎服。热毒重者可用安宫牛黄丸1丸，凉开水化服（灌服或鼻饲），每日2次；高热不退加用紫雪丹1丸，凉开水化服，每日2次。适于皮肌炎急性期，邪热恋肺，内陷心营者。见四肢无力，甚则迅速瘫痿，心悸怔忡，皮疹色鲜而肿或发而复隐，遍布全身，时伴气喘息粗，渴喜冷饮，烦躁不安，大便干结，小溲短赤。严重者神昏不醒或伴呕血、黑便，或见尿少、尿闭。

21. 清肝饮合二至丸加减：女贞子、旱莲草、白芍、生黄芪、白术各15g，柴胡、黄芩、知母各12g，黄柏10g。水煎服。适于皮肌炎缓解期属肝旺脾虚证。

【外治验方】

1. 顺势疗法：可通过直肠将药物送入肠管，通过直肠黏膜的迅速吸收进入大循环，发挥药效以治疗全身或局部疾病，加上合理的体能训练，调理脏腑，恢复正气。顺势疗法产品肌萎神方由天麻、地龙、牛膝、杜仲等组成，主治肌肉萎缩、肌无力。从360种中药中提取有效活性成分，微化处理后的中药具有更强的药物活性，药物分子充分发挥了重要的归经作用和传统中药治病于本的特点。

2. 超低频电磁导入疗法：调整皮肌炎患者的免疫失衡状态，达到治疗目的。第一步：通过超低频电磁导入，药物离子渗透直击病灶迅速阻断病情，控制疾病的迅速蔓延，缓解肌肉酸痛无力、肢体活动困难；第二步：通过平衡免疫逐渐减停激素，化瘀解毒抑制患者亢进的自身免疫，消除急性期出现的肌肉酸痛无力、肢体活动困难等症状，降低升高的血清酶；第三步：通过免疫中药制剂纠正紊乱的免疫系统使代谢产物排除出外从根本上解除病因，防止复发。经现代医学研究证实，超低频电磁导入可使皮下毛细血管扩张，促进血液与淋巴液的微循环，增加细胞通透性，滋养肌肉筋骨，防止肌肉萎缩及关节挛缩变形，辅助治疗皮肌炎疗效独到。

3. 足浴疗法：雷公藤、丹参、当归、独活、川芎、赤芍、海桐皮等药物，在晚上睡前 1h 泡脚持续 20~30min，水温在 42℃~45℃，疗程 50~100 天为宜。注意事项：气血双亏，严重心脏病及高血压、头晕患者应从最低温度开始，然后逐渐升高到 42℃~45℃；每施治 1 个疗程后，需调整 2~3 天，再进行下一个疗程。

4. 中医本草熏蒸法：又叫本草汽疗，是用中草药加水煎煮后产生的药汽和热气熏蒸人体来治病或健身的一种外治疗法。借药力热力直接作用于所熏部位，达到扩张局部血管、促进血液循环、温通血脉、祛毒杀菌、止痒、清洁伤口、消肿止痛，最后达到治病、防病、保健、美容的目的。特效中药熏蒸药配方：檀香、丁香、独活、桂枝、当归、艾叶、菖蒲、薄荷等。具有祛风除湿、通络止痛、清净宁神、防病强身的作用。皮肤是人体最大的器官，除有抵御外邪侵袭的保护作用外，还有分泌、吸收、渗透、排泄、感觉等多种功能，药物还同时渗透穴位、疏通经络，故能益气养血，调节机体阴阳平衡。

【中成药验方】

1. 虎潜丸：主要成分有黄柏（酒炒）、龟板（酒炙）、知母（酒炒）、熟地黄、陈皮、白芍、锁阳、虎骨（炙）、干姜。主治肝肾阴虚，精血不足证，症见筋骨软弱，腿足消瘦，行走无力，舌红少苔，脉细弱。用于中医痿病而属肝肾不足者。每次 1 丸，日 2 次，空腹淡盐汤或温开水送下。

2. 灵孢多糖注射液：主要成分为赤芝孢子粉。治疗多发性肌炎、皮肌炎、萎缩性肌强直与进行性肌营养不良以及因免疫功能所致的各种疾病。肌内注射，一次 2mL，一日 1 次，1~3 个月为1 个疗程或遵医嘱。

第七节　成人 still 氏病

成人 still 氏病是一组病因和发病机制不明，以高热、皮疹、关节病变和白细胞升高为主要特征的临床症候群。病程多样，少数呈自限性，发作一次缓解后不再发作。多数一次发作缓解后，经不同时间（多不超过 1 年）后又反复间歇发作，下次发作时间很难预料。病情慢性持续活动者最终可出现慢性关节炎，甚至有骨破坏。本病相当于中医寒热痹。多因真阴不足，风寒风湿化热，热郁于内，痹阻经脉所致。

【诊断要点】

1. 临床表现：

（1）发热：是本病最常见、最早出现的症状。体温可达 39℃以上，伴或不伴寒战，但未经退热处理次日清晨体温可自行降至正常。

（2）皮疹：多呈红色或桃红色斑丘疹和充血疹，不高出皮肤，可融合成片。皮疹多分布于前胸、颈、躯干和四肢伸侧，面部少见，一般不伴瘙痒。

（3）关节、肌肉病变：大多数患者首次发病即有关节痛；半数患者在发病半个月至 2 年后出现关节炎，以膝关节发病最常见，腕关节次之，其他依次为近端指间关节、肘、肩、掌指、踝、髋和跖趾关节、颞颌关节。

（4）活动期，90%以上外周血白细胞总数增高，白细胞计数≥15×10^9/L。约 50%患者血小板增高，嗜酸粒细胞无变化。几乎 100%患者 ESR 增快，血清铁蛋白增高，肝酶轻度增高，血液细菌培养阴性，RF 阴性，补体正常或偏高。

（5）排除其他发热性疾病，如感染、结核、其他结缔组织病和恶性肿瘤等。

2. 实验室及其他检查：

（1）血常规检查：外周血中性粒细胞增高，白细胞计数≥15×10^9/L，血小板计数升高，嗜酸粒细胞无改变，可合并正细胞正色素性贫血。

（2）血沉：几乎 100%患者血沉增快。

（3）生化：部分患者肝酶轻度增高。

（4）自身抗体检查：类风湿因子和抗核抗体阴性，仅少数人可呈低滴度阳性。

（5）血清铁蛋白检查：SF 显著增高有助于本病的诊断，且其水平与病情活动呈正相关。

（6）滑液和浆膜腔积液常规和生化检查：呈炎性改变，白细胞增高，以中性粒细胞增高为主。

（7）血细菌培养：无菌生长。

（8）X 线检查：有关节炎者早期可见关节周围软组织肿胀和关节骨端骨质疏松，随着病情进展可出现关节软骨和骨破坏，最终可致关节僵直、畸形。

3. 诊断标准：

（1）日本成人 Still 病初步诊断标准：

①主要条件：A. 发热≥39℃并持续 1 周以上。B. 关节病持续 2 周以上。C. 典型皮疹。D. 外周血白细胞计数≥15×10⁹/L。

②次要条件：A. 咽痛。B. 淋巴结和（或）脾肿大。C. 肝功能异常。D. RF 和 ANA 阴性。

③排除疾病：感染性疾病，恶性肿瘤，其他风湿病。

(2) 符合 5 项（至少含 2 项主要条件）或更多条件者，可作出诊断。

美国 Cush 成人斯蒂尔病诊断标准：

①必备条件：

A. 发热≥39℃ 。B. 关节痛或关节炎。C. 类风湿因子 1:80，抗核抗体<1:100。

②次要条件：

A. 血白细胞≥15×10⁹/L。B. 皮疹。C. 胸膜炎或心包炎。D. 肝大、脾大或淋巴结肿大。

具有必备条件加 2 项次要条件，排除其他疾病者可做出诊断。

【内治验方】

1. 娄多峰经验方：石膏（另包另煎）、忍冬藤、青风藤、萆薢、鸡血藤、香附、土茯苓各 30g，黄柏、牡丹皮各 15g，知母、防己、生地黄、连翘各 20g，通草 9g，陈皮、甘草各 12g。日 1 剂，水煎服，早晚分服。用于成人 still 氏病证属风湿热入络者。若邪在气分，在大量应用石膏、知母的同时，要加用桂枝或青风藤。

2. 柴胡桂枝汤合泻白散加减：沙参、桑白皮各 15g，柴胡、黄芩、清半夏、桂枝、钩藤（后下）、薄荷（后下）各 10g，白芍、地骨皮各 20g，炙甘草 6g，芦根、白茅根、桑枝各 30g，生姜 3 片，大枣 5 枚。日 1 剂，水煎服，早晚分服。治疗成人 still 氏病属热毒内蕴证。

3. 犀角地黄汤加味：大生地黄 18g，赤芍、白芍、生甘草、广犀角（先煎）各 9g，金银花、连翘各 15g，汉防己、生黄芪、炒牡丹皮各 12g，红藤、败酱草各 30g，杜红花 6g。日 1 剂，水煎服，早晚分服。适于成人 Still 病证属正虚邪热化毒、侵犯营血者。

4. 补中益气汤加味：党参、炙黄芪各 12g，生白术、全当归各 9g，熟附片（先煎）6g，炙甘草、软柴胡、炒黄芩各 4.5g，制半夏 9g，菟丝子 15g。日 1 剂，水煎服，早晚分服。治疗成人 still 氏病后期热毒渐减，正虚恋邪者。

5. 钱远铭经验方：威灵仙、防己、苍术、黄柏、青风藤、海风藤、虎杖、淫羊藿、僵蚕、青木香各 15g，蜈蚣 3 条，地龙、桂枝各 10g，桑枝 20g。日 1 剂，水煎服，早晚分服。若病情顽固，可重用虫类等逐风搜剔之品以建殊功。治疗成人 still 氏病，证属风邪夹湿，痰瘀阻络者。

6. 补中益气汤加减：炙黄芪 15g，西洋参（另煎兑入）6g，陈皮 8g，当归\川芎、白术各 10g，柴胡、甘草各 5g，升麻 3g，生姜 3 片，大枣 5 枚。日 1 剂，水煎服，早晚分服。适用于 still 氏病中气下陷证。

7. 九味羌活汤：羌活、防风、川芎、秦艽、白僵蚕各 9g，独活、黄芩、桔梗、黄柏各 7g，生黄芪 15g，苍术 12g，炙甘草 6g。日 1 剂，水煎服，早晚分服。用于证属风湿热痹者。

8. 四妙丸合达原饮加减：苍术、秦艽、厚朴、黄芩、知母、萆薢各 12g，黄柏、槟榔、草果各 10g，薏苡仁、茵陈各 30g，川牛膝、青蒿各 20g，白芍、穿山龙各 15g，生甘草 6g。日 1 剂，水煎服，早晚分服。用于本病发热期，属湿热内蕴证者，症见发热，日晡热甚，口苦，饮食无味，纳呆或有恶心，泛泛欲吐，关节肿痛以下肢为重，全身困乏无力，下肢沉重酸胀，浮肿或关节积液，舌苔黄腻，脉象滑数。

9. 加味乌头汤：川乌（白蜜同煎）、麻黄各 3g，白芍 9g，防己 15g，生薏苡仁、虎杖各 30g、生黄芪、生甘草各 12g。日 1 剂，水煎服，早晚分服。用于成人 still 病，属寒湿历节证。

【外治验方】

1. 银苏冰液降温法：金银花、苏叶、冰片粉、樟脑粉，按 1:1:0.1:0.1 比例称量。先将金银花、苏叶二味药用 YAJ201 型煎药机加 30 倍水煎煮过滤，使所得药液每 100mL 含原生药各 2g，再按每 100mL 加人冰片粉 0.05g，樟脑粉 0.05g 比例加入，混匀后分装塑料药袋中，每袋 200mL，塑料压膜封口备用。用法：治疗前药液加温至 40℃~45℃，方法同酒精擦浴物理降温，从一侧颈部开始，上肢、手，至另一侧，然后至背部、下肢，至另一侧，在腋窝、腹股沟处停留时间稍长，整个过程不超过 20min，4 次/天，也可在体温骤升时临时使用。用于本病急性期高热不退。

2. 针刺法：①取穴：大椎、曲池、外关、风市、足三里、太冲。操作方法：每日 1 次，留针 30min，针刺对缓解发热症状、减少激素用量、顺利撤减激素乃至替代激素起着非常重要的作用，在针刺穴位的选取上，病情寒热往来之时，以降热为主。②取穴：肩部：肩髃、肩贞、巨骨、曲池；肘臂部：曲池、外关、阳溪、腕骨；膝部：犊鼻、梁丘、血海、阳陵泉、曲泉；踝部：昆仑、太溪、照海、悬钟、解溪；手指、足趾：八穴、八风。发热：大椎、陶道、照海、外关。多用泻法，急性期每日 1 次。

3. 穴位注射：用柴胡注射液或复方当归注射液，每个穴位可注射 1~2mL，取穴同体针，每日 1 次，穴位轮流注射。

4. 免疫疗法：在 AOSD 的患者中，常见细胞免疫、体液免疫异常激活，血液中免疫球蛋白明显增高，通过血浆净化疗法以及免疫吸附治疗，可以清除体内大量产生的细胞因子和异常免疫球蛋白，而起到一定的治疗作用。在部分患者中，采用大剂量丙种球蛋白输注也可产生一定疗效。

5. 手术治疗：以关节炎为主要表现的成人 still 氏病患者应定期对受累关节拍摄 X 照片，如有关节侵蚀破坏或畸形者，应参照类风湿关节炎的手术治疗，行关节成形术、软组织分解或修复术及关节融合术，但术后仍需药物治疗。

6. 经络段伏针长“线”灌注疗法：是在经络段内注射有高分子量、高浓度、高黏弹性、慢吸收特点的玻璃酸钠的治疗方法，该方法起到了类似普通针灸埋线的作用。操作步骤如下：①患者背对医生坐在凳子上，然后暴露出需要行埋线治疗的部位，医生按标准对皮肤进行消毒。②准备好密闭无菌的心内注射针头（6 号粗细、6 寸长），以 20°左右角刺入皮肤约 1cm（具体参考患者的体型确定），然后让病人带针适应 2~10min，再将长针沿皮下浅肌层经络段缓缓平直刺入，一个长针的进针过程就这样完成了。③每针得气（病人针刺部位出现酸、麻、胀、重的感觉并沿经络走向扩散传导）后留针 40min，然后边退针边均匀推完成了。④每成功扎进 1~2 个长针后，让病人自由休息 5~10min，再继续下一组进针的过程。⑤3 周至 4 周后重复治疗，直到症状接近完全消失。注意事项：操作者必须经过严格培训，时刻监视进针方向及深度，避免刺伤内脏等；患者在经络段伏针长“线”灌注疗法治疗后 3~5 天内应注意充分休息，保证充足睡眠；患者在经络段伏针长“线”灌注疗法后切勿洗、揉、搓经络灌注治疗部位，也不要进行推拿按摩等，以免布线离开经络段，失去治疗效果；为防止晕针现象出现，空腹的时候不允许患者进行治疗；医生负责向患者做好解释工作，使其恐惧心理得到缓解；一旦患者出现头晕、恶心、心慌、多汗等表现，应立即停止进针操作，将针全部拔出，然后扶患者平躺，头部放低，松解衣带，注意保暖。一般仰卧 10min 左右即可恢复。经络段伏针长“线”灌注疗法采用独特的方法，通过抗感染、调节免疫等不同环节，达到缓解临床症状，阻止病情进展的目的。

【中成药验方】

1. 雷公藤多苷片：主要成分为雷公藤多苷。用于风湿热瘀，毒邪阻滞所致的成人 still 病。10mg/片。每日总量 1~1.5mg/kg，分 3 次饭后服用。

2. 肿痛安胶囊：主要成分为三七、天麻、僵蚕、白附子（制）、防风、羌活、天南星（制）、白芷。用于风痰瘀血阻络引起的痹病，症见关节肿胀疼痛，筋脉拘挛、屈伸不利。每粒装 0.28g。口服，一次 2 粒，一日 3 次，小儿酌减；外用：用盐水清洁创面，将胶囊内的药粉撒于患处，或用香油调敷。

3. 知柏地黄丸：由知母、黄柏、熟地黄、山药、山茱萸（制）、牡丹皮、茯苓、泽泻组成。辅料为蜂蜜。主要用于本病证属肝肾阴虚者，症见潮热盗汗，耳鸣遗精，口干咽燥。每100丸重4g。口服，一次8丸，一日3次。

第八节　干燥综合征

干燥综合征是一种侵犯外分泌腺体尤以唾液腺和泪腺为主的慢性自身免疫疾病。它可同时累及其他器官造成多种多样的临床表现。目前认为与EB病毒感染相关的称原发性干燥综合征，继发于RA、SLE、系统性硬化病者为继发性干燥综合征。《痹病论治学》称本病为“燥痹”。根据中西医病名对照，属于“痹证”“燥痹”范畴。

【诊断要点】

1. 临床表现：

(1) 口干燥征：口干，猖獗性龋齿，可有间歇性交替性腮腺或颌下腺反复肿大。

(2) 干燥性角结膜炎：眼干涩、异物感，泪少，怕光，视力下降。

(3) 鼻、硬腭、气管及其分支、消化道黏膜、阴道黏膜等外分泌腺均可受累，使其分泌减少而出现相应症状。

(4) 系统损害：

①皮肤：皮肤损害的病理基础为局部血管炎。

②关节、肌肉：关节痛常见，关节肿多呈一过性，关节结构破坏少见，部分可伴有有肌炎。

③肾脏：常见I型肾小管酸中毒而引起的低血钾性肌麻痹。也可表现出多饮、多尿的肾性尿崩性肾小管酸中毒，或大量蛋白尿、低血蛋白血症等肾小球损害。

④肺：表现为肺间质病变或弥漫性肺间质纤维化，伴肺动脉高压。高分辨肺CT可早期检出肺病变。

⑤消化系统：萎缩性胃炎、消化不良、肝损害为常见表现。

⑥神经：约5%患者表现为周围神经损害。

⑦血液系统：白细胞减少和或血小板减少者常见，严重有出血倾向。

2. 实验室及其他检查：

(1) 血常规检查：多数病人为正细胞、正色素贫血，部分病人为低色素性贫血；白细胞减少及血小板减少亦不少见。

(2) 血沉测定：血沉增快。

(3) 自身抗体测定：抗核抗体阳性，类风湿因子阳性（滴度一般不高），抗SSA抗体阳性，抗SSB抗体阳性，抗SSB抗体被认为是干燥综合征的特征性抗体，并且患者常有内脏损害出现。

(4) 免疫球蛋白测定：高球蛋白血症，IgG、IgM、IgA三种免疫球蛋白均可升高，而以IgG最为明显，少数病人有巨球蛋白血症或冷球蛋白血症。

(5) 唾液流率测定：正常值为每分钟平均≥0.6mL。

(6) 滤纸试验（Schirmer s test）：5min滤纸润湿长度≥15mm为正常，≤10mm为异常，老年人≥5mm为正常。

(7) 泪膜破碎时间：<10秒者为异常。

(8) 角膜染色：在裂隙灯下，角膜染色点>10个为异常。

(9) 唇腺活检：下唇腺活检的腺体组织中可见有淋巴细胞浸润，凡有50个或更多的淋巴细胞团聚成堆者称为一个灶，有一个或一个以上的灶性淋巴细胞浸润者为异常。

(10) 结膜活检：凡结膜组织中出现灶性淋巴细胞浸润者为异常。

(11) 腮腺造影：有病变者其腮腺导管及小腺体有破坏的征象。

(12) 放射性核素造影：有病变者其摄取及排泄放射性核素的量均低于正常。

3. 诊断标准：

2002年干燥综合征国际分类（诊断）标准：

(1) 口腔症状：3项中有1项或1项以上：

①每日感口干持续3个月以上。②成年后腮腺反复或持续肿大。③吞咽干性食物时需用水帮助。

(2) 眼部症状：3项中有1项或1项以上：

①每日感到不能忍受的眼干持续3个月以上。②有反复的砂子进眼或砂磨感受。③每日需用人工泪液3次或3次以上。

(3) 眼部体征：下述检查任一项或1项以上阳性：

①Schirmer试验（+）（≤5mm/5min）。②角膜染色（+）（≥4uan Bijsterreld计分法）。

(4) 组织学检查：

下唇腺病理活检显示淋巴细胞灶≥1（指4mm^{2}组织内至少有50个淋巴细胞聚集于唇腺间质者为1个灶）。

(5) 涎腺受损：下述检查任一项或1项以上阳性：

①唾液流率（+）（≥1.5mL/15min）。②腮腺造影（+）。③涎腺同位素检查（+）。

(6) 自身抗体：抗 SSA 或抗 SSB (+) (双扩散法)

* 符合 (1) ~ (6) 项中的 4 项或 4 项以上，其中必须含有 (4) 和/或 (6) 项者可确诊。

* 符合 (1) ~ (6) 项中的 (3)、(4)、(5)、(6) 项中的任 3 项者可确诊。

* 患者有潜在的疾病 (如其他结缔组织病)，又具有 (1)、(2) 项中任一项，同时又具有 (3)、(4)、(5) 项中任 2 项者可诊断继发性干燥综合征。

* 上述诊断中均须除外头颈面部放疗、丙型肝炎病毒感染、艾滋病、淋巴瘤、结节病，移植物抗宿主病，抗乙酰胆碱药治疗者。

(7) 病人症状不典型，有下列情况要考虑干燥综合征：

①不典型的关节痛，尤其是老年妇女，不符合 RA 诊断标准。

②近几个月或几年迅速出现龋齿或牙齿脱落。

③成年人反复出现化脓性感染。

④不明原因的高球蛋白血症。

⑤远端肾小管酸中毒，低钾软瘫。

⑥不明原因的肺间质纤维化。

⑦不明原因的肝胆管损害。

⑧慢性胰腺炎。

【内治验方】

1. 王坤芳经验方：生黄芪、炒党参、细生地黄、麦冬、天冬各 15g，何首乌、枸杞子、益母草、炒白术、浮小麦、牡丹皮、当归、芍药、熟地黄、瓜蒌、桃仁各 10g，炙甘草、红花各 6g。日 1 剂，水煎服，早晚分服。该方功能健脾益肾，补气养阴。主治干燥综合征属燥气血两虚者。

2. 拯阴理劳汤：人参 12g，麦冬、白芍、薏苡仁、生地黄各 15g，全当归、龟甲、橘红、女贞子、百合、牡丹皮、莲子各 10g，甘草 6g，五味子 5g。日 1 剂，水煎服，早晚分服。主治肺肾气阴不足证，以骨蒸潮热，口干舌红，盗汗体倦，脉细数主要表现。

3. 养脾润胃汤：沙参、麦冬、白芍各 15g，炒扁豆、生山药、生地黄、杏仁 (炒)、玫瑰花、火麻仁、生谷芽、生麦芽各 10g，甘草 5g。水煎服，每日 1 剂，分 2 次服。主治脾胃阴虚者。

4. 张凤山润燥露：沙参、麦冬各 15g，天花粉、川贝母各 10g。日 1 剂，水煎服，早晚分服。主治干燥综合征证属气阴两虚，津伤肺燥者。

5. 消渴方：石膏 20g，麦冬、知母各 10g，甘草 3g，石斛、地黄、山药、茯苓、沙参、泽泻各 12g，天花粉 15g，鸡内金 6g。日 1 剂，水煎服。尤适于阴虚燥热证者。

6. 乌梅丸：乌梅 30g，黄连、附子各 15g，肉桂 8g，黄柏、川椒、干姜、细辛、当归、人参各 12g。水煎服，每日 1 剂，分 2 次服。适于上有虚热，下有实寒，寒热错杂者，症见口干，眼干，鼻干，咽喉干，大便 1 日 3~5 次，呈泄状，食凉加重。

7. 滋阴生津汤：生地黄 20g，肉苁蓉、南沙参、石斛、天花粉、枸杞、黄精、玉竹、玄参各 15g，麦冬、女贞子各 12g，甘草 6g。一日 1 剂，水煎服。治疗干燥综合征，症见昼夜口干少津，吞咽困难，黏膜充血，眼干目涩、欲哭无泪，腮腺肿大，关节肿痛，舌红无苔，脉细数。

8. 黄煌小柴胡汤加味方：柴胡、制半夏、生甘草各 6g，黄芩、枸杞子各 12g，党参、北沙参各 10g，生白芍 30g，石斛、红枣各 20g，连翘 15g，干姜 5g。水煎服，每日 1 剂，分 2 次服。用于干燥综合征素体阴虚者。

9. 三仁汤加减：白通草、白蔻仁、竹叶、厚朴各 4g，杏仁、半夏各 10g，生薏仁、飞滑石各 12g。水煎（水 5 杯，煮取 3 杯），每日 1 剂，分 2 次服。用于干燥综合征，属湿热郁遏，津液失调证，表现为口眼干燥，涎腺肿大，口苦口臭，口中黏腻不适，疲乏困倦，四肢沉重，关节疼痛肿胀者。

10. 陈士铎宁火汤加味：柴丹参 20g，虎杖 18g，麦冬 10g，桃仁、炙乌梅各 12g，生地黄 15g，生甘草 3g，枳壳 6g，当归、升麻、五倍子、赤芍、花粉各 9g。水煎服，每日 1 剂，分 2 次服。适于干燥综合征，证属肾精不足，瘀热化火，伤阴劫津者，症见全身关节酸痛，口干难以进食，大便干燥，可数日不更衣，月经量极少，颜面紫红，脉弦数，舌红绛而紫。

11. 加味理中汤：党参 30g，苍术、白术各 15g，干姜、甘草各 6g，天花粉 45g。水煎，分 2 次服。用于干燥综合征，属气虚不能运化律液者。

12. 竹叶石膏汤加减：青竹叶 30 张，贝母 6g，桑叶皮、生甘草各 2g，金银花、冬瓜、熟石膏、光杏仁、连翘壳各 4g，白莱菔子、鲜苇茎（去节）各 9g。水煎服，每日 1 剂，分 2 次服。用于干燥综合征，属肺脾（胃）阴虚，津液亏乏证。

13. 补肝汤加减：甘草、桂心、山茱萸各 3g，桃仁、柏子仁、茯苓、细辛、防风各 6g，大枣 24 枚。水煎服，每日 1 剂，分 2 次服。适于心肝血虚，筋脉失荣证，症见面色无华，语声低怯，口干咽干，目干少泪，心悸易惊，心烦急躁，易疲乏，胸胁不适，脘腹胀满，食欲不振，肌肉关节隐隐作痛，舌质淡，苔薄。

14. 加味玄麦甘橘汤：连翘、天花粉、玄参各 15g，沙参、知母、麦冬、桔梗各 12g，生甘草 10g。水煎服，每日 1 剂，分 2 次服。用于缓解干燥综合征各种临床表现。

15. 平胃二妙散：制苍术、制川朴、藿香、佩兰、广郁金、黄柏各9g，陈皮6g，米仁、川萆薢、土茯苓各12g，夏枯草15g，生甘草3g。水煎服。功能健脾和胃，祛湿清热，用于湿热型干燥综合征，涎腺肿大，口眼干燥，伴口苦、口臭、口中黏腻不适、口角有白色分泌物，舌红，苔白腻、薄腻或黄厚腻。证属湿热阻遏，气机不畅，津不上承。

16. 新一贯煎：生地黄、天花粉、全瓜蒌、仙灵脾、大枣各12g，知母、枸杞子、当归、石斛各9g，太子参、淮小麦各30g，生甘草6g。水煎服。适用于阴虚内热型干燥综合征。

17. 地参冬贝方：生地黄、麦冬各15g，玄参、川贝母各10g，丹皮、白芍各9g，甘草、薄荷各6g。水煎服。功能养阴清肺，清咽解毒，主治阴虚型干燥综合征。

18. 桑杏荆防方：桑叶、杏仁（打）、荆芥、防风、炙僵蛹、半夏、知母、沙参、石斛、麦冬各9g，陈皮、苦桔梗各6g，甘草3g，板蓝根30g。水煎服。适于虚人外感后风热之邪灼伤津液，肺气失宣，水津不布所致干燥综合征，症见涎腺肿大，口眼干燥伴有感冒诸症，腮腺反复肿胀，腺体导管口有混浊雪花样渗出物，舌偏红或舌红，苔薄白或薄白腻。

19. 四参方：南沙参、北沙参、天冬、麦冬、太子参、白芍、玄参、生地黄各12g，生黄芪15g，甘草、五味子各10g，鲜石斛30g。水煎服。功能养阴益气，主治气阴两虚型干燥综合征。

20. 六味八珍方：生地黄、绵黄芪、熟地黄各12g，太子参30g，炒党参、全当归、淮山药、制首乌、制黄精、稆豆衣、白术、白芍各9g，旱莲草15g，炙甘草6g。水煎服。用于脾胃虚弱，津枯液少，气阴两虚型患者，除主症外尚伴有倦怠，便溏，易感冒，腰膝酸软，舌淡胖，边有齿印或有瘀斑，舌尖稍红，苔薄白腻。

【外治验方】

1. 体针疗法：①主穴：曲泽、血海，直刺30mm，针用捻转提插结合泻法，每穴施手法至少1min，至四肢皮色潮红微汗出为佳；太冲直刺20mm，针用提插泻法，至足部抽动3次；三阴交、太溪直刺30mm，针用补法，徐刺疾出，得气后留针30min。辅穴：燥毒盛者少泽点刺放血；口干加廉泉、外金津、外玉液，针用提插泻法，至口含津液欲出；眼干加睛明、四白，针用雀啄法，至眼球湿润；腮腺肿大加颊车、翳风，针用泻法。每天治疗1次。②取穴：口眼干燥属肝肾阴虚者，针刺肝俞、肾俞、百会、内关、阴陵泉；双目干涩、视力下降，针刺四白、鱼腰、合谷；口干津少，针刺地仓、颊车、足三里。腮腺肿大者，针刺中渚、太冲、阳陵泉。关节疼痛者，针刺曲池、大椎、委中、昆仑、劳宫、血海。外阴萎缩或瘙痒，针刺曲池、归来、关元。采用平补平泻手法，每日针刺 1 次，10 次为 1 个疗程。

2. 电针疗法：①取穴：攒竹透睛明、四白透承泣、阳白透鱼腰、太阳、丝竹空、百会。随症配穴：肝肾亏虚型加肝俞、肾俞、太溪、太冲；肺阴不足型加肺俞、列缺、合谷、尺泽；脾虚郁热型加脾俞、足三里、三阴交、丰隆。操作方法：以上穴位补虚泻实手法得气后接 6805C 型电针仪，采用连续波，频率 1.0~1.5 Hz，留针 30 min。日 1 次，10 次为 1 个疗程，一般治疗 3 疗程。②取穴：攒竹、睛明、四白、太阳、百会、合谷、足三里、三阴交、太冲；风池、翳风、太阳、百会、合谷、肝俞、肾俞。接 6805C 型电针仪，采用连续波，频率 1.0~1.5 Hz，留针 30min。两组穴位交替使用，每日 1 次，10 次为 1 个疗程，一般治疗 3 个疗程。

3. 穴位注射疗法：取穴：攒竹、丝竹空、太阳、四白、合谷、风池、三阴交、太冲、足三里等穴。操作方法：取 5mL 注射器用 4 号半针头抽取 4mL 当归注射液，局部常规消毒，用无痛快速进针法，将针刺入皮下组织，然后缓慢推入或上下提插，探得酸胀“得气”感后回抽无血，即可将药物缓慢推入（眼局部穴位，常规消毒后，提捏起穴位周围皮肤，然后沿一定角度缓慢推注药物，出针后立即用棉球压紧以防出血）。每穴注射 4.5mL 药液，均双侧取穴，各穴交替选用，每日或隔日 1 次，反应强烈者亦可 2~3 天 1 次，10 次为 1 个疗程。

4. 中药熏洗疗法：①浸洗方：水蛭、地龙各 30g，土元、桃仁、苏木、红花、血竭、乳香、没药各 10g，川牛膝、附子各 15g，桂枝 20g，生甘草 45g。水煎取液，倒入木桶内沐浴，每日 1~2 次，每日 1 剂。有活血通络之功，用于干燥综合征瘀血阻络型。②解痉止痛散：川乌、草乌、细辛、三棱各 25g，透骨草、肉桂、红花、苏木、桃仁各 50g。上药粉碎为末，煎汤先薰后洗，每次 20min，每日 1 剂，每日 1 次，10~15 日为 1 个疗程。有温经散寒、活血通络之功，用于干燥综合征属指端青紫者。③玄麦润目汤：石斛 6g，知母、玄参、麦门冬、天花粉、菊花、谷精草、生地黄、防风各 10g，桑叶 15g。日 1 剂，水煎 2 次取汁 100mL，过滤去渣后取 50 mL 汁液，倒入超声雾化器的雾化杯内，调雾量为中等，嘱患者睁开双眼，眼睛距波纹雾化管口 20cm，每次 20 min，每日 2 次。

5. 运动疗法：干燥综合征宜练咽津功法，即每日晨起端坐，凝神息虑，舌抵上腭，闭口调息，津液自生，渐至满口，分 3 次咽下，日久则受益。眼干可练目功，轻闭双眼，两大拇指指背互相擦热，轻擦两眼皮各 18 次，又擦双眼眉各 18 次，再使眼珠左右各转 18 次。此外，根据具体情况选择可行的健身项目，如太极拳、太极剑、慢跑等。

6. 经络皮部调治法：用圆体锥形针，沿表皮对常用穴位进行快速挑刺，仅用针尖接触表皮，针不进皮，不出血，如百会、风池、大椎、肺俞、肾俞、命门、曲池、手三里、合谷、膻中、中脘、阴陵泉、阳陵泉、足三里、三阴交、太溪、太冲等腧穴，每周一、三、五挑治，以阳经穴为主。经络在人体纵横交错，网络全身，无处不在运行全身气血，联络脏腑经络，沟通上下内外，调节体内各部分的通路。

【中成药验方】

1. 雷公藤总苷片：主要成分为雷公藤多苷。功效：祛风解毒，除湿消肿，疏筋通络，有抗炎及免疫抑制作用。用于风湿热瘀，毒邪阻滞所致的自身免疫性疾病。10mg/片。口服，每日 1~1.5mg/kg，分 3 次饭后服。一般首次应给足量，控制症状后减量。

2. 杞菊地黄丸：主要成分为枸杞子、菊花、熟地黄、山茱萸（制）、牡丹皮、山药、茯苓、泽泻。功效滋肾养肝。用于干燥综合征之肝肾阴亏证，症见眩晕耳鸣，羞明畏光，迎风流泪，视物昏花。每 100 丸重 4g。口服，浓缩丸一次 8 丸，一日 3 次。

3. 知柏地黄丸：主要成分为知母、黄柏、熟地黄、山药、山茱萸（制）、牡丹皮、茯苓、泽泻。辅料为蜂蜜。主要用于肝肾亏虚证。每 100 丸重 4g。口服，一次 8 丸，一日 3 次。

第十章　传染科疾病

第一节　传染性非典型肺炎（SARS）

传染性非典型肺炎是由 SARS 冠状病毒（SARS-CoV）引起的一种具有明显传染性、可累及多个脏器系统的特殊肺炎，世界卫生组织（WHO）将其命名为严重急性呼吸综合征（SARS）。临床上以发热、乏力、头痛、肌肉关节酸痛等全身症状和干咳、胸闷、呼吸困难等呼吸道症状为主要表现，部分病例可有腹泻等消化道症状。胸部 X 线检查可见肺部炎性浸润影，实验室检查外周血白细胞计数正常或降低，抗菌药物治疗无效是其重要特征。重症病例表现明显的呼吸困难，并可迅速发展成为急性呼吸窘迫综合征。根据中西医病名对照，SARS 属于中医学“瘟疫热病”的范畴，结合临床特点亦可从“发热”“咳嗽”等角度进行辨证。

【诊断要点】

1. 流行病学史：若患者在近 2 周内有与 SARS 患者接触，尤其是密切接触（指与 SARS 患者共同生活，照顾 SARS 患者，或曾经接触 SARS 患者的排泌物，特别是气道分泌物）的历史；或患者为与某 SARS 患者接触后的群体发病者之一；或患者有明确的传染他人，尤其是传染多人 SARS 的证据，可以认为该患者具有 SARS 的流行病学依据。

2. 临床表现：（1）发热≥38℃，呈持续性高热，伴乏力、头身痛。（2）呼吸系统症状：咳嗽多为干咳、少痰，严重者逐渐出现胸闷、气促，甚至呼吸困难。（3）其他方面症状：部分患者出现腹泻、恶心、呕吐等消化道症状。

3. 实验室检查：（1）外周血白细胞计数正常或降低。（2）胸部 X 线检查可见肺部炎性浸润影，出现不同程度的片状、斑片状磨玻璃密度影，少数为肺实变影。（3）特异性病原学检测：SARS-CoV 血清特异性抗体检测，从进展期至恢复期抗体阳性或抗体滴度呈 4 倍及以上升高，具有病原学诊断意义；SARS-CoV RNA 检测阳性具有早期诊断意义。

【内治验方】

1. 救肺五妙汤：金银花、连翘、大青叶、沙参、浙贝母、鱼腥草各15g，炙杷叶、紫菀、藿香、菊花、炒杏仁、射干、炒苏子、前胡、白前、生甘草各10g，生石膏30g（先煎）。上药加水煎3次，分3次温服，每天1剂，饭后服。发热初期，加薄荷6g（后下），羌活、香薷各10g；高热，咳吐黄痰者，加生石膏至60g，加黄芩12g，款冬花10g；高热，咳嗽痰盛，呼吸喘促者，加炙麻黄6g，葶苈子10g，大枣8枚。适用于传染性非典型肺炎。

2. 玉屏风散加减：藿香、苍术、贯众各12g，沙参、白术、黄芪各15g，防风10g，金银花20g。水煎服，每日1剂，分2次服。连续服用7~10天。脾胃虚弱的人应减半，怀孕早期的孕妇慎用，儿童用量酌减。该方以提高人群对非典型肺炎的抵抗力为目的，适用于抵抗力低下患者。

3. 银翘散加减：金银花、葛根、青蒿、芦根各15g，连翘12g，蒲公英25g，牛蒡子、苏叶、荆芥、佩兰各10g，薄荷6g，生石膏30g。水煎服，每剂煎150mL，每天服3次，每次服1袋。用于疑似病例的治疗，症见发热，头痛，周身酸痛，有汗或无汗。

4. 治疗SARS验方一：金银花、连翘、青蒿、生薏苡仁、沙参、芦根各15g，黄芩、柴胡各10g，白蔻6g，杏仁9g（炒）。水煎服，分2次服，每日1剂。适用于疫毒犯肺证，症见发热，或有恶寒，头痛，身痛，肢困，干咳，少痰，或有咽痛，乏力，气短，口干。此证多见于疾病初期。

5. 治疗SARS验方二：金银花20g，生石膏45g（先煎），生苡仁15g，炙麻黄6g，知母、炒杏仁、浙贝母、太子参、生甘草各10g。水煎分3次服，每日1剂。适用于疫毒壅肺证，症见高热，汗出热不解，咳嗽，少痰，胸闷，气促，腹泻，恶心呕吐，或脘腹胀满，或便秘，或便溏不爽，口干不欲饮，气短，乏力，甚则烦躁不安。

6. 治疗SARS验方三：党参、沙参、麦冬、生地黄、紫菀、麦芽各15g，赤芍12g，浙贝10g。水煎分3次服，每日1剂。适用于气阴亏虚证，症见胸闷，气短，神疲乏力，动则气喘，或见咳嗽，自觉发热或低热，自汗，焦虑不安，失眠，纳呆，口干咽燥。

7. 三仁汤合升降散加减：苦杏仁12g，滑石15g，通草、厚朴、僵蚕、蝉蜕、苍术各6g，白豆蔻（打碎，后下）5g，竹叶、法半夏、黄芩、青蒿（后下）各10g，生薏苡仁20g，姜黄9g。水煎服，分2次服，每日1剂。非典型肺炎属于春温病，湿热遏阻肺卫证。

8. 麻杏甘石汤合升降散加减：炙麻黄、炙甘草、蝉蜕、薄荷（后下）各6g，生石膏（先煎）30g，炒苦杏仁、僵蚕、黄芩各10g，姜黄9g，连翘、金银花、芦根各15g，生薏苡仁20g。水煎服，分2次服，每日1剂。非典型肺炎属于春温病，表寒里热夹湿证。

9. 甘露消毒丹加减：生石膏（先煎）30g，滑石20g，炒苦杏仁、法半夏、僵蚕、黄芩、姜黄、石菖蒲各10g，茵陈、虎杖各15g，白豆蔻（打碎，后煎）、蝉蜕、苍术各6g，柴胡12g。水煎服，分2次服，每日1剂。适于SARS中期湿热蕴毒证，症见发热，午后尤甚，汗出不畅胸闷脘痞，口干饮水不多，干咳或呛咳，或伴有咽痛，口苦或口中黏腻，苔黄腻，脉滑数。

10. 蒿芩清胆汤加减：青蒿（后下）、黄芩、炒苦杏仁、竹茹、郁金、法半夏各10g，茯苓15g，生薏苡仁30g，滑石20g，青黛（包煎）、陈皮、苍术各6g。水煎服，分2次服，每日1剂。用于SARS中期，邪阻少阳证，症见发热，呛咳，痰黏不出，汗出，胸闷，心烦，口干口苦不欲饮，呕恶，纳呆，便溏，疲乏倦怠，苔白微黄或黄腻，脉滑数。

11. 清营汤合生脉散加减：水牛角30g，生地黄、玄参、金银花、山茱萸各15g，西洋参（另炖服）5g，麦冬10g。水煎服，分2次服，每日1剂。用于SARS极期，热入营分，耗气伤阴证，症见身热夜甚，喘促烦躁，甚则不能活动，呛咳或有咯血，口干，气短乏力，汗出，舌红绛，苔薄，脉细数。

12. 沙参麦冬汤加减：太子参、芦根各15g，沙参、麦冬、山药、玉竹各10g，法半夏6g，白扁豆12g，炙甘草3g。水煎服，分2次服，每日1剂。用于SARS恢复期，气阴两伤证，症见热退，心烦，口干，汗出，乏力，气短，纳差，舌淡红质嫩，苔少或苔薄少津，脉细或细略数。

13. 李氏清暑益气汤加减：太子参15~30g，生白术、茯苓各15g，白扁豆、佩兰、郁金、法半夏、桃仁、当归各10g，丹参、赤芍各12g，生薏苡仁、忍冬藤各30g。水煎服，分2次服，每日1剂。用于SARS恢复期，气虚夹湿证，症见气短，疲乏，活动后略有气促，纳差，舌淡略暗，苔薄腻，脉细。

14. 犀角地黄汤加减：水牛角、白芍各30g，生地黄、丹皮各20g，桃仁、红花、赤芍、川芎、郁金、石菖蒲各10g。上药水煎500mL药液，分早晚2次温服。适用于热入营血，蒙闭清窍阶段，症见喘息急促，胸闷不可平卧，呼吸困难，惊恐烦躁，唇面、指端紫绀，继则神昏不明，或有皮肤瘀斑，发热或高或低，舌质紫暗。

15. 麻杏石甘汤加减：炙麻黄5g，生石膏45g，苏叶、知母各10g，银花15g，连翘、炒栀子、杏仁、黄芩各12g，茵陈、葛根、太子参各15g。水煎服，每剂煎300mL，每天服3次。治疗非典型肺炎以高热为主者，症见发热，干咳，头痛，周身酸痛，乏力，口渴，舌边尖红，苔薄白或白腻，脉滑数。高热持续不退者送服安宫牛黄丸。

16. 北京地区推荐用方一：西洋参（单煎兑服）、葶苈子、紫菀、瓜蒌皮 、炙杷叶各 15g ，三七 10g，丹参、山萸肉、广地龙 12g， 金莲花 8g，黄芩 10g。水煎服，每剂煎 300mL，每天服 3 次。治疗非典型肺炎以咳嗽气促为主者，症见咳嗽，气促，胸闷喘憋，口干，汗出， 精神萎靡，伴或不伴发热，口唇紫绀，舌黯少津，脉虚数。伴高热者加生石膏 30~60g，青蒿 15g，羚羊角粉 0.6~1.2g 或加服安宫牛黄丸；心动过缓者加炮附子 10g，干姜 6g，细辛 3g；咳痰多者加鱼腥草 30g，金荞麦 30g，桔梗 10g。

17. 北京地区推荐用方二：太子参、麦冬、沙参、炒白术、炙杷叶、生黄芪、葛根、丹参、黄精各 15g，砂仁 、陈皮 各 6g，焦三仙 30g。水煎服，每剂煎 300mL，每天服 2 次。用于非典型肺炎恢复期者，症见胸闷气短，动则尤甚，汗出心悸，神疲体倦，偶有咳嗽，纳呆，腹胀或便溏，舌淡黯，苔白或腻，脉细滑。

【外治验方】

1. 空气消毒法 ：①利用芳香化浊药物在居室内点燃或熏蒸，可芳香化浊、温经散寒、净化空气。如艾叶、白芷、苍术、黄柏、羌活、石菖蒲、白芷、山柰、皂角刺、大黄、草果、檀香、藏香等芳香化浊药物。②用轻清透达、芳化和中、清热解毒之品，如太子参、南沙参、苏叶、荆芥、藿香、野菊花、贯众、大青叶等可制成气雾剂。③SARS 药香：苍术 25%、香薷 25%、福粉 30%、混合粉 20%，加入适量香料、助燃剂及色粉。将以上药物按房间或体积 35~45m^3 一盘香计算每次点燃 60min。

2. 鼻部给药：①用具有清热滋阴作用的中药如知母、黄芩、元参、麦冬、沙参等制成滴鼻液滴鼻，每 2h 滴 1 次，保持呼吸道湿润。②用通阳取嚏法即艾叶、苍术、白芷、雄黄等芳香化浊类药刺鼻取嚏。③可选用藿香、苍术、白芷、草果、石菖蒲、艾叶、冰片、蚤休等制成口鼻剂给药。

3. 佩带香囊：①冰片、川芎、薄荷各 10g，野菊花 20g，荆芥、苍术、樟脑各 15g，丁香 30g，高良姜、桂皮、白芷各 20g，细辛 3g。粉碎成细末后，每取药末 8g 用布缝制成小袋，佩带干胸前或颈前衣服，嘱其每天闻其香包 15 次以上。②藿香、佩兰、山柰各 500g，冰片 50g。研末，均匀调和，将药粉 25g 装入香囊，挂于胸前，晚上放在枕边，用其芳香之气辟秽祛邪。

4. 穴位外敷法：定喘膏：血余炭、洋葱各 400g，附子、生川乌、制天南星、干姜各 200g。以上 6 味，酌予碎断，另取食用植物油 4800g，同置锅内炸枯，炼油至滴水成珠，滤过，去渣；取约 1/5 的炼油置另器中，加入红丹 1500~2100g 搅拌成稀糊状，再与其余 4/5 炼油合并，搅匀，收膏，将膏浸泡于水中；取膏，用文火熔化，分摊于布或纸上。初期患者，可于胸前以天突穴为中心及上沿定喘穴为中心及上沿贴一帖；如果喘促、胸闷、气粗者，为防邪毒内陷心包，可于背后心俞穴及前部膻中穴；对脘痞、纳呆、腹胀、便溏、泄泻者，可在中脘及关元各贴一帖“散结止痛膏”，并从膏药上取下 1~2g，摊于纸上，贴于神阙穴。

【中成药验方】

1. 新雪颗粒：由牛黄、穿心莲、磁石、竹叶卷心、广升麻、沉香、寒水石、栀子、石膏、硝石、芒硝、珍珠层粉、冰片等 14 味中药组成。用于非典型肺炎外感热病，热毒壅盛证。每袋装 1.5g。口服，一次 1 袋，一日 2 次，用温开水送服。

2. 鱼腥草注射液：主要成分为鱼腥草挥发油。鱼腥草注射液系鲜鱼腥草提取物，每 1mL 相当于鱼腥草生药 2g，有效成分主要是甲基正壬酮、癸酰乙醛（鱼腥草素）、月桂醛等挥发油。适用于非典型肺炎发热期、渗出期。每瓶装 100mL。肌肉注射，一次 2mL，一日 4~6mL。

3. 喉症丸：由板蓝根、人工牛黄、冰片、猪胆汁、玄明粉、青黛、雄黄、硼砂、蟾酥（酒制）、百草霜组成。用于非典型肺炎属风温热毒入里。每 224 粒重 1g。含化，3 岁至 10 岁一次 3~5 粒，成人每次 5~10 粒，一日 2 次。

第二节 禽流感

人感染高致病性禽流感 A（H5N1）（简称“人禽流感”）是人类在接触该病毒感染的病、死禽或暴露在被 A（H5N1）污染的环境后发生的感染。从现有临床报道分析，其传播快、范围广，并且发现晚、病情重、进展快、死亡率高是现阶段人感染高致病性禽流感的特点。呼吸衰竭是最常见的并发症，许多患者的病情迅速进展至急性呼吸窘迫综合征（ARDS），甚至多器官功能衰竭。根据中西医病名对照，禽流感属于中医学“温病”“瘟疫”的范畴，结合临床特点亦可从“时行感冒”“风温肺热病”等角度进行辨证。

【诊断要点】

1. 有流行病学接触史；（1）发病前 7d 内，接触过病、死禽（包括家禽、野生禽鸟），或其排泄物、分泌物，或暴露于其排泄物、分泌物污染的环境。（2）发病前 14d 内，曾经到过有活禽交易、宰杀的市场。（3）发病前 14d 内，与人禽流感疑似、临床诊断或实验室确诊病例有过密切接触，包括与其共同生活、居住或护理过病例等。（4）发病前 14d 内，在出现异常病、死禽的地区居住、生活、工作过。（5）高危职业史：从事饲养、贩卖、屠宰、加工、诊治家禽工作的职业人员；可能暴露于动物和人禽流感病毒或潜在感染性材料的实验室职业人员；未采取严格的个人防护措施，处置动物高致病性禽流感疫情的人员；未采取严格的个人防护措施，诊治、护理人禽流感疑似、临床诊断或实验室确诊病例的医护人员。

2. 临床表现：高热、咳嗽、咳痰、呼吸困难等，其中呼吸困难呈进行性加重，可在短时间内出现急性呼吸衰竭的表现；相当比例病人表现为流感样症状（肌痛、咽痛、流涕等）和消化系统症状（呕吐、腹痛、腹泻等）等。个别患者在病程中出现精神神经症状，如烦躁、谵妄。

3. 实验室检查：从患者呼吸道分泌物或相关组织标本中分离出特定病毒，或采用其他方法，禽流感病毒亚型特异抗原或核酸检查阳性，或发病初期和恢复期双份血清禽流感病毒亚型毒株抗体滴度升高 4 倍及以上者。

【内治验方】

1. 预防禽流感中药方：金银花、贯众、大青叶各 9g，紫苏叶、桔梗、薄荷各 6g（后下）。每日 1 剂，煮沸 20min，每天服用 2 次。具有清热解毒、疏风解表功效。早期可适当服用双黄连口服液、板蓝根冲剂、玉屏风散等药物，以提高抵御病毒的能力。

2. 中药茶饮法：桑叶 9g，菊花 6g，生甘草 3g，开水冲泡，代茶饮。同时要保持良好的个人卫生习惯和生活习惯，调摄精神，锻炼身体，饮食起居适度，避免劳逸过度，可有效提高对疫病抵抗力。

3. 张氏经验方：荆芥、菊花、连翘、知母各 15g，桑叶（先煎）、石膏（炒）各 30g，大青叶、杏仁各 10g，薄荷 6g（后下）。水煎服 500mL 药液，分早晚 2 次温服。适用于毒发伤及肺卫型，症见初起发热，恶风或有恶寒，流涕，鼻塞，咳嗽，咽痛，头痛，全身不适，口干者。

4. 张氏经验方：葛根、黄芩、柴胡、藿香、苍术、茯苓各 15g，黄连 10g，木香 6g，砂仁 3g（后下），制半夏 9g，马齿苋 30g。水煎服 500mL 药液，分早晚 2 次温服。具有清热解毒、化湿和中功效，适用于人禽流感毒发伤及肺胃型，症见发热，恶风或有恶寒，恶心，或有呕吐，腹痛，腹泻，稀水样便者。

5. 药膳验方一：鲜芦根、白萝卜各 20g，切片，鲜鱼腥草 10g 炖汤频服。

6. 药膳验方二：鲜鱼腥草（或鲜败酱草或鲜马齿苋）30~60g，开水焯后，蒜汁加醋凉拌。

7. 药膳验方三：赤小豆、绿豆、白扁豆各 30g，洗净，加水 500mL，煮熟食用。

8. 药膳验方四：绿茶、菊花、生甘草各 3g，开水冲泡饮用或金莲花 3~5 朵代茶饮。

9. 药膳验方五：黄芪 5g，红枣 2 枚，苏叶 3g。适用于素体虚弱，易于外感者，煎汤，3~5 剂为宜。口、鼻时有干燥、小便黄者，用桑叶、菊花各 10g，每日 1 剂，水煎服，早晚各 1 次，3~5 剂为宜。藿香 、苏叶各 6g，菊花、白茅根、生山楂 各 10g，适用于易夹食夹滞的儿童，每日 1 剂，水煎服，早晚各 1 次，3~5 剂为宜。发生群体流行期间，上述各方适应人群症状不明显者可服用鱼腥草、金银花、菊花各 5g，苏叶 3g，芦根 10g，每日 1 服，水煎服，早晚各 1 次，3~5 剂为宜。上述药方儿童、老人用量酌减。

10. 预防禽流感处方：白茅根、北沙参各 5g，藿香、菊花各 3g。水煎服，每日 1 剂，早晚温服。具有清热化湿、养阴生津功效。适用于成年人。

11. 银翘散加减：枳实、金银花、菊花、桔梗、竹叶、知母、麦门冬、川贝母各 10g，玉竹 9g，薏苡仁 30g，扁豆 15g，天花粉 12g。每日 1 剂，水浓煎 200mL，分 2 次服。适用于初期风热之邪入侵肌肤，但无恶寒、头痛等表证。

12. 鱼腥荆苏猪肺汤：鲜猪肺 150g，鱼腥草 30g，荆芥、紫苏叶、玄参、北沙参各 15g，薄荷、连翘、金银花、山豆根、大青叶各 9g，生甘草、盐陈皮各 6g，生姜 1 片，枇杷蜂蜜 15~24mL。每日 1 剂，分 3 次徐徐饮之。4 剂为 1 个疗程，一旦病好立即停服，以免伤肺脾。具有扶正固卫、辛凉解表、养阴解毒、清肺利咽的功能。

13. 众黄青银汤方：绿豆衣、甘草、明矾、陈皮、苍术各 6g，蝉蜕、僵蚕、黄连各 3g，金银花、大青叶、贯众、岗梅、太子参、黄芪各 9g。水煎服，每日 1 剂，早晚温服。具有预防禽流感功效。

【外治验方】

1. 中药雾化吸入疗法：痰热清注射液（主要成分为黄芩、熊胆粉、山羊角、金银花、连翘，辅料为丙二醇）超声雾化吸入，能清肺化痰。用于禽流感属风温肺热病痰热阻肺证，咳嗽痰多者。

2. 降温疗法：对于禽流感见高热病人，可将冰袋敷于病人的前额、颈部、腋下及腹股沟等部位，顿挫高热。也可用亚低温治疗。禽流感高热为实热证者可取大椎、尺泽、鱼际、少商或者十二井穴放血治疗，清热除邪。亦可选用大黄、芒硝等药物，水煎取液，适宜温度，保留灌肠。

3. 熏鼻法：禽流感流行期间，每天早晨洗脸时用冷水或温水浸湿毛巾，将肥皂搽在毛巾上，然后在鼻子的两侧或鼻孔下，连擦 4~5 次，刺激鼻孔的毛细血管，以增强抵抗力。

4. 熏蒸法：①将醋倒入容器内，加水 2 倍，用文火煮沸，直至食醋煮干，待容器晾凉后加入清水少许，溶解锅底残留的醋汁，再煮沸熏蒸，反复3次，连用5天，对禽流感病毒具有杀灭作用。熏蒸时注意将门窗紧闭，食醋用量一般为每立方米空间用市售食醋5~10mL。②人禽流感流行的疫区用艾叶、青蒿烟熏人们工作和休息的地方，每天熏30min，熏后开窗通风。③也可用石菖蒲、白芷、苍术各15g，烟熏室内，每天1次。用目前市面上销售的艾叶空气消毒剂喷洒居室也能起到一定的效果。

5. 大蒜液滴鼻法：取10%大蒜液，滴鼻3~5次/日，1滴/次。

6. 挂抗感通鼻香囊法：冰片12g，黄芩、藿香、艾叶、薄荷、黄芪、苍术各30g，草果、肉桂各20g，石菖蒲、辛夷、花椒各15g，苍耳子、紫苏叶各25g。将上药共粉碎成细末，搅拌均匀，用普通棉布制成香囊，每袋含药粉50g，各房间中央悬挂1个即可，每月更换新鲜药粉。香囊防疫具有悠久的历史，是一种预防禽流感的有效手段。

7. 敷贴疗法：生大黄粉、炒吴茱萸粉醋调，神阙穴敷贴，用于禽流感患者有胃肠功能障碍者。

8. 灸法：艾灸足三里、神阙、气海等穴位，每日灸1次。禽流感流行地区，未感者可通过此法增强对禽流感的抵抗力。

9. 贯众泡水法：在以水缸储存生活用水的偏远地区，禽流感发病季节，可取贯众30~60g，洗净放入水缸内，6天后，放入第二包，8天后取出第一包。12天后放入第三包，14天取第二包。如此循环取放，保持水缸内有一定浓度。

【中成药验方】

1. 莲花清瘟胶囊：由连翘、金银花、炙麻黄、炒苦杏仁、石膏、板蓝根、绵马贯众、鱼腥草、广藿香、大黄、红景天、薄荷脑、甘草组成。辅料为淀粉。用于禽流感热属毒袭肺证，症见发热或高热，恶寒，肌肉酸痛，鼻塞流涕，咳嗽，头痛，咽干咽痛，舌偏红，苔黄或黄腻等。每粒0.35g。口服，一次4粒，一日3次；儿童、老人及孕妇遵医嘱。

2. 疏风解毒胶囊：由虎杖、连翘、板蓝根、柴胡、败酱草、马鞭草、芦根、甘草组成。疏风解毒胶囊对病毒性感冒相关发热有良好的解热作用，适用于禽流感属风热证，症见发热，恶风，咽痛，头痛，鼻塞，流浊涕，咳嗽等。每粒0.52g。温开水吞服，一次4粒，一日3次。

3. 抗病毒颗粒：由板蓝根、石膏、芦根、地黄、郁金、知母、石菖蒲、广藿香、连翘组成。辅料为蔗糖、糊精、广藿香油、薄荷油、白芷酊。用于风热型禽流感。9g/袋。开水冲服，一次3~6g，一日3次。

第三节　日本血吸虫病

日本血吸虫病是日本血吸虫寄生于门静脉系统所引起的疾病。在全球致死的寄生虫病中居第二位。日本血吸虫病变主要以肝与结肠最显著，晚期可发展为肝硬化、巨脾与腹水等。根据中西医病名对照，日本血吸虫属于“蛊毒”“水毒病”范畴，结合临床特点可从“急性期”“慢性期晚期”进行分类辨证论治。

【诊断要点】

1. 有血吸虫疫水接触史。

2. 急性期有发热、皮炎、荨麻疹、腹痛、出血性紫癜等表现，慢性期或晚期有肝脾大、腹水或慢性腹泻等表现。

3. 外周血象嗜酸性粒细胞显著增多，粪便检出活卵或毛蚴，或结合寄生虫学与免疫学指标进行诊断。

【内治验方】

1. 陈盛铎经验方：路路通、泽泻、薏仁、茵陈、丹参各 20g，浙贝、茯苓、黄芩各 15g。每日 1 剂，水浓煎 200mL，饭后分 2 次服。腹胀甚加厚朴、枳实各 10g；腹水明显加莱菔子 20g，大腹皮子 15g；湿热伤阴者加赭石子 20g，北沙参 15g。适用于湿热内蕴兼血瘀证。

2. 肖秋经验方：猪耳草根（鲜）250g，茅草根 10g。加水 500mL，煎至 200mL，分 2 次服，临服时加砂糖 30g，广木香末 2g，黄酒 30mL（无酒量者酌减）。适用于血吸虫病属气滞血瘀证。

3. 补肝散：黄芪、酸枣仁、山茱萸各 30g，白术、怀山药各 15g，当归、五味子、桃仁各 10g。水煎服，每日 1 剂，早晚温服。该方具有益气活血、补益肝肾功效。通过改善微循环，改善肝脏血供，达到抗肝纤维化和防止细胞凋亡的目的。

4. 加味四逆散：枳实、柴胡、白芍、甘草、丹参各 10g。每日 1 剂，水浓煎 200mL，饭后分 2 次服。适用于临床血吸虫病所致慢性肝硬化患者。

5. 运脾丸：北芡芪 150g，西党参、云苓各 120g，焦术、苍术、附片、黑姜、当归、广陈皮、川朴、椒目、三棱（醋炒）、莪术（醋炒）各 90g，丁香 30g。共研细末，炼蜜为丸，如梧桐子大，每日 2~3 次，每次 10~12g，开水送服。用于慢性血吸虫病。

6. 温肾丸：当归、附片 250g，肉桂 125g，黄芪 500g，白术 375g。共研细末，炼蜜为丸，如梧桐子大，每日 2~3 次，每次 10g，开水送服。用于慢性血吸虫病。

7. 柔肝丸：当归、炙鳖甲、丹参各 15g，赤芍、桃仁、五灵脂、郁金各 10g，莪术（醋炒）、炒水蛭、炒甲珠各7g，桂枝、大黄各5g。共研细末，炼蜜为丸，如梧桐子大，每日2~3次，每次10g，开水送服。用于慢性血吸虫病。

8. 解毒杀虫1号方：柴胡、枳壳、猪苓、川朴、茵陈、川楝子、元胡各10g，茯苓、泽泻、赤芍、白芍各15g，甘草、乳香、没药各6g，郁金12g，炮山甲5g。每日1剂，水浓煎200mL，饭后分2次服。适用于慢性、晚期血吸虫病属湿阻气滞血瘀证。

9. 解毒杀虫2号方：熟附子、白术、大腹皮、桂枝、莪术、木香各10g，熟地黄、山萸肉、山药、茯苓、泽泻、车前子、泽兰、鳖甲（先煎）、猪苓各15g，冬瓜皮30g，肉桂3g。每日1剂，水浓煎200mL，饭后分2次服。适用于慢性晚期血吸虫病属脾肾阳虚证，症见腹胀膨隆，神疲乏力，形寒肢冷，面白少华者。

10. 抗纤灵Ⅰ方：黄芪、丹参各30g，茯苓20g，防己、当归、赤芍各15g，鳖甲、桃仁、莪术各9g，牛膝10g。每日1剂，水浓煎200mL，饭后分2次服。适用于血吸虫病肝纤维化的治疗。

11. 鸦胆子方：鸦胆子去壳取仁，每次10粒（0.4g左右）装入胶囊内吞服。每天服3次，10岁以下儿童减半。鸦胆子味苦性平，入大肠经，故对杀灭血吸虫卵有效，又能化湿驱虫，故对肠道血吸虫卵有驱除作用。

12. 温补逐水丸：淡附片、阿胶、肉桂、甘遂、大戟各9g，党参30g，炒白术、茯苓各15g，黑丑、白丑各6g，大枣30只。上述除阿胶、大枣外共研为细末，将阿胶烊化，大枣去皮核捣烂，与药末拌匀为丸，丸如绿豆大。每晨空腹服1次，用量3~9g（一般为6g）。用于血吸虫病晚期发展为肝硬化经隧阻滞、血瘀气滞者。

13. 清脾饮：软柴胡、草果、灵仙各4.5g，姜厚朴、黄芩、青皮各3g，老姜3片，姜半夏、赤苓各9g。热毒偏盛者，可加服六神丸；湿偏盛者，可合用三仁汤；黄疸者，加茵陈；腹痛、腹泻下痢者，可用葛根芩连汤合白头翁汤加减。水煎服，日1剂。用于血吸虫病急性期属湿热蕴结型。

14. 参芪归甲汤加减：人参、黄芪、当归、丹参、鳖甲（先煎半小时）各30g，桃仁、土鳖虫、血余炭（分6次冲服）、甲珠（分6次冲服）各12g，白术、茯苓各60g，川芎、酒军、赤芍各15g，郁金10g，炙甘草20g，三七粉9g（分6次冲服）。2天1剂，每天3次，饭前服。用于血吸虫病后期肝硬化。

15. 禹余粮丸：禹余粮90g，蛇含石90g，针砂150g，羌活、木香、茯苓、川芎、牛膝、桂心、白豆蔻、大茴香、莪术、附子、干姜、青皮、三棱、白蒺藜、当归各15g。共研细末，制如梧桐子大，每服30~50丸。主治血吸虫病后期肝硬化腹水，腹膨胀，脚膝肿，上气喘满，小便不利。

16. 肝吸虫汤：党参、云苓、扁豆各12g，怀山药15g，白术、郁金各9g，槟榔、使君子各24g，甘草4.5g。先服本方，每日1剂，水煎分2次服，连服4天，继服二方（郁金9g，苦楝皮15g，榧子、槟榔各24g，水煎服）5~7天为1个疗程。第一疗程未愈，可进行第二疗程。功能益气健脾，理气驱虫，治疗肝血吸虫病。

【外治验方】

1. 竹筒温激法：以圆形竹筒一具（口面直径6cm，高10cm），放入100度开水中温泡5~10min，将竹筒取出，乘其温蒸之气，对准痞块部紧贴皮肤，待竹筒温度消失后，令患者以一手指靠近竹筒面的皮肤压下，空气进入竹筒即落，日行3~5次。患者自觉痞块有温麻感，无其他不良反应。在执行前应注意竹筒温度及抹去内外水分，以免灼伤皮肤。适用于晚期血吸虫病肝脾肿大者。

2. 拔火罐法：患者仰卧消毒后即拿粗针连速在肝、脾肿大处刺3~5针，针刺面积不得超过罐口之外（速刺手法，不留针），速用消毒棉棒蘸95%酒精3~4滴在火罐内面周围涂匀，再用火柴点燃酒精棉棒，引燃罐内和周围的酒精，借着热气将火罐压在针刺的针眼处，达到紧吸肌肉再行松手。脾肿大患者均采用每日或隔日拔火罐一次，时间须视病人接受程度而定。如压痛较严重或痞块较软的患者，开始2~3次用毫针针刺，待压痛消失或好转后再用粗针针刺；压痛较轻或无压痛及痞块坚硬的患者，则纯用粗针刺。出针后用消毒棉球将拔出的血擦净，如有起泡情况，则用毫针刺穿，让水排出，再用消炎粉和消毒砂布粘上。如水泡未结痂脱落或者脱落后另在旁边进行施拔，必须灵活使用。适用于治疗晚期血吸虫病肝脾肿大者。

3. 外贴消痞膏：生鳖甲180g，巴豆仁、白芷（研末）各30g，生草乌（研末）、山柰各120g（研末），细辛90g（研末），广丹300g。用麻油1kg入锅内，先放鳖甲、巴豆同煎，煎至药焦为度，去渣滤净，再煎油至滴水成珠不散，即离火下广丹，再下草乌末调匀至冷时，再下山柰、白芷、细辛末，搅匀备用，同时量痞块之大小摊好，外用樟脑、山柰末适量，并先用酒精、生姜将痞块处擦过，后将此膏贴上，每隔3~5天加膏药与樟脑适量，疗程1~2月，有软坚散结消痞之功效，适用于血吸虫病肝脾肿大者，

4. 外敷法：以甘遂末6g、肉桂9g、车前子30g、大蒜头2枚、葱白1撮捣烂成末，加水调敷脐部热熨。每日更换1次。具有温阳逐水之功效，适用于晚期血吸虫病肝硬化腹水者。

5. 药饼外敷法：川巴豆30g，硫黄15g，轻粉9g。将巴豆剥去内外壳，把仁捣研成酱状，另将轻粉研细与硫黄粉和匀，一并同巴豆仁研匀，再加入适量米饭捣成饼状。用棉布做成布袋，将药饼装入，用时先在患者脐上垫棉布两块，把盛药布袋放在上面，再用15厘米宽120厘米长布一块围绕起来，24h后取去。隔3天

可续敷，连续敷四五次后小便转多，腹水渐减。药饼干燥时可渗入米泔水使药潮润，敷药时间不超过 24h，以防被敷部位皮肤引起灼热或起水泡。适用于晚期血吸虫病肝硬化腹水。

6. 针灸疗法：取穴：合谷、列缺、内关、足三里、委中。操作方法：于锑剂注射前 15~30min 扎针，轻度或中度刺激，留针 5~10min。

【中成药验方】

1. 瓦楞子丸：由瓦楞子、穿山甲、生雷丸、生水蛭、桃仁、莪术、三棱、泽泻、枳实、白术、鳖甲、鹤虱、阿魏、北柴胡、生黄芪、当归、杭芍、海藻组成。制法：瓦楞子、鳖甲和穿山甲三味先用砂炮后再用醋浸烘干和药研粉，除阿魏醋泡另炖外，其他各药研粉，然后用蜂蜜再糊丸，如绿豆大。适用于晚期血吸虫病，症见面色苍黄，食欲不振，肝脾肿大，腹胀满，轻度腹水，舌苔白，脉浮紧沉实。每日 3 次，每次 15g，开水送下，空腹服。小孩 15 岁以下减半。

2. 复方杀虫丸：由瞿麦、生吴茱萸、雷丸、槟榔、甘松、雄黄、苦楝皮、白头翁、甘草、花椒组成。制法：先将瞿麦、生吴茱萸、雷丸、槟榔、甘松、雄黄六味共研细粉，再用苦楝皮、白头翁、甘草、花椒共煎汤汁，加入上研药粉，泛丸如绿豆大。每日服量，成人为 6 钱，10~16 岁减半，分上下午 2 次于空腹时用开水送服。每次 3 钱。疗程为30 天。

第四节　病毒性肝炎

病毒性肝炎是由多种肝炎病毒引起的以肝脏损害为主的一组全身性传染病。主要临床表现以疲乏、食欲减退、肝肿大、肝功能异常为特征，部分病人出现黄疸或无症状。按病原学分类，目前已发现的病毒性肝炎至少可分为甲、乙、丙、丁、戊、庚、TTV 七型肝炎，临床分型可包括急性、慢性、重型（肝衰竭）和淤胆型肝炎及肝炎肝硬化，其中甲型和戊型主要表现为急性肝炎，乙、丙、丁型主要表现为慢性肝炎并可发展为肝炎肝硬化和肝细胞癌，庚型肝炎病毒和 TTV 病毒的致病性问题目前尚有争议。根据中西医病名对照，急性肝炎属中医病名国家标准的“肝热病”范畴，慢性肝炎相当于“肝著”，重型肝炎相当于“肝瘟”范畴；结合临床特点亦可从“黄疸”“胁痛”“积聚”“鼓胀”等角度进行辨证。

【诊断要点】

1. 流行病学史特征：有肝炎患者接触史，或饮食不洁史、水源、食物污染史（甲、戊型肝炎）；有输血、血制品史或消毒不严格的注射史或针刺史（乙、丙、丁型肝炎）。

2. 临床症状表现：无其他原因可解释的乏力、食欲减退、恶心厌油、巩膜黄染、尿黄、肝区痛等。

3. 相关病原学或（和）血清学检测为阳性，血清 ALT 反复升高而不能以其他原因解释者。

【内治验方】

1. 龙胆泻肝汤：龙胆草 15g，栀子、黄芩、车前子、泽泻、柴胡、通草、生地黄、当归各 10g，炙甘草 6g。每日 1 剂，水煎服，分 2 次服。适用于慢性乙型病毒性肝炎，属肝经湿热证。

2. 茵陈蒿汤加减：茵陈 30g，生栀子、黄柏、茯苓、滑石各 15g，大黄 5g（后下），车前子（包煎）、甘草各 10g。每日 1 剂，水浓煎 200mL，饭后分 2 次服。适用于急性黄疸型病毒性肝炎。

3. 解毒化瘀汤：茯苓、当归、泽泻各 20g，赤芍 10g，仙灵脾、五味子、大青叶各 18g，黄芪、半枝莲、白花蛇舌草各 30g，丹参、茵陈、白术各 15g，山楂 12g。每日 1 剂，水浓煎 200mL，饭后分 2 次服。适用于慢性乙型病毒性肝炎及乙肝病毒携带者。

4. 养阴柔肝化湿解毒方：北沙参、川石斛、半枝莲、车前子、生地黄、白芍、茵陈、虎杖各 15g，苍术、苦参各 9g，岗稔根、马鞭草、猫人参、丹参各 30g，生甘草 6g。水煎 2 次，每次煎 0.5h 过滤后成 400mL 药液，每日 1 剂。适用于慢性乙型病毒性肝炎属阴虚血瘀证。

5. 柴芍六君子汤加减：柴胡、郁金、陈皮、叶下珠、海藻、炒枳实、白芍、炒二芽各 10g，茯苓、炒白术各 15g。水煎服，每日 1 剂，早晚温服。适用于慢性病毒性肝炎属肝郁脾虚证，症见面色萎黄，纳差，乏力，腹胀满，大便溏薄不爽，舌淡，苔白腻，脉弦细。

6. 谌氏经验方：茵陈 30g，茯苓、舌草各 15g，白术 12g，法半夏、藿香、陈皮、白花蛇舌草、炒栀子、炒枳实、叶下珠、海藻、炒二芽各 10g。水煎服，每日 1 剂，早晚温服。适用于慢性乙型属肝炎属肝胆湿热证，症见腹胀，身目黄或不黄，口苦，小便黄，舌淡，苔黄腻，脉弦滑。

7. 轻型消黄汤：茵陈 30g，生苡米、茯苓、白芍、赤芍、六一散（包）各 12g，藿香、杏仁、当归、丹皮、酒炒黄芩各 9g。水煎服，每日 1 剂，日服 2 次。用于急性传染性黄疸型肝炎（轻型），湿热黄疸，湿重于热，症见黄疸较轻，恶心，厌油腻，时呕，口不干，不思饮，困倦，食后腹胀，大便时溏，舌苔白腻，脉滑稍数。

8. 重型消黄汤：茵陈 90g，生石膏、鲜茅根各 30g，炒知母、炒黄柏、藿香、佩兰、杏仁、六一散（包）各 9g，赤芍、丹皮、龙胆草、泽兰各 15g。水煎服，每日 1 剂，2 次分服。用于急性传染性黄疸型肝炎之重型，湿热黄疸，热重于湿。症见黄疸重，恶心、呕吐、厌油、发热口渴、便干尿赤、舌苔黄厚而燥，脉弦滑数。

9. 贯众乌梅汤：贯众 20g，先将乌梅 6 枚打碎，与贯众共放锅内，加水 500mL 慢火煎至 250mL 捞出药渣，再加冰糖，溶化后分次服用，每日 1 剂，治疗慢性乙型肝炎（轻度）患者。

10. 丹凤汤：丹参、凤尾草、白茅根各 30g（鲜品各 100g），山楂根、台乌药各 15g（鲜品各 250g），陆英（根）12g（鲜品 30g），牛膝 15g（鲜品 50g），五加皮 12g（鲜品 50g），败酱草 20g（鲜品 50g），肿节风 12g（鲜高粱刨根 50g）。水煎服，每日 1 剂，日服 2 次。用于湿热气郁，脾虚血瘀所致急性传染性黄疸型或非黄疸型肝炎，迁延性、慢性肝炎亦可用。

11. 朱曾柏经验方：虎杖 500g，露蜂房、紫草、龙胆草、槟榔各 100g。蜂房蒸后微火烤干，与其他药共研极细末，过 100 目筛，制成蜜丸。成人每次服 10g，每日服 3~4 次（儿童酌减），用适口饮料，或以茵陈、板蓝根、连翘煎水送服。也可同时吞服明矾 0.2g，贝母粉 1g。用于乙型肝炎的 HBSAg 等持续阳性，而症状和体征不明显者，或 HBSAg 转阴后又复阳者。

12. 抗原汤：当归、白术、柴胡各 10g，茯苓、虎杖各 15g，茵陈 20g，白花蛇舌草 30g，甘草 6g。水煎服，每日 1 剂。用于慢性乙型病毒性肝炎，属肝郁脾虚，湿热内蕴者。

13. 疏肝健脾汤：柴胡、枳壳、川芎、香附、陈皮、半夏各 12g，郁金、太子参、茯苓、白术、黄芩各 15g。水煎服，每日 1 剂，日服 2 次。乙型慢性迁延性肝炎由肝郁脾虚所致者。

14. 复肝汤：金钱草、车前子（包）、泽泻、薏苡仁、山楂、草河车、何首乌、当归各 12g，草决明、生黄芪、生地黄、黄精、丹参、白花蛇舌草各 15g，丹皮、大黄炭、桃仁各 10g，桑枝 30g。水煎服，每日 1 剂，日服 2 次。适用于慢性乙型肝炎，属湿热余邪未清，郁热与血相结成瘀。

15. 犀泽汤：广犀角 3g（研粉吞服），泽兰、败酱草各 15g，土茯苓、对坐草、平地木各 30g。水煎服，每日 1 剂。适用于传染性乙型肝炎。

16. 化肝解毒汤：虎杖、平地木、半枝莲各 15g，土茯苓、垂盆草各 20g，赤芍、片姜黄、黑料豆各 10g，生甘草 3g。每日 1 剂。加冷水浸泡过药面，20min 后即行煎煮。沸后改用小火煎 15min，滤取药液温服。煎服 2 次，上、下午各 1 次，食后 2h 服。适于慢性迁延型乙型肝炎及乙肝病毒携带者，表现以湿热瘀郁为主证者。

17. 舒肝解毒汤：白芍、柴胡、茯苓、板蓝根、败酱草、金银花、蒲公英各15g，茵陈30g，川楝子、当归各12g，甘草6g，生姜10g，红枣5枚。每日1剂，水煎服，日服2次。用于急、慢性乙型肝炎，或右胁肋疼痛隐隐，或两胁胀痛不舒者。

18. 柴胡解毒汤：柴胡、黄芩各10g，茵陈蒿、土茯苓、凤尾草各12g，七叶一枝花6g。水煎服，日1剂。用于急性肝炎或慢性肝炎活动期，表现为谷丙转氨酶显著升高，症见口苦，心烦，胁痛，厌油食少，身倦乏力，小便短赤，大便不爽，苔白腻，脉弦者。

19. 柴胡三石解毒汤：柴胡、黄芩各10g，茵陈蒿、土茯苓、凤尾草、滑石各12g，草河车、寒水石、生石膏、双花各6g，竹叶10g。水煎服，日1剂。用于急、慢性肝炎证属湿毒凝结不开者，临床表现为口苦、口黏，胁肋胀痛，小便短赤，面色黧黑兼带有油垢，体重不减反增，臂背时发酸胀，舌苔白腻或黄腻而厚，脉弦缓。

20. 青碧散：青黛10g（包），明矾3g，草决明、生山楂、六一散（包）各15g，醋柴胡、郁金各10g，丹参、泽兰各12g。水煎服，日1剂。治疗肝炎后肝脂肪性变。临床以肝炎恢复期由于过度强调营养所致短期内体重迅速增加，食欲亢进，仍极度疲乏，不耐劳作，大便不调（次数多、不成形、不畅通），舌质暗，苔白，脉沉滑为特征。

21. 退黄三草汤：鲜车前草10g，天青地白草、酸浆草、绵茵陈、白花蛇舌草、大青叶、板蓝根、郁金各20g。水煎服，日1剂。治疗急性黄疸型肝炎、慢性迁延性肝炎急性发作。

【外治验方】

1. 针灸疗法：艾灸期门、关元穴，针刺足三里、三阴交、内关、天枢、中脘穴，调整阴阳，补虚扶正，泻实祛邪，疏通经络，调和气血。

2. 刮痧疗法：用刮痧板、刮痧油自上而下先刮拭督脉再刮拭足太阳膀胱经，然后是肝经、胆经，对肝俞、胆俞、阳陵泉、期门、曲泉、太冲穴位实行重点按揉，每次刮拭时间15~20min，每周2次，4周为1个疗程。

3. 穴位贴敷法：①用肝舒贴（由黄芪、莪术、穿山甲等组成）外敷治疗，贴于肝区胁肋疼痛部位（期门、目月、章门）和肝俞、足三里处。②用乙肝贴（由樟脑、叶下珠、血竭、黄毛耳草、凤尾草、广丹、绿矾、芝麻油等组成），每次神厥穴和期门穴各1帖，每10天换1次。③乙肝贴敷灵膏。1号膏由大黄、苦参、紫草等组成；2号膏由黄芪、党参、蚂蚁等组成。1号膏贴于双期门穴，2号膏贴于双肝俞穴、双脾俞穴，贴7天后揭去，休息3天后再贴第2次，同法贴第3次，共贴3次，治疗期间停用其他药物，连用3个月。④青黛四黄膏：黄连、黄芩、黄柏等量，大黄半量。将此四味药物研成细末和匀，以水蜜各半调成膏，摊于纱布上敷右侧期门穴（第6肋间隙中，直对乳头），并用胶带固定，每日1帖。

4. 穴位注射法：取肝俞为主以中医辨证分别配穴：（双侧）足三里、阳陵泉、三阴交、肾俞等，每次主配穴各1穴，用肝炎灵注射液（主要成分为山豆根）、双黄连水针、华蟾素注射液、川芎注射液行穴位注射，1.5mL/穴，2天1次。

5. 穴位发泡法：青黛、甘遂、明矾、麝香等药共研细粉装瓶备用。取紫皮独头蒜一枚捣烂后调入上药粉0.5g拌匀，装入酒杯内，然后把装好药的酒杯扣在上臂三角肌皮肤（臂臑穴）上固定，24h后去除酒杯，局部起水泡，用灭菌竹签刺破水泡，流出淡黄色水，刮净黄水后纱布包扎，一天换纱布1次，不涂药物，待黄水流完局部干燥结痂愈合，去除纱布，一月1次，3次为1个疗程，共3个月。

6. 中药灌肠：制大黄、木香、槟榔、炙附子、黄连等分，煎煮药液100mL，保留灌肠，每日1次，每次保留2~3h，连续7天。以达到保肝降酶，减少内毒素吸收的作用。

7. 中药离子导入法：该法运用现代电子和药物透皮技术，融按摩、药疗、电疗为一体，体现了中医综合治疗的特色。在电流作用下，传递带电荷的药液导入体内，进入血脉全身而发挥作用，针对性地解决了当前肝病治疗中抗病毒、抗纤维化、提高免疫功能的三大主要问题。在中医辨证施治的原则下，以外治Ⅰ号（茵陈、栀子、车前子、贯众、冰片），Ⅱ号（柴胡、郁金、丹参、川芍、蒲黄、五灵脂、赤白芍、生甘草、冰片），Ⅲ号（当归、川芎、丹参、三棱、莪术、生牡蛎、土鳖虫、赤芍、生甘草、冰片），三组分别研细末，用醋调为糊状，敷于肝区或（和）脾区，离子导入治疗，30 min/次，1次/天。

8.俞穴埋鬃法：选取足太阳膀胱经夹脊穴之肝俞、胆俞、脾俞，以利多卡因局麻，准备好消毒的壮实成年公猪鬃3~4支，从套针尖端装入，细头朝外，以肝胆经症状为主者，从脾俞进针透刺至肝俞，以脾胃症状为主者，从肝俞进针透刺至脾俞，到位后将针心插入，边插边退套针，以保证猪鬃均匀地分布于这3个穴位。出针后用纱布盖之，24 h内不浸湿该部。20天后于另一侧施相同手术。俞穴埋鬃是以优质猪鬃这一异种蛋白埋入穴位后刺激机体产生以该穴位为中心的一系列免疫反应，进而调整人体免疫，并且这种调节作用呈双向性。

【中成药验方】

1. 垂盆草冲剂：主要成分为垂盆草全草。用于急性肝炎、迁延性肝炎及慢性肝炎活动期。10g/包。温水冲服，10g/次，每日2~3次。

2. 慢性肝炎丸：由板蓝根、甘草、茵陈组成。辅料为蜂蜜、干酵素。主要用于慢性肝炎、迁延性肝炎，症见周身无力，食欲不振，腹胀，肝区疼痛。每服15~20粒，温开水送下，一日2次。

3. 茵栀黄颗粒:主要成分为茵陈提取物、栀子提取物、黄芩苷、金银花提取物。用于湿热毒邪内蕴所致急性、慢性肝炎和重症肝炎（I型），也可用于其他型重症肝炎的综合治疗。每袋装3g。开水冲服，一次6g，一日3次。

4. 云芝肝泰颗粒：主要成分为云芝粗提物。主要用于治疗慢性活动性肝炎。5g/袋。口服，一次5g，一日2~3次。

5. 乙肝宁颗粒：由白花蛇舌草、白芍、白术、川楝子、丹参、党参、茯苓、黄芪、金钱草、绵茵陈、牡丹皮、蒲公英、制何首乌组成。用于慢性迁延性肝炎、慢性活动性肝炎属湿热内蕴、肝郁脾虚、气虚血瘀证者，对急性肝炎属此证者亦有一定疗效。每袋装17g。口服，一次17g，一日3次；儿童酌减。治疗慢性肝炎，以3个月为1个疗程。

第五节 肝功能衰竭

肝功能衰竭是机体在多种致病因子作用下，以肝细胞在短期内的大量坏死及（或）严重的肝功能障碍为突出表现的一种临床综合征，病情凶险，预后极差，死亡率高（78%~80%），主要临床表现为严重的黄疸、肝性脑病、凝血功能障碍等。临床分为急性、亚急性、慢加急性（亚急性）和慢性等类型。其中，急性肝衰竭和亚急性肝衰竭与过去的急性重型肝炎和亚急性重型肝炎基本类似，而慢性重型肝炎则包含了慢加急性（亚急性）肝衰竭和慢性肝衰竭的范畴。在我国主要以慢性重型肝炎为主，约占95%以上。因此本节主要阐述慢性重型肝炎的证治方药等。根据中西医病名对照，慢性重型肝炎属于“肝瘟”范畴，结合临床特点亦可从“黄疸”等角度进行辨证。

【诊断要点】

1. 在慢性肝病基础，出现极度乏力，有明显的消化道症状，短期内发生肝功能失代偿。

2. 黄疸迅速加深，血清总胆红素大于正常值上限10倍或每日上升≥17.1umoL/L。

3. 凝血酶原时间明显延长，凝血酶原活动度（PTA）≤40并排除其他原因者。

【内治验方】

1. 凉血解毒扶正方：牡丹皮、苦参各20g，生大黄、夏枯草各12g，葛根、生地黄、连翘各30g，赤芍药、黄芪、太子参各15g。每日1剂，水浓煎200mL，饭后分2次服。兼有齿、鼻出血加青黛9g、茜草15g；恶心、腹胀加姜竹茹、苏梗各10g，姜半夏9g；神昏嗜睡加郁金、石菖蒲各15g、炙远志10g；小便量少加车前子10g，猪苓、泽泻各15g。适用于慢性重症肝炎肝功能衰竭。

2. 茵陈五苓散加减：茵陈30~60g，茯苓、猪苓、泽泻、党参各12g，桂枝10g，炒白术、赤芍各15g。每日1剂，水煎服，分早晚2次服。偏于热者加栀子15g；偏于寒者加熟附片6g，巴戟天12g；瘀血重者加桃仁10g，赤芍15g；腹实者加熟大黄5g。适用于肝衰竭属阴黄证。

3. 解毒凉血方：茵陈30~60g，生大黄、栀子、生地黄、黄芩、郁金、丹参、丹皮、紫草、白术、茯苓、陈皮各15g，赤芍、蒲公英各30g。每日1剂，煎取300mL，早、晚分2次服用，每次150mL，于餐后40~60min服用。兼见脾虚湿盛者，加党参15g，黄芪30g；兼见肝肾阴虚者，加用女贞子30g，旱莲草15g；见脾肾阳虚者，加淡附片12g，桂枝10g；食欲不振、消化功能差者，加鸡内金、焦三仙各15g；脘腹胀满、大便不通者，加全瓜蒌、枳实各15g。适用于乙型肝炎患者急性肝衰竭。

4. 解毒化瘀Ⅰ方：茵陈30~50g，赤芍50g，白花蛇舌草、大黄 、石菖蒲、郁金各15g。每日1剂，煎取300mL，早、晚分2次服用，每次150mL。适用于急性肝衰竭。

5. 解毒化瘀Ⅱ方：白花蛇舌草、大黄各15g，赤芍50g，茵陈30~50g，南沙参（另兑）10~15g，葛根30g。每日1剂，煎取300mL，早、晚分2次服用，每次150mL。适用于亚急性肝衰竭。

6. 解毒化瘀Ⅲ方：白花蛇舌草、大黄各15g，赤芍50g，茵陈30~50g，南沙参（另兑）10~15g，炮附片5~10g，怀山药30~50g。每日1剂，煎取300mL，早、晚分2次服用。适用于慢性肝衰竭。

7. 三黄茵赤汤：大黄10~15g，姜黄15g，黄芪、茵陈、赤芍各30g。每日1剂，煎取300mL，早、晚分2次服用。适用于重型肝炎。在肝衰竭综合治疗的基础上加服此方疗效可。

8. 解毒退黄汤：赤芍、半枝莲各50g，茵陈、金钱草、虎杖各30g，生大黄10~30g，白花蛇舌草、贯众、丹参各15g，田基黄、紫草、太子参各10g，甘草6g。每日1剂，煎取300mL，早、晚分2次服用。适用于重型黄疸型肝炎。

9. 茵陈术附汤：茵陈30~60g，白术30g，干姜、炮附子、甘草各10g，肉桂3g。用水煎服300mL，每日1剂，2次/剂，分早晚温服。若患者脾虚，则加用山药、党参各15g，黄芪20g；若患者阴虚，则加用沙参10g，枸杞15g；若患者血瘀，则加用鳖甲10g，赤芍15g。适用于慢性肝衰竭属阴黄证。

10. 温阳解毒化瘀方：茵陈、白术、丹参各30g，附片10g，赤芍60g。每日1剂，水煎3次，饭后分3次温服。适用于肝衰竭属阴阳黄证。

11. 赤芍退黄汤：生地黄、丹参、丹皮各15g，葛根30g，赤芍60g。水煎服，每日1~2剂。用于瘟疫毒邪，侵入血分，猝然而致瘀胆型重症肝炎，肝功能衰竭者。

12. 金丹救肝汤：茵陈、金钱草、皂角子、蚕沙、丹参、半枝莲、连翘各30g，生地黄24g，川军（即大黄，后下）、元胡粉（分冲）各9g，秦艽15g，甘草6g。每日1剂，水煎服，日服2次。用于亚急性肝坏死。

13. 加味阴骘丸：苍术、白术、川厚朴、炒枳实、旋覆花炭、煨三棱、煨莪术、炒槐角、广陈皮、赤白芍、昆布、海藻、槟榔各60g，醋炒鳖甲、败酱草各90g，红饭豆、绵茵陈各120g，干䗪虫（土鳖虫）30个，干蝼蛄（土狗）30个，蒲公英、地丁各120g。共炒焦，研极细，另用皂矾120g，入500mL醋中，加热溶化，再加入粟米1000g，拌匀，晒干，入锅内慢火炒成炭，待烟尽，炭冷，隔纸将粟米炭摊地上，约2h许以去火气，研极细，再合入上药末中共研匀，后用白面粉750g加醋与水各半，打成糊，和令为丸如小豆大，晒干，备用。每次服30粒，饭前用糖开水送下，每日服3次。治疗黄疸日久失治，正气衰竭，发生肝性昏迷者。

14. 罗国钧经验方：茵陈30g，秦艽、黄芩、焦栀子各9g，柴胡、木通、甘草、川芎各6g，虎杖、赤芍、蒲公英、板蓝根、连翘、茯苓各20g，郁金12g，白芍15g。每日1剂，水煎服，日服2次。用于肝功能衰竭，属湿热疫毒壅盛，熏蒸肝胆，症见黄疸迅速加深，烦躁不安，神志恍惚不清，腹胀。

【外治验方】

1. 灌肠疗法：①用食醋30mL加生理盐水1000mL洗肠，或生理盐水洗肠，每日2次。洗肠后用50%乳果糖30mL和新霉素100mg加生理盐水100mL保留灌肠。②护肠清毒汤：大黄6g，茯苓、赤芍、苡米各30g，黄芩12g，紫草、儿茶各9g，白及15g，甘草3g。煎汤保留灌肠，直接作用于结肠，具有保护肠屏障、促进肠道内毒素及细菌等排出体外、减轻细胞因子及其他炎症介质所致的肝损伤等作用。③肝衰合剂：大黄15g，生地黄、赤芍、蒲公英各30g，枳实、厚朴各10g。煎汤保留灌肠。④用加味大承气汤：大黄30~60g，芒硝、乌梅各30g，黄连、黄芩、金银花、地榆、槐花、厚朴、枳实各15g。煎汤保留灌肠。具有消退总胆红素，迅速恢复凝血酶原活动度等功效。⑤角黄汤：水牛角、大黄、白茅根适量，高位保留灌肠治疗肝功能衰竭。⑥赤芍30g，丹参10g，生大黄、槐花各15g，黄连10g，保留灌肠治疗肝功能衰竭，在改善肝功能、减少并发症等方面，疗效不错。

2. 肝病治疗仪：肝病治疗仪主要是采用中医的循经和局部取穴兼顾的方法，结合现代电子优化设计技术，集针灸、按摩、电场、脉冲为一体，通过特定穴位电脉冲物理治疗，符合中医“内病外治”的原理。临床以DSg-I型和HD-91-Ⅱ型肝病治疗仪为常用，两者原理不尽相同。DSg-I型的机理主要是通过该仪器的指套换能器，经过电脑自动提取系统接受患者的生物节律信息（心率信号），再经微电脑处理控制，发出与患者心律同步的近红外脉冲波与人体的生物节律产生能量共振，提高人体反应对光波的透过率，使肝区部位获得近红外波能量，改善肝细胞膜的通透性，使肝血窦的血流量增。

【中成药验方】

1. 肝康颗粒：由柴胡、田基黄、茵陈、蒲公英、甘草、金钱草组成。用于肝功能衰竭，属肝胆湿热证，症见周身及小便俱黄，体疲乏力，纳呆，恶心厌油，苔黄腻，脉弦滑数。10g/袋。开水冲服或吞服，一次4g，一日3次。

2. 茵陈黄软胶囊：主要成分为茵陈提取物、栀子提取物、黄芩苷、金银花提取物。用于湿热毒邪内蕴所致重型肝炎（I型），肝功能衰竭。0.6g/粒。口服，一次3粒，一日3次。孕妇、脾胃虚弱者忌服。

3. 肝复康滴丸：由黄芩苷、柴胡、茵陈、五味子、甘草、胆膏粉等中药组成。适用于急、慢性病毒性肝炎，肝功能衰竭。口服，成人一次6丸，一日2次。孕妇、儿童及老人遵医嘱。

第六节　非酒精性脂肪肝

非酒精性脂肪性肝病（NAFLD）是一种与胰岛素抵抗（IR）和遗传易感密切相关的代谢应激性肝脏损伤。表现为肝脏脂肪代谢功能发生障碍，脂类物质动态平衡失调，致使肝细胞内脂肪（主要为甘油三酯）蓄积过多的一种病理状态。其病理学改变与酒精性肝病（ALD）相似，但患者无过量饮酒史，具有脂肪肝—脂肪性肝炎—肝硬化的病理演变关系，非酒精性脂肪性肝炎为隐匿性肝硬化的常见原因。根据中西医病名对照，非酒精性脂肪性肝病属于“胁痛”“痞满”“积聚”范畴，结合临床特点亦可从“胁痛”“痞满”“积聚”等角度进行辨证。

【诊断要点】

1. 明确诊断：

（1）无饮酒史或饮酒折合乙醇量小于140g/周（女性<70g/周）。

（2）除外病毒性肝炎、药物性肝病、全胃肠外营养、肝豆状核变性、自身免疫性肝病等可导致脂肪肝的特定疾病。

(3) 肝活检组织学改变符合脂肪性肝病的病理学诊断标准。

2. 工作定义：

(1) 肝脏影像学表现符合弥漫性脂肪肝的诊断标准且无其他原因可供解释。

(2) 和（或）有代谢综合征相关表现的患者出现不明原因的血清 ALT 和（或）AST、GGT 持续增高半年以上。减肥和改善 IR 后，异常酶谱和影像血脂肪肝改善甚至恢复正常者可明确 NAFLD 的诊断。

【内治验方】

1. 关幼波经验方：明矾 3g，草决明、生山楂、六一散各 15g，醋柴胡、青黛、郁金各 10g，丹参、泽兰各 12g。上药煎取 300mL，每日 1 剂，早、晚分 2 次服用，每次 150mL。适用于非酒精性脂肪性肝病属痰瘀阻络证。

2. 加减滋水涵木汤：生白芍、草决明、白扁豆各 15g，女贞子、何首乌、金石斛、鸡内金各 10g，枸杞子、醋鳖甲各 12g，绿升麻 5g，北柴胡 6g。上药煎取 300mL，每日 1 剂，早、晚分 2 次服用，每次 150mL。适用于非酒精性脂肪性肝病属肝肾阴亏证。

3. 杜书萍经验方：姜半夏 12g，丹参、决明子各 20g，泽泻、生山楂各 30g，党参、白术、郁金、生麦芽各 15g，白芍、香附、茵陈各 25g。上药煎取 300mL，每日 1 剂，早、晚分 2 次服用，每次 150mL。适用于非酒精性脂肪性肝病。

4. 八味益肝汤：制首乌、丹参各 20g，炒山楂、仙灵脾、炒白术各 15g，五味子、枳椇子、地鳖虫各 10g。每日 1 剂，水煎分服。大便秘结加制大黄 10g；大便溏薄加焦神曲 20g； 脘腹胀满加莱菔子 15g，炙鸡内金 20g；右胁肋下疼痛加延胡索 15g，头目眩晕加天麻 9g，泽泻 20g。上药煎取 300mL，每日 1 剂，早、晚分 2 次服用，每次 150mL。适用于非酒精性脂肪性肝病。

5. 保和丸苓桂术甘汤加减：茯苓、麸炒白术各 15g，桂枝、陈皮、法半夏、莱菔子、连翘、炙甘草各 10g。伴有气虚者，上方减连翘，加黄芪 30g，山楂、党参各 20g；伴有血瘀者，加川芎、三七各 10g；湿热者，减桂枝，加茵陈、栀子各 10g；肝肾阴虚者，减桂枝，加女贞子、墨旱莲各 10g；每日 1 剂，早、中、晚 3 次，水煎服。上药煎取 300mL，每日 1 剂，早、晚分 2 次服用，每次 150mL。适用于非酒精性脂肪性肝病

6. 疏肝降脂汤：太子参、茯苓、北沙参、石斛、白术、白芍、炒麦芽、泽泻各 15g，黄芪 20g，青皮、陈皮、砂仁各 6g，玫瑰花、绿梅花各 10g，山楂 30g。上药煎取 300mL，每日 1 剂，早、晚分 2 次服用，每次 150mL。适用于非酒精性脂肪性肝病。

7. 益肝调脂饮：紫丹参、石菖蒲、广郁金、茶树根各15g，软柴胡9g，黄芪、泽泻各20g，上药煎取300mL，每日1剂，早、晚分2次服用，每次150mL。适用于非酒精性脂肪性肝病。

8. 健脾导滞汤：砂仁（后下）15g，干姜、炙甘草各5g，山楂、茯苓、白术、山药、党参、厚朴、枳实、黄芪各10g。上药煎取300mL，每日1剂，早、晚分2次服用，每次150mL。痰湿盛者，加半夏10g，陈皮15g；肝火盛者，加菊花10g，夏枯草6g；瘀血者，加三七5g，藏红花3g；肝肾阴虚者，加熟地黄10g，枸杞15g。适用于非酒精性脂肪性肝病属脾虚不运证。

9. 祛湿化瘀消脂丸:黄芪、薏苡仁、泽泻各10g，海藻、蒲公英、丹参、虎杖、山楂、柴胡各5g，荷叶、何首乌各3g，制成水蜜丸，每天3次，每次10g，连续服用3个月。适用于非酒精性脂肪性肝病。

10. 二陈柴胡汤：陈皮、半夏、柴胡各15g，黄芩、龙胆草、枳实、赤芍、郁金、竹茹各12g，决明子、茯苓各10g，生山楂30g。水煎服，每天1剂。上药煎取300mL，每日1剂，早、晚分2次服用，每次150mL。适用于非酒精性脂肪性肝病。

11. 荷叶降脂汤：苍术、荷叶各10g，陈皮、甘草各6g，法半夏、党参、柴胡各12g，厚朴、白术、泽泻、山楂、决明子、郁金、赤芍、丹参各15g。每天1剂，水煎300mL，早、晚分2次服用，每次150mL。适用于非酒精性脂肪性肝病。

12. 扶元调脂汤：黄芪、山楂、泽泻、丹参、郁金、白术各10g，何首乌8g，鳖甲散冲服5g。其中鳖甲散系醋制鳖甲1份与茜草根1份，共研细面过箩而成。脾虚甚者加党参5g，重用白术15g，湿热甚者加茵陈、金钱草各10g，气滞者加香附、苏梗各10g，谷丙转氨酶升高者加虎杖、垂盆草各10g，便溏者加山药12g。水煎300mL，早、晚分2次服用，每次150mL。适用于非酒精性脂肪性肝病。

13. 胡佑志经验方：茯苓、瓜蒌仁、夏枯草、薤白各20g，枳壳、半夏、旋覆花（布包）、竹茹、瓜蒌皮各10g，石菖蒲、黄连各6g，生姜5g，胆南星4g。上药水煎，滤起药液，在药液中加入白酒15mL。每日1剂，分3次服。20剂为1个疗程。1个疗程后方中去除瓜蒌皮，加桑叶20g，山楂10g，决明子10g，和上方一同煎煮，再续服3个疗程。适用于非酒精性脂肪性肝病。

14. 降脂益肝汤：泽泻20~30g，生首乌、草决明、丹参各15~20g，生山楂30g，黄精15~30g，虎杖12~15g，大荷叶15g。水煎服，每日1剂，日服2次。用于脂肪肝，症见体胖，肝大，肝区不适，腹胀，乏力，尿黄，舌苔黄腻。

15. 蠲脂汤：草决明、生山楂、茯苓、泽泻各15g，明矾1.5g（冲服），青黛、黄连、佩兰、生麦芽、郁金、丹参、枸杞子各10g。每日1剂，水煎，取400mL

药汁，早晚 2 次口服，200mL/次。治疗非酒精性脂肪性肝病。

16. 赵文霞经验方：醋柴胡 6g，炒当归、炒白芍、党参、荷叶、山楂、麦芽、山豆根、炒白术各 15g，姜半夏 9g，陈皮 10g，茯苓、泽泻、薏苡仁各 30g。每日 1 剂。用于非酒精性脂肪性肝病证属肝郁脾虚者。

17. 疏肝降浊汤：生山楂、草河车、草决明各 15g，醋柴胡、泽泻、陈皮、白术、赤芍、白芍、香附各 10g，明矾 3g。每日 1 剂，水煎服，早晚各 1 次，每次约 150mL。治疗非酒精性脂肪性肝病。

【外治验方】

1. 针灸治疗：①取肝俞、足三里、丰隆、太冲等穴位直刺 1~2 寸，电针穴位留针 30min，每天治疗 1 次，连续 6 天后休息 1 天，疗程 8 周。②取关元、复溜、足三里、肾俞，用提插补法，三阴交、合谷、太冲、太溪用提插泻法，灸关元与肾俞，两组穴位交替使用。③穴取足三里、丰隆、三阴交、中脘、太冲。患者取舒适体位并暴露需针刺穴位处。常规消毒后，毫针直刺足三里 1.5 寸，丰隆 2 寸，三阴交、中脘各 1 寸，太溪、太冲各 0.8 寸。丰隆、太冲施大幅度提插泻法，足三里、三阴交、中脘施大幅度提插捻转平补平泻法。留针 30min，期间足三里、三阴交、中脘隔 10min 加强手法一次。15 次 1 个疗程，休息 10 天后再继续下个疗程。

2. 外敷法：①刘玉等经验方：生大黄、熟大黄、乳香、没药各 10g，生栀子、吴茱萸各 30g，白芥子 20g，延胡索、猪牙皂各 15g，粉碎研末，混匀过 80 目筛，每次取 50g 加适量食醋调膏状外敷肝区，用红外线照射，每次 2h，每周 2 次。②用清脂保肝方：知母、黄柏、郁金、桃仁、泽泻、当归、山楂、茵陈、龙胆草等。水煎服，药渣布包敷于肝胆区。③柔肝消脂膏：大黄、龙胆草、郁金、姜黄、生地黄、葛根、绿茶、青皮、玉竹各 20g，山楂 30g，冰片、枳壳各 10g，研末，加陈醋制成药饼，间接灸治疗脂肪肝，取右侧日月、期门、右乳中线肋下缘处及双侧肝俞、脾俞各置药饼施灸，每穴 3~5 壮，每日 1 次，10 天 1 个疗程。④逍遥散：柴胡、当归、茯苓、郁金、丹参各 12g，白芍、炒白术、半夏各 9g，香附、炙甘草 6g，泽泻 15g，山楂 20g。制成膏剂，贴于肝区，3 个月为 1 个疗程。

3. 肝病治疗仪：使用生物信息红外肝病治疗仪（BILT 治疗仪，DSG 型）照射化瘀通络散外敷后的肝区，每日 1 次，每次 30 min，疗程为 3 个月。化瘀通络散的组成为：茯苓 20g，麸炒枳壳 10g，生半夏 40g，玄明粉、甘遂、白芥子各 10g，用姜汁调和后贴敷于肝区。气虚加党参末，血虚加当归末，疼痛明显加元胡末、乳香末、没药末。

4. 贴耳穴法：取神门、胃、小肠、脾、肺、内分泌、皮脂腺，以麝香壮骨膏贴耳，每天按压6次，饭前10min必按。

5. 天灸法：以大蒜、生姜为主配合郁金、泽泻、红花等药物制成药膏，选取左右肝俞、脾俞贴敷天灸药膏，施以天灸法治疗，隔日1次。可调节肝脏及全身脂肪代谢，减少脂滴肝脏沉积，抑制肝细胞脂肪变性。

6. 按摩疗法：常以脐为中心，用手掌按摩，顺时针60次，逆时针60次，按摩到腹部发红、发热为止。每天2次，可反复用指压法按压阴陵泉、肝俞、脾俞等穴。气功疗法：坐位，调整呼吸，一呼一吸为1次，共60次。意守丹田，每次20min，每人2次。配合跑步、太极拳等。还可以选用大雁功、智能气功等功法。

【中成药验方】

1. 胆清片：主要成分为虎杖、竹叶、柴胡、栀子、香附（醋炙）。具有清化湿热，疏肝利胆功效，具有明显的保肝和降脂作用。用于慢性胆囊炎属肝胆湿热证。该药品临床上用于治疗肝胆湿热型慢性胆囊炎，具有疗效确切、奏效快、安全无毒副作用的特点。口服。1次6片，1日3次。1个月为1个疗程。儿童及孕妇遵医嘱。

2. 芪茵颗粒：由生黄芪、茵陈、生山楂、补骨脂、泽泻、决明子、生大黄、三七粉、苦丁茶等九味药物组成。应用于治疗非酒精性脂肪肝病。每次10g，每日1次，反复冲泡当茶饮，2个月为1个疗程。

第七节　肝硬化

肝硬化是属于许多慢性肝脏疾病的晚期阶段，为肝脏弥漫性纤维化伴结构异常的肝细胞再生结节形成。早期可无明显临床症状，后期可出现肝功能减退、门静脉高压、多系统受累的表现。据2000年西安“病毒性肝炎防治会议”将其分为代偿期和失代偿期。根据中西医病名对照，代偿期肝硬化属于“胁痛、积聚、肝积”范畴，失代偿期肝硬化属于“黄疸、鼓胀”范畴。结合临床特点，肝硬化可从“黄疸、胁痛、积聚、肝积、鼓胀”等角度进行辨证。

【诊断要点】

1. 代偿期肝硬化诊断要点：

（1）一般可有轻度乏力，食欲减少或腹胀症状，但无明显肝功能衰竭表现。（2）血清白蛋白降低，但仍≥35g/L，血清总胆红素<35μmol/L，凝血酶原活动度多>60%，血清ALT及AST轻度升高。

（3）可有门静脉高压症，如轻度食管静脉曲张，但无腹水、肝性脑病或上消化道出血。

2. 失代偿期肝硬化诊断要点：

(1) 临床一般均有明显肝功能异常及失代偿征象。

(2) 血清白蛋白<35g/L、A/G<1.0，或明显黄疸，血清总胆红素>35μmol/L，ALT 和 AST 升高，凝血酶原活动度<60%。

(3) 患者可出现腹水、肝性脑病及门静脉高压症引起的食管、胃底静脉明显曲张或破裂出血。

【内治验方】

1. 鳖甲饮子加减 :牵牛子、大黄、大腹皮、车前子各 6g，煨草果 10g，川芎 14g，赤芍药 13g，黄芪 30g，炒白术、山茱萸、厚朴各 15g，炒槟榔片 12g，醋制鳖甲 20g。上药水煎 300mL，早、晚分 2 次服用，每次 150mL。腹水消退后，减少中药汤剂药量。适用于肝硬化腹水。

2. 加味赤石脂禹余粮汤：赤石脂、禹余粮各 30g，制附子 20g（先煎），炮姜、党参各 15g，黄芪、肉桂各 12g，白术、茯苓、泽泻、猪苓、淫羊藿各 10g，葶苈子、甘草各 9g。水煎 300mL，早、晚分 2 次服用，每次 150mL，服用 4 周。适用于肝硬化属脾肾阳虚证，症见腹大胀满，形似蛙腹，晨轻暮重，面色萎黄，怯寒肢冷，舌淡胖，或有齿痕，苔薄白润者。

3. 何世东经验方：茵陈、田基黄、茯苓、薏苡仁各 30g，赤芍、丹参、砂仁（后入）各 5g，半枝莲、大腹皮、黄芪各 20g，白术 15g，莪术、茜草各 12g，栀子炭 10g。水煎 300mL，早、晚分 2 次服用，每次 150mL，服用 7 天。适用于鼓胀属气虚水聚，气滞血瘀，兼夹湿热证。

4. 韩哲仙经验方：软柴胡、川朴、腹皮子、青皮、陈皮、蝼蛄、制香附各 9g，茯苓、焦白术、生薏苡仁、熟薏苡仁、川牛膝、车前草 、杜仲各 15g，广郁金 12g，白茅根、虫笋、葫芦各 30g，大枣 7 枚，炙甘草 5g。水煎 300mL，早、晚分 2 次服用，每次 150mL。适用于肝硬化之顽固腹水属肝脾气滞，水湿泛滥证。

5. 七消饮方：泽泻、猪苓、大腹皮各 10g，白茅根 20g，芦根、丹参各 30g，黄芪 50g。水煎 300mL，早、晚分 2 次服用，每次 150mL。适用于鼓胀属气滞湿阻证。

6. 柴胡疏肝散合胃苓汤加减：陈皮（醋炒）、柴胡、川芎、香附、枳壳（麸炒）、苍术、厚朴各 6g，芍药 9g，甘草（炙）3g。水煎 300mL，早、晚分 2 次服用，每次 150mL。适用于鼓胀属气滞湿阻证。若胁肋痛甚者，酌加郁金、青皮各 10g；肝郁化火者，可酌加山栀、黄芩各 10g。

7. 实脾饮：白术 12g，厚朴、木瓜、干姜、制附子、大腹子（即槟榔）各 6g，木香、草果、炙甘草各 3g，茯苓 15g，生姜 3 片，大枣 3 枚。水煎 300mL，早、晚分2次服用，每次150mL。适用于鼓胀属水湿困脾证。

8. 中满分消丸加减：党参、白术（麸炒）、茯苓各15g，陈皮、半夏（制）、砂仁、枳实、厚朴（姜炙）、猪苓、泽泻、黄芩、黄连、知母、姜黄各10g，甘草5g。水煎300mL，早、晚分2次服用，每次150mL。适用于鼓胀属水热互结证。

9. 调营饮：赤芍18g，川芎6g，莪术15g，当归、延胡索、槟榔、瞿麦、葶苈子、桑白皮各12g，丹参20g，大黄10g。水煎300mL，早、晚分2次服用，每次150mL。适用于鼓胀属瘀结水留证。大便色黄加参三七、侧柏叶各10g；瘀结明显加山甲、地鳖虫各10g，有出血倾向者慎用；苔腻加半夏、苍术、红花各10g。

10. 济生肾气丸：熟地黄160g，山茱萸（制）、山药各80g，茯苓120g，牡丹皮、泽泻各60g，肉桂、附子（制）各20g，牛膝、车前子各40g。上10味，粉碎成细粉，过筛，混匀。每100g粉末用炼蜜35~50g加适量的水泛丸，干燥，制成水蜜丸；或加炼蜜90~110g制成小蜜丸或大蜜丸，即得。适用于鼓胀属肾阳不足、水湿内停证，症见水肿，腰膝酸重，小便不利，痰饮咳喘。

11. 一贯煎：北沙参、麦冬、当归身各9g，生地黄18~30g，枸杞子9~18g，川楝子4.5g。水煎300mL，早、晚分2次服用，每次150mL。适用于鼓胀属阴虚水停证，症见胸脘胁痛，吞酸吐苦，咽干口燥，舌红少津，脉细弱或虚弦。

12. 柴胡疏肝散合四君子汤加减：柴胡、枳壳、香附、川芎、白术、白芍各10g，茯苓、太子参、黄芪各15g，炙甘草6g。水煎300mL，早、晚分2次服用，每次150mL。适用于肝郁脾虚型肝硬化，症见胃纳减少，胸腹闷胀，两胁疼痛，或有恶心呕吐，乏力，便溏，苔白滑，脉弦。

13. 化瘀汤加减：丹参、牡蛎各30g，当归、炮甲各15g，郁金、桃仁、红花、青皮、赤芍各10g。目黄、尿黄加茵陈、金钱草各15g；兼阴伤者，加生地黄、石斛各15g。水煎300mL，早、晚分2次服用，每次150mL。适用于肝郁脾虚型肝硬化，或气滞血瘀型肝硬化，症见肝脾肿大，压痛明显，质硬，面色晦暗，有蜘蛛痣，大便溏垢不爽，小便短赤，舌质紫暗，舌下静脉怒张，脉弦细。

14. 软肝煎：太子参、鳖甲（醋炙）各30g，白术、茯苓各15g，楮实子、菟丝子各12g，萆薢18g，丹参10g，甘草6g，土鳖虫3g（研冲）。每日1剂，水煎服，日服2次。土鳖虫烘干研成细末。水三碗，入鳖甲先煎半小时，纳诸药煎至1碗，冲服土鳖虫末二分之一，渣再煎服。用于肝硬化属气血痰水瘀积于腹内者。

15. 育阴养肝汤：生地黄、丹皮、茜草各15g，白芍、枸杞子、女贞子、制首乌、丹参、炙鳖甲或龟板各20g。每日1剂，每剂煎2次，头煎用冷水2碗（约1000mL），先浸泡20min，煎至大半碗（约300mL）滤出，二煎加水600mL左右煎至300mL，下午2~3时，上午7~8时分服。用于早、中期肝硬化。症见胁肋隐痛或不舒，脘腹胀满，头晕神疲，纳少咽干，面色晦滞少华，舌嫩红，苔少，脉弦细。

16. 化瘀通气方：柴胡、广郁金、桃仁、红花、桔梗、紫菀、䗪虫各 9g，赤芍、丹参、当归各 15g，生牡蛎 30g（先下），川楝子 12g。水煎服，每日 1 剂，日服 2 次。用于肝硬化（气臌），症见胁腹胀痛较久，继发腹部胀满，不以饥饿为增减，一般晚间为重，渐变腹部臌大，击之如鼓，无移动性浊音，有两胁积块（肝脾肿大），舌苔一般不厚，脉弦。

17. 姜春华软肝汤：生大黄 6~9g，桃仁 9g，土元 3~9g，丹参、鳖甲、炮山甲各 9g，黄芪 9~30g，白术 15~60g，党参 9~15g。每日 1 剂，文火水煎，分 2 次服。随症加减治疗早期肝硬化，轻度腹水。

18. 化瘀通气方：柴胡、广郁金、桃仁、红花、桔梗、紫菀、䗪虫各 9g，赤芍、丹参、当归各 15g，生牡蛎 30g（先下），川楝子 12g。水煎服，每日 1 剂，日服 2 次。治疗肝硬化之气臌，症见胁腹胀痛较久，继发腹部胀满，不以饥饿为增减，一般晚间为重，渐变腹部臌大，击之如鼓，无移动性浊音，有两胁积块（肝脾肿大），舌苔一般不厚，脉弦。

19. 白金汤：白花蛇舌草、怀山药、党参各 30g，鸡内金、柴胡、甘草各 10g，白芍 15g，女贞子 20g。水煎服，每日 1 剂，日服 2 次。功能扶正祛邪、活血化瘀、改善肝功能、软缩肝脾、治肝保肝，治疗肝硬化。

20. 软肝缩脾方：柴胡、蝉衣、片姜黄各 6g，白僵蚕、黄芩、水红花子、焦三仙各 10g，炙鳖甲、生牡蛎各 20g，生大黄 1g。每剂煎取 500mL 左右，分 2~4 次温服。治疗早期肝硬化，肝、脾大者。

21. 复肝丸：紫河车、红参须、炙地鳖虫、炮甲片、参三七、片姜黄、广郁金、生鸡内金各 60g。上药共研细末，水泛为丸。每服 3g，每日服 3 次，食后开水送下，或以汤药送服。治疗早期肝硬化，肝脾肿大，或仅肝肿大，胁痛定点不移，伴见脘闷腹胀，消瘦乏力，面色晦滞，红丝血缕，或朱砂掌，舌暗红，或有瘀斑，脉弦涩或弦细等。

22. 茵布治肝汤：昆布、海藻、制鳖甲各 15g，炒槐角、煨莪术、煨三棱、赤芍、旋覆花（布包）、五灵脂、蒲黄各 10g，绵茵陈、夏枯草、蒲公英各 30g。水煎服，2 日 1 剂，分 4 次温服。治疗肝硬化，肝区疼痛较重，肝肿较大，脾胃症状较轻者。

【外治验方】

1. 穴位敷贴：①NdFeB 磁药贴（一种钕铁硼永磁材料，中药成分为苦参、大黄、郁金、山豆根、麝香）穴位贴敷治疗，常选用任脉、足厥阴肝经、足阳明胃经上的穴位，如神阙、期门、章门、日月、足三里等，每次贴敷 12h，14 天为 1 个疗程，连续 2~6 个疗程。②在常规治疗基础上应用消胀灵贴（桂枝、丁香、路路通、沉香等）敷于期门、神阙穴，每次贴 12 小时，1 个月为 1 个疗程，连用 3 个月，治疗肝硬化腹水。③运用中药（莱菔子、地龙、汉防己等）制成脐透消臌贴膏，使用月桂氮卓酮联合冰片溶液进行透皮促进吸收，贴脐（神阙穴），每日加用冰片乙醇溶液湿润贴剂 2 次，每 3 天更换 1 次贴剂，期间休息 1 天，1 个月为 1 个疗程，治疗肝硬化门静脉高压症。④麝黄膏（麝香、鲜田螺、人工牛黄、葱白、甘遂）敷脐（神阙穴）配合中药（生大黄、槐米、金银花、蒲公英、煅牡蛎）结肠透析，能显著降低门静脉压力，改善门静脉、脾静脉血流。⑤用芫花散（大戟、芫花、甘遂、草荡子、牵牛子、细辛等）贴敷脐处或商陆 15g，麝香 1g，人工牛黄 1g，按比例配成粉末，与鲜姜泥加水调成糊状，外敷神阙穴，30 天为 1 个疗程，能显著改善肝硬化腹水。

2. 中药保留灌肠：①用中药保留灌肠（基本方为大黄、芒硝、附片、厚朴、桃仁、牡蛎、泽泻等），每天 1 剂，分 2 次灌肠，每次灌肠液保留 20min 以上，半个月为 1 个疗程。在腹水消退的时间与速度，退黄降酶方面疗效显著。②清肠合剂（生大黄、蚤休、石菖蒲、生枳壳、锡类散、八宝丹、米醋）保留灌肠治疗肝硬化并发肝性脑病，治疗期连续 7 天为 1 个疗程。也可用大黄、乌梅煎水保留灌肠。③肝硬化腹水患者在采取护肝、利尿等基础上，另予中药外敷：望江南、石仙桃、车前草、卷柏、米酒、蜜糖各适量（鲜品最好），捣烂如泥，作成药栓子塞肛，加蒜头 1 枚、葱白 2 根制作成药饼敷于神阙穴并热熨，7 天为 1 个疗程。

3. 离子导入法：①用软肝煎（由鳖甲、郁金、丹参、莪术、茵陈、白术组成）在期门、日月等穴位行导入治疗，45 天为 1 个疗程，能够修复肝脏损伤，纠正蛋白质代谢紊乱。②用中药（黄芪、当归、僵蚕、赤芍等）煎剂在章门、期门穴用中药离子导入法治疗肝炎肝硬化，疗程为 30 天。

4. 针灸疗法：①针灸透穴疗法治疗肝硬化腹水，主穴：中脱透水分，水分透气海，气海透中极；配穴：肝俞、脾俞、肾俞、三焦俞、足三里、三阴交、复溜，2 周为 1 个疗程。②肝硬化腹水患者在常规药物治疗的基础上，加用艾柱隔姜灸神阙、中极两穴，隔日 1 次，30 天为 1 个疗程，能有效地提高患者机体免疫力，改善血液循环，提高渗透压，达到减少腹水、减轻病痛。③使用中药熏灸药盒，加入适量艾条，熏灸神阙、中脱，每次持续 20 min，每日 2 次，总疗程 2 周。

5. 物理疗法：①在西药常规治疗的基础上加用 DSG-I 型生物信息肝病治疗仪照射肝区，治疗 1 次/天，每次 30 min 照射肝区局部，距离为 20 cm，以患者感觉局部发热为度，1 个月为 1 个疗程。②用活血散结方（三棱、莪术、芒硝、冰片）

肝区封包，用电子生物反馈治疗仪局部照射 30 min，1 天更换 1 次贴剂，1 个月为 1 个疗程，治疗肝硬化门静脉高压症。

【中成药验方】

1. 肝复康胶囊：其主要成分是海藻、制鳖甲（先煎）、生牡蛎（先煎）、莪术、丹参、枳实、炒白术、生山楂等。主要用于各型肝硬化的治疗。用法：口服。3 粒/次，1 天 3 次，3 个月为 1 个疗程。

2. 复方舌草丸：由五味子、灵芝、珍珠草、白花蛇舌草、银花、半夏、瓜蒌、赤芍、白芍、炙鳖甲、炮山甲、太子参、苦参、垂盆草、田基黄、三棱、莪术、砂仁、草蔻、黄连、鸡内金组成。其主要用于肝硬化治疗，对于恢复肝功能各项指标效果明显。口服。2 丸每次，1 日 2 次。

3. 纤化胶囊：由红参、白芍、三七粉、鸡内金、丹参、黄芪、板蓝根、鳖甲、土元、白术、五味子、制大黄、赤芍、麦冬、山萸肉、水蛭组成。改善肝硬化的症状和体征，改善患者各项化验指标方面具有良好的疗效。口服。每次 4 粒，每日早、中、晚三餐前 1h 服用。

第八节 疟疾

疟疾是由按蚊叮咬传播，由疟原虫寄生在人体红细胞内所引起的寄生虫病。临床表现为周期性发作的寒战、高热、汗出后缓解，多次发作可引起贫血和脾肿大。依疟原虫种类的不同，可分为间日疟、三日疟、恶性疟和卵形疟。恶性疟发作不规则，且病情凶险。本病中医亦称为疟疾，疟疾之名首见于《内经》，亦有“寒疟”“温疟”“风疟”“瘴疟”“带疟”等称谓。

【诊断要点】

1. 流行病学资料：有疟疾流行区居住或旅行史，近年有疟疾发作史或近期有输血史。

2. 临床表现：周期性发作的寒战、高热、大汗，间歇期症状消失可初步诊断。不规律发热，而伴肝、脾肿大及贫血，应考虑疟疾可能；流行期急起发热、高热寒战、昏迷与抽搐，需考虑凶险型发作。

3. 实验室检查：血液、骨髓、组织液涂片找疟原虫是确诊的依据。

4. 诊断性治疗：临床表现典型，病原学检查阴性或无条件检查疟原虫，可试用抗疟药（如氯喹）做诊断性治疗，若 48 小时后热退且不再发作，可作出临床诊断。

【内治验方】

1. 达原饮合小柴胡汤：槟榔 6g，草果仁、甘草各 1.5g，厚朴、知母、芍药、黄芩各 3g，柴胡 20g，黄芩、人参、半夏各 15g，炙甘草、生姜（切）各 10g，大枣（擘）12 枚。水煎 300mL，每日 1 剂，早晚分服。该方具有祛邪截疟，和解表里的功效。适用于正疟，症见寒战壮热，休作有时，遍身汗出，热退身凉者。凡疫邪游溢诸经，当随经引用，以助升泄，如胁痛、耳聋、寒热、呕而口苦，此邪热溢于少阳经也，本方加柴胡 10g；腰背项痛，此邪热溢于太阳经也，本方加羌活 10g；目痛、眉棱骨痛、眼眶痛、鼻干不眠，此邪热溢于阳明经也，本方加干葛 10g。症有迟速轻重不等，药有多寡缓急之分，务在临时斟酌，所定分两，大略而已，不可执滞。

2. 白虎加桂枝汤：知母、石膏各 20g，粳米 30g，炙甘草、桂枝（去皮）各 10g。水煎 300mL，每日 1 剂，早晚分服。该方具有清热逐邪的功效适用。主治温疟，症见寒少热多，汗出不畅，休作有时者。

3. 柴胡桂枝干姜汤：柴胡 24g，瓜蒌根 12g，干姜、桂枝、黄芩各 9g，牡蛎（先煎）、甘草（炙）各 6g。水煎 300mL，每日 1 剂，早晚分服。该方具有和解表里，温阳达邪的功效。适用于寒疟，症见寒多热少，休作有时，胸脘痞闷，神疲体倦者。

4. 清瘴汤：青蒿、茯苓、半夏、竹茹各 15g，柴胡、陈皮、黄芩、枳实各 10g，黄连 5g，常山、知母各 20g，益元散 6g，水煎 300mL，每日 1 剂，早晚分服。壮热不寒，加石膏；热盛津伤，口渴心烦，舌红少津者，加生地黄、玄参、石斛、玉竹；神昏谵语者，急用紫雪丹或至宝丹清心开窍。适用于热瘴，症见乍寒乍热，寒微热甚，或壮热不寒，发无定时者。

5. 不换金正气散：苍术、橘皮、半夏曲、厚朴（姜制）、藿香各 10g，炙甘草 5g。水煎 300mL，每日 1 剂，早晚分服。该方具有解毒除瘴，芳化湿浊的功效。适用于冷瘴，症见乍寒乍热，寒甚热微，或但寒不热，恶寒战栗，发无定时者。

6. 补中益气汤：黄芪、人参、炙甘草各 15g，白术、当归各 10g，陈皮、升麻各 6g，柴胡 12g，生姜 9 片，大枣 6 枚。水煎 300mL，每日 1 剂，早晚分服。该方具有补中益气，升阳举陷的功效。若兼腹中痛者，加白芍以柔肝止痛；头痛者，加蔓荆子、川芎、藁本、细辛以疏风止痛；咳嗽者，加五味子、麦冬以敛肺止咳；兼气滞者，加木香、枳壳以理气解郁。适用于劳疟之脾胃虚弱，中气不足证，症见疟疾不愈，寒热时作，饮食减少，体倦肢软，少气懒言，面色萎黄，大便稀溏，舌淡，脉虚者。

7. 鳖甲煎丸：乌扇（炮）3g，鼠妇（熬）6g，黄芩、柴胡、干姜、大黄、桂枝、蜣螂（熬）、桃仁、葶苈（熬）、石韦（去毛）、厚朴、瞿麦、紫葳、半夏、人参、䗪虫（熬）、阿胶（炙）各10g，牡丹（去心）15g，蜂窠（炙）、鳖甲（炙）、赤硝各12g。水煎300mL，每日1剂，早晚分服。该方具有祛瘀化痰，软坚散结，调益气血的功效。适用于疟母，症见久疟不愈，胁下结块，触之有形，按之疼痛者。

8. 八珍汤：人参、白术、白茯苓各10g，当归、川芎、熟地黄各15g，白芍药20g，甘草5g。水煎300mL，每日1剂，早晚分服。该方具有益气补血之功效。若以血虚为主，眩晕心悸明显者，可加大地、芍用量；以气虚为主，气短乏力明显者，可加大参、术用量；兼见不寐者，可加酸枣仁、五味子各8g。适用于疟母气血两虚证，症见久疟不愈，面色萎黄，头晕目眩，四肢倦怠，气短懒言，心悸怔忡，饮食减少，舌淡苔薄白，脉细弱或虚大无力者。

9. 何人饮：何首乌9~30g，当归6~9g，人参9~30g，陈皮6~9g，煨生姜3片。用水400mL，煎至320mL，于发前4~6h温服之。若善饮者，以酒200mL，浸一宿，次早加水200mL煎服。再煎不必用酒。大虚者，去陈皮，寒甚者，生姜用9~15g。适用于疟疾久发不止，属气血两虚证，症见寒热时作，稍劳即发，面色萎黄，倦怠乏力，食少自汗，形体消瘦，舌淡，脉缓大而虚者。

10. 香草方：制香附30g，制草乌15g。气虚加党参12g。水煎服。功能截疟杀虫，开痰理气，治疗寒冷疟疾。

11. 清脾饮：青皮、厚朴各6g，白术9g，柴胡、黄芩、半夏各9g，草果仁、甘草各3g，茯苓12g，生姜5片。水煎服。每日1剂，日服2~3次。治疗疟疾，症见热多寒少或但热不寒，胸膈满闷，口苦咽干，心烦，大便秘结，小便赤涩，舌苔白腻或黄腻、脉弦数者。

12. 常山饮：常山（酒炒）、草果、槟榔、知母、贝母、乌梅各9g，煨生姜3片，大枣5枚。水煎，煮沸后入陈酒一匙，于疟疾发作前3h左右服。适用于疟疾发作较久不止，体质壮实，热较高，舌干口渴者。

13. 截疟七宝饮：常山、厚朴、陈皮、青皮、炙甘草、草果仁各3g，槟榔9g。水煎，煮沸后入黄酒一匙，于疟疾发作前2h服用。可用于各型疟疾，疟疾数发不止，体壮痰湿盛，舌苔白腻，脉弦滑浮大者。

14. 四兽饮：半夏、茯苓、人参、白术、草果、橘红、乌梅、生姜、大枣各等分（临床可根据各药常规剂量酌定）。水煎服。每日1剂，日服2次，于疟疾发作前2h开始服用。功能健脾燥湿，化痰截疟，治疗疟疾。

15. 鳖甲饮子：鳖甲（醋炙）、白术（土炒）、黄芪（炙）、川芎、白芍（酒炒）、槟榔、草果（面煨）、厚朴、陈皮、甘草各等份。或炙黄芪4.5g，余药各3g，乌梅少许，加生姜 3 片，大枣 1 枚。水煎服，每日 1 剂，日服 2 次。用于疟久不愈，胁下痞硬有块，成为疟母。可用于疟母引起的脾肿大及因肝脾失调，正虚邪实所致的多种痞块癥瘕之症。

16. 柴胡达原饮：柴胡、生枳壳、川厚朴、青皮、黄芩、草果仁、槟榔各 6g，炙甘草、桔梗各 3g，荷叶梗 12g。水煎服。每日 1 剂，日服 2 次。治疗疟疾，症见胸膈痞满，心烦懊恼，头眩口腻，咯痰不爽，间日发疟，舌苔厚如积粉，扪之糙涩，脉弦而滑者。

【外治验方】

1. 塞鼻法：①生苍术、白芷、川芎、肉桂、常山各等量，研末，加麝香或五香末少许，棉裹或薄纸裹，于发作前 2h 塞鼻。左右两侧更换，以鼻有火辣感为度，时间不可闷太长，以免损伤鼻黏膜。②鲜桃叶 3~5 片，生大蒜半瓣，一同捣烂，用棉纸包上拴一细线，每次 1 个。于发作前 2~3h 塞入鼻中，发作后拉出。适用于间日疟。③苍耳叶（嫩叶）少许，捣烂搓成圆形，在疟发前 1h 塞入左右任何一侧鼻孔内。④生辣蓼（细叶）7 片，用叶子揉搓极烂，在发作前 2h 塞少许于两鼻孔，留 2~3h 取出，或同时敷于手腕桡动脉处。

2. 发泡法：用斑蝥末、白芥子末各如米粒大小，放在淡膏药或胶布上，在疟疾发作前 3h 贴第 3 胸椎处，4h 后揭去。亦可用鲜毛茛洗净，捣烂，敷大椎穴，约 10h 后，局部起泡，将药渣取下，再用生理盐水将局部洗净，所起的泡用消毒针头轻轻挑破，用消毒纱布包扎即可。

3. 刺血疗法：于发作前 1~2h 进行。常用穴位及部位有身住穴、背部皮下反应点及腘窝小静脉。亦可以单刺腘窝小静脉。

4. 针灸疗法：针灸疟门穴（位于中指与无名指掌指关节前凹陷处），患者轻握拳式，针呈 15 度斜刺向掌心，深 0.8~1 寸，有针感后留针半小时，每 10min 捻转一次。于发作前 2h 针刺为佳。

5. 寸口敷药疗法：①大蒜 60g（去皮捣烂如泥），白胡椒 6g，研细末，两药和匀，贴在手腕桡动脉搏动处，固定，适用于发病已久，其他药物治疗无效者。②辣椒叶或根适量，加盐少许捶烂，在疟疾发作前 2h 敷于任何一手腕的桡动脉处。③桃叶 7 片，胡椒 7 粒，共研捻成团，在疟疾发作前 3h 将药团敷于患者手腕的桡动脉处。

6. 穴位敷贴法：①肉桂、丁香、吴茱萸、威灵仙、白胡椒、白芥子、草果、常山各等分，或加巴豆霜 2g，调饼，在发作前 3~4h 贴大椎、陶道穴。敷后局部有水泡，按“发泡法”处理。用前先以生姜汁、烧酒、面粉作饼几只，涂擦胸口、腿弯、臂弯、两背及上两穴位，一擦至皮肤发红。②黄丹 15g，白明矾 10g，胡椒

5g，研末醋调糊状，不发作的这天与发作前 2h 用。先将麝香或丁香末少许，置于两掌心劳宫穴上，再用上药敷涂整个手掌，并包扎之，以局部自觉烘热有汗为度。③大黄、生姜各 3g，共捣如泥，摊成饼状如钱币大。在发作前 1~2h，贴于肚脐上，上敷纱布，胶布固定，发作过后再取下。如时间摸不准时，则应在开始发冷时贴敷。④胡椒、硫黄各 1~3g，掺暖脐膏上，发作前 3h 贴大椎、陶道。⑤川椒 2g，雄黄、桂心各 1g，研末，加麝香少许或丁香末 1g，和入烂饭中作如绿豆或黄豆大，外加朱砂少许，纳脐中，外用暖脐膏贴之，直至不发为度。并记好发病日期，来年提前半月再贴，适合久症者。⑥姜汁适量化牛胶（烊化），摊细布长条，贴整个脊柱骨。贴前需先揉推局部十余次，重捏大椎、陶道两穴至发红。局部皮肤无不良反应，可一直贴用，夏季洗浴前取下，浴后再贴。⑦巴豆霜、雄黄各等分为末，于疟疾发作前 5~6h 置耳郭上方乳突处，外贴膏药。⑧槟榔 21g，吴茱萸 7g，共研细末，过筛装入瓶中备用，发作前 3h，用冷茶水调上药成糊状，取蚕豆大小置于双侧内关穴上，再用纱布块盖好，咬布固定，10h 后去掉，1 日 1 次，上法连用 3 次，一般 2 次后即可控制症状。⑨白信石，研细末，瓶装备用，取中号膏药 1 张，取上药 1 分许，置膏药中心，于发作前 24h 内，贴于背部第三椎上；疟止后，将膏药揭下。

【中成药验方】

1. 鳖甲煎丸：由鳖甲胶、阿胶、蜂房（炒）、鼠妇虫、土鳖虫、蜣螂、硝石（精制）、柴胡、黄芩、半夏（制）、党参、干姜、厚朴（姜制）、桂枝、白芍（炒）、射干、桃仁、牡丹皮、大黄、凌霄花、葶苈子、石韦、瞿麦组成。用于疟疾日久不愈，胁下痞硬有块，结为疟母。50g/瓶。口服，一次 3g，一日 2~3 次。

2. 柴胡注射液：主要成分为柴胡。用于疟疾发热。2mL/支，相当于原药材 4g。成人首次 4mL，以后每次 2mL，每天 2~3 次；儿童每次 1~1.5mL。

第九节 原发性肝癌

原发性肝癌是指原发于肝脏的恶性上皮细胞肿瘤，主要包括肝细胞癌、肝内胆管细胞癌以及肝细胞和肝内胆管混合癌，是我国常见恶性肿瘤之一，其病死率高，在恶性肿瘤中列第三位，仅次于肺癌和胃癌，在某些高发区甚至列第二位。根据中西医病名对照，原发性肝癌属于“肝岩”范畴，结合临床特点亦可从“积聚”“鼓胀”“黄疸”等角度进行辩证。

【诊断要点】

1. 病理诊断：肝内或肝外病理学检查证实为原发性肝癌。

2. 临床诊断：

①AFP>400μg/L，能排除活动性肝病、妊娠、生殖系胚胎源性肿瘤及转移性肝癌，并能触及坚硬及有肿块的肝脏或影像学检查具有肝癌特征性占位性病变者。

②AFP≤400μg/L，有两种影像学检查具有肝癌特征性占位性病变或有两种肝癌标志物（AFP异质体、异常凝血酶原、GGT-Ⅱ及a-岩藻糖苷酶等）阳性及一种影像学检查具有肝癌特征性占位性病变者。

③有肝癌的临床表现并有肯定的肝外转移灶（包括肉眼可见的血性腹水或在其中发现癌细胞）并能排除转移性肝癌者。

【内治验方】

1. 软肝化积解毒汤：白花蛇舌草、半枝莲各30g，丹参、赤芍、白芍、醋鳖甲各15g，枳实、柴胡、青陈皮、黄芩、三七粉、瓜蒌皮、炙蜈蚣、炙水蛭各10g。水煎300mL，每日1剂，早晚分服。适用于原发性肝癌属气结血瘀证，症见形体消瘦，面色蜡黄，腹部膨隆，腹部胀满，颜面及四肢部浮肿。

2. 茵陈蒿汤：茵陈30g，大黄3g，山栀子、白术、茯苓、柴胡各10g，郁金、土茯苓、车前子草各15g，鸡内金、炒麦芽各20g，乌梅3g。水煎300mL，每日1剂，早晚分服。适用于原发性肝癌属肝胆湿热证，症见形体消瘦，巩膜黄染，腹胀，食欲差，胁痛明显，小便黄。

3. 青蒿鳖甲汤：生黄芪、鳖甲、龟板各30g，沙参、白术、功劳叶、地骨皮、知母、玄参、黄柏、银柴胡、甘草各10g，白芍、生地黄、茯苓、车前子草、大腹皮各20g，水煎300mL，每日1剂，早晚分服。若暮夜早凉，渴饮，去生地黄，加天花粉以清热生津止渴；兼肺虚，加沙参、麦冬滋阴润肺。适用于原发性肝癌属气虚血瘀证，症见乏力，纳差，腹胀，下肢浮肿。

4. 参芪苓蛇汤：女贞子15g，黄芪、猪苓、茯苓、白花蛇舌草、蒲公英、炒麦芽各30g，猫人参40g，党参、延胡索、枸杞子、白芍、石见穿各20g，生甘草、川楝子各10g。水煎300mL，每日1剂，早晚分服。适用于原发性肝癌属正虚邪实证，症见肝区疼痛，面色不华，形体消瘦，夜寐不安。

5. 四君子汤：白术、茯苓、白芍、陈皮、鳖甲、枳壳、怀牛膝、延胡索、木香各10g，人参、郁金、生地黄、山萸肉、沙参、焦三仙各15g，鸡内金、龙葵各30g，八月札、白花蛇舌草各20g。水煎300mL，每日1剂，早晚分服。适用于原发性肝癌属阴血不足，痰湿凝结证，症见肝区疼痛，乏力，纳呆食少，口干引饮者。

6. 消癥疏肝汤：半枝莲、蛇舌草各18g，桑白皮、郁金、莱菔子、紫苏子各10g，葶苈子6g，薏苡仁30g，猪苓15g，半边莲、九节茶、栀子根各20g，甘草3g。水煎300mL，每日1剂，早晚分服。同时服用天然牛黄、吉林长春肝宁片、冬凌草片。适用于原发性肝癌肝区疼痛，胸闷，胸痛，喘促不宁者。

7. 柴胡疏肝散：陈皮（醋炒）、柴胡、川芎、香附、枳壳（麸炒）各10g，芍药15g，甘草（炙）5g。水煎300mL，每日1剂，早晚分服。该方具有疏肝理气，活血止痛之功效。适用于原发性肝癌属肝气郁滞证，症见胁肋疼痛，胸闷善太息，情志抑郁易怒，或嗳气，脘腹胀满，脉弦者。

8. 复元活血汤：柴胡、瓜蒌根、当归、红花各10g，甘草5g，穿山甲（炮）6g，大黄（酒浸）12g。水煎300mL，每日1剂，早晚分服。该方具有活血祛瘀，疏肝通络的功效。适用于原发性肝癌属气滞血瘀证，症见胁肋疼痛较剧，如锥如刺，入夜更甚，胁下肿块较大，面色萎黄，倦怠乏力，脘腹胀满者。

9. 茵陈蒿汤：茵陈18g，栀子12g，大黄（去皮）6g。水煎300mL，每日1剂，早晚分服。该方具有清热利胆，泻火解毒的功效。适用于原发性肝癌属湿热聚毒证，症见胁肋疼痛，身面目俱黄，黄色鲜明，发热，无汗或但头汗出，口渴欲饮，恶心呕吐，腹微满，小便短赤，大便不爽或秘结，舌红苔黄腻，脉沉数或滑数有力者。

10. 一贯煎：北沙参、麦冬各10g，当归身、生地黄各20g，枸杞子15g，川楝子5g。水煎300mL，每日1剂，早晚分服。该方具有养血柔肝，凉血解毒的功效。适用于原发性肝癌属肝肾亏虚证，症见胁肋疼痛，胁下积块，五心烦热，胸脘胁痛，吞酸吐苦，咽干口燥，舌红少津，脉细弱或虚弦。

11. 金匮肾气丸：熟地黄、茯苓、丹皮各15g，山药20g，山茱萸（酒炙）、泽泻、桂枝、 牛膝（去头）、车前子（盐炙）、附子（炙）各10g。水煎300mL，每日1剂，早晚分服。该方具有温补肾阳的功效。适用于原发性肝癌属阴阳两虚证，症见形寒怕冷，腹胀大，水肿，腰膝酸软者。

12. 加减参赭培气汤：太子参、天花粉、天冬、赤芍、桃仁、红花、白芍各10g，生黄芪、枸杞子、焦山楂、焦六曲各30g，生赭石（先煎）、生怀山药、鳖甲、夏枯草、泽泻、猪苓、龙葵、白英各15g，三七粉3g（分冲）。水煎服。视病情增减日服量。治疗肝癌，证属肝郁化火，气滞血瘀者。

13. 健脾活血汤：黄芪、党参各15g，白术、云苓、柴胡、穿山甲、桃仁、丹参、苏木各9g，蚤休、牡蛎各30g，鼠妇12g。每日1剂，水煎服，日服2次。治疗原发性肝癌，证属肝郁脾虚者。

14. 理气消癥汤：八月札、漏芦、红藤各15g，金铃子9g，丹参12g，白花蛇舌草3g，生牡蛎、半枝莲各30g。每日1剂，水煎服，日服2次。用于原发性肝癌，肝郁气滞，久而化火生毒致瘀，气瘀毒互结乃成癥积者。

15. 消癌散：白术20g，当归、半枝莲、太子参（人参效果更佳）、山慈姑各30g，昆布、海藻各12g，白花蛇舌草25g，三棱10g。每日1剂，水煎服，日服3

次。同时配合饮用葵芯茶（向日葵秆内之芯，适量切片，泡茶饮，频频饮之）。功能益气活血，软坚散结，清热解毒，解瘀行滞，治疗肝癌。

16. 化癌散：天然牛黄 8g，田三七粉 200g，藏红花 80g，冬虫夏草 120g。上药共研细末，分成 50 包。每日 1 包，温开水送服，连服 100 包。功能清热解毒，活血化瘀，扶正祛邪，治疗肝癌。

17. 陈延昌经验方：白花蛇舌草、龙葵、半枝莲各 30g，白术、枳壳、赤白芍各 10g，白英 40g，柴胡、莪术、鳖甲、焦山楂、神曲、元胡、川楝子、白蚤休、枸杞子各 15g，斑蝥 1 个（去头足翅），昆布、海藻、生黄芪，女贞子、生薏苡仁各 20g。每日 1 剂，水煎服，日服 3 次，或共研细末，每服 10~15g，日服 3 次，温开水送服。原发性肝癌，不能手术的中、晚期患者，可配合放疗或肝动脉插管化疗，出现尿急尿痛，可减去斑蝥，有黄疸或腹水者可酌情加减。

【外治验方】

1. 外敷法：①如意金黄散：大黄、黄柏、姜黄、皮硝、芙蓉叶各 50g，生南星、乳香、没药、冰片各 20g，雄黄 30g，天花粉 100g。将上药共研细末，将药末加饴糖调成厚糊状，摊于油纸上，厚 3~5mm，周径略大于肿块，敷贴于肝区肿块上或疼痛处，隔日换药 1 次，2 次为 1 个疗程，敷药期间停用一切止痛药物。如敷药后局部皮肤出现丘疹或疱疹则暂停，待局部皮肤恢复正常后再敷。②癌痛散：山柰、乳香、没药、大黄、姜黄、栀子、白芷、黄芩各 20g，小茴香、公丁香、赤芍、木香、黄柏各 15g，蓖麻仁 20 粒。上药共研末，取鸡蛋清适量，混合，搅拌均匀成糊状，敷于期门穴，再以纱布或蜡纸覆盖，胶布固定。疼痛剧烈者，6h 换药 1 次，疼痛较轻者，12h 更换 1 次，可连续使用至疼痛缓解或消失。③化瘀膏：汉三七 100g，川芎、红花、桃仁、䗪虫各 9g，芫花、铅丹各 150g，赤芍、附子、当归、紫草、三棱、莪术、大黄、黄芪、蒲公英、板蓝根、益母草、羌活、独活、防风、乳香、没药、枸杞子各 15g，露蜂房 1 枚，无花果 3 枚，守宫 2 条，蛇蜕、水蛭粉、干姜各 6g，甘草 60g，麝香 5g，血竭 30g，阿魏 20g，土茯苓 40g，蟾酥、轻粉、雄黄各 3g，芝麻油 1500mL。煎熬为膏，调制外敷于肝区，具有活血化瘀、消癥止痛的功效。④普陀膏：乳香、没药、全蝎、僵蚕、蛇蜕、地龙、水红花子等，芝麻油熬炼加工制成外用膏剂。每贴外敷 5~7 日，休息 3 日。⑤金琦经验方：制甘遂、砂仁各 9g，冰片 3g。研为细末，与芒硝 25g 混合拌匀，装入 15×20cm 大小的纱布袋内，以神阙穴为中心外敷脐部，每日入暮敷至次日凌晨，待药物潮解后去除，清洁腹部皮肤，每日 1 次，疗程为 15 天，用于治疗脾虚血瘀型肝癌腹水。⑥莫春梅经验方：黄芪 20g，细辛 3g，川椒目、桂枝、龙葵、苦参、青皮各 10g。共研细末，均分为若干小份，以布包好，用时将药包入锅，隔水蒸

25min，取出待温度降至38℃左右将药包热敷脾俞、双足三里、双涌泉穴及左侧太冲穴，每天1剂，分早晚2次外敷，每次20min，4周为1个疗程，共2个疗程，用于治疗原发性肝癌腹水。⑦胁痛膏：制附子、制川乌、制草乌各25g，南星、半夏各20g，姜黄、大黄、土鳖虫各15g，乳香、没药、三七各12g，当归、白芷各l0g，冰片、薄荷、细辛各8g。外敷痛处，配合红外线照射治疗肝癌轻、中度疼痛。

2. 中药涂擦：乌芎止痛酊：生川乌、生草乌、川芎、乳香、没药、土鳖虫、冰片各20g混合研末，浸入75%的乙醇500mL中，浸泡1周后去渣备用。外涂体表肝区疼痛部位，治疗肝癌疼痛。

3. 针刺配合穴位注射疗法：①穴位注射取穴：足三里、大椎、阿是穴。20%~50%胎盘注射液2~4mL，注入穴位，每次可注射总量达10~16mL；针刺取穴：百会、双侧胃区（头皮针）、内关、三阴焦。配穴取肝俞、肾俞、命门、阿是穴。②针刺取曲泉（双）、肝俞（双）、心俞（双）、大椎，拔针后于曲泉（双）、肝俞（双）、心俞（双）分别于丹参注射液穴位注射（隔天1次），同时艾灸关元治疗原发性肝癌疼痛。

【中成药验方】

1. 参桃软肝胶囊：由生晒参、桃仁、当归、冬虫夏草（由发酵虫草菌丝粉代替）、仙鹤草、丹参、大黄、人工牛黄等组成。味甘微苦，以“健脾祛瘀法”组方，针对肝癌“虚”“瘀”为主的病理特点，寓攻于补，效能健脾养肝，软坚消癥，在培补脾气，滋养肝阴的同时，兼顾活血化瘀，软坚消瘤。适用于原发性肝癌属肝盛脾虚者，改善黄疸、腹水等症状。临床研究证实，该方可以单独给药，或者辅助手术、化疗、介入微创等治疗术后。在医生的指导下服用。

2. 肝复乐胶囊：由党参、鳖甲（醋制）、重楼、白术、黄芪、陈皮、土鳖虫、大黄、桃仁、半枝莲、败酱草、茯苓、薏苡仁、郁金、苏木、牡蛎、茵陈、木通、香附、沉香、柴胡组成。具有健脾理气，化瘀软坚，清热解毒的功效。适用于肝郁脾虚为主的原发性肝癌，症见上腹肿块，胁肋疼痛，神疲乏力，食少纳呆，脘腹胀满，口苦咽干等。口服。1次6粒，1日3次。

第十一章　儿科疾病

第一节　新生儿黄疸

新生儿黄疸又称新生儿高疸红素血症。新生儿期如胆红素代谢异常，可导致血液及组织中胆红素水平升高，临床表现为皮肤、黏膜及巩膜发黄。若血中结合胆红素升高，可致神经细胞中毒性病变，引起核黄疸（疸红素脑病）。本病中医属“胎黄”或“胎疸”等范畴。

【诊断要点】

1. 黄疸出现早（出生 24h 内），发展快，黄色明显，也可消退后再次出现，或黄疸出现迟，持续不退，日渐加重。肝脾可见肿大，精神倦怠，不欲吮乳，大便或呈灰白色。

2. 血清胆红素、黄疸指数显著增高。

3. 尿胆红素阳性，尿胆原试验阳性或阴性。

4. 母子血型测定，可检测因 ABO 或 Rh 血型不合引起的溶血性黄疸。

5. 肝功能可正常。

6. 肝炎综合征应作肝炎相关抗原抗体检查。

【内治验方】

1. 疏利清化汤：茵陈 12g，金钱草 15g，焦栀子、广郁金、赤芍药、白芍药各 6g，醋柴胡、鸡内金各 5g，石打穿、猪苓、茯苓各 10g。水煎 60mL，每日 1 剂，早晚分服。该方清热利湿，利胆退黄，主治新生儿黄疸属湿热发黄证。肝大明显者，加丹参、牡丹皮、莪术各 10g。

2. 茵陈蒿汤加减：茵陈、生薏苡仁各 10g，炒山栀、黄芩各 3g，厚朴 6g，生大黄 2g。水煎 60mL，每日 1 剂，早晚分服。若湿重于热者，可加茯苓、泽泻、猪苓以利水渗湿；热重于湿者，可加黄柏、龙胆草以清热祛湿；胁痛明显者，可加柴胡、川楝子以疏肝理气。主治新生儿黄疸属湿热郁蒸之阳黄。

3. 汪氏经验方：茵陈、虎杖、垂盆草、贯众各 10g，黄芩、丹参、车前子各 6g，五味子 5g，生甘草 3g。水煎 60mL，每日 1 剂，早晚分服。该方清利湿热，疏肝活血，主治新生儿黄疸湿热内蕴，气滞血瘀证。

4. 茵陈理中汤：茵陈、白术、生薏苡仁、茯苓各10g，三棱、莪术各5g，干姜3g，厚朴6g。水煎60mL，每日1剂，早晚分服。该方具有温中化湿的功效，主治新生儿黄疸寒湿阻滞之阴黄，主要为湿热蕴结、寒湿阻滞，肝失疏泄，胆汁外溢所致。疾病后期可加郁金、三棱、莪术等活血化瘀、理气疏肝。

5. 时氏经验方：茵陈、金钱草、郁金、赤芍各12g，当归、山楂各9g，虎杖6g，生大黄（后下）3g。水煎60mL，每日1剂，早晚分服。该方清热利湿，主治新生儿黄疸属湿热熏蒸证，乃湿热熏蒸于胞胎，或产后感受湿热邪毒所致。

6. 川楝子散：川楝子、当归各6g，木香3g，赤芍4.5g，甘草2g。水煎60mL，每日1剂，早晚分服。该方疏利气机，主治新生儿黄疸属寒湿气结证。

7. 董氏经验方：煨三棱、煨莪术各4.5g，青皮、陈皮、煨木香各3g，川楝子、大腹皮、连翘各9g，茵陈20g，鸡内金6g。水煎60mL，每日1剂，早晚分服。该方活血化瘀，调畅气机，清热化湿，主治新生儿黄疸属湿热阻滞，气机失调节，瘀积发黄证。

8. 丹苓茵陈蒿汤：茵陈15g，黄芩、枳壳 、甘草、栀子各3g，生麦芽9g，丹参、茯苓各6g，水煎取汁60m L，每日1剂，每天3次。1个疗程为3天。适用于新生儿黄疸属湿热阻滞证。

9. 加味茵陈四苓散：茵陈、焦山楂、车前子、白茅根、炒白术各6g，赤芍、茯苓、郁金、当归各5g，猪苓、泽泻（包煎）各3g。面色晦暗者加桂枝3g，水煎取汁60mL，每日1剂，多次分服。1个疗程为4~7天。适用于新生儿黄疸属湿热阻滞证。

10. 退黄汤：薏苡仁、白茅根各15g、灯芯草3个，上药煎煮40mL，1日1剂，早晚分服。适用于新生儿黄疸诸症。

11. 茵陈茯苓汤：茵陈15g，茯苓10g，车前子6g（另包），甘草3g，大枣3枚，煎药取汁50~100mL，日1剂，不定时顿服，疗程3~12天。本方诸药合用可达清热、护肝、利水之功效，提高肝脏解毒能力、修复肝细胞，降低人体对胆红素的吸收，促使黄疸消退。适用于新生儿黄疸属湿重于热证。

12. 茵枣汤：茵陈15g，黄芩3~5g，黄柏3~5g，甘草3g，大枣1枚，临证辨证加味，一日4~6次，每剂2日。适用于新生儿黄疸诸症。

13. 茵陈理中汤化裁：干姜4g，白茯苓、炒麦芽各12g，茵陈、薏苡仁各10g，砂仁3g，威灵仙、炒白术各5g，车前草8g，当归、太子参、甘草各6g。每日1剂，1/2剂对患儿口鼻熏蒸、1/2剂患儿温服，治疗7天。适用于新生儿黄疸属寒湿阻滞型。

14. 退黄汤：茵陈 4g，栀子、玄参各 3g，大黄（后下）、黄芩、黄柏、牡丹皮、赤芍各 2g，甘草 1g，每日 1 剂，1/2 剂对口服，1/2 剂熏洗，治疗 7 天。适用于新生儿黄疸属湿热阻滞证。

15. 茵瓦退黄汤：茵陈，瓦松，穿肠草各 10g，紫草 5g，青皮、茜草各 6g。另配青矾散（青黛、明矾），随汤送服。每日 1 剂，水煎服，日服 2 次或频服。适用于新生儿黄疸或胆道阻塞性黄疸，属湿热证者。

16. 婴儿利胆方：茵陈、金钱草、郁金、赤芍各 12g，当归、生山楂各 9g，虎杖 6g，生大黄 3g（后下）。每日 1 剂，水煎服，日服 2 次或频服。用于湿热黄疸型婴儿肝炎综合征。

17. 清热退黄汤：茵陈、金钱草、萹蓄各 12g，山栀、车前子（包煎）、广郁金各 9g，虎杖 6g，生大黄 3g（后下），生甘草 4.5g。每日 1 剂，水煎服，日服 2 次或频服。同时配用西药强地松。功能清热利湿，活血利胆，治疗婴儿肝炎综合征。

18. 消黄利胆汤：茵陈 15g，制大黄、泽泻各 3g，茯苓、金钱草各 9g，栀子 6g。水煎服，每日 1 剂，少量频服。同时适当配合西药对症处理，治疗新生儿黄疸。

19. 阳黄清解汤：绵茵陈 10g，白英、生栀子各 6g，黄柏、川郁金各 3g，四川金钱草 15g。每日 1 剂，水煎 2 次，混合一起，日分 2~3 次温服。用于新生儿黄疸，常见于新生儿感染伴有发热及黄疸，新生儿肝炎综合征及部分新生儿阻塞性黄疸等，表现为阳黄者。

20. 茵栀四逆散：茵陈 12g，栀子、枳壳、大腹皮、藿香各 5g，板蓝根、金钱草，柴胡各 8g，赤芍、木通各 4g，茯苓、郁金各 6g，丹参 10g。水煎服，每日 1 剂，日分 6 次服。用于新生儿阻塞性黄疸。

21. 退黄汤：茵陈 15~30g，栀子 6~9g，黄连 3g，广郁金 12~15g，白豆蔻 6g，香附 15~30g，紫苏梗 9g，金钱草、满天星、花斑竹各 30g。每日 1 剂，先将诸药用冷水适量浸泡 5~10min 后再用文火煎 10min，取汁，水煎 2 次，二汁混合，视小儿年龄给药，每日服 4 次，4h 服 1 次。用于婴儿黄疸，证属湿热发黄者，症见全身皮肤，面目发黄，颜色鲜明或紫暗，小便深黄而短，腹部膨胀，大便秘结或溏，舌苔黄腻，质红，指纹红紫等。

【外治验方】

1. 中药灌肠疗法：茵陈蒿汤加减（茵陈、炒麦芽各 10g，焦栀子、柴胡、枳壳各 3g，青蒿 6g，大黄 1g，黄芩、茯苓各 5g），每日 1 剂，水煎取汁 50mL，液温置 45℃左右时高位保留灌肠（用 5mL 灭菌注射器和去除针尖的头皮针细皮条轻插入肛门，将药液 5~8mL 注入，移去注射器后，轻捏肛周臀部 15~30min，以利于药液保留，6h/次。

2. 穴位按摩联合游泳疗法：患儿每日沐浴游泳后配合增加穴位按摩。上肢选取内关、合谷，下肢选取足三里、阳陵泉，背部选取肝俞、脾俞、胃俞、胆俞、足部选取隐白、内庭，腹部选取天枢、中脘。按摩前涂抹强生婴儿油，以指腹揉法结合鱼际揉法在选取的穴位上进行按摩，频率为 80~90 次/min，每穴按摩 15~30 次，共计 15min 左右。

3. 针灸疗法：取穴内关、中脘、建里、足三里、阳陵泉、阴陵泉，用平补平泻法不留针，隔天 1 次，3 次为 1 个疗程。一般 3 次治疗后黄疸可明显消退，亦可结合利胆退黄药治疗。

4. 中药药浴配合五行音乐疗法：栀子、鸡内金、大黄、枳壳、党参各 8g，茵陈、野菊花、桑叶、木瓜各 10g。煎煮后倒入新生儿专用盆中，添加适量温水达到浸泡新生儿全身用量，将水温调至 38℃~40℃，室内温度控制在 28℃左右，室内湿度在 55%~60%。每次均在吃奶 1h 后进行，由经过专业培训的护士开展一对一的具体操作，为新生儿的脐部贴上游泳专用防水贴，浸泡过程中用毛巾轻轻擦拭皮肤，同时密切观察新生儿的变化。浸泡结束后用 75%酒精消毒新生儿脐部，迅速穿好衣物，注意保暖。每次药浴 15min，每天 1 次，连续 5 天。药浴同时配合聆听中医五行音乐，选取由石峰先生按照中医五行理论创作的传统五行音乐（正调式）。

5. 药浴联合抚触疗法：在室温 26℃~28℃，水温 37℃~38℃下，将患儿放置于中药温水中游泳，每天 1 次，每次 10~15min。游泳完毕均配合抚触，每天 1 次，每次 10min，抚触顺序为前额→下颌→头部→胸部→腹部→上肢→下肢→背部→臀部，重点做腹部、背部。以小儿洗浴退黄方（茵陈 60g，栀子、龙胆草各 15g，板蓝根 20g，大黄、泽泻各 10g，葛根、薏苡仁各 45g，生姜、荷叶各 30g）加水 1500mL，浸泡 60min，武火烧开后，文火煎 15min，过滤去渣取汁 1000mL，再加冷水 1200mL，武火烧开后，文火煎 10min，过滤去渣取汁 1000mL。两煎混合，加入约 200L 温清水。采用新生儿游泳专用亚克力材质游泳缸，特制双气囊、双保险扣、型号合适游泳圈，脐带未脱落者，带防水脐贴。以 6 天为 1 个疗程，治疗 1 个疗程。

【中成药验方】

1. 茵栀黄口服液：主要成分为茵陈提取物、栀子提取物、黄芩甙、金银花提取物。功效：清热解毒，利湿退黄。有退黄疸和降低谷丙转氨酶的作用，用于湿热毒邪内蕴所致急性、迁延性、慢性肝炎和重症肝炎（Ⅰ型），也可用于其他型重症肝炎的综合治疗。口服。一次 10mL，一日 3 次。

2. 当飞利肝宁胶囊：主要成分为水飞蓟、当药。功能清利湿热，益肝退黄。用于湿热郁蒸而致的黄疸、急性黄疸型肝炎、传染性肝炎、慢性肝炎而见湿热症候者。口服。一次 4 粒，一日 3 次或遵医嘱，小儿酌减。

3. 清肝祛黄胶囊：主要成分为茵陈、栀子、大黄、粘委陵菜、金银花。功能清热解毒，利湿祛黄。用于急性黄疸型肝炎证属阳黄热重于湿者，症见身目发黄，腹部胀满，恶心呕吐，口渴，小便黄赤等。饭后口服。一次 6 粒，一日 3 次。1 个月为 1 个疗程，或遵医嘱。脾虚便溏者慎服。孕妇忌服。

第二节　注意力缺陷多动症

注意力缺陷多动症简称多动症，是一种儿童时期行为障碍性疾病。临床以多动、注意力不集中、自我控制差、情绪不稳、冲动任性，或伴有学习困难和心理异常，但智力正常或基本正常为主要特征。根据其不同临床表现，可分别归属中医“脏躁”“妄动”“健忘”等范畴。

【诊断要点】

1. DSM-Ⅳ诊断标准包括五个方面的内容：

（1）症状学标准：诊断 ADHD 首先要符合症状学的标准，即注意缺陷和多动与冲动两方面症状。

（2）起病与病程：在 7 岁以前出现症状，而且至少要持续 6 个月以上。

（3）症状造成的损害至少在两种场合出现：例如学校和家里同时出现。

（4）严重程度：具有明显的临床损害证据，体现在社交、学业或成年后职业功能等方面。

（5）排除其他疾患：主要包括精神发育迟滞，广泛性发育障碍，重症精神疾病，特殊学习技能发育障碍以及各种器质性疾患或药物所致的多动症状。

2. ADHD 诊断的症状学标准：注意缺陷症状诊断与多动、冲动的症状诊断各有 9 项标准，各自符合至少 6 项，持续至少 6 个月达到适应不良的程度，并与发育水平不相称即可诊断。

（1）注意缺陷症状诊断：

①在学习、工作或其他活动中，常不注意细节，出现粗心所致的错误；②在学习或游戏活动时，常常难以保持注意力；③注意力不集中（说话时常常心不在焉，似听非听）；④常不能遵嘱完成作业、家务或工作（不是由于对抗行为或不理解）；⑤经常难以完成有条理、有顺序的任务或其他活动；⑥不喜欢或不愿意从事需要精力持久的事情（作业或家务），常设法逃避；⑦常常丢失学习、活动所必需

的东西（玩具、书本、铅笔或工具等）；⑧很容易受外界刺激而分心；⑨在日常活动中常常丢三落四。

(2) 多动、冲动的症状诊断：

①常常手脚动个不停，或在座位上扭来扭去；②在教室或其他要求坐好的场合，常常擅自离开座位；③常常在不适当的场合过分地奔来奔去或爬上爬下（在青少年或成人可能只有坐立不安的主观感受）；④往往不能安静地游戏或参加业余活动；⑤常常一刻不停地活动，好像有个马达在驱动他；⑥常常话多；⑦常常别人问话未完即抢着回答；⑧在活动中常常不能耐心地排队等待轮换上场；⑨常常打断或干扰他人（别人讲话时插嘴或干扰他人游戏）。

【内治验方】

1. 杞菊地黄丸加减：生地黄、枸杞子、女贞子、旱莲草、百合、合欢花、菊花、川楝子各10g，珍珠母（先煎）、生龙骨（先煎）、生牡蛎（先煎）、钩藤各15g，当归8g，白芍12g。水煎服。上药水煎60mL，每日1剂，早晚分服。主治注意力缺陷多动症属肝肾阴虚证，症见四肢抖动，腹肌不时上下抽动，注意力不集中，小动作频繁，烦躁易激怒，形体消瘦等症状。

2. 宋氏经验方：生龙骨、生牡蛎、生稻芽、焦麦芽、焦山楂、焦神曲各15g，党参、白术、茯苓、黄芪、怀山药、石菖蒲、钩藤、夜交藤各10g，远志、炙甘草各6g，酸枣仁20g，水煎服。上药水煎60mL，每日1剂，早晚分服。该方具有补益心脾，宁心定神的功效。主治注意力缺陷多动症属心脾两虚，心神不宁证，症见注意力不集中，多动不宁，不能按时完成任务，时有短气，纳差，面色无华，寐少等临床表现。

3. 养心益脾汤加减：当归身15g，柏子仁、生龙骨、茯苓各10g，浮小麦20g，黄连3g，甘草1.5g。上药水煎60mL，每日1剂，早晚分服。该方具有养心安神，健脾益气的功效，主治注意力缺陷多动症属心脾两虚证，症见好动不闲，注意力分散，性情急躁，睡中易惊醒，形体消瘦，面色无华，多动不安等症状。

4. 温胆汤加减：制半夏、胆南星、茯苓、远志各10g，柴胡、郁金各12g，竹茹、陈皮各6g，甘草3g。上药水煎60mL，每日1剂，早晚分服。该方具有清热泻火，化痰宁心的功效，主治注意力缺陷多动症属痰火内扰证，症见不自主的肩膀短暂抽动，面色偏红，心神不定，手足不安，言语较多，口苦口干，大便干结等临床表现。

5. 董氏经验方：川朴、赤苓、川柏、知母、泽泻、黄芩、藿香、苍术各9g，川连1.5g，猪苓6g。上药水煎60mL，每日1剂，早晚分服。该方具有利湿泻火，涤秽化浊的功效。主治注意力缺陷多动症属湿火蕴结证，症见注意力不集中，上课时小动作多，性格孤僻，语言表达力差，口臭咽痛，胃纳不香，大便干结，小溲黄赤，舌尖红，苔白腻等临床表现。

6. 莲子郁金汤：莲子心 2g，广郁金、赤芍、黑栀子、蝉蜕各 6g，薄荷叶、甘草各 5g，生地黄 30g。上药水煎 60mL，每日 1 剂，早晚分服。具有养阴清热的功效。口舌糜烂，口中气臭者，加生石膏 30g，黄连 3g；目赤多眵，腹胀，便秘者，加大黄 10g，黄芩 10g；狂躁打骂人，不能睡眠者，加白犀角粉 1g（分 2~3 次冲服），或安宫牛黄丸，每服 1~3 丸，日 2~3 次，开水化服。主治注意力缺陷多动症属热盛阴伤证。

7. 珍珠合汤：珍珠母 30g，生百合 15g，钩藤、夜交藤、生白芍、炒酸枣仁、生地黄、柏子仁、制鳖甲各 10g，当归、玉竹、炒白术各 6g。上药水煎 60mL，每日 1 剂，早晚分服，具有平肝镇静的功效。适用于怒气伤肝，肝气郁结，肝阳上亢，心神被扰，故现多动烦躁、秽语骂詈等症。口舌生疮者，加生石膏 30g，大黄 15g，去白术、当归、鳖甲；失眠多梦者，加朱砂 0.6g（分 2 次冲服）；发热狂躁者，加羚羊角粉 0.6g（另煎频服）或珍珠粉 0.3g 冲服。

8. 党芪益智汤：生黄芪 15g，党参、益智仁、熟地黄、枸杞子、炒枣仁各 10g，石菖蒲、炙远志、五味子各 6g。上药水煎 60mL，每日 1 剂，早晚分服。适用于本病脾肾两虚，脾胃虚则不和，肾阴亏则心阳亢，心阳亢则多动躁扰不宁。纳差厌食者，加炒白术 6g，谷芽 10g；大便稀溏者，加煨肉蔻 6g；心悸者，加龙眼肉 10g；遗尿者，加楮实子、升麻各 6g；四肢发冷者，加熟附子、桂枝各 6g。

9. 柴胡加龙骨牡蛎汤：柴胡、黄芩、大枣各 5~10g，制半夏、生姜各 3~6g，党参 10~15g，生龙骨（先煎）、生牡蛎（先煎）各 10~20g，炙甘草 3~5g。将药物煎成汤剂服用，煎 2 次，将 2 次所取的药汁混合（500~800mL），每日分 2~3 次服用，1~2 日 1 剂。治疗儿童注意力缺陷多动症。夜寐不宁加酸枣仁 6~12g，煅磁石 12~18g 养心镇静安神；气血不足，面黄肌瘦加当归 5~10g，黄芪 10~30g，枸杞子 6~12g 以益气养血；发育不良加熟地黄 6~15g，山萸肉 6~12g，枸杞子 6~15g，茯苓 6~20g 以补肾填精助其生长发育；遗尿加台乌 5~12g，山药 10~30g，海螵蛸 6~12g 以补肾缩尿；多汗加煅龙骨、煅牡蛎各 10~18g（先煎）以潜阳敛汗。

10. 清肝宁神汤：白茯苓、合欢皮各 10~15g，紫丹参 12~15g，炒酸枣仁、生龙骨、生牡蛎各 15~20g，醋柴胡 6~10g，生山栀子 5~10g，广郁金、石菖蒲各 6~9g，胆南星、炙甘草各 3~6g。每日 1 剂，水煎 2 次，合计 200~300mL，早晚分服。6 剂为 1 个疗程，一般服药 2~3 个疗程，最多不过 6 个疗程。治疗儿童注意力缺陷多动症。

11. 滋阴潜阳汤：生牡蛎（先煎）、枸杞子、夜交藤各 12g，白芍、珍珠母各

10g（先煎），女贞子 15g。水煎服，每日 1 剂，日服 3 次。用于小儿多动症属肝肾阴虚，阳躁而动者。阴血不足，面色萎黄，舌淡者，加熟地黄 10g，阿胶 12g（烊化）；脾虚气弱，纳少，便溏，乏力者，加茯苓 15g，白术 6g；夜寐不安，加炒酸枣仁 15g。

12. 清脑益智汤：鹿角粉（冲服）、益智仁各 6g，熟地黄 20g，砂仁（拌捣）4.5g，生龙骨 30g，炙龟板、丹参各 15g，石菖蒲、枸杞子各 9g，炙远志 3g。水煎服，每日 1 剂，日服 2 次。饭后服。用于精血不足引起阴阳失调所致小儿多动症。

13. 菖志龙牡汤：九节菖蒲 15g，炙远志 4.5g，生龙骨、牡蛎各 30g（先煎），琥珀 2g（研吞）。水煎服，每日 1 剂，日服 2 次。功能镇心安神，益智开窍，治疗小儿多动症。实证可由火旺扰心，加黄连 1.5g，龙胆草 4.5g，竹茹 6g，竹叶、钩藤各 10g 清火；因痰浊蒙蔽，加陈皮 4.5g，半夏 10g，茯苓 12g，川朴 6g 化湿痰；若动作欠灵，反应迟钝，记忆力差者，当属虚证，其中形寒肢冷，舌淡胖者为阳虚，可加鹿角片 2g，熟附子 6g，黄芪 12g；舌红苔少，心烦难眠，口干者为阴虚，宜酌加龟甲、生地黄、熟地黄、百合、石斛各 10g。

14. 女贞牡蛎汤：女贞子 15g，枸杞子、夜交藤、生牡蛎各 12g（先煎），白芍、珍珠母 10g（先煎）。每日 1 剂，水煎 3 次服。主治小儿多动症，属肝肾之阴不足，肝阳偏亢者。

15. 葛志龙牡汤：龙节菖蒲 15g，炙远志 4.5g，生龙骨、生牡蛎各 30g，琥珀 2g（研末吞）。水煎服。主治小儿多动症，属心神不宁，心窍不开者。

16. 宜早小儿夜啼验方：蝉蜕 3 只（去头足），小茴香 10g，水煎服。主治小儿多动症，属心神不宁，夜啼不寐者。

【外治验方】

1. 针灸法：①体针：针刺主穴取内关、神庭、三阴交、神门、大陵，并根据患儿的情况辨证加以配穴，如肝肾阴虚型则加刺太溪、太冲，心脾两虚型则加刺心俞、脾俞，有痰火内扰的症状则加刺丰隆。针刺采用 1.5 寸针灸针，运用咳法进针（进针时令患儿咳嗽一声），进针深度 0.5~1 寸，其中太冲穴行泻法，其余诸穴行平补平泻法，得气后留针半小时；隔日 1 次，3 个月为 1 个疗程。②取百会、四神聪、哑门、大椎、心俞、通里、照海。操作方法：进针要稳、准、轻、浅、快，即持针要稳，刺穴要准，手法要轻，进针要浅而快，力求无痛；针不可提插捻转。隔日治疗 1 次，以 3 个月为 1 个疗程，共治疗 2 个疗程。

2. 耳穴法：取两组穴：①心、肾、肝、脾、脑点、内分泌、枕、额；②心、肾、肝、脾、神门、交感、脑、肾上腺、皮质下。两组交替使用，常规消毒，把王不留行籽以胶布贴压在相应的耳穴上。每周 2 次，8 次为 1 个疗程。共治疗 3

个疗程。

3. 推拿疗法：①按摩手法：补脾经，揉内关、神门，按揉百会，摩腹，按揉足三里，揉心俞、肾俞、命门，捏脊，擦督脉、膀胱经第一侧线。②以宁心益智开窍，平肝潜阳安神为治疗原则。其中头部手法：患儿仰卧位，术者坐于其头侧。以拇指点按百会及四神聪各 30s；开天门，即两拇指自下而上从印堂至前庭交替直推 50 次；运太阳 50 次；拇指按揉睛明、鱼腰、丝竹空、迎香各 30s；头部啄法 1min，头部擞法 1min；五指拿头顶 30 次。胸腹部手法：患儿体位同上。术者掌推任脉，即以掌或掌根自膻中直推至曲骨穴 30 次；双手掌自上而下分推胸肋部 30 次。背部手法：患者俯卧位，术者立于一侧，以手掌或掌根自上而下，即从大椎直推至长强（推督脉）30 次；施滚法于背腰部 5min，拇指点按双侧心俞、肝俞、脾俞各 30s，双手掌分推背部，自上而下 10 次。患儿取坐位，术者立于其后。双手提拿双侧肩井 5 次；虚掌拍打大椎穴 10 次；拿双侧曲池、合谷各 30 次。心血不足型加摩腹 5min，按揉双侧足三里 1min，肝阳偏亢型加搓揉两肋骨 30 次。③刮痧法：常规消毒，在相应的部位涂刮痧活血剂，先从印堂—百会—大椎处刮拭，以印堂、百会、大椎穴为重点，刮至局部发红，再在大椎至命门的足太阳膀胱经第一侧线、第二侧线上刮拭，重点是心俞、肝俞、脾俞、肾俞，以皮肤潮红、皮下有瘀点为宜，然后在背部拔火罐。

4. 针刺配合闪罐法：针刺取穴：百会、四神聪、风池（电针）、三阴交（电针）。心脾两虚配神门，肾阴不足配太溪，肝阳偏亢配太冲（电针），痰火壅盛配丰隆。1 次选 2~3 穴，轮换配取。闪罐取穴大椎、身柱、灵台、筋缩。心脾两虚配心俞、脾俞；肾阴不足配肾俞；肝阳偏亢配肝俞；痰火壅盛配肝俞、肺俞、脾俞。1 次选 4~5 穴，轮换选取。操作：针刺前首先要作好思想工作，消除针刺恐惧心理，取得患儿的配合。针刺时多取仰卧位或仰靠坐位，头顶 5 穴选用 15~25mm 毫针，“飞针”刺入腧穴（即医者用带旋转手法快速准确地将短针刺入腧穴），一般进针时间在 1s 左右。其余穴选用 40mm 毫针，刺入腧穴 1~1.5 寸，留针 20min。同时采用闪罐手法治疗，取中号火罐（内径 4cm 左右）以闪火法快速“吻”接背部腧穴皮肤后 2~5s，然后立即倾斜拔起火罐，治疗腧穴可反复多次，以局部皮肤潮红发热为宜。每星期 2 次，8 次为 1 个疗程。

【中成药验方】

1. 静灵口服液：主要成分为熟地黄、山药、茯苓、牡丹皮、泽泻、远志、龙骨、女贞子、黄柏、知母（盐）、五味子、石菖蒲。功能滋阴潜阳，宁神益智。用于儿童多动症，见有注意力涣散，多动多语，冲动任性，学习困难，舌质红，脉细数等肾阴不足，肝阳偏旺者。用法用量：口服。3~5 岁，1 次半瓶，1 日 2 次；

6~14 岁，一次 1 瓶，一日 2 次；14 岁以上，一次 1 瓶，一日 3 次。忌辛辣刺激食物，外感发烧暂停服用，表证愈后可继服。

2. 多动宁胶囊：主要成分为熟地黄、龟甲、远志、石菖蒲、山茱萸、山药、龙骨、茯苓、黄柏、僵蚕、化橘红。功能滋养肝肾，开窍，宁心安神。用于肝肾阴虚所致儿童多动症之多动多语，冲动任性，烦急易怒等。用法用量：口服。一次 3~5 粒，一日 3 次；或遵医嘱。

3. 小儿智力糖浆：主要成分为石菖蒲、雄鸡、龙骨、远志、龟甲。功能开窍益智，调补心肾，滋养安神。用于心肾不足，痰浊阻窍所致小儿多动、少语，烦躁不安，神思涣散，少寐健忘，潮热盗汗；儿童多动症见上述证候者。用法用量：口服。一次 10~15mL，一日 3 次。服药期间忌食生冷、油腻等不易消化的食物。

第三节 多动性抽动症

多发性抽动症又称抽动–秽语综合征、发声与多种运动联合抽动障碍。其临床特征是：由表情肌、颈肌或上肢肌肉迅速、反复、不规则抽动起病，表现为挤眼、皱眉、摇头、仰颈、提肩等；以后症状加重，出现肢体及躯干的爆发性不自主运动，如躯干扭动、投掷运动、踢脚等。本病可归属于中医“慢惊风”“抽搐”“瘛疭”“筋惕肉瞤”等范畴。

【诊断要点】

1. 起病年龄在 2~15 岁。

2. 有复发性不自主的重复、快速、无目的动作，并涉及多组肌肉。

3. 多发性发音抽动。

4. 可受意志控制达数分钟至数小时。

5. 数周或数月内症状可有波动。

6. 病程至少持续 1 年。

【内治验方】

1. 陈氏经验方：黄芩、菊花、钩藤、僵蚕、白蒺藜、石决明、远志、益智仁、白芷各 10g，山豆根、栀子、天麻各 6g，青礞石 15g，夜交藤、珍珠母各 30g，青黛 3g。上药水煎 60mL，每日 1 剂，早晚分服。适用于多动性抽动症属肝郁化火，肝风内动证，症见不自主眨眼、耸鼻、面部肌肉抽动，咽部发出吭吭声，性情急躁，好动易怒，舌质红，苔白，脉弦等临床表现。

2. 天麻钩藤饮合甘麦大枣汤加减：天麻、钩藤、焦山楂、焦神曲、炒麦芽、当归、生石决明各 15g，桑叶、白芍、黄芩、菊花、陈皮、半夏、茯苓各 10g，羌活、僵蚕各9g，浮小麦、葛根、射干各30g，砂仁、甘草、鸡内金、山豆根各6g。上药水煎60mL，每日1剂，早晚分服。适用于多动性抽动症属肝阳上亢证，症见眨眼，耸鼻，努嘴，扭脖子，喉中不自主发出异声，无秽语，平素烦躁易怒，纳欠佳，寐欠安，舌淡红，苔薄黄，脉弦等临床表现。

3. 柴胡加龙骨牡蛎汤加减：柴胡、桂枝、黄芩、菊花、党参各15g，生龙骨、白芍、葛根、浮小麦、生牡蛎各30g，僵蚕、地龙、半夏各12g，枳壳、钩藤、磁石、远志各10g，大枣3枚，甘草6g。上药水煎60mL，每日1剂，早晚分服。适用于多动性抽动症属肝风内动，心神不宁证，症见抽鼻子，挤眼，鼓肚子，动手指，咧嘴，吐舌头，动耳朵，说脏话，爱插话，上课注意力不集中，急躁，舌红苔白腻，脉弦细等临床表现。

4. 韩氏经验方：苍术、白术、半夏、茯苓、决明子、郁金、石菖蒲、黄芩、钩藤、天竺黄各10g，蝉蜕、菊花、柴胡、远志各6g，珍珠母（先煎）30g。上药水煎60mL，每日1剂，早晚分服。适用于多动性抽动症属脾虚肝亢，肝风内动，痰火上扰证，症见频发眨眼，挤眉，耸肩，四肢抽动，时轻时重，平素性情烦躁易怒，面色无华，自汗神倦，纳差，大便时溏，小便黄，舌淡红，苔薄白，脉弦细等临床表现。

5. 卞氏经验方：炒白术、当归、郁金、石菖蒲、僵蚕、乌梢蛇、远志、合欢皮、决明子、钩藤、枸杞子各10g，蜈蚣2条，全蝎3g，生甘草5g。上药水煎60mL，每日1剂，早晚分服。适用于多动性抽动症属脾虚肝亢证。

6. 陈英经验方：石菖蒲、川郁金、陈胆星、天竺黄、清半夏、陈皮、茯苓、枳实、竹茹、蝉衣、当归尾、赤 芍、生甘草各6g，地龙、僵蚕各10g，全蝎3g，蜈蚣2条，龟板胶、益智仁各15g，生龙骨、生牡蛎、杭白芍 各30g。上药水煎60mL，每日1剂，早晚分服。并嘱多食青菜、杂粮，少食肉类。适用于多动性抽动症属痰热内扰，经络阻滞，症见手、面部不时同时抽动，显怪相，性情烦躁，纳 差，眠安，大便正常，舌红，苔白，脉细滑。

7. 补脾止痉汤：淮小麦 、杭白芍各30g，炙甘草20g，全蝎6g，白僵蚕 、蝉蜕各10g，大枣5枚。根据临床表现适当加减。每日1剂，水煎服，分3次口 服。连用8周为 一 疗程。适用于脾虚肝亢证，症见皱眉眨眼 ，张口咧嘴 ，摇 头耸肩，甩肩踢腿，或喉出异声秽语，面黄，纳呆，乏力，便溏，多梦易惊，烦躁易怒，舌质淡，苔薄白或白腻或花薄苔或舌体胖有齿痕，脉缓或滑者。

8. 二陈汤加味：半夏、陈皮、茯苓、莱菔子、蝉蜕各6g，龙骨10g，白术、钩藤、白芍各8g ，甘草3g。上药水煎60mL，每日1剂，早晚分服7天为1个疗程。适用于多动性抽动症属痰热内扰证。

9. 平肝息风汤加减：磁石、珍珠母、生白芍、当归、鸡血藤、生麦芽、钩藤各 10g，柴胡、黄芩各 8g，蝉蜕、僵蚕、甘草各 6g。上药水煎 60mL，每日 1 剂，早晚分服，7 天为 1 个疗程。眨眼加青葙子、菊花各 6g；搐鼻加辛夷、防风；摇头加桂枝、葛根；腹部抽动者加芍药、甘草；肢体抽动者加木瓜、伸筋草；发音抽动加马勃、山豆根；夹痰热者加石菖蒲、郁金；抽动频繁有力者加全蝎、蜈蚣。适用于多动性抽动症证属肝风内动者，症见摇头，耸肩，挤眉弄眼，踢腿等运动性抽动，伴或者不伴发生性抽动，抽动频繁有力，声音高亢，多动难静，烦躁易怒，面红目赤，舌红，苔白，脉弦有力。

【外治验方】

1. 推拿疗法：①推脾土，揉脾土，揉五指节，运内八卦，分手阴阳，推上三关，揉涌泉、足三里。②振腹推拿疗法：用右手劳宫穴对准患儿脐部，中指端放置中脘处，食指与无名指沿肾经循行线， 拇指和小指沿胃经循行线，做 15min 的振腹疗法，然后按揉神庭、率谷、角孙、内关、神门、合谷、膻中、关元、足三里、 三阴交等穴，每穴按揉 120 次。再用食、中指指面自上而下由大椎穴至长强穴，推 50 次；然后用拇指由足跟推至涌泉 120 次；再按揉百会、风府、天柱、心俞、肾俞，各按揉 120 次； 后用“三捏一提”法捏脊。

2. 捏脊联合中药疗法：捏脊沿督脉由百会穴向下经风府开始，一直捏至长强穴为止，在捏脊过程中，每捏 3 次提一下，称“捏三提一”，重点提肾俞、脾俞、肝俞、心俞、厥阴俞，整个捏脊重复 3 遍，每日 1 次，每次 0.5h。同时配合中药（生地黄、白芍各 12g，生牡蛎、钩藤、茯苓各 10g，石菖蒲、天竺黄、制南星、制僵蚕各 5g，全蝎 3g）口服。

3. 针灸疗法：①体针选取主穴：太冲、风池、百会。配穴：印堂、迎香、四白、地仓、内关、丰隆、神门。②耳针者选取皮质下、神门、心、肝、肾，每次选 2~3 穴。耳穴埋针，每周 2 次。每日可按压 2~3 次，每次 5min。

4. 拔罐联合针刺疗法：主穴取肝俞、肾俞、脾俞、足三里、三阴交、太溪、太冲、内关、百会、神庭、印堂、神门。其中肝俞、肾俞、脾俞均用提插捻转补法，其余穴位行平补平泻法，留针 30min。起针后用闪火法将中号玻璃罐吸附在肝俞、肾俞、脾俞等穴，留罐 5~10min 后起罐。隔天 1 次，10 次为 1 个疗程。

5. 耳穴贴压联合针刺拔罐法：针刺取穴：太冲、丰隆、合谷、三阴交、百会、太阳、地仓、承浆。针刺后取大椎、脾俞、肝俞拔罐 10min，针、罐后进行耳穴贴压，在耳廓肝、脾、神门、眼、目 1、目 2、口及面颊区寻找敏感点。

6. 耳穴贴压疗法：①取王不留行籽与活血止痛膏耳穴压籽贴敷。选穴：咽喉、交感、耳中、神门、口、内鼻、心、肝、胃、肾、内分泌、皮质下，每次 5~6 穴，交替使用。连续压穴 1 个疗程。①选取患儿一侧耳穴：脑点、皮质下、内分泌、肝、脾、神门等穴，睡眠不实者加心穴，眨眼者加眼穴，嗅鼻者加外鼻穴，以耳压籽贴治。每次每穴按压 2min。

7. 针刺加穴位注射法：主穴取百会、印堂、两侧的顶颞前斜线下段，眨眼者配太阳，缩鼻严重者配迎香，歪嘴者配地仓，摇头扭颈者配风池。起针后，取肝俞、风门等穴脑蛋白水解注射液 1~2mL 穴位注射。疗效与抗精神药氟哌啶醇疗效相似。

【中成药验方】

1. 地牡宁神口服液：主要成分为熟地黄、枸杞子、龙骨（煅）、牡蛎（煅）、女贞子（酒制）、山茱萸（酒制）、五味子（酒制）、山药、知母、玄参、炙甘草。功效：功能滋补肝肾，宁神益智。用于肝肾阴亏，肝阳偏旺所致的小儿神思涣散，多动急躁，多语高昂，夜寐不安，舌红，少苔，弦脉细数的儿童多动症。用法用量：口服。3~5 岁一次 5mL，6~14 岁一次 l0mL，15 岁以上一次 15mL，一日 3 次。

2. 当归龙荟丸：主要成分为当归（酒炒）、龙胆（酒炒）、芦荟、青黛、栀子、黄连（酒炒）、黄芩（酒炒）、黄柏（盐炒）、大黄（酒炒）、木香、人工麝香。功效：清肝宁心，泻火通便。用于肝胆火旺，心烦不宁，头晕目眩，耳鸣耳聋，胁肋疼痛，脘腹胀痛，大便秘结等多发性抽动症属肝亢风动证者。用法用量：口服。一次 6g，一日 2 次。孕妇禁用。忌烟、酒及辛辣食物。不宜在服药期间同时服用滋补性中药。

第四节　水痘

水痘是由水痘–带状疱疹病毒所致的急性出疹性传染病。其临床特征为发热、皮肤和黏膜相继分批出现斑丘疹、水疱和结痂，且上述各期皮疹同时存在。愈后皮肤不留瘢痕，患病后可获终身免疫。本病中西医病名相同，中医又称“水喜”“水花”，病因为外感时行邪毒、流行传染所致。

【诊断要点】

1. 起病前 2~3 周有水痘接触史。

2. 疾病初起有发热、流涕、咳嗽、不思饮食等症，发热大多不高。

3. 皮疹常在发病 1~2 天内出现，开始为斑丘疹，很快变成疱疹，大小不一，呈椭圆形，内含水液，周围红晕，常伴有瘙痒，结痂脱落后不留斑痕。皮疹呈分批出现，以躯干部较多，四肢分布少，在同一时期，丘疹、疱疹、干痂并见。

4. 血象检查：周围血白细胞总数正常或偏低。

5. 病原学检查：使用单抗—免疫荧光法检测病毒抗原，敏感性较高，有助于病毒学诊断。用抗膜抗原荧光试验、免疫黏附血凝试验或酶联免疫吸附试验检测抗体，在出疹 1~4 天后即出现，2~3 周后滴度增加 4 倍以上即可确诊。刮取新鲜水疱基底物，用瑞氏染色找到多核巨细胞和核内包涵体，可供快速诊断。

【内治验方】

1. 银翘散加减：金银花、六一散（包煎）各 10g，连翘、栀皮炭、赤芍、蒲公英、板蓝根、焦山楂、牛蒡子各 6g，蝉蜕 3g，黄连 2g。水煎服。舌苔白腻，湿较重者，再加车前子 10g（包煎）；若皮疹痒甚，加蝉衣 6g，僵蚕 10g；若头痛较甚，加菊花、钩藤（后下）各 10g。上药水煎 60mL，每日 1 剂。适用于水痘属邪伤肺卫证，症见发热，咳嗽，颜面、躯干发现水痘，食少，肢倦无力，舌尖微红，苔薄黄，脉滑数等临床表现。

2. 赵氏经验方：蒲公英、金银花、浙贝母各 10g，桃仁、杏仁、紫花地丁各 6g，连翘、黄芩、鲜芦根各 15g，薄荷、炒栀衣各 3g。上药水煎 60mL，每日 1 剂。适用于水痘属邪炽气营证，症见周身见痘，高热，抽风，咳嗽流涕，大便溏薄，嗜睡神倦，饮食不进，小溲短黄，舌质红，无苔，脉数有力的临床表现。

3. 解表清热汤：蒲公英、芦根、金银花、浙贝各 10g，桃杏仁、紫花地丁、连翘、黄芩各 5g，薄荷 2.4g，炒栀衣 3g。上药水煎 60mL，每日 1 剂。适用于水痘属邪伤肺卫证，症见周身见痘，高烧不退，抽风，嗜睡神倦，饮食不进，咳嗽流涕，大便溏薄，日 3~4 次，小便短黄，舌质红无苔，脉数有力的临床表现。

4. 祁氏经验方一：荆芥穗、连翘、赤芍、栀子各 6g，薄荷、大青叶各 10g。水煎服。治疗水痘，湿热内郁，感受疫毒证，症见低热，头面、躯干及四肢可见大小不等水疱疹，身痒，精神稍烦倦，纳食减少，便秘，舌苔薄白，脉略数等临床表现。

5. 祁氏经验方二：生栀子、荆芥穗各 4.5g，大青叶、薄荷各 9g，金银花、木通各 6g。具有清热、利湿、解毒的功效。主治湿热内郁，感受疫毒证，症见发热，头面部疱疹尤多，食欲减少，精神不振，肢酸无力，面色红，手心发热，舌无苔，脉略数等临床表现。

6. 祁氏经验方三：芥穗、青蒿、木通各 3g，大青叶、芦根、金银花、赤芍、炒栀子各 10g。水煎服。另服人工牛黄 1g，分 3 次服用。该方具有清热解毒的功效，主治湿热蕴郁，夹感时邪证，症见发热，精神烦急，全身水痘密布，大如豌豆，口腔内有水痘，口腔黏膜溃疡，舌上糜点，流口水疼痛，不能进食水，舌质红，苔白花剥，脉浮滑数有力等临床表现。

7. 荆翘散加减：荆芥穗、防风、连翘、蝉蜕、白蒺藜、牛蒡子各 10g，薄荷、木通各 3g，竹叶、芦根各 15g，灯芯草 1g。上药水煎 60mL，每日 1 剂。适用于水痘，属风热袭肺，上源不利，夹湿外透肌表证，症见头面、四肢、胸腹及背部散在红色丘疹，鼻塞流涕，无咳嗽，咽红，舌质红，苔白，脉浮数等临床表现。

8. 清胃解毒汤加减：升麻、生甘草各 6g，生石膏 30g，黄连 3g，黄芩、车前子（包煎）、生地黄、赤芍各 10g，紫草、丹皮各 9g。疹色深红者，加紫草、山栀 10g；唇燥口干，津液耗伤者，加麦冬 10g，芦根 30g；龈肿，口疮，大便干结，舌苔黄厚，加生大黄 6~10g（后下），枳实 10g。上药水煎 60mL，每日 1 剂。适用于水痘属邪毒炽盛证。

9. 清营汤加减：水牛角、生地黄、玄参、竹叶、金银花、连翘、丹参、麦冬各 10g，黄连 3g。上药水煎 60mL，每日 1 剂，适用于水痘属气营两燔证。

10. 双花连翘汤：双花、连翘、六一散（包）、车前子各 6~10g，紫花、黄花地丁各 10~15g。每日 1 剂，水煎，分 2~3 次服。药渣煎汤洗患处。主治小儿水痘。

11. 清热解毒汤：金银花、连翘各 6~9g，紫草、木通各 4.5~6g，黄连、甘草各 3~4.5g。水煎服，每日 1 剂，分 2~3 次服。用于感受时邪、内蕴湿热之水痘。

12. 银石汤：金银花、石膏各 30g，玄参、紫草、泽泻各 15g，薄荷 9g，荆芥 6g。每日 1 剂，水煎 2 次，共取汁 200~250mL，分服。其中 3 岁以下服 200mL，3 岁以上服 250mL。分 2~3 次服。功能清热解毒，疏风凉血祛湿，治疗小儿水痘。

13. 银翘二丁汤：金银花、连翘、六一散（包）、车前子各 6~10g，紫花地丁、黄花地丁各 10~15g。水煎 50~100mL，分 2~3 次服，第二煎外洗患部。用于内蕴湿热，外感时邪病毒，时邪与湿热相搏，而发水痘者。

14. 板蓝根银花糖浆：板蓝根 100g，金银花 50g，甘草 15g，冰糖适量。将上 3 味加水 600g，煎取 500g，去渣加冰糖适量。每服 10~20g，每日数次。功效清热凉血解毒。适用于水痘及一切病毒感染所引起的发热。

【外治验方】

1. 外洗、外涂法：①苦参、芒硝各 30g，浮萍 15g，水煎外洗，1 日 2 次。②取土茯苓、廖刁竹、枯矾、蛇床子、苦参、地肤子、金银花、黄柏、大黄、百部、紫花地丁、蒲公英各 30g，青黛 20g，大青叶 25g，黄连 15g。上药浓煎取汁涂于患处，确有立竿见影之效。②外治洗浴方药：千里光、野菊花、板蓝根、大青叶、苦丁茶、茵陈、生地黄、玄参、生黄柏、生大黄、白矾各 30g，3 剂。上方中药加水 1000mL，煎 30min 后去渣，取汁再兑温水至 37℃~40℃温热水洗澡，每日 1 剂，每日 1~2 次。③地肤子、苦参、白鲜皮、野菊花、金银花各 30g，荆芥、蝉蜕、赤芍各 10g。取上药加清水煎，复渣，合并两煎液外洗患处，每天洗 2 次，每天

1 剂，7 天为 1 个疗程。④苦参煎剂：苦参、地肤子、大黄、金银花、鱼腥草各 15g，蛇床子、白鲜皮、蝉蜕、黄柏各 10g，每日 3 次外洗治疗儿童水痘。⑤止痒药方：地肤子 30g，僵蚕、白鲜皮、荆芥穗、茵陈、败酱草各 15g，白矾、白芷各 9g，共为细末，擦于患处，每日 2~3 次。⑥青黛散：青黛、黄柏、石膏、滑石各等份，研为细末，撒布患处，或用麻油调敷，1 日 1~2 次。适用于痘疹破溃，继感邪秽时。⑦黄连膏，涂于患处，每日 1~2 次。用于水痘成疮或干靥而疼者。

2. 针灸法：治以清热疏风利湿。取穴：大椎、曲池、合谷、丰隆、三阴交。若痘疹紫暗，加血海以除血分湿热；若邪陷营血，高热神昏，加刺水沟、十宣放血，以清营凉血，清心开窍。

3. 耳针：①取穴肺、脾、下屏尖、下脚端、神门、脑，每次选 2~3 穴，局部消毒，用毫针刺入，每日 1 次。②耳穴贴王不留行籽，每日揉按 3 次，每次 3min。

4. 推拿疗法：清天河水，揉小天心，退六腑，清脾经，开天门，推坎宫。

5. 坐浴法：取鲜苦芷草全草 300~500g 煎水坐浴并外洗全身，每日 1~2 次，可清热解毒，消肿散结。

【中成药验方】

1. 清开灵口服液：由胆酸、珍珠母、栀子、水牛角、板蓝根、黄芩苷、金银花等组成。有清热解毒之效。适用于外感风热、火毒内盛所致发热、咽喉肿痛、舌质红绛苔黄、脉数者。凡上呼吸道感染、病毒性感冒、急性咽炎、化脓性扁桃体炎、急性支气管炎、水痘皆可使用。用法用量：口服，每次 1 支，一日 3 次。

2. 清热解毒口服液：由生石膏、金银花、玄参、地黄、连翘、栀子、紫花地丁、黄芩、龙胆草、板蓝根、知母、麦冬等组成。有清热解毒之效。用于热毒壅盛所致的发热面赤、烦躁口渴、咽喉肿痛、流感等，尤对水痘有很好疗效。用法用量：口服，每次 10mL，一日 3 次。

3. 双黄连口服液。由金银花、黄芩、连翘等组成。具有清热解毒的功效。对细菌感染和病毒感染均可使用，常用于感冒发热、流行性感冒、咽喉炎、扁桃体炎、支气管炎、肝炎等。治疗水痘，外可祛时邪风毒，内可清除湿热，对水痘出疹期、脓疱期、恢复期皆有效用。脓疱期局部外用有收敛固痂及抗病毒作用。用法用量：每次 1 支，每日 3 次。

第五节　麻疹

麻疹是由麻疹病毒引起的急性出疹性呼吸道传染病，其临床特征为发热、眼和上呼吸道炎症、麻疹黏膜斑（Koplik 斑）、全身斑丘疹、疹退后糠麸样脱屑并留有棕色色素沉着。我国从广泛运用麻疹减毒活疫苗后，其发病率已显著下降，周期性流行的特征已不再存在。

本病中西病名相同，病因为感受麻毒时邪，流行传染所致。

【诊断要点】

1. 在流行季节，有麻疹接触史。

2. 有发热、咽红等上呼吸道卡他症状及畏光、流泪、结膜红肿等急性结膜炎症状。发热 4 天左右，全身皮肤出现红色斑丘疹，初见于耳后、发际，依次向面、颈、躯干蔓延，2~3 天内遍布全身，最后达手足心、鼻准部。皮疹初为淡红色斑丘疹，直径 2~5mm 不等，随着皮疹增多，颜色加深，融合成不规则片状，但疹间皮肤色泽正常。

3. 早期在口腔颊黏膜处见到柯氏斑；恢复期皮疹出现糠麸样脱屑并见淡褐色的色素沉着。

4. 实验室检查：血常规白细胞总数正常或降低；咽部或结合膜分泌物中分离到麻疹病毒；1 个月内未接种过麻疹疫苗而在血清中查到麻疹免疫球蛋白 M 抗体；恢复期血清中麻疹免疫球蛋白 G 抗体滴度比急性期有 4 倍以上的升高，或急性期抗体阴性而恢复期抗体阳转。

【内治验方】

1. 三拗汤加减：炙麻黄 1.5g，光杏仁、粉甘草各 6g，桔梗、蝉蜕、浮萍草各 5g，白茅根、西河柳各 9g。上药水煎 60mL，每日 1 剂，早晚分服，适用于麻疹属风热夹痰，遏伏肺胃证，症见身热高亢，无汗，麻疹欲现未透，咳嗽频，气急鼻煽，舌红苔薄滑，脉滑数，指纹青紫的临床表现。

2. 清解透表汤：西河柳 7g，葛根、牛蒡子各 6g，升麻、甘草各 4g，蝉衣、连翘、金银花、紫草根、桑叶、甘菊花各 3g。若疹点红赤、紫暗、融合成片者，加生地黄、牡丹皮清热凉血；壮热、烦躁、口渴者，加生石膏、山栀、黄连清热泻火；咳嗽甚，加桔梗、桑白皮、杏仁清肺化痰；齿衄、鼻衄，加藕节炭、白茅根以凉血止血。上药水煎 60mL，每日 1 剂，早晚分服，适用于麻疹出疹期（皮疹从见点到透齐 3 天左右），症见发热不退，咳嗽加剧，疹点先见于耳后、发际、渐及头面、胸背、腹 部、四肢，最后手掌足底见疹，即为出齐，疹色呈暗红色的斑丘疹。舌质红，苔黄，脉洪数。

3. 宣毒发表汤：升麻、葛根、枳壳（麸炒）、前胡、木通、 连翘 、牛蒡子、杏仁、竹叶各 2.5g，荆芥、防风各 1.5g，薄荷、桔梗、甘草各 0.6g。若高热无汗加浮萍，以助透疹散邪；咽痛明显加马勃、射干，以散风热、清肺利咽；热不高、无汗，冬季患病者可重用荆芥、紫苏叶、防风辛温解表。上药水煎 60mL，每日 1

剂，早晚分服，适用于麻疹前期（从开始发热到出疹 3 天左右），症见热势渐升，咳嗽，流涕，目赤畏光，泪水汪汪，舌苔薄白或薄黄，脉浮数。

4. 麻杏石甘汤加减：麻黄、杏仁各 4g，甘草 3g，石膏 10g，紫苏子、桑白皮、细辛、紫菀、款冬花各 6g。若高热不退者，加黄芩、鱼腥草清肺热；喘甚者，加葶苈子、射干泻肺定喘；痰多者，加天竺黄、鲜竹沥清热化痰；疹点紫暗，唇绀面紫者，加丹参、红花、川芎活血化瘀。上药水煎 60mL，每日 1 剂，早晚分服，适用于麻疹属热毒闭肺证，症见高热烦躁，咳嗽气促，鼻翼翕动，喉间痰鸣，疹点紫暗或隐没，甚则面色青灰，口唇发绀，舌红，苔薄黄或黄腻而干，脉数有力。

5. 清咽下痰汤：玄参、射干、牛蒡子各 10g，桔梗、贝母、瓜蒌、荆芥、马兜铃、甘草各 5g。若乳蛾肿大加山豆根、马勃，口服六神丸加强清热利咽的作用；大便干结者，加大黄、玄明粉泻火通腑。上药水煎 60mL，每日 1 剂，早晚分服，适用于麻疹属热毒攻喉证，症见身热不退，咽喉肿痛，声音嘶哑，或咳声重浊，状如犬吠，喉间痰鸣，甚则呼吸困难，面色发紫，烦躁不安，舌质红，苔黄腻，脉数有力。

6. 羚角钩藤汤：羚角先煎 4.5g，双钩藤（后入）、滁菊花、生白芍、茯神木各 9g，霜桑叶 6g，鲜生地 15g，川贝母 12g，淡竹茹鲜刮，与羚羊角先煎代水 15g，生甘草 3g。上药水煎 60mL，每日 1 剂，早晚分服，适用于麻疹属毒陷心肝证，症见高热，烦躁，谵语，皮肤疹点密集成片，色紫红，或见鼻煽，甚则神昏抽搐，舌绛起刺，苔黄糙，脉数。

7. 疏表散：淡豆豉 25g，山川柳、荆芥穗、山栀皮、大青叶各 9g，板蓝根、象贝母、白茅根、天花粉、润元参、广陈皮、条黄芩、赤芍各 18g，冬桑叶、净蝉衣各 12g，羚羊角粉 1.6g。上药水煎 60mL，每日 1 剂，早晚分服，适用于麻疹属肺卫表证。

8. 葛根解肌汤：葛根、牛蒡子、荆芥穗、前胡、防风、连翘、金银花、桔梗各 6g，甘草 3g。上药水煎 60mL，每日 1 剂，早晚分服，适用于麻疹初期。

9. 清肺解毒汤：生石膏（先煎）10g，炙麻黄 4g，杏仁 8g，甘草 3g，连翘 9g，板蓝根 15g，金银花 12g，法半夏 6g。上药水煎 60mL，每日 1 剂，早晚分服，适用于麻疹合并肺炎。

10. 透疹汤：蝉蜕 1.5g，北紫草 3g，牛蒡子 2g，葛根 6g，桔梗、连翘、金银花各 2.4g，甘草 1.2g。水煎服，每日 1 剂，以上为 1~3 岁小儿剂量，4~6 岁加 50%，7~12 岁加倍。无虚寒不足等征象出现时，可连续服至疹收热退为止。用于麻疹初期，麻疹将出未出，隐现于皮肤之间，发而不透或出而即没者。

11. 清肺解毒汤：生石膏 10g（另包、先煎），炙麻黄 4g，杏仁、连翘各 9g，板蓝根 15g，金银花 12g，法半夏 6g，甘草 3g。水煎服，每日 1 剂，分 4 次服。用于麻毒内闭，痰热壅肺，麻疹合并肺炎者。

12. 麻杏桑石汤：麻黄绒、桔梗、杏仁泥、牛蒡子、前胡、冬桑叶、甘草、炒枳壳各 10g，生石膏粉 15g，鲜芦根 60g。每日 1 剂，水煎 1h，去上沫，频频予服，可代茶饮。疹失治或不避风寒，极易引起肺失宣降而咳喘，证属热毒内蕴，肺失宣降。

13. 沙参麦冬汤加减：沙参、麦冬、桑叶、石斛、生地黄、谷芽、麦芽、山药各 10g，赤芍、丹皮、扁豆、甘草各 6g。用于麻疹退疹期，邪热已退，肺胃阴伤者。

14. 竹叶柳蒡汤：西河柳 15g，荆芥、蝉衣、薄荷、知母、甘草各 3g，干葛、炒牛蒡子各 4.5g，玄参 6g，麦冬 9g，淡竹叶 30g。水煎服。每日 1 剂，日服 2~3 次。用于麻疹透发不出，烦热躁乱，咽喉肿痛者。

15. 宣肺透疹汤：连翘、牛蒡子、紫草、葛根、桔梗、金银花、甘草、淡豆豉各 3g，蝉蜕 12g，荆芥 5g。水煎服。每日 1 剂。此为 1~3 岁剂量，4~6 岁适当加量，7~12 岁加倍。服至疹收热退为止。用于麻疹初期，麻疹将出隐现于肌肤之间，发而不透或出而即没者。

【外治验方】

1. 外敷法：①取大麻子、小蓟各适量。将二药共捣烂如泥状，外敷双手及足心，经 3~5min 后即可透疹。可清热透疹，适用于麻疹应出不出，或疹出不透。②取白矾 30g，二丑 15g，小麦面适量，食醋适量。将白矾、二丑研为细末，与麦面混匀，加食醋调为稀糊状，外敷于双涌泉穴，敷料包扎固定，干后即换以保持局部湿润，连续 3~5 天，可配合敷脐。可下气平喘，适用于麻疹并发肺炎。

2. 外洗方：①取紫苏叶、浮萍各 15g，西河柳 30g。加水煮沸，用毛巾蘸取药液擦洗全身，有透疹、降温作用。注意避免受凉。用于初热期或者见形期。②晚蚕沙 30g，放入锅内，加水适量煎煮取汤，倒入盆中，待温洗患处，每日 2 次，连洗 3~4 日。适用于疹后皮肤发痒起疹，抓破后出血如疮。③取连翘 10~20g，荆芥 20~25g，蝉蜕 12~15g，升麻 10~12g，葛根 18~20g，紫草、薄荷各 15~18g。利用中药煎汤擦洗患儿全身，重点擦洗血管丰富部位。此法适用于小儿麻疹合并肺炎的治疗。

3. 熏洗法：取麻黄、芫荽、浮萍各 15g，黄酒 60mL，加水适量煮沸。让水蒸气满布室内，再用热毛巾沾药液，敷头面、胸背。也可用西河柳 30g，荆芥穗、樱桃叶各 15g，煎汤熏洗。均用于麻疹透发不畅者。

4. 熨、敷疗法：①葱熨疗法：葱（炒热）用酒拌，于局部熨或敷，有良好的通阳行气、活血通脉功用。如葱温减低，可重新炒热使用。②向日葵壳热熨疗法：黑向日葵壳2个，煮好趁热熨之，注重熨手足心寒凉处，如胸背疹子皆回，则全身皆熨之，直到手足心见疹。此为救治小儿麻疹不回的特效疗法。③敷鸡疗法：将活鸡剖腹，纳入雄黄粉趁热敷于患儿胸前，其中加入放灯心于内填平，上面喷50%的烧酒。此法用于患儿抵抗力不强，麻毒内陷者。

5. 针灸治疗：①取穴为：少商、四缝、合谷、鱼际、太渊、内关，少商与四缝需微微刺破放血。此为高强度刺激毫针刺法，适用于小儿麻疹并发急性喉梗阻急救。②取曲池、合谷、大椎、外关穴，针用泻法，强刺激，不留针，或点刺十宣、少商、太冲，用于麻疹高热抽搐者。

6. 推拿按摩法：①开天门、推坎宫、运太阳、推三关、按揉肺俞、清板门、运内八卦，用于疹前期。②揉小天心、揉二扇门、清板门、清天河水、清肺经、分阴阳，用于出疹期。③推补脾经、推补肺经、推补肾水、分手阴阳、揉二人上马、清天河水，用于恢复期。

【中成药验方】

1. 解毒利咽丸：主要成分为硼砂（煅）、黄连、五倍子、细辛、水牛角浓缩粉、人工牛黄、朱砂（水飞）、蟾酥、冰片、珍珠（豆腐制）、麝香、熊胆粉、百草霜粉。功效：清热解毒，消肿止痛。用于麻疹属麻毒攻喉证，症见咽喉肿痛，单双乳蛾，痈疽疮疖肿毒。口服，一次10丸，小儿1岁一次1丸，2岁一次2丸，3岁一次3~4丸，4~8岁一次5~6丸，9~10岁一次7~9丸。一日2~3次。外用，凡疮疖疔毒初起，红肿热痛未破者，可取10余丸用冷开水调化涂敷红肿四周，日涂数次，直至肿退。

2. 五粒回春丸：主要成分有西河柳、金银花、连翘、牛蒡子（炒）、蝉蜕、薄荷、桑叶、防风、麻黄、羌活、僵蚕（麸炒）、胆南星（酒炙）、化橘红、苦杏仁（去皮炒）、川贝母、茯苓、赤芍、淡竹叶、甘草、羚羊角粉、人工麝香、牛黄、冰片。用于小儿瘟毒引起的头痛高烧，流涕多泪，咳嗽气促，烦躁口渴，麻疹初期，疹出不透。芦根、薄荷煎汤或温开水空腹送服，一次5丸，一日2次。

3. 小儿化毒散：主要成分有牛黄、珍珠、雄黄、大黄、黄连、甘草、天花粉、川贝母、赤芍、乳香（制）、没药（制）、冰片。功效主治：清热解毒，活血消肿。本品用于小儿疹后余毒未尽，症见烦躁，口渴，口疮，便秘，疖肿溃烂。口服，1次0.6g，1日1~2次；三岁以内小儿酌减。外用，敷于患处。禁忌：腹泻患儿忌服。绞窄性肠梗阻患者忌服。

第六节　手足口病

手足口病是由感受手足口病时邪（柯萨奇病毒 A 组）引起的急性发疹性传染病，临床以手足肌肤、口咽部发生疱疹为特征。本病一年四季均可发生，夏秋季节多见。发病年龄以 5 岁以下小儿居多。本病传染性强，易引起流行，感染后对同型病毒能产生较持久的免疫力。本病在中医古籍中无专门记载，但对于疱疹、疮疹等的有关论述应包含本病在内。

【诊断要点】

1. 病史：病前 1~2 周有手足口病接触史。5 岁以下小儿多见。

2. 潜伏期 2~7 天，多数患儿突然起病，于发病前 1~2 天或发病的同时出现发热，多在 38℃左右，可伴头痛、咳嗽、流涕、口痛、纳差、恶心、呕吐、泄泻等症状。一般体温越高，病程越长，则病情越重。

3. 主要临床表现：为口腔及手足部发生疱疹。口腔疱疹多发生在硬腭、颊部、齿龈、唇内及舌部，破溃后形成小的溃疡，疼痛较剧，年幼儿常表现烦躁、哭闹、流涎、拒食等。在口腔疱疹后 1~2 天可见皮肤斑丘疹，呈离心性分布，以手足部多见，并很快变为疱疹，疱疹呈圆形或椭圆形，扁平凸起，如米粒至小豆粒大，质地较硬，多不破溃，内有混浊液体，周围绕以红晕，其数目少则几个，多则百余个。疱疹长轴与指、趾皮纹走向一致。少数患儿臂、腿、臀等部位也可出现，但躯干及颜面部极少。疱疹一般 7~10 天消退，疹退后无瘢痕及色素沉着。

4. 严重手足口病流行期间，患儿易发生高热、神昏、颈项强直、四肢抽搐，脑脊液改变，即脑炎合并症；或心悸、胸闷，心电图改变，心肌酶谱升高，即病毒性心肌炎合并症。

5. 实验室检查：外周血象白细胞计数正常，淋巴细胞和单核细胞相对增高。

【内治验方】

1. 汪氏经验方一：金银花、连翘、荆芥、槟榔各 10g，板蓝根 15g，蝉蜕、薄荷（后下）各 6g，六一散（包）12g，生大黄（后下）5g，全瓜蒌 12g。上药水煎 60mL，每日 1 剂，早晚分服。适用于手足口病外感风温邪毒证，症见发热，咽部、手心、足心、臀部可见红色斑丘疹，纳差，口干，大便干燥，舌质红，苔薄黄腻等临床表现。

2. 汪氏经验方二：金银花、连翘、板蓝根、蝉蜕、桔梗各 5g，淡豆豉、仙鹤草、黄芩、丹皮、桑叶、桑白皮、焦山楂、焦神曲各 10g，六一散（包煎）12g，上药水煎 60mL，每日 1 剂，早晚分服。适用于手足口病发疹初期。

3. 汪氏经验方三：连翘、沙参、麦冬、玉竹、桑叶、天花粉、扁豆、焦山楂、焦神曲各 10g，淡竹叶 8g，石膏 15g，甘草 3g，法半夏 6g。上药水煎 60mL，每日 1 剂，早晚分服。适用于手足口病属肺胃阴虚证。

4. 银翘散加减：金银花、连翘、牛蒡子、大青叶、淡豆豉、生薏苡仁各 10g，薄荷（后下）6g，蝉蜕 5g，贯众、六一散（包）各 12g。上药水煎 60mL，每日 1 剂，早晚分服，适用于手足口病属外感风湿邪毒证，症见掌心、舌面及口腔、足部、臀部多处皮疹，摸之触手，鼻塞，舌淡红，苔黄腻，脉滑等临床表现。

5. 汪受传经验方：金银花、连翘、淡豆豉、焦神曲各 10g，蝉蜕 5g，板蓝根、薏苡仁、碧玉散（包煎）各 15g，佩兰、藿香各 8g，甘草 3g。上药水煎 60mL，每日 1 剂，早晚分服。适用于手足口病属风热夹湿，湿重于热证，症见咽部、舌面及口腔黏膜见散在疱疹、溃疡，手足、手腕、双踝附近见散在淡红色疱疹，摸之触手，舌淡红，苔黄腻，脉滑等临床表现。

6. 银翘散合六一散加减：连翘、金银花各 8g，桔梗、薄荷、牛蒡子各 5g，竹叶、荆芥穗各 3g，生甘草、淡豆豉各 4g，滑石各 10g。咽痛甚者，加蚤休、僵蚕、射干；口渴甚者，加天花粉、岗梅根；舌腻而白可加白蔻仁、香薷。上药水煎 60mL，每日 1 剂，早晚分服。适用于手足口病属邪郁肺卫证，症见低热，鼻塞流涕，咳嗽，口痛厌食，口腔内可见充血性小疱疹或溃疡，位于舌、颊黏膜及硬腭等处最多，手足掌背有丘斑疹，舌质淡红，苔薄微腻，脉濡数。

7. 清瘟败毒饮加减：生石膏（打碎）、乌犀角各 10g，生地黄 6g，川连 3g，生栀子、桔梗、黄芩、知母、赤芍、玄参、连翘、竹叶、甘草、丹皮、黄连各 4g。唇燥口干者加石斛、西洋参以养阴生津。大便秘结者加大黄泻下火毒。若热势暴亢，生石膏也可兑服，不用煎，分次服，用梨、西瓜、马蹄等水果汁兑服，以护胃气。因热闭心包，高热昏迷谵语加郁金、安宫牛黄丸或紫雪丹，也可用热毒宁注射液静脉滴注。热极动风、反复抽搐者加地龙、钩藤、僵蚕。阳明腑实热结、腹胀便秘者加生大黄（后下）、元明粉（兑服）。呕吐频繁者加竹茹、姜汁。如因秽浊内阻而吐者先用玉枢丹辟秽解毒。上药水煎 60mL，每日 1 剂，早晚分服。适用于手足口病属热毒入营证。

【外治验方】

1. 漱口方：金银花、板蓝根、连翘各 5g，黄连 3g，煎水漱口。如果疼痛较重或牙龈红肿，可用板蓝根 10g，黄芩、白鲜皮各 5g，金银花、竹叶、薄荷各 3g，煎水含漱。

2. 外洗方：①取黄芩、黄连、丹皮各 10g，红花 6g，煎水浸泡，此法适用于手足红肿明显者。②取生地黄、丹皮、板蓝根、白鲜皮、地肤子各 10g，忍冬藤

20g，红花 6g，煎水清洗患处，每日 3 次，连用 1 周，此法适用于感觉瘙痒者。②促愈洗剂浸泡：金银花、白豆蔻各 9g，连翘、藿香、石菖蒲、滑石粉、板蓝根、白鲜皮各 15g，黄芩、薄荷、茵陈、青蒿各 6g，炒泽泻 12g。水煎 1000mL，浸泡出疹部位，每日 2 次，每次 30min，连用 5 天。

3. 外敷方：①西瓜霜、冰硼散、珠黄散，任选 1 种，涂擦口腔患处，每日 3 次，用于口腔疱疹未溃破者。②锡类散，涂擦口腔内患处，每日 3 次，用于口腔疱疹溃破者。③炉甘石洗剂，涂擦手足疱疹患处，每日 3 次，用于手足疱疹瘙痒者。④如意金黄散，青黛散，任选 1 种，麻油调，敷于手足疱疹患处，每日 3 次。用于手足疱疹重者。

4. 灌肠法：①取金银花、连翘、青蒿、茯苓、牡丹皮、黄芩、蝉蜕、牛蒡子各 10g，板蓝根、滑石各 30g，甘草 6g，黄连 3g。熬制成 200mL 一袋，中药灌肠 20~50mL，日 1~2 次，甚者 3 次，发热者加柴胡 4~6mL。②双花防毒饮方剂：金银花、野菊花、茯苓各 10g，蚤休 15g，甘草 3g。治疗口疼牙龈肿可加板蓝根 10g，黄芩、白鲜皮各 6g，竹叶、薄荷各 2g。在疾病康复期，对于口干咽痛的患儿可在沙参麦冬汤方剂里，加生地黄、芦根养阴生津，清热润咽。制法：上药加水 300mL，浸泡 30min，以武火（大火）煎煮沸腾，改用文火（小火）煎煮 15min，煎成药液 150mL。每日 1 剂，药液分 2~3 次用，连续 7~10 天。3 岁以下婴幼儿可减量。每晚睡前保留灌肠。将 150mL 药液倒入灌肠筒中。温度 38℃~40℃，嘱患儿排空大小便，取去枕左侧卧位，臀部抬高 10cm，液面距肛门不超过 30cm，肛管插入 15~20cm，15min 内将药液缓慢灌入，10min 后改为平卧位，药液尽量保留 8h 以上。

5. 擦洗外敷法：舌疮散：生石膏 10g，冰片、生蒲黄各 1g，青黛 3g。上药共研细末，先取金银花 20g，甘草 10g，加开水 100mL 浸泡，待冷后用消毒棉签蘸此水清洗患处或含漱口腔，而后将以上药末涂于患处，每日 3~4 次，治疗后患者口腔疱疹明显好转，能进饮食。

【中成药验方】

1. 抗病毒口服液：主要成分为板蓝根、石膏、芦根、生地黄、郁金、知母、石菖蒲、广藿香、连翘。辅料为蔗糖、蜂蜜、环拉酸钠、橘子香精。功效：清热祛湿，凉血解毒。用于风热感冒，流感。用法用量：口服。一次 10mL，一日 2~3 次（早饭前和午、晚饭后各服 1 次）。

2. 黄栀花口服液：主要成分为黄芩、金银花、大黄、栀子。功效：清肺泻热。用于小儿外感热证，症见发热，头痛，咽赤肿痛，心烦，口渴，大便干结，小便短赤等；小儿急性上呼吸道感染见有上述证候者。用法用量：饭后服。2~3 岁一次 5mL，4~6 岁一次 10mL，7~10 岁一次 15mL，11 岁以上一次 20mL，一日 2 次。疗程 3 天。个别患者出现恶心、呕吐。

第七节　流行性腮腺炎

流行性腮腺炎是由流行性腮腺炎时邪（腮腺炎病毒）引起的一种急性传染病，临床以发热、耳下腮部漫肿疼痛为特征。本病一年四季均可发生，冬春季节最为多见。任何年龄均可发病，多见于学龄儿童和青少年，2 岁以下小儿少见。本病传染性较强，易在托幼机构发生流行。患病后一般可获较持久的免疫力。一般预后良好。中医学称本病为“痄腮”。

【诊断要点】

1. 病史：发病前 2~3 周有流行性腮腺炎接触史。

2. 初病时可有发热、头痛、无力、食欲不振等前驱症状。发病 1~2 天后出现颧骨弓或耳部疼痛，体温上升，少数可高达 40℃。通常一侧腮腺肿大后 2~4 天又累及对侧。腮腺肿大以耳垂为中心，向前、后、下扩大，边缘不清，皮色不变，触之疼痛，有弹性感。腮腺管口早期常有红肿，或同时有颌下腺或舌下腺肿大，可出现吞咽困难。严重者可并发脑膜炎、脑膜脑炎、睾丸炎、卵巢炎和胰腺炎等。

3. 实验室检查：

（1）周围血象：血白细胞总数正常或偏低，淋巴细胞相对增高，继发细菌感染者血白细胞总数及中性粒细胞均增高。

（2）血清和尿淀粉酶测定：90%患者发病早期有血清和尿淀粉酶轻至中度增高。

（3）病原学检查：从患儿唾液、脑脊液、尿或血中可分离出腮腺炎病毒。用 ELISA 法检血清中腮腺炎病毒核蛋白的 IgM 抗体可作为近期感染的诊断。近年有应用特异性抗体或单克隆抗体来检测腮腺炎病毒抗原，可作早期诊断。用 PCR 技术检测腮腺炎病毒 RNA，可大大提高可疑患者的诊断。

【内治验方】

1. 柴胡葛根汤加减：金银花、连翘、板蓝根各 12g，白僵蚕、柴胡、黄芩、桔梗各 10g，黄连 5g，蒲公英 15g，川贝母 8g，牛蒡子、甘草各 9g，外治用大黄、青黛各 20g，为末醋调外敷，每日换药 3 次。上药水煎 80mL，每日 1 剂，早晚分服，适用于流行性腮腺炎属邪犯少阳证，症见发热，咳嗽痰黄，两侧腮部肿如鸡卵大，皮色光亮，边缘不清，触之腮部灼热胀痛，拒按，咀嚼困难，憎寒壮热，舌红，苔薄黄，脉弦数。

2. 普济消毒饮加减：生石膏（先煎）30g，生山栀子、黄芩、桔梗各 6g，连翘、玄参、生地黄、丹皮、赤芍、僵蚕、柴胡各10g，板蓝根、夏枯草各15g。上药水煎80mL，每日1剂，早晚分服。若大便秘结者，可加酒大黄以泻热通便；腮腺炎并发睾丸炎者，可加川楝子、龙胆草以泻肝经湿热。适用于流行性腮腺炎属热毒壅盛证。

3. 清瘟败毒饮加至宝丹、紫雪丹加减：广犀角（先煎）3g，金银花12g，连翘10g，丹皮、赤芍、竹叶、青竹茹、玄参各6g，生石膏18g，全蝎8g，蜈蚣2条。上药水煎80mL，每日1剂，早晚分服。适用于流行性腮腺炎属邪陷心肝证，症见头痛嗜睡，高热，呕吐，两耳下肿大如杏，病理反射征阳性，舌苔薄黄，脉浮数等临床表现。

4. 龙胆泻肝汤加减：龙胆草、山栀子、车前草、黄芩、生地黄、当归、泽泻各10g，柴胡3g，甘草6g，板蓝根30g，连翘15g，金银花12g。上药水煎80mL，每日1剂，早晚分服。肝胆实火热盛，去车前子，加黄连泻火；若湿盛热轻者，去黄芩、生地黄，加滑石、薏苡仁以增强利湿之功；阴囊囊肿，红热甚者，加连翘、大黄以泻火解毒。适用于流行性腮腺炎属毒窜睾腹证，症见左侧脸颊部肿痛，咀嚼、吞咽时疼痛加重，两侧扁桃体肿大，高热，左侧睾丸肿胀疼痛，有下坠感，舌红，苔薄黄腻，脉弦数等临床表现。

5. 银翘散加减：金银花、连翘、荆芥、夏枯草、野菊花各10g，竹叶、生甘草、薄荷（后下）各6g，板蓝根30g，桔梗3g。咽痛，加马勃4.5g、鸭跖草30g；腮腺肿甚，加板蓝根30g，夏枯草10g。上药水煎80mL，每日1剂，早晚分服。适用于流行性腮腺炎属邪毒在表证，症见轻微发热恶寒，一侧或两侧耳下腮部漫肿疼痛，或伴头痛，咽痛，纳少，舌红，苔薄白或淡黄，脉浮数。

6. 普济消毒饮加减：黄连3g，黄芩、连翘、僵蚕、夏枯草、海藻、玄参各10g，板蓝根30g，柴胡5g，牛蒡子、薄荷（后下）、生甘草各6g。高热烦躁，加生石膏30g，寒水石10g；腮肿较硬，加昆布、夏枯草各10g，海藻15g；睾丸肿痛，加龙胆草、荔枝核各10g；头痛呕吐，加姜竹茹6g，玉枢丹1.5g（吞服）；昏迷抽搐，加钩藤、僵蚕各10g，紫雪丹1.5g（吞服）。上药水煎80mL，每日1剂，早晚分服，适用于流行性腮腺炎属温毒蕴结证，症见高热不退，腮部肿胀疼痛，坚硬拒按，张口、咀嚼困难，烦躁不安，口渴引饮，或伴头痛、呕吐，咽部红肿，食欲不振，尿少黄赤，舌红，苔黄，脉滑数。

7. 董英经验方：柴胡、葛根、黄芩、牛蒡子、桔梗、夏枯草、赤芍各9g，板蓝根15g，金银花、连翘各12g，僵蚕6g。每天1剂，水煎早晚分服。局部用青黛散适量，以醋或茶水调敷患处，每天1~2次，共治疗7天。适用于流行性腮腺炎。

8. 程义经验方：党参、黄芪、炒白术、川芎、茯苓、茯神各10g，远志、薤白、桂枝、炙甘草各 6g。上药先用清水浸泡半时辰，煎煮 2 次，药液对匀，分 2 次服，每天 1 剂。适用于流行性腮腺炎属心脾两虚，阳气亏虚证，症见喘息，纳差，脸色苍白，肢冷多汗，便溏，心率慢，舌淡苔白，脉细有力，心电图审查有房室传导阻滞或者束支传导阻滞等。

9. 解毒散结汤：金银花 20g，连翘 12g，板蓝根、生石膏各 15g，黄连、黄芩、夏枯草、玄参、蚤休、大青叶各 10g，薄荷、僵蚕各 5g。水煎服，每日 1 剂，日服 3 次。随症加减，可用于各种流行性腮腺炎。

10. 六味消毒饮：板蓝根、忍冬藤各 15g，夏枯草、白僵蚕、赤芍、连翘各 10g。水煎服，每日 1 剂，日服 2 次。用于流行性腮腺炎。发热，加牛蒡子、大青叶；口渴，加天花粉、鲜芦根；伴扁桃腺炎，加白桔梗、轻马勃、粉甘草；胃脘不舒或纳减，加川朴花、生麦芽；大便干结，加全瓜蒌、大黄。

11. 板蓝根汤：板蓝根、大青叶、连翘各 6~10g，金银花 10~15g，甘草 3~5g。水煎服，每日 1 剂，日服 3~5 次。用于小儿流行性腮腺炎。

12. 黄氏解毒汤：连翘、金银花、防风、黄芩、甘草、荆芥、淡竹叶、夏枯草、大青叶各 10g。此为 4~8 岁小儿 1 日量，8 岁以上，每味加 3g，水煎 2 次，分 3 次内服。功能清热解毒，消风退肿，主治流行性腮腺炎。1~3 岁 15~20g，4~15 岁 20~40g，16 岁以上 40~60g。功能清热，解毒，消肿，主治流行性腮腺炎。

13. 荆防十四方：荆芥、防风、黄芩、马勃、野菊花、羌活、蝉衣、牛蒡、黄连、大黄、连翘、金银花各 6g，板蓝根 12g，僵蚕 4.5g。水煎服。功能疏风，清热，解毒，消肿，主治小儿腮腺炎。

14. 荆板解毒汤：板蓝根 12~20g，连翘、黄芩、牛蒡子各 6~12g，荆芥、薄荷各 3~6g，蒲公英 12~20g，玄参 9~15g，水煎服。功能清热解毒，消肿止痛，主治流行性腮腺炎。

15. 池氏腮腺炎方：黄芩、板蓝根、山豆根、粉草各 6g，黄连、僵蚕、大黄各 4.5g，金银花 12g，连翘、蒲公英各 9g，牛蒡子、马勃、薄荷、桔梗各 3g。水煎服。功能清热解毒消肿，主治小儿腮腺红肿，发热，咽痛等症。

16. 痒腮方：金银花、连翘、板蓝根、玄参各 9g，蒲公英 15g，僵蚕 6g，升麻、甘草各 3g，柴胡 4.5g。轻者日 1 剂，重者日 2 剂，水煎 2 次，分 2~4 次服。功能疏风透表，清热解毒，软坚散结，凉血生津，主治流行性腮腺炎。

【外治验方】

1. 外敷法：①蚯白冰黛散：取活蚯蚓一条，白糖、冰片、青黛适量。将活蚯蚓与等量白糖、冰片、青黛搅拌调为糊状，再加入 2 倍剂量的凡士林，加热成软膏。外敷，每 4h 一次。本方适用于急性腮腺炎。②青花消腮膏：取大青叶、金银花、野菊花等量。研细末，装瓶备用。再将药粉加适量米醋，调成药饼，外敷患处，纱布覆盖固定，每日2次。③蒲黄外敷法：取鲜蒲公英30g，捣烂，加鸡蛋一个，雄黄、白糖少许调成糊状，外敷患处。每日换药1次。④仙人掌外敷法：取鲜而多汁的仙人掌一块，剥掉外皮和小刺，捣烂如泥，外敷患处，每日换敷1次，2~3天可治愈。⑤取吴茱萸9g，虎杖4.5g，紫花地丁6g，胆南星3g，醋适量。上药共研细末，1岁以内用3g，2~5岁用6g，6~10岁用9g，11~15岁用12g，15岁以上用15g，用醋调成糊状，敷涌泉穴，包扎固定，每日1次。可同用二鲜膏，即仙人掌40g，鲜板蓝根30g，冰片4g，共捣烂成糊状敷于肿痛处，每日换药1次。

2. 针灸疗法：①取少商（双）、合谷（双）、商阴为主穴，取颊车、风池、大椎为配穴，强刺激，捻转进针，不留针，每日1次。如有发热者，针刺双侧曲池穴，直刺1~1.5寸，强刺激捻转，不留针。②点灼角孙穴法：常规消毒患处皮肤后，用灯芯草蘸取麻油少许，点燃后迅速点灼患侧角孙穴，听到清脆“嚓”声立即提起即可，每日1次。③放血疗法：取耳尖穴，折耳向前，在耳郭上端，用三棱针常规消毒后，速刺放血2~3滴，取两侧穴位。

3. 涂擦法：①取大黄15g，赤小豆、青黛各30g。先将赤小豆、大黄研细末，再以青黛均匀分成5包（每包约15g）备用，用时取药末1包与鸡蛋清2个调成稀糊状，蘸药液涂擦两腮部，干后再涂，不拘次数。②拔毒擦剂：黄柏、雄黄、枯矾各等量，研末后混匀，用95%酒精调和稀释，用小毛刷蘸药液后涂在肿胀之腮腺处，每日数次。

4. 耳穴压豆法：取王不留行籽适量，然后用探针找出耳穴敏感点，取腮腺（双侧）、耳尖和神门（均单侧），将王不留行籽分别压在各敏感点上，以胶布固定，每日按王不留行籽4~5次，将肿大之腮腺炎退后取下。

5. 薄贴法：取蟾蜍用清水洗净后去头及耳后腺，将皮剥下剪成膏药样，表皮向外直接贴于患处，8h左右可自然干燥而脱落，脱落后可浸水重贴，或更换新鲜蟾蜍皮继续贴患处，待肿消失。

【中成药验方】

1. 五福化毒丸：主要成分为水牛角浓缩粉、连翘、青黛、黄连、牛蒡子（炒）、玄参、地黄、桔梗、芒硝、赤芍、甘草。功效：清热解毒，凉血消肿。用于流行性腮腺炎属热毒蕴结证，症见血热毒盛，小儿疮疖，咽喉肿痛，口舌生疮，牙龈出血。用法用量：口服。水蜜丸一次2g（4丸），一日2~3次。糖尿病患者禁服。

2. 复方大青叶合剂：由大青叶、金银花、大黄、羌活组成。具有清热解毒、泻火祛风的功效。适用于风热感冒、流行性感冒、腮腺炎以及肝炎等病毒感染性疾病。对水痘病毒有良好的杀灭作用。用法用量：口服。每次10mL，每日3次。

3. 冰硼散：冰片 50g，朱砂 60g，硼砂（煅）、玄明粉各 500g。功能与主治：清热解毒，消肿止痛。用于热毒蕴结所致的咽喉疼痛，牙龈肿痛，口舌生疮。冰硼散是传统中成药，能清热解毒，消肿止痛，常用治口舌生疮、牙龈肿胀、咽喉疼痛等症。流行性腮腺炎：取冰硼散 3g，用冷开水调成稀糊状涂患处，外加纱布块，贴胶布固定，每日换药1 次，一般用药 3～5 次可愈。

第八节　小儿咳嗽

小儿咳嗽是小儿时期常见的一种肺系病证，大多继发于上呼吸道感染，或为某些传染病的早期表现之一。临床以咳嗽为主症，婴幼儿多见。

【诊断要点】

1. 好发于冬春二季，常因气候变化而发病。

2. 病前多有感冒病史，或可询及免疫功能低下、特应性体质、营养障碍、佝偻病和支气管局部结构异常等病史。

3. 咳嗽为主要临床症状。

4. 肺部听诊：两肺呼吸音粗糙，可闻及干啰音或不固定的粗湿啰音。婴幼儿伴喘息的支气管炎，肺部叩诊呈鼓音，听诊双肺满布哮鸣音及少量粗湿啰音。

5. 理化检查：血常规：由病毒所致者，周围血白细胞总数正常或低；由细菌所致者或合并细菌感染时，白细胞总数及中性粒细胞均可增高。胸部 X 线检查：肺纹理增粗或正常，肺门阴影增浓。冷凝集试验：可作为肺炎支原体感染的过筛试验，一般病后 1～2 周开始上升，滴度≥1：64 有很大参考价值。

【内治验方】

1. 三拗汤：麻黄、甘草各 2.4g，陈皮 3g，姜半夏、牛蒡子各 9g，白芥子 4.5g，紫菀、杏仁、紫苏子、竹茹各 6g。水煎 300mL，每日 1 剂，早晚分服。上药水煎 80mL，每日 1 剂，早晚分服，适用于小儿咳嗽属风寒在表，痰浊阻络证，症见咳嗽，咳痰不爽，二便尚调，舌苔薄白者。

2. 消咳灵：白屈菜、百部、贝母、黄芩等，每次 0.5g，每天 3 次。合用清热止咳汤：黄芩、桑白皮、白前、连翘、枇杷叶、桔梗各 5g。上药水煎 80mL，每日 1 剂，早晚分服，适用于小儿咳嗽属风热犯肺证，症见发热，轻咳，有涕，额红唇红，咽红不肿，舌苔白厚，舌质红。

3. 止嗽散：荆芥 6g，川黄连 1.5g，黄芩、紫苏、桔梗各 9g，炙旋覆花、橘络各 15g，炙款冬花、炙前胡、炙百部、炙麻绒各 12g，陈皮、姜竹茹各 3g，石膏、炒谷芽、炒麦芽各 30g。上药水煎 80mL，每日 1 剂，早晚分服，适用于小儿咳嗽属痰热壅肺证，症见咳嗽，咳痰稠黏而黄，口干咽红。

4. 二陈汤：杏仁、紫苏子、茯苓、川贝母、炙杷叶、橘红各 10g，姜半夏、枳壳、桔梗各 6g，炙甘草 4g。上药水煎 80mL，每日 1 剂，早晚分服，适用于小儿咳嗽属痰浊蕴肺证，症见咳嗽反复发作，夜间为甚，咳声重浊，喉中痰鸣，咯痰不爽，偶咯出黄白黏痰，每因气候骤变或饮食生冷，肥甘油腻之物而诱发或加剧，舌质淡红，苔白厚腻，脉滑有力。

5. 六君子汤：半夏、前胡各 10g，葛根、木香各 3g，紫苏梗、陈皮、茯苓、神曲、山楂、太子参、桔梗、甘草各 5g，生姜 1 片。上药水煎 80mL，每日 1 剂，早晚分服，适用于小儿咳嗽属脾虚咳嗽证，症见饮食不适出现腹泻，大便日行 2 次，质溏，咳嗽，少痰，神疲乏力，纳差，小便量不少，舌淡红，苔薄白，脉浮弱。

6. 王氏经验方：荆芥 6g，川黄连 1.5g，桔梗、黄芩、紫苏各 9g，炙旋覆花、橘络各 15g，炙款冬花、炙前胡、炙麻绒、炙百部各 12g，陈皮、姜竹茹各 3g，炒谷芽、石膏、炒麦芽各 30g。上药水煎 80mL，每日 1 剂，早晚分服，适用于小儿咳嗽属痰热壅肺证，症见发热后咳嗽，咯痰稠黏而黄，口干咽红，舌质红，苔黄，指纹紫滞者。

7. 杏苏散：苏叶、半夏、茯苓、前胡、杏仁各 9g，苦桔梗、枳壳、橘皮各 6g，甘草 3g，大枣 3 枚。上药水煎 80mL，每日 1 剂，早晚分服，适用于小儿咳嗽属外感凉燥证，症见咳嗽频作，咽痒声重，咯痰稀白，恶寒无汗，头微痛，苔白脉弦者。

8. 桑菊饮：桑叶 7.5g，杏仁、桔梗、芦根各 6g，连翘 5g，薄荷、菊花、甘草各 3g。上药水煎 80mL，每日 1 剂，早晚分服。二三日不解大便，气粗似喘，燥在气分者，加石膏、知母以清解气分之热；舌绛，暮热甚燥，邪初入营，加元参，犀角以清营分热；在血分者，去薄荷、苇根，加细生地、玉竹、丹皮各 6g；肺热甚，加黄芩，渴甚者，加天花粉以生津止咳；咽喉红肿疼痛者，加玄参、板蓝根清热利咽；咳嗽咯血者，加白茅根、茜草根凉血止血。适用于小儿咳嗽风热咳嗽证，症见风温初起，咳嗽，身热不甚，口微渴，苔薄白，脉浮数者。

9. 清燥救肺汤：桑叶（经霜者，去枝、梗，净叶）9g，石膏（煅）8g，甘草、胡麻仁（炒，研）、阿胶、枇杷叶（刷去毛，蜜涂，炙黄）各 3g，麦门冬（去心）4g，人参、杏仁（泡，去皮尖，炒黄）各 2g。上药水煎 80mL，每日 1 剂，早晚分服。若痰多，加川贝、瓜蒌以润燥化痰；热甚者，加羚羊角、水牛角以清热凉血。适用于小儿咳嗽属风燥咳嗽证，症见身热头痛，干咳无痰，气逆而喘，咽喉干燥，鼻燥，心烦口渴，胸满胁痛，舌干少苔，脉虚大而数者。

10. 清金化痰汤：黄芩、栀子各 4.5g，桔梗 6g，麦门冬（去心）、贝母、橘红茯苓各 9g，桑皮、知母、瓜蒌仁（炒）各 3g，甘草 1.2g。上药水煎 80mL，每日 1

剂，早晚分服，适用于小儿痰热咳嗽，症见咯痰黄稠腥臭，或带血丝，面赤，鼻出热气，咽喉干痛，舌苔黄腻，脉象濡数者。

11. 沙参麦冬汤：沙参、麦冬各9g，玉竹6g，生甘草3g，冬桑叶、生扁豆、天花粉各4.5g。上药水煎80mL，每日1剂，早晚分服，适用于小儿阴虚咳嗽证，症见干咳无痰或痰少而黏，咽干口渴，咽痒，声音嘶哑，手足心热，脉细数，舌红少苔者。

12.白附麻辛汤：白附子、半夏、陈皮、茯苓各3g，麻黄、细辛、甘草各15g。水煎服，每日1剂，频服。用于小儿风寒咳嗽。

【外治验方】

1. 敷足疗法：①吴茱萸10g，法半夏6g，研成细末，加醋适量调为糊状，外敷双足心涌泉穴，用纱布包好，24h一换，连敷3~5次。伴喉间痰鸣者，可加风化硝（玄明粉）10g，其效尤佳。此法可化痰止咳。②石膏6g，枳实10g，瓜蒌12g，明矾、冰片各3g。共研细末，混合均匀，加凡士林调为糊状，外敷患儿双足心涌泉穴。每日1换，连敷5~7天。可同时加敷大椎穴。此法可清热宣肺，化痰止咳。

2. 足浴疗法：①生姜30g放入药罐中，加清水适量，浸泡5~10min后，水煎取汁，放入盆中，待温时足浴。每次1剂，每日2~3次，每次10~30min，连续2~3天。此法可温肺散寒，用于风寒咳嗽。②麻黄、杏仁、甘草各5g，牛蒡子15g，石膏30g。共煎取药汁，如上法足浴。每次15~30min，每日2~3次，每日1剂，连续3~5天。此法可清热宣肺，止咳化痰，适用于肺热咳嗽。

3. 推拿疗法：①取天突穴，用拇指、食指上提拿皮肉，直至穴位发红为度，同时用食指轻揉天突穴，以发麻为度。②运内八卦、清肝经、清肺经、清天河水、揉二马。痰多者加揉掌小横纹。③推攒竹、推坎宫、揉太阳、揉乳根、推三关、掐揉二扇门，此法适用于风寒咳嗽；清肺经、清天河水、揉肺俞、分推肩胛骨、揉乳旁、揉乳根，此法适用于风热咳嗽；补脾经、揉中脘、按揉足三里、推揉膻中、揉肺俞、捏脊，此法适用于痰湿咳嗽；补肺经、补肾经、揉乳根、揉乳旁、捏脊、揉肾顶、揉二马，此法适用于肺虚咳嗽。

4. 放血疗法：①耳穴取耳尖、扁桃体点刺放血，放出血液2~8滴。配穴取少商、商阳、关冲，点刺放血，每穴2~7滴。左右交替，注意动作要轻盈、快速、稳健。②鱼际络青紫者，适当放血2~5滴。1日1次，5次为1个疗程。

5. 敷贴疗法：①敷脐疗法：取枯矾、皂荚各3份，牵牛子、杏仁、栀子各2份，共研细末，装瓶备用。使用时每次取药末适量，取葱白1~3根捣烂，加蛋清少许，与上述药末调为稀糊状，外敷肚脐孔处，用纱布覆盖，胶布固定。每日换药1次，连续7~10天，此法可止咳化痰，用于咳嗽痰多。或取紫苏、防风、半夏、茯苓各4份，陈皮3份，甘草、杏仁各2份，白芥子1份，共研细末，装瓶备用。使用时每次取药末适量，用清水少许调为稀糊状，外敷于肚脐孔处，用纱布覆盖，胶布固定。每日换药1次，连续5~7天。此法可疏风散寒，宣肺止咳，用于寒咳。②其他穴位贴敷：取白芥子10g研细，加等量白面，用水调好制成饼，贴敷肺俞穴，1天1次，每次取一侧，交替贴敷，5次为1个疗程。或取穴风门、肺俞、膻中，用清金散穴位敷贴治疗外感咳嗽。或用白芥子、莱菔子、紫苏子、桔梗、甘遂、细辛，贴敷两肩胛之间治疗久咳不愈。或取细辛、白芥子各2份，半夏1份，杏仁、蒸百部各3份，共研细末，装瓶备用。使用时每次取药末适量，用米醋少许调成糊状，3岁以下小儿外敷于涌泉穴、天突穴，4岁以上小儿敷肺俞穴、天突穴（因小儿皮肤娇嫩，可将膻中穴与天突穴、定喘穴与肺俞穴交替使用），用纱布覆盖，胶布固定。每日换药1次，连续3~5天。此法可宣肺理气，止咳化痰。

6. 针灸疗法：①针刺单穴：取双侧肺俞穴，针刺后施温和灸法，此法适用于风寒咳嗽；取四缝穴，三棱针点刺出血或挤出少许黄白色透明黏液，此法适用于外感咳嗽；取双侧鱼际穴，操作时针尖刺向劳宫穴，起针后咳嗽症状立即消失，此法适用于心肺阴虚型慢性咳嗽。②针刺多穴：取穴天突、内关、曲池、丰隆，或肺俞、尺泽、太白、太冲，每日取1组，两组交替使用，每日1次，10次为1个疗程，中等刺激，或加针灸，此法适用于肺脾气虚咳嗽。

【中成药验方】

1. 蜜炼川贝枇杷膏：主要成分为川贝母、枇杷叶、南沙参、茯苓、化橘红、桔梗、法半夏、五味子、瓜蒌子、款冬花、远志、苦杏仁、生姜、甘草、杏仁水、薄荷脑，辅料为：蜂蜜、麦芽糖、糖浆。功效：润肺化痰、止咳平喘、护喉利咽、生津补气、调心降火。本品适用于伤风咳嗽，痰稠，痰多气喘，咽喉干痒及声音嘶哑。用法用量：口服。成人每日3次，每次一汤匙（约15mL）；小儿减半。

2. 小儿清热止咳口服液：主要成分为麻黄、苦杏仁（炒）、石膏、黄芩、板蓝根、北豆根、甘草。辅料为：蜂蜜、蔗糖、苯甲酸钠。功效：清热宣肺，平喘，利咽。用于小儿外感风热所致的感冒，症见发热恶寒，咳嗽痰黄，气促喘息，口干音哑，咽喉肿痛。用法用量：口服，1~2岁每次服3~5mL，3~5岁每次服5~10mL，6~14岁每次服10~15mL。一日3次，用时摇匀。

3. 解肌宁嗽丸：成分为半夏、陈皮、茯苓、甘草、葛根、桔梗、苦杏仁、木香、前胡、天花粉、玄参、浙贝母、枳壳、紫苏叶。功效：宣肺，化痰止咳。本品用于小儿头痛身热，咳嗽痰盛，气促，咽喉疼痛。用法用量：口服。小儿周岁一次半丸，2~3岁一次1丸，一日2次。

第九节　小儿腹泻

小儿腹泻是一组由多病原、多因素引起的以大便次数增多和大便性状改变为特点的消化道综合征，是造成小儿营养不良、生长发育障碍的主要原因之一。本病属中医“泄泻”范畴。

【诊断要点】

1. 有乳食不节、饮食不洁、感受外邪等病史。

2. 大便次数较平时明显增多，粪质稀薄，呈黄色或黄绿色，或清水、蛋花汤样，或夹有奶块、不消化物或少量黏液。

3. 可伴有恶心、呕吐、腹痛、发热、口渴等症。

4. 本病按病情分为轻型、重型。轻型：起病可急可缓，以胃肠症状为主。食欲不振，偶有溢乳或呕吐，大便次数增多，一般在 10 次以下，大便性状变稀，无脱水及全身中毒症状，多在数日内痊愈。重型：常急性起病，也可由轻型转化而成。大便每日达 10 次以上，除有较重的胃肠道症状外，还有较明显的脱水、电解质紊乱及全身中毒症状，如发热、烦躁、精神萎靡、嗜睡甚至昏迷、休克。

5. 本病按病程分为：急性腹泻，病程<2 周；迁延性腹泻，病程 2 周~2 月；慢性腹泻，病程>2 月。

6. 理化检查：血象检查：由病毒所致者，周围血白细胞总数正常或低；由细菌所致者，白细胞总数及中性粒细胞均可增高；了解有无贫血。大便镜检：可见脂肪球或少量白细胞、红细胞。大便病原学检查：可有轮状病毒等病毒检测阳性，或致病性大肠杆菌等细菌培养阳性。电解质检查：排除电解质紊乱，有无出现低钠、低钙、低钾等。

【内治验方】

1. 藿香正气散加减：藿香、紫苏梗、川厚朴、半夏、荆芥穗、枳壳、桔梗、杏仁各 5g，甘草 3g。若表邪偏重，寒热无汗者，可加香薷以助解表；兼气滞脘腹胀痛者，可加木香、延胡索以行气止痛。上药水煎 80mL，每日 1 剂，早晚分服，适用于小儿腹泻，属风寒泻者，症见发热，微恶寒，无汗，腹泻，臭气不甚，伴咳嗽，少痰，流清涕，纳呆。

2. 葛根芩连汤：葛根、黄芩、半夏、泽泻各 5g，川黄连 1.5g，木香、甘草各 3g。腹痛者，加炒白芍以柔肝止痛；热痢里急后重者，加木香、槟榔以行气而除后重；兼呕吐者，加半夏以降逆止呕；夹食滞者，加山楂以消食。上药水煎 80mL，每日 1 剂，早晚分服，适用于小儿腹泻，属湿热泄泻者，症见发热，腹泻，水样便，呕吐。

3. 七味白术散：白术、茯苓、党参各10g，木香、甘草、葛根各3g，藿香、桔梗、神曲各5g。上药水煎80mL，每日1剂，早晚分服。如果服汤药有困难，还可按人参:白茯苓:炒白术:藿香叶:葛根:木香:甘草为0.6:1:1:1.5:1:0.6:0.3的比例研为粗末，以温开水送服或加蜂蜜制成丸服用。2岁以下每次1g，2岁以上每次2g，每日3次。适用于小儿腹泻属脾虚泄泻，症见稀水便，夹有不消化奶瓣，气味不臭，面色黄无华，纳呆。

4. 附子理中丸加减：炮姜、肉桂各3g，丁香1.5g，益智仁、炙诃子、苍术、白术各10g，煨木香5g。上药水煎80mL，每日1剂，早晚分服，适用于小儿腹泻属脾阳受损证，症见发热，恶心，呕吐，泄泻，稀水样便夹奶瓣、黏液。

5. 逍遥散：川楝子、炙厚朴、香橼皮、白芍、白术、枳壳、茯苓、半夏、炒青皮、当归、紫苏梗、陈皮、佛手、甘草各10g，柴胡5g，砂仁3g。上药水煎80mL，每日1剂，早晚分服。适用于小儿腹泻属肝脾不和证，症见便溏不成形，腹胀腹痛，痛则欲泻，泻后腹痛不解，善太息，两胁作痛。

6. 保和丸：山楂、神曲、半夏、茯苓、陈皮、连翘、莱菔子各10g。上药水煎80mL，每日1剂，早晚分服。适用于小儿腹泻属伤食泻，症见腹痛即泻，泻后痛减，大便稀溏酸臭，夹有乳凝块或食物残渣，脘腹胀满，嗳气酸馊。

7. 参苓白术散：茯苓15g，人参、白术（炒）、山药、白扁豆（炒）、莲子各10g，薏苡仁（炒）30g，砂仁、桔梗、甘草各5g。上药水煎80mL，每日1剂，早晚分服。适用于小儿腹泻属脾虚泻，症见大便稀溏，色淡不臭，夹有不消化食物，多于食后作泻，食欲不振，面色萎黄，形体消瘦。

8. 人参乌梅汤：人参、莲子（炒）、山药各10g，炙甘草、乌梅各5g，木瓜6g，上药水煎80mL，每日1剂，早晚分服。适用于小儿腹泻属气阴两伤证，症见泻下无度，质稀如水，精神萎靡，目眶及前囟凹陷，皮肤干燥，口渴欲饮，小便短少。若阴液亏甚，脾胃不虚者，去山药、莲子，加生地黄、麦冬各10g。

9. 生脉散合参附龙牡救逆汤：五味子、炙甘草各5g，人参、麦冬、附子（先煎）、龙骨（先煎）、牡蛎（先煎）各10g，白芍20g。水煎，小量频服。适用于小儿腹泻属阴竭阳脱证，症见泄下不止，便稀如水，精神萎靡，表情淡漠，面色苍白，气息微弱，四肢厥冷。

10. 益气温阳汤：炙黄芪45g，炮姜、车前子、诃子各15g，陈皮、焦白术、茯苓各10g，黄连2g，焦山楂6g。水煎服，每日1剂（病重2剂）。小儿每次服50mL，成人（16岁）每次服100mL，日服3~4次。用于小儿轮状病毒性腹泻，呈水样泻者。

11. 四神丸：肉豆蔻（煨）、补骨脂（盐炒）各6g，五味子（醋制）、吴茱萸（制）、大枣（去核）各5g。上药水煎80mL，每日1剂，早晚分服。适用于小儿腹泻属肾阳不足证，症见肠鸣腹胀，五更溏泻，食少不化，久泻不止，面黄肢冷者。

12. 王和亿经验方：山楂炭12g，青皮6g，红糖适量。将上述药材分别清洗干净，控干水分，共研细末，以水160mL调成糊状，加入红糖适量，隔水蒸20min。每次服用15mL，每日服用4次。适用于小儿腹泻。

13. 徐小洲经验方：防风、乌梅、甘草各5g，桔梗3g，葛根、生山楂、谷芽、麦芽、扁豆衣、陈石榴皮、黄芩各10g，黄连2g。水煎服，每日1剂，日服2~3次。用于小儿腹泻，病程较短，泻下稀薄或臭秽，苔薄白或腻之症，无论是因六淫外感或伤食所致，均可服用。

14. 调中止泻汤：焦山楂12g，茯苓、车前子、葛根各6g。水煎服，每日1剂，分多次服。用于小儿伤食腹泻。

15. 通补汤：炒白术、茯苓、猪苓、车前子、泽泻、通草、炒柴胡、陈皮各3g。水煎服，每日1剂。加蔗糖调味，分数次频服。或日服2次。用于小儿非感染性腹泻。

16. 张仕明增液益胃汤：葛根20g，茯苓、人参、茵陈各9g，藿香、白术、甘草各5g，金银花6g，乌梅12g，马齿苋20g。上药加水1000mL，煎至500mL。嘱其停乳食24h频频饮用。用于小儿重证腹泻，症见腹泻，尿少，腹满，口唇干燥或发绀，或伴有呕吐，面色苍白，精神萎靡，烦躁或脱水。

【外治验方】

1. 中药保留灌肠：①用藿香正气散保留灌肠治疗小儿腹泻。药用藿香、茯苓、白术各9g，紫苏、法半夏、陈皮、桔梗、厚朴各6g，甘草2g，加水500mL，煎至100mL，滤渣，保留灌肠，每天2次。②用葛根、黄芩、白芍各3~9g，黄连5~9g，人参3~6g，麦芽、神曲、山楂各5~10g，白头翁30g，茯苓、白术、石榴皮各15g，制附子、肉桂、防风、诃子各3~10g，分别用以内服和保留灌肠，1天2次，4天为1个疗程，治疗小儿医源性腹泻。

2. 刮痧：主刮脊柱两旁，臂内侧直至肘窝、天枢、足三里。呕吐加刮内关经穴部位，腹胀加刮里内庭经穴部位，发热加刮合谷、曲池经穴部位，泻甚加刮阴陵泉经穴部位，操作方法，轻刮以上各经穴部位3min左右。

3. 中药敷脐疗法：①胡椒10粒，研成细末，撒于患儿脐上，外用胶布固定。每天1次，连敷4~5天，适用于脾肾阳虚型。②朱砂、白矾、樟脑、松香各等分，再混合研匀，装瓷瓶内，勿令泄气，2日后即融合成膏。用时挑少许药膏捻成绿豆大小，置脐中，以胶布覆。③丁香6g，吴茱萸、苍术、胡椒各30g。用火焙干研粉，混合均匀，装瓶备用。用时取药粉 2g，用茶油或热米汤拌匀敷贴脐部，外用纱布封贴脐部，每天 1 次。④吴茱萸、丁香、肉桂、五倍子、白术各 50g 混合研为细末调匀，装瓶密封备用，使用 30%医用乙醇调和药末，然后将调好的适量粉末直接纳入脐窝，以填满脐部为度，然后用伤湿止痛膏贴敷固定，每天 1 次。

4. 推拿疗法：①清补脾土，清大肠，清小肠，退六腑，揉小天心。此法用于湿热泻。②揉外劳宫，推三关，摩腹，揉龟尾。此法用于风寒泻。③推板门，清大肠，补脾土，摩腹，逆运内八卦，点揉天突。此法用于伤食泻。④推三关，补脾土，补大肠，摩腹，推上七节骨，捏脊，重按肺俞、脾俞、胃俞、大肠。此法用于脾虚泻。

5. 热熨疗法：葱白 100g，食盐 500g，先将食盐放锅内炒以炸花为度，纳入葱白拌匀，用毛巾包好，趁热敷脐上（热度不宜过高，以免烫伤），每日 1~2 次，连续 2~3 天。

6. 针灸疗法：①针法主穴取足三里、中脘、天枢、脾俞。发热加曲池，偏虚寒加灸关元、神阙，呕吐加内关、上脘，腹痛加下脘，腹胀加公孙，伤食加刺四缝，水样便加水分。实证用泻法，虚证用补法。每日针刺 1~2 次。②灸法：足三里、中脘、神阙、关元，隔姜灸或艾条温和灸。每日灸 1~2 次。用于脾虚型、脾肾阳虚型腹泻。

7. 中药浴足疗法：运用地锦草 50g（鲜地锦草 100g），茜草 50g（鲜茜草 100g）水煎 20min，如用鲜者煎 15min，每次洗 30min，一般患者泡双脚至内外踝，如病情严重者或泡 2 次效果不明显者，泡脚到膝盖处，每天 2 次，分早、晚洗。

【中成药验方】

1. 藿香正气水：主要成分为苍术、陈皮、厚朴（姜制）、白芷、茯苓、大腹皮、生半夏、甘草浸膏、广藿香油、紫苏叶油，辅料为水、乙醇。功效：解表化湿，理气和中。用于风寒泻，外感风寒，内伤湿滞，夏伤暑湿所致的感冒，症见头痛昏重，胸膈痞闷，脘腹胀痛，呕吐泄泻；胃肠型感冒见上述症候群者。用法用量：口服。一次半支到 1 支（5~10mL），一日 2 次，用时摇匀。

2. 葛根芩连微丸：主要由葛根、黄芩、黄连、甘草（炙）组成。功效：解肌透表，清热解毒，利湿止泻。用于湿热泻，湿热蕴结所致的泄泻腹痛、便黄而黏、肛门灼热；及风热感冒所致的发热恶风、头痛身痛。用法用量：口服。一次 3g；小儿一次 1g，一日 3 次；或遵医嘱。

3. 保和丸：主要成分为山楂（焦）、六神曲（炒）、半夏（制）、茯苓、陈皮、连翘、莱菔子（炒）、麦芽（炒）。功效：消食导滞和胃。用于伤食泻，食积停滞，脘腹胀满，嗳腐吞酸，不欲饮食。用法用量：口服。水丸一次 6~9g，大蜜丸一次

1~2 丸，一日 2 次；小儿酌减。孕妇忌服。

4. 蒙脱石散：主要成分为蒙脱石，辅料为糖精钠、香兰素。用于成人及儿童急、慢性腹泻。用法用量：口服，成人每次 1 袋（3g），一日 3 次。儿童 1 岁以下每日 1 袋，分 3 次服；1~2 岁每日 1~2 袋，分 3 次服；2 岁以上每日 2~3 袋，分 3 次服，服用时将本品倒入半杯温开水（约 50mL）中混匀快速服完。治疗急性腹泻时首次剂量应加倍。少数人可能产生轻度便秘。

第十节　小儿哮喘

儿童哮喘是由多种细胞特别是肥大细胞、嗜酸性粒细胞和 T 淋巴细胞参与的气道慢性炎症，引起气道高反应，导致可逆性气道阻塞性疾病。临床以反复发作，发作时喘促气急，喉间哮鸣，呼吸困难，张口抬肩，摇身撷肚为主要特征。中医亦称本病为哮喘。哮指声响言，喘指气息言，哮必兼喘，故通称哮喘。

【诊断要点】

1. 多有婴儿期湿疹、过敏性鼻炎病史，以及家族哮喘史。

2. 反复发作的喘息、气促、胸闷或咳嗽，多与接触变应原、冷空气、物理或化学性刺激、病毒性上下呼吸道感染、运动等有关。

3. 常突然发作，发作之前，多有喷嚏、咳嗽、胸闷等先兆症状。发作时喘促，气急，喉间哮鸣，咳嗽阵作，甚者不能平卧，烦躁不安，口唇青紫。

4. 肺部听诊，发作时双肺可闻及散在或弥漫性以呼气相为主的哮鸣音，呼气相延长。

5. 支气管舒张剂有显著疗效。

6. 除外其他疾病所引起的喘息、气促、胸闷或咳嗽。

7. 对于症状不典型的患儿，同时在肺部闻及哮鸣音者，可酌情采用以下任何 1 项支气管舒张试验协助诊断，若阳性可诊断为哮喘。①速效 β_2 受体激动剂雾化溶液或气雾剂吸入；②以 0.1%肾上腺素 0.01mL/kg 皮下注射（最大不超过 0.3mL/次）。在进行以上任何 1 种试验后的 15~30min 内，如果喘息明显缓解，哮鸣音明显减少者为阳性。5 岁以上患儿若有条件可在治疗前后测呼气峰流速（PEF）或第 1 秒用力呼气容积（FEV1），治疗后上升≥15%者为阳性。如果肺部未闻及哮鸣音，且 FEV1>75%者，可做支气管激发试验，若阳性可诊断为哮喘。

8. 理化检查：

（1）血象检查：外周血嗜酸粒细胞增高（$>300\times10^6$/L），若在病人接受肾上腺皮质激素治疗后取血标本，可出现白细胞假性增高。

（2）X线检查：肺过度充气，透明度增高，肺纹理可增多；并发支气管肺炎或肺不张时，可见沿支气管分布的小片状阴影。

（3）肺功能测定：显示换气率和潮气量降低，残气容量增加。血气分析呈 PaO_2 减低，病初血 $PaCO_2$ 可能降低，当病情严重时血 $PaCO_2$ 上升，后期还可出现 pH 值下降。发作间歇期只有残气容量增加，而其他肺功能正常。每天检测呼气峰流速值（PEF）及其一天的变异率，是判断亚临床型哮喘的良好指标。

（4）皮肤试验：用可疑的抗原作皮肤试验有助于明确过敏原，皮肤挑刺法的结果较为可靠。

【内治验方】

1. 小青龙汤：麻黄（去节）、芍药、干姜、炙甘草、桂枝（去皮）、半夏（洗）各 10~15g，细辛、五味子各 3~6g。上药水煎 80mL，每日 1 剂，早晚分服，适用于小儿寒性哮喘，症见咳嗽气喘，喉间哮鸣，痰液清晰有泡沫，形寒肢冷，鼻流清涕，面色淡白，恶寒无汗。

2. 射干麻黄汤：杏仁、半夏、紫苏子、银杏、紫菀、麦冬、豆豉、前胡、厚朴、枳壳各 10g，炙麻黄、神曲、甘草各 5g。上药水煎 80mL，每日 1 剂，早晚分服，适用于小儿哮喘虚实夹杂证，症见咳喘持续不已，动则喘甚，喘促胸满，咳嗽痰多，喉中痰鸣，面色少华，精神乏力。

3. 鹅梨汤：鹅管石、茯苓各 15g，麻黄、甘草各 5g，杏仁、紫苏子、白果肉各 12g，地龙、钩藤、黄芩、桑白皮、梨皮、瓜蒌仁、川贝母、法夏各 10g，橘皮 3g。上药水煎 80mL，每日 1 剂，早晚分服，适用于小儿哮喘热哮证，症见反复咳喘，面色无华，形体瘦小，咳嗽气喘，咿呀作声响。

4. 葶苈大枣泻肺汤：大枣 12g，葶苈子、炙麻黄各 6g，杏仁、炙苏子、僵蚕、黄芩各 10g，蝉蜕 4.5g，射干 3g。上药水煎 80mL，每日 1 剂，早晚分服，适用于小儿哮喘痰热壅肺证，症见咳嗽未断，夜间为甚，时有喘促，鼻痒，喷嚏不断，痰液黏稠，形体消瘦，胃纳不佳。

5. 三拗汤：麻黄 5g，北杏仁、桔梗各 6g，细辛 1.5g，前胡、白前各 8g，葶苈子 10g，海蛤壳 15g，侧柏叶 12g，紫苏梗、紫苏子各 10g，甘草 3g。上药水煎 80mL，每日 1 剂，早晚分服。适用于小儿哮喘寒热夹杂证，症见反复咳喘，咳嗽声短促，咽痒而咳，呼吸困难，早晚较甚，痰多难咯。

6. 麻杏石甘汤：麻黄 6g，杏仁、生石膏（先煎）各 10g，前胡 20g，甘草 5g。上药水煎 80mL，每日 1 剂，早晚分服。适用于小儿哮喘热性哮喘证，症见咳嗽喘息，声高息涌，喉间痰吼哮鸣，咯痰黄稠，胸膈满闷，身热，面赤，口干，咽红，尿黄，便秘。

7. 人参五味子汤合玉屏风散：黄芪 20g，人参、甘草、五味子各 5g，白术、茯苓、橘红、百部、防风各 10g。上药水煎 80mL，每日 1 剂，早晚分服。适用于小儿哮喘肺气虚弱证，症见面色少华，气短懒言，咳嗽无力，易出汗，易感冒，神疲乏力。

8. 六君子汤：人参、白术、茯苓各 9g，陈皮 3g，半夏 4.5g，杏仁、紫苏子各 10g，炙甘草 6g。上药水煎 80mL，每日 1 剂，早晚分服。适用于小儿哮喘脾气虚弱证，症见面色萎黄，虚浮少华，倦怠无力，晨起咳嗽，时有痰鸣，食少便溏。

9. 金匮肾气丸：熟地黄、茯苓、山药、山茱萸（酒炙）、丹皮、泽泻、桂枝、牛膝（去头）、车前子（盐炙）各 10g，附子（炙）6g。上药水煎 80mL，每日 1 剂，早晚分服。适用于小儿哮喘肾气虚弱证，症见面色淡白无华，畏寒肢冷，动则气短，神疲乏力，大便清稀。适用于肺气虚弱证，症见面色淡白无华，畏寒肢冷，动则气短，神疲乏力，大便清稀。

10. 时氏经验方：炙麻黄、葶苈子各 6g，僵蚕、黄芩、杏仁、炙紫苏子各 10g，蝉蜕 4.5g，射干 3g，大枣 12g。上药水煎 80mL，每日 1 剂，早晚分服。适用于小儿哮喘痰热壅肺证，症见咳嗽未断，夜间为甚，时有喘促，鼻痒，喷嚏不断，痰液黏稠，形体消瘦，胃纳不佳，大便干结，两肺哮鸣音，舌红，苔薄黄，脉滑数者。

11. 许氏经验方：麻黄 5g，细辛 1.5g，前胡、白前各 8g，海蛤壳 15g，侧柏叶 12g，桔梗、北杏仁各 6g，紫苏梗、葶苈子、紫苏子各 10g，甘草 3g。上药水煎 80mL，每日 1 剂，早晚分服。适用于小儿哮喘寒热夹杂证，症见反复咳喘，咳嗽声短促，咽痒而咳，呼吸困难，早晚较甚，痰多难咯，大便多干，纳呆，多动，脸色苍黄，唇周发绀，双肺呼吸音粗，有大量哮鸣音，舌质尖红，苔白浊，脉滑数。

12. 温振英经验方一：黄芪 12g，防风、桑葚、紫苏梗各 7g，石菖蒲、紫草、紫菀、柯子、醋柴胡、白蒺藜、白果、乌梅、花粉、五味子各 5g。上药水煎 80mL，每日 1 剂，早晚分服。适用于小儿哮喘发作期。

13. 温振英经验方二：黄芪、白茅根各 12g，黄精、桑葚各 7g，陈皮、白薇、白蒺藜、百合、乌梅、五味子、白果、石菖蒲各 5g。上药水煎 80mL，每日 1 剂，早晚分服。适用于小儿哮喘缓解期。

14. 温振英经验方三：黄芪、白茅根各 12g，防风、玄参各 7g，白蒺藜、桑白皮、醋柴胡、五味子、柯子、石菖蒲、乌梅、桑葚、黄精、白薇各 5g。上药水煎 80mL，每日 1 剂，早晚分服。适用于小儿咳嗽变异性哮喘。

15. 补肾平喘汤：太子参、灵磁石各 30g，麦冬、陈皮、姜半夏、五味子、补骨脂、桃仁各 10g，炒紫苏子、地龙、乌梅肉各 15g，胎盘 6g。水煎服，每日 1

剂，日服 2 次。用于小儿支气管哮喘，慢性喘息性支气管炎。

16. 附子大黄细辛汤：制附片 12g（先煎），大黄炭 6g，木通、当归身、桃仁、生甘草各 9g，细辛 3g。水煎服，每日 1 剂，日服 2 次。用于哮喘急性发作或喘息性支气管炎，尤宜对单纯性过敏，青壮年或体虚而邪偏于肺寒者，症见哮喘而兼痰清稀色白，胸膈满闷，面色暗滞，畏寒肢冷，舌苔白滑，脉弦滑或浮紧。

17. 二麻四仁汤：炙麻黄、麻黄根、生甘草各 4.5g，苦杏仁、桃仁、郁李仁、白果仁（打）、百部、款冬花、陈辛夷、苍耳子各 9g，车前草 24g。水煎服，每日 1 剂，日服 2 次。小儿可酌量分多次服。功能调整肺气，排痰止咳，散风脱敏，治疗小儿哮喘。

【外治验方】

1. 穴位贴敷：①应用中药延胡索、葶苈子、细辛等研末于伏九天贴敷百劳、肺俞、膏肓穴，连续 3 年为 1 个疗程。②用白芥子、延胡索各 21g，甘遂、细辛各 12g。共研细末，分成 3 份，每隔 10 天使用 1 份，用时取药末 1 份，加生姜汁调稠如 1 分硬币大，分别贴在肺俞、心俞、膈俞、膻中穴，贴 2~4h 后揭去。若贴后皮肤发红，局部出现小疱疹，可提前揭去。贴药时间为每年夏天的初伏、中伏、末伏 3 次，连用 3 年。

2. 推拿疗法：①采用三补手法，补脾土、肺经、肾经等治疗缓解期哮喘患儿，改善小儿哮喘缓解期甲襞微循环。②三伏季节采用传统手法，取穴天突、定喘、肺俞、丰隆，补脾土、益肾经、捏脊、摸腹等结合服用紫河车治疗小儿哮喘。

3. 拔火罐疗法：拔罐疗法已发展成为中医辨证、循经选穴配方的有效手段。①采用肺俞穴拔火罐加穴位注射治疗小儿哮喘，患儿紫绀、喘憋、肺啰音等临床主要症状消除。②采用急性期背部走罐配合刺针大椎、膻中、涌泉等穴，缓解期背部走配合刺针足三里、三阴交治疗小儿哮喘。③痉合方配合拔火罐疗法：体位一般宜端坐位，充分暴露其肺俞穴，选用小号玻璃罐，用棉枝蘸上 95%酒精点燃，在罐内绕一圈迅速退出，随即将罐口罩在两侧肺俞穴上。一般拔 5~10min，待局部皮肤充血、瘀血呈紫红色便可。

4. 针灸疗法：本法可用于儿童哮喘的预防与治疗。①发作期：取天突、定喘、内关。咳嗽痰多者，加膻中、丰隆、针刺。②取大椎、肺俞、足三里、肾俞、关元、脾俞。每次取 3~4 穴，轻刺加灸，隔日 1 次。在好发季节做预防治疗。

5. 耳穴贴压疗法：本法通过耳部穴位的刺激发挥作用。①哮喘发作期患儿耳尖放血加耳穴贴压、缓解期单纯耳穴贴压，选穴交感、肾上腺、平喘等。②采用耳穴药物注射法治疗哮喘，选耳穴肺、肾、脾、皮质下等，每穴注药 0.1~0.2mL，每次注射一侧耳穴、双耳交替，隔日注射 1 次，6 次为 1 个疗程，疗效满意。

6. 穴位注射疗法：穴位注射疗法通过药物和穴位的刺激作用发挥疗效。采用重组干扰素-γ，取双侧定喘穴、肺俞穴，每穴注射25万单位/次，共5次。

【中成药验方】

1. 小青龙口服液：主要成分为麻黄、桂枝、白芍、干姜、细辛、甘草（参炙）、半夏（制）、五味子。功效：解表化饮，止咳平喘。用于风寒水饮，恶寒发热，无汗，喘咳痰稀。用法用量：口服。一次10mL，一日3次。

2. 小儿清热止咳口服液：主要成分为麻黄，苦杏仁（炒）、石膏、黄芩、板蓝根、北豆根、甘草。辅料为蜂蜜、蔗糖、苯甲酸钠。功效：清热宣肺，平喘，利咽。用于小儿外感风热所致的感冒，症见发热恶寒，咳嗽痰黄，气促喘息，口干音哑，咽喉肿痛。用法用量：口服。1~2岁每次服3~5mL，3~5岁每次服5~10mL，6~14岁每次服10~15mL，一日3次，用时摇匀。

3. 蛤蚧定喘丸：主要成分为蛤蚧、瓜蒌子、麻黄、石膏、黄芩、黄连、苦杏仁（炒）、紫苏子（炒）、紫菀、百合、麦冬、甘草等14味中药。功效：滋阴清肺，止咳平喘。用于肺肾两虚，阴虚肺热所致的虚劳咳喘、气短烦热、胸满郁闷、自汗盗汗。用法用量：口服。水蜜丸一次5~6g，小蜜丸一次9g，大蜜丸一次1丸，一日2次。

第十一节　皮肤黏膜淋巴结综合征

皮肤黏膜淋巴结综合征又称川崎病，是一种以全身血管炎性病变为主的急性发热性出疹性疾病。病因不明，发病机理尚不清楚。临床以持续发热、皮疹、球结膜充血、手足硬肿、颈淋巴结肿大和草莓舌为特征。本病属于中医学“温病”范畴。

【诊断要点】

1. 发热：最早出现的症状，持续7~14天，甚至1个月，体温常达39℃~40℃，呈稽留或弛张热型，抗生素治疗无效。

2. 双侧球结膜充血：于起病3~4天出现，无脓性分泌物，热退后消散。

3. 口唇及口腔表现：口唇干红皲裂，口腔黏膜弥漫充血，舌乳头突起、充血呈草莓舌。

4. 手足症状：急性期手足呈硬性水肿和掌跖红斑，恢复期指、趾端甲床和皮肤交界处出现膜状蜕皮，指、趾甲有横沟。

5. 皮肤表现：常在第一周躯干部出现多形性红斑和猩红热样皮疹。肛周皮肤发红、蜕皮。

6. 颈淋巴结肿大：单侧或双侧一过性颈淋巴结急性非化脓性肿胀。病初出现，热退时消散。

7. 理化检查：

(1) 血液检查：周围血象呈白细胞总数及中性粒细胞百分数增高，或有轻度贫血，血小板在第2周开始增多；血液呈高凝状态；血沉明显增快；血清蛋白电泳显示球蛋白升高，尤以 α_2 球蛋白显著；C反应蛋白增高；血清转氨酶增高。

(2) 心电图：可见多种改变，如ST段、T波异常及心律失常等。

(3) 超声心动图：在半数病人中可发现各种心血管病变，如心包积液、左室扩大、二尖瓣关闭不全及冠状动脉扩张、冠状动脉瘤、冠状动脉狭窄等。

【内治验方】

1. 银翘散：金银花、连翘、青黛、牛蒡子、玄参各10g，薄荷（后下）5g，鲜芦根15g。上药水煎80mL，每日1剂，早晚分服。适用于皮肤黏膜淋巴结综合征卫气同病证，症见发病急骤，持续高热，微恶风，目赤咽红，手掌足底潮红，面部、躯干皮疹显现，颈部淋巴结肿大。高热烦躁口渴者用生石膏20g，知母10g，直清气分大热；颈部淋巴结肿大加浙贝母、僵蚕各10g，化痰散结；手足掌底潮红加生地黄、黄芩、丹皮各10g，凉血化瘀；口渴唇干加天花粉、麦冬各10g，清热护津；关节肿痛加桑枝10g，虎杖15g，通经活血。

2. 清瘟败毒饮：石膏（先煎）、板蓝根、水牛角（先煎）各15g，知母、牡丹皮、赤芍、玄参各6g，钩藤、生地黄、丹参各10g，甘草3g。上药水煎80mL，每日1剂，早晚分服，适用于皮肤黏膜淋巴结综合征气营两燔证，症见壮热不退，昼轻夜重，咽红目赤，唇干赤裂，烦躁不宁，肌肤斑疹，双侧颈旁淋巴结肿大，配合服用紫雪丹每次4~5瓶，每天3次。大便秘结者加用生大黄5g，泻下救阴；热重伤阴酌加麦冬、鲜石斛、鲜生地黄各10g，鲜竹叶15g；腹痛泄泻加黄连、木香各5g，苍术、焦山楂各10g，清肠燥湿；颈部淋巴结增多明显加用夏枯草、蒲公英各10g，清热软坚化痰。

3. 沙参麦冬汤：沙参15g，麦冬、玉竹、天花粉、生地黄、玄参、白术、扁豆各10g，太子参5g。上药水煎80mL，每日1剂，早晚分服。适用于皮肤黏膜淋巴结综合征疾病恢复期，身热渐退倦怠乏力，动则汗出，口渴喜饮者，指趾端脱皮或潮红脱屑者。加减：纳呆加茯苓、焦山楂、焦神曲各10g，健脾开胃；低热不退加地骨皮、银柴胡各10g，鲜生地黄12g，清解虚热；大便硬结加瓜蒌仁、火麻仁各10g，清肠润燥；心悸、脉律不整加用丹皮10g，丹参、黄芪各15g，益气活血化瘀。

4. 中焦宣痹汤：杏仁、姜黄、栀子、黄柏各10g，滑石、薏苡仁、连翘、海桐皮各 15g，赤小豆 30g，防己、知母、赤芍各 12g。上药水煎 80mL，每日 1 剂，早晚分服。适用于皮肤黏膜淋巴结综合征湿热痹阻证，症见腹痛、腹泻，口渴喜饮，唇红燥裂，手指肿大疼痛，双下肢膝关节灼热疼痛，咳嗽无痰。

5. 润肺饮：麦冬、瓜蒌壳各 12g，川贝粉（冲服）5g，知母、炙紫菀、炙百部、炙白前根、杏仁、黄芩各 10g，炙枇杷叶 15g。上药水煎 80mL，每日 1 剂，早晚分服。适用于皮肤黏膜淋巴结综合征热邪灼津，津液亏耗证，症见咳嗽，喉间有痰，唇红燥裂，口角糜烂，夜间口渴，指关节肿胀。

6. 血府逐瘀汤：当归、桃仁、枳壳、川芎、柴胡、桔梗各 6g，红花 3g，赤芍 10g，甘草 2g。上药水煎 80mL，每日 1 剂，早晚分服。适用于皮肤黏膜淋巴结综合征瘀热内结证，症见发热，微咳，皮疹消失，手指端脱皮，口干欲饮，淋巴结无明显肿大者。若瘀痛入络，可加全蝎、穿山甲、地龙、三棱、莪术等以破血通络止痛；气机郁滞较重，加川楝子、香附、青皮等以疏肝理气止痛；血瘀经闭、痛经者，可用本方去桔梗，加香附、益母草、泽兰等以活血调经止痛；胁下有痞块，属血瘀者，可酌加丹参、郁金、䗪虫、水蛭等以活血破瘀，消癥化滞。

7. 邱氏经验方：石膏（先煎）15g，甘草 3g，青天葵、板蓝根、天花粉、生地黄各 10g，赤芍、知母各 6g，大黄 5g。药水煎 80mL，每日 1 剂，早晚分服。适用于皮肤黏膜淋巴结综合征属邪热炽盛证，症见发热，咽痛，无汗，面赤，口干欲饮，唇干裂，咽红痛，双侧颈旁淋巴结肿大，质软，无压痛，活动，眼结膜充血，咽红，双侧扁桃体肿大，小便短赤，大便秘结，舌红有芒刺、苔黄，脉洪数者。

8. 清营汤加减：水牛角（先煎）、生石膏各 15g，生地黄 10g，玄参、丹皮、赤芍药、黄芩、僵蚕各 5g，生甘草 3g。上药水煎 80mL，每日 1 剂，早晚分服。用于皮肤黏膜淋巴结综合征属气营两燔证，症见高热，躯干部可见斑丘疹，手掌、脚底出现弥漫性红斑，眼结膜充血明显，右颈部有黄豆大小淋巴结数个，舌质红绛、苔薄白，脉滑数者。若热陷心包而窍闭神昏者，可与安宫牛黄丸或至宝丹合用以清心开窍；若营热动风而见痉厥抽搐者，可配用紫雪，或酌加羚羊角、钩藤、地龙以息风止痉；若兼热痰，可加竹沥、天竺黄、川贝母之属，清热涤痰；营热多系由气分传入，如气分热邪犹盛，可重用金银花、连翘、黄连，或更加石膏、知母及大青叶、板蓝根、贯众之属，增强清热解毒之力。

【外治验方】

1. 针刺疗法：①取大椎、曲池、合谷、委中、关冲、外关、十宣，快针强刺激，泻法，不留针，每日 1 次，5 天为 1 个疗程，用于治疗热在气营之证。②取心俞、神门、内关、曲泽、大陵、膻中，用平补平泻法，留针 20min，每日 1 次，5 天为 1 个疗程，用于热在营血，扰动心神之证。

2. 推拿按摩法：①开天门、运太阳、推坎宫、清天河水、清肺经、推脊，用于热在气营之高热；②清天河水、清心经、揉小天心、揉小横纹、清板门、退六腑、清肝经，治疗热入营血，口糜心烦之证。每日 1 次，5 天为 1 个疗程。

3. 外敷法：①鸡蛋清、蜂蜜各少许，加大黄末 6g，调敷胸口。②葱白 10g，豆豉 6g，共捣如泥，敷于两手心 4h。③大黄 15g，虎杖 30g，75%乙醇 100mL，将大黄、虎杖放入乙醇中浸泡 48h 备用。用时以棉花球蘸取药液敷贴于脐部，再以胶布固定，应保持棉球湿度。适用于发热重，正气不衰者。④金黄膏适量，涂于棉纸或纱布上，敷肿大的颈部淋巴结。每日 1~2 次。

【中成药验方】

1. 银翘散：主要成分为金银花、连翘、桔梗、薄荷、淡豆豉、淡竹叶、牛蒡子、荆芥、芦根、甘草。功效：辛凉透表，清热解毒。用于风热感冒，发热头痛，口干咳嗽，咽喉疼痛，小便短赤，亦可用于川崎病的卫气同病证。用法用量：温开水冲服或开水泡服。一次 1 包，一日 2~3 次。

2. 高效紫雪丹：由滑石、寒水石、人工麝香、石膏、丁香、玄参、水牛角浓缩粉、芒硝（制）、甘草、朱砂、磁石、升麻、硝石（精制）等组成。功效：热邪内陷心包，热盛动风证。用于高热烦躁，神昏谵语，痉厥，斑疹吐衄，口渴引饮，唇焦齿燥，尿赤便秘，舌红绛，苔干黄，脉数有力或弦数，以及小儿热盛惊厥。用法：口服。冷开水调下。每次 1.5g~3g，每日 2 次。周岁小儿每次 0.3g，每增 1 岁，递增 0.3g，1 日 1 次，5 岁以上小儿遵医嘱，酌情服用。

第十二章　外科疾病

第一节　痈

痈是一种发生于多个相邻的毛囊及毛囊周围的急性化脓性感染。以患部红肿显著，范围较广，疼痛剧烈，有蜂窝状脓头及全身症状较严重为临床特征。多见于中老年人，好发于皮下组织致密部位。痈的发生多由于金黄色葡萄球菌感染多个临近的毛囊，而引起真皮周围结缔组织及皮下组织的炎症反应。糖尿病，营养不良，贫血及长期使用糖皮质激素者易并发本病。根据中西医病名对照，痈属于中医“有头疽”范畴，根据发病部位不同有“脑疽”“对口疽”“发背”等不同的名称。

【诊断要点】

1. 多见于年老及糖尿病等体质较差者。好发于颈部、腋下、腹股沟、背部。

2. 初起患部结块，形如鸡卵，白肿，灼热，疼痛，活动度不大。经 7~10 天，如不消散，即欲成脓，此时结块处皮色发红，肿势高突，疼痛加剧如鸡啄米样，按之中软而有波动感。溃后流脓黄白稠厚，肿消痛减，10 天左右愈合。

3. 本病多伴有轻重不同的全身症状，如恶寒、发热、头痛、口干、便秘、尿赤等。

4. 实验室检查见白细胞及中性粒细胞升高。

【内治验方】

1. 菊参汤：板蓝根、野菊花、元参各 30g。上药水煎取 300mL，每日 1 剂，早晚分服。适用于痈症初起。

2. 翘草汤：连翘 30g，马蜂窝 3g，生甘草 12g。上药水煎取 300mL，每日 1 剂，早晚分服。适用于痈症初起。

3. 桑柏汤：柳枝、黄柏各 15g，桑枝 30g。上药水煎取 300mL，每日 1 剂，早晚分服。适用于痈症初起。

4. 瓜蒌银花汤：金银花、瓜蒌各 30g，苍耳子 15g，甘草 10g。上药水煎取 300mL，每日 1 剂，早晚分服。适用于痈症初起。

5. 陈清经验方：胡萝卜（带缨）100g，野菊花 30g，甘草 12g。上药水煎取

300mL，每日 1 剂，早晚分服。适用于痈症初起。

6. 花草汤：鱼腥草、菊花叶、绿豆各 30g。上药水煎取 300mL，每日 1 剂，早晚分服。适用于痈症初起。

7. 化痈汤：小蓟、白萝卜叶、蒲公英各 30g。上药水煎取 300mL，每日 1 剂，早晚分服。适用于痈症初起。

8. 全蝎桃肉汤：全蝎 20g，胡桃肉 30g。全蝎用盐水洗净，焙干研末，和胡桃肉同捣匀。用好酒送下，1 次吃完。本方适用于悬痈初起。

9. 首乌汤：茄子蒂 7 个，生何首乌 30g。上药水煎取 300mL，每日 1 剂，早晚分服。每次用热黄酒 1 盅同服。本方适用于悬痈。

10. 银花汤：金银花、绿豆各 50g，生甘草 15g。上药水煎取 300mL，每日 1 剂，早晚分服，连服 3~5 天。本方用治痈症初起。

11. 二花汤：蒲公英 40~60g（鲜品 60~90g），金银花 50~100g。上药水煎取 300mL，每日 1 剂，早晚分服，3~5 天为 1 个疗程。本方用治痈症初起。

12. 川芎透脓散：当归、生黄芪、炒穿山甲、皂角刺各 12g，川芎 9g。上药水煎取 300mL，每日 1 剂，早晚分服，适用于痈疽诸毒，内脓已成，不易外溃者。

13. 苋叶汤：鲜马齿苋 150g，大青叶、金银花各 50g。上药水煎取 300mL，每日 1 剂，早晚分服。连服 4~5 天。本方用治痈症初起。

14. 三豆汤：绿豆、赤小豆、黑大豆各 15g，甘草 9g。上药水煎取 300mL，每日 1 剂，早晚分服，连服数天，本方适用于痈症溃脓期。

15. 药食方：绿豆、糯米各 50g，将绿豆煮烂，再入糯米以急火煮成稀粥。早晚餐加糖调味服食。连服数天。本方适用于痈症收口期。

16. 芪枸汤：北芪、枸杞子各 30g，乳鸽 1 只。鸽去毛和内脏，与药同隔水炖熟。去药渣调味，饮汤吃鸽肉。2~3 天 1 次，连服 3~5 次，本方适用于痈症收口期。

17. 牛蒡解肌汤：牛蒡子、薄荷、荆芥、连翘、山栀子、牡丹皮、石斛、玄参、夏枯草各 9g。上药水煎取 300mL，每日 1 剂，早晚分服。本方适用于头面颈项痈毒，因风火痰热所致者。

18. 解毒清营汤：金银花、蒲公英、鲜生地黄各 20g，连翘、赤芍、天花粉、川贝母、陈皮各 10g，上药水煎服 300mL，每日 3 次。适用于痈症热毒入营证。

19. 清瘟汤：黄芪、紫花地丁各 30g，野菊花、双花各 20g（或金银藤 30g），炮甲珠 12g（也叫炒山甲），皂角刺、当归、赤芍、浙贝、天葵子、川芎各 10g。上药水煎取 300mL，每日 1 剂，早晚分服，本方适用于急性炎症期。若病人高烧或出现痉厥，可加服中成药安宫牛黄丸或紫雪散。

20. 消痈解毒汤：赤芍、金银花、黄芩、桔梗、栀子各 9g，草河车 2g，土贝、乳香各 12g，没药 10g（前 2 味用灯芯草炒去油），生甘草 6g。乳香、没药先用灯芯草炒去油，再共用水煎 300mL 加酒引。如在下肢，加牛膝 9g；根盘大者，加紫花地丁 12g；妇乳痈，加蒲公英 12g；如脓已成，加炒山甲 9g，黄芪、皂角刺各 25g。上药水煎取 300mL，每日 1 剂，早晚分服，适用于痈症热毒炽盛证。

21. 柴胡清肝饮：柴胡、山栀子、牡丹皮、青皮各 9g，紫苏梗 6g，白芍药、钩藤各 12g。上药水煎取 300mL，每日 1 剂，早晚分服，本方适用于中部痈疽疮疡，由肝火而成者。

22. 萆薢汤：萆薢、当归尾、牡丹皮、牛膝、防己、秦艽各 9g，茯苓 15g。上药水煎取 300mL，每日 1 剂，早晚分服。本方适用于下部痈症，因湿内蕴，气血凝滞者。

23. 黄芪解毒汤：生黄芪 20g，双花 30g，党参 15g，当归、赤芍、白芍、天花粉、白芷、黄连、黄柏、白术各 10g。上药水煎取 300mL，每日 1 剂，早晚分服，本方用于痈症属正虚邪实型的患者。

24. 疔毒复生汤：乳香、没药、皂角刺各 6g，栀子、木通、牛蒡子、大黄、天花粉各 9g，牡蛎、金银花、连翘、地骨皮各 12g。上药水煎取 300mL，每日 1 剂，早晚分服，适用于痈症反复发作者。

25. 仙方活命饮：穿山甲、皂角刺、当归尾、甘草、赤芍、乳香、没药、天花粉、防风、贝母、白芷各 3g，陈皮、防风各 9g。上药水煎取 300mL，每日 1 剂，早晚分服。适用于痈症初期，症见皮肉之间肿胀不适，光软无头，表皮焮红，灼热疼痛。

26. 加减消毒散：蒲公英、金银花、玄参、赤芍、连翘、炒穿山甲、皂角刺、前胡、防风、香附、生甘草各 9g。上药水煎取 300mL，每日 1 剂，早晚分服。本方适用于痈症初期，热毒较盛者。已溃去皂角刺；无表证去前胡、防风。

27. 解毒清热汤：金银花、蒲公英、鲜生地黄各 15~30g，连翘、赤芍、天花粉、川贝母、陈皮、蚤休、龙葵各 9~15g，白芷 6~9g。水煎服 300mL。本方适用于毒热壅盛期，痈症初起，畏寒壮热，口渴，烦躁，便秘溲赤，局部红肿坚硬者。

【外治验方】

1. 中药外敷：①血竭 15g，红花、乳香、没药各 10g，赤芍药、北细辛各 8g，丁香 5g，姜黄 12g。制用方法：将上药碾成细末，把猪瘦肉切成细末拌匀，贴患处周围，中央留孔，以利毒邪排出，再用消毒纱布包扎固定，每天换药 1 次。②金黄膏：黄柏 750g，大黄、紫花地丁、蒲公英、天花粉各 100g，败酱草、姜黄、白芷各 60g。用 75%的酒精消毒痈肿疮面及周围，然后将配制好的金黄膏，加适量梅花点舌丹粉，覆盖整个炎症面，每日换药 1 次，或隔日换药 1 次。7 天一个疗程，最短3天，最长为12天治愈。③天仙子15g，黄芪20g，大黄、栀子各50g，蜈蚣10条。制成汤剂，涂于患处，1天4~6次，待脓出后涂疮面周围。疗程2~5天。④消炎散结膏：黄连50g，山豆根、生大黄、威灵仙、当归、干姜各30g。外敷，每日2次，痊愈停用，最多连用10天。⑤取鲜蒲公英250g，洗净晾干，切碎，同冰片少许共捣如泥。然后让患者坐位或仰卧位，把药糊涂于患处，面积视乳房红肿大小而定，厚薄以用尽药糊为准，若蒲公英太鲜、水汁外流者，可用毛巾渗去。药糊干后，另换新药。日换2~4次。大多2~5天痊愈。⑥取芒硝300g，冰片10g，调匀，装入大于患处的纱布袋内，缝口，摊于患乳，2h许将药袋翻正1次，24h后更换新药，多在5天内痊愈。⑦青黄膏（青黛、大黄、赤小豆）贴敷病灶，通过透皮吸收作用，提高局部药物浓度，共奏清热解毒、软坚散结功效。⑧取芋头一个，大蒜4瓣，去皮，合在一起捣为糊状，用纱布包裹在患处，每日敷2次，早晚各1次，每敷贴时间不可过长，感发热即可去掉，避免时间过长引起敷贴部位红肿。一般连用7天即可治愈。⑨全蝎10g，利福平1.5g，冰片2g，了哥王叶20g，将各药研成极细粉末混合备用。局部常规消毒，擦干，有化脓者需清洗，以上粉末伴凡士林外敷。无化脓者，以上粉末伴陈醋盖麝香止痛膏，每天如法换药1次。痈毒并发感染者酌加抗生素治疗。

【中成药验方】

1. 蟾酥丸：由川乌、莲花蕊、朱砂、乳香、没药、轻粉、蟾酥、麝香组成。用于痈疽、疔疮、初起肿痛。上药研为细末，糊丸如绿豆大小，一次3~5丸，一日2次，吞服；儿童用量减半。

2. 犀黄丸：由天然牛黄、制乳香、制没药、麝香组成。用于痈疽疔毒、癌肿等疾病。每20丸重1g。一次3g，一日2次，口服。

3. 牛黄醒消丸：由牛黄、麝香、制乳香、制没药、雄黄组成。用于痈疽发背，无名肿毒。每丸3g。一次3g，一日1~2次，用温黄酒或温开水送服；患在上部，临睡前服；患在下部，空腹时服；孕妇及新生儿禁用。

4. 醒消丸：由广藿香、紫苏叶、白芷、炒白术、陈皮、制半夏、姜厚朴、茯苓、桔梗、大腹皮、甘草组成。用于丹毒、痈疽等疾病，每丸重12.5mg。一次8丸，一日3次，口服。孕妇及新生儿禁用。

第二节 丹毒

丹毒是由溶血链球菌感染引起的皮肤及皮下组织内淋巴管及其周围软组织的急性炎症。临床上以皮肤突然发红，色如涂丹为特征，属于中医“丹毒”“流火”

的范畴，发于头面部者，称“抱头火丹”；发于躯干部者，称“内发丹毒”；发于下肢者，称“流火”；新生儿多发于臀部，称“赤游丹”。

【诊断要点】

1. 好发于下肢、足背、头面部等处，多为单侧性。新生儿丹毒，常为游走性。

2. 可有皮肤、黏膜破损等病史。

3. 发病急剧，初起可有周身不适，发热，恶寒，头痛，恶心，呕吐等前驱全身中毒症状及附近淋巴结肿大。

4. 典型的皮损为水肿性红斑，境界清楚，稍高出皮肤表面，表面紧张发亮，触之灼手，压之皮肤红色减退，放手即恢复，皮损迅速向四周扩大，成为大片鲜红或紫红色斑片，疼痛及压痛明显。

5. 在红斑肿胀的基础上出现水疱、大疱及脓疱者分别称为水疱型、大疱型和脓疱型丹毒；患处皮肤迅速变紫黑而发生坏疽者，称为坏疽型丹毒；若在原发部位反复发作者，称为复发型丹毒；皮损一边消退，一边发展扩大，呈岛屿状蔓延者，称为游走型丹毒。

6. 本病一般预后良好，经 5~6 天后消退，皮色由鲜红转为暗红或棕黄色，最后脱屑而愈，亦可一边消退，一边发展，连续不断，缠绵数周。

7. 发于下肢者，愈后容易反复发作，可致皮肤粗糙肥厚，日久形成象皮腿。

8. 本病由四肢流向胸腹，或由头面攻向胸腹者多逆。尤以新生儿及老年体弱者，可继发肾炎及败血症而危及生命。

【内治验方】

1. 苍术蜂蜜膏：苍术 1000g，蜂蜜 250g。先将苍术煎煮取汁浓缩成稠膏，加入蜂蜜调匀，每日 2 次，每次 1 汤匙，可服半月。可适用于丹毒诸症。

2. 清解汤：金银花 60g，紫花地丁、茯苓各 30g，川牛膝 15g。上药水煎取 300mL，每日 1 剂，早晚分服。适应于下肢丹毒。

3. 青黛粉：马齿苋、青黛各 30g。煎汤 400mL，擦洗患处，每日 2~3 次。适应于丹毒初起。

4. 五味消毒饮：金银花 20g，野菊花、紫花地丁草各 30g，黄芩、赤芍、丹皮、牛蒡子各 10g，连翘 12g，大青叶 15g，黄连 6g。上药水煎取 300mL，每日 1 剂，早晚分服。适用于头面部丹毒。

5. 硝黄汤：芒硝、大黄各 15g。共为细末，鸡蛋清调敷患处。适应于丹毒急性期。

6. 二藤祛毒汤：忍冬藤、鸡血藤、透骨草各 30g，连翘 12g，防己 15g，丝瓜络、苍术、黄柏、红花、赤芍、牛膝各 10g。上药水煎取 300mL，每日 1 剂，早晚分服。适用于丹毒慢性期。

7. 二妙散：金银花、丹皮、紫花地丁、生薏米各 30g 、云苓、车前子、牛膝、苍术、黄柏、赤芍各 10g。上药水煎取 300mL，每日 1 剂，早晚分服。适用于下肢丹毒。

8. 马齿苋汤：马齿苋 600g，煎汤 400mL，擦洗患处，每日 2~3 次。适应于小儿丹毒初起。

9. 疔毒复生汤：乳没、皂角刺各 6g，栀子、木通、牛蒡子、大黄、天花粉各 9g，牡蛎、金银花、连翘、地骨皮各 12g。上药水煎取 300mL，每日 1 剂，早晚分服，适用于丹毒较盛，正虚恋邪者。

10. 鹿角阳和汤：鹿角霜、熟地黄各 30g，麻黄、肉桂、川椒各 5g，白芥子 3g，炮姜 1.5g。水煎服，每日 1 剂。头二煎温服、第三煎熏洗患处。用于慢性丹毒出现局部漫肿，疼痛不著，患处皮温稍低，皮色苍白或紫暗，自觉腹胀感等虚寒之象者。

11. 五味消毒饮加减：大青叶、蒲公英各 15g，紫花地丁、黄芩、野菊花、赤芍、丝瓜络各 10g，白茅根 30g，生甘草 6g。上药水煎取 300mL，每日 1 剂，早晚分服，适用于丹毒急性期。

12. 蒲翘汤：连翘、当归尾、板蓝根、炒穿山甲各 15g ，黄芩、赤芍、白芷、炒皂角刺各 10g，蒲公英 30g。上药水煎取 300mL，每日 1 剂，早晚分服，适用于丹毒脓肿期。

13. 柴胡清肝饮：柴胡、山栀子、牡丹皮、青皮各 9g，紫苏梗 6g，白芍药、钩藤各 12g。上药水煎取 300mL，每日 1 剂，早晚分服，适用于中部丹毒、由肝火而成者。

14. 牛蒡解肌汤：牛蒡子、薄荷、荆芥、连翘、山栀子、牡丹皮、石斛、玄参、夏枯草各 9g。上药水煎取 300mL，每日 1 剂，早晚分服，适用于头面丹毒，因风火痰热所致者。

15. 解毒清营汤：金银花、蒲公英、鲜生地黄各 15~30g，连翘、赤芍、天花粉、川贝母、陈皮各 10~15g，上药水煎取 300mL，每日 1 剂，早晚分服，适用于丹毒较盛。

16. 蚤葵汤：蚤休、龙葵各 90~15g，白芷 60~90g。上药水煎取 300mL，每日 1 剂，早晚分服。适用于丹毒较盛。

17. 四神煎：牛膝、远志各 45g，北芪、石斛各 60g。以水十碗，煎至两碗，去滓，入金银花 60g 煎至大半碗，温服。再将前后药渣以水五碗煎至大半碗，4h 后再温服。用于下肢丹毒，双足面发红肿胀，灼热感，疼痛甚，高热，恶寒。

18. 蝎槟导滞汤：全蝎（或蝎尾）4只（研吞），槟榔、生甘草各4.5g，川牛膝、炙甲片、桃仁各9g，红花、独活各3g，赤芍、黄柏各6g，忍冬藤12g。水煎服，每日1剂，日服2次。用于流火早期（下肢丹毒）。如有表证，发冷发热，脉浮数，舌苔白腻，可加薄荷、紫苏梗；热重烦躁，舌苔黄腻，去红花，加焦山栀、黄芩、丹皮；脘闷欲呕，去桃仁、炙甲片、独活，加藿香、姜半夏、广郁金、炒枳壳；肿硬痛剧，加乳香、桑寄生；皮色潮红、光亮肿大者，去炙甲片、红花，加晚蚕沙、地骷髅、绵茵陈。

19. 解毒清热汤：蒲公英、野菊花、大青叶各30g，紫花地丁、蚤休、天花粉各15g，赤芍9g。水煎服，每日1剂，日服2次。用于急性丹毒感染初期。

【外治验方】

1. 中药外洗：①紫花地丁、茯苓各15g，金银花、车前草、生大黄、野菊花、土茯苓、黄柏、防风各10g，煎成药液洗涤患肢。②银翘消肿汤：金银花、连翘、蒲公英、紫花地丁、大青叶、紫草、丹皮、黄柏各10g，马齿苋20g，水煎浸洗患肢。③透海散：透骨草、海桐皮、红花、三棱、莪术、防风、桂枝各10g，冰片5g，其中冰片研细末，其余各药烘干拌匀后混合打粉，入水煎，外洗及浸泡患处治疗。④皮炎洗剂：生大黄、黄连、黄芩、黄柏各10g，水煎，洗涤患肢。

2. 中药熏洗：忍冬藤20g，蒲公英15g，虎杖、黄柏、苏木各10g。水煎，置患肢于药液上熏蒸，待温后以纱布湿敷患处，治疗下肢丹毒。

3. 中药外敷：①武以消丹饮：蜂房5g，虎杖15g，白花蛇舌草、黄柏、大黄各10g，丹参20g等，煎汤湿敷治疗下肢丹毒。②清血汤：蒲公英、紫花地丁各15g，蚤休、金银花各10g等煎汤湿敷治疗皮损局部。③复方黄芩液：黄芩、紫花地丁各10g，七叶一枝花8g等，局部湿敷，抬高患肢，治疗下肢丹毒。④苦参研粉加浓绿茶叶调成糊状，外敷局部红肿处。⑤清丹散：大黄、青蒿各40g，黄柏30g，山柰20g等，用蜂蜜调成糊状外敷患处治疗下肢丹毒。⑥清解散：大黄、黄柏各50g，蒲公英40g，青黛30g等研细末，陈醋调敷患处。⑦大青膏：大青叶40g，乳香、黄柏各20g，芙蓉叶30g等，外敷患肢。⑧青黛膏：青黛、赤芍各20g，大黄、黄柏各15g等，外敷患肢。⑨仙人掌6g，蒲公英、马鞭草各10g，捣烂外敷，治疗下肢丹毒患者。

4. 针刺疗法：砭镰法：局部常规消毒后，用三棱针快速刺入肿胀处，尤其是暗紫色小血管怒张处为好，慢出针，待黑血及组织液自行溢出，每次4~5针。用三棱针点刺四缝穴，病在左侧刺左手，病在右侧刺右手，病在中间刺双手，病情较轻者点刺中指1穴，局部常规消毒后，用三棱针速刺四缝穴挤出少量黏液。刺络拔罐法：患部用酒精棉球消毒后，持七星针在皮肤发红部位叩刺约3min，放出少量血液。刺后予局部拔罐，并留罐 5min。

【中成药验方】

1. 连翘败毒片：由白鲜皮、白芷、蝉蜕、赤芍、大黄、防风、甘草、关木通、黄芩、金银花、桔梗、连翘、蒲公英、天花粉、玄参、浙贝母、栀子、紫花地丁组成。用于丹毒疱疹，疮疖溃烂，疥癣疼痒。每片 0.6g。一次 4 片，一日 2 次。口服。孕妇忌服。

2. 醒消丸：由广藿香、紫苏叶、白芷、炒白术、陈皮、制半夏、姜厚朴、茯苓、桔梗、大腹皮、甘草组成。用于丹毒、痈疽，每丸重 12.5mg。一次 8 丸，一日 3 次。口服。孕妇及新生儿禁用。

3. 活血解毒丸：由醋炙乳香、醋炙没药、雄黄粉、蜈蚣、石菖蒲组成。用于痈毒初起、丹毒疔毒、乳痈乳炎、无名肿毒。每袋重 6g。一次 3g，一日 2 次，用温黄酒或温开水送服。

第三节　蜂窝织炎

蜂窝织炎是一种广泛的皮肤和皮下组织的急性弥漫性化脓性炎症。以起病急，进展迅速，范围广泛，局部红肿热痛，边界不清，伴发热等全身症状为临床特征。好发于下肢、足、背、颜面、外阴及肛周等部位。多因金黄色葡萄球菌感染引起，部分为溶血性链球菌，化学性物质注入软组织也可以导致本病发生。根据中西医病名对照，蜂窝织炎属于中医“发”的范畴。

【诊断要点】

1. 好于下肢、足、眼部、外阴及肛周等组织疏松处。

2. 肤损害呈弥漫性红肿、边界不清，其上可发生水疱，中央炎症明显，局部有疼痛及压痛。可出现波动、破溃、排脓，亦可不破、吸收、消退。

3. 伴发热、寒战、口干苦、便秘、肌痛等全身症状。

4. 有局部淋巴结炎、淋巴管炎，甚至可并发转移性脓肿、败血症。

5. 验室检查见白细胞及中性粒细胞升高。

【内治验方】

1. 四妙勇安汤：金银花、连翘各 25g，野菊花、蒲公英、紫花地丁各 20g，生石膏 30g，牛蒡子 15g，炙僵蚕、丹皮、升麻、皂角刺各 10g，薄荷 5g。大便秘结加大黄、玄明粉各 5g；神昏烦躁加生地黄 15g，黄连 5g；恶寒加荆芥 15g；久治不愈反复溢脓加骨碎补、玄参各 10g；若肿连腮颊目较重加板蓝根 20g，苦参 15g。上药水煎取 300mL，每日 1 剂，早晚分服。适用于蜂窝织炎初起。

2. 清上蠲痛汤：防风、甘草节、白芷、茯苓、黄连、连翘、白芍各3g，天花粉、金银花各4g，半夏1.5g，乳香、没药各1.5g。用好酒煎。胸前者饭后服，背上者饭后服，下部者空腹服，上部者吃饭后服，俱要出汗为度，如大汗，用木香熏脚膝及腕内，被盖汗出而愈。本方治疽痈、发背、乳痈，一切无名肿毒。

3. 黄连当归汤：鬼箭羽（卫茅）30g，黄连、当归各10g。3药共煎水服300mL，每日3次。药渣可捣烂外敷患处。适用于蜂窝织炎热毒较甚。

4. 柴胡清肝饮：柴胡、山栀子、牡丹皮、青皮各9g，紫苏梗6g，白芍药、钩藤各12g。上药水煎取300mL，每日1剂，早晚分服。适用于蜂窝织炎属肝火内炽证。

5. 萆薢汤：萆薢、当归尾、牡丹皮、牛膝、防己、秦艽各9g，茯苓15g。上药水煎取300mL，每日1剂，早晚分服。适用于蜂窝织炎因湿内蕴，气血凝滞者。

6. 黄芪解毒汤：生黄芪20g，双花30g，党参15g，当归、赤芍、白芍、天花粉、白芷、黄连、黄柏、白术各10g。上药水煎取300mL，每日1剂，早晚分服。适用于蜂窝织炎属正虚邪实型的患者。

7. 疔毒复生汤：乳香、没药、皂角刺各6g，栀子、木通、牛蒡子、大黄、天花粉各9g，牡蛎、金银花、连翘、地骨皮各12g。上药水煎取300mL，每日1剂，早晚分服。适用于蜂窝织炎属正虚恋邪者。

8. 仙方活命饮：穿山甲、皂角刺、当归尾、甘草、赤芍、乳香、没药、天花粉、防风、贝母、白芷各3g，陈皮、防风各9g。上药水煎取300mL，每日1剂，早晚分服。适用于蜂窝织炎初期，症见表皮症红，灼热疼痛。

9. 加减消毒散：蒲公英、金银花、玄参、赤芍、连翘、炒山甲、皂角刺、前胡、防风、香附、生甘草各9g。上药水煎取300mL，每日1剂，早晚分服。已溃去皂角刺；无表证去前胡、防风。适用于蜂窝织炎初期，热毒较盛者。

10. 解毒清热汤：金银花、蒲公英、鲜生地黄各15~30g，连翘、赤芍、天花粉、川贝母、陈皮、蚤休、龙葵各9~15g，白芷6~9g。水煎服300mL。另用老黑醋1500g、五倍子300~400g，金头蜈蚣10条，蜂蜜180g，梅花冰片30g制成药膏外敷。适用于蜂窝织炎初起，证属毒热壅盛，症见畏寒壮热，口渴，烦躁，便秘溲赤，局部红肿坚硬者。

11. 蒲银解毒汤：蒲公英、紫花地丁、板蓝根、赤小豆各18g，金银花、夏枯草、赤芍各15g，连翘、丹皮各9g。水煎服，每日1剂，日服2次。用于眼眶蜂窝织炎，属风热毒邪，或肝脾之火上壅，气血凝滞不行所致。

12. 五神汤：金银花、紫花地丁各15~30g，茯苓、车前子各15g，牛膝9~15g。水煎服。每日1剂，日服2次。用于疮疡（蜂窝织炎）生于膝部或委中穴处而见红肿热痛，小便赤涩，舌苔黄腻，证属湿热凝结者。

13. 飞龙夺命丹：蟾酥6g，冰片、轻粉、麝香各1.5g，血竭、寒水石（煅）、铜绿、乳香、没药、胆矾、朱砂各9g，雄黄6g，蜗牛21个，蜈蚣（酒浸炙黄）1条。上药各研为极细末，将蜗牛研烂加蟾酥合研成黏稠状，再加入轻粉等各药粉，反复研磨到极均匀，做成绿豆大的药丸。内服：每服20丸（0.15~0.2g），用葱白15cm捣烂，包裹为丸药，用无灰酒烧热，候能饮送服，盖被取汗。病在身体上部者饭后服，病在下部者饭前服。外用：用醋研调涂患处，或用针将疮刺破，再将药锭插入疮口内。

14. 神功内托散：当归6g，白术、黄芪、人参4.5g，白芍药、茯苓、陈皮、川芎、附子各3g，木香、炙甘草各1.5g，穿山甲2.5g。上药共研细末。每取12g，加煨姜3片，大枣2枚，水煎服。用于疮疡平塌，不散不溃，漫肿钝痛，日久不愈，舌淡，脉细。

15. 消痈汤：金银花、蒲公英、鲜生地各15~30g，连翘、赤芍、天花粉、川贝母、陈皮、蚤休、龙葵各9~15g，白芷6~9g。日1剂，水煎日服2次。用于蜂窝组织炎，痈症初起，属于毒热壅阻经络，气血阻隔诸症。伴有高烧毒热炽盛者，可加局方至宝丹、紫雪散或加生玳瑁9g。合并消渴症者，加生白芍、生甘草。

16. 叶下珠鲜草100~200g，捣烂加红糖，外敷患处，每日换药1次。治疗蜂窝织炎。

17. 加味解毒内托饮：金银花、蒲公英各15g，青陈皮、连翘各12g，赤芍、白芷、炒山甲、炒皂角刺各9g。水煎服，每日1剂，日服2次。功能清热解毒，活血内托，治疗毒热壅滞之臀痈。

18. 清瘟败毒饮加减：生石膏20g，生地黄、水牛角各15g（先煎），山栀、桔梗、黄芩、知母、赤芍、玄参、牡丹皮、连翘各10g，竹叶6g，甘草5g。水煎服。治疗眶蜂窝织炎属火毒壅滞证，症见眼球突出显著，转动受限，眼睑红肿高起，疼痛拒按，视力下降，伴高热头痛，便秘溲赤，甚至神昏烦躁。

【外治验方】

1. 中药膏贴：加味冰芒膏贴剂（由冰片、芒硝、大黄按一定比例，按照现代中药提取分离技术制成的膏贴剂）病灶局部外敷治疗。每处1贴，每日1次，连续7天为1个疗程。

2. 砭镰法：即在红肿部位浅刺，以出血为度，范围广泛者针刺后拔罐，每三天换药一次。治疗前华佗刀需浸于2%戊二醛消毒液中，使用前在生理盐水中浸后取出，患处用新洁尔灭酊消毒。用药1周为1个疗程。

3. 中药外敷：①早期急性蜂窝织炎，可用50%硫酸镁湿敷，或敷贴金黄散、鱼石脂膏等。②患部清洁后，使用中药汤剂（黄芪、忍冬藤、蛇床子各30g，大黄、土茯苓、桃仁各 15g）200mL。用温水将中药汤剂温泡或用微波炉加热，中药汤剂温度维持在 40℃左右，以患者感觉不烫为度。将 200mL 中药汤剂倒入盆中。患者双足浸入汤剂中，小腿部可用一清洁的小手帕蘸取汤剂轻敷患处，外洗 20~30min，用生理盐水将患处的残余药渣冲洗干净。根据患者患处的大小范围不同，取适量金黄散，用蜂蜜调匀，干湿适中，取干净无菌消毒纱布一层，将金黄散均匀涂在纱布上，再在金黄散上覆盖 1~2 层纱布，根据患处大小将纱布外敷到患处。用医用胶布将纱布固定。切忌胶布贴到皮肤，以免过敏或者引起不必要的皮肤感染。胶布松紧要合适，保持下肢血液循环的通畅。防止下肢血运障碍引起下肢坏死。适用于糖尿病足继发的下肢蜂窝组织炎。器皿中用温开水冲泡天仙子，冷却后天仙子在成脓感染的溃破处或感染处小切口为中心外敷，纱布包扎，胶布固定，每日 1 次。天仙子的用量以感染面积或脓腔大小而定，以覆盖感染区为佳。

4. 手术治疗：若形成脓肿者应及时切开引流；而口底及颌下急性蜂窝织炎则应争取及早切开减压，以防喉头水肿，压迫气管；其他各型皮下蜂窝织炎，为缓解皮下炎症扩展和减少皮肤坏死，也可在病变处作多个小的切口减压；产气性皮下蜂窝织炎必须及时隔离，伤口可用 3%过氧化氢冲洗、湿敷等处理。

【中成药验方】

1. 活血消炎丸：由醋乳香、醋没药、石菖蒲、牛黄组成。用于毒热结于脏腑经络引起的蜂窝织炎初起，红肿作痛。每袋 6g。成人一次 3g，一日 2 次，温黄酒或温开水送服；儿童用量酌减。

2. 牛黄解毒丸：由人工牛黄、雄黄、石膏、大黄、黄芩、桔梗、冰片、甘草组成，辅料为蜂蜜。用于蜂窝织炎。每丸重 3g。一次 1 丸，一日 2~3 次，口服。

3. 活血解毒丸：由醋炙乳香、醋炙没药、雄黄粉、蜈蚣、石菖蒲组成。用于痈毒初起、丹毒疔毒、乳痈乳炎、无名肿毒等疾病。每袋重 6g。成人一次 3g，一日 2 次，用温黄酒或温开水送服；儿童用量减半。

4. 牛黄消炎丸：由牛黄、珍珠母、蟾酥、青黛、天花粉、雄黄粉、大黄组成。用于蜂窝织炎。每丸重 0.3g。成人一次 10 粒，一日 3 次，口服。小儿酌减。

第四节　急性乳腺炎

急性乳腺炎是乳房的急性化脓性感染，是乳房疾病中的常见病。临床以乳房局部结块，红、肿、热、痛，并有发热为特征。绝大多数发生于产后哺乳期，以初产妇多见，好发于产后 3~4 周。根据中西医病名对照，急性乳腺炎属于中医“乳痈”范畴，因发病时期不同，而有多种名称，哺乳期发生的名“外吹乳痈”，妊娠期发生的名“内吹乳痈”，非哺乳期或非妊娠期发生的名“不乳儿乳痈”。

【诊断要点】

1. 多发生在初产妇的哺乳期，发病前常有乳头、乳晕皲裂或乳汁淤积等。

2. 乳房肿胀、疼痛或畏寒发热。

3. 局部红、肿、热、痛，触及浸润性硬块，有压痛。脓肿形成后有波动感。同侧腋下淋巴结肿大，触痛。

4. 白细胞及中性粒细胞计数增多，核分叶计数左移。

5. 超声波检查有液平段。穿刺抽出脓液。

【内治验方】

1. 蜈蚣全虫散：龟板 0.9g（焙黄）、 蜈蚣 1 条（焙黄）、全虫 4 个（焙黄），共为细末，1 次服，酒送下，使出汗。上药水煎取 300mL，每日 1 剂，早晚分服。适用于乳痈红肿，已溃或未溃。

2. 鹿角消炎散：鹿角、赤爬子、白硇砂各 20g，以上 3 味药粉碎成细粉末，过筛，混匀，即得。每日 2 次，每次 1.5g，粮食酒冲服。适用于急性乳腺炎。

3. 新疆中草药经验方：白桦皮 50g，黄酒适量，将白桦皮炒炭，研为细末。每日服 1 次，每次 3g，以适量黄酒送服。适用于乳痈初起。

4. 芙蓉花叶膏：通草根 15g，蒲公英 12g，芙蓉花叶 9g，共为细末，甜酒或黄酒冲服 300mL。适用于乳痈初起。

5. 李振先经验方一：穿山甲壳 10g，金花果 15g、半节叶 20g，用鲜品效果更佳，可用干品。每天 1 剂。穿山甲壳焙干碾粉，分 3 次同药吞服。适用于乳腺炎或乳腺癌等症。

6. 李振先经验方二：露蜂房 1 个、黄酒适量。将露蜂房捡净撕碎，放置砂锅内用文火焙至焦黄，取出待冷，研为细末，装入瓷瓶密封备用。用时，4h/次，每次 3g，黄酒加热冲服。专治乳腺炎。

7. 李振先经验方三：紫荆皮 15g，独活、白芷各 9g，赤芍 6g，石菖蒲 4.5g。内服药每次服 1.5g，每日服 2 次，外用药晒干，研末，以蜜糖适量，调匀敷患处。适用于急性乳腺炎。

8. 解毒排脓汤：蜜炙黄芪 12g，金银花、当归各 9g，甘草 3g，上药水煎取 300mL，每日 1 剂，早晚分服。适用于乳痈，痈疽溃烂，日久不愈。

9. 仙方活命饮：金银花 30g，白芷、甘草、赤芍、浙贝母、天花粉各 10g，露蜂房 6g，水煎服 300mL，每日 3 次。同时用鲜蒲公英捣烂外敷患处。适于乳腺炎早期。

10. 许履和经验方：蒲公英 15~30g，全瓜蒌 12g，连翘、当归各 10g，青皮、橘叶、川贝各 6g，柴胡、生甘草各 3g。水煎服，每日 1 剂，日服 2 次。功能疏肝清胃，下乳消痈，治疗乳痈。寒热头痛，加荆芥、防风各 6g；胸痞呕恶，加半夏、陈皮各 10g；排乳不畅或乳汁不通，加漏芦、王不留行、路路通各 10g；脓已成，加皂角刺、甲片各 10g。

11. 陈泽霖经验方：王不留行 30g，漏芦、通草、赤芍、丹皮、鹿角粉各 9g，金银花、连翘、青橘叶各 15g，蒲公英 30g。水煎服，每日 1 剂，日服 2 次。鹿角粉磨汁、黄酒冲服。用于乳痈属肝气郁结，胃热壅滞者。

12. 消乳汤：青皮、橘叶各 12g，蒲公英 30g，生甘草、白蒺藜、当归各 9g，赤芍 6g，浙贝母、炙僵蚕各 12g，白芷 3g，全瓜蒌 15g。水煎服，每日 1 剂，日服 2 次。功能理气解郁，清热通乳，治疗乳痈。

13. 乳痈内肾汤：露蜂房 3~6g（研冲），皂角刺 3~6g（烧灰存性，研冲），浙贝母、泽兰各 9~15g，山慈姑 9g，制香附、川楝子各 15g，蒲公英 15~30g，柴胡 6g。水煎服，每日 1 剂，病重 2 剂。功能清热解毒，化痰祛瘀，通络散结，治疗乳痈。

14. 橘叶汤：细苏梗、焦山栀各 9g，淡黄芩 5g，金银花、橘叶、生石膏各 12g，蒲公英 30g，青皮 6g，代代花 7 朵。水煎服，每日 1 剂，日服 2 次。用于怀孕期乳腺炎。

15. 鹿公汤：鹿角霜 13g，蒲公英 120g。每天 1 剂，水煎，兑入黄酒 100 mL，分 2 次服。治疗急性乳腺炎尚未化脓者。

16. 赵荣胜消乳汤：赤芍 30g，蒲公英、生甘草各 15g，柴胡、虎角片各 10g，白酒适量。每天 1 剂，水煎取液，兑入白酒服。药后覆被卧床，取微汗出为度。治疗急性乳腺炎。

17. 银花陈皮汤：金银花、蒲公英、紫花地丁各 30g，连翘 20g，陈皮、青皮、甘草各 10g。每天 1 剂，水煎服。治疗急性乳腺炎。

18. 蒲芍蒌草汤：蒲公英 150g，赤芍 100g，甘草 50g，瓜蒌皮 18g。每天 1 剂，水煎服。治疗急性乳腺炎。

【外治验方】

1. 刮痧疗法：采用双侧天宗、肩井、肝俞、胃俞，采用面刮法。手持刮板，刮拭时用刮板的 1/3 边缘接触皮肤，刮板向刮拭的方向倾斜 30 度至 60 度，以 45 度角应用最为广泛，利用腕力多次向同一方向刮拭，有一定刮拭长度。这种手法适用于身体比较平坦部位的经络和穴位。

2. 针灸推拿疗法：急性乳腺炎初期采用围刺+推拿手法（揉法、梳法、挤法）每日治疗 1 次，3 次为 1 个疗程。

3. 中药外敷：①芙蓉叶、大黄、黄柏、泽兰叶各 24g，冰片 6g，共研细末，用黄酒调敷或用凡士林调为软膏外敷。②鲜蒲公英60~120g，葱白30~60g，捣烂成糊状，敷于患处，用绷带或三角巾扎紧，每天换药1次。③三黄膏外敷：三黄膏，即黄柏、大黄、黄芩各等分，研成细面，用凉开水、蜂蜜或等量凡士林调成膏。④田基黄、半枝莲鲜品各适量。洗净捣烂，放于菜叶面上或胶布上外敷患乳，每日换药1次。⑤硫酸镁100g，桃仁泥20g，穿山甲粉25g，薄荷油3g。上述加凡士林100g调匀后即成。取此膏125g，在纱布上摊平涂成直径8cm的圆形，敷于患乳上，包扎并用胶带固定。

4. 中药外敷加艾灸：先用艾柱在乳根穴、期门穴、肩井穴、足三里穴及乳腺管硬结处隔蒜灸3壮，然后用四妙勇安汤加减外敷膏均匀涂于患处。中药外敷+理疗：四子散（白芥子、紫苏子、莱菔子、吴茱萸）局部外敷+微波照；中药（蒲公英、漏芦、王不留行、路路通、通草、甘草）热敷+外科微波治疗仪微波照射；中药（大黄、瓜蒌、蒲公英、紫花地丁、连翘、穿山甲、白芷、赤芍、乳香、没药、木香、小青皮、甘草）离子导入加光电离子治疗仪理疗治疗。

5. 针刺加艾灸：急性乳腺炎初期患者取患侧腕踝针穴点上2穴配合悬灸治疗。

6. 手法治疗：分四个步骤，第一，牵拉手指，分别抖拉患者5个手指，使上肢及患侧胸部抖动，约8min。第二，一手抬起患者手臂，另一手掌拇食指呈“八字”，用虎口部叩击腋下，力量适度。第三，四指并拢，沿乳腺从乳头部向后及按摩。第四，从乳根部沿乳腺向乳头按摩，挤出乳汁及乳块。红肿疼痛脓未成者，用雄黄末香油调敷患处。溃破或切开后用纱条引流。

7. 穿刺抽脓法：适用于较深之乳房脓肿，根据脓腔之深浅选择20mL或50mL的注射器，局部皮肤常规消毒，用2%的利多卡因浸润麻醉，在脓腔的上方垂直或斜行刺入，以得脓为要，而后抽脓，抽尽为止，穿刺后用消毒棉球按压片刻，创可贴外贴，治疗结束。根据病情需要，次日可再行1次，以确保无脓为止。

8. 火针排热法：适用于浅部脓肿，在患乳皮肤猩红处触之，选择波动最明显之低垂部位，局部清洁消毒，取中粗火针，在酒精灯焰上烧红，迅速刺入选好之部位，深度在1寸左右为度，并立即取出针，脓血即随之而出，同时清除污物，待流出不畅时，可在附近再行针刺3~5针，稍加按压，再用吸乳器对准针孔吸之，直至排尽分泌物为止，用消毒棉球按压针孔片刻，治疗结束。1天1~2次，一般经过3次 左右的治疗，多可向愈。

【中成药验方】

1. 活血解毒丸：由醋炙乳香、醋炙没药、雄黄粉、蜈蚣、石菖蒲组成。用于痈毒初起，乳痈乳炎，丹毒疔毒，无名肿毒。每袋6g。一次3g，一日2次，用温黄酒或温开水送服。

2. 乳疮丸：由金银花、蒲公英、天花粉、穿山甲、没药、青皮、连翘、当归、赤芍、乳香、地黄、川芎组成。用于乳疮，痈肿初起。每袋装 9g。一次 9g，一日 2~3 次。温开水送服。

3. 小金丹：由制草乌、木鳖子、五灵脂、白胶香、地龙、制乳香、制没药、当归、麝香、香墨组成。多用于乳腺炎、乳房小叶增生、乳腺纤维瘤，常用于乳腺癌、甲状腺癌等病的治疗。本品为糊丸，每粒 0.6g。成人一次 0.6g，每日 2 次，捣碎温黄酒或温开水送下，盖被取汗；7 岁以上小儿每服 0.3g，7 岁以下小儿每服 0.15~0.2g。孕妇忌服。丸内有五灵脂，不可与参类药物合服。

第五节 乳腺增生病

乳腺增生病是一种既非炎症又非肿瘤的良性增生性疾病。是临床上最常见的乳房疾病，其发病率约占乳房疾病的 75%。临床上以乳房疼痛、乳房肿块为特点。极少数可发生癌变。根据中西医病名对照，乳腺增生病属于“乳癖”范畴。

【诊断要点】

1. 乳房有不同程度的胀痛、刺痛或隐痛，可放射至腋下、肩背部，可与月经、情绪变化有相关性，连续 3 个月或间断疼痛 3~6 个月不缓解。

2. 一侧或两侧乳房发生单个或多个大小不等、形态多样的肿块，肿块可分散于整个乳房，与周围组织界限不清，与皮肤或深部组织不粘连，推之可动，可有触痛，可随情绪及月经周期的变化而消长，部分病人乳头可有溢液或瘙痒。

3. 钼钯 X 线摄片、B 超、近红外线扫描、乳腺纤维导管镜、穿刺细胞或组织学检查可辅助诊断。

【内治验方】

1. 柴胡消癖散：柴胡、当归、赤芍、川芎、制香附、仙灵脾各 9g，菟丝子、锁阳、益母草各 12g。上药水煎取 300mL，每日 1 剂，早晚分服。适用于乳癖诸症。

2. 和肝汤：当归、白芍、香附、柴胡、茯苓、泽兰叶、橘叶、党参、白术各 10g，大瓜蒌、金银花、连翘、陈皮、坤草各 15g，炙甘草、紫苏梗各 6g，大枣 4 个。上药水煎取 300mL，每日 1 剂，早晚分服。适用于乳癖属肝气郁结证。

3. 海藻玉壶汤：海藻、贝母、陈皮、昆布、青皮、川芎、当归、连翘、半夏、甘草节、独活各 3g，海带 1.5g，上药 12 味，水 400mL，煎至 320mL，量病上下，食前后服之。适用于乳癖诸症。

4. 消乳组合方：丹参、橘叶各 15g，王不留行、川楝子、土鳖虫、皂角刺各 10g。上药 6 味，水煎 2 次分服，每日 1 剂，或浓缩制成糖衣片 47 片，每日服 12 片，分 2 次服。3 个月为 1 个疗程，疗效不显著者，每日剂量可增至 24 片。适用于乳癖诸症。

5. 芪参消癖方：黄芪、丹参、醋鳖甲各 30g，王不留行、赤芍各 15g，法半夏 12g，陈皮、浙贝母、柴胡、白芥子、威灵仙、甘草各 10g，上药水煎取 300mL，每日 1 剂，月经干净 5 天后开始服药，15 剂为 1 个疗程，服完后等下次月经干净 5 天后再服。适用于乳癖诸症。

6. 乳腺消瘤汤：蒲公英 30~60g，青皮、橘叶、穿山甲、僵蚕、桃仁、赤芍各 10g，橘核、蚤休、炙鳖甲各 15g，夏枯草、牡蛎各 15~30g。水煎服，每日 1 剂，日服 2 次。功能清热解毒，疏肝理气，化痰消瘀、软坚散结，治疗乳腺增生症。

7. 消瘀散结汤：浙贝母 15g，鹿角片、瓜蒌、乳香、没药、香橼各 20g，白芍 30g，甘草 10g（无鹿角可用鹿角霜代之）。上药加水浸泡 1h 后，煎至 100mL 为宜。煎 2 次，得药液混合一起，分 2 次服之。用于乳腺增生，乳房胀痛。

8. 参芪逐癖汤：太子参 30g，黄芪 40g，当归 20g，黄精、白花蛇舌草、土茯苓、桂圆肉、山药、建曲、炙鳖甲各 15g，蜈蚣 3 条，白芍 10g，制乳香 9g。上药水煎取 300mL，每日 1 剂，早晚分服。适用于乳癖属气虚络瘀证。

9. 贝母瓜蒌散加减：瓜蒌、土贝母各 30g，赤芍 12g，元参 20g，生牡蛎（先煎）40g，僵蚕、白芥子、青皮、川芎、生甘草各 10g，夏枯草、昆布、海藻、山慈姑各 15g，金橘叶 20 片。上药水煎取 300mL，每日 1 剂，早晚分服。适用于乳癖诸症。

10. 海藻玉壶汤：海藻、昆布各 30g，夏枯草 20g，象贝母、半夏各 10g，香附 15g，水蛭、地鳖虫各 3g，三棱、莪术各 5g，连翘、白花蛇舌草各 7.5g。肝郁气滞酌加郁金、川楝子、合欢皮、夜交藤各 10g；月经不调，酌加仙茅、仙灵脾、阿胶各 15g；疼痛酌加乌药、蒲公英、黄药子各 6g；心火盛，烦劳焦虑酌加莲子心、生地黄、竹叶、栀子各 6g；天禀赋弱，体虚乏力加黄芪、党参各 20g；胃不和，饮食减少加白术、砂仁各 9g。上药煎服 300mL，每日早晚各服 1 次，月经期停药，连服 3 个月。适用于乳癖属痰结血瘀证。

12. 老鹳草方：鲜老鹳草 30~60g。每日开水冲当茶或煎服，每日 2~3 次，30~60 天为 1 疗程，月经期照常服。适用于乳癖诸症。

13. 消癖止痛方：柴胡、白芍、鹿角霜、郁金、香附、橘核、延胡索各 12g，白术 9g，坤草、荔枝核各 15g，当归、炙甘草各 6g。月经来潮后 2 周内结核加仙茅、仙灵脾、肉苁蓉、制首乌、鸡血藤；月经来潮前 2 周内结核加麦芽、山楂、丹参、元参等。日1剂，水煎内服300mL。适用于乳癖痛者。

14. 芪参归芍组合方：白芍、当归各15g，橘核、黄芪、党参各30g，桔梗、白芷、川芎各9g，枳壳、甘草、郁金、青皮、陈皮、槟榔、乌药、川朴各6g，肉桂、木通、紫苏叶各5g，瓜蒌、金银花、连翘各10g，炮山甲粉（冲）2g，上药水煎取300mL，每日1剂，早晚分服。适用于乳癖属气血不足证。

15. 和肝汤：当归、白芍、柴胡、茯苓、白术各10g，炙甘草、党参、紫苏梗、香附各15g，大枣4个，大瓜蒌、泽兰叶、橘叶、金银花、连翘、陈皮、坤草各12g。上药水煎取300mL，每日1剂，早晚分服。适用于乳癖诸症。

16. 疏肝消核方：柴胡、生白芍、鹿角霜、郁金、香附、桔梗、柴胡各12g，白术9g，益母草、荔枝核各15g，当归、炙甘草各6g。水煎服，每日1剂，日服2次。用于乳腺增生症，属肝郁气滞，痰瘀壅滞者。

17. 乳一方：柴胡（或青皮）、当归、郁金（或三棱）、橘核、山慈姑、香附、漏芦、茜草、赤芍、丝瓜络各15g，夏枯草、牡蛎各20g，甘草10g。水煎服，每日1剂，日服2次。用于乳腺组织（小叶）增生症，乳胀，乳痛有肿块者。

18. 乳癖化坚汤：草河车、夏枯草、半枝莲、瓜蒌各30g，海藻、昆布、茜草各12g，乳香、没药、橘叶、青皮、三棱、莪术各6g，浙贝母、山慈姑各10g，蜈蚣4条。水煎服，每日1剂，日服2次。用于乳腺增生症，属肝气郁结者。

【外治验方】

1. 中药外敷：①乳腺病，囊性乳腺增生症乳腺肿块坚硬者，予散核膏：生半夏、生南星、山慈姑、三七、香油等按传统方法制成硬膏，贴敷患处，3日换药1次促进肿块消散。②以乳增宁贴膏（九香虫、鹿角胶、淫羊藿、白附子、延胡索、橘核、皂角刺等经水提、醇沉后，涂于胶布制成6 cm×6 cm贴膏。每片贴膏含生药5g。）外贴乳房疼痛及肿块局部，3天更换1次，3个月为1个疗程。

2. 贴脐疗法：神阙消癖散（合欢花、琥珀、木香、莪术、 薄荷、白术、郁金、紫河车、冰片等）制成散剂，每次取0.5g置于神阙穴中，用干棉球轻压按摩3轮后，用胶布贴神阙穴上，3天换药1次，l0次为1个疗程，连用3个疗程。

3. 中药离子导入疗法：以中药（穿山甲、赤芍、白芍、生乳香、生没药、瓜蒌、生牡蛎、夏枯草、王不留行、郁金、白芥子、浙贝母、木香、丹参、磁石）制成药液，将中药药液加热后浸泡两块带锌板的药垫，再将带锌板的药垫一端置于离子导入仪的正、负极上。患处局部用75%酒精浸泡的冰片液外涂，将药垫另一端分别置于乳腺增生的部位，接通电源，电流大小以患者病变部位有麻痛及放射样感觉为宜，每次治疗时间约20min。从月经净后开始，用至下次来潮，1个月经周期为1个疗程，治疗3个疗程。

4. 针灸疗法：取患侧 L3、T5，双侧 L9、T11 沿夹脊穴针刺，得气后再沿 T5 夹脊穴接电针治疗仪，配合针刺人迎穴，留针 20min，隔日 1 次，治疗从月经过后 3~7 天开始，到下次月经来潮为 1 个疗程，治疗 2 个疗程；在乳房上寻找肿块定位，再把葱白、大蒜、食盐捣成泥糊状，按肿块大小均匀敷于肿块上，厚度 3~5 mm。然后点燃艾条，做雀啄灸。每天 1 次，每次 20min，1 周或 10 天为个疗程。休息 1 天，再进行第 2 个疗程。灸至肿块消失或基本消失、痛止；以木香饼（木香研末，生地捣膏，木香与生地比例为 1:2，加用蜂蜜调和制成圆饼状，直径 4cm，厚度 0.5 cm）置于乳房病变部位，上置中艾柱点燃，每次 3 壮，隔日 1 次，自月经后第 15 日起至月经来潮止，共计 3 个月经周期。

5. 耳穴贴法：双侧耳穴乳腺、胸、内分泌、肝、皮质下、肾，用 0.5cm×0.5cm 胶布将王不留行籽固定于耳穴上，早中晚 3 次各按压 1 次，每次每个穴位按 30 次。贴压 1 周或月经 来潮时取下，在经前 1 周及经后 1 周治疗，3 个月为 1 个疗程；

6. 推拿按摩：取穴：内关、公孙、三阴交、阴陵泉、蠡沟、足三里、膻中、屋翳、乳根、章门、极泉、手三里、背俞穴、太溪、阿是穴，采用揉法、点法、按法、摩法、擦法、提拿法、提颤法、捻揉法、按揉法、振腹法，10 次为 1 个疗程，治疗 1~3 个疗程。

7. 穴位注射：取穴（胸穴组取屋翳、膻中、足三里，背穴组取肩井、天宗、肝俞。2 组穴位交替使用，隔日 1 次，每次选 2~3 穴）注射复方丹参注射液加柴胡注射液等量混匀液，每穴注射 2mL，配合中药（山慈姑、浙贝母、半夏、南星、僵蚕、乳香、没药、白芷、细辛，共研细末，用黄酒、鸡蛋清调敷）外敷，每日 1 次。

【中成药验方】

1. 逍遥丸：由柴胡、当归、白勺、白术、茯苓、薄荷、生姜、炙甘草组成。用于肝气不舒所致乳腺增生病。每袋装 6g。口服。一次 9g，一日 2 次。

2. 乳癖消片：由鹿角、蒲公英、昆布、天花粉、鸡血藤、三七、赤芍、海藻、漏芦、木香、玄参、牡丹皮、夏枯草、连翘、红花组成。用于乳癖结块，乳腺囊性增生病及乳腺炎前期。每片 0.34g。口服。一次 5~6 片，一日 3 次。

3. 柴胡疏肝丸：由白芍、槟榔、薄荷、柴胡、陈皮、大黄、当归、豆蔻、莪术、防风、茯苓、甘草、厚朴、黄芩、姜半夏、桔梗、六神曲、木香、青皮、三棱、山楂、乌药、香附、枳壳、紫苏梗组成。用于长期肝气郁结导致的乳腺增生病。每丸重 10g。口服。一次 1 丸，一日 2 次。

第六节　乳腺癌

乳腺癌是发生在乳房部位的恶性肿瘤，已成为严重影响妇女身心健康、工作和生活，甚至危及生命的常见病和多发病。近年来其发病率有明显上升趋势。未曾生育或哺乳、月经初潮早或绝经晚、有乳腺癌家族史的妇女，其发病率相对较高。男性乳腺癌较少见。临床上以乳房部出现肿块，无痛无热，质地坚硬，凹凸不平，边界不清，推之不移，或乳头溢血，晚期溃烂，凹如泛莲为特点。根据中西医病名对照，乳腺癌属于“乳岩”范畴。

【诊断要点】

1. 多发于 40~60 岁女性。

2. 乳房内出现单发的无痛性小肿块，边界不清，质地坚硬，表面不光滑，不易被推动，常与皮肤粘连出现“酒窝征”，个别可伴乳头血性或水样溢液。后期觉不同程度的疼痛，皮肤或呈“橘皮样”改变，乳头内缩或抬高。晚期乳房肿块或出现溃烂，渗流血水。患侧腋下、锁骨上可扪及质硬的肿大淋巴结，或转移至内脏或骨骼，可出现形体消瘦等。

3. 钼钯 X 线摄片、B 超检查、乳头血性分泌物细胞学检查有助诊断。病理切片检查可作为确诊依据。

【内治验方】

1. 乳疡无忧方：全瓜蒌、生地黄各 150g，土贝母、生香附、煅牡蛎各 120g，漏芦、白芥子、茯苓各 90g，炒麦芽 100g，王不留行、制半夏、当归、橘叶、炒白芍、小青皮、广陈皮各 60g，炮山甲（代）、木通、川芎、西粉草各 30g。上药经精心加工研末，用蒲公英、香连翘各 60g。煎汤泛为丸，每次内服 6g，日 3 次。适用于乳腺癌气血瘀滞证。

2. 破血消疡方：柴胡、白术、鸡内金、玄参、天冬各 9g，夏枯草、山慈姑、土贝母各 12g，黄芪、丹参、莪术各 15g。先将乳香 9g，水蛭、壁虎各 6g。烘干研末，再将上药全部煎煮浓缩成膏与药末混合调匀，烘干打粉制粒装入胶囊，每粒 0.35g，每次口服 4~6 粒，日 3 次，30 天为 1 个疗程。适用于乳腺癌血瘀证。

3. 行气消疡方：柴胡、元胡、青皮、陈皮各 10g，当归、赤芍、白芍、郁金、葫芦巴各 12g，枸橘李、逍遥丸（包） 各 30g。上药水煎取 300mL，每日 1 剂，早晚分服。适用于乳腺癌属气滞证。肿块坚硬加三棱、莪术各 10g；气虚加党参 12g； 阴虚加天冬 15g；冲任失调加肉苁蓉、巴戟天、仙灵脾各 12g，鹿角片 10g；肝肾不足，痰凝气滞加半夏 10g，蛤壳、六味地黄丸（包） 各 30g，菟丝子 12g。

4. 消痰消疡方：白芥子、王不留行、蚤休、全瓜蒌、香附子、当归各12g，八角金盘6g，薏米40g，仙灵脾15g，炮山甲9g，黄芪、仙鹤草各30g。上药水煎取300mL，每日1剂，早晚分服。适用于乳腺癌痰凝证。局部疼痛加延胡索、郁金各10g；伴淋巴结转移加天葵子、海藻、昆布、浙贝母各15g；伴骨转移加补骨脂、透骨草各10g； 伴肺转移加南北沙参、云雾草各20g；伴失眠加北秫米、淮小麦、炙甘草、生龙骨、生牡蛎各20g；乳头流水者加金樱子、蒲公英、乌梅各15g；胁肋胀痛不舒者加伸筋草、威灵仙各10g。

5. 解毒散结方：黄芪、料姜石、藤梨根各60g，郁金、天南星、重楼、苍术、当归、 柴胡各15g，莪术、白芍各10g，桂枝20g，甘草3g。上药水煎取300mL，每日1剂，早晚分服。适用于乳腺癌诸症。

6. 破瘀通络方：郁金、香附、山豆根、柴胡各12g，丹参30g，蜂房、瓦楞子、全蝎、白芍、云茯苓各15g，生甘草3g、料姜石6g。上药水煎取300mL，每日1剂，早晚分服。适用于乳腺癌血瘀证。

7. 托里消毒方：黄芪、料姜石60g，党参、丹参、旱莲草各30g，郁金、当归、白术、白芍、重楼各15g，薏苡仁50g。一剂药煎2遍，合在一起，分2次服。上药水煎取300mL，每日1剂，早晚分服。适用于乳腺癌属正气不足难以托毒外出者。

8. 破积生肌丸：千金子6g，绿矾、干漆、郁金、花蕊石、山慈姑、白矾各3g，枳壳60g，五灵脂、火硝、制马钱子各9g， 共研为细粉，水泛为丸。每次服1.5~3g，1日3次。黄芪煎水送下，或温开水送下。适用于乳腺癌破溃后肌肤不生者。

9. 羊角散：山羊角、经霜苦楝子、两头尖、露蜂房各150g。用锉刀锉成粉，苦楝子炒黄，两头尖（鼠粪）微炒，露蜂房煅炙，然后混合研为细末。隔日服1次，每次6g，陈酒送下。适用于乳腺癌属血瘀证。

10. 公英汤：蒲公英、紫花地丁、官桂、远志各10g，瓜蒌60g，当归30g，夏枯草、金银花、黄芪、白芷、桔梗、薤白头各15g，甲珠、天花粉、赤芍、甘草各6g。水煎服，每日1剂，日服2次。功能益气活血，清热解毒，治疗乳腺癌。淋巴结转移者，加薏苡仁30g，海藻15g，牡蛎、玄参各24g；肿瘤已溃烂者，去蒲公英、紫花地丁，倍用黄芪。

11. 牛黄消肿方：人工牛黄10g，制乳香、制没药、海龙各15g，黄芪、山慈姑、香橼、炒三仙各30g，夏枯草、三七粉、何首乌、薏苡仁、紫花地丁、莪术、仙灵脾各60g。上药共研细末，水泛为丸，每次服3g，日服2次，温开水送服。用于脾虚湿盛，肝郁气滞，痰凝瘀滞化热所致乳腺癌。

12. 郁仁存经验方：川郁金、玫瑰花、橘叶、赤芍、白芍各10g，青皮、陈皮各 8g，当归 15g，瓜蒌 30g。每日 1 剂，水煎 2 次，取汁兑匀，分 2 次服用。用于乳腺病，乳腺癌初起，或乳腺癌手术后。

13. 田兆黎治乳腺癌方：生黄芪、白花蛇舌草、生牡蛎各 30g，蒲公英 20g，全瓜蒌 15g，夏枯草、青皮、陈皮、丹皮、女贞子、枸杞子、白术、炒麦芽各 10g。每日 1 剂，水煎服，早晚分服。本方适宜于乳腺癌局部肿块不消或手术后局部复发、转移者。

14. 乳癌散结汤：生黄芪、仙灵脾、白花蛇舌草、蛇莓、蛇六谷、石上柏、龙葵、半枝莲、莪术、海藻各 30g，天花粉、女贞子、南沙参各 15g，山慈姑 15g，党参、肉苁蓉、天冬、枸杞子、露蜂房各 12g，白术、山萸肉各 9g。日 1 剂，水煎 2 次分服。治疗晚期转移性乳腺癌。

【外治验方】

1. 中药外敷：①二龙膏：生血余 l0g，当归 12g，生地黄、九牛子、汉防已各 15g，白芷、象皮各 l0g，白蜡 60g，熟石膏 150g，炉甘石 150g，广丹 30g，香油 500g。上药除熟石膏、炉甘石、广丹研极细末，余药俱入香油煎枯，去渣滤净，加白蜡化开，再将上 3 味药末加入搅匀，装罐备用。使用时，薄而均匀地摊在消毒纱布上，敷贴患处。白醋散：熟石膏、煅甘石、煅龙骨各 10g，儿茶 6g，轻粉 2g，珍珠母 6g，冰片 1g。上药研成极细末。八一丹：红升丹 2 份，熟石膏 8 份。将疮面处理常规消毒疮周皮肤，用棉签或消毒药棉清除疮面脓液，用镊子或刮匙轻柔去除腐肉，用剪刀剪除坏死组织，一次清除不尽，可分次逐步清除，尽可能使伤口露出新鲜组织，再用生理盐水清洗创面，用无菌纱布或药棉轻压吸干创面水分，将白蜡散薄而均匀地掺于疮面上，未清除的腐肉可掺八二丹，再覆盖二龙膏敷料，每日换药 1 次，分泌液多可日换 2 次，治疗乳腺癌术后皮瓣坏死。②玉桂膏：肉桂、番木鳖、甘草、油茶树叶、当归、乳香、没药、蜂房、血余炭、冰片。将药膏均匀摊布于消毒敷料上，膏药表面覆盖单层生理盐水纱布，创面四周用酒精棉球消毒后，将药膏敷于其上，粘胶固定，隔日换药 1 次，6 周为 1 个疗程。

2. 中药灌注治疗：①采用术前区域动脉持续灌注中药抗癌药物如榄香烯乳等，通过肘动脉插管、选择将导管留置于乳腺癌主要供血动脉，持续 14 天将中药灌注入乳腺癌组织内，使抗癌中药得以高浓度、长时间直接接触肿瘤，有效地大面积杀死癌细胞。适用于局部晚期乳腺癌（IIIA，B 期）。②空腔有脓液，臭味明显者，将八二丹（熟石膏 8 份，升药 2 份），九一丹（熟石膏 9 份，升药 1 份）等提脓去腐药物加入 0.9%氯化钠注射液中，用输液针头胶管轻插入空腔，接注射器缓慢注入药液；或用 0.5%甲硝唑注射液，或根据脓液培养结果选择高度敏感抗生素溶液短期冲洗疮腔。腐脱新生者，将生肌散（制炉甘石、滑石、寒水石、海螵蛸、淀粉、枯矾、龙骨等组成）加入 0.9%氯化钠注射液或康复新液，混合成混浊液后注入管腔。适用于乳腺癌术后皮下空腔范围较大，或疮口小而基底脓腐未尽或积液较多，药线引流无法到位者。

3. 中药离子导入治疗：采用局部超声离子导入中药抗癌药液，然后辅以电化学治疗，2~3 个疗程（1 个月内）可使大部分溃烂之肿瘤坏死脱落，有效地控制了局部溃烂、出血、腐臭等症状。适合失去手术机会、局部溃烂翻花之乳腺癌。

4. 垫棉压迫法：适用于乳腺癌术后疮面腐肉已尽，留有空腔，皮肤与新肉一时不能黏合者，通过加压包扎，促进腔壁粘连，闭合。在使用提脓去腐药后，疮面脓液减少，分泌物转纯清，无脓腐污秽，选用棉花或纱布折叠成块填放于空腔上方，用胶布加压固定。

【中成药验方】

1. 小金丸：由人工麝香、木鳖子、制草乌、枫香脂、醋乳香、醋没药、醋五灵脂、酒当归、地龙、香墨组成。用于痰气凝滞所致的乳岩、乳癖、瘰疬、瘿瘤，症见肌肤或肌肤下肿块一处或数处，推之能动，或骨及骨关节肿大、皮色不变、肿硬作痛。每袋重 0.6g。一次 0.6g，一日 2 次，打碎后口服。小儿酌减。

2. 小金丹：由制草乌、木鳖子、五灵脂、白胶香、地龙、制乳香、制没药、当归、麝香、香墨组成。常用于乳腺癌、甲状腺癌等病的治疗，多用于乳腺炎、乳房小叶增生、乳腺纤维瘤。本品为糊丸，每粒 0.6g。成人一次 0.6g，每日 2 次，捣碎温黄酒或温开水送下，盖被取汗；7 岁以上小儿每服 0.3g，7 岁以下小儿每服 0.15~0.2g；孕妇忌服，丸内有五灵脂，不可与参类药物合服。

3. 内消瘰疬丸：由夏枯草、玄参、大青盐、海藻、浙贝母、薄荷、天花粉、煅蛤壳、白蔹、连翘、熟大黄、甘草、地黄、桔梗、枳壳、当归、玄明粉组成，辅料为淀粉、蜂蜜。可软坚散结，用于乳腺癌肿、瘿瘤、瘰疬。每丸重 1.85g。一日 8 丸，一日 3 次，口服。孕妇忌用。

4. 犀黄丸：由天然牛黄、制乳香、制没药、麝香组成。用于癌肿、痈疽疔毒。每 20 丸重 1g。一次 3g，一日2 次，口服。

第七节　带状疱疹

带状疱疹是一种由水痘-带状疱疹病毒引起，累及神经和皮肤的急性疱疹性病毒性皮肤病。临床以簇集性水疱，沿一侧周围神经呈带状分布，伴神经痛为特征。该病毒的原发感染多表现为儿童期的水痘，感染后病毒则长期潜伏于脊髓后根神经节内，当宿主免疫功能减退时，病毒活跃而发病。属于中医学“蛇窜疮”“缠腰火丹”“蜘蛛疮”“火带疮”“蛇丹”的范畴。

【诊断要点】

1. 损害为在炎性红斑上发生群集性粟米至绿豆大的水疱，疱液澄清，疱壁紧张。间有丘疹、丘疱疹、大疱或血疱。数日后水疱干涸结痂，愈后有暂时性淡红色或色素沉着。严重病例损害发生坏死和溃疡，产生瘢痕。

2. 皮疹常沿周围神经作单侧带状分布，数簇损害之间皮肤正常。以肋间神经和三叉神经区多见，其次为上肢臂丛神经和下肢坐骨神经区。重者偶见双侧或泛发性。累及三叉神经眼支配区的可致眼部充血肿胀，导致疱疹性角膜炎、虹膜炎、眼球炎等，甚至失明。累及面神经和听神经者，可产生患侧面瘫、耳鸣、耳聋，外耳道及鼓膜上的疱疹。

3. 自觉疼痛。常在皮疹发出之前出现，有时剧痛难忍或是患处感觉过敏。

4. 局部淋巴结常肿大，伴压痛。常有低热、乏力、便秘等症状。

5. 病程有自限性，一般 2~3 周，愈后不复发。神经痛常持续至皮疹完全消退后，但有时可持续数月，年老者更明显，称之为疱疹后遗神经痛。

6. 患者以中老年居多，劳累及各种原因引起的免疫功能减退常为诱发因素。

7. 本病的前驱期和皮疹隐匿的带状疱疹仅表现为神经痛症状，需与肋间神经痛、胸膜炎、心绞痛、急性阑尾炎等鉴别。

【内治验方】

1. 加味左金四逆散：白芍 20g，柴胡、枳壳、玄胡各 12g，川芎、郁金各 10g，甘草、黄连、吴茱萸各 6g。气虚加黄芪；血虚加当归；血热加丹皮；胸闷加枳壳。上药用冷水浸泡 10min，加温煮沸熬 15min，3 次取汁约 600mL，分 3 次温服，每日 1 剂，5 天为 1 个疗程。治疗带状疱疹。

2. 瓜蒌祛痛方：瓜蒌仁、瓜蒌皮各 30g，红花 8g，生甘草 12g。水煎服，日 1 次。治疗带状疱疹。

3. 疏肝止痛方：黄芪 20g，党参 15g，茯苓、当归、川芎、生地黄、元胡、川楝子、桃仁、五灵脂、郁金、乌药各 10g。麻木明显，加地龙 10g；痛剧者，加乳香、没药各 10g。上药水煎取 300mL，每日 1 剂，早晚分服。适用于带状疱疹疼痛较甚者。

4. 薏豆祛湿散：生薏苡仁、赤小豆各 15g，茯苓皮、金银花、地肤子、生地黄各 12g，车前子、车前草、赤芍、马齿苋各 10g，甘草 6g，藿香、佩兰各 9g。上药水煎取 300mL，每日 1 剂，早晚分服。适用于带状疱疹属湿阻证。

5. 大青连翘汤：大青叶、玄参、贯众、黄芩各 9g，连翘、金银花、生地黄各

12g，马齿苋 12~15g，炒丹皮、赤芍各 6g，绿豆衣 15~30g。上药水煎取 300mL，每日 1 剂，早晚分服。适用于带状疱疹属热毒证。

6. 金铃子散：金铃子、郁金、紫草根各 9g，玄胡索 6~9g，醋柴胡、青皮各 6g，炒白芍、当归各 12g，丝瓜络 10g。上药水煎取 300mL，每日 1 剂，早晚分服。适用于带状疱疹属疼痛较甚者。

7. 马齿苋合剂：马齿苋 60g，大青叶、蒲公英各 15g。上药水煎取 300mL，每日 1 剂，早晚分服。适用于带状疱疹属血热证。

8. 四妙勇安汤：黄芪、丹参、蒲公英各 30g，党参、当归、赤芍、茯苓、金银花各 15g，甘草、白芷、白术各 10g，皂角刺、生晒参各 5g。上药水煎取 300mL，每日 1 剂，早晚分服。适用于带状疱疹属热毒炽盛证。

9. 丹栀柴胡汤：丹皮、栀子、柴胡、当归、赤芍、川芎各 10g。上药水煎取 300mL，每日 1 剂，早晚分服。适用于带状疱疹属肝郁化热证。高热加石膏 30g；剧痛加郁金 10g，元胡 15g；肝火盛、湿热内蕴加龙胆草、黄柏各 10g，马齿苋 15g； 感染坏死，热毒重加黄连 6g，大青叶、金银花各 15g；气滞血瘀加王不留行、桃仁各 10g，丹参 15g；大便秘结加大黄 10g；头面发疹加桑枝 10g；下肢发疹加牛膝 12g。

10. 黄公防己汤：防己、山栀各 15g，白茅根、蒲公英、赤小豆各 30g，黄芩、郁金、香附各 12g，车前子（包） 10g。发面部加马齿苋 30g；发于胸肋部加柴胡 10g；发于腰腹部加黄柏 10g。上药水煎取 300mL，每日 1 剂，早晚分服。适用于带状疱疹属热毒炽盛证。

11. 十味羌活汤：羌活、生地黄各 10g，防风、炒苍术、川芎、白芷、炒黄芩、甘草各 6g，生姜 2 片，葱白头 3 枚，北细辛 1.5g。无寒热去生姜、葱白头；风热去细辛；药物反应引起者，重用甘草加绿豆；寄生虫引起者加槟榔、乌梅肉；反复发作加蝉蜕、浮萍、地肤子。上药水煎取 300mL，每日 1 剂，早晚分服。适用于带状疱疹属湿热壅盛证。

12. 四妙丸：黄柏、薏米、革薢、土茯苓、蒲公英、野菊花各 30g，苍术、川牛膝各 12g，丹皮、赤芍各 15g。红斑灼热应重用蒲公英、菊花加金银花、紫花地丁；肿胀甚应重用革薢、土茯苓加木通、猪苓；瘀结明显肿硬痛甚应重用丹皮、赤芍加乳没；高热加柴胡、葛根；苔黄厚腻加川连、黄芩。上药水煎取 300mL，每日 1 剂，早晚分服，连服 7 天。适用于带状疱疹属湿热壅盛证。

13. 乌蛇败毒汤：乌梢蛇、防风、当归各 15g，荆芥、黄芩、赤芍、白芍、柴胡各 12g，甘草 6g，黄连、盐水大黄（后下）各 10g。上药水煎取 300mL，每日 1 剂，早晚分服，连服 7 天。适用于带状疱疹属毒盛证。

14. 冬藤舌草汤：红藤 18g，忍冬藤、紫花地丁、白花蛇舌草各 30g，络石藤、生地黄各 15g，虎杖、连翘各 20g，丹皮、贯众各 10g。发热加地骨皮 30g，知母 10g；湿热盛加青蒿 20g，黄芩 10g；痛甚加止痛酊。上药水煎取 300mL，每日 1 剂，早晚分服。外用千里光、白芷各 30g，薄荷 15g，泡入 25%酒精中外涂。适用于带状疱疹属血热证。

15. 龙胆泻肝汤（一）：龙胆草、苦参、柴胡、黄芩、木通、甘草各 5g，当归、车前子、焦山栀、生地黄、赤芍、蝉衣各 10g。上药水煎取 300mL，每日 1 剂，早晚分服，连服 7 天。适用于带状疱疹属肝经湿热证。

16. 龙胆泻肝汤（二）：龙胆草、车前子、连翘、延胡索、川楝子各 15g，生地黄 24g，泽泻、木通各 6g，黄芩、柴胡、当归各 10g，白鲜皮 12g，金银花 30g。上药水煎取 300mL，每日 1 剂，早晚分服，连服 7 天。适用于带状疱疹属肝经湿热证。

17. 茵泽祛湿方：蜈蚣 2 条，黄芩、栀子、延胡索各 10g，茵陈、板蓝根、薏米各 30g，制乳香、制没药、生甘草各 6g，赤芍、泽泻各 15g。发头面加野菊花、白芷；发于下肢加川牛膝、黄柏；发于胸肋部加柴胡、香附；发于上肢加桑枝、姜黄；发于腰腹加川楝子、橘核；气虚加黄芪；大便秘加生大黄。上药水煎取 300mL，每日 1 剂，早晚分服，连服 7 天。适用于带状疱疹属湿热壅盛证。

18. 解毒大青汤：黄连 3g，黄芩、甘草、丹皮各 10g，金银花、紫草、大青叶各 15g，代赭石 30g。发颈部以上加山羊角片、石决明（2 味均先煎）各 30g，生地黄 15g，野菊花 10g；发腰腹至胸胁间加延胡索 15g，金铃子、橘叶、陈皮各 10g，瓜蒌 30g；发小腹以下加牛膝、紫花地丁各 15g，黄柏 10g；夜寐不安严重者加朱茯苓 10g，夜交藤、珍珠母各 30g。上药水煎取 300mL，每日 1 剂，早晚分服，连服 7 天。适用于带状疱疹属毒盛证。

19. 马齿苋解毒汤：马齿苋、大青叶、紫草、败酱草各 15g，黄连、酸枣仁各 10g，煅龙骨、煅牡蛎各 30g。皮肤潮红，有数片红丘疹，血疱疹集簇者加丹皮 10g，生地黄 15g；皮损深红，有大量血疱疹或数群成串的疱疹加马齿苋至 20g，酌加金银花、连翘、泽泻各 10g；疱疹溃破且糜烂加马齿苋 25g，酌加龙胆草、木通各 10g，蒲公英、地榆各 15g；剧痛去酸枣仁加元胡 10g。水煎服。适用于毒气较盛者。

【外治验方】

1. 中药外敷：①雄黄洗剂：雄黄、明矾各 20g，大黄、侧柏叶、黄柏各 30g，冰片 5g。除雄黄、冰片外，余药放入清水中浸泡 20min，文火煎 30min。取汁 300mL 左右，滤出药液。加入雄黄、冰片粉末，混匀。稍温后用纱布蘸药液洗患处。每日 2~3 次，每次 30min。药液保留，下次加温再用，5 天为 1 个疗程。适于带状疱疹，湿热毒邪蕴结肌肤者。②蜈蚣散：蜈蚣2条，青黛15g，雄黄、冰片各5g，食醋适量。先将蜈蚣文火炒存性，研成细粉，再将雄黄和冰片研粉过120目筛，将青黛与上药混合，加适量食醋搅成糊状，涂患处，外用纱布覆盖固定，每日2次，7次为1个疗程。③芦黄散：雄黄20g，蜈蚣10g，白芷15g，冰片5g，芦荟30g。破溃加枯矾10g，其中雄黄、蜈蚣、白芷、冰片研细粉，2年以上芦荟打碎取汁20mL与上药混匀调成糊，取适量均匀敷于疱疹部位，不宜过厚，不露出皮肤即可。药物上面可覆盖消毒纱布，用胶布固定，每天2次，每次30min。④采鲜马齿苋120g，去根，用冷开水洗净，放干净容器内捣烂如泥涂敷于患处，每日换药2次，此药要现制现用。⑤鲜半边莲大把洗净，捣烂如泥，敷于患处，覆盖纱布胶布固定。若药干时，用冷开水湿润之，每日换药2次。⑥新鲜仙人掌去刺、去皮，捣烂如泥外敷患处，纱布包扎，胶布固定，每日换药2次。⑦石膏轻粉散：煅石膏、轻粉、海蛤粉各30g，青黛10g，上冰片2g。共研细末，取适量，用凉水调涂患处，干后再涂，或用香油调涂亦可。或将水泡用针穿破，用药粉干搽亦可。

2. 针灸治疗：主穴：胸腹取病变部位与皮损部位相应之夹脊穴，其他部位采用皮损局部围刺法或三棱针刺络。配穴：肝经火盛型配阳陵泉、曲泉、大敦、行间、侠溪；脾虚湿盛型配阴陵泉、三阴交、足三里、内庭；气滞血瘀型配膈俞、血海。根据发病部位取穴：发于头部取大椎、风池、曲池、至阳、太冲；发于胸胁部取神道、灵台、大椎、合谷、阳陵泉；发于腰者取灵台十七椎、大椎、足三里、太冲。视皮损程度，用艾条点燃后，在局部回旋艾灸，至皮损部充血发红，疼痛瘙痒感消失为度，然后在上述相应穴位上施非化脓灸，灸时以手掮其火。艾灸联合梅花针叩刺，使用梅花针从疱疹的一端沿皮损区边缘取阿是穴均匀轻叩，再用梅花针叩刺疱疹，将其刺破后消毒局部再用艾条温灸。艾灸配合火针，在施灸前用火针刺破疱疹，使得痈脓瘀血从针孔直接排出体外。因此使用火针直接刺激病灶和反应点，可以迅速消除和（或）改善局部水肿、充血、渗出等情况，因而可以使血液循环加快，新陈代谢旺盛，炎症吸收加快，使得受损组织和神经重新得到修复。

3. 放血拔罐加艾灸三步联合治疗：患者取坐位或侧卧位，充分暴露皮损局部及皮损带（皮损所在的神经节段循行线）四周3~5cm范围。选择皮损带的水疱、丘疱疹密集区域，进行常规消毒，选用消毒好的细三棱针，以左手拇、食两指固定好欲放血的病损皮肤边缘，然后以右手拇、食两指持三棱针针柄，中指紧靠针身下端，留出1~2分针，对准水疱、丘疱处，迅速刺入1.5~3mm。然后迅速退出。根据病损面积大小，每处一次可刺3~4针；或用一次性采血针在病损皮疹区做叩刺，刺数多、刺入浅，以有血珠渗出为度。然后，立即在放血区域内用闪火法。火罐的大小根据患者的肥胖、部位和体质情况决定，留罐 10~15min。起罐后用消毒棉擦去拔出的组织液和血液，再用酒精棉涂擦患处。在放血部位要反复多拔几次罐，观察出血量，拔罐拔到没有鲜血流出为度，一般需要 3 次。点燃药灸条，采用艾条悬灸和艾灸器温灸的方式作用于已放血拔罐的病变皮肤处治疗 15~20min，以局部皮肤微红，且疱疹处已干燥无渗液为度。以上三种方法联合运用，每日 1 次，每次 40~60 min，3~5 天为 1 个疗程。

【中成药验方】

1. 六神丸：由牛黄、珍珠、麝香、冰片、蟾蜍、雄黄组成。具有消肿止痛、清热解毒、敛疮生肌之功效。能有效清除带状疱疹病毒及减轻疼痛。每 1000 粒重 3.125g。成年人一次服 10 粒，一日 3 次，温开水吞服。1 岁每次服 1 粒，2 岁每次服 2 粒，3 岁每次服 3~4 粒，4~8 岁每次服 5~6 粒，9~10 岁每次服 8~9 粒。

2. 清开灵口服液：由胆酸、珍珠母、猪去氧胆酸、栀子、水牛角、板蓝根、黄芩苷、金银花组成，辅料为蔗糖、倍他环糊精、薄荷脑。用于风热时毒、火毒内盛所致带状疱疹。每瓶 10mL。一次 20~30mL，一日 2 次，口服。儿童酌减。

3. 龙胆泻肝丸：由龙胆、柴胡、黄芩、栀子、泽泻、木通、盐车前子、酒当归、生地黄、炙甘草组成。用于肝胆湿热型湿疹、接触性皮炎、带状疱疹等疾病。每 100 粒重 6g。一次 3~6g，一日 2 次，口服。

第八节　天疱疮

天疱疮是以一组由于表皮细胞松解引起的慢性自身免疫性大疱性皮肤病。临床上以皮肤及黏膜上出现松弛性的水疱或大疱为特点，水疱壁薄易破，尼氏征阳性。组织病理为表皮内水疱，免疫病理可见表皮细胞间有 IgG、IgA、IgM 及 C_3 呈网状沉积，血清中存在天疱疮抗体。本病属于中医的“天疱疮”“火赤疮”的范畴。

【诊断要点】

1. 多发于 30~60 岁的中老年人，男女发病情况没有明显的差异性。

2. 临床上天疱疮分为四型：寻常型、增殖型、落叶型和红斑型。

3. 寻常型天疱疮是临床上最常见的类型，病情亦最为严重。口腔黏膜损害为大多数患者的首发症状，个别患者甚至仅有口腔损害，或数月后在外观正常的皮肤上或在红斑的基础上出现大小不一的松弛性水疱或大疱，疱壁薄，易破，推压可使疱壁扩展、水疱加大，或稍用力刮擦外观正常的皮肤亦可出现表皮细胞松解、表皮脱落，或不久后即发生表皮内水疱，该现象称尼氏征或棘突松解征。疱壁破溃后形成潮红糜烂面，渗液较多，可结痂，若继发感染则伴难闻的臭味。皮损可以发生在全身任何部位，但以口腔、头面、胸、背、腋下、腹股沟等处较为常见。本型预后最差，死亡原因多为长期、大剂量使用糖皮质激素等免疫抑制剂后引起的感染等并发症及多脏器衰竭，也可因为病情持续发展导致大量体液丢失、低蛋白血症、恶病质而危及生命。

4. 增殖型天疱疮是寻常型天疱疮的一种异型，极少见。常侵犯鼻唇沟、乳房下、腋下、外阴、肛门及腹股沟等部位，口腔黏膜损害出现迟且轻。皮损表现为松弛性的水疱，尼氏征阳性，破溃后在糜烂面上形成乳头状的肉芽增殖，边缘可有新发水疱，表面有渗出和结痂。本型预后较好，病程缓慢。

5. 落叶型天疱疮较罕见，多发于中老年男性，早期皮损常局限于头皮、面部、躯干，以后可以泛发全身。通常无口腔黏膜损害，皮损表现为在红斑的基础上出现尼氏征阳性的水疱或大疱，疱壁更薄，更容易破裂形成糜烂面，上覆有黄褐色、油腻性、疏松的剥脱表皮、痂和鳞屑，如落叶状，痂下的渗出物分解可产生臭味。本型预后较寻常型天疱疮好

6. 红斑型天疱疮是落叶型天疱疮的一种“亚型”，主要及头皮、面部、躯干上部和上肢，一般不累及下肢和口腔黏膜。早期面部皮损呈蝶形分布，红斑、水疱，类似盘状或系统性红斑狼疮，但无皮肤萎缩现象；头部、胸背上部皮损似脂溢性皮炎。往往数月后四肢、胸背在红斑的基础上出现松弛性水疱或大疱，尼氏征阳性，易于破溃和结痂。病情反复呈慢性经过，大多都预后良好，个别可转化为落叶型或寻常型天疱疮。

7. 临床上还可见到特殊类型的天疱疮，如副肿瘤性天疱疮、药物诱导性天疱疮、IgA 型天疱疮和疱疹样天疱疮。

【内治验方】

1. 消炎止痒方一：扁豆、芡实、茯苓、泽泻、白鲜皮、地肤子各 15g，山药 30g，生薏苡仁 20g，苦参 12g。水煎服。

2. 消炎止痒方二：焦白术、生扁豆、茯苓、白鲜皮、白花蛇舌草各 15g，防风、胡黄连、苦参片、黄芩各 10g，山药 30g，地肤子 12g，生甘草 9g。水煎服。

3. 生地当归汤：生地黄、熟地黄、当归、肥玉竹、天花粉、白花蛇舌草、白鲜皮、土茯苓各 15g，丹参、鹿衔草各 12g，蛇床子 10g，生甘草 6g，水煎服。

4. 连翘祛湿方：黄连 10g，连翘、金银花各 20g，黄芩、黄柏、泽泻、天花粉、赤芍、滑石、车前子各 15g，甘草 5g。水煎服。

5. 银翘解毒方：荆芥 13g，金银花、板蓝根、连翘各 20g，牛蒡子、升麻各 10g，元参 17g，蝉蜕、大青叶、牡丹皮各 15g，甘草 7g。水煎服，日 1 剂。

6. 祛风解毒方：荆芥、防风、金银花、野菊花、泽泻、茵陈各 10g，白鲜皮、车前子（包煎）、刺蒺藜、鸡血藤、土茯苓、苦参、黄芩、甘草各 15g。水煎服，每日 1 剂。

7. 乌蛇解毒汤一：全虫 3g，乌梢蛇、荆芥、防风各 10g，金银花、野菊花、蒲公英、车前子（包煎）、泽泻、白鲜皮、地肤子、丹皮、赤芍、冬瓜皮、苦参、黄芩各 15g，甘草 6g。水煎服，每日 1 剂。

8. 乌蛇解毒汤二：金银花、蒲公英、野菊花各 15g，荆芥、防风、茵陈、泽泻、冬瓜皮、白鲜皮、刺蒺藜、地肤子、茜草、紫草、丹皮、白茅根、连翘、苦参、黄芩、甘草、乌梢蛇各 10g，全虫 3g。水煎服，每日 1 剂。

9. 乌蛇解毒汤三：乌梢蛇、荆芥、防风、浮萍各 10g，白术、泽泻、白鲜皮、刺蒺藜、党参、厚朴、陈皮、鸡血藤、赤芍、甘草各 15g，砂仁 6g，全虫 3g。水煎服，每日 1 剂。

10. 滋阴除湿汤：生地黄 30g，元参、当归各 12g，丹参 15g，茯苓、泽泻、白鲜皮、蛇床子各 9g。水煎服 300mL，分 2 次服。本方治原发性湿疹、阴囊湿疹、天疱疮等。

11. 蒲参去湿汤：生地黄 20g，蒲公英、苦参、薏米各 30g，苍耳子、兰花、白鲜皮各 17g，蒺藜 20g，苍术、牡丹皮各 13g，防己 12g，蜈蚣 2 条，牛膝 10g，甘草 7g。水煎服 300mL，分 2 次服。主要用于顽固性天疱疮。

12. 扶正理湿汤：沙参、生地黄、黄芪、青蒿各 15g，麦冬、茯苓、泽泻、车前子、党参、陈皮各 10g，白芍 12g，甘草 5g。每日 1 剂，水煎服，每日 2 次。适用于天疱疮正气不足，气阴两虚，复感湿热之邪或湿热久蕴，耗气伤阴者。皮疹色淡或暗，水疱多不饱满，糜烂渗出经久不愈，或皮损肥厚干燥，抓后少量渗液。

13. 清脾除湿饮加减：土茯苓 30g，生地黄 25g，连翘、茵陈各 15g，黄芩、栀子、泽泻、枳壳各 12g，白术、苍术、淡竹叶各 9g，生甘草 6g。水煎服，每日 1 剂。适于天疱疮属心脾湿热型。皮疹以大疱为主，糜烂面大，渗液较多，常并有黏膜损害。多见于寻常型和增殖型天疱疮，尤其是急性发作期。

14. 参苓白术散加减：党参 25g，茯苓、薏苡仁各 30g，白术、扁豆、山药各 15g，苍术 12g，陈皮、炙甘草各 5g，砂仁 6g（后下）。水煎服，可复渣再煎服，每日 1 剂。适于天疱疮属脾虚湿盛型。水疱、大疱较稀疏，间有新水疱出现，糜烂面淡红不鲜，渗液较多，并见黄褐色较厚痂皮或乳头状增殖。多见于寻常型和增殖型天疱疮之慢性期。

15. 滋燥养营汤加减：当归 9g，生地黄、熟地黄、白芍、玉竹、金银花各 15g，黄芩、玄参、麦冬各 12g，生甘草 6g。气阴两伤者，可加太子参 30g，或用西洋参6~9g另炖服。水煎服，可复渣再煎服，每日1剂。适于天疱疮属阴伤津耗型。皮疹以红斑、鳞屑、结痂为主，渗液不多。多见于落叶型和红斑型天疱疮。

【外治验方】

1. 中药洗浴法：①刘毅斌解毒祛湿汤：苦参150g，白鲜皮、野菊花、滑石、九里明、大飞扬、土黄连、水杨梅各100g，土茯苓、忍冬藤各120g，青黛30g，牡丹皮、土槿皮、黄柏、赤芍各60g。煎汤，每日1剂，全身浸泡30min。药浴后敷自制消炎解毒粉（由滑石、黄芩、黄连、黄柏、白及、枯矾、苦参等分研磨）。治疗天疱疮感染，加速创面愈合，防止继发感染。②李尧学乌梅汤：五倍子、乌梅、花椒、大枫子、木鳖子、炉甘石、木槿、苦参、白鲜皮、千里光各30g。浓缩至500mL，外洗，每日3~4次。③苦参黄柏散：苦参、黄柏、白鲜皮、九里明、蒲公英各20g，蛇床子、土茯苓各30g，生大黄、明矾各15g。上药以水4500mL，煎成3500mL，乘热熏蒸，待冷后再洗患部，每次20min，一天2次，每日1剂，一般连用3天左右即可痊愈。治疗期间可配合皮康王、绿药膏外涂交替使用，则疗效更佳。④马齿苋、紫花地丁、野菊花各30g，金银花、蒲公英、苦参各20g，黄柏、白鲜皮各10g，冰片5g，纱布包，水煎2次，1剂1天，每次加水2000mL，煎成1000mL，两煎合一，用纱布或者小毛巾沾中药水全身患处反复外搽外洗，以皮肤尽量多吸收为佳，一天2次。同时予莫匹罗星软膏适量外用患处，1天2次。

2. 中药外敷：①全蝎散：全蝎10g，黄柏30g，土霉素10片。上药共研细末，备用。治疗时先将疱疹处用生理盐水冲洗或用黄柏水外擦。洗去黏稠渗出液或结痂。待干后，将配制的全蝎散根据疮面的大小，用香油调成糊状后敷患处，渗出液较多时，可直接将药粉撒患处，保持皮损区清洁干燥，如有黄水流出应随时用无菌棉球拭去，用双氧水或生理盐水处理疮面后重新撒药，每天2~3次，每7天为1个疗程，用药期间禁食辛辣食物，病变处禁用水。②黄石膏油膏：生大黄10g，黄柏3g，黄连0.6g，煅石6g，菜油90g。将4药研成细粉，和匀，用菜油将药粉调匀成膏。先将脓痂洗净，外搽患处，每日3次。③椒黄膏：大黄、雄黄、硫黄各10g，花椒6g。共研细面，用凡士林调制成膏状。将患处用盐水清洗干净，然后外涂椒黄膏，每日2次。④加味青黛散：大黄、黄柏、青黛、煅石膏各30g，寒水石、滑石各15g。糜烂疮面可直接将药粉敷布在疮面上；丘疹、脓疱、脓痂等皮损用麻油将药粉调成糊状，涂在皮损上，每日3次。⑤黄柏地榆油膏：黄柏、生地榆各10g，研磨成粉，氧化锌粉30g，加入煮沸冷却至30℃的香油50g中。治疗新生儿天疱疮，该油膏在消炎、杀菌、干燥、收敛和防止扩延方面功效显著。

【中成药验方】

1. 雷公藤多苷片：由雷公藤多苷组成。功能祛风解毒、除湿消肿、舒筋通络。

有抗炎及抑制细胞免疫和体液免疫等作用。用于风湿热痹，毒邪阻滞所致的天疱疮、麻风反应及自身免疫性肝炎等。每片10mg。按体重每千克每日1~1.5mg，口服，分3次饭后服用。

2. 金匮肾气丸：由地黄、山药、酒茱萸、茯苓、牡丹皮、泽泻、桂枝、制附子、牛膝、盐车前子组成，辅料为蜂蜜。配合泼尼松可治疗大疱型天疱疮。大蜜丸每丸重6g。大蜜丸一次1丸，每日2次，口服。

3. 补中益气丸：由炒白术、柴胡、陈皮、当归、党参、升麻、炙甘草、炙黄芪组成，辅料为生姜、大枣。用于体虚、免疫力低下型天疱疮。每100粒重6g。一次6g，一日4次。口服。

第九节　接触性皮炎

接触性皮炎是指因皮肤或黏膜接触某些外界致病物质后所引起的皮肤急性炎症反应。以发病前有明显的接触史及有一定的潜伏期，皮损限于接触部位，主要表现为红斑、丘疹、水疱、糜烂及渗液，自觉瘙痒为临床特征。病程自限性，除去病因后可自行痊愈。中医无相对应病名，中医文献中根据接触物质的不同及其引起的症状特点而有不同的名称，如因接触漆所致者称之为“漆疮”；因接触马桶所致者称之为“马桶癣”；因接触膏药所致者称之为“膏药风”。

【诊断要点】

1. 发病前有明确的接触史。除强酸、强碱等一些强烈的刺激物，立即引起皮损而无潜伏期外，大多需经过一定的潜伏期才发病。

2. 一般起病较急。皮损主要表现为红斑、丘疹、丘疱疹、水疱，甚至大疱，破后糜烂、渗液，严重者则可有表皮松解，甚至坏死、溃疡。发生于口唇、眼睑、包皮、阴囊等皮肤组织疏松部位者，皮肤肿胀明显，呈局限性水肿而无明显边缘，皮肤光亮，皮纹消失。皮损边界清楚，形状与接触物大抵一致，一般仅局限于刺激物接触部位，尤以面颈、四肢等暴露部位为多，但亦可因搔抓或其他原因，将接触物带至身体其他部位使皮损播散，甚至泛发全身。

3. 自觉灼热、瘙痒，严重者感觉灼痒疼痛，少数患者伴畏寒、发热、恶心呕吐、头晕头痛。

4. 实验室检查见白细胞及嗜酸性粒细胞升高。

【内治验方】

1. 石膏解毒汤：石膏、连翘各15g，升麻、牛膝、竹叶、知母、元参、蝉衣各10g，黄连、荆芥、甘草各6g，浮萍5g。上药水煎取300mL，每日1剂，早晚分服，适用于接触性皮炎属湿热毒蕴证。不过 2 剂，不痒不臭，其热即解，而即愈矣，若舍此失治，则成走马牙疳。

2. 百合沙参汤：百合、玉竹、沙参、山楂各 9g，罗汉果 5g。上药水煎取 300mL，每日 1 剂，早晚分服，适用于接触性皮炎属风盛血燥证。

3. 黄连解毒汤：石膏 30g，玄参 20g，连翘、升麻、牛蒡子、知母各 15g，黄连、淡竹叶、赤芍、甘草、荆芥各 10g，蝉衣 6g。上药水煎取 300mL，每日 1 剂，早晚分服，适用于接触性皮炎火毒蕴结证。

4. 地黄薏仁汤：生地黄、地肤子、薏苡仁各 6g，赤芍、茵陈各 5g，白术、当归、茯苓、丹皮各 4g，黄芩、栀子各 3g。上药水煎取 300mL，每日 1 剂，早晚分服，适用于接触性皮炎湿盛证。

5. 新化斑汤：石膏、连翘各 15g，升麻、牛膝、竹叶、知母、玄参、蝉衣各 10g，黄连、荆芥、甘草各 6g，浮萍 5g。上药水煎取 300mL，每日 1 剂，早晚分服，适用于气血两燔之发斑，症见发热，或身热夜甚，外透斑疹，色赤，口渴或不渴，脉数等。

6. 化斑解毒汤：玄参、知母、石膏、人中黄、黄连、升麻、连翘、牛蒡子各等分，甘草 10g，加淡竹叶 20 片，水煎，不拘时服。适用于三焦风热上攻，致生火丹，延及全身痒痛者。若大便闭结，加大黄；若黄水多，加土茯苓、紫荆皮、马齿苋；红肿面积广大加酒大黄、紫荆皮、桑白皮。

7. 麻蒺生地汤：胡麻仁、白蒺藜、细生地黄各 15g，丹皮、赤芍、何首乌、地肤子各 10g，蝉衣 6g，蜂房、豨莶草、荷叶各 20g，白糖为引。上药水煎取 300mL，每日 1 剂，早晚分服。适用于接触性皮炎诸症。

8. 温胆汤加味：竹茹 15g，枳壳、陈皮各 12g，半夏、茯苓各 10g，乌蛇、牛膝各 9g，全虫、白蒺藜、黄药子各 6g，白芥子 3g。上药水煎取 300mL，每日 1 剂，早晚分服。适用于接触性皮炎属痰热较盛者。

9. 地黄泽苓汤：干地黄 12g，白芷 4.5g，丹皮、建泽泻、茯苓皮各 10g，川黄柏、炒山栀、焦茅术、生甘草、赤芍各 6g。上药水煎取 300mL，每日 1 剂，早晚分服。适用于接触性皮炎属湿邪较盛者。

10. 僵蚕茯苓汤：炙僵蚕、土茯苓各 18g，地肤子、当归身、红花、炒赤芍、牛蒡子各 10g，荆芥、防风、炒白芷各 6g，钩藤 15g，净蝉衣 4g，干地龙 12g。上药水煎取 300mL，每日 1 剂，早晚分服。适用于接触性皮炎属瘀血阻络证。

11. 滋阴养血汤：细生地黄 20g，羌活、蝉衣 5g，白蒺藜、胡麻仁（炒）、豨莶草、荷叶各 15g，骨碎补、蜂房、地肤子、地骨皮各 10g，炒丹皮 5g。1 剂 2 煎，共取 200mL，蜂蜜二两（冲），分早晚 2 次温服。上药水煎取 300mL，每日 1

剂，早晚分服。适用于接触性皮炎属阴虚血燥证。

12. 膏栀连翘汤：荆芥穗、浮萍、赤芍、地肤子各 6g，薄荷 3g，连翘、生地黄、山栀、金银花、板蓝根各 10g，生甘草、蝉蜕、防风各 5g，生石膏 24g，麻黄 1.5g。上药水煎取 300mL，每日 1 剂，早晚分服。适用于接触性皮炎初起，风邪较盛者。

13. 加味当归饮子：黄芪、何首乌各 15g，当归、生地黄、陈皮、川芎、荆芥、生甘草各 10g，水牛角片 30g，玄参、白蒺藜、紫草、大枣、土茯苓各 12g，炒米仁 20g，防风、丹皮各 6g。上药水煎取 300mL，每日 1 剂，早晚分服。适用于接触性皮炎属血虚风燥证。发于头面部加用消风散；瘙痒加僵蚕、紫荆皮、徐长卿各 5g。

14. 消风散加减：当归、生地黄、防风、蝉蜕、知母、苦参、胡麻、荆芥、苍术、牛蒡子、紫荆皮、石膏各 6g，甘草、木通、僵蚕各 3g。上药水煎取 300mL，每日 1 剂，早晚分服。适用于接触性皮炎属风热蕴肤证。风热偏盛而见身热、口渴者，宜重用石膏，加金银花、连翘以疏风清热解毒；湿热偏盛而兼胸脘痞满，舌苔黄腻者，加地肤子、车前子以清热利湿；血分热重，皮疹红赤，烦热，舌红或绛者，宜重用生地黄，或加赤芍、紫草以清热凉血。

15. 消风散：当归、防风、蝉蜕、苦参、荆芥、苍术、牛蒡子、薄荷、刺蒺藜、丹皮各 3g，甘草、木通各 1.5g。水煎服。功能疏风养血，清热除湿。用于接触性皮炎，全身刺痒，面部红肿，满布针尖样皮疹。

16. 化斑解毒汤加减：人中黄、石膏各 30g，连翘、升麻、知母各 15g，元参 20g，牛蒡子 15g，黄连、竹叶、赤芍、甘草、荆芥各 10g，蝉衣 6g。水煎服，每日 1 剂，日服 2 次。用于漆气辛热，客于肌腠，化热成毒而致接触性皮炎。

【外治验方】

1. 中药外洗法：消炎止痒剂：大黄、地榆各 20g，苦参、地肤子、蛇床子、枯矾各 30g，荆芥、甘草各 10g。将上述药物加水 4000~5000mL，先泡 20min，用武火煮沸后再行文火煎 10min，待水温降至微温，即行浸洗。

2. 中药敷疗法：①如意草：苦参 30g，白鲜皮、白矾、黄柏各 20g，黄连、生大黄各 10g。将上药放入砂锅或瓷盆中加水 1500mL，浸泡 1h 后煮沸，煎至约剩 500mL 离火，待药液温度适宜（不烫手）后灌入已准备好的葡萄糖液或盐液瓶子内（注意使用过的葡萄糖液或盐液空瓶子用前消炎灭菌，药液倒入瓶子时需加用纱布或粗布过滤，以防药渣进入瓶子内），倒挂输液架上，每剂药可煎 2 次，每日应用 1~2 次。将一次性输液器去掉针头并将“过滤器”剪去，保留硬塑料部分以便接通原带针头的那段细输液管。接好后，根据患处，采取不同的较舒适体位。

患处外敷脱脂棉或多层纱布，将输液管叉入棉花或纱布中，于高处正常皮肤处用胶布固定，同时在患处下设盆或盆类器械以便存放流下的药液。打开开关，调节阀以 20~30 滴/min 速度滴敷患处。②大青叶汤：大青叶 9~15g，紫花地丁 6~12g，苦参、蛇床子、地肤子各 6~15g，金银花 6~12g。煎汤湿敷，并根据年龄、皮损分型，随症加减药物及剂量，早晚冷湿敷患处 30min。

3. 针刺疗法：取穴：大椎、委中、曲池、合谷、血海、膈俞、阿是穴。瘙痒重加神门；糜烂渗液加阴陵泉。操作方法：30 号 1.5 寸针灸针，常规消毒。大椎、委中刺络拔罐，出血量 5~10mL；曲池、合谷、血海直刺 0.8~1 寸；膈俞斜刺 0.5~0.8 寸；阿是穴由皮损区周边沿皮下向中心平刺。施以泻法为主，中强刺激，留针 20min，每隔 10min 行针 1 次。每日 1 次，5 天为 1 个疗程。休息 1 天后，行第 2 个疗程，隔日 1 次，治疗 3 次。

【中成药验方】

1. 皮敏消胶囊：由苦参、苍术、防风、荆芥、白鲜皮、蛇床子组成。用于接触性皮炎、急性和慢性荨麻疹。每粒 0.4g。一次 4 粒，一日 3 次。口服。

2. 龙胆泻肝丸：由龙胆、柴胡、黄芩、栀子、泽泻、木通、盐车前子、酒当归、地黄、炙甘草组成。用于肝胆湿热型湿疹、接触性皮炎。每 100 粒重 6g。一次 3~6g，一日 2 次。口服。

3. 马齿苋饮：鲜马齿苋 250g，加水适量煎熬 2 次，滤汁混合，入红糖适量调味。用于风热型接触性皮炎。一日 1 剂，早、晚各 1 次温服。孕妇忌服。

4. 防风通圣丸：由防风、荆芥穗、薄荷、麻黄、大黄、芒硝、栀子、滑石、桔梗、石膏、川芎、当归、白芍、黄芩、连翘、甘草、白术组成，包衣辅料为滑石粉。可用于湿疮、风疹、接触性皮炎。每 20 丸重 1g。一次 6g，一日 2 次，口服。

第十节　湿疹

湿疹是由多种内、外因素引起的真皮浅层及表皮炎症性疾病。以皮损呈多形性、对称分布、容易渗出及慢性化，中医古代文献无湿疹之名，一般依据其发病部位、皮损特点而有不同的名称，若浸淫遍体，滋水较多者，称“浸淫疮”；以丘疹为主者，称“血风疮”或“粟疮”；发于耳部者，称“旋耳疮”；发于乳头者，称“乳头风”；发于手部者，称“瘸疮”；发于脐部者，称“脐疮”；发于阴囊者，称“肾囊风””或“绣球风”；发于四肢弯曲部者，称“四弯风”；发于婴儿者，称“奶癣”或“胎症疮”。

【诊断要点】

根据病程和皮损特点，一般分为急性、亚急性、慢性三类。

1. 急性湿疮：起病较快，常对称发生，可发于身体的任何一个部位，亦可泛发于全身，但以面部的前额、眼皮、颊部、耳部、口唇周围等处多见。初起皮肤潮红、肿胀、瘙痒，继而在潮红、肿胀或其周围的皮肤上，出现丘疹、丘疱疹、水疱。皮损群集或密集成片，形态大小不一，边界不清。常因搔抓而水疱破裂，形成糜烂、流脓、结痂。自觉瘙痒，轻者微痒，重者剧烈瘙痒呈间歇性或阵发性发作，常在夜间增剧，影响睡眠。皮损广泛者，可有发热，大便秘结，小便短赤等全身症状。

2. 亚急性湿疮：多由急性湿疮迁延而来，急性期的红肿、水疱减轻，流脓减少，但仍有红斑、丘疹、脱屑。自觉瘙痒，或轻或重，一般无全身不适。

3. 慢性湿疮：多由急性、亚急性湿疮反复发作而来，也可起病即为慢性湿疮，其表现为患部皮肤增厚，表面粗糙，皮纹显著或有苔藓样变，触之较硬，暗红或紫褐色，常伴有少量抓痕、血痂、鳞屑及色素沉着，间有糜烂、流脓。自觉瘙痒剧烈，尤以夜间、情绪紧张、食辛辣鱼腥动风之品时为甚。若发生在掌跖、关节部的易发生皲裂，引起疼痛。病程较长，数月至数年不等，常伴有头昏乏力、腰酸肢软等全身症状。

4. 特定部位及特殊类型的湿疮虽有上述共同表现，但由于某些特定的环境或特殊的致病条件，湿疮可有下列特殊类型。

(1) 头面部湿疮：发于头皮者，多有糜烂、流脓，结黄色厚痂，有时头发粘集成束状，常因染毒而引起脱发。发于面部者，多有淡红色斑片，上覆以细薄的鳞屑。

(3) 乳房部湿疮：主要发生于女性，表现为皮肤潮红、糜烂、流脓，上覆以鳞屑，或结黄色痂皮。自觉瘙痒，或有皲裂而引起的疼痛。

(4) 脐部湿疮：皮损为鲜红色或暗红色斑片，有流脓、结痂，边界清楚，不累及外周正常皮肤。常有臭味，亦易染毒而出现红肿热痛，伴发热畏寒，便秘溺赤。

(5) 手部湿疮：皮损形态多种，可为潮红、糜烂、流脓、结痂。反复发作，可致皮肤粗糙肥厚。冬季常有皲裂而引起疼痛。发于手背者，多呈钱币状；发于手掌者，皮损边缘欠清。

(6) 小腿部湿疮：多见于长期站立者，皮损主要发于小腿下 1/3 的内外侧。常先有局部青筋暴露，继则出现暗红斑，表面潮湿、糜烂、流脓，或干燥、结痂、脱层，呈局限性或弥漫性分布。常伴有臁疮。病程迁延，反复发作，可出现皮肤肥厚粗糙，色素沉着或减退。

(7) 阴囊湿疮多发于阴囊，有时延及肛门周围，少数累及阴茎。急性期潮红、肿胀、糜烂、渗出、结痂；慢性期则皮肤肥厚粗糙，皱纹加深，色素沉着，有少量鳞屑，常伴有轻度糜烂渗出。病程较长，常数月、数年不愈。

(8) 婴儿湿疮多发于头面部，尤常见于面部，在面部者，初为簇集性或散在的红斑或丘疹。在头皮或眉部者，多有油腻性的鳞屑和黄色痂皮。轻者，仅有淡红的斑片，伴有少量鳞屑，重者出现红斑、水疱、糜烂，浸淫成片，不断蔓延扩大。自觉瘙痒剧烈，患儿常有睡眠不安，食欲不振，一般 1~2 岁之后可以痊愈，若 2 岁后反复发作，长期不愈，且有家族史、过敏史者称为四弯风。

【内治验方】

1. 除湿丸：威灵仙、猪苓、栀仁、黄芩、黄连、连翘、当归尾、泽泻、丹皮各 6~10g，紫草、赤苓皮、茜草各 10g，白鲜皮、生地黄各 10~12g，上药水煎取 300mL，每日 1 剂，早晚分服，适用于湿疹湿热偏盛。

2. 健脾除湿汤：薏苡仁、扁豆、山药各 10~15g，芡实、枳壳、萆薢、黄柏、白术、茯苓、大豆黄各 6~10g，上药水煎取 300mL，每日 1 剂，早晚分服，适用于湿疹属脾虚湿盛证。

3. 加味葛根升麻汤：升麻 10g，玄参 240g，青蒿、葛根、黄芪各 90g，土茯苓、地肤子、白鲜皮各 15g。上药水煎取 300mL，每日 1 剂，早晚分服，适用于顽固性湿疹。

4. 龙胆泻肝汤：龙胆 6g，黄芩、炒山栀、车前子（包煎）、泽泻各 15g，芡实 30g，白果、云苓、当归、黄柏、苦参、白蒺藜各 10g，上药水煎取 300mL，每日 1 剂，早晚分服。水疱多，破后流脓多者，加土茯苓、鱼腥草；瘙痒重者，加土茯苓、紫荆皮。适用于湿疹属湿热蕴肤证。

5. 蒲参去湿汤：蒲公英、苦参各 30g，苍耳子、蒺藜、苍术、薏米、防己、泽兰、白鲜皮、牡丹皮各 17g，蜈蚣 2 条，牛膝 10g，甘草 7g。上药水煎取 300mL，每日 1 剂，早晚分服，共服 3 剂，适用于湿疹属湿邪偏盛。

6. 小儿化湿汤：苍术、白术、陈皮、茯苓、泽泻、炒麦芽、六一散（包煎）各 6g。每日 1 剂，水煎服，日服 2 次。用于小儿湿疹，证属脾湿心火、湿热为患者。

7. 冬瓜薏草汤：冬瓜皮、薏米各 30g，车前草 15g。制法与用法：共煮，饮汤、吃薏米。上药水煎取 300mL，每日 1 剂，早晚分服，连服 7~10 剂，适用于湿疹属脾虚湿盛者。

8. 桑百大枣汤：桑葚、百合各 30g，大枣 10 枚，青果 9g。上药水煎取 300mL，每日 1 剂，早晚分服，适用于湿疹属血虚风燥者。

9. 乌蛇归蛇汤：乌梢蛇（干）、玉竹各 15g，当归 9g。上药水煎取 300mL，每日 1 剂，早晚分服，连服 10~15 剂。适用于湿疹属血虚风燥者。

10. 龙蚤清渗汤：龙胆草、黄芩、炒山栀各 10g，蚤休、白鲜皮、地肤子、鲜生地黄各 30g，丹皮、苦参、六一散（包煎）各 15g，赤芍 12g。每日 1 剂，水煎 2 次，早、晚饭后各服 1 次。如局部皮肤大片潮红，或外布密集丘疹、红斑群集成片、灼热痒剧，可将药渣煎汤待凉后，用纱布浸透药液冷湿敷于患处。用于急性湿疹，证属湿热型者。

11. 白术蜂蜜膏：白术 1000g，蜂蜜 500g。白术加 10000mL 水，煎煮 6~7h，过滤浓缩成膏，加蜂蜜。每次服 6g，日服 2 次。适用于顽固性湿疹。

12. 全虫方：全虫（打）、猪牙皂、苦参各 6g，皂角刺 12g，刺蒺藜、炒槐花各 15~30g，威灵仙 12~30g，白鲜皮、黄柏各 15g。上药水煎取 300mL，每日 1 剂，早晚分服。适用于慢性湿疹反复发作者。

13. 健脾除湿汤：生薏米、生扁豆、山药各 15~30g，芡实、枳壳、萆薢、黄柏、白术、茯苓各 9~15g，大豆黄 3~5g。上药水煎取 300mL，每日 1 剂，早晚分服。适用于湿疹属脾虚热盛证。

14. 银花鲜皮汤：金银花、白术、地肤子、白鲜皮各 15g，绿豆衣、新会陈皮、甘草各 6g，杭菊花 9g，丹皮 12g。上药水煎取 300mL，每日 1 剂，早晚分服。适用于急性湿疹。

15. 滋阴除湿汤：生地黄 30g，元参、当归各 12g，丹参 15g，茯苓、泽泻、白鲜皮、蛇床子各 9g。水煎服，每日 1 剂，日服 2 次。用于亚急性、慢性、泛发性湿疹、慢性阴囊湿疹。

16. 乌蛇蝉衣汤：乌蛇 15g，蝉衣、蜂房各 6g，连翘、荆芥、防风、瓜蒌壳、白鲜皮各 9g，银花藤、千里光、鱼腥草各 30g。上药水煎取 300mL，每日 1 剂，早晚分服。适用于湿疹属风热犯肺证。

17. 茯苓莪术汤：土茯苓 60g，莪术、川芎各 10g，甘草 6g。上药水煎取 300mL，每日 1 剂，早晚分服。适用于慢性湿疹。若有渗液者，加黄连 4g、银花 12g；干性者，加地骨皮 10g、紫草 15g。

18. 除湿胃苓汤：苍术（炒）、厚朴（姜炒）、陈皮、猪苓、泽泻、赤茯苓、白术（土炒）、滑石、防风、山栀子（生研）、木通各 9g，肉桂、甘草（生）各 3g。上药水煎取 300mL，每日 1 剂，早晚分服。适用于湿疹属脾虚湿蕴证，症见皮损潮红，有丘疹，瘙痒，抓后糜烂渗出，可见鳞屑，伴腹胀便溏，易疲乏，舌淡胖、苔白腻、脉濡缓。

19. 多虫通络汤：全虫 5g，蜈蚣 3 条，乌蛇、地龙、僵蚕各 10g，蝉蜕 9g，金银花、当归、何首乌、地骨皮各 24g，赤芍、野菊花各 15g。上药水煎取 300mL，每日1剂，早晚分服，余渣煎水外洗。适用于以渗出、糜烂为主的毒热性湿疹。

20. 当归饮子加减：当归（去芦）、白芍药、川芎各30g，生地黄（洗）、白蒺藜（炒，去尖）、防风、荆芥各30g，何首乌、黄芪（去芦）、甘草（炙）各15g。上药水煎取300mL，每日1剂，早晚分服。适用于湿疹属血虚风燥证，症见湿疹反复发作，皮损色暗或色素沉着，或皮肤粗糙肥厚，剧痒难忍，伴口干不欲饮，纳差，腹胀，舌淡、苔白、脉弦细。

【外治验方】

1. 中药外洗：①复方徐长卿汤：徐长卿30g，苍耳草、苦参各12g，蛇床子10g，马齿苋、紫草、白鲜皮各15g，黄柏6g。煎药取汁300mL，冷却后备用。根据皮损大小以不同面积之6~8层消毒纱布在药液中浸透，取出，稍拧至不滴水为度，敷患处，稍加压力，使之与皮肤充分接触，每3~5min换1次，每次20~30min，每日1次~2次，7天为1个疗程。②润肤洗剂：当归、桃仁、红花、生地黄、鸡血藤、苦参各20g，伸筋草15g，白鲜皮30g。皮损红斑鳞屑明显者加马齿苋、生地榆、青苗各20g，浸润肥厚、皲裂明显者加芒硝12g~15g；伴有小水疱或少量痂皮者加茵陈、黄柏各15g；痒剧加蛇蜕3g。加水2000mL煎煮，取1500mL晾温，泡洗患处，每日1~2次，每次15min，余液做日常清洁用。洗后外涂5%的水畅酸软膏。③除湿汤：龙胆草、黄芩、六一散各10g，苦参、蛇床子、地肤子、车前草、生地黄、马齿苋、板蓝根各30g，黄柏20g，丹皮、赤芍各15g。并可随症加减，湿热型加土茯苓15g；脾虚湿阻型加茯苓、白术各10g；血虚风燥型加川芎10g，何首乌20g；瘀毒积聚型加桃仁、红花各10g；体弱气虚型加黄芪、党参各15g；脂溢性湿疹加茵陈、山楂各10g。1天1剂，水煎2次浸洗患处，每天2~5次。

2. 埋线治疗：取穴：脾俞、肺俞、膈俞、曲池、足三里。操作方法：穴位常规消毒，医者清洗、消毒双手，带医用手套；手持无菌镊子将羊肠线装入9号一次性无菌埋线针，医者一手拇指和食指绷紧局部皮肤，另一手拇指、食指持埋线针，以中指、无名指 抵住针身，迅速垂直刺入皮肤肌肉层，行小幅、慢提插手法，使患者出现酸胀感，然后一手前推针芯，另手后退针管，将羊肠线埋置在穴位处的肌层内。拔去针具，局部消毒纱布按压止血后，创可贴固定。联合刺络放血疗法，用刮痧板在大椎穴附近寻找出痧较重的部位，常规消毒，手持7号一次性注射用针头，对准所选部位，快速点刺，不留针，点刺1~3针，深3~5mm即可，点刺后速用闪火法加拔火罐，留罐10~20 min。去罐后，用消毒纱布擦洗局部血污，局部用消毒纱布按压止血后，针孔处再次常规消毒，创可贴固定。1周治疗1次。

3. 膏剂外涂：①紫柏油膏：紫草、黄柏各 50g。研成极细末，取香油 150mL，加热后，将紫草和黄柏粉放入香油内均匀混合成膏备用，每日局部涂药 3 次。②朱黄膏：朱砂 3g，黄连 5g，黄柏 5g，共研细末加入凡士林适量调合为膏，每日 2~3 次涂敷患处。③杨文彩经验方：明矾、火硝各等量，研成细末，用氟轻松软膏调成糊状（不可用凡士林等油性重的制剂），密封入罐备用。将患处的湿疹部位用生理盐水清洗干净。再用棉签擦干并干透。用药糊（3~5mm）敷在患处。纱布盖住，胶布固定，2 天换 1 次药，1~3 次即彻底治愈。

【中成药验方】

1. 当归苦参丸：主要成分为当归、苦参，辅料为蜂蜜、玉米朊。用于血燥湿热引起的湿疹、头面生疮、粉刺疙瘩、酒糟鼻。每袋 6g。一次 6g，一日 2 次。口服。

2. 消风止痒颗粒：由防风、蝉蜕、苍术、地黄、地骨皮、当归、荆芥、亚麻子、石膏、甘草、木通组成。用于湿疹、皮肤瘙痒症、丘疹样荨麻疹。每袋 6g。1 岁以内一日 6g；1~4 岁一日 12g；5~9 岁一日 18g；10~14 岁一日 24g；15 岁以上一日 36g。分 2~3 次服用；或遵医嘱。

3. 皮肤病血毒丸：由茜草、桃仁、荆芥穗炭、蛇蜕、赤芍、当归、白茅根、地肤子、苍耳子、地黄、连翘、金银花、苦地丁、土茯苓、黄柏、皂角刺、桔梗、益母草、苦杏仁、防风、赤茯苓、白芍、蝉蜕、牛蒡子、牡丹皮、白鲜皮、熟地黄、酒大黄、忍冬藤、紫草、土贝母、酒川芎、甘草、白芷、天葵子、紫荆皮、鸡血藤、浮萍、红花组成。用于经络不和，湿热血燥引起的湿疹、风疹。每丸 0.15g。一次 20 粒，一日 2 次，口服。孕妇忌服。

4. 防风通圣丸：由防风、荆芥穗、薄荷、麻黄、大黄、芒硝、栀子、滑石、桔梗、石膏、川芎、当归、白芍、黄芩、连翘、甘草、白术组成，包衣辅料为滑石粉。可用于湿疮、风疹。每 20 丸重 1g。一次 6g，一日 2 次。口服。

第十一节　荨麻疹

荨麻疹是由于皮肤、黏膜小血管反应性扩张及渗透性增加而产生的一种局限性水肿反应。15%~20%的人群在一生中患过荨麻疹。以皮肤黏膜突然出现风团，发无定出，时隐时现，伴有剧烈瘙痒，消退后不留痕迹为临床特征。本病相当于中医病名国家标准的“隐疹”，也属于“鬼风疙瘩”等的范畴。

【诊断要点】

1. 皮肤上突然出现风团，色白或红或正常肤色；大小不等，形态不一；局部出现，或泛发全身，或稀疏散在，或密集成片；发无定时，但以傍晚为多。风团成批出现，时隐时现，消退后不留任何痕迹。

2. 自觉剧痒、烧灼或刺痛。部分患者，搔抓后随手起条索状风团；少数患者，在急性发作期，出现气促、胸闷、呼吸困难、恶心呕吐、腹痛腹泻、心慌心悸。急性者，发病急来势猛，风团骤然而起，迅速消退，瘙痒随之而止；慢性者，反复发作，经久不愈，病期多在1~2个月以上，甚至更久。

3. 血常规检查有嗜酸性粒细胞增高。

【内治验方】

1. 蒺草止痒汤：白蒺藜、益母草、牛蒡子、桃仁、皂角刺、荆芥穗、薄荷各10g，赤芍15g。上药水煎取300mL，每日1剂，早晚分服。适用于荨麻疹初起。

2. 麻黄方：麻黄、干姜皮、浮萍各3g，杏仁4.5g，白鲜皮、丹参各15g，陈皮、丹皮、白僵蚕各9g。水煎服，每日1剂，日服2次。用于血虚因寒湿或风寒而发者的慢性荨麻疹或急性荨麻疹。

3. 滋阴除风汤：荆芥穗、浮萍、赤芍、地肤子各6g，连翘、生地黄、栀子、板蓝根各10g，蝉蜕、防风、甘草各5g，薄荷3g，生石膏24g，麻黄1.5g。上药水煎取300mL，每日1剂，早晚分服。适用于荨麻疹属阴虚血燥者。

4. 双花银翘散：荆芥穗5g，连翘、赤芍、蝉衣、牛蒡子、双花、白蒺藜各10g，芦根15g，竹叶10g，薄荷3g（后下），甘草3g。上药水煎取300mL，每日1剂，早晚分服。适用于荨麻疹初起。

5. 茅根桑枝汤：鲜苇根1尺，浮萍、薄荷梗、蝉衣、山栀衣、炒芥穗各5g，淡豆豉、忍冬藤、青连翘各10g，桑叶6g，鲜茅根、桑枝各12g。上药水煎取300mL，每日1剂，早晚分服。适用于荨麻疹初起。

6. 二地汤：大生地、鲜生地、半夏曲（枇杷叶10g同布包）、车前草、旱莲草、冬瓜子、冬葵子各10g，白苇根、白茅根各12g，厚朴花、玫瑰花、炙前胡、炙紫菀各5g，酒黄连1.5g，朱茯神、麦门冬、青竹茹各6g，酒黄芩、炒陈皮、甘草梢各3g。上药水煎取300mL，每日1剂，早晚分服。适用于荨麻疹属阴虚血燥者。

7. 二冬二茅汤：炙前胡、炙紫菀、冬桑叶、酒黄芩、酒黄柏各5g，嫩桑枝12g，白苇根、白茅根、冬瓜子、冬葵子、赤茯苓、赤小豆各10g，青连翘、淡竹叶、青竹茹、炒泽泻、赤白芍各6g，甘草梢、银柴胡各3g。上药水煎取300mL，每日1剂，早晚分服。适用于荨麻疹中期。

8. 银花紫草汤：金银花15g，蝉蜕6g，薄荷9g，紫草9~15g（疹淡红色用9g，深红色疹用15g）；生石膏24~45g（2岁以下用24g，5岁以上用45g），大便结加生大黄 3~6g；舌苔厚腻夹湿加六一散 24g。上药水煎取 300mL，每日 1 剂，早晚分服。适用于荨麻疹。

9. 麻黄蝉衣汤：麻黄、蝉蜕各 6g，槐花米、黄柏、乌梅、板蓝根、甘草、生大黄各 9g。水煎服，每日 1 剂，日服 2 次。功能抗过敏，散风热，凉血祛风，清热解毒，治疗荨麻疹。

10. 银翘散加减：金银花、连翘各 10g，荆芥、薄荷、牛蒡子、桔梗各 6g，淡竹叶、豆豉、甘草各 4g，芦根 15g。高热加石膏 20g，知母 9g；疹色红加丹皮、赤芍各 10g；疹色淡加滑石 10g，通草 6g；颈部淋巴结肿大加夏枯草、昆布各 10g；胸闷易烦加焦山楂 10g；鼻衄加白茅根 10g，黄芩 9g。水煎服 300mL。上药水煎取 300mL，每日 1 剂，早晚分服，适用于风疹较盛。

11. 银翘豆豉汤：淡豆豉、牛蒡子、大青叶、夏枯草、地肤子各 10g，金银花、连翘各 20g，藿香、赤芍、蝉蜕、桔梗各 5g，生甘草 3g。疹稀色淡加荆芥、滑石；高热加生石膏、鸭跖草；疹红密布加丹皮、紫草；头痛加桑叶、菊花。上药水煎取 300mL，每日 1 剂，早晚分服，适用于风疹较盛者。

12. 水石乳香散：青黛 3g，紫草、寒水石各 12g，白芷 6g，乳香 9g。上药水煎取 300mL，每日 1 剂，早晚分服，适用于荨麻疹后期。

13. 防风路通汤：路路通 10~20g，乌梅、地龙、北防风、丹皮各 6~10g，甘草 3~10g，蝉衣 3~6g。上药水煎取 300mL，每日 1 剂，早晚分服，适用于荨麻疹初起属瘀血阻络证。

14. 归芍玄参汤：当归、丹皮、麻黄各 10g，赤芍、生地黄、丹参、连翘、茵陈、泽泻各 12g，升麻 6g，玄参 15g。上药水煎取 300mL，每日 1 剂，早晚分服，适用于荨麻疹属阴虚血燥者。

15. 膏栀连翘汤：荆芥穗、浮萍、赤芍、地肤子各 6g，薄荷 3g，连翘、生地黄、山栀、板蓝根各 10g，生草、蝉蜕、防风各 5g，生石膏 24g，麻黄 1.5g。上药水煎取 300mL，每日 1 剂，早晚分服，适用于荨麻疹初起，风邪较盛者。

16. 石膏银花汤：金银花、玄参各 15g，蝉衣 6g，薄荷 9g，生石膏 24~45g（2 岁以下 24g，2~5 岁 30g，5 岁以上 45g），紫草 9~15g（疹色淡红用 9g，深红用 15g）。上药水煎取 300mL，每日 1 剂，早晚分服，适用于荨麻疹初起，湿邪较盛。

17. 消风散加减：当归、生地黄、防风、蝉蜕、知母、苦参、胡麻、荆芥、苍术、牛蒡子、石膏各 6g，甘草、木通各 3g。上药水煎取 300mL，每日 1 剂，早晚分服。若风热偏盛而见身热、口渴者，宜重用石膏，加金银花、连翘以疏风清热解毒；湿热偏盛而兼胸脘痞满，舌苔黄腻者，加地肤子、车前子以清热利湿；血分热重，皮疹红赤，烦热，舌红或绛者，宜重用生地黄，或加赤芍、紫草以清热凉血。适用于荨麻疹属风热犯表证。

18. 桂枝麻黄各半汤：桂枝 25g，芍药、生姜、甘草（炙）、麻黄（去节）各 15g，大枣（擘）4 枚，杏仁（去皮、尖）24 枚。上七味，以水 1000mL，先煮麻黄一二沸，去上沫，纳诸药，煮取 360mL，去滓，每次温服 120mL，半日许服尽。调养如桂枝汤法。适用于荨麻疹属风寒束表证。

19. 当归饮子加减：当归（去芦）、白芍药、川芎、生地黄（洗）、白蒺藜（炒，去尖）、防风、荆芥各 30g，何首乌、黄芪（去芦）、甘草（炙）各 15g。上药水煎取 300mL，每日 1 剂，早晚分服。适用于荨麻疹属血虚风燥证。

20. 荆防方：荆芥穗、防风、僵蚕、紫背浮萍、生甘草各 6g，金银花 12g，牛蒡子、丹皮、干地黄、黄芩各 9g，薄荷、蝉衣各 4.5g。水煎服，每日 1 剂，日服 2 次。适用于急性荨麻疹偏于风热者。

21. 活血祛风汤：当归尾、赤芍、桃仁、红花、荆芥、白蒺藜各 9g，蝉衣、甘草各 6g。水煎服，每日 1 剂，日服 2 次。用于慢性荨麻疹、皮肤瘙痒等。

【外治验方】

1. 中药洗剂：①疏风清热解毒汤：金银花、桑叶、菊花、牛蒡子、蝉蜕、生石膏、知母、刺蒺藜、生甘草各 10g，桂枝 3g。水煎外洗，每日 2 次，每次 10min。交替使用复方苦参酊（苦参 20g，土荆皮、白鲜皮、刺蒺藜、防风、荆芥、蝉蜕、蛇床子、地肤子、当归、何首乌、炙甘草各 l0g。用 75%乙醇 500mL，浸泡 7 天，过滤液备用）每日涂患处 1~2 次。②荆防中药洗剂：荆芥、防风各 15g，艾叶、地肤子、薄荷各 10g，干姜 5g，花椒 3g。以上药物加水 2 kg，煎煮 30min，除去药渣，趁热使用，每日煎煮 l 剂，趁热擦洗患处及手、手腕、足及足腕等部位，小孩可加大水量，全身泡洗。擦洗后用被盖住发汗并注意避风，第一次擦洗时间 15~20 min，以后每次 10~15min。3~5 次为 l 疗程。适用于冷性荨麻疹。

2. 穴位注射：取穴：外感风邪选风市、肺俞、外关；血虚选三阴交、血海、足三里；胃肠积热选曲池、大椎、外关、足三里等。药用扑尔敏注射液 10mg、维生素 B_{12} 注射液 1000μg、当归注射液 2mL、维丁胶性钙注射液 2mL，4 种注射液混匀。治疗慢性荨麻疹。

3. 自血疗法：双侧取穴：曲泽、足三里。严格无菌条件下用 10mL 注射器抽取患者自身静脉血 4mL，轻轻摇匀，经 2~3min 后，迅速分别于每个穴位注射 lmL。3 天 1 次，10 次为 1 个疗程，共 30 天。

4. 针刺疗法：①针刺取穴：曲池、合谷、血海、足三里、三阴交、中脘，1 天 1 次，l0 次 l 疗程；刺络拔罐取穴：大椎、肺俞、膈俞、委中、耳尖，隔日 1 次，5 次 1 个疗程，共治疗 2 个疗程。②取大椎透陶道、命门透腰阳关、曲池、血海、风市穴。头部皮疹加风池、迎香；躯干皮疹加脾俞、肾俞、肺俞、中脘；四肢皮疹加合谷、足三里、三阴交。③围刺疗法：自皮疹边缘向中心围刺，在围针基础上加用体针，皮疹发于上半身者，加曲池、合谷；发于下半身者，加血海、足三里、三阴交；发于全身者，加风池、大椎。

5. 灸法：患者取侧卧位，在第 11 肋骨游离端直下，与脐水平线为带脉穴，取艾条1根，从艾条下端点燃，从肚脐开始沿带 脉循行环绕身体 1 周，采用悬灸法。先灸背侧，待局部红晕扩 散至整个腰间，再灸腹侧，令腹部充满热感后，在双侧带脉穴 停滞时间稍长（2~3min），每天治疗 1 次。

6. 耳穴压豆：取穴：荨麻疹点、耳中、肺、肾上腺、皮质下腺、脾，随症加穴：剧烈瘙痒加：交感、神门、耳背沟、耳背肺；发热腹痛加耳尖、大肠、交感。眠差加：神门、枕、肝、内分泌。操作方法：用酒精棉球在耳郭部脱脂，用 0.5×0.5cm 大小的胶布将王不留行籽固定于穴部，嘱患者每日按压 2 次，每次按压 3~5min。

7. 中药熏蒸：先将机器 DXZ–3 电脑中药熏蒸多功能治疗机，预热后将药物（防风、艾叶、荆芥、白鲜皮、蛇床子各 20g，苦参、乌蛇各 30g）装入药袋放入锅内加水 2500mL 煎煮，仓内气体温度达 30℃时协助患者坐入仓内。调节座椅高度将头部暴露在仓外，关好仓门， 进行熏蒸治疗。根据患者的耐受能力调节温度，治疗温度设定 为 36℃~43℃。时间为 20min，1 天 1 次，连续 5 天为1疗程。

【中成药验方】

1. 荨麻疹丸：由白芷、防风、白鲜皮、薄荷、川芎、三颗针、赤芍、威灵仙、土茯苓、荆芥、亚麻子、黄芩、升麻、苦参、红花、何首乌、炒蒺藜、菊花、当归组成。用于风湿热邪而致的荨麻疹、湿疹、皮肤瘙痒。每丸 10g。一次 10g，一日 2 次，口服。

2. 防参止痒颗粒：由荆芥、防风、苦参、苍术、蝉蜕、牛蒡子、木通、当归、知母、生地黄、石膏、亚麻子、甘草组成。用于急性荨麻疹。每袋 10g。一次 10g，一日 3 次。饭后开水冲服，疗程一周。

3. 消风止痒颗粒：由防风、蝉蜕、苍术、地黄、地骨皮、当归、荆芥、亚麻子、石膏、甘草、木通组成。用于丘疹样荨麻疹、湿疹、皮肤瘙痒症。每袋 6g。1 岁以内一日 6g；1~4 岁一日 12g；5~9 岁一日 18g；10~14 岁一日 24g；15 岁以上一日 36g。分 2~3 次服用；或遵医嘱。

4. 金蝉止痒颗粒：由金银花、黄芩、栀子、苦参、龙胆、黄柏、白芷、白鲜皮、蛇床子、蝉蜕、连翘、地肤子、地黄、青蒿、广藿香、甘草组成。用于丘疹性荨麻疹、夏季皮炎等皮肤瘙痒症。每袋 8g。一次 16g，一日 3 次，饭后开水冲服。孕妇禁用。

第十二节　瘙痒症

瘙痒症是指无原发性的皮损，而以瘙痒为主要症状的皮肤感觉功能异常的皮肤病。其特点是阵发性皮肤瘙痒，搔抓后常出现抓痕、血痂、色素沉着和苔癣样变等继发性损害。临床上老年人为多发人群，预后好。本病属于中医的“风瘙痒”“痒风”的范畴。

【诊断要点】

1. 全身性瘙痒症：多由一处开始，继而扩大到全身，或开始即为全身性。表现为阵发性皮肤瘙痒，夜间加重，严重者可以持续性瘙痒伴阵发性加剧。由于反复搔抓可见条状抓痕、表皮剥脱和血痂，亦可出现湿疹样变、苔癣样变及色素沉着等继发性损害。

2. 局限性瘙痒症:（1）肛门瘙痒症：瘙痒一般局限于肛门及周围皮肤，也可发展至会阴部、阴囊或女阴。小儿常由蛲虫引起，可发现蛲虫及蛲虫卵；成人多由痔疮、肛裂引起。经反复的搔抓、肛门周围潮湿，可出现浸渍、糜烂、肥厚、辐射状皲裂和湿疹样改变等继发性皮损。（2）阴囊瘙痒症：主要在阴囊部，严重者可累及会阴、阴茎和肛门。长期搔抓皮肤出现水肿、糜烂、渗液、结痂、肥厚、苔癣样变和色素改变等继发性皮损。（3）女阴瘙痒症：常见于大阴唇和小阴唇、阴蒂和阴道口。瘙痒为阵发性，夜间为甚，反复搔抓可引起局部肥厚和苔癣样变。

3. 妊娠性瘙痒症是一种仅发生于孕妇的仅有皮肤瘙痒而无原发性皮损的皮肤病。瘙痒多为全身性，多发生在妊娠末期，常因雄激素增多引起肝内胆汁淤积所致。

4. 老年人常因皮肤腺体萎缩、功能减退而导致皮肤干燥引起，称老年性皮肤瘙痒症。

5. 部分患者与季节有明显的关系，冬季因寒冷而诱发，春暖缓解；或遇夏季瘙痒，秋凉自愈，称季节性瘙痒症。

6. 瘙痒的时间和程度轻重不一，常因饮酒、吃海鲜、情绪刺激等因素而诱发或加重。

【内治验方】

1. 六味地黄丸：熟地黄 15g，山药、山萸肉、茯苓、丹皮、知母各 10g，泽泻、黄柏各 6g，枸杞子、菊花各 12g。上药水煎取 300mL，每日 1 剂，早晚分服。适用于皮肤瘙痒症属肝肾亏损者。

2. 生地薏米汤：生地黄、薏米各15g，丹皮、丹参、萆薢、地肤子各12g，白芍、地龙、炒栀子、黄柏各9g，赤小豆10g，蝉衣6g，五味子5g。上药水煎取300mL，每日1剂，早晚分服。外用赤小豆调鸡蛋清敷颜面致愈。适用于皮肤瘙痒症属湿热蕴结者。

3. 生肤止痒汤：生地黄20g，木通、甘草、竹叶、白鲜皮各10g，黄连6g，蝉衣5g，地肤子15g。上药水煎取300mL，每日1剂，早晚分服。适用于皮肤瘙痒症诸症。

4. 当归白芍汤：当归、白芍、秦艽、麦冬、炒山药各9g，生地黄、熟地黄、党参、菟丝子各6g，甘草、五味子、黄柏、砂仁各3g。上药水煎取300mL，每日1剂，早晚分服。适用于皮肤瘙痒症诸症。

5. 石膏生地汤：丹皮、升麻、山栀、知母各10g，生地黄15g，黄芩、防风各9g，生石膏30g，甘草4g。上药水煎取300mL，每日1剂，早晚分服。适用于皮肤瘙痒症诸症。

6. 龙胆泻肝汤：柴胡2g，龙胆草、木通、生甘草各3g，黑栀子、滁菊、泽泻、车前子、当归、白芍、生地黄、丹皮各10g。上药水煎取300mL，每日1剂，早晚分服。适用于皮肤瘙痒症属湿热蕴肤证。

8. 玄参升麻汤：生石膏30g，生地黄16g，玉竹12g，丹皮、升麻、玄参、知母各10g，黄芩、防风各9g，甘草4g。上药水煎取300mL，每日1剂，早晚分服。适用于皮肤瘙痒症气虚证。

9. 首乌桑葚汤：何首乌20g，桑椹子、熟地各15g，女贞子、天冬、麦冬、酸枣仁、防风、蒺藜各12g。上药水煎取300mL，每日1剂，早晚分服。适用于皮肤瘙痒症诸症。

10. 镇肝息风汤：生赭石、生龙骨、生牡蛎各30g，怀牛膝、龟板、白芍、天冬、当归各12g，元参、茵陈、防风、白蒺藜、桃仁各10g，白僵蚕、蝉蜕各9g，甘草6g，上药水煎取300mL，每日1剂，早晚分服。适用于老年性皮肤瘙痒症。

11. 芪归二地汤：熟地黄、生地黄、赤芍、女贞子、枸杞子、玉竹、麦冬、菟丝子、浮萍、防风、防己、枳壳各10g，当归10~12g，川芎6~9g，生黄芪、何首乌、刺蒺藜、白鲜皮各15~30g，上药水煎取300mL，每日1剂，早晚分服。适用于全身性瘙痒症。

12. 乌蛇祛风汤：乌蛇、荆芥、防风、羌活、黄芩、金银花、连翘各9g，蝉衣、白芷、黄连、甘草各6g，川芎10g，上药水煎取300mL，每日1剂，早晚分服。适用于顽固性皮肤瘙痒症。

13. 玉竹熟地汤：玉竹30g，熟地黄15g，防风、荆芥、大枣各10g。上药水煎取300mL，每日1剂，早晚分服。适用于寒冬老年性瘙痒症。

14. 苦参硝蝉汤：生山楂、生大黄、苦参、芒硝各60g，蝉蜕30g。取一干净脸盆，加水2000mL，先煎煮前4味药，待煮沸10~15min后，将芒硝加入再煮1~2mm离火，滤出药液300mL服用，适用于以渗出、糜烂为主的皮肤瘙痒。

15. 皮癣汤：生地黄30g，当归、赤芍、黄芩、苦参、苍耳子、白鲜皮、地肤子各9g，生甘草6g。水煎服，每日1剂，日服2次。用于皮肤瘙痒症，症见瘙痒极甚，丘疹色红，舌质红，苔薄白或薄黄等。

16. 当黄汤：当归12~15g，熟地黄、黄芪、白蒺藜、川芎、荆芥、白芍各10~12g，何首乌30g，防风、甘草各6g。水煎服，每日1剂，日服2次。用于老年性皮肤干燥脱屑型瘙痒。

17. 风癣汤：生地黄30g，元参12g，丹参15g，当归、白芍、茜草、红花、黄芩、苦参、苍耳子、白鲜皮、地肤子各9g，生甘草6g。水煎服，每日1剂，日服2次。适于血虚风燥型瘙痒症，症见皮损肥厚浸润，瘙痒剧甚，舌质淡，苔薄白。

18. 二地汤：熟地黄、生地黄、赤芍、女贞子、枸杞子、玉竹、麦冬、菟丝子、浮萍、防风、防己、枳壳各10g，当归10~12g，川芎6~9g，生黄芪、何首乌、刺蒺藜、白鲜皮各15~30g。水煎服，每日1剂，日服2次。用于阴血不足，血虚风燥，肌肤失养所致全身性瘙痒症。

【外治验方】

1. 药洗浴法：①止痒洗剂：土茯苓、白矾、硫黄、青活麻各30g，水荆芥，麻柳叶，柳叶桉各60g。皮肤抓痕红肿明显者加紫草60g；皮肤糜烂浸渍者加草木灰60g；风团明显时起时散者加薄荷30g。将上述药物加水10000~20000mL，煎至8000mL~18000mL过滤药渣。药液温度降至40℃左右，人体皮肤全部浸泡于药液中40min左右。洗毕后用清水冲洗皮肤，1~2次/天。每日1剂，7天为1个疗程。②苍艾洗剂：苍耳草、艾叶各50g，蜂房、白鲜皮、苦参、地肤子、川槿皮各30g，川椒、白矾各20g。水煎滤渣，集药液，趁热洗浴，每天1剂，每天洗1~2次，每次搓擦15~20min，7天1疗程。③凉血祛风汤：生地黄30g，白鲜皮、玄参、苦参、金银花、连翘各15g，地肤子、丹皮、赤芍各12g，紫草、荆芥、防风各10g，升麻、薄荷、甘草各6g，蝉蜕3g。每天1剂，水煎2次内服；药渣再煎反复擦洗患处。④盐泔煎洗剂：米泔水1000mL放食盐100g，置锅内煮沸5~10min，然后将药液倒于面盆中，温热以适应为度，用消毒毛巾蘸药液擦洗患部，早晚各1次，每次擦洗1~3min，搽洗前先抓后擦洗，以疏松毛孔，使药力直达病所。⑤润肤止痒液：生甘草、蛇床子各30g。煎2遍和匀，去渣浓缩成200mL，涂局部，日2~3次。皮肤干燥加甘油50mL，冰片3g（用酒或75%酒精30mL溶化后和入）。⑥蛇床子散：蛇床子、明矾、百部、花椒、苦参各 9~15g。煎汤趁热熏洗患处或坐浴。

2. 中药湿敷法：黄柏、苍术、连翘各 20g，生大黄 15g，白鲜皮 30g。头目部加菊花，面部加白芷，上肢重者加桂枝，胸肋部加柴胡，会阴部重者加龙胆草，渗出多时加地榆，继发感染者加黄连等随症加减。上药加凉水 5000mL，武火煎沸后再煎 10~15min，取汁待温备用。用法：用两条毛巾浸药交替湿敷患处，每次 20~40min，每日早晚 2 次，早晨最好在 5~6 点用药，每剂药轻者用 1 天，重者用 2 天，1 周为 1 个疗程。

3. 针刺治疗：①毫针刺法：取穴：血虚肝旺型瘙痒症取双侧肝俞、太冲、血海、膈俞、三阴交、风门；风湿热型取双侧曲池、合谷、风门、风池、血海、膈俞。操作方法：患者取坐位或卧位，穴位常规消毒，用一次性 1~2 寸毫针直刺 0.5~1.5 寸，有胀感后，采用先泻后补手法行针 1min 后留针 30min，间隔 10min 运针 1 次，隔日 1 次。②梅花针叩刺法：取脊柱及其两侧皮肤常规消毒，用已消毒的梅花针自颈部以中度刺激叩打至骶部，使其局部微出血，然后选用大小适度的火罐在出血部位用闪火法拔罐，5~10min，揩净皮肤血迹，隔日 1 次。以上两种方法交替使用，10 天为 1 个疗程，治疗 2 个疗程。

【中成药验方】

1. 润燥止痒胶囊：由何首乌、制何首乌、生地黄、桑叶、苦参、红活麻组成。用于血虚风燥所致的皮肤瘙痒、热毒蕴肤所致的痤疮肿痛。每粒 0.5g。一次 4 粒，一日 3 次。口服。2 周为 1 个疗程；或遵医嘱。

2. 乌蛇止痒丸：由乌梢蛇、防风、蛇床子、苦参、黄柏、苍术、人参须、牡丹皮、蛇胆汁、人工牛黄、当归组成。用于皮肤瘙痒、荨麻疹。每瓶 30g。一次 2.5g，一日 3 次，口服。

3. 荆肤止痒颗粒：主要成分为荆芥、防风、地肤子、野菊花、鱼腥草等。用于皮肤瘙痒症、丘疹性荨麻疹。每袋 3g。6~14 岁每次 1 袋，一日 3 次；3~5 岁每次 1 袋，一日 2 次；1~2 岁每次半袋，一日 3 次；一岁以下每次半袋，一日 2 次。开水冲服。

4. 消风止痒颗粒：由防风、蝉蜕、苍术、地黄、地骨皮、当归、荆芥、亚麻子、石膏、甘草、木通组成。用于皮肤瘙痒症、湿疹、丘疹样荨麻疹。每袋 6g。1 岁以内一日 6g；1 至 4 岁一日 12g；5 至 9 岁一日 18g；10 至 14 岁一日 24g；15 岁以上一日 36g。分 2~3 次服用；或遵医嘱。

第十三节　寻常痤疮

痤疮是一种累及毛囊皮脂腺的慢性炎症性疾病，多与性腺内分泌失调有关。好发于面部、胸、背等部位，各个年龄阶段皆可发病，但多见于青春期的男女。临床上主要以面部的粉刺、丘疹、脓疱、结节和囊肿为特征。本病属于中医学“粉刺”或“肺风粉刺”的范畴。

【诊断要点】

1. 多发于15~30岁的青年男女，常发生于颜面、胸、背等部位，多为对称性分布，常伴皮脂溢出。

2. 皮损初起为细小的白头或黑头粉刺，可以挤出豆腐渣样的皮脂，亦有初期为与毛囊一致的圆锥形丘疹，皮损加重后可形成炎性丘疹，继而皮损顶端出现小脓疱，破溃后痊愈，可遗留暂时性色素沉着或轻度的凹陷性疤痕。

3. 严重者可继续发展形成大小不等的暗红色结节或囊肿，挤压时有波动感，经久不愈可化脓形成脓肿，甚至破溃后形成多个窦道和疤痕。

4. 各种损害大小深浅不一，临床上以一、二期损害多见。

5. 本病一般无自觉症状或有轻度瘙痒，炎症明显者自觉疼痛。

6. 病程缠绵，时轻时重，此起彼伏，大多数在青春期后逐渐缓减轻或痊愈，有的可迁延数年至十余年。

【内治验方】

1. 仙方活命饮：金银花、板蓝根、生地黄、黄芩、黄连、玄参、牛蒡子、柴胡、竹茹各30g，防风、白芷、当归、陈皮、生甘草、浙贝母、花粉各15g，乳香、没药各6g，皂角刺、桂枝、赤白芍、茯苓、桃仁、牡丹皮、大黄各10g。上药水煎取300mL，每日1剂，早晚分服，适用于寻常痤疮初起，热毒内蕴证。

2. 四妙丸：薏苡仁60g，金银花、白花蛇舌草、蒲公英、生龙牡30g，苍术、浙贝母各9g，紫花地丁、山楂、牡丹皮、连翘、天葵子各15g，白芷10g，蜈蚣1条为末，上药水煎取300mL，每日1剂，早晚分服，适用于寻常痤疮属湿热内蕴证。

3. 龙胆泄肝汤：柴胡、生甘草各6g，金银花、栀子、牡丹皮、赤芍、郁金各15g，薏苡仁30g，龙胆草、黄柏各10g。上药水煎取300mL，每日1剂，早晚分服，适用于寻常痤疮属湿热蕴肤证。

4. 除湿止痒方：金银花、蒲公英、生地黄、紫花地丁、薏苡仁各30g，黄柏、连翘、牡丹皮、泽泻、甘草各10g，大黄6g。水煎服，上药水煎取300mL，每日1剂，早晚分服，适用于寻常痤疮属湿邪较盛者。

5. 除湿胃苓汤：黄芪、薏苡仁各 30g，茯苓、白芷、苍术、黄连、黄柏、蛇床子各 10g，甘草 6g。上药水煎取 300mL，每日 1 剂，早晚分服，适用于寻常痤疮属脾虚湿蕴证。

6. 二芍防风汤：防风、柴胡、黄芩各 9g，当归尾、连翘、赤芍各 12g，茅根、芦根各 15g，白芷、苦参、桑白皮、丹皮、紫草、紫花地丁、白芍各 10g，上药水煎取 300mL，每日 1 剂，早晚分服，适用于寻常痤疮初起，风邪较甚者。

7. 桔梗连翘汤：防风 25g，荆芥 35g，连翘 20g，当归、川芎、栀子、黄芩各 15g，白芷、薄荷、桔梗、黄连、苍术、甘草各 10g。湿热加金银花、黄柏、三棱、苍术各 20g，紫花地丁、莪术各 10g。上药水煎取 300mL，每日 1 剂，早晚分服，适用于寻常痤疮初起。

8. 生地连翘汤：桑白皮、枇杷叶、紫草、黄芩各 12g，金银花、野菊花、连翘、丹参各 20g，白花蛇舌草、生地黄各 30g，丹皮、夏枯草各 15g，当归 10g，甘草 6g。风热加知母 12g，生石膏 30g；脾胃湿热加苦参 15g，栀子 12g；冲任不调加当归 12g，柴胡 9g；皮肤色红加紫草 30g；有结节囊肿加莪术、三棱各 12g；有皮脂溢出加薏米 30g，茯苓 12g。用法：日 1 剂，煎服 1 个月为 1 疗程，同时外用大黄、硫黄各 30g，黄柏 12g。研末，每晚睡前，洗净面部后，取药粉调蒸馏水调涂，按摩半小时。

9. 痤疮汤：黄芩、黄柏、黄栀子、生地黄、白鲜皮、桑白皮、侧柏叶、枇杷叶、紫草、土茯苓、薏米、苦参、枳实各 10g，山楂 12g，大黄 8g。煎服 4 天 1 个疗程，一般 2~4 个疗程愈。小于 16 岁的药量减半，隔 1 周再服第 2 疗程，并加党参 10g。禁食炸炒，辛腥辣物。适用于寻常痤疮属热毒内蕴证。

10. 膏栀连翘汤：荆芥穗、浮萍、赤芍、地肤子各 6g，薄荷 3g，连翘、生地黄、山栀各 10g，生草、蝉蜕、防风各 5g，生石膏 24g，麻黄 1.5g，板蓝根 10g。上药水煎取 300mL，每日 1 剂，早晚分服，适用于寻常痤疮属风邪较盛证。

11. 防风银花汤：防风 20g，金银花、虎杖、丹参、鸡血藤各 15g，生地黄、熟地黄、当归尾、赤芍、槐花各 12g，大青叶、丹皮、紫草、北豆根、沙参各 10g。上药水煎取 300mL，每日 1 剂，早晚分服。适用于寻常痤疮属热毒较盛者。

12. 凉血消疮饮：桑叶 10g，丹皮、生地黄、黄芩、菊花各 15g，生石膏 40g，甘草 10g。水煎服，每日 1 剂，日服 2 次。用于肺经血热瘀滞，或脾胃积热熏蒸所致寻常性痤疮。

13. 黄芩清肺饮：川芎、赤芍、生地黄、葛根、花粉、黄芩各 9g，当归、红花各 6g，薄荷 1g。水煎服，每日 1 剂，日服 3 次。亦可制成冲剂，当茶频饮。清热滋阴，凉血活血，治疗面部痤疮。

14. 痤愈汤：荆芥、防风、黄芩、白芷、桔梗、浮萍、丹皮、皂角刺各10g，生何首乌、苦参、土茯苓各20g，牛膝15g。水煎服，每日1剂，日服2次。用于脾胃湿热，肺经外感风邪，外邪入里化热，湿热上蒸面部所致面部痤疮。

15. 美容煎：生枇杷叶（去毛）、霜桑叶、麦门冬、天门冬、黄芩、杭菊花、细生地、白茅根、白鲜皮各12g，地肤子、大力子、白芷、桔梗、茵陈、丹皮、苍耳子各9g。水煎服，每日1剂，日服3次。用于内火闭结，气逆于上，风邪外搏，湿邪恣害所致面部痤疮。

16. 加味化瘀消坚汤：生地黄30g，丹皮、赤芍、蚤休、夏枯草、昆布、海藻、炒三棱、炒莪术各9g，蒲公英15g。水煎服，每日1剂，日服3次。适于脾胃积热，熏蒸于肺，痰瘀聚积之痤疮。

17. 滋阴清热化瘀汤：元参、天冬、天花粉、赤芍各15g，虎杖、生石膏、生山楂各20g，桑白皮、白芷各10g，白花蛇舌草30g。水煎服，每日1剂，日服3次。适于风寒外束，阳气内郁之痤疮。

18. 白草枇杷饮：白花蛇舌草50g，生枇杷叶、当归、黄柏、生栀仁各9g，白芷6g，桑白皮12g，黄连3g，生甘草3g。水煎服，每日1剂，日服2次。用于肺胃湿热，外感毒邪所致痤疮。

19. 肺风粉刺汤：桑皮25g，当归、生地黄、丹皮、赤芍各15g，黄芩60g，桃仁、红花、茜草各10g。水煎服，每日1剂，早晚各服1次。适于脾胃受纳运化失常，积热上熏于肺，热久而郁所致痤疮者。

【外治验方】

1. 中药外敷：①粉刺灵凝胶：大黄、丹参、虎杖、卡波姆。煎煮中药，提取过滤，浓缩，按凝胶制备工艺制备成凝胶剂。每天中午、晚上分别用温水清洁面部皮肤后，将粉刺灵凝胶均匀涂于患部皮疹上。②消痤霜：白鲜皮、苦参、白芷、地肤子、滑石粉各1000g，青黛400g。上述药中除滑石粉、青黛粉外，共磨成细粉，再与滑石粉、青黛粉混匀，进行高压消毒后，取上述药粉与香霜按比例调匀即成药霜，用时每天中午、晚间清洗面部皮肤后，均匀涂搽于皮损处，厚约1mm，午后及次日早晨去除。③洁面酊：黄芩、苦参各20g，大黄、黄柏、白附子、白芷各15g，75%酒精100mL浸泡7天后，滤液装瓶备用。用棉签蘸药液涂搽皮损处，每日早晚各一次。④消痤散：黄连、黄柏、黄芩、大黄、丹参、皂角刺各30g，夏枯草、蒲公英、白鲜皮、丹皮、淮山药、栀子各20g，紫草、百部、当归、白芷、白花蛇舌草各15g，上述诸药共研细末。用温水清洗面部，平卧于治疗床上，用碘伏严格消毒后，用粉刺针压出脓点及粉刺，将囊肿中的脓汁及脂性分泌物压出。用消痤散，开水调和冷却至微温后敷于面部，其上用保鲜膜覆盖，保留

30~45min 后洗净。每日 1 次，7 天为 1 个疗程。

2. 红蓝光治疗：常规洁面消毒，消毒后可将粉刺，脓头挑刺以增强光源吸收。佩戴专用防护眼镜。调节发光板，使发光板距离患处皮肤 5~7 cm。调整具体治疗参数后进行治疗。每周 2 次，30 天为 1 个疗程。

3. 针刺法：①体针取穴：曲池、足三里、三阴交、血海；耳针取穴：神门，内分泌。针刺得气后行针 20min。②三棱针点刺：取穴：大椎、肺俞、膈俞，每次 1~2 穴。操作方法：常规消毒后，三棱针在穴位上点 3~4 下后真空拔罐出血，每穴 1~2mL；用高频电针对准丘疹、脓疱、囊肿、硬结的顶部刺入，用粉刺挤压器挤出脂质栓和脓血，每 3~5 日 1 次。③围刺耳穴：局部常规消毒，采用直径 0.28 mm、长 20mm 的毫针在面部皮损局部行多针围刺，针与针间距保持 5cm 左右，针刺毫针数以将病灶包围为宜。不施手法，留针 30min，每日 1 次，6 次为 1 个疗程。

4. 耳穴贴压法：取穴：主穴取内分泌、肺、交感、面颊；配穴取胃、肠、神门、内殖器。操作方法：主穴均取，配穴随症选 1~2 个，用酒精棉球在耳郭部脱脂，用 0.5×0.5 cm 大小的胶布将王不留行籽固定于穴部，嘱患者每日按压 2 次，每次按压 3~5min。1 次选一侧，3 天换另一侧，贴压 2 次为 1 个疗程，疗程间休息 3 天。

【中成药验方】

1. 复方珍珠暗疮胶囊：主要成分为金银花、蒲公英、木通、当归尾、地黄、黄芩、玄参、黄柏、酒炒大黄、猪胆汁、珍珠粉、羚羊角粉等 16 味。用于消除青年脸部痤疮（俗称暗疮）及皮肤湿疹、皮炎等。每粒 0.3g。一次 4 粒，一日 3 次，口服。孕妇禁用。

2. 甘草锌颗粒：由新疆产豆科植物甘草的根中提取得到的有效成分与锌结合的含锌药物组成，辅料为蔗糖、糊精。用于寻常型痤疮、口腔溃疡症。每包重 1.5g（相当于锌 3.6~4.35mg，甘草酸 25.2mg）。儿童 1~5 岁，一次 0.75g；6~10 岁，一次 1.5g；11~15 岁，一次 2.25g；一日 2~3 次，开水冲服。

3. 排毒养颜胶囊：主要成分为大黄、西洋参、白术、青阳参、小红参、荷叶、枳实等。用于气虚血瘀，热毒内盛所致痤疮、颜面色斑、便秘。每粒 0.4g。一次 3 粒，每日早晚饭后各服用 1 次，口服。

4. 金花消痤丸：由炒栀子、山银花、炒黄芩、酒炙大黄、黄连、桔梗、薄荷、甘草组成，辅料为活性炭。用于肺胃热盛所致的痤疮、粉刺。每瓶 72g。一次 4g，一日 3 次，口服。

5. 清热暗疮丸：由金银花、大黄浸膏、穿心莲浸膏、牛黄、蒲公英浸膏、珍珠层粉、山豆根浸膏、甘草、栀子浸膏组成。用于治疗痤疮、疖痛等。每丸0.15g。一次2~4丸，一日3次，口服，14天为1个疗程。

第十四节　银屑病

银屑病是一种以红色丘疹或斑块上覆有多层银白色鳞屑为特征的慢性、易于复发的炎症性皮肤病。我国的男性患病率高于女性，大多患者有明显的季节性，常在冬季发病或加重，夏季自行痊愈或减轻，部分患者也可相反，但久病则季节性不强，病程长，病情变化多，时轻时重，不易根治。根据中西医病名对照，银屑病属于中医的“白疕”“干癣”“松皮癣”“疕风”等的范畴。

【诊断要点】

1. 寻常型是临床上最常见的一型。皮损好发于头皮和四肢伸侧，对称分布，病程发展时可波及全身皮肤。皮损初期为淡红色或红色丘疹或斑丘疹，表面覆盖有多层银白色的鳞屑，刮去鳞屑，露出淡红色半透明的薄膜，刮去薄膜可见露珠样小出血点。银白色鳞屑、薄膜现象、点状出血现象是本病的特征性表现，具有诊断价值。皮损形态多为点滴状，皮损不断扩大，可融合成形态不同的斑片，如钱币状、环状、地图状，亦有鳞屑堆积成厚厚的蛎壳状。头皮损害界限清楚，皮损呈暗红色，覆有灰白色较厚的鳞屑，头发呈束状，但不脱落；指（趾）甲病变可见甲表面呈顶针样凹陷或不平，可变黄、增厚、甲板与甲床分离，其游离缘可翘起或破碎；口腔黏膜上的皮损呈灰白色环形斑片；龟头上的皮损呈光滑的干燥性红斑。病程长，可持续数年到数十年，反复发作，按病程分为三个期。进行期时，新的皮疹不断出现、扩大，颜色鲜红，鳞屑增厚，炎症明显，周围有红晕，外伤、摩擦、针刺或注射可在受刺激的部位诱发新的皮疹，称同形反应；静止期，病程稳定，基本无新发的皮疹，旧皮损也无明显变化；消退期，皮损缩小，逐渐消退，愈后可留下色素减退或色素沉着斑，一般上肢、躯干消退较快，下肢、头皮较慢。

2. 关节型：多继发于寻常型银屑病或多次反复发作恶化后，常和脓疱性、红皮病型并存。除了典型的皮损外，患者可出现关节疼痛，轻者仅侵犯指（趾）关节，重者可累及脊柱等大关节，受累关节出现红肿疼痛、活动受限及畸形，甚至强直。少数伴有发热等全身症状。

3. 红皮病型：较少见。多因治疗不当或长期外用强烈刺激性的药物，也可由寻常型银屑病进行期发展而来。表现为全身弥漫性潮红、肿胀、浸润明显，表面覆有大量鳞屑，不断脱落，只有少数片状正常的皮肤，犹如岛屿状。手足可见整片角质剥脱，指（趾）甲混浊、肥厚、变形，甚至脱落，多伴有畏寒、发热、头痛等全身症状，病情顽固，常复发。

4. 脓疱型：皮损局限于受刺激的部位，以掌趾部位居多，重者泛发全身，伴发热，关节疼痛等症状。表现为在寻常型银屑病的基本损害上出现密集针尖至粟粒大小黄色的脓疱，表面覆有鳞屑，部分增大融合成“脓糊”。1~2 周脓疱干涸、结痂、脱屑，鳞屑下反复出现新的脓疱，脓液培养阴性，无细菌生长。

【内治验方】

1. 舌草蒲莓汤加减：白花蛇舌草、半枝莲、蒲公英各 20g，白英、蛇莓各 30g，三棱、莪术、当归、赤芍、牛膝各 10g，麦冬、白鲜皮各 15g，甘草 6g。上药水煎取 300mL，每日 1 剂，早晚分服，适用于银屑病属热毒蕴结证。

2. 羚角龙胆汤：羚羊角粉 0.6g，龙胆草、土茯苓、连翘、半枝莲、龙葵各 15g，射干、锦灯笼各 10g。上药水煎取 300mL，每日 1 剂，早晚分服，适用于银屑病属湿热内蕴证。

3. 枯草枝莲汤：半枝莲、夏枯草、龙葵各 15g，鸡血藤、麦冬、锦灯笼、连翘、麻仁 10g。上药水煎取 300mL，每日 1 剂，早晚分服，适用于银屑病属火热毒盛证。

4. 生地龙葵汤：干生地黄 20g，当归、北沙参、连翘、生甘草、射干、蒲公英、三棱、莪术各 10g，白英、蛇莓、龙葵、土茯苓、半枝莲各 15g。上药水煎取 300mL，每日 1 剂，早晚分服，适用于银屑病属热毒蕴结证。

5. 生地银翘汤：生地黄、金银花各 24g，赤芍、丹皮、当归、荆芥、防风各 12g，连翘、生栀子、黄柏、茜草、白鲜皮、地肤子、茯苓各 15g，甘草 9g。上药水煎取 300mL，每日 1 剂，早晚分服，适用于银屑病初起。

6. 黄芩败毒饮：苦参、知母、荆芥、防风、蝉衣各 6g，生地黄、丹皮、炒牛蒡子、黄芩各 10g，红花、凌霄花各 4.5g。上药水煎取 300mL，每日 1 剂，早晚分服，适用于银屑病属热毒蕴结证。

7. 独活寄生汤：羌活、独活、防风、秦艽各 10g，桑寄生、豨莶草、透骨草、乌梢蛇各 12g、络石藤、半枝莲、鬼箭羽各 15g，制川乌、制草乌各 6g。上药水煎取 300mL，每日 1 剂，早晚分服，适用于银屑属病气血不足证。

8. 银花虎杖汤：金银花、虎杖、丹参、鸡血藤各 15g，生地黄、当归尾、赤芍、槐花各 12g，大青叶、丹皮、紫草、北豆根、沙参各 10g。上药水煎取 300mL，每日 1 剂，早晚分服，适用于银屑病。

9. 养血润肤饮：黄芪、党参、当归、麻仁各 10g，玄参、白芍、熟地黄、鸡血藤、麦冬各 12g，白鲜皮 15g，白芷、白蒺藜各 6g。上药水煎取 300mL，每日 1

剂，早晚分服，适用于银屑病属阴血亏虚证。

10. 生肤止痒汤：生地黄 20g，薏苡仁、地肤子各 15g，木通、甘草、竹叶、白鲜皮各 10g，黄连 6g，蝉衣 5g。上药水煎取 300mL，每日 1 剂，早晚分服，适用于银屑病属阴血亏虚者。

11. 当归白芍汤：人参 20g，薏米 10g，当归、白芍、秦艽、麦冬、炒山药各 9g，生地黄、熟地黄、党参、菟丝子各 6g，甘草、五味子、黄柏、砂仁各 3g。上药水煎取 300mL，每日 1 剂，早晚分服，适用于银屑病属正气已虚，邪气郁结者。

12. 石膏生地汤：熟地黄 20g，丹皮、升麻、山栀、知母各 10g，生地黄 15g，黄柏、黄芩、防风各 9g，生石膏 30g，甘草 4g。上药水煎取 300mL，每日 1 剂，早晚分服，适用于银屑病属热毒较盛者。

13. 白疕汤：防风、甘草各 10g，威灵仙、苦参、草河车、丹皮各 15g，白茅根 60g，白鲜皮、地肤子各 20g，土茯苓、忍冬藤各 30g。水煎服，均为每日 1 剂，日服 2 次。适于银屑病属风盛血热者。

14. 周鸣岐经验方：生地黄 30g，土茯苓 25g，当归、赤芍、连翘、火麻仁各 15g，丹参、紫花地丁、元参、白鲜皮各 20g。水煎服，均为每日 1 剂，日服 2 次。适于银屑病属风燥血虚者。

15. 朱仁康验方：生地黄、生槐花各 30g，山豆根 9g，白鲜皮、草河车、大青叶、紫草各 15g，黄药子 12g。水煎服，均为每日 1 剂，日服 2 次。适于银屑病急性期，风燥血虚者。

16. 升麻葛根汤：升麻、芍药、甘草、葛根。上药各等分，同研粗末。每服 12g，水煎服。也可改用饮片水煎服。功能解肌凉血，透疹解毒。随症加减治疗银屑病。

17. 银屑汤：白鲜皮、土茯苓、生地黄各 30g，金银花 40g（单煎），连翘、苦参、地肤子、丹参各 15g，白茅根 50g，防风 10g，鸡血藤 25g，当归 15g。每日 1 剂，水煎，煮沸后改文火，继煎 20min，每剂药可煎 2 次，取汁混匀，日服 2 次。方中金银花宜单煎，煮沸后煎煮时间不超过 10min，滤汁加入前汤药中同服之。适于素体血热蕴毒、燔灼营血；复由外感风、热、湿、燥、毒诸邪，伤人肌肤，内外合邪，发为银屑顽疾。

18. 赵炳南经验方：紫草根、赤芍、丹参各 15g，生槐花、白茅根、大生地黄、鸡血藤各 30g。每日 1 剂，水煎服，日服 2 次。用于银屑病（血热型），症见皮疹发生及发展迅速、泛发潮红、新生疹不断出现、鳞屑较多，表层易于剥离，底层附着较紧，剥离后有筛状出血点、瘙痒明显，伴有口干舌燥，心烦易怒，溲赤便秘等症。

19. 蒺藜汤：白蒺藜、苦参各30g，皂角刺、蝉蜕、当归尾各12g，生石膏、葛根、薏苡仁、海桐皮、白鲜皮各18g，麻黄6g，大黄3g，杏仁、桂枝、白芍、生姜各9g，甘草9g，大枣7枚。每日1剂，水煎服。功能疏风解表、清热解毒，用于治银屑病。

20. 生金凉血饮：金银花60g，白芍18g，麦冬、阿胶（烊化）、沙参各18g，甘草24g，僵蚕、荆芥穗、防风、木瓜、威灵仙、黄芩、丹皮、丹参各9g，生首乌30g，生地黄28g。水煎服，每日1剂，日服2次。用于肺肾阴虚，血虚化燥型银屑病。

21. 土槐饮：土茯苓、生槐花各30g，甘草9g。水煎服，每日1剂，日服2次。另可泡水代茶饮。治疗湿热之邪，客于皮肤所致银屑病。

22. 张正华银屑病1号：茺蔚子15g，炒荆芥10g，板蓝根、金银花、紫草皮、生地黄、丹皮各15g，茯苓、白术各10g，白鲜皮15g，甘草3g。水煎服，每日1剂，日服3~5次。适于湿毒内蕴，血热受风型银屑病。

23. 犀角地黄汤合白虎汤加减：赤芍9g，知母、生地黄、丹皮、紫草、双花各15g，土茯苓、生薏苡仁、生石膏各30g，蛇蜕12g，黄连、荆芥炭、生甘草各6g。水煎服，每日1剂，日服2次。用于银屑病热入血分，外发斑疹。

24. 柴葛解肌汤加减：柴胡、葛根、元参、双花、连翘、穿山甲、茵陈、苦参、黄柏、蒲公英、紫花地丁各15g，白芷、生草、川芎各10g，桔梗、赤芍各12g，理石25g，川军5g。水煎服，每日1剂，日服2次。用于风寒外袭，营卫失调，风热湿邪客于肌腠，使皮肤失去濡养而致银屑病。

25. 犀蜈汤：犀牛皮、苦参、防风、山豆根各10g，蜈蚣3条，全蝎5g，白鲜皮、炮穿山甲、赤芍各15g，蚤休20g。水煎服，每日1剂，日服2次。余药渣再煎浸洗患处。用于风毒内蕴，气滞血瘀，经脉阻滞，肌肤失养之银屑病。

26. 苦参鲜皮汤：黄柏12g，白鲜皮、滑石各20g，生地黄9g，赤芍、牛蒡子、地肤子、浮萍、苦参、薏苡仁各10g，甘草5g。水煎服，每日1剂，日服2次。用于银屑病风湿之邪，留滞皮肤，久则化热。

【外治验方】

1. 中药外洗、外敷法：①解毒凉血汤：金银花、连翘、大青叶、紫草、防风、白鲜皮、当归、生甘草各10g。水煎外洗，1天1次，20min/次。与解毒散（黄连、紫花地丁、白花蛇舌草、苦参、刺蒺藜、蝉蜕、白芍、牡丹皮、生大黄、牛甘草各10g，上述药粉为细末过筛备用。将适量药粉用植物油调成糊状外涂患处）交替使用。②泻火解毒除湿汤：土茯苓、生槐花、蒲公英各20g，黄柏、鱼腥草、山慈姑、夏枯草、生大黄、地肤子、白术、三棱、莪术各10g，桂枝、全蝎各5g，车前子30g（包煎），蜈蚣2条，水煎泡手足，1次/天，20min/次。与泻火解毒疏风散（土荆皮、龙胆草、苦参、白鲜皮、青黛、猫爪草、赤石脂、白矾、生甘草各 10g，雄黄 15g，蜈蚣 2 条。上药粉为细末过筛备用。将适量药粉拌香油或拌皮炎平软膏外涂）交替使用。因雄黄有毒，皮损面积大者，应先后分区涂抹。③苦参汤组成：苦参、菊花各 60g，金银花 30g，白芷、地肤子、黄柏各 15g，蛇床子 30g，石菖蒲 10g。加水 1000~1500mL，文火煎煮 20min，将药汁倒入脸盆中，并将新鲜猪胆汁 1 个倒入药汁中搅匀，用棉花蘸药汁外擦皮损部位，每日 2~3 次（用过的药渣，可重复煎 2 次）。上述三法适合寻常型银屑病。

2. 中药洗浴法：艾柏熏剂：艾叶、侧柏叶、野菊花、莪术、苦参各 10g，蒲公英、蛇床子各 30g。煎成药袋，加入温水 3000mL 至浴桶的 1/2~2/3，以病人舒适及可耐受为宜，泡浴 15~30min，每日或隔日 1 次，3 个月为 1 个疗程。

3. 火针疗法：取穴：局部皮损（斑块状）。操作方法：患者取安静舒适位，常规皮肤消毒；操作者左手持酒精灯，尽可能接近施术部位，右手拇、食、中指持针柄，置针于火焰的中焰，先加热针体，再加热针尖，把针烧至发白；运用腕力稳、准、快迅速直刺入皮损，然后迅速出针。点刺深度不超过皮损基底部，根据病变范围不同，以针间距为 0.5cm，稀疏均匀，由病变外缘环向中心点刺，施术完毕干棉球封闭针孔，再次常规消毒。7 天治疗 1 次，治疗 8 周。斑块颜色暗红、增殖较厚、白色鳞屑多者，证候属于血瘀者采取局部火针疗法。

4. 刺络放血疗法：取穴：局部皮损（斑块状）。操作方法：局部病变皮损常规消毒，右手持一次性使用无菌注射针，用拇指、食指、中指捏住针柄，对准皮损部位即阳性反应点迅速刺入，快进疾出，使出血少许。针刺深浅取决于皮损深浅，点刺深度不超过皮损基底部，然后根据病变范围不同，以针间距为 0.5cm，稀疏均匀，由病变外缘环向中心点刺。点刺后火罐吸出瘀血，留罐 3min，用干棉签擦去血液，针孔再次消毒。7 天治疗 1 次。斑块颜色深红、增殖不明显、白色鳞屑少者，证属血燥者采取红斑刺络放血疗法。

5. 自血穴位注射疗法：取穴：肺俞、曲池、血海、足三里。血热型加大椎，血燥型加三阴交，血瘀型加膈俞。每次取 5 个穴位，双侧穴位交替使用。操作方法：患者取坐位，准确标记穴位后，取 5mL 无菌针管、7 号针头，抽取静脉血 5mL，将穴位无菌消毒后，每穴注入血液 1mL （背部穴位斜刺 ）。注射时动作要熟练、迅速，以免血液在针头内凝结。5 天治疗 1 次，7 次为 1 个疗程。

【中成药验方】

1.郁金银屑片：由秦艽、当归、石菖蒲、黄柏、香附、郁金、雄黄、莪术、醋制乳香、玄明粉、马钱子粉、皂角刺、木鳖子、桃仁、红花、硇砂、大黄、土鳖虫、青黛组成。用于银屑病（牛皮癣）。每片 0.24g。一次 3~6 片，一日 2~3 次，口服。

2. 丹青胶囊：由青黛、紫草、牡丹皮、白鲜皮、苦参、土茯苓、地肤子、玄参、柏子仁、威灵仙、乌梢蛇、甘草组成。用于治疗寻常型银屑病进行期。每粒0.36g。一次4粒，一日3次，饭后半小时，温开水送服，疗程8周。

3. 银丸：由土茯苓、白鲜皮、北豆根、拳参组成。用于血热风燥型的银屑病。每100粒重10g。一次10g，一日2次，口服。

4. 消银胶囊：由地黄、牡丹皮、赤芍、当归、苦参、金银花、玄参、牛蒡子、蝉蜕、白鲜皮、防风、大青叶、红花组成。用于血热风燥型银屑病和血虚风燥型银屑病。每粒0.3g。一次5~7粒，一日3次，口服。一个月为1个疗程。

第十五节　胆道感染及胆石症

胆道系统感染与胆石症在外科急腹症中发病率仅次于阑尾炎而居第二位。可发生于任何年龄。包括急、慢性胆囊炎，急性、慢性胆管炎，胆囊胆总管结石，急性梗阻性化脓性胆管炎等。根据中西医病名对照，胆道感染与胆石症属于“胆瘅”范畴，结合临床特点亦可从“胆胀”“胆石”等角度进行辨证。

【诊断要点】

1. 急性胆囊炎：

（1）有典型的阵发性腹绞痛发作及右上腹压痛、肌紧张征象。

（2）右上腹肌紧张，压痛或反跳痛，莫菲（Murphy）征阳性。30%~50%病人可触及肿大胆囊有压痛。

（3）血白细胞总数剧增，中性粒细胞比例增高。

（4）B型超声检查，胆囊增大，囊壁增厚，可看到结石的影像。

2. 慢性胆囊炎：

（1）有反复发作的胆绞痛史。

（2）右上腹痛，Murphy征阳性。

（3）超声检查：可发现结石、胆囊壁增厚、缩小或变形。

（4）X线检查：腹部X线平片可显示结石、膨大的胆囊。

3. 胆囊结石：

（1）右上腹闷胀不适或慢性胆囊炎症状。

（2）B超显示胆囊内强光团伴声影，光团形态稳定，可随体位方向移动。

【内治验方】

1. 加味大柴胡汤：柴胡、枳壳各12g，金钱草30g，黄芩、郁金、川楝子、赤芍、白芍、乳香、没药各9g，广木香6g，甘草3g。水煎服。上药水煎取300mL，每日1剂，早晚分服，适用于胆道感染及胆石症。

2. 柴胡薏米汤：柴胡、黄芩、木香、枳壳、半夏、大黄各9g，金银花、金钱草、连翘、败酱草、薏米各30g，丹参20g。上药水煎取300mL，每日1剂，早晚分服，适用于胆道感染及胆石症。

3. 大柴胡汤：柴胡、黄芩、栀子、半夏、木香、赤芍、大黄（后下）各9g，金钱草、金银花、连翘各30g，枳实12g，芒硝（冲）15g。上药水煎取300mL，每日1剂，早晚分服，适用于胆道感染及胆石症。

4. 柴胡蒲翘汤：柴胡、皮硝各10g，金银花、蒲公英各30~50g，连翘15~30g，枳实、大黄各10~15g，赤芍30~40g，茵陈30g，生甘草9g，上药水煎取300mL，每日1剂，早晚分服，适用于胆道感染及胆石症。

5. 金钱草赤芍汤：金钱草、赤芍、薏米、茵陈各15g，大黄、白术、川楝子各12g，柴胡、蒲黄、五灵脂、黄芩、鸡内金、枳壳、青皮各9g，木香、元明粉、胆草各6g。上药水煎取300mL，每日1剂，早晚分服，适用于胆道感染及胆石症。

6. 川楝大黄汤：川楝子15g，乳香、没药、龙胆草各12g，大黄（后下）10g，三棱、莪术各9g，甘草3g。发热加柴胡、黄芩各10g；黄疸加茵陈30g；胆结石加金钱草30g；呕吐加半夏10g。上药水煎取300mL，每日1剂，早晚分服，适用于胆道感染及胆石症。

7. 炮甲莪皂汤：炮穿山甲（代）80g，莪术、皂角刺各60g，川楝子、川芎、木香、冰片各30g。上药水煎取300mL，每日1剂，早晚分服，适用于胆道感染及胆石症。

8. 大黄玄胆汤：生大黄（后下）、玄明粉各10g，龙胆草6~10g。部分患者加服胆胰汤（柴胡3g，茵陈15g，紫花地丁30g，黄芩、木香、枳实、白芍各10g）。上药水煎取300mL，每日1剂，早晚分服，适用于胆道感染及胆石症。

9. 红藤蒲黄汤：红藤60g，蒲公英30g，生大黄（后下）、川朴、元明粉（冲）各9g。上药水煎取300mL，每日1剂，早晚分服，适用于胆道感染及胆石症。化脓性胆囊炎合并局限性腹膜炎、结石性胆管炎、蛔虫胆道感染合并胰腺炎在上方基础上酌加茯苓、薏米、半夏；邪恋阴伤去化湿药加生地黄、石斛、天花粉、白茅根、玄参；急性梗阻性化脓性热毒期胆管炎加川连、龙胆草、白花蛇舌草、半枝莲，配用抗生素。

10. 大黄山楂汤：生大黄、郁金各10g，山楂、金铃子各12g，积雪草20g。上药水煎取300mL，每日1剂，早晚分服，适用于胆道感染及胆石症。

11. 柴胡芩黄汤：柴胡、枳实、半夏、大腹皮、制香附各10g，黄芩6g，金钱草 15g，制大黄 3g。上药水煎取 300mL，每日 1 剂，早晚分服，适用于胆道感染及胆石症。黄疸加茵陈、山栀、猪苓、泽泻；结石加金钱草 30g，水煎服。

12. 虎杖蒲芍汤：黄芩、柴胡、玄明粉、生大黄各 10g，虎杖根 30g，蒲公英 15g，郁金、炒白芍各 12g，木香 9g，生甘草 5g。上药水煎取 300mL，每日 1 剂，早晚分服，适用于胆道感染及胆石症。

13. 蒿芩清胆汤：柴胡、青蒿、半夏、车前子、龙胆草各 10g，黄芩、茯苓各 15g，枳壳、竹茹各 9g，陈皮、大黄（后下） 各 6g，滑石 30g，茵陈 20g，青黛 0.2g，甘草 5g。上药水煎取 300mL，每日 1 剂，早晚分服，适用于胆道感染及胆石症。

14. 利胆汤：柴胡、枳实、黄芩、郁金各 12g，制半夏、青皮、陈皮各 10g，白芍、丹参各 30g，大黄（ 后下） 9g，甘草 3g。上药水煎取 300mL，每日 1 剂，早晚分服，适用于胆道感染及胆石症。痛甚加玄胡、川楝子各 15g；恶心呕吐加代赭石 18g，厚朴 10g；发热加青蒿 30g；合并结石者加金钱草 30g，鸡内金（研冲） 10g； 伴发黄疸加茵陈 60g。

15. 柴芩大黄汤：柴胡、制半夏、黄芩、广木香、枳壳、茵陈各 10g，玄明粉 10~15g，生大黄（后下） 10~12g，黄连 6g。上药水煎取 300mL，每日 1 剂，早晚分服，适用于胆道感染及胆石症。

16. 柴香汤：柴胡、木香、枳壳、郁金各 10g，玄明粉 10~15g。上药水煎取 300mL，每日 1 剂，早晚分服，适用于胆道感染及胆石症。

17. 清胆化石汤：柴胡、枳壳、金铃子、黄芩、生大黄（后下）、郁金各 9g，金钱草 45g，红藤 30g。上药水煎取 300mL，每日 1 剂，早晚分服，适用于胆道感染及胆石症。

18. 柴前黄金汤：柴胡 12~15g，茵陈 30~60g，金钱草 30~90g，生山楂 30g，郁金、威灵仙各 15g，山栀、枳实各 12g，生大黄 10~30g。上药水煎取 300mL，每日 1 剂，早晚分服，适用于胆道感染及胆石症。

19. 疏肝利胆汤：柴胡、黄芩、郁金各 15g，白芍、虎杖根、海金沙各 20g，枳实、法夏、姜黄各 12g，茵陈、金钱草各 30g，大黄、甘草各 6g。上药水煎取 300mL，每日 1 剂，早晚分服，适用于胆道感染及胆石症。湿热重加青蒿、蒲公英；呕吐甚加黄连、生姜；气郁加延胡索、川楝子；右胁针刺痛加三棱、莪术。

【外治验方】

1. 针刺疗法：①取穴：胆俞、肝俞、日月、期门、阳陵泉、太冲穴。操作方法：俯卧，胆俞、肝俞直刺 1 寸施提插泻法，得气后出针。仰卧，取日月，直刺 1 寸，得气后提针至皮下再沿肋间隙向外斜刺 1.5~2 寸；再取期门，沿肋间隙向外斜刺1.5寸；再以1.5寸毫针直刺阳陵泉，以1寸针直刺太冲。上述诸穴均行提插泻法，得气后均留针20min。每日治疗1次，连续针1周为1个疗程，休息1天，续下一个疗程。②取穴：期门、日月、阳陵泉、胆囊穴、肝俞、胆俞。肝郁气滞配太冲；肝胆湿热配大椎、曲池、阳陵泉；热毒盛结配曲池、内庭、十宣；气滞血瘀配太冲、膈俞；恶心、呕吐配内关；便秘配支沟；黄疸加至阳。操作方法：以上诸穴均用泻法，留针30~60min，每日1次。热甚取大椎、十宣穴，可三棱针点刺出血。③取穴：日月（右）、期门（右）、胆俞（双）、肝俞（双）、丘墟（双）。肝气郁结者加申脉、太冲、阳陵泉；肝胆湿热者加中脘、章门、太冲、足三里；阴虚者加三阴交、肾俞、太溪等。操作方法：局部常规无菌操作，使用0.30 mm×50 mm不锈钢毫针，腹部与四肢穴位直刺，腰背部腧穴向胆囊方向斜刺，进针的角度30度，常规深度，除体弱者用补法，其他均用泻法，要求每穴都有较强的酸麻胀重等得气感，留针30min。留针期间日月与期门、胆俞与肝俞两组分别接G9805-C低频脉冲电针仪，电针采用连续波，频率1~2Hz，刺激强度以患者不感到难受为度。每日1次，15次为1疗程，疗程间休息2~3天，继续下一疗程。

2. 电针：取穴：随症选右侧期门、梁门、日月、胆俞、肝俞、阳陵泉、胆囊穴。操作方法：进针得气后，接电针仪G6805-Ⅱ，用疏密波通电刺激60min，电流量调节到病人最大耐受量为度，前后20min频率为100 Hz的电刺激，中间20min给予频率为600 Hz的电刺激，每日1次，10天为1个疗程。

3. 耳针疗法：①取穴：肝、胆、神门、耳迷根、十二指肠、交感。操作方法：毫针刺，每日1次，每次留针30min，亦可用揿针埋藏或王不留行籽贴压，每3日更换1次。②取穴：神门、交感、肝、胆囊、十二指肠。操作方法：先用小型耳穴探测器探测选定区的反应点，如反应点不明显，则按常规穴区治疗。用2%碘酒消毒，然后再用75%乙醇脱碘，使用直径0.30 mm×13mm毫针快速进针，进针深度根据患者耳郭的厚薄而灵活掌握，以不刺穿软骨为度，用平补平泻手法，局部有酸麻胀等得气感后，留针20min。留针10min后，神门与交感、肝与胆囊两组分别接9805-C电针仪，调至连续波，频率1~2 Hz，强度以患者能忍耐为宜，持续10min后起针。在另一耳郭用王不留行籽贴压耳穴，嘱患者每日自行按压4~6次，每次2~3min，每2~3天更换1次。针刺治疗每日1次，10次为1个疗程，休息2天，两耳交换行下一疗程治疗（一般先右耳针刺左耳贴压）。

4. 水针疗法：取穴：胆俞、阳陵泉、胆囊穴。操作方法：当归注射液、红花注射液、七叶莲注射液，可任选1种。针刺得气后每穴注射药液1mL，隔日1次。

5. 手术治疗：对于有症状和（或）并发症的胆囊结石，首选腹腔镜胆囊切除术治疗。病情复杂或没有腹腔镜条件也可作开腹胆囊切除。手术治疗指征：结石数量多及结石直径不小于2~3cm；胆囊壁钙化或瓷性胆囊；伴有胆囊息肉>1cm；胆囊壁增厚>（3mm）即伴有慢性胆囊炎；儿童胆囊结石：无症状者，原则上不手术。

【中成药验方】

1. 胆石片：主要成分为牛胆水、火硝、炒鸡内金、枳壳、香附、木香、延胡索、黄连、白术、吴茱萸、高良姜、山楂等。用于胆囊结石和肝内胆管结石。一次6片，一日3次，口服。3个月为1个疗程。

2. 利胆排石胶囊：由金钱草、茵陈、黄芩、木香、郁金、大黄、槟榔、枳实、芒硝、厚朴组成。用于胆道结石、胆道感染、胆囊炎。每粒0.35g。用于排石，一次6~10粒，一日2次，口服；用于治疗炎症，一次4~6粒，一日2次，口服。

3. 胆舒胶囊：主要成分为薄荷素油。用于慢性结石性胆囊炎、慢性胆囊炎及胆结石。每粒0.45g。一次1~2粒，一日3次，口服。或遵医嘱。

4. 十味黑冰片丸：由黑冰片、石榴子、肉桂、肉豆蔻、荜茇、诃子、光明盐、波棱瓜子、止泻木子、熊胆组成。用于胆结石、胆囊炎、寒性胆病及黄疸。每丸1g。一次2~3丸，一日2次，口服。

5. 益胆胶囊：主要成分为郁金、金银花、白矾、甘草、硝石、滑石粉、玄参。用于胆结石、肾结石、膀胱结石、阻塞性黄疸、胆囊炎。每粒0.525g。一次3粒，一日2次，口服。

第十六节　尿石症

尿石症是指肾、输尿管、膀胱和尿道结石，是常见的泌尿外科疾病之一。男性多于女性，约3:1。结石形成的机理尚未完全明了。尿结石的发生有明显的地区性，我国长江以南属多发地区。30多年来，我国上尿路（肾、输尿管）结石发病率明显增高，下尿路（膀胱、尿道）结石逐渐减少。膀胱结石分原发性和继发性两种，原发性多见于男孩，与营养不良和低蛋白饮食有关，继发性结石多见于前列腺增生症、膀胱憩室、尿道狭窄、异物、长期留置导尿管者。其临床表现主要为疼痛、血尿、小便涩痛及尿出砂石。根据中西医病名对照，尿石症属于“石淋”范畴。

【诊断要点】

1. 上尿路结石：

(1) 肾绞痛：常突然发作，疼痛剧烈难忍，为阵发性，患者呻吟不止，大汗淋漓、恶心呕吐，疼痛可沿尿管向下放射到下腹部、外阴部和大腿内侧。肾盂结石移动不大时，可引起上腹或腰部钝痛。

(2) 血尿：绞痛后出现血尿，多为镜下血尿，也可见肉眼血尿，或有排石现象。有时活动后镜下血尿是上尿路结石唯一的临床表现。

(3) 结石合并感染时，可有尿频、尿急、尿痛，并发急性肾盂肾炎或肾积脓时，可有发热、畏寒、寒战等全身症状。有时尿路感染作为尿石症的唯一症状，特别是儿童上尿路结石，大多表现为尿路感染。

(4) 双侧上尿路结石引起双侧完全性梗阻或孤肾上尿路结石完全梗阻时，可导致无尿。

(5) B超、腹部平片、静脉肾盂造影可明确结石位置、大小、形态。

2. 膀胱结石：

(1) 排尿突然中断，并感疼痛，放射至阴茎头部和远端尿道，经改变体位后疼痛缓解继续排尿。

(2) 多数患者平时有尿频、尿急、尿痛和终末血尿。

(3) 直肠指检可扪及较大结石。

(4) X线平片能发现绝大多数结石。膀胱镜检能直接看到结石，有时可发现病因。

3. 尿道结石：

(1) 突然小便不通伴尿道剧痛。

(2) 直肠指检可扪及后尿道结石，前尿道结石可用手指直接扪及。

(3) 金属探条探查可探及结石。

(4) X线平片能确定结石的位置和大小。

【内治验方】

1. 八正散加减：金钱草、海金沙各15g，车前草、萹蓄、瞿麦、大黄、滑石各10g，泽泻12g，木通6g。上药水煎取300mL，每日1剂，早晚分服。适用于尿石症属湿热蕴结证，症见腰痛，或小腹痛，或尿线突然中断，尿频，尿急，尿痛，小便混赤，或为血尿，口干，舌红，苔黄腻，脉弦数。

2. 金铃子散合石韦散加减：川楝子、延胡索各12g，石韦、瞿麦、冬葵子、赤茯苓、榆白、滑石、车前子各10g，木通、甘草各6g。若腰腹绞痛难忍者，可加桃仁、乳香、没药，祛瘀止痛；尿血，加白茅根、生地黄、大蓟、小蓟。上药水煎取300mL，每日1剂，早晚分服。适用于尿石症属气血瘀滞证，症见腰腹胀痛或绞痛，疼痛向会阴部放射，尿频，尿急，尿黄或赤，舌暗红或有瘀点，脉弦或弦数。

3. 六味地黄汤：生地黄20g，山药、茯苓各15g，山茱萸、泽泻、牡丹皮各10g。上药水煎取300mL，每日1剂，早晚分服。适用于尿石症属肾虚夹实证，症见石淋日久，留滞不去，腰部胀痛，时发时止，遇劳加重，食欲不振，疲乏无力，尿少或频数不爽，或面部轻度浮肿，舌淡或偏红，少苔，脉细无力。

4. 贺菊乔经验方：金钱草、海金沙、鸡内金、车前草各 15g，乌药、石韦、瞿麦各 12g，枳壳、黄柏、滑石各 10g，甘草 6g。上药水煎取 300mL，每日 1 剂，早晚分服。如血尿者，加白茅根、仙鹤草、藕节炭；若疼痛甚者，加川楝子、延胡索；尿涩痛，加生地黄、栀子、赤芍、凤尾草。适用于尿石症属湿热蕴结膀胱，水道不利。

5. 言庚孚经验方：萹蓄、瞿麦穗各 15g，白茅根、滑石各 12g，海金沙、冬葵子、泽泻、木通各 10g，琥珀屑 3g，生栀子、广地龙、川牛膝、车前子各 6g，沉香 1.5g。上药水煎取 300mL，每日 1 剂，早晚分服。小便淡黄，少腹胀痛者，上方加川楝子 10g，金钱草 12g。适用于尿石症属湿热蕴结膀胱，水道不利。

6. 巫君玉经验方：生黄芪 30g，党参 15g，炒白术、猪苓、淮牛膝、当归各 10g，炙甘草 6g，升麻 3g。上药水煎取 300mL，每日 1 剂，早晚分服。为求益肾消石，另定膏方：胡桃仁（捣碎）、香油、蜂蜜各 500g，先将香油熬沸，化入蜂蜜，再入胡桃仁，捣拌熬成膏，分作 4 日服完。适用于尿石症属气虚证。

7. 施汉章经验方：金钱草、石韦、车前草、滑石各 30g，冬葵子、川楝子、牛膝各 10g。上药水煎取 300mL，每日 1 剂，早晚分服。如小便时尿道疼痛，加木通、生甘草、瞿麦、泽泻各 10g。适用于尿石症属湿热下注，水火相蒸，日久而结成石淋者。

8. 责子明经验方：金钱草 50g，海金沙、滑石、瞿麦、云茯苓、猪苓、泽泻各 15g，甘草 7.5g。上药水煎取 300mL，每日 1 剂，早晚分服。适用于尿石症湿热下注证。

9. 李子质经验方：桂枝、云茯苓、猪苓、泽泻、白术、陈皮各 10g，槟榔 6g，车前草 24g，甘草 3g。上药水煎取 300mL，每日 1 剂，早晚分服。适用于气淋。

10. 王荫卿经验方：金钱草 30g，海金沙、滑石、杜仲各 12g，阿胶、猪苓各 9g，云苓、石韦、泽泻、车前子（包煎）各 15g，甘草 6g。上药水煎取 300mL，每日 1 剂，早晚分服。适用于尿石症属肾阴虚损、湿热郁阻证。

11. 章真如经验方：金钱草、白茅根 30g，补骨脂、杜仲、川续断、石韦、海金沙、鸡内金、郁金、牛膝、冬葵子、王不留行各 10g。上药水煎取 300mL，每日 1 剂，早晚分服。适用于尿石症属肾虚湿热下注结为砂石者。

12. 周礼萍经验方：炙黄芪 60g，桃仁、炒枳壳、当归尾各 10g，炒延胡索 24g，沉香 6g，琥珀末（后下）5g，王不留行、石韦各 12g，六一散（包）20g。上药水煎取 300mL，每日 1 剂，早晚分服。适用于尿石症属血瘀证。

13. 加味核桃承气汤：桃仁、海金沙各15g，大黄、甘草梢各9g，桂枝6g，金钱草30g，乌药、芒硝、川楝子各12g。上药水煎取300mL，每日1剂，早晚分服。适用于尿石症属血瘀证。病久气虚明显者，加黄芪15g，党参12g；尿血重者，加白茅根18g，地榆12g；湿热重者，加黄柏9g，蒲公英12g；肾绞痛者，加延胡索9g，白芍15g；肾积水者，加当归、茯苓各12g。

14. 半夏泻心汤加减：半夏、干姜、黄芩、炙甘草、炒鸡内金各10g，黄连4g，党参、延胡索各15g，大枣10枚，枳实12g，炒白芍30g。上药水煎取300mL，每日1剂，早晚分服。若感染中毒症状较重者，配合应用抗生素。适用于尿石症属寒热错杂证。

15. 曹建经验方：石韦、金钱草、海金沙、败酱草、白茅根各30g，冬葵子、三棱、莪术、王不留行各10g，牛膝、延胡索、茯苓、车前子各15g，地龙12g。上药水煎取300mL，每日1剂，早晚分服。治疗中，可辅以空心掌叩击患者腰腹部，早、晚各15min。适用于尿石症属血瘀证。

16. 兰涛经验方：金钱草、海金沙各30g，当归、牛膝、穿山甲、皂角刺各9g，萹蓄、瞿麦、车前子、三棱、冬葵子、莪术各12g，滑石15g，甘草6g。上药水煎取300mL，每日1剂，早晚分服。腰痛，喜热畏寒，脉沉而迟者，加附子、肉桂；病久见气弱懒言，神疲乏力，脉弱者，加党参、黄芪；纳呆，加炒白术；血尿明显，加白茅根、大蓟、小蓟。适用于血淋。

17. 温肾溶石排石汤：桂枝、制附子各8g，金钱草30g，海金沙12g，滑石（包煎）、鸡内金（研末冲服）15g，石韦、川牛膝、郁金、威灵仙各20g，枳壳10g。上药水煎取300mL，每日1剂，早晚分服。腰腹绞痛者，加乌药、延胡索、白芍、甘草；血尿者，加小蓟、茜草、白茅根；气虚者，加黄芪、党参；发热者，加黄柏、蒲公英、凤尾草。适用于尿石症属肾虚证。

18. 三金三琥汤：金钱草60g，海金沙（包煎）、白芍各15g，鸡内金10g，三七粉（分冲）、琥珀末（分冲）各3g，甘草5g，石韦、冬葵子各12g。上药水煎取300mL，每日1剂，早晚分服。适用于尿石症属血瘀证。

19. 疏肝通淋汤：柴胡6g，枳壳、郁金、木香、乌药、牡丹皮各10g，白芍20g，金钱草、石韦各30g，鸡内金、冬葵子、车前子（包煎）、茯苓、牛膝各15g。上药水煎取300mL，每日1剂，早晚分服。适用于气淋。

20. 四金排石汤：金钱草、灵磁石各30g，海金沙20g，枳实、蒲黄、五灵脂、鸡内金、广郁金、滑石各10g，生大黄8g，芒硝15g。上药水煎取300mL，每日1剂，早晚分服。适用于尿石症属湿热证。

21. 三妙二金排石汤加减：苍术、黄柏、海金沙、淡竹叶、白豆蔻各10g，牛膝、金钱草、厚朴、滑石各15g，石韦16g，姜黄10g，甘草3g。上药水煎取300mL，每日1剂，早晚分服。适用于尿石症属湿热证。

22. 金石汤加减：金钱草40g，海金沙30g，鸡内金、车前子、怀牛膝各15g，穿山甲、王不留行、桃仁各12g，冬葵子、白茅根各20g，制大黄、甘草各6g。上药水煎取300mL，每日1剂，早晚分服。适用于尿石症湿热证。

【外治验方】

1. 针刺疗法：①取穴：主穴取患侧第1~5腰椎横突旁寻找压痛敏感点，配穴取水泉、膀胱俞、足三里、三阴交（均为患侧）。操作方法：用1.5~2寸毫针直刺1~1.5寸，行泻法直至疼痛缓解；配穴用平补平泻法。诸穴交替行针，留针30min，中途行针1次，每日1~2次，绞痛反复者可随时再针，亦可将主穴与配穴分组接脉冲电针仪，用快波刺激。②取穴：上段结石取肾俞、水道、三阴交；中、下段结石取膀胱俞、中极、关元；湿热甚加阳陵泉；阴虚加太溪；阳虚加命门；有血尿加血海、关元。操作方法：进针深度根据患者体型体质而定，采用平补平泻手法，中强度刺激。进针得气后留针30min，每日1次。

2. 穴位贴敷：①十枣汤：甘遂、大戟、芫花各等分，大枣10枚。加工成药末，以75%酒精加蜂蜜适量调成膏，每用3~5g用胶布固定于神阙、中极、肾俞（双）、阴陵泉（双）、三阴交（双）穴位。一次贴敷48h，取药后停药6h继续外敷药。②耳穴贴敷：取穴：肾、输尿管、膀胱、内分泌、皮质下、耳轮压痛点。肾绞痛发作加交感；继发感染加耳尖；按放射痛部位加腰、腹、尿道等穴。在耳穴上放置王不留行籽，每穴1粒，同时在耳背对应部位再各放置1粒，均用胶布固定。埋籽期间在耳穴上用手指压迫刺激，每日3~4次，以耳廓出现热度为度。隔日埋籽1次，两耳左右轮换，10次为1个疗程。

3. 穴位指压法：患者侧卧位，疼痛一侧向上，略屈膝屈髋，两手放于胸腹之前；稍挺胸挺腰，使腰背部形成一个微微向前突起的弧形；术者面对患者腰背部站立，按压之前可用右手掌轻揉腰部，使患者稍放松，缓解紧张和抵抗情绪。选取邱氏穴，位于骶棘肌外侧面上，肋腰角（十二肋骨与骶棘肌夹角）下一横指与后内侧一骨横指交界处。用右手拇指指腹贴住该穴徐徐下压感觉达肌层，然后45度斜方向指向脊柱，在30s内由轻到重逐渐加力，按压后使患者有明显的痛胀感，即所谓“得气”，保持该力度1~2min（少数患者需3~4min），疼痛有显著缓解后缓慢放松拇指。

4. 电脉冲激光穴位刺激：取穴：肾俞、京门、中极、阴陵泉为主穴，随证加用穴位（不超过2穴），如湿热型加三阴交，气血郁结型加阳陵泉，脾虚型加足三里，肾虚型加交信。操作方法：选穴针刺后留针30min，同时应用电脑激光肾病治疗仪给予高频电脉冲及激光刺激穴位 20min，可根据病人感觉适当调整电流量。隔日 1 次，1 周为 1 个疗程。

5. 体位排石：①倒立拍肾排石法：将两把同等高的椅子相距 30cm 靠墙而放，双手扶椅，两肩放在椅子上面，突然倒立，助手迅速拍击患者肾区（腰部）15 掌，然后恢复正常体位（每日 2 次）。此法意在使肾内中下极的结石受震后移动到中上极，左侧卧位拍肾时随尿排出。②侧卧拍肾法：倒立拍肾 10min 后，患者由坐姿变成左侧卧位的同时，用右手拍右肾 15 掌，左右交替进行。此法旨在侧卧位拍击肾时使结石随尿排出。

【中成药验方】

1. 排石颗粒：由金钱草、盐车前子、木通、徐长卿、石韦、忍冬藤、滑石、瞿麦、苘麻子、甘草组成。用于下焦湿热所致的石淋，即泌尿系结石。每袋 20g。一次 20g，一日 3 次，开水冲服。或遵医嘱。

2. 肾石通颗粒：由金钱草、王不留行、萹蓄、延胡索、烫鸡内金、丹参、木香、瞿麦、牛膝、海金沙组成。用于肾结石、肾盂结石、膀胱结石、输尿管结石。每袋 15g。一次 15g，一日 2 次，温开水冲服。

3. 净石灵片：由广金钱草、黄芪、茯苓、萹蓄、海金沙、淫羊藿、夏枯草、滑石、元胡、当归、巴戟天、赤芍、冬葵子、车前子、桃仁、鸡内金、甘草组成。用于治疗肾结石、输尿管结石、膀胱结石以及由结石引起的肾盂积水、尿路感染等。每片 0.5g。一次 3 片，一日 3 次，口服，饭后 1h 饮水 300~500mL，并做跳跃运动 10~15 次，体弱者酌减。每次排尿注意结石排出情况。

4. 消石片：由威灵仙、红穿破石、水河剑、半边莲、铁线草、猪苓、郁金、琥珀、乌药、核桃组成。用于肾结石、尿道结石、膀胱结石、输尿管结石。每片 0.32g（相当于总药材 3g）。一次 4~6 片，一日 3 次，口服。

第十七节　痔

痔的传统概念是直肠末端黏膜下和肛管皮肤下静脉丛的瘀血、扩张、曲张所形成的柔软静脉团块，新近认为痔是肛垫的病理性肥大和移位。痔是一种外科常见病、多发病，可发生于任何年龄，好发于 20~50 岁人群，男性略多于女性。以便血、疼痛、坠胀、肿物脱出和异物感为主要临床特征。根据其发病部位不同，又有内痔、外痔、混合痔之分。本病中医学也称为“痔”。

【诊断要点】

1. 内痔：内痔是指发生于肛管齿线以上，直肠黏膜下的血管性衬垫病理性扩张或增生形成的隆起性组织。

Ⅰ期内痔：便血，色鲜红或无症状。肛门镜检查见齿线上直肠黏膜隆起，直径超过两个钟点位置，黏膜表面色淡红。

Ⅱ期内痔：便血，色鲜红，大便时伴有肿物脱出肛外，便后可自行还纳复位。肛门镜检查见齿线上直肠黏膜隆起，黏膜表面色暗红。

Ⅲ期内痔：排便或其他原因增加腹压时，肛内肿物脱出，需休息或手推方能还纳复位，黏膜表面暗红。

Ⅳ期内痔：肛内肿物脱出，无论休息或手推均不能复位，黏膜表面糜烂。

2. 外痔：外痔是指发生于肛管齿线以下，肛管部隆起性组织。根据组织的病理特点，又分为结缔组织性外痔、血栓性外痔、静脉曲张性外痔、炎性外痔四类。

结缔组织性外痔：齿线以下有柔软的隆起性组织，表面覆盖皮肤，无疼痛，无红肿，又称皮赘。

血栓性外痔：齿线以下突发性红肿包块，疼痛明显，皮下可触及硬结。

静脉曲张性外痔：增加腹压时齿线以下形成隆起性包块，质地柔软，无压痛，皮下可见扩张的血管团。

炎性外痔：齿线以下发生的红肿包块，起病较急，包块皮肤水肿潮红，压痛明显。

3. 混合痔：混合痔是指齿线上下互相融合的隆起性组织，它具有内痔和外痔的临床特征。在诊断混合痔时，应注明内痔的分期和外痔的分类。

【内治验方】

1. 凉血地黄汤加减：炒黄柏、炒知母、青皮、炒槐子、当归、熟地黄各 12g。便血量多者，加生地黄 12g，蒲黄炭、藕节炭各 15g。日 1 剂，水煎服，早晚分服。适用于内痔属风伤肠络证，症见大便带血、滴血或喷射状出血，血色鲜红，或有肛门瘙痒，舌红，苔薄白或薄黄，脉弦数。

2. 止痛如神汤加减：桃仁、皂角刺、大黄、苍术、防风各 10g，黄柏、秦艽、当归尾、泽泻、槟榔各 20g。肿痛较甚者，加延胡索 12g，乳香、没药各 10g；便干难出者，加玄参、玉竹各 10g，火麻仁 15g。日 1 剂，水煎服，早晚分服。适用于内痔属湿热下注证，症见便血色鲜红，量较多，肛内肿物外脱，可自行回缩，肛门灼热，舌红，苔黄腻，脉滑数。

3. 桃仁承气汤加减：大黄、芒硝、桃仁各 10g，桂枝 8g，甘草 5g。血栓疼痛剧烈者，加王不留行、穿山甲各 15g，土鳖虫 10g。日 1 剂，水煎服，早晚分服。适用于内痔属气滞血瘀证，症见肛门肿物脱出，肛管紧缩，坠胀疼痛，甚至肛缘有血栓、水肿，触痛明显，舌质暗红，苔白或黄，脉弦细涩。

4. 补中益气汤加减：黄芪15g，党参、白术各12g，炙甘草、当归、陈皮、升麻、柴胡各10g。面色少华，头昏神疲，失眠多梦者，加首乌藤、熟地黄、柏子仁各12g。日1剂，水煎服，早晚分服。适用于脾虚气陷证，症见肛门坠胀，肛内肿物外脱，需手法复位，便血色鲜或淡；可出现贫血，面色少华，头昏神疲，少气懒言，纳少便溏，舌淡胖，边有齿痕，苔薄白，脉弱。

5. 桃仁承气汤加减：大黄、芒硝、桃仁各10g，桂枝8g，甘草6g。兼有便秘者，加火麻仁12g，柏子仁、玄参各10g；疼痛剧烈者，加延胡索12g，乳香、穿山甲各10g。日1剂，水煎服，早晚分服。适用于外痔气滞血瘀证， 症见肛缘肿物突起，排便时可增大，有异物感，可有胀痛或坠痛，局部可触及硬性结节，舌暗红或有瘀点，苔薄黄，脉弦涩。

6. 郑明印经验方：黄芩10g，大黄、防风各9g，地榆、槐花各15g，生甘草6g。日1剂，水煎服，早晚分服。用于风热邪客，热邪动血，血不归经所致内痔出血，症见无痛性大便下血，色红量多，或点滴而下，或一线如注，大便干结或黏而不爽。气血亏虚者则加生黄芪30g，当归15g。

7. 贺向东经验方：川黄柏、黄芩、火麻仁、瓜蒌仁各9g，炒槐角、炙黄芪、升麻各12g，仙鹤草30g。湿热重，加栀子、白头翁；血虚重，加阿胶、何首乌；气虚重，加党参、白术；便秘重，加大黄。日1剂，水煎服，早晚分服。该方功能清热凉血，升阳通便，主治痔疮出血。

8. 李隆山经验方：黄芩、大黄、甘草各6g，当归、升麻、柴胡、黑荆芥穗、槐花、白术各10g，生地榆20g，仙鹤草30g，枳壳15g。若气短乏力，加黄芪、党参、薏苡仁。日1剂，水煎服，早晚分服。主治便后出鲜血，肛门有肿物脱出，便后不能回纳，需用手推复，舌淡红，苔薄白，舌边有齿痕，脉沉缓者。

9. 荣文舟经验方：地榆炭、槐花炭、黄芩各10g，仙鹤草30g，椿皮12g，三七粉（冲服）3g。便秘者加瓜蒌30g，伴腹泻者加黄连10g。日1剂，水煎服，早晚分服。主治便鲜血呈滴状或喷射状。

10. 岳美中经验方：柿饼炭、内金炭各30g，陈皮炭15g。共研为细末，白开水送服，每次3g，早、晚各1次。主治痔有便血者。

11. 消痔饮：草决明20g，朱砂莲、煅牡蛎、马勃（布包）、黄柏各15g，甘草6g。每日1剂，方中马勃布包与他药同煎30min，水煎3次，总取汁500mL，日服3次，每次服160mL。用于气血不足，湿热内生，下趋大肠，血脉不行，筋脉横结而成内痔者。

12. 槐花消痔汤：槐花、槐角、滑石（包）各15g，生地黄、金银花、当归各12g，黄连、黄柏、黄芩各10g，升麻、柴胡、枳壳各6g，甘草3g。日1剂，水煎服，日服3次。功能凉血止血，清热解毒，活血止痛，逐瘀消痔，治疗内痔。出血甚者，加荆芥炭10g，地榆、侧柏炭各15g；大便秘结者，加火麻仁、大黄各10g；小便短少者，加木通12g，车前仁10g；身体衰弱，或痔核脱出者，加党参、黄芪各15g，熟地黄12g，重用当归。

13. 清燥合剂：连翘12g，天冬、麦冬、银花藤、玄参、生山栀、大生地9g，黄连、莲子心、生甘草各1.5g，灯芯草3g，绿豆30g。制成100mL合剂，每次30mL，每日2次。用于枯痔期间烦热口干，小便短少。

14. 痔瘘内消丸：炒槐角、生地黄各240g，大黄150g，当归180g，白芷、焦地榆、黄连、黄芩、炒二丑、栀子、炒枳壳、甘草各120g。将药物共碾为细末，炼蜜后制梧桐子大的丸。每日服1~2次，饭前开水送下，每次20~30粒，以大便通利为适度。用于痔核肿痛，大便干燥，肛门破裂疼痛下血者。

15. 痔复汤：泡参、山药、黄柏、茜草根、地榆炭各30g，黄芩15g，丹皮15g，桔梗、枳壳12g，酒军6g。水800mL左右，泡浸5~10min，文火煎熬15~20min，口服1次200mL，每日3~4次。用于内外痔、肛裂等，症见便秘，或见坠胀灼热疼痛。

16. 利肠饮：冬瓜仁（捣）、生薏苡仁各60g，白糖适量。以水1000mL，文火煎至60mL，分次饮服。用于痔疮发炎肿痛。

17. 钟传华经验方：当归、红花、泽兰、赤芍各10g，地榆12g，槐角10g，麻仁30g，甘草、粟壳各6g。煎服，1日3次，1次100mL。用于血栓痔。

18. 加味芍药甘草汤：芍药15g，甘草6g，黄芩、制大黄各9g，柴胡5g，牛膝10g。水煎服。用于内痔嵌顿、肛裂等包括内括约肌痉挛所致的肛门疼痛。

【外治验方】

1. 中药熏洗法：①消痔洗剂：黄柏、黄芩、大黄、白芷、枳壳、苦参、五倍子、土茯苓、花椒各30g，冰片5g。将上药加水2000mL，煮沸后再煎10min，先熏后洗，1天1次，时间约为20min。用于痔疮属风热湿毒下注证。②赵高明痔疮熏洗方：大黄18g，地榆、苦参各20g，蜂房12g，槐花、桑白皮各15g，五倍子、胡黄连各30g。将此药煎好后，待稍冷后，坐盆熏洗15~20min，每天熏洗1次。用于治疗外痔发炎、血栓外痔、嵌顿性内痔肛缘水肿。③左福贵经验方：大黄、芒硝、五倍子各30g，苦参、赤芍、丹参、白芷各20g，明矾、黄柏、川楝子各15g。水肿较重者加木通、车前子各20g。血栓性外痔者可加用桃仁、红花各20g。炎性外痔者加用蒲公英、马齿苋、二花各30g。全部药物加水2500mL，文火煎30min，然后趁热倒入盆内，让患者蹲于上方，肛门距药液面大约15cm熏洗肛周，待药液不烫时（约42℃），臀部浸入盆中坐浴，每次20min，每日2次。分早、晚

2次坐浴。大便后随时坐浴。④消痔汤：槐花、艾叶、荆芥、黄连、薄荷、栀子、枳壳、黄柏、大黄、白芷各15g，苦参、地骨皮、蛇床子各30g。以上药物用纱布包好，放入大砂锅内，水5碗，煮煎约为0.5h，取出药包，趁热先熏患部，待温后洗浴约0.5h，每日熏洗1~2次。每剂可使用3~4次。

2. 敷药法：痔疮消痛膏：五倍子、延胡索、玄明粉各50g，制乳香、制没药、冰片各30g。上药共研细末，过100目筛；以活地龙50g，吐净泥沙后加入冰片，化成浆水，然后将研细的药末加入适量凡士林与地龙浆水搅拌均匀，密封备用。患者每于大便后，温盐水坐浴20min，再涂敷药膏于痔核上，外覆纱布，胶布固定，每日1次，5日为1个疗程，视病情连用1~2个疗程。

3. 搽药法：①灭脓拔毒散：明雄黄、轻粉、朱砂、冰片各6g，净乳香15g（祛油）。上药除冰片外，共研细末，再加入冰片研匀，或配制成软膏剂，每日大便后，将创面洗净拭干，搽药1次，待3~5日创面新鲜肉芽生长时，再换搽生肌散。用于疮疡溃烂，肛肠病手术后创面腐肉不脱，疼痛者。②葱叶生肌散：炉甘石60g，官粉30g，铜绿15g，煅石膏13g，轻粉、红粉、朱砂、冰片各6g，麝香2g。先将炉甘石烧红，在童便中激碎，再与其他各药（除冰片、麝香外）一起研为细粉，然后装入葱叶管内，放在火旁烤至焦黄色（绝不能烧黑），剥去葱叶后，将制好的药粉中加入冰片、麝香共研为细末，或配制成软膏剂。每日大便后，将创面洗净拭干，搽药于患处1次。适宜用于肛门病手术后创面新鲜者。

4. 挑刺疗法：①阳性反应点的选取：患者暴露背部第一胸椎至第五腰椎之间的区域，俯卧于治疗床上。以两侧腋后线为边界寻找痧点，其特征为稍高出皮肤，直径1~2mm，性状不一，多为灰白色、棕褐色或暗红色，压之不褪色的小丘疹，勿与色素斑和毛囊炎相混淆。若痧点难于观察时，术者可用双手拇指指腹反复、对称、匀速推压上述暴露区域，可见痧点转为暗红色且压之不褪色。但若仍未找到痧点，可选取大肠俞穴或痔疮穴。②操作方法：用碘伏常规消毒后，左手固定，右手持消毒三棱针，针的方向平行于脊柱，与皮肤呈45度角左右，迅速刺入痧点或穴位，深度约5mm，然后将针尖向上方挑起，挑断灰白色或黄白色纤维组织数根至数十根，直至挑尽为止，术毕用碘伏再次消毒，外贴创可贴即可。一般每次挑治痧点1~2个，症状重者或者病程超过1.5年者，可再加挑治大肠俞穴。

5. 针灸治疗：取穴：关元、承山、二白、承扶、会阳、大肠俞、长强。操作方法：关元穴进针得气后在针柄上插2~3cm的艾柱3壮，行温针灸法，二白、承山、会阳等穴可用强刺激透天凉法，余穴均用毫针平补平泻强刺激。配穴：脱肛者加灸百会、神阙，肛门肿痛者配秩边、飞扬。

【中成药验方】

1. 痔疮胶囊：由大黄、功劳木、蒺藜、白芷、冰片、猪胆汁组成，辅料为淀粉、二氧化硅。用于各种痔疮、肛裂、大便秘结。每粒 0.4g。一次 4~5 粒，一日 3 次，口服。

2. 九味痔疮胶囊：由三月泡、地榆、虎杖、黄连、柳寄生、无花果叶、大黄、菊花、鸡子白组成。用于湿热蕴结所致内痔出血，外痔肿痛。每粒 0.4g。一次 5~6 粒，一日 3 次，口服；或遵医嘱。

3. 麝香痔疮栓：由人工麝香、人工牛黄、珍珠粉、五倍子、炉甘石粉、三七、颠茄流浸膏组成。用于治疗各类痔疮、肛裂。每粒相当于原药材 0.33g。于每次便后直肠给药，一次 1 粒，7 天为 1 个疗程。

4. 槐角丸：由槐角、地榆炭、黄芩、枳壳、当归、防风组成。用于血热所致的肠风便血、痔疮肿痛。每丸 6g。一次 6g，一日 2 次，口服。

5. 消肿痔疮胶囊：由马勃、薯蓣、煅牡蛎、山豆根组成。用于内痔出血，外痔肿痛。每粒 0.3g。一次 4~6 粒，一日 3 次，饭后服用。

第十八节　肛门直肠周围脓肿

肛门直肠周围脓肿是发生在肛门直肠周围间隙内的急、慢性化脓性疾病。本病的发生 99%与肛门腺感染化脓有关，多见于 20~40 岁青壮年，男性多于女性。其特点是多数发病急骤、疼痛剧烈，伴有发热。延误治疗往往使病情加重，病变复杂。因此，对于肛门直肠周围脓肿，临床上应当将它看作是一种急症，尽早治疗，以免病情继续发展，遗为肛瘘。根据中西医病名对照，肛门直肠周围脓肿属于“肛痈”范畴。

【诊断要点】

1. 肛提肌上方脓肿：

（1）骨盆直肠间隙脓肿：初起全身症状明显，恶寒、发热、无力等，局部症状有会阴部沉重下坠，里急后重，排便时加重，下腹部压痛，大便困难是其特征。直肠指诊：直肠腔狭窄变形，可触及患侧肿块、波动，脓腔穿刺可抽出脓液。

（2）直肠后间隙脓肿：排便不适是较早的症状，初期有恶寒发热，肛门会阴部下坠及钝性疼痛，病变继续发展，全身症状加重，但其全身及局部症状皆不如骨盆直肠窝脓肿严重。直肠指诊：直肠后壁隆起肿胀、波动，穿刺可抽出脓液。

（3）直肠黏膜下脓肿：初期症状常有直肠部沉重或饱满感，当脓肿发展扩大时，有钝性酸痛或跳痛，大便时症状加重，甚则出现里急后重，大小便困难，全身症状有高烧、无力等。直肠指诊：直肠壁有局限性肿块、压痛、波动，穿刺可抽出脓液。

2. 肛提肌下方脓肿：

⑴ 坐骨直肠间隙脓肿：初起局部症状不明显，继而患侧饱满，红肿疼痛，便时加重，坐卧不宁，行走困难。常伴有发热、寒战，伴头痛、乏力、小便困难等全身症状。局部压痛，波动明显，指诊发现有触痛包块，相当于一侧坐骨直肠间隙。

⑵ 肛门后间隙脓肿：肛门与尾骨之间皮肤压痛明显，便时尾骶部疼痛加重，指诊肛管后有局限性肿块。

⑶ 肛周皮下脓肿：肛门一侧局限性包块突起，局部红肿热痛，波动、触痛明显。

【内治验方】

1. 仙方活命饮加减：天花粉、当归尾、金银花各 12g，赤芍 15g，穿山甲、皂角刺、乳香、没药、陈皮、防风、贝母、白芷各 10g，甘草 5g。上药水煎取 300mL，每日 1 剂，早晚分服，痛甚者，加延胡索，理气止痛，便秘，加火麻仁，润肠通便。适用于肛门直肠周围脓肿属火毒蕴结证，症见肛门周围突然肿痛，持续加剧，肛门红肿，触痛明显，质硬，表面灼热，伴有恶寒发热，便秘，尿赤，舌质红，苔薄黄，脉数。

2. 透脓散加减：当归、川芎、皂角刺各 12g，生黄芪 15g，炒穿山甲 5g。上药水煎取 300mL，每日 1 剂，早晚分服。寒热较重者，加金银花 15g，生地黄 15g，水牛角 30g；口干，便秘者，加天花粉 15g，玄参 12g。适用于肛门直肠周围脓肿属热毒炽盛证，症见肛门肿痛剧烈，可持续数日，痛如鸡啄，夜寐不安，肛周红肿，按之有波动感或穿刺有脓液，伴恶寒发热，口干，便秘，小便困难，舌红，苔黄，脉弦滑。

3. 青蒿鳖甲汤合三妙丸加减：青蒿 15g，鳖甲、生地黄、知母、牡丹皮、牛膝各 12g，苍术、黄柏各 10g。日 1 剂，水煎服，早晚分服。上药水煎取 300mL，每日 1 剂，早晚分服。气虚，加黄芪，益气补中；口干甚者，加麦冬、沙参，养阴生津；便结者，加火麻仁、大黄，润肠通便。适用于肛门直肠周围脓肿属阴虚毒恋证，症见肛门肿痛，灼热，表皮色红，溃后难敛，伴有午后潮热，心烦口干，夜间盗汗，舌红，少苔，脉细数。该方功能滋阴清热，除湿软坚。

4. 二陈汤加减：法半夏、陈皮、白芥子、象贝母各 10g，知母 9g，茯苓、黄柏、地骨皮、功劳叶各 12g，甘草 6g。上药水煎取 300mL，每日 1 剂，早晚分服。适用于肛门直肠周围脓肿湿痰凝结证，症见肛旁肿胀散漫绵软，不红不热，肛门坠胀不适，常伴咳嗽咯痰，舌质淡红，苔白腻，脉濡缓。日久则暗红微热成脓，溃后脓水稀薄或挟有败絮样物。

5. 仙方活命饮加减：穿山甲、乳香、没药、皂角刺、贝母、防风、陈皮各10g，赤芍15g，当归尾、天花粉、金银花各12g。大便干结加大黄、麻仁各10g。日1剂，水煎服，早晚分服。主治肛痈急性发作期，症见肛门红肿热痛，坐卧不安，畏寒发热，大便秘结，小便短赤，脉滑数，舌质红，苔薄黄。

6. 黄虎白草汤合黄连解毒汤加减：黄柏、虎杖、金银花、延胡索、肉苁蓉各15g，蒲公英、白茅根、草决明各20g，车前子、栀子、黄芩各12g，杏仁、熟大黄各10g，黄连5g，甘草3g。虚证托里透脓，用托里透脓散加减：白条参、升麻、当归、皂角刺各10g，白术、穿山甲各15g，黄芪20g，白芷12g。

7. 柏连松经验方：黄柏、牡丹皮、炙穿山甲片、皂角刺、制大黄各9g，忍冬藤、金银花15g，桃仁、薏苡仁各12g，生黄芪、水牛角（先煎）、虎杖各30g。日1剂，水煎服，早晚分服。外用黄柏膏外敷。如有恶寒、发热，身体倦怠，食欲不振等全身症状时，加重清热凉血解毒的药物如水牛角60g，鲜生地黄30g，或加服牛黄醒消丸，3g/次，2次/天。脓肿破溃后加强益气养阴，前方去制大黄，加太子参、北沙参、天花粉各15g，白术12g，杭白芍30g。

8. 荣文舟经验方：金银花30g，连翘15g，赤芍、当归尾、牛膝各10g，蒲公英30g。日1剂，水煎服，早晚分服。主治肛痈初起，如伴畏寒发热，加生石膏30g，大青叶15g；如脓成将溃加生黄芪30g，炒皂角刺10g。

9. 令狐庆等自拟消痈汤：金银花、紫花地丁、蒲公英、穿山甲各15g，乳香、没药、当归、赤芍、漏芦、川贝母、川牛膝各12g，天花粉20g，陈皮、白芷、防风各10g，甘草5g。痛甚者，加连翘；血热者，加牡丹皮；便秘者，加大黄。上述诸药放入药锅中，加冷水500mL，浸泡片刻，煎煮2次，药汁混合后分成2份，早晚饭后1h各服1份。同剂药再分别2次加水各1000mL，煎取药汁，分早晚肛门部坐浴15~20min。每日1剂。主治早期肛周脓肿。

10. 消痈饮：金银花、蒲公英、赤芍各30g，白芷、皂角刺、当归尾、川牛膝各15g，天花粉18g，穿山甲、川贝母各10g，制乳香、制没药各9g，陈皮12g，甘草6g。上药加水浸泡1h，头煎加酒50mL，武火煮沸后改用文火煎煮20min，取汁液150mL，二煎取汁液100mL，两汁相混后分早晚服。药渣加水1500mL，煮沸后再煮5min取汁，趁热先熏后洗肛门部，每次30min，每日2次。主治肛周脓肿属火毒蕴结证。

【外治验方】

1. 外敷法：①金黄散：大黄、黄柏、姜黄、白芷各2500g，南星、陈皮、苍术、厚朴、甘草各1000g，天花粉5000g。共研细末，用陈醋或凡士林适量调成糊状，外敷患处，每日换药1次。适于肛痈初期，红肿热痛者。②黄连膏：黄连、黄柏、姜黄各9g，当归15g，生地黄30g，麻油360g，黄蜡120g。上药除黄蜡外，浸入麻油内，1天后，用文火熬煎至药枯，去渣滤清，再加入黄蜡，文火徐徐收膏。外敷患处。适于肛痈初期，红肿热痛者。③冲和膏：紫荆皮（炒）150g，独活90g，赤芍60g，白芷30g，石菖蒲45g。研细末，用陈醋或凡士林适量调成糊状，外敷患处，每日换药1次。适于肛痈痛而不甚，微热微红，半阴半阳证。

2. 手术方法：成脓者宜早期切开引流。①切开挂线疗法：常规方法进行消毒，铺无菌巾，以肛门镜对脓肿部位进行探查，并且对内口位置进行判断，于其脓肿波动比较明显的地方对其行放射状切口，若无明显波动可切开穿刺针指示的部位，将皮肤以及皮下组织依次切开，利用止血钳对脓腔进行钝性分离，将食指向脓腔内伸入，对脓腔情况进行探查，并将脓腔间隙分开，将坏死组织以及脓液清除。探查内口，若未发现内口，可于脓腔的最薄处齿线之上1cm之处将探针穿出，然后合拢结扎。适用于高位单纯性或复杂性肛痈。②脓肿一次性切开成形术：在体表脓肿波动最明显处用8号针穿刺抽脓定位。切开排脓，在齿状线处用探针寻找内口或可疑肛窦。沿探针切开至内口上0.3~0.5cm。食指探查脓腔、分离脓腔间隔，清除腔内坏死组织。内口两侧黏膜用丝线结扎，彻底清除感染肛窦、肛腺及肛腺导管。切口外延至完全打开脓腔，修整创缘使引流通畅。适用于皮下脓肿及位置较低且与括约肌无关联的脓肿。③脓肿切开加挂浮线引流术：在肛门后正中切开脓肿，找到内口行后正中一次性放射状切开，置入探针找到分支脓腔最远端，小弧形切开 并修剪切口呈梭形，使两切口保留正常皮肤即皮桥。皮桥下挂浮线（双股10号丝线）引流，如脓腔较大，可由肛缘外切口置入无菌橡胶条（橡胶条固定于浮线上）或橡胶管引流。适用于低位后蹄铁型脓肿，一侧范围较大的肛周脓肿。

3. 中药坐浴：①黄登元经验方：黄芪60g，桂枝、当归、升麻、通草 各10g，败酱草、蒲公英、薏苡仁、丹参各20g。早晚各1次，水温适中，每次10~15min。1周为1个疗程。②苦参汤：苦参60g，菊花、金银花、蛇床子、白芷、黄柏、地肤子、大菖蒲各30g。煎水1500~2000mL，趁热先熏后洗，当药温降为39℃~42℃，坐浴10~15min。③祛毒汤洗剂：马齿苋、瓦松、甘草各15g，五倍子、川椒、苍术、防风、葱白、枳壳、侧柏叶各10g，芒硝30g。加水1000mL，煎取药汁，分早晚肛门部坐浴15~20min。

4. 湿敷法：胡连肛痈湿敷方：胡黄连、皂角刺、皮硝、硼砂各9g，地丁草、蒲公英、樟木、炉甘石、金银花各15g，川连、生军、炙乳香、没药各6g，冰片粉3g。上药煎水500mL，用纱布温敷局部，一日3次。用于白血病并发肛周脓肿，早期仅见皮肤轻度潮红、灼热稍疼痛者。中期肛周围有硬块，尚无波动感，色红，疼痛或轻度糜烂渗出但疮面较浅者，去皮硝煎水湿敷，并在疮面上撒少许生肌散（由象皮、龙骨、没药、儿茶、血竭、冰片、赤石脂、乳香组成）；晚期脓肿肿块红痛，有波动感或脓肿已溃破，脓肿疮面较深，有较多坏死组织，脓液渗出量多者，先用九一丹药线或纱布条蘸九一丹药粉（生石膏 9 份，白降丹 1 份）填入溃破疮口内，另用湿敷方局敷，一日 3 次，待坏死组织脱落，脓性渗出液减少后改用生肌散或用白珍珠散撒于湿敷纱布上局敷，每日 2~3 次，直至痊愈。

【中成药验方】

1. 小金胶囊：由人工麝香、木鳖子、制草乌、枫香脂、制乳香、制没药、醋炒五灵脂、当归、地龙、香墨组成。用于肛周多发性脓肿、痈疽初起、瘿瘤、瘰疬、乳岩、乳癖等。每粒装 0.35g。一次 3~7 粒，一日 2 次，口服。小儿酌减。

2. 丹鳖胶囊：由当归、丹参、三七、三棱、莪术、鳖甲、海藻、桃仁、桂枝、白术、杜仲、半枝莲组成。用于气滞血瘀所致肛周脓肿、盆腔炎性包块。每粒 0.38g。一次 5 粒，一日 3 次，口服。

3. 清热消炎宁片：主要成分为九节茶。用于肛周脓肿、咽喉脓肿、烧伤、细菌性痢疾、急性胃肠炎、蜂窝组织炎等。每片重 0.42g。一次 3~6 片，一日 3 次，口服。

第十九节　肛瘘

肛瘘是指直肠、肛管与肛门周围皮肤相通的感染性管道。一般由原发性内口、瘘管和继发性外口三部分组成，也有仅具内口或外口者。内口为原发性，绝大多数在肛管齿线处的肛窦内；外口是继发性的，在肛门周围皮肤上，一个或数个；瘘管穿过肛门直肠周围组织。其特点是以肛门部硬结，局部反复破溃流脓、疼痛、瘙痒为主要症状，并可触及或探及与直肠相通的瘘道。本病为一种常见病，任何年龄均可发生，但以青壮年多见，男性多于女性。本病若不手术治疗，多反复发作，经久不愈。根据中西医病名对照，肛瘘属于“肛漏”范畴。

【诊断要点】

1. 症状：反复发作的肛周肿痛、流脓，急性炎症期可发热。

2. 局部检查：视诊可见外口形态、位置和分泌物。浅部肛瘘肛门周围可触及条索状硬结及其行径。直肠指诊可触及内口、凹陷及结节；可大体评估肛门括约功能。

3. 辅助检查：

（1）探针检查：初步探查管道的情况。

(2) 肛门直肠镜检查：与双氧水或亚甲蓝（浓度）配合使用，可初步确定内口位置。

(3) 瘘道造影：可采用泛影葡胺等造影剂，尤其对于复杂性肛瘘的诊断有参考价值。

(4) 直肠腔内超声：观察肛瘘瘘管的走向、内口以及判断瘘管与括约肌的关系。

(5) CT 或磁共振成像：用于复杂性肛瘘的诊断，能较好地显示瘘管与括约肌的关系。

4. 肛瘘的分类：以外括约肌深部画线为标志，瘘管经过此线以上为高位，在此线以下为低位。可归纳如下：

(1) 低位单纯性肛瘘：只有一个瘘管，并通过外括约肌深部以下，内口在肛窦附近。

(2) 低位复杂性肛瘘：瘘管在外括约肌深部以下，有两个以上外口，或两条以上管道，内口在肛窦部位。

(3) 高位单纯性肛瘘：仅有一个瘘管，瘘管穿过外括肌深部以上，内口位于肛窦部位。

(4) 高位复杂性肛瘘：有两个以上外口及管道有分支窦道，其主管道通过外括约肌深部以上，有一个或两个以上内口者。

【内治验方】

1. 化毒除湿汤加减：金银花、牡丹皮各 15g，黄柏、赤芍、茯苓、生薏苡仁各 12g，苍术、当归尾、枳壳、通草各 10g，甘草 5g。日 1 剂，水煎服，早晚分服。便秘者，加大黄、火麻仁润肠通便；痛甚者，加延胡索、防风祛风止痛。适用于肛瘘属湿热下注证，症见肛周经常流脓液，脓质稠厚，肛门胀痛，局部灼热，肛周有溃口，按之有条索状物通向肛内，舌红，苔黄，脉弦或滑。

2. 托里消毒饮加减：党参、黄芪、甘草各 5g，川芎、白芍、当归、白术、茯苓、金银花、白芷、皂角刺各 12g，桔梗 10g。加减：如头晕乏力，纳差者加升麻 10g，黄精 15g，山药 12g。适用于肛瘘属正虚邪恋证，症见肛周流脓液，质地稀薄，肛门隐隐作痛，外口皮色暗淡，漏口时溃时愈，肛周有溃口，按之质较硬，或有脓液从溃口流出，且多有索状物通向肛内，伴有神疲乏力，舌淡，苔薄，脉濡。该方功能托里透脓。

3. 青蒿鳖甲汤加减：青蒿、细生地黄、地骨皮、百部、银柴胡各 12g，鳖甲、知母各 10g，胡黄连 6g。日 1 剂，水煎服，早晚分服。若肺阴亏虚者，加沙参、麦冬养阴润肺；脾虚者，加白术、山药益气健脾。适用于肛瘘阴液亏虚证，症见肛周溃口，外口凹陷，漏道潜行，局部常无硬条索状物扪及，脓出稀薄，可伴有潮热盗汗，心烦口干，舌红，少苔，脉细数。该方功能养阴清热。

4. 痔瘘丸：石莲子、冬青子各150g，槐角、象牙屑各100g，黄芩、黄柏、黄连、赤芍、当归、川芎、淮牛膝各50g，熟大黄10g。将上药蜜制为丸，每天早上口服10g，7日后改服7.5g，14日后改服7g，21日后改服4.5g。适用于肛瘘诸症。

5. 刘恒均经验方：穿山甲100g，胡黄连、槐花各15g，石决明300g，僵蚕240g，明矾30g。将药物研为细末，炼蜜为丸，每丸重10g，口服，1丸/次。本方功能清热解毒，活血化瘀，主治肛瘘初期。

6. 萆薢渗湿汤：萆薢、薏苡仁、滑石各30g，赤茯苓、黄柏、丹皮、泽泻各15g，通草6g。日1剂，水煎服，早晚分服。便秘者，加大黄12~15g（后下）。湿热较盛者，加龙胆草、栀子各12g；剧痒者，加浮萍9g、白蒺藜15g。主治肛瘘属湿热下注证，症见肛周经常流脓，脓质稠厚，肛门胀痛，局部灼热，肛周有溃口按之有索状物通向肛内，舌红，苔黄腻，脉弦或滑。

7. 内托千金散：白芍、黄芪、川芎、当归、防风、天花粉、金银花各9g，人参、肉桂、白芷、甘草各3g。水煎服，服时加酒一小杯，每日2次。用于肛门周围脓肿，肛瘘反复发作者。

8. 退管丸：当归、川黄连、真象牙末、槐花各15g，川芎、乳香各6g，露蜂房1个炒，槐树上的蜂房最佳。共研为细末，黄蜡60g溶化，加药末为丸，每日空腹服9g，漏芦煮汤送下。治疗肛瘘。

9. 解毒化瘀方：连翘12g，黄柏10g，虎杖、苦参、萆薢、苍术、延胡索、白芷、紫花地丁各15g，生薏苡仁 30g，皂角刺 15g，川牛膝丹参各 20g。1 剂/天，常规水煎分 2 次服用。治疗肛瘘属湿热下注，气滞血凝，血败肉腐者。

10. 托里消毒饮：蒲公英、紫花地丁、生地黄、黄芪各15g，赤芍、白芷、茯苓、当归、金银花、连翘、白术各10g，甘草3g。大便硬兼里热证者加栀子，发热脓多者加黄连、黄柏。日1剂，水煎300mL，分2次服。用于促进肛瘘术后创面愈合。

11. 愈创汤：生黄芪、丹参 各30g，怀山药 、皂角刺各15g，炒白术12g，生甘草9g。每日1剂，水煎，早晚分服。本方对肛瘘术后创面组织修复有一定疗效，可有效缩短术后创面愈合时间，而且不影响肛门功能。

12. 参芪汤：党参、炙黄芪各30g，白术、茯苓、白芍药各15g，炙甘草 6g。每日1剂，水煎，早晚分服。用于促进肛瘘术后创面愈合。

【外治验方】

1. 挂线疗法：腰俞穴麻醉或局部浸润麻醉，取俯卧位或截石位。常规消毒，先在球头探针尾端缚扎一橡皮筋，再将探针从漏管外口轻轻地向内探入，将食指伸入肛管协助探针，在肛管齿线附近找到内口，并由内口将探针探出后，将探针弯曲，从肛门口拉出，使橡皮筋经过漏管外口进入漏管。由内口拉出后，提起橡皮筋，切开漏管内、外口之间的皮肤及皮下组织，拉紧橡皮筋，紧贴皮下切口用止血钳夹住，在止血钳下方用粗丝线收紧橡皮筋并双重结扎之，然后再结扎线外1.5cm处剪去多余的橡皮筋。松开止血钳，用红油膏纱布填塞伤口压迫止血，外垫纱布，宽胶布固定。若以药线挂线，则将药线收紧后打一二扣活结，以备以后紧线；也可将药线的一端穿入另一段药线内，由肛门牵出，使线在漏管周围形成双股线，然后收紧，打一活结，每隔1~2天紧线1次，直至挂线脱落。适用于距离肛门4cm以内，有内、外口的低位肛瘘；亦作为复杂性肛瘘切开疗法或切除疗法的辅助方法。

2. 切开疗法：腰俞穴麻醉或局部浸润麻醉，取俯卧位或截石位。常规消毒后，先在肛门内塞入一块盐水纱布，再用钝头针头注射器由漏管外口注入1%亚甲蓝或龙胆紫溶液，如纱布染有颜色，则可有助于寻找内口，也便于在手术时辨认漏管走向。将有槽探针从漏管外口轻轻插入，然后沿探针走行切开皮肤和皮下组织及漏管外壁，使漏管部分敞开，再将有槽探针插入漏管残余部分。用同样方法切开探针的表面组织，直到整个漏管完全切开为止。漏管全部敞开后用刮匙将漏管壁染蓝色的坏死组织和肉芽组织刮除，修剪创口两侧的皮肤和皮下组织，形成一口宽底小的创面，使引流通畅。仔细止血，创面填塞红油膏纱布条，外垫纱布。适于低位单纯性肛漏和低位复杂性肛漏；对高位肛漏切开时，必须配合挂线疗法，以免造成肛门失禁。

3. 外敷法：①生肌散：轻粉、朱砂各10g，制甘石50g，冰片1.5g。上药各50料，均研极细末混匀待用。②红玉膏：朱砂10g，滑石50g，川贝粉、硼砂、冰片各5g。上药各50料，均研极细末混匀，按1:10均匀掺入凡士林油膏待用。用于肛瘘切除术后，创口清洗消毒后，以消毒棉签蘸取红玉膏均匀地涂于创口表面，然后以生肌散均匀敷于其表面，能有效地改善术后疼痛、创口渗液，促进创口愈合。

【中成药验方】

1. 黄芪颗粒：由黄芪组成。功能补气固表，利尿，托毒排脓，生肌。用于肛瘘引起的痈疽难溃，疮口久不愈合，还可用于气短心悸、脱肛、子宫脱垂、慢性肾炎。每袋4g。一次4g，一日2次，开水冲服。

2. 克比热提片：由制硫黄、阿拉伯胶、硇砂、阿那其根、茯苓组成。用于肛瘘、疥疮、淋巴结核、各种皮肤癣等。一次2~3片，一日2次，口服。

3. 地榆槐角丸：由地榆炭、槐角、槐花、大黄、黄芩、地黄、当归、赤芍、红花、防风、荆芥穗、枳壳组成，辅料为赋形剂蜂蜜。可用于预防因脏腑实热，大肠火盛所致肛瘘、痔疮、湿热便秘。每 100 粒重 10g。口服。一次 5g，一日 2 次。

第二十节　直肠癌

直肠癌是指发生在直肠齿状线以上至直肠与乙状结肠交界处之间的恶性肿瘤。直肠是大肠癌发生的最常见部位，约占大肠癌的 60%，也是消化道恶性肿瘤中较重要的一类。一般直肠癌多为腺癌，好发于腹膜返折线以下的直肠壶腹部。其特点是大便习惯改变、便血、腹痛、直肠肿块等。本病多发于 40 岁以上，男性略高于女性，偶见于青年人。直肠癌因其位置浅而易于诊断，但由于其位置深入盆腔之中，范围狭小，且与肛门括约肌接近，因而不易根治，局部复发率高，多数手术不能保留肛门。所以提高对本病的认识，做到早期诊断和治疗，对于提高治愈率，有着重要的意义。根据中西医病名对照，直肠癌属于“锁肛痔”范畴。

【诊断要点】

1. 早期有排便习惯改变：便次增多，肛门坠胀，里急后重。

2. 大便性状改变：大便变细、大便带血、黑便或脓血黏液便等。

3. 腹痛、腹部不适、腹部肿块。

4. 腹泻与便秘交替出现，晚期可出现肠梗阻症状

5. 逐渐出现消瘦、乏力、低热、贫血、恶病质。

6. 直肠指检：可触及坚硬结节性肿块，活动欠佳或与周围组织粘连不移，肠腔或有不同程度狭小；指套表面染有脓血黏液。

7. 结肠镜检查：发现肿块结节状突起或见溃疡结节，并有脓血黏附，触之易出血。

8. 病理组织学检查：对可疑病变行病理学活组织检查可明确诊断。

9. 影像检查：

（1）结肠钡剂灌肠检查，特别是气钡双重造影检查是诊断结直肠癌的重要手段。

（2）B 型超声：超声检查可了解患者有无复发转移。

（3）CT 检查：可明确病变侵犯肠壁的深度，向壁外蔓延的范围和远处转移的部位。

10. 血清肿瘤标志物：CEA、CA19-9、CA-242、CA72-4；有肝转移患者 AFP；卵巢转移患者 CA-125 可出现异常。

【内治验方】

1. 清肠饮加减：地榆 15g，当归、薏苡仁、黄芩、金银花各 12g，玄参、麦冬各 10g，甘草 6g。日 1 剂，水煎服，早晚分服。加减：兼血瘀者，去麦冬、玄参，加桃仁、红花、蒲黄炭活血祛瘀。适用于直肠癌属肠道湿热证，症见腹部阵痛，大便带血或有黏液样脓血便，里急后重，肛门灼热，或有发热，恶心呕吐，脘腹胀满，舌红，苔黄腻，脉滑数。

2. 膈下逐瘀汤加减：川芎、牡丹皮、赤芍各 12g，乌药、延胡索、桃仁、红花、香附、枳壳、当归、五灵脂各 10g，甘草 6g。日 1 剂，水煎服，早晚分服。兼湿热者，加半枝莲、白花蛇舌草、黄连、苍术、藿香清热利湿解毒。适用于直肠癌属肠道瘀滞证，症见腹胀痛，泻下脓血，色紫暗，量多，里急后重，或可触及固定不移的包块，舌质紫暗或有瘀点，脉弦细。

3. 附子理中汤合四神丸加减：附子 5g，人参、白术、补骨脂、五味子、吴茱萸、大枣各 10g，炮姜、甘草各 6g。日 1 剂，水煎服，早晚分服。如肠道瘀滞，加桃仁、红花、泽兰、蒲黄炭，活血祛瘀；气血两虚，加黄芪、当归、熟地黄益气养血。适用于直肠癌属脾肾阳虚证，症见腹胀痛，畏寒肢冷，面色苍白，气短乏力，纳差，腰膝酸软，大便溏薄，小便清长，舌淡胖，苔白滑，脉沉细微。

4. 八珍汤加减：人参、白术各 10g，茯苓、当归、白芍、熟地黄、川芎各 12g，甘草 6g。日 1 剂，水煎服，早晚分服。兼湿热者，加半枝莲、白花蛇舌草、黄连、苍术、藿香，清热利湿解毒；若夹瘀滞，加桃仁、红花、牡丹皮、蒲黄，活血祛瘀；若兼阴虚，加女贞子、墨旱莲、麦冬、天冬，滋阴扶正。适用于直肠癌气血两虚证，症见腹胀痛，大便不成形，或带黏液脓血，肛门坠胀，甚至脱落，面色萎黄，唇甲不华，少气乏力，神疲懒言，舌淡，苔薄白，脉细弱。

5. 知柏地黄汤合清肠饮加减：知母、黄柏、山茱萸、黄芩、泽泻、玄参、麦冬各 10g，熟地黄、山药、牡丹皮、当归、地榆、薏苡仁、金银花、茯苓各 12g，甘草 6g。日 1 剂，水煎服，早晚分服。若肠道瘀滞者，去玄参、麦冬，加丹参、桃仁、红花、五灵脂，活血祛瘀；兼气血两虚者，加黄芪、人参，益气扶正。适用于直肠癌属肝肾阴虚证，症见腹胀痛，大便形状细扁，或带黏液脓血，形体消瘦，五心烦热，头晕耳鸣，腰膝酸软，盗汗，舌红，少苔，脉细数。

6. 魏长春经验方：玫瑰花、佛手花、扁豆花、厚朴花、绿梅花、生白芍、人参叶、白薇、瓜蒌皮、瓜蒌仁各 9g，炙甘草 3g。日 1 剂，水煎服，早晚分服。主治肠癌术后，属气阴两虚证，症见午后潮热，盗汗，消瘦，纳少便干。

7. 清肠消肿汤：八月札、红藤、苦参、凤尾草、紫丹参各 15g，木香、地鳖虫、乌梅各 9g，瓜蒌仁、白毛藤、贯仲炭、半枝莲、生薏苡仁、白花蛇舌草、土茯苓、野葡萄藤各 30g。日 1 剂，水煎服，早晚分服。脾胃气虚者加茯苓、白术、生山楂。适用于直肠癌属热毒蕴结证。

8. 白头翁汤加减：白头翁、焦山楂各 15g，枳壳、地榆、黄柏、苦参各 10g，广木香、黄连各 9g，沉香 3g，生地黄 5g，白芍 30g。日 1 剂，水煎服，早晚分服。适用于直肠癌属热毒蕴结证。

9. 周岱翰经验方：黄柏、红花、栀子各 15g，蒲公英 30g，大黄、金银花、苦参各 20g。日 1 剂，水煎服，早晚分服。如腹痛便脓血者，加罂粟壳、五倍子各 15g，栀子改为栀子炭；高热腹水者，加白花蛇舌草、徐长卿各 30g，芒硝 15g。适用于直肠癌属热毒蕴结证。

10. 柏连松经验方：黄芪、山药、党参、半枝莲、白花蛇舌草、香谷芽各 30g，白术、茯苓、麦门冬、鸡内金、扁豆衣各 9g，北沙参 15g，黄连 3g，木香 6g。日 1 剂，水煎服，早晚分服。如阴虚有热者，加制黄精、石斛各 30g，增强滋补阴血、清热生津之功。适用于直肠癌术后，症见大便溏薄，无黏液，无便血，胃纳欠佳，口干喜饮，神疲易倦，舌质红，苔薄黄，脉弦细。

11. 彭显光经验方：黄芪、白花蛇舌草各 30g，太子参、半枝莲、全瓜蒌各 15g，当归、厚朴、桃红各 9g，薏苡仁、女贞子各 20g，甘草 3g。日 1 剂，水煎服，早晚分服。主治直肠癌术前扶正祛邪，使患者血气转旺，抗病力增强，有利于进行手术治疗。

12. 张东岳经验方：白花蛇舌草 75g，薏苡仁、龙葵各 30g，黄药子 15g，金果榄 10g，田三七 1.5g，乌药 3g，乌梅 6g。日 1 剂，水煎服，早晚分服。主治直肠癌前期。

13. 消瘤散：全当归、黑地榆各 15g，生黄芪、白头翁、半枝莲、土茯苓、马齿苋、大麦芽各 30g，炒槐花 12g，广陈皮、生甘草 l0g。日 1 剂，水煎服，早晚分服。津血不足致大便秘结者加火麻仁 15g，肉苁蓉 30g，何首乌 10g，当归 15g，玄参 15g，蜂蜜 30g。日 1 剂，水煎服，早晚分服。主治直肠癌中期患者。

14. 人参养荣汤：人参、白术、茯苓各 6g，甘草 3g，白芍 8g，黄芪 15g，肉桂、陈皮、远志、五味子、当归、生地黄各 10g，日 1 剂，水煎服，早晚分服。主治直肠癌晚期正气不足者。

15. 清肠消肿汤：八月札、红藤、苦参、紫丹参、凤尾草各 15g，广木香、地鳖虫、乌梅各 9g，白花蛇舌草、菝葜、野葡萄藤、生薏苡仁、瓜蒌仁、白毛藤、贯众炭、半枝莲各 30g。每日 1 剂，水煎服，日服 2 次。另用壁虎 4.5g，研成粉末，分 3 次吞服。同时并将本方煎剂的 1/3（约 200mL）保留灌肠，每日 1~2 次。用于湿毒蕴热下注于肠，气血瘀滞成积之直肠癌。

16. 八角山蛇汤：八角金盘 12g，山慈姑 20g，蛇莓、八月札、石见穿、败酱草、薏苡仁各 30g，黄芪、鸡血藤、丹参各 15g，大黄 6g，枳壳 10g。每日 1 剂，水煎服，日服 2 次。功能清热解毒，活血化瘀，消肿排脓，治疗直肠癌。

17. 攻坚丸：香附子、桃仁、丹皮、大黄、红花、当归、瓦楞子、冬葵子各等份。上药共研细末，酒糊为丸，每次服 9g，每天 2~3 次，空腹时开水送下。治疗肠癌。

【外治验方】

1. 灌肠疗法：①李柳宁灌肠方：苦参 20g，青黛 10g，血竭、全蝎各 9g，枯矾 6g，儿茶 12g，鸦胆子 5g（打碎）。将上方药物加水 600mL，煎至 200mL 左右。从肛门插入导尿管 20~30cm 深，注药后保留 2~3h。每日 1~2 次，30 天为 1 个疗程。②解毒得生煎：生大黄、金银花、苦参各 20g，黄柏、山栀子、红花各 15g，蒲公英 30g。浓煎 200mL 后保留灌肠，每日 1~2 次。适用于结、直肠癌属气滞血瘀毒热内蕴者。有腹痛、脓血便或便血甚者，山栀子改为山栀炭，加罂粟壳 15g，五倍子 15g 收敛止血。高热、腹水者加白花蛇舌草、徐长卿各 30g，芒硝 15g 解毒逐下泻水。③丛珊亭等经验方：大黄 15g（后入），芒硝 10~15g，厚朴、炒莱菔子各 30g，枳实、桃仁、赤芍各 10g。上药共煎汁 200mL，待冷却至 39℃~40℃时保留灌肠，1~2 次/天。主治直肠恶性肿瘤并发急性肠梗阻。

2. 中药外敷：①九华膏（滑石、月石、龙骨、川贝母、冰片、朱砂）或黄连膏（黄连粉、绿豆粉按 1:5 比例混合，以水调成糊状）外敷，用于直肠、肛管癌溃烂者。②瞿媛媛等经验方：生大黄、大腹皮、延胡索、丹参、制附子、肉苁蓉各 50g，当归、赤芍、生甘草各 30g，蜈蚣 3 条，肉桂末（另包）3g。上药浓煎收膏，均匀地涂抹于纱布上，另包肉桂末涂于药膏上，以神阙穴为中心，敷于腹部，外固定。每次 50~60min，3 次/日，2 天换 1 次药。用于直肠恶性肿瘤术后并发肠梗阻者。③赵建成经验方：煅炉甘石、黄连膏（淬之红）各 6g，干乳末、乳香、石膏各 3g，冰片 0.6g，麝香 0.3g。上药各研细末，混匀后用田螺捣烂取汁（或黄连汁）调糊备，上药糊涂抹患处。每日 1~2 次。

3. 穴位割治法：选穴：癌根 1（在脚底弓顶端，相当于第一跖骨与第 1 楔骨之关节面，第 1、2 肌腱之间）、癌根 2（在癌根 1 前 3cm）、大肠俞、关元俞、三阴交、关元透中极。操作方法：①常规用碘酒、酒精消毒皮肤后，用 0.5%~1%普鲁卡因 5~10mL 局部麻醉，并麻醉腱膜及腱膜下组织。②在癌根穴横行切开皮肤组织，切口 0.5~1.5cm，用止血钳作钝性分离脂肪及皮下组织，取出周围脂肪，看到腱膜后，先行局部刺激，再向涌泉、合谷、公孙和失眠穴进行透穴。刺激时病人有酸麻感，常放射至大小腿。③用小弯止血钳夹 3~5cm 长的肠线，放在肌群下，对好皮肤切口，压迫止血，立即贴上二虎膏（拔毒膏），盖上敷料，绷带固定。注意事项：割治时，应避免损伤肌腱和大的血管、神经，术后应配合中草药和耳针疗法以提高疗效。术后患者应卧床休息 3~5 天，必要时可将患肢抬高，7~10 天后去掉膏药，更换敷料。术后防止感冒和感染，禁烟酒。

4. 针灸疗法：①取穴：截根、长强穴，可配三阴交、大肠俞、天枢、足三里。操作方法：每次分别取主穴及配穴 2~3 个，取毫针针刺得气后提插捻转，中等强度，留针 15~45min，隔日 1 次。②取穴：足三里、三阴交。操作方法：采用国产 DBJ–1 型微波针灸仪治疗，进行微波针灸，每次 20min，每日 1 次，10 次为 1 个疗程。③取穴：利尿穴、膀胱穴，可配曲骨、中极、关元、气海、肾俞、次髎等穴。操作方法：每次取穴 2~3 个，实证用泻法，虚证用补法。每日 1 次。

5. 中药坐浴：黄柏、紫花地丁、蒲公英各 60g，苦参、制乳香、制没药、莲房各 30g，五倍子、槐花、地榆、蛇床子、防风各 15g，大黄 25g。煎取药汁 2000mL，1 剂/日，2 次/日，每次 1000mL，调温 37℃，每次 30min，10 天为 1 个疗程。

【中成药验方】

1. 复方斑蝥胶囊：由斑蝥、人参、黄芪、刺五加、三棱、半枝莲、莪术、山茱萸、女贞子、熊胆粉、甘草组成。用于瘀毒蕴结型直肠癌。每粒 0.25g。一次 3 粒，一日 2 次，口服。

2. 抗癌平丸：由珍珠菜、半枝莲、白花蛇舌草、蛇莓、藤梨根、蟾酥、香茶菜、肿节风、兰香草、石上柏组成。用于热毒瘀血壅滞肠胃而致的直肠癌、胃癌、食道癌、贲门癌等消化道肿瘤。每袋 1g。一次 0.5~1g，一日 3 次，饭后半小时服，或遵医嘱。

3. 槐耳颗粒：由槐耳清膏组成。适用于正气虚弱，瘀血阻滞导致的直肠癌。在标准的化学药品抗癌治疗的基础上，用于直肠癌辅助治疗。每袋 20g。一次 20g，一日 3 次，口服。

第二十一节　慢性前列腺炎

慢性前列腺炎是尿道口常有精液溢出的生殖系炎症性疾病，是青壮年男性的常见病、多发病。多见于 20~40 岁青壮年。本病一般由急性前列腺炎未能彻底治愈，或由于生殖系统邻近器官感染性疾病波及，而成为慢性炎症改变，也可由于性交过频，或频繁的性冲动，或经常在射精前的瞬间中断性交，造成前列腺反复过度充血，使前列腺的腺泡肿胀，腺体间组织水肿，日久前列腺的腺体结构被破坏，表现为慢性炎症的病理变化。本病相当于中医病名国家标准“精浊”的范畴，也属于“白浊”“劳淋”的范围。

【诊断要点】

1. 多见于青壮年男性，常呈慢性经过，反复不愈。

2. 少腹部、会阴部、睾丸、腰骶等部位胀痛不适。

3. 可有轻度尿频、尿道灼热、排尿末或大便时尿道可有白色分泌物溢出。

4. 可有阳痿、早泄、遗精等现象，有时可出现头晕、耳鸣、失眠多梦，疲乏倦怠、腰酸乏力等神经衰弱症状。

5. 肛门指检：前列腺稍增大、不大或偏小，有轻压痛。

6. 前列腺常规：卵磷脂小体减少，WBC>10/HP 或有脓细胞。

【内治验方】

1. 龙胆泻肝汤加减：龙胆草、甘草、木通 6g，黄芩、鱼腥草、车前子各 15g，柴胡、当归、泽泻各 9g，生地黄 20g，栀子 12g。日 1 剂，水煎服，早晚分服。适用于慢性前列腺炎属湿热下注证，症见尿频、尿急、尿痛、排尿不适或灼热感，尿色黄浊，尿末有白色或浑浊分泌物滴出，会阴腰骶部胀痛，睾丸坠胀，口燥咽干，或伴发热畏寒，舌红，苔黄腻，脉滑数。

2. 前列腺汤加减：丹参 20g，泽兰、败酱草、赤芍各 12g，桃仁、红花、乳香、没药、王不留行各 10g，青皮、小茴香各 6g，白芷 9g，蒲公英 15g。日 1 剂，水煎服，早晚分服。适用于慢性前列腺炎属气血瘀滞证，症见以会阴、小腹或阴囊部疼痛为主，腰酸乏力，血尿或血精，舌质正常或有紫斑，苔薄白，脉弦紧。

3. 知柏地黄汤加减：知母、黄柏、山茱萸、山药、茯苓、牡丹皮、泽泻各 12g，生地黄 15g，甘草 6g。日 1 剂，水煎服，早晚分服。适用于慢性前列腺炎属阴虚火旺证，症见腰痛腿软，头晕眼花，耳鸣，失眠，多梦，遗精，阴茎易举，尿末有精浊溢出，欲念萌发时亦可自行由尿道溢出精浊，咽干口燥，形体消瘦，舌红少苔，脉细数。

4. 金锁固精丸合右归丸加减：熟地黄、山药、牡丹皮、山茱萸、茯苓、菟丝子各 12g，杜仲、当归、鹿角胶、芡实、龙骨各 15g，制附子、甘草各 5g，肉桂 3g，牡蛎 20g。日 1 剂，水煎服，早晚分服。该方功能温肾固精，适用于慢性前列腺炎属肾阳虚弱证，症见病程日久，稍劳后尿道即有白色分泌物，腰膝酸软，阳痿早泄，头晕神疲，食欲欠佳，舌淡胖边有齿痕，脉沉迟。

5. 贺丞新经验方：金钱草、山慈姑、萆薢、败酱草、丹参、大血藤、王不留行、赤芍、蒲公英各 15g，郁金、土茯苓、薏苡仁各 12g。日 1 剂，水煎服，早晚分服。适用于慢性前列腺炎属湿热下注证。

6. 谢盛经验方：知母、黄柏、石菖蒲、山茱萸、芡实、益智仁各 9g，萆薢、天台乌药、补骨脂、山药各 12g，菟丝子、锁阳各 18g。日 1 剂，水煎服，早晚分服。适用于慢性前列腺炎。

7. 谢盛经验方：小茴香 3g，肉桂、没药、炮姜各 6g，川芎、延胡索各 9g，五灵脂、蒲黄、石菖蒲各 10g，赤芍 15g，当归、萆薢各 12g。日 1 剂，水煎服，早晚分服。适用于慢性前列腺炎相火旺盛，肾精不涩。

8. 骆斌名经验方：萆薢、败酱草、浙贝母、当归、王不留行各 15g，猪苓、滑石、薏苡仁、乌药、苦参各 10g，白茅根、红藤各 30g。日 1 剂，水煎服，早晚分服。适用于慢性前列腺炎。若会阴部及阴茎冷痛，可加吴茱萸、桂枝各 10g，或淡附片（先煎 20min）10g；若尿道滴白较重，可加冬瓜子、萆薢各 30g；若以前列腺痛为主，则可加制乳香、没药各 6g，延胡索、苏木各 10g；若尿道刺激症状较重，可加金钱草、土茯苓各 15g，且重用白茅根；若患者体质虚弱，则可加用黄芪 30g，党参 15g；肾虚症状明显者，可加淫羊藿 15g，肉苁蓉 30g；若瘀血阻滞症状较重，则可加赤芍、土鳖虫、炮穿山甲（先煎 20min）各 15g，香附 10g。

9. 刘仕昌经验方：小茴香 3g，川楝子、王不留行、丹参各 12g，枳实、木通各 10g，车前子、沙参各 15g，白花蛇舌草 20g，大黄 5g，甘草 3g。日 1 剂，水煎服，早晚分服。适用于慢性前列腺炎属湿热下注证。

10. 黄春林经验方：生地黄、白蒺藜各 18g，茯苓、泽泻、黄柏、延胡索、车前子、地肤子各 15g，琥珀（冲服）3g，金樱子 60g，黄芪 30g，甘草 6g。日 1 剂，水煎服，早晚分服。若白浊明显，加桑螵蛸、五味子、白术。适用于慢性前列腺炎属湿热久滞上阴。

11. 许履和经验方：萆薢、茯苓、菟丝子、车前子、泽泻、金铃子、续断各 10g，益智仁 6g，黄柏、台乌药各 5g，龙胆、石菖蒲、生甘草梢各 3g。日 1 剂，水煎服，早晚分服。适用于慢性前列腺炎属肾精不固、清浊不分者。

12. 施汉章经验方：桃仁 50g，赤芍、女贞子、石楠叶、川楝子各 60g，川续断 80g，柴胡、败酱草、蒲公英、菟丝子各 90g。上药共研细末，蜜丸，10g/丸，1 丸/次，3 次/天。适用于慢性前列腺炎属肝肾不足证。

13. 姜兆俊经验方：柴胡、黄柏、泽兰、川牛膝、地龙各 9g，蝉蜕 12g，淫羊藿、丹参、路路通各 15g，薏苡仁 24g，熟地黄、败酱草各 30g，生甘草梢 6g。日 1 剂，水煎服，早晚分服。适用于慢性前列腺炎属湿热内蕴证。

14. 白浊汤：金银花、蒲公英各 60g，黄柏、知母、瞿麦、木通、栀子仁、萆薢、车前子各 10g，六一散（包）15g，琥珀 5g（研末，分 3 次冲服）。上药加水 3 升，熬成 1 升，分 3 次温服，每次另加生韭菜汁一酒杯兑入药汁中服，以 10 剂为 1 个疗程。治疗慢性前列腺炎急性发作者。

15. 沈楚翘经验方：炙黄芪、党参、桑寄生、川续断、山药各 15g，桔梗、升麻各6g，益智仁、台乌药、白术、茯苓、牡丹皮、泽泻各10g，肉桂6g。日1剂，水煎服，早晚分服。如小便不利明显，加车前子10g，琥珀粉1.5g。主治慢性前列腺炎属脾肾不足证。

16. 董襄国经验方：黄芪、熟地黄各30g，炮穿山甲片、当归各12g，茯苓、淫羊藿、王不留行各15g，肉桂5g，车前子、泽泻各10g。日1剂，水煎服，早晚分服。主治慢性前列腺炎属肾气不足证。

17. 贺菊乔经验方：黄芪、丹参各15g，三七粉5g，蒲黄、党参、茯苓、五灵脂各10g，全虫、甘草各6g。如湿热症状重者，加黄柏、车前子、薏苡仁；血瘀证明显者，加桃仁、穿山甲、延胡索、地龙。日1剂，水煎服，早晚分服。主治慢性前列腺炎属湿热下注证。

18. 参前六黄汤：党参、黄芪、生地黄、车前子各15g，黄连、蒲黄、黄柏、黄精各10g，淮牛膝12g。每日1剂，水煎服，日服2次。治疗慢性前列腺炎。

19. 活血清利汤：猪殃殃100g，半边莲15g，鱼腥草30g，红花10g，桃仁、泽兰、茯苓、车前子各12g，滑石18g，甘草3g，桂枝6g。每日1剂，水煎服，日服3次。用于慢性前列腺炎，属气滞血瘀，湿热留恋证。若肝郁气滞致会阴、小腹、睾丸胀痛明显者，加青皮10g，川楝子、橘核各12g；湿热壅阻致尿道滞涩刺痛或有尿不尽之感者，加木通、王不留行各9g。

【外治验方】

1. 中药坐浴：①任天彬经验方：黄柏、车前子、苍术、龙胆草、木通、大黄各30g，赤芍、蒲公英、路路通、薏苡仁、丹参各20g。气滞血瘀明显的患者加三棱、莪术、桃仁、红花各20g；湿热下注明显的患者加土茯苓、紫花地丁各20g；寒滞肝脉的患者在坐浴方中加吴茱萸、小茴香、肉桂各15g。加水煎成2000mL药汁，先熏洗后坐浴，早晚各1次。②张灵芝等经验方：川乌、草乌、细辛各20g，白芷、乳香、没药、苏木、乌药、皂角刺各15g，艾叶、肉桂各30g。加水3000mL，煎至1500~2000mL，先熏洗后坐浴，早晚各1次，每次20~30min，每剂药用2天，3剂为1个疗程。

2. 敷脐疗法：①庞保珍等经验方：龙胆草、车前子、黄柏、革薢、炒穿山甲各30g，王不留行20g，麝香1g。上述药物共同研磨成细末，装瓶备用。使用时取制备好的药物粉末10g，用温水调和成团，放置于脐窝中。治湿热下注型慢性前列腺炎。②梅花点舌丹：没药、硼砂、藤黄、熊胆、乳香、血竭、葶苈子、大冰片、沉香各3g，珍珠9g，蟾酥、麝香、朱砂、牛黄各6g。上药各制为末，将蟾酥用人乳化开，入末和捣，为500丸，如绿豆大，金箔为衣。取梅花点舌丹10粒，碾碎，加白醋适量，调成糊状，分摊于无菌纱布上，贴敷脐部，外用麝香止痛膏固定，24h 后取下，隔日治疗 1 次。治疗湿热挟瘀型慢性前列腺炎。③何伟强经验方：附子、黄柏、马钱子、大黄、淫羊藿、荔枝核。按 15 日的常规用量，晒干研末密封备用。治疗时用香油或酒精调匀，填入脐孔，外用胶布固定，每日 1 次。③丁桂散：丁香、肉桂按 3:10 的比例制成粉末，过 120 目筛，混匀装袋密封，每袋 1g。每次治疗时，取 1 袋药粉倒入药杯，用 2mL 注射器抽取 1mL 食用醋，注入药杯，将药粉调和成团，用温水清洗脐窝，用消毒棉球擦干，把药团涂于脐窝，外盖一次性医用敷料固定，每日换药 1 次。④孙艳萍等经验方：麝香 1g，香附 9g，乌药、元胡、小茴香各 6g。上药共为粉末，瓶装备用，取适量加水调匀，敷于肚脐，外用胶布固定，48h 后取下，一周 2 次，4 次为 1 个疗程。如兼有尿频、尿急者，加木通 6g；兼有腰膝酸软、失眠多梦、遗精者，加枸杞子 6g；兼有腰酸膝冷、阳痿、早泄者，加补骨脂 6g。用于肝郁气滞，寒凝血瘀型慢性前列腺炎。

3. 保留灌肠：①张向辉等经验方：丹参、赤芍、泽兰各 10g，红花、乳香、没药各 4.5g，青皮、川楝子、白芷各 6g，蒲公英 20g。浓煎，取上清液放温后灌肠。用于气滞血瘀型慢性前列腺炎。② 李斌清热利湿方：金不换、黄柏、蒲公英、败酱草、土茯苓、紫花地丁。大便秘结者加大黄，湿热较重者加红藤、白头翁、野菊花，血瘀者加红花、王不留行，前列腺液镜检脓细胞满视野者加金银花、连翘，阳痿、早泄者加巴戟天、芡实、山茱萸。用以上诸药，水浓煎至 100mL，药温 37℃~39℃，装入输液瓶连接输液管，嘱患者排便后，消毒肛门，轻柔插入肛管 15~20cm，连接输液器后行中药直肠缓慢滴入，控制滴数约 30 滴/min，每日 2 次，中药保留半小时后自行自然排出。

4. 直肠栓剂：①紫草红花糊：紫草 30g，红花、穿山甲各 10g，乳香、没药各 5g，共研细末，以凡士林调成糊状。患者取膝胸位，以 1:1000 新洁尔灭消毒会阴部后，术者戴无菌手套，取药 3~5g，捏成圆团，蘸少许液体石蜡或植物油以食指将药自肛门轻轻塞入直肠，涂于直肠前壁近前列腺处。嘱患者俯卧休息 30min，每日或隔日 1 次，10 次为 1 个疗程。本方有清热活血散结作用。②前列腺炎栓：蒲公英 37.5g，天花粉、黄柏各 62.5g，甲基睾丸素 0.5g，甘油 45g，羊毛脂 4.5g，吐温 802.5g，半合成脂肪酸甘油酯适量，制成栓剂。在大便后或临睡前塞入肛门内 5~6cm 处，每日 2 次，每次 1 粒，30 日为 1 个疗程。该方能清热利尿、消肿散结，还可增强性机能，使分泌增加，有利于前列腺中脓细胞的排除。

5. 中药离子导入法：黄连 15g，王不留行、川牛膝各 10g。水煎 2 次，过滤液共约 80mL，药液加温至 35℃，用 25mL 保留灌肠，余下药液作导入，用 LF-2 药物导入电疗仪，浸药衬垫，放于中极穴上，用阳极透入，电流强度约 50mA，每次 30min，每日 1 次。

6. 中药穴位注射：患者取胸膝卧位，常规消毒会阴、命门穴。取5mL一次性注射器配1号针头，抽穿心莲注射液5mL，在会阴穴直刺入0.5cm左右，得气无回血后注入3mL，余药用同样方法注入命门穴，隔日1次，3次为1个疗程。

7. 耳穴压豆法：常规消毒耳穴，用王不留行贴肾、膀胱、肾上腺、皮质下、三焦、神门、内分泌、肝俞等穴位。嘱患者每日用手按压每个穴位3次，每次每穴按压10下，向中心方向转动，两耳同时贴压，每周更换1次，7周为1个疗程。

【中成药验方】

1. 前列回春胶囊：由虎杖、地龙、木通、车前子、黄柏、茯苓、萹蓄、炮穿山甲、蜈蚣、白花蛇舌草、鹿茸、黄芪、莱菔子、王不留行、五味子、枸杞子、菟丝子、淫羊藿、甘草组成。用于慢性前列腺炎。每粒0.4g。一次5片，一日2~3次，口服。

2. 泽桂癃爽胶囊：由泽兰、皂角刺、肉桂组成。用于膀胱瘀阻型前列腺增生及慢性前列腺炎。每片0.44g。一次2粒，一日3次，口服。30天为1个疗程。

3. 前列疏通胶囊：由黄柏、赤芍、土茯苓、马鞭草、虎耳草、马齿苋、川芎、川牛膝、柴胡、当归、泽泻、甘草、三棱组成。用于慢性前列腺炎，前列腺增生属湿热瘀阻证。每粒0.4g。一次3粒，一日3次，口服。

4. 前列解毒胶囊：由水蛭、制大黄、益母草、蒲公英、红花、地龙、黄芪、当归、白芍、鸡内金、柴胡组成。用于慢性前列腺炎。每粒0.4g。一次4粒，一日2次，口服。

5. 前列通瘀胶囊：由赤芍、土鳖虫、炮穿山甲、桃仁、石韦、夏枯草、白芷、黄芪、鹿衔草、煅牡蛎、通草组成。用于慢性前列腺炎。每粒400mg。一次5粒，一日3次，饭后服。1个月为1个疗程。

第二十二节　前列腺增生症

前列腺增生症又称良性前列腺增生，是老年男性泌尿生殖系统的常见病。其发病率随着年龄的增长而逐渐增加。本病是由于前列腺组织细胞增多导致前列腺体积增大，进而压迫尿道前列腺部并出现一系列临床表现。50岁以前本病很少出现临床症状。因此，前列腺增生症早期可无症状，随着病程延长和病情加重，由于前列腺组织的压迫，使下尿路梗阻、感染，其典型的临床症状有尿频、排尿困难、尿线变细、余滴不尽甚至尿闭、尿失禁。如合并感染可出现尿频、尿急、尿痛；长期排尿困难可出现腹股沟斜疝、脱肛、内痔等，严重者可出现肾积水和肾功能不全，进而导致生命危险。根据中西医病名对照，前列腺增生症属于“精癃”

范畴，结合临床特点亦可从“癃闭”进行辨证。

【诊断要点】

1. 发病年龄在 50 岁以上。

2. 临床上以排尿困难和尿频特别是夜尿增多为主症。

3. 直肠指诊扪及前列腺增大，中央沟变浅或消失。

4. B 超、CT 检查能较精确测量前列腺大小和凸入膀胱腔内的情况。可测定残余尿量，发现膀胱内肿瘤、结石或憩室等病变。

5. 尿流率的测定可检查下尿路有无梗阻的程度。一般尿量≥20~25mL/s，若 MFR≥15mL/s 应疑为排尿功能异常，MFR≤10mL/s 则提示下尿路梗阻。若同时测量排尿时膀胱内压，则准确性更高。

【内治验方】

1. 葫生肾气丸加减：附子 4g，肉桂、熟地黄、山茱萸、山药、茯苓、牡丹皮、泽泻、牛膝、车前子各 10g。日 1 剂，水煎服，早晚分服。该方功能温补肾阳，化气利水，适用于肾阳虚衰证，症见排尿困难，淋漓不尽，尿频，夜间尤甚，甚或小便自溢失禁兼见神疲倦怠，腰膝酸软，畏寒肢冷，阴囊或阴茎冷缩，性功能减退，舌体胖嫩，苔薄白，脉沉细或沉迟。

2. 知柏地黄汤加减：知母、黄柏、熟地黄、山茱萸、山药、泽泻各 10g，牡丹皮、茯苓各 12g。日 1 剂，水煎服，早晚分服。该方功能滋阴补肾，清利水源，适用于肾阴亏耗证，症见小便频数不爽，涓滴淋漓，甚至无尿，兼见午后颧红，腰膝酸软，头晕耳鸣，咽燥口干，舌红少津，少苔，或见剥苔，脉细数。

3. 代抵当汤加减：水蛭、虻虫各 5g，桃仁、大黄各 6g。若瘀阻明显者，加三棱、莪术，活血祛瘀；若尿频、尿痛者，加萹蓄、瞿麦，清热利尿。日 1 剂，水煎服，早晚分服。适用于瘀血内阻证，症见小便努责难出，尿细如线，甚或小便闭塞，点滴全无，兼见尿道涩痛，会阴、少腹胀痛，舌质色暗，或有瘀斑，脉沉弦或涩。

4. 黄芩清肺饮加减：黄芩、栀子各 10g。一般可加桔梗、杏仁、桑白皮、法夏，清热宣肺。日 1 剂，水煎服，早晚分服。该方功能清热宣肺，通利膀胱。适用于肺热气壅证，症见小便不利或点滴不通，兼见咳嗽喘促，咽干口燥，烦渴欲饮，舌红，苔薄黄，脉滑数。

5. 八正散加减：车前子、萹蓄、山栀子、滑石、瞿麦、木通各 10g，大黄、甘草各 6g。日 1 剂，水煎服，早晚分服。适用于湿热蕴结证，症见尿频、尿急，尿少而黄赤，茎中灼热涩痛，兼见大便秘结，口苦，渴不欲饮，口腻胸闷，少腹拘急，舌红，苔黄腻，脉弦数或滑数。若舌苔黄腻而厚，加佩兰、蚕沙、厚朴，清热祛湿；小便带血，加小蓟、白茅根，凉血止血。

6. 沉香散加减：沉香、石韦、滑石、当归、白芍、橘皮、冬葵子、王不留行各 10g，甘草 6g。日 1 剂，水煎服，早晚分服。该方功能疏肝理气，通利小便，适用于肝郁气滞证，症见小便不通或通而不爽，胸胁胀满，兼见小腹坠胀，嗳叹则舒，烦躁易怒，舌红，苔薄黄，脉弦。

7. 补中益气汤加减：黄芪 20g，党参、白术、当归、陈皮、升麻、柴胡各 10g，甘草 6g。若合并腰膝酸软者，可加肉苁蓉、附子，温肾壮腰。日 1 剂，水煎服，早晚分服。适用于脾虚气陷证，症见有尿意而难解或涓滴自遗，尿清而腹重肛坠，兼见面色萎黄，气短懒言，腰冷乏力，纳少便溏，舌淡，苔白，脉虚弱或沉弱。

7. 印刚经验方：柴胡、牛膝各 10g，生牡蛎 30g，丹参、当归、赤芍、海浮石、海藻、昆布、夏枯草、玄参各 15g，川贝粉 3g。日 1 剂，水煎服，早晚分服。主治年老肾亏，阴阳失和，经脉不利，相火妄动，煎熬津液以致痰凝瘀阻，滞结肝经所致的前列腺增生症。

8. 谢承用经验方：桃仁、风化硝、大黄（后下）、桂枝各 6g，甘草 3g，土牛膝、蒲公英、车前草、赤芍各 12g。日 1 剂，水煎服，早晚分服。主治湿热蕴结膀胱，以致腑气不通之前列腺增生症。

9. 戴天新经验方：六一散、扁豆、猪苓、干姜、桂枝、炒泽泻、炒白术各 9g，茯苓 15g，广木香 3g，广陈皮、槟榔各 6g。日 1 剂，水煎服，早晚分服。治疗暑湿内蕴，膀胱气化不利之癃闭。

10. 施承义经验方：黄芪、肉桂、大黄、桃仁、皂角刺、夏枯草、橘核、海藻、生牡蛎各 10g。阳虚明显者，加淫羊藿、肉苁蓉各 10g；寒重明显者，加附子、鹿茸各 6g；夜尿多者，加桑螵蛸、五味子各 10g；若兼阴虚者，黄芪、肉桂减量，加知母、黄柏、玄参、熟地黄各 15g；兼中气下陷，去大黄、桃仁，加柴胡、升麻、桔梗各 6g；兼湿热者，黄芪、肉桂减量，加蒲公英、白花蛇舌草、滑石、木通、白茅根、知母、黄柏各 10g。日 1 剂，水煎服，早晚分服。主治湿热蕴结膀胱之前列腺增生症。

11. 言庚孚经验方：生黄芪 15g，炒薏苡仁 20g，云茯苓、炒扁豆、广地龙、冬葵子、泽泻各 10g，碧玉散（包煎）1 包。如湿热症状较重者，加生栀子、淡黄芩各 10g，大生地黄、车前子各 12g。日 1 剂，水煎服，早晚分服。主治湿热蕴结膀胱之前列腺增生症。

12. 谭思琪经验方：熟地黄 20g，山茱萸肉、山药、茯苓、泽泻、生蒲黄各 12g，五灵脂、赤芍、牛膝、桃仁、莪术各 10g，肉桂粉 1g，甘草 6g。口渴、苔黄、脉数者，去肉桂加知母、黄柏各 10g，黄连 3g；尿少涩痛者，加炒栀子 12g，金钱草 20g，三七粉 3g；气虚者，加黄芪 20g，桔梗 10g。日 1 剂，水煎服，早晚分服。主治肝肾不足之膀胱之前列腺增生症。

13. 徐福松经验方：滑石、葫芦茶各 30g，冬葵子、车前子、怀牛膝、王不留行、瞿麦、石韦、藿香各 10g，木通 5g，蒲公英 18g，三棱、莪术 6g，得效后即入海藻、昆布。日 1 剂，水煎服，早晚分服。主治膀胱积热之前列腺增生症。

14. 二海地黄汤加减：生地黄、熟地黄、山茱萸、茯苓、怀牛膝、泽泻、海藻、昆布、牡丹皮、丹参、车前子（包）、川续断各 10g，荔枝核、碧玉散（包）各 15g。兼脾虚，加补中益气丸，兼肾虚，加金匮肾气丸，兼瘀血，加大黄䗪虫丸。日 1 剂，水煎服，早晚分服。主治阴虚火旺证之前列腺增生症。

15. 舒肝散结方：柴胡、牛膝各 9g，丹参、赤芍、当归、玄参、夏枯草、海藻、昆布、海浮石（先煎）各 15g，生牡蛎 30g（先煎），川贝母 3g（分冲）。水煎服，每日 1 剂，日服 2 次。用于前列腺增生肥大，小便癃闭不通，多先由小便滴沥不尽开始。

16. 愈癃启闭汤：黄芪 9~30g，肉桂 3~9g（后下），大黄 5~9g（后下），桃仁 9g，川牛膝、炮山甲各 9~15g，王不留行、虎杖各 15g，夏枯草 30g，沉香 3g（后下），橘核 9g。每日 1 剂，煎 2 次，空腹温服。用于老人癃闭证因前列腺增生肥大而致者。

17. 消癃方：沉香 2g（后下），肉桂 1.5g（后下），黄柏、知母、石韦、当归、皂角刺各 9g，车前子、王不留行、赤芍、白芍、菟丝子、巴戟天各 12g，生甘草 3g。水煎服，每日 1 剂，日服 2 次。适用于前列腺增生所致的癃闭，属肝肾亏虚，热瘀结于下焦者。

18. 双虎通关丸：琥珀粉、虎杖、当归尾、桃仁、石韦各 10g，海金沙、大黄各 15g，地鳖虫 20g。上药共研细末，蜜丸，每丸重 10g。每日服 3 次，每次服 1 丸，用葎草、白花蛇舌草各 30g，煎汤送服。用于前列腺增生症。

19. 陈树森经验方：丹参、赤芍、淫羊藿、补骨脂、海藻各 15g，黄芪 20g，桃仁、红花各 10g。如尿检有红细胞者，加紫草 10g，有白细胞者，加黄柏、连翘各 15g。每日 1 剂，水煎服，日服 3 次。用于夜尿频多，排尿不爽，尿后余沥之前列腺增生。

【外治验方】

1. 针灸疗法：①取穴：太冲、膀胱俞、小肠俞、三阴交、阴陵泉、丰隆。均用泻法。治疗前列腺增生症属膀胱湿热证。②取穴：尺泽、条口、支沟、阴陵泉、曲池、中极、肝俞。均用泻法。治疗前列腺增生症属肺热气郁证。③取穴：丰隆、血海、阴谷、肺俞、小肠俞、膈俞、内关。均用泻法。治疗前列腺增生症属痰瘀痹阻证。④取穴：百会、足三里、气海、脾俞、三阴交、三焦俞、阴谷、中极。百会、足三里、气海、脾俞均用补法，可加用灸法，留针 15 min，隔日 1 次；三阴交、三焦俞、阴谷、中极均用泻法。治疗前列腺增生症属中气不足证。⑤取穴：太溪、三交俞、三阴交、肾俞、太冲、阴陵泉、膀胱俞。太溪、三交俞、三阴交、肾俞、太冲均用补法，留针 15 min，隔日 1 次；太冲、阴陵泉、涌泉、膀胱俞均用泻法。治疗前列腺增生症属阴虚火旺证。⑥取穴：命门、足三里、关元、次髎、复溜、阴谷、膀胱俞、小肠俞。命门、足三里、关元、次髎均用补法，可加用灸法，留针 15min，隔日 1 次；复溜、阴谷、膀胱俞均用泻法。治疗前列腺增生症属肾阳不足证。⑦取穴：百会、足三里、中脘、气海、肾俞、八髎。于针刺后加灸。灸法可根据条件用艾绒团、艾条、温灸器等灸法，中等温度即可。每日 1 次，或隔日 1 次。适用于前列腺增生症属虚证、寒证者。

2. 耳穴疗法：取穴：前列腺、外生殖器、肾、膀胱。操作方法：平补平泻法，留针 15min，隔日 1 次，10 次为 1 个疗程，或用王不留行贴压上述穴位。

3. 中药坐浴：①小茴香、桔枝各 10g，乌药、木香、橘核、荔核、牛膝、水蛭、红花、透骨草各 15g，黄柏、白花蛇舌草各 30g。将上药煎 2 次取汁 2000mL~3000mL，倒入专用盒中，先熏蒸，待药汁不烫后时再坐浴。②丹参、泽兰、泽泻、王不留行、车前子、木通、石韦、灯芯草、茯苓、车前子、穿山甲、益母草、甘草。煎后取汁 2000mL。熏洗坐浴，1 天 1 次，每次 20~30 min。

4. 中药灌肠：①清淋露方：青果、白果、苦参、乳香、没药、当归、川芎、王不留行、山慈姑各 10g，丹参 30g，甘草 6g。加水适量，水煎 2 次浓缩成 100~120mL，保留灌肠，至少保留 1 h，1 天 1 次，30 天为 1 个疗程。②夏枯草、牡蛎、黄柏、车前子、萹蓄、肉桂、白花蛇舌草各 30g，海藻、炮山甲、茯苓各 20g，赤芍、红花、桃仁各 10g，昆布 15g，黄芪 50g。共研细末，过筛，每 100g 药粉加 2g，薄荷脑充分拌匀，装瓶防潮放阴凉处备用。用时每次取药粉 6g，加适量开水调成糊状，药糊温度为 39℃~41℃，装入 30mL 肛门注射器，排除空气后药糊 22mL 左右，注入直肠。

5. 中药离子导入：淫羊藿、菟丝子、玄参、山楂核、鳖甲、车前子、冬葵子、白花蛇舌草各 30g，皂角刺、三棱、莪术、地鳖虫、仙茅、巴戟天、穿山甲、浙贝母等各 15g，黄芪 60g，肉桂 10g，甘草 3g。水煎取 40mL，均匀淋于正极端纱布垫上，然后平坦放于耻骨联合上部，置 KF—2C 型电离子导入治疗机正极铅板上边，以同样纱布垫放于腰骶部或会阴部，每次治疗 25min，1 天 1 次，15 次为 1 个疗程。

【中成药验方】

1. 龙金通淋胶囊：由龙胆草、鱼腥草、白花蛇舌草、金钱草、紫丹参、地黄、栀子、竹叶、柴胡、黄芪、茯苓、熊胆粉、人工牛黄组成。用于前列腺炎、前列腺增生症。每粒 0.46g。一次 2~3 粒，一日 3 次，口服。

2. 普乐安片：由油菜花花粉组成。用于慢性前列腺炎、前列腺增生症。每片 0.57g（含油菜花粉 0.5g）。一次 3~4 片，一日 3 次，口服。1 个月为 1 个疗程。

3. 前列欣胶囊：由桃仁、没药、丹参、赤芍、红花、泽兰、王不留行、皂角刺、败酱草、蒲公英、川楝子、白芷、石韦、枸杞子组成。用于治疗慢性前列腺炎及前列腺增生。每粒 0.5g。一次 4~6 粒，一日 3 次，口服。

4. 癃必舒片：由补骨脂、益母草、金钱草、海金沙、琥珀、山慈姑组成。用于前列腺增生症。每粒 0.3g。一次 3 粒，一日 2 次，口服。

第二十三节 男性不育症

夫妇婚后同居 2 年以上，性生活正常，未采用任何避孕措施，由男方原因造成女方不孕者称为男性不育症。据西方国家统计，不育夫妇约占育龄夫妇的 15%，其中男性不育至少占 50%，在中国约 1/10 的夫妇发生不育，属于男方因素的约为 40%。男性不育是一个较为复杂的综合征，常见的病因有先天性发育异常、内分泌疾病、生殖系感染、精索静脉曲张、性功能障碍及免疫因素等。本症临床上可分为绝对性不育、相对性不育、原发性不育、继发性不育四种类型。根据中西医病名对照，男性不育症属于“无子”范畴，结合临床特点亦可从“无嗣”“男子艰嗣”等角度进行辨证。

【诊断要点】

1. 临床表现：育龄夫妇婚后同居 2 年以上，女方生殖功能正常，未采取避孕措施，而未能生育者。

2. 体格检查：不育症病人的体格检查应做到既全面，又具有针对性，重点是生殖器和第二性征。

3. 实验室检查：①精子密度低于 2.0×10^7/mL，一次射精总精子数少于 5.0×10^7/mL；②每次精液量少于 1.5mL；③排精后 1h 精液液化不完全者；④精子活动率低于 60%；⑤精子前向运动级别低于 b 级；⑥精子畸形率超过 30%者；⑦抗精子抗体阳性者；⑧性功能障碍或射精障碍者；⑨精液中脓细胞在显微镜高倍视野下超过 10 个或伴生殖系炎症者；⑩阴囊可见蔓状扩张静脉。

4. 临床上分为四种类型：

（1）绝对性不育：是指完全没有生育能力者。

（2）相对性不育：是指有一定的生育能力，但生育力低于妇女正常怀孕所必需的临界值。

（3）原发性不育：指夫妇婚后从未受孕者。

（4）继发性不育：婚后有过生育或女方曾有怀孕和流产后，又连续两年以上未用过避孕措施而不孕者。

【内治验方】

1. 金匮肾气丸：地黄、山药、山茱萸（酒炙）各15g，茯苓、牡丹皮、泽泻、桂枝各10g，附子（制）、牛膝（去头）、车前子（盐炙）各6g。辅料为蜂蜜。一次20~25粒，一日2次，早晚分服。适用于男性不育症属肾阳虚衰证，症见性欲减退，阳痿早泄，精子数少，成活率低，活动力弱，或射精无力，伴腰酸腿软，疲乏无力，小便清长，舌质淡，苔薄白，脉沉细。

2. 左归丸：熟地黄、菟丝子、牛膝、龟板胶、鹿角胶各15g，山药、山茱萸、枸杞子各10g。辅料为蜂蜜。共制为丸。口服。一次9g，一日2次。适用于男性不育症属肾阴不足证，症见遗精滑泄，精液量少，精子数少，精子活动力弱或精液黏稠不化，畸形精子较多，头晕耳鸣，手足心热，舌质红，少态，脉沉细。

3. 柴胡疏肝散：陈皮（醋炒）、柴胡、川芎、香附、枳壳（麸炒）各6g，芍药各9g，甘草（炙）3g。日1剂，水煎服，早晚分服。若胁肋痛甚者，酌加郁金、青皮、当归、乌药等以增强其行气活血之力；肝郁化火者，可酌加山栀子、黄芩、川楝子以清热泻火。适用于男性不育症属肝郁气滞证，症见性欲低下，阳痿不举，或性交时不能射精，精子数稀少、活力低下，精神抑郁，两胁胀痛，嗳气泛酸，舌质暗，苔薄，脉弦细。

4. 程氏萆薢分清饮：萆薢9g，文蛤粉（研细）、石韦、车前子（包煎）、茯苓各4.5g，灯芯草、莲子心、石菖蒲、黄柏各2g。日1剂，水煎服，早晚分服。适用于男性不育症属湿热下注证，症见阳事不兴或勃起不坚，精子数少或死精子较多，小腹急满，小便短赤，舌苔薄黄，脉弦滑。

5. 十全大补汤：党参、白芍、白术、熟地黄、茯苓各12g，川芎、炙甘草6g，当归、黄芪各10g，肉桂3g。日1剂，水煎服，早晚分服。适用于男性不育症属气血两虚证，症见性欲减退，阳事不兴，或精子数少，成活率低，活动力弱，神疲倦乏，面色无华，舌质淡，苔薄白，脉沉细无力。

6. 补肾育精汤：菟丝子、女贞子、五味子、枸杞子、覆盆子、沙苑子、蛇床子、车前子、肉苁蓉各10g，黄精、何首乌、当归、生地黄、熟地黄、仙灵脾各15g。水煎服，每日1剂，日服2次。性欲淡漠或轻度阳痿者，去车前子，加韭菜子 10g，阳起石 30g；死精子者，可重用仙灵脾 50g，并加服雄蚕蛾粉，每次 3g，1 日服 2 次。适用于男子原发性不育症，或伴有乏力、腰酸、性欲淡漠等症状(精液异常所致者)。

7. 益精毓麟丸：覆盆子、巴戟天各 25g，茯苓 20g，熟地黄、菟丝子、枸杞子、补骨脂各 30g，车前子、肉桂、沉香各 10g，五味子、炒韭菜子各 15g，鹿茸、胡桃仁各 5g。上药共研极细末，炼蜜为丸，每丸重 10g。1 日 2 次，每次服 1 丸，淡盐汤送下。适用于男性婚后久不育，经检验精清、精冷、精子不足或无精子。

8. 化精汤：生薏苡仁 30g，生地黄、茯苓、女贞子各 10g，麦冬 15g，滑石 20~30g，虎杖 12g。每日 1 剂，水煎服，日服 2 次。15 日为 1 个疗程，服 1~2 疗程可效。热盛，加知母、玄参各 10g；湿邪盛，加猪苓、泽泻、木通各 10g。适用于精液不化症。

9. 五子生精汤：潼蒺藜、菟丝子各 30g，枸杞子、薏苡仁、怀牛膝、北沙参各 15g，五味子、覆盆子各 10g。水煎服，每日 1 剂，日服 2 次。适用于男性不育症，如阳痿、精子量少或精子活动差。

10. 温肾益精汤：炮天雄 6~9g，熟地黄、菟丝子、怀牛膝、枸杞子各 20g，炙甘草 6g，仙灵脾 10g。每日 1 剂，水煎服，日服 2 次。适用于肾虚精绝之不育。

11. 十子育麟汤：枸杞子、五味子、覆盆子、蛇床子、桑葚子、菟丝子、车前子、金樱子、益智仁、炒补骨脂、红参、肉苁蓉、鹿角胶、龟板胶、杜仲、淫羊藿、当归、熟地黄、橘红各 9g。每日 1 剂，水煎服（上药各为 9g)，日服 2 次。方中红参可另炖兑服。亦可研细末为散为丸或熬膏服。适用于阴阳两虚或阴虚、阳虚交错出现的不育症患者。

12. 活精汤：熟地黄、淮山药、桑葚子各 15g，山萸肉、牡丹皮、茯苓、麦冬、当归、枸杞子、女贞子各 10g，泽泻、白芍、素馨花各 6g，红花 2g。每日 1 剂，水煎服，日服 2 次。适用于死精症。

13. 生精助育汤：熟地黄、菟丝子各 20g，淫羊藿、党参、天精子（即枸杞子)、淮山药各 15g，仙茅 12g，鹿角胶、紫河车各 6g。每日 1 剂，水煎服，日服 2 次，早、晚各服 1 次。适用于男性不育症。肾阴虚加女贞子、桑椹子；肾阳虚加制附子、肉苁蓉；气虚加黄芪；脾肾两虚，便溏泄泻加补骨脂、炒白术；睾丸坠痛加川楝子、荔枝核；精液有脓球加金银花、蒲公英；精液不化加黄柏、知母、土茯苓，减鹿角胶、紫河车。

14. 补肾益血填精汤：熟地黄、菟丝子各 15g，巴戟天、枸杞子、山萸肉、制何首乌、刺蒺藜各 12g，当归、白茯苓、锁阳、丹参、鹿角胶、龟板各 10g，蛇床子、砂仁、小茴香各 6g。每日 1 剂，水煎服，日服 2 次。适用于男性不育症。也可治疗因肾虚引起的精神倦怠、头晕目眩、腰膝酸软、遗精早泄、尿蛋白、乳糜尿等症。

15. 十子育麟汤：枸杞子、五味子、覆盆子、蛇床子、桑葚子、菟丝子、车前子、金樱子、益智仁、炒补骨脂、红参、肉苁蓉、鹿角胶、龟板胶、杜仲、淫羊藿、当归、熟地黄、橘红各等分。每日 1 剂，水煎服（上药各为 9g），日服 2 次。方中红参可另炖兑服。亦可研细末为散为丸或熬膏服。适于阴阳两虚或阴虚、阳虚交错出现的不育症患者。

16. 九子生精丸：枸杞子、菟丝子、覆盆子、五味子、车前子、韭菜子、女贞子、桑葚子、苣胜子各等分。上药共研极细末，炼蜜为丸，每丸重 9g。每次服 1g，每日夜半，下晡二次服药淡盐汤送下。用于特发性少精症，证属先天不足或后天失调，症见精神疲乏、头晕耳鸣、健忘腰酸，或无自觉症状。

17. 活精汤：熟地黄、淮山药、桑葚子各 15g，山萸肉、牡丹皮、茯苓、麦冬、当归、女贞子、枸杞子各 10g，泽泻、白芍、素馨花各 6g，红花 2g。每日 1 剂，水煎服，日服 2 次。用于死精症导致不育。

18. 化精汤：生薏苡仁 30g，麦冬 15g，生地黄、女贞子、茯苓各 10g，滑石 20~30g，虎杖 12g。每日 1 剂，水煎服，日服 2 次。用于精液不化症，由湿浊瘀阻下焦，郁久化热，或由相火亢盛，耗伤阴液，以致精稠难化，从而引起不育症。

【外治验方】

1. 针刺治疗：①取穴：关元、曲骨、肾俞、白环俞、次髎、秩边、三阴交。操作方法：秩边向阴部刺入 2.5~3 寸，关元透曲骨，曲骨直刺下 1.5 寸，其余穴位均直刺 1.5~2 寸。补益肝肾为主兼能疏肝理气，适于肾阳虚型不孕症。②取穴：大赫、血海、三阴交、太溪，以上穴位均取双侧，气海、关元。操作方法：气海、关元、大赫进针 1.0~1.5 寸，血海、三阴交、太溪穴进针 0.5~1.0 寸，行提插捻转补法。滋阴益肾为主，兼能益气固本，适于肾阳虚型不孕症。③取穴：分两组，一组为肾俞、脾俞、命门、志室、太溪、 百会、气海俞，二组为申脉、三阴交、关元、气海，申脉、三阴交、太溪直刺 0.5~1.0 寸，其余各穴直刺 1.0~1.5 寸。疏肝理气为主，兼能调畅气机，适于肝郁气滞型不孕症。④取穴：分两组，一组肾俞、太溪、次髎、命门，二组曲骨、关元、三阴交、足三里。操作方法：两组穴位交替进行，用毫针针刺加灸，太溪直刺 0.5~1.0 寸，其余穴位直刺 1.0~1.5 寸。除湿祛痰为主，兼能清肝泄热，适于湿热下注型不孕症。⑤取穴：关元、气海、中极、水道、血海、三阴交、足三里。操作方法：用一次性针灸针快速进针得气后，关元、气海、足三里施以提插捻转补法，血海、太冲施以提插捻转泻法，其余均平补平泻。功能攻补兼施，补气活血，适于气虚血瘀型不孕症。

2. 灸法：用自拟射精涌泉散：王不留行 20g，淫羊藿 15g，路路通、川牛膝、川椒、附子各 10g，麝香 0.1g，生姜 5~10 片，艾柱 21 壮如黄豆大，麦面粉适量，食盐 30g。先将麝香、食盐分别研细末，分放待用，次将其余诸药混合研成细末另备用。嘱患者仰卧床上，首先以温开水调麦面粉成面条，将面条绕脐围圈，内径 4~6cm，然后填满食盐略高出面条 1~2cm，接着取艾炷放丁盐，然后点燃灸之，连续灸 7 壮之后，把脐中食盐去掉，再取麝香末 0.1g，纳入患者脐中，再取药末填满脐孔，上铺生姜片，放艾柱点燃，频灸 14 壮，每隔 3 天灸 1 次，连灸 7 次为 1 个疗程。

3. 中药贴敷：用麝香 0.3g，敷脐心，以通窍。

【中成药验方】

1. 五子衍中丸：由枸杞子、菟丝子、覆盆子、五味子、车前子组成，辅料为赋形剂蜂蜜。用于肾虚精亏所致的阳痿不育、遗精早泄、腰痛、尿后余沥。每 100 粒重 10g。水蜜丸一次 6g，一日 2 次，口服。

2. 黄精赞育胶囊：由制何首乌、酒制黄精、枸杞子、菟丝子、五味子、熟地黄、肉苁蓉、淫羊藿、紫河车、续断、党参、当归、丹参、蒲公英、败酱草、蛇床子、炒蜂房、水蛭、牡蛎、盐炒车前子组成。用于肾虚精亏夹湿热型弱精子症、少精子症引起的男性不育。每粒装 0.31g。一次 4 粒，一日 3 次，口服。3 个月为 1 个疗程。

3. 仙鹿口服液：由菟丝子、麦冬、淫羊藿、鹿角胶、熟地黄、枸杞子、龟板胶、黄精、女贞子、泽泻、人参、山药组成。用于肾阴亏损所致的精子数目少，精子活动力下降之男性不育症。每支 10mL。一次 10mL，一日 3 次，口服。3 个月为 1 个疗程。

4. 生精片：由鹿茸、枸杞子、人参、冬虫夏草、菟丝子、沙苑子、淫羊藿、黄精、何首乌、桑椹、补骨脂、骨碎补、仙茅、金樱子、覆盆子、杜仲、大血藤、马鞭草、银杏叶组成。用于男子不育症。每粒 0.42g。一次 4 片，一日 3 次，口服。

5. 补肾龙斑片：由鹿茸、酸枣仁、鹿角胶、柏子仁霜、黄芪、人参、酒制当归、制淫羊藿、制附子、肉苁蓉、熟地黄、韭菜子组成。用于男子不育症。每片 0.3g。一次 4~6 片，一日 3 次，口服。

第二十四节　烧伤

烧伤是指沸水、滚油、蒸汽、烈火、电、化学物质或放射线等各种因素作用于机体而引起的一种急性损伤性疾病。是一种常见的外科急症，常伤于局部，波及全身，可出现严重的全身性并发症。局部症状以红斑、肿胀、水疱、焦痂等为主。根据中西医病名对照，烧伤属于中医“水火烫伤”范畴。

【诊断要点】

1. 有明确的沸水、火焰等损伤史可查。

2. 体表有不同程度的创面，并可有不同程度的全身症状。

3. 按三度四分法，记录烧伤的深度和百分比。

（1）Ⅰ度（红斑）：轻度红、肿、热、痛，感觉过敏，不起水疱，表皮干燥。

（2）Ⅱ度（水泡）：浅Ⅱ度：剧痛，感觉过敏，温度增高，有水疱，基底潮湿，呈均匀红色，水疱明显。

深Ⅱ度：痛觉迟钝，水疱或有或无，揭去表皮，基底干燥苍白，有小出血点，水肿明显。

（3）Ⅲ度（焦痂）：感觉消失，无弹力，坚硬如皮革样，蜡白，焦黄或炭化，干燥后可见皮下筋脉阻塞如树枝状。

【内治验方】

1. 黄连解毒汤：黄芩、黄柏各6g，黄连、栀子各9g。日1剂，水煎服，早晚分服。口干甚者加鲜石斛、天花粉；便秘者，加大黄泻下焦实热；吐血、衄血、发斑，加玄参、生地黄、丹皮以清热凉血；黄疸者，加大黄、茵陈以清热祛湿退黄；疮疡肿毒者，加蒲公英、连翘以清热解毒。适用于烧伤火毒伤津证，症见烧伤后出现壮热烦躁，口干喜饮，便秘尿赤，舌红绛而干，苔黄或黄糙，或舌光无苔，脉洪数或脉弦细数。

2. 参附汤合生脉散加减：人参、附子（炮，去皮、脐）、青黛各15g，麦门冬9g，五味子6g。日1剂，水煎服，早晚分服。冷汗淋漓加煅龙骨、煅牡蛎、黄芪、白芍、炙甘草。适用于烧伤阴伤阳脱证，症见烧伤后出现神疲倦卧，面色苍白，呼吸气微，表情淡漠，嗜睡，自汗肢冷，体温不高反低，尿少，全身或局部水肿，创面大量液体渗出，舌淡暗苔灰黑，或舌淡嫩无苔，脉微欲绝或虚大无力。

3. 犀角地黄汤：犀角（水牛角代替）30g，生地黄24g，芍药12g，丹皮9g。日1剂，水煎服，早晚分服。若火毒传心，可见烦躁不安，神昏谵语；若火毒传肺，可见呼吸气粗，鼻翼翕动，咳嗽痰鸣，痰中带血；若火毒传肝，可见黄疸，双目上视，痉挛抽搐；若火毒传脾，可见腹胀便结，便溏黏臭，恶心呕吐，不思饮食，或有呕血、便血；若火毒传肾，可见浮肿，尿血或尿闭。适用于烧伤火毒内陷证，症见烧伤后壮热不退，口干唇燥，躁动不安，大便秘结，小便短赤，舌红绛而干，苔黄或黄糙，或焦干起刺，脉弦数。

4. 八珍汤：人参、白术、白茯苓、当归、川芎、白芍药、熟地黄、甘草（炙）

各30g。日1剂，水煎服，早晚分服。适用于烧伤气血两虚证，症见烧伤疾病后期，火毒渐退，低热或不发热，精神疲倦，气短懒言，形体消瘦，面色无华，食欲不振，自汗盗汗，创面肉芽色淡，愈合迟缓，舌淡，苔薄白或薄黄，脉细弱。

5. 参苓白术散合益胃汤：人参、茯苓、白术（炒）、山药、甘草各10g，白扁豆（炒）7g，莲子、薏苡仁（炒）、砂仁，沙参9g，冰糖3g，麦冬、细生地黄各15g，玉竹炒香4.5g。日1剂，水煎服，早晚分服。适用于烧伤属脾虚阴伤证，疾病后期，火毒已退，脾胃虚弱，阴津耗损，面色萎黄，纳呆食少，腹胀便溏，口干少津，或口舌生糜，舌暗红而干，苔花剥或光滑无苔，脉细数。

6. 清营汤合黄连解毒汤加减：水牛角粉10g，生地黄、玄参、金银花、黄连、丹参、麦冬、黄芩、黄柏、山栀、甘草各15g。水煎，每日1剂，分2次服。用于烧伤，属毒热炽盛证。若热毒传心者，加清心开窍之品，用安宫牛黄丸或紫雪丹；热邪传肺者加清肺化痰之品如生石膏、川贝母、鱼腥草等；若热毒传肾，尿少或尿闭者，加车前子、白茅根、猪苓、泽泻；若腹胀便干可加枳实、厚朴、大黄等。

7. 解毒养阴汤加减：南北沙参、生薏苡仁各20g，西洋参15g，石斛、玄参、佛手、生黄芪、生地黄、丹参各12g，蒲公英、麦冬、玉竹、金银花、甘草各10g。水煎，每日1剂，分2次服。适于热盛伤阴者。若脾胃虚弱者宜调理脾胃为主，以参苓白术散加山药、扁豆、石斛；呃逆嗳气者加制半夏、柿蒂、竹茹。

【外治验方】

1. 烧伤创面清创术：用37℃左右的消毒生理盐水清除创面污物，修剪创周毛发和过长的指（趾）甲，大水疱于低位剪破放水，保留疱皮，小水疱可暂不处理，用2%黄连洗液或2%黄柏溶液等清洗消毒创面，沾干创面水分。

2. 中药外治方:①紫草油膏：紫草根、当归各20g，胡麻油200mL。上药用文火煎枯，去滓，再加黄蜡30~40g成膏，涂于烧、烫、灼伤等创面，每4~6h更换新药。换药前，须将残留在创面上的药物及液化物拭去。暴露创面用药。用于小面积烧烫伤。②三黄洗剂：大黄、黄柏、黄芩、苦参各15g。研细末。用10~15g，加入蒸馏水100mL，医用石炭酸1mL，摇匀，以棉签蘸搽患处，或浸润纱布湿敷，每日多次。用于烧伤创面渗出较多或感染时。③生肌白玉膏：煅石膏（将石膏先用人尿浸半年，洗净，再漂2月，然后煅熟），制炉甘石（药用剂量比例：9:1）。上药为细末，以麻油少许调成药膏，再加入黄凡士林（药粉与油类比例：3:7），用时将膏均涂纱布上，敷贴患处，封闭创面。用于残留创面直径小于5cm者，促进伤口愈合。④复方紫冰油：紫草30g，地榆、生大黄各15g，红花10g，冰片3g，火麻油500mL。将前五味药放入生火麻油内浸泡2周，滤去药渣，瓶装密闭备用。轻度烧伤的小水疱，擦药后可自行吸收。大水疱则用消毒针刺破后，用消毒后之鹅、鸭、鸡翎或消毒棉签蘸药液擦患处，1~2h 擦 1 次，结痂后每日擦药 3~6 次。⑤青黛石膏散：青黛 60g，煅石膏 40g，冰片 1g，庆大霉素 24 万~40 万 U，利多卡因 200~400μg，调成糊状备用。先以 0.9%的氯化钠溶液清洗局部，清理污染的皮肤。大水疱者，刺破放液减张，无菌纱布吸除表皮水分，再外涂青黛石膏糊剂，用无菌纱布外敷包扎每日换药 1 次。⑥蚯蚓验方：鲜活蚯蚓（地龙）5~10 条，冰片 0.5~3g，将鲜活蚯蚓用清水冲净泥土，放入洗净的陶瓷盘或陶瓷碗内，撒入冰片，稍许（5~10min）蚯蚓即可分泌出涎液（以烧伤面积而选用蚯蚓及冰片的用量）。仍用消毒之鸡、鸭、鹅翎或消毒棉签蘸此药液均匀涂擦于受伤处。0.5~2h 擦药 1 次，4~8h 可结痂，结痂后，每日擦 3~6 次即可。⑦烧伤生肤方：黄柏 40g，苦参、防风各 50g，苍术、荆芥穗各 30g，甘草 20g。上方加水煎至 100~150mL，冷却后即可使用。清理修剪创面坏死组织及毛发后，用碘伏冲洗，涂上药 3~4 次/日，成痂后 1~2 次/日，痂皮干燥自行脱落时停药。⑧女贞子叶 100g，烧灰存性，桐油适量调敷患处，每日 2 次。⑨生肌愈疡散：珍珠粉、白芷、白及、大黄、黄连、冰片等组成。大黄、黄连等洗净打碎研末过 100 目筛，高压灭菌 2h，将珍珠粉、冰片等研末后过 100 目筛，紫外线照射火菌 2h 后，与上药混匀。取上药混合制剂散布于 4~6 层纱布上。厚约 2cm，外敷创面包扎固定。治疗初期在溶痂渗液较多时可每日换药，此后视创面渗液及肉芽组织生长情况可适当延长换药间隔时间。换药时对创面分泌物及溶痂产生的坏死组织液化物应及时用镊子或纱布清除。在创面即将愈合时勿强行换药以免损伤肉芽组织及皮岛，可延迟至 1 周后拆除药纱。对未脱落或未分离坏死组织不采用手术器械分离及切削痂。

3.手术治疗：大面积深度烧伤者，患者渡过休克期后，应尽早行切、削痂手术治疗，削痂植皮，或培植肉芽后植皮，封闭创面。

【中成药验方】

1. 湿润烧伤膏主要由黄连、黄柏、黄芩、地龙、罂粟壳组成。用于各种小面积创面烧、烫、灼伤。40g/支。涂于烧、烫、灼伤等创面（厚度薄于 1mm），每 4~6h 更换新药。换药前，须将残留在创面上的药物及液化物拭去。暴露创面用药。

2. 生肌愈皮膏：由苦杏仁、甘草、当归、白芷、乳香组成。用于各种皮肤溃疡、烧烫伤等。尤适于治烧、烫伤后皮肤溃疡久治不愈者。20g/支。外用，均匀涂敷患处，一日 1 次。

3. 烧烫伤膏：由獾油、地榆、大黄、冰片、虫白蜡、无水羊毛脂、蜂蜡、茉莉香精、白凡士林组成。用于水火烫伤。20g/支。涂敷患处。

第十三章　妇科疾病

第一节　功能失调性子宫出血

功能失调性子宫出血简称“功血”，是由于下丘脑-垂体-卵巢轴功能失调引起的异常子宫出血。以月经周期紊乱、月经过多、经期延长，甚至不规则阴道流血为主要表现。按发病机制分为无排卵型和排卵型两大类，前者多发生于青春期及绝经过渡期妇女，后者多见于育龄妇女。无排卵型功血属中医“崩漏”范畴，排卵型功血根据其不同表现属中医“经期延长”“月经先期”“月经过多”“经间期出血”等病证。

【诊断要点】

1. 无排卵型功血：

(1) 月经周期、经期及经量均异常，表现为子宫不规则出血，月经周期紊乱，出血间隔长短不一，出血量多少不一，难以自止。

(2) 全身及妇科检查一般无明显异常，病程长、出血较多时可见不同程度的贫血。

(3) 基础体温单相，经前诊断性刮宫内膜呈增生期或增生过长表现。

(4) 必须结合病史、体格检查及辅助检查除外全身性疾病、妊娠相关出血和生殖器官器质性病变。

2. 排卵型功血：

(1) 月经周期规则或缩短为 20 天左右，经期正常或持续 7 天以上，一般不超过半月，经量正常或增多，但能自止。常有不孕或早孕流产。

(2) 妇科检查无生殖器官器质性病变。

(3) 基础体温双相，但排卵后体温上升缓慢，上升幅度偏低，高温期小于 12 日。子宫内膜活检显示分泌反应至少落后 2 日。

【内治验方】

1. 周鸣岐祛瘀止崩汤：生地黄、黄芩各 15g，柴胡、红花、桔梗、当归、阿胶、丹皮各 10g，牛膝、香附、赤芍、栀子各 12g，甘草 8g，鲜藕节 3 块为引。每日1剂，水煎服，分2次早饭前、晚饭后各温服1次，其中阿胶烊化兑入。适用于血瘀、气滞、血热型之崩漏。

2. 贾锐益气固冲汤：黄芪30g，白术、醋柴胡、陈艾炭、仙鹤草、甘草各10g，党参、荆芥穗炭、当归、炒川断各15g，升麻4g。水煎服，每日1剂，日服2~3次。本方益气固本，摄血止崩，对气虚不摄的功血效果好。出血量多，加血余炭、陈棕炭各10g，乌梅炭5g；气虚甚则党参易红参。

3. 刘云鹏健脾固冲汤：黄芩、白芍、白术、生地黄、地黄炭各9g，甘草3g，阿胶12g，姜炭6g，赤石脂30~60g。上药用清水浸没煎沸后，再以文火煎20min左右，每日1剂，分2次煎服。赤石脂布包煎，阿胶烊化兑服。全方养血敛阴，健脾摄血，固涩冲任，适用于中老年血崩而无瘀滞者，症见崩漏下血，量多色红，口干，纳差，四肢乏力，舌质红而干或淡红，苔黄，脉虚数或沉软。

4. 滋阴固气汤：白术、白芍、续断各9g，党参、何首乌各12g，黄芪、山萸肉、鹿角霜、菟丝子各15g，阿胶（烊化）、炙甘草各6g。水煎服，每日1剂，日服2次。适于虚热型的青春期子宫功能性出血。

5. 韩百灵育阴止崩汤：熟地黄、山萸肉、杜仲、蒲黄炭、川断、桑寄生各20g，海螵蛸、白芍、牡蛎各25g，炒地榆50g，阿胶、生山药各15g。水煎服，每日1剂，日服2次。用于崩漏（青春期功血、更年期功血）证属肝肾阴虚者。

6. 高玉明崩漏停：柴胡6g，煅龙骨、煅牡蛎、生地黄炭各30g，女贞子、焦白术、木贼草、墨旱莲各10g，乌贼骨、熟大黄炭各9g，贯众炭、仙鹤草各15g，田三七粉5g（吞服）。水煎服，每日1剂，日服2次。共奏调理肝脾、益肾固冲之效。对于实热型、气虚型、肝肾阴虚型、脾肾阳虚型各年龄阶段的功能性子宫出血均有效。若热在下焦，迫血妄行，经事每至超前，色鲜而紫，重加土茯苓30g以上，丹皮10g。

7. 胡玉荃栀母霜汤：炒栀子15g，鸡血藤、益母草、白茅根各30g，红花炭9g，川楝子炭、生甘草各12g，鹿角霜10g。水煎服，每日1剂，日服2次。适用于肾气不足，冲任失调，胞脉失固之崩漏。

8. 金明文扶正止崩汤：当归、白芍各9g，黄芪、仙鹤草各30g，党参15g，侧柏炭12g。水煎服，每日1剂，日服2次。对于气血虚弱之功能性子宫出血、更年期功血尤宜。

9. 益肾止血汤：生地黄、白芍各9~15g，女贞子、墨旱莲、小蓟、槐花、茜草炭各12g，蒲黄、地榆各9g。水煎服，每日1剂，日服2次。用于崩中漏下，或月经一月二行，不论有无排卵，均可用之。无排卵者，尤可促使排卵。

10. 茴香补益冲任汤：小茴香3g，鹿角霜6g，女贞子、紫石英、补骨脂各

12g，炒当归、沙苑、蒺藜、肉苁蓉、枸杞子、旱莲草各 9g，淡竹茹 15g。每日煎服 1 剂，日服 2 次。用于冲任虚寒者，症见出血量多，或淋漓不断，色淡红、精神萎靡，头目虚眩、面色晦暗，尿频而长，大便溏薄，舌淡、苔薄白、脉沉细或微弱、尺脉尤甚。

11. 刘炳凡归经汤：党参 15g，白术、茯苓、当归各 10g，炙甘草 5g，黄芪 20g，大枣 5 枚，桂圆肉 12g，炙远志 3g，酸枣仁、五灵脂炭、蒲黄炭各 10g，荆芥炭 5g。每日 1 剂，上方用冷水浸泡后煎煮。文火煎煮 3 次，每次 150mL，分 3 次温服。用于功能性子宫出血，症见月经过多，形成崩漏，腹痛有凝块、淋漓不断，或经期延长出现气血两虚症状。

12. 何炎燊加减清海汤：熟地黄、龙骨各 24g，淮山药、山萸肉、阿胶、麦冬、女贞子、旱莲草各 12g，丹皮、白术、桑叶各 9g，北沙参、白芍各 15g，石斛 2g。每日 1 剂，水煎服，日服 2 次。服至 5~7 剂后，崩块之热得减者，去桑叶、丹皮，加龟板、鳖甲、牡蛎。愈后每月经前服 4~5 剂，病根可除。适于肝肾阴虚型崩漏，症见出血量少或淋漓不断，色鲜红，头晕目眩，虚烦不寐，盗汗，耳鸣，视力减退，低热颧红，手足心热，口干，腰膝疲软，足跟痛，舌质红，少苔或无苔，脉细数无力。

13. 卢苏加味四草汤：马鞭草、鹿衔草各 30g，益母草、茜草、炙龟板、炒川断各 15g，大、小蓟、紫草、炒五灵脂、炒蒲黄各 10g。先用温水浸泡半小时，文火至沸，煮沸 20min 后取头煎约 200mL，再加水 200mL，煎煮 20min，取二煎，两煎和匀，分两次服用。自阴道出血第一天开始服用，血止后即停。适用于肾虚瘀热型更年期功血。

14. 原苏琴经验方：阿胶、沙参、生地黄各 20g，黄芩、地骨皮各 15g，生藕节、栀子、甘草、地榆炭、棕榈炭各 10g。水煎服，1 天 1 剂，分早晚 2 次服用。用于血热内蕴型功能性子宫出血。

15. 加味固冲调经汤：黄芪、党参、熟地黄、山药、川续断、菟丝子、乌贼骨各 15g，生牡蛎 30g，椿根皮、白术、白芍各 9g，炙甘草 5g。每月于经净后服药 7~14 剂，日 1 剂，3 个月为 1 个疗程。治疗肾阴亏虚、肾气不足之青春期子宫功能性出血。

【外治验方】

1. 中药外治方：①香桂散：处方：肉桂、沉香各 3g，吴茱萸、干姜、艾叶、香附、小茴香各 6g，当归、延胡索各 9g。以上方药共研细末，装入两层纱布袋中备用。取药袋敷于脐中，绷带固定。另用热水袋置药袋上热熨之。每日 3 次，每次 30min。②敷脐散：烟叶适量，生盐少许。将烟叶捣烂如泥，加生盐拌匀，用纱布包好，敷于患者肚脐上，每日换药1次，连续敷3~5日为1个疗程。③纳药散：陈棕炭、血余炭、棉。将以上方药共研细末，贮瓶备用。用时取适量，用消毒纱布或消毒丝绢包裹成如荸荠大小之药球，以长线拴好，外面薄涂菜油或棉籽油。嘱病人屈膝仰卧，将药球塞入阴道达子宫颈部，留长线在外，静卧半日，待血止后拉线取出药球。④补养膏：当归60g，黑荆芥穗、党参、白术、熟地黄、黄芪、川芎、白芷、炒蒲黄、炒灵脂各30g，柴胡、升麻、陈皮各15g，乌梅、炮姜各10g，麻油、黄丹各适量。以上方药用麻油熬枯去渣，加入黄丹收膏，备用。用膏药贴心口脐下。

2. 毫针法：虚证取关元、三阴交、肾俞、交信，气虚配气海、脾俞、膏肓俞、足三里，阳虚配气海、命门、复溜，阴虚配然谷、阴谷。实证取气海、三阴交、隐白，血热者配血海、水泉，湿热者配中极、阴陵泉，气郁者配太冲、支沟、大敦，血瘀者配地机、气冲、冲门。具体治法如下：关元直刺1~1.5寸，施提插补法1min；三阴交、交信直刺1寸，施捻转补法1 min；肾俞向督脉方向斜刺，施捻转补法1min。气海针尖向下斜刺，施提插泻法，使针感传至耻骨联合处；隐白可浅刺0.1~0.2寸，施提插泻法或用三棱针点刺放血。每日1次，10次为1个疗程。

3. 割治法：耳穴取子宫、肝、肾、内分泌、皮质下、交感；经穴取血海、三阴交、肾俞、膈俞。具体治法如下：耳郭局部常规消毒后，用锐刃在耳穴处垂直割刺，深度约1mm，然后覆盖消毒干纱布，每次割治一侧，双耳轮用，每5天割治1次。体穴割治时，除穴位处常规消毒外，还需施以局部麻醉，用小尖头手术刀纵行切开皮肤，切口长度0.5~1cm，然后剪去少量皮下脂肪组织，切勿损伤神经、韧带及深部血管。再用刀柄进行局部按摩刺激，待病人感到局部酸胀后，用消毒纱布覆盖，包扎或用胶布固定纱布。每隔7天施治1次，每次取2穴，双侧穴可轮用，7次为1个疗程。

【中成药验方】

1. 归脾丸：由党参、甘草（炙）、当归、茯苓、龙眼肉、木香、黄芪（炙）、白术（炒）、熟地黄、远志（制）、酸枣仁（炒）、大枣（去核）组成。剂量及用法：一次8~10丸，一日3次，宜饭前服用。适用于心脾两虚，气血不足之证。

2. 宫血宁胶囊：重楼提取物。剂量及用法：一次1~2粒，一日3次，血止停服。孕妇忌服。适用于血热妄行之证，胃肠道疾病患者慎用或减量服用。

3. 益母草冲剂：主要成分为益母草。剂量及用法：一次15g，一日2~3次，开水冲服。孕妇忌服。适用于血瘀之证。

4. 补中益气丸：由黄芪（蜜炙）、党参、甘草（蜜炙）、白术（炒）、当归、升麻、柴胡、陈皮、生姜、大枣组成。剂量及用法：一次8~10丸，一日3次，本品宜空腹或饭前服为佳。

5. 少腹逐瘀丸：由当归、蒲黄、五灵脂、赤芍、小茴香、延胡索、没药、川芎、肉桂、炮姜组成。剂量及用法：一次 1 丸，一日 2~3 次，温黄酒或温开水送服。

第二节　闭经

闭经是妇科疾病中的常见症状，表现为无月经或月经停止。分为原发性闭经与继发性闭经。年逾 16 岁，第二性征已发育，月经尚未来潮，或年龄超过 14 岁第二性征未发育者，称原发性闭经；正常月经建立后，月经停止 6 个月以上，或按自身原有月经周期计算，停经 3 个周期以上者，称为继发性闭经。中西医病名同名。现代医学根据闭经的病变部位又大致分为下丘脑性闭经、垂体性闭经、卵巢性闭经、子宫性闭经及其他内分泌功能异常性闭经。

【诊断要点】

1. 有月经初潮推迟及月经后期病史或反复刮宫史、产后出血史、结核病史、使用避孕药等病史。

2. 无月经或月经停闭，可并发不孕、围绝经期综合征、性冷淡、肥胖、多毛、溢乳等。

3. 妇科检查可见子宫体小。

4. 实验室检查测定卵巢激素、甲状腺、肾上腺、促性腺激素和催乳素，对丘脑下部–垂体–卵巢性腺轴功能失调性闭经的诊断有意义。

5. B 超检查了解子宫内膜及卵泡发育情况；诊断性刮宫、子宫碘油造影以及宫腔镜、腹腔镜等检查、孕激素、雌激素等药物试验，有助于子宫内膜结核或非特异性炎症导致闭经的诊断。

【内治验方】

1. 急性子汤：急性子 30~60g，莪术、牛膝各 10~15g，红花、蒲黄各 10g，香附 12g，益母草 30g。水煎服，每日 1 剂。用于继发性闭经之瘀血阻滞实证，症见月经数月不行，少腹胀痛，脉象沉弦，舌质尖边有紫点。

2. 滋肝养血汤：熟地黄、枸杞子、山萸肉、菟丝子、淮山药、柏子仁各 9g，当归 6g、红泽兰、生谷麦芽各 12g。水煎，空腹服。治血枯经闭，症见头晕目眩，夜眠多梦，胸胁胀满，不思食，身体消瘦，呼吸短促。

3. 益经汤：大熟地（九蒸）、白术（土炒）各 30g，山药（炒）、当归各（酒洗）15g，沙参、白芍（酒炒）、生酸枣仁（捣碎）各 9g，柴胡、杜仲（炒黑）各 3g，丹皮、人参各 6g。水煎服。适于肝肾精亏，天癸早竭之闭经。

4. 自拟经验方四二五方：川芎3g，熟地黄、仙灵脾、牛膝各12g，仙茅、当归、白芍、覆盆子、菟丝子、五味子、车前子各9g，枸杞子15g，水煎服。用于产后大出血所引起的血虚肾亏之经闭（席汉氏综合征）。

5. 加味温经汤：当归、川芎、桂心、芍药、莪术（醋炒）、党参各9g，牛膝、甘草（炙）各6g。水煎服。治冷积脏寒之经闭。症见少腹冷痛拒按，喜热熨，脉沉紧。

6. 桃奴饮子：桃奴（桃树上嫩桃干朽不落者，冬月及正月收）、牡鼠粪（即雄鼠粪也，两头尖者是）、玄胡索、肉桂、香附、五灵脂（以上各炒）、砂仁、桃仁（去皮尖，另研）各等分，为细末。每服9g，空心温酒调下。治妇人月经不通，渐成胀满。

7. 解郁活血汤：郁金、当归、柴胡、丹皮、山栀仁各6g，茯苓、白芍、白术各9g，泽兰叶12g，薄荷、甘草各3g。水煎服。治肝郁气滞型经闭，症见面色青黄，精神抑郁，烦躁性急，头晕耳鸣，胸胁作胀，食少嗳气。

8. 加减二仙汤：仙灵脾、仙茅各2g，当归、丹参各1.5g，柴胡、炙甘草各1g，菟丝子3g。水煎服，日2次。治疗肾虚肝郁型卵巢早衰闭经，伴阴道干涩，性欲减退，口干咽燥，畏寒肢冷，眠差多梦，健忘，烦躁易怒，胸胁胀痛，胸闷不舒。

9. 补肾活血通经汤：菟丝子、杜仲、枸杞子、益母草、熟地黄、山茱萸各15g，丹参20g，仙灵脾、当归、川芎、赤芍、桃仁、香附、柴胡、川牛膝各10g。治疗人工流产术后闭经，证属肾虚血瘀者。

10. 孟安琪经验方：川芎、炙甘草各10g，太子参20g，熟地黄、当归、白芍、白术、鸡血藤、茯苓、牛膝、龟板、枸杞子、菟丝子各15g。适于精血不足而导致的经闭。

11. 瓜石汤：瓜蒌15g，元参、麦冬、车前子各9g，石斛、生地黄、瞿麦、益母草、牛膝各12g，马尾连6g，水煎服。适用于阴虚胃热，血枯经闭。

12. 复宫通经汤：当归、益母草各20g，熟地黄、菟丝子、白芍、枸杞子、泽兰、仙灵脾、怀牛膝各15g，艾叶、红花、仙茅各10g，川芎12g，水煎服。适用于人工流产术引起的闭经。

13. 百合调经汤加减：生地黄、熟地黄、丹参、月季花、夜交藤各10g，百合、鸡血藤各20g，香附、川牛膝各6g。水煎服。治疗原发性经闭，伴寐差梦多，证属心营亏虚，经脉不利者。

14. 通经汤加减：炙黄芪、紫石英各30g，紫河车粉（冲服）5g，红花、桃仁、香附、炙甘草、山茱萸、鸡血藤、白术各10g，怀牛膝、益母草各20g，当归

15g。每天1剂，水煎2次，早晚每次服150mL，连服3月。服药期间月经来潮而停药。治疗药物流产后继发性闭经，证属气虚血瘀，肝肾不足者。

15. 苍附导痰丸加减：陈皮、半夏、茯苓、苍术、南星、当归、牛膝各15g，甘草5g，枳壳、香附、川芎各10g，水煎服。适于痰湿阻滞之闭经。

16. 一阴煎加减：生地黄、熟地黄、白芍、地骨皮、黄柏、鳖甲（先煎）各15g，麦冬、丹参、知母各10g，炙甘草5g，水煎服。适于经血由量少而渐至停闭，属阴虚血燥之闭经者。

17. 归肾丸加减：菟丝子、杜仲、茯苓、当归、枸杞子各15g，山茱萸、山药、鸡血藤各20g，牛膝10g。阴虚火旺，潮热明显者，加地骨皮、玄参各10g，炙鳖甲（先煎）15g。适于年逾18周岁，尚未行经，或由月经后期量少逐渐发展至闭经，证属肝肾不足者。

18. 人参养荣汤加减：人参、茯苓、远志、陈皮、五味子、益母草、白芍、熟地黄各15g，当归20g，黄芪40g，丹参、川芎各10g。适于气血虚弱之闭经，月经逐渐后延、量少、色淡质薄，继而停闭不行。

19. 血府逐瘀汤加减：桃仁、红花、赤芍、当归、生地黄、桔梗、牛膝、益母草各15g，川芎、柴胡各10g。适于经血数月不行，精神抑郁，烦躁易怒，胸胁少腹胀满疼痛或拒按，证属气滞血瘀者。

20. 平胃散加减：苍术、陈皮、川朴、香附各9g，甘草3g，炒薏苡仁、芒硝各12g，半夏6g。适于痰湿阻滞型经闭，躯体肥胖，肢体沉重感，舌胖苔薄白，脉沉实。

21. 理血通经汤：吴茱萸、赤芍、续断各60g，三棱、莪术、红花、苏木、桃仁、益母草各30g，党参、香附各45g。共研细末，每次服12g，用熟地黄30g、麦冬15g，煎汤送服，每日2次。适于气滞血瘀所致闭经。

22. 益经汤：熟地黄、枸杞、菟丝子、党参、炙黄芪、当归各15g，淫羊藿、山萸肉、生三七粉（兑服）各10g，丹参20g。适于年逾18岁尚未行经，身材矮小，双乳及子宫发育不良，或正值青壮年，突然月经延后、经量逐渐减少至经闭不行，证属肝肾两虚夹瘀者。

23. 归芪建中汤加味：当归、杭芍、桑葚子、沙苑子、麦冬、女贞子各15g，炙黄芪20g，桂枝、丹皮、莪术、生三七粉（兑服），炙甘草各10g。适于月经逐渐推后，量少色淡而质薄，继而停闭，证属脾虚夹瘀者。

【外治验方】

1. 中药外治法：①活络散：益母草、当归、红花、赤芍、路路通各30g，五灵脂、青皮、穿山甲各15g。以上方药共研粗末，以布包扎紧，蒸热熨小腹上。

每日 1 次，每次热熨 30min，7 次为 1 个疗程。②三味散：白胡椒、黄丹、火硝各 9g。以上方药共研细面，做成 3 个饼。治疗时将脐部擦净后，将药饼贴脐上，用于按熨，连用 2~3 次。③妇笑散：柴胡、川芎各 15g，当归、红花各 20g，丹参 25g，益母草 30g。将益母草煎浓汁，其他药研细末后备用。以 75%酒精常规消毒神阙穴，以益母草浓汁将药粉调成糊状，取糊状药饼约 5g 置于神阙穴处，外用胶布固定以防外溢，每 3 天换药 1 次。④蜣灵散：蜣郎 1 个（焙干，微炒），威灵仙 10g，以上方药共研细末，过筛，用酒调成膏状，纱布包裹，敷神阙穴，用胶布固定。局部有烧灼刺痛感时去除。⑤六君散：党参、白术、当归、熟地黄、白芍、川芎各 20g。以上方药共研细粉，和匀备用。治疗时取药粉适量与黄酒共调成膏，敷于病人肚脐内，外盖纱布，然后用胶布固定。每 2 日换药 1 次，可连续使用。⑥益肾散：山萸肉 15g，当归、怀牛膝、菟丝子各 12g，熟地黄、枸杞子各 10g，川芎、白芍、益母草各 20g，以上方约共研细粉，和匀备用。治疗时取药粉适量与黄酒调成膏，敷于病人肚脐内，外盖纱布，然后用胶布固定。每 2 日换药 1 次，可连续应用。⑦膝药膏：牛膝 20g，柴胡、当归各 12g，白术、白芍、茯苓各 10g，薄荷 3g，三棱 6g。以上方药共研细粉和匀，然后用凡士林膏与药粉共调成药膏。取药膏适量敷于关元穴上，外盖纱布，然后用胶布固定。每日换药 1 次，可连续使用。

2. 毫针法：肾气不足型取肾俞、关元、气冲、三阴交，头晕耳鸣甚者加太冲；气血亏虚型取脾俞、膈俞、足三里、三阴交、气海，头晕目眩甚者加肝俞、百会；痰湿阻滞型取膻中、中脘、气海、丰隆，白带多者加次髎；阴虚内热型取心俞、肾俞、太溪、太冲、三阴交，心悸失眠甚者加神门、内关；血寒凝滞型取关元、命门、中极、合谷、三阴交，肢冷较甚者加神阙隔姜灸；气滞血瘀型取气海、行间、三阴交、血海，胸胁胀满甚者加期门、阳陵泉。具体的治法如下：肾气不足型针用补法，并用灸法；气血亏虚型针用补法，加灸；痰湿阻滞型针用平补平泻法，并灸；阴虚内热型针用补法；血寒凝滞型针用平补平泻法，并灸；气滞血瘀型针用泻法，可灸，期门可刺络拔罐。

3. 按摩法：按摩手法以按、揉、点为主，先用两拇指按揉膈俞、肝俞、脾俞、肾俞、八髎等穴，共按揉 2~3min，再点按气海、关元、足三里、地机、三阴交等穴，共点按 5~6min。6 次为 1 个疗程，每日或隔日 1 次。

【中成药验方】

1. 八珍益母丸：由益母草、党参、白术、茯苓、甘草、当归、白芍（酒炒）、川芎、熟地黄组成。剂量及用法：一次 6g，一日 2 次，口服。适用于气血亏虚之证。

2. 活血调经丸：由熟地黄、川芎、赤芍、延胡索等组成。剂量及用法：一次1丸，一日2次，口服。适用于血瘀之证。

3. 艾附暖宫丸：由艾叶（炭）、香附（醋炙）、吴茱萸（制）、肉桂、当归、川芎、白芍（酒炒）、地黄、黄芪（蜜炙）、续断组成。剂量及用法：一次6g，一日2~3次，口服。适用于下焦虚寒之证。

4. 蛤蚧补肾丸：由茯苓、黄芪、鹿茸、枸杞子、蛤蚧、白术、冬虫夏草、人参、杜仲组成。剂量及用法：一次3~4粒，一日2~3次，口服。适用于肝肾亏虚之证。

5. 河车大造胶囊：由紫河车（人体胎盘）、熟地黄、龟甲（制）、天冬、麦冬、杜仲（盐炒）、牛膝（盐炒）、黄柏（盐炒）组成。剂量及用法：每粒装量0.35g，一日3次，一次3粒，口服。治疗卵巢早衰闭经，能升高卵巢早衰闭经患者血清雌激素水平。

第三节　多囊卵巢综合征

多囊卵巢综合征是一种发病多因性、临床表现多态性的综合征。因稀发排卵或无排卵而表现为月经稀发或闭经、不孕、肥胖、多毛、高雄激素血症或胰岛素抵抗和卵巢多囊性变等为临床特征的综合征候群。本病属中医学“月经不调”“闭经”“不孕症”“癥瘕”等疾病范畴。

【诊断要点】

1. 月经失调：月经稀发、月经过少甚至闭经，少数可表现为功能性子宫出血；多发生在青春期，为初潮后不规则月经的继续。

2. 多毛：同时可伴有痤疮、面部皮脂分泌过多、声音低粗、阴蒂肥大、出现喉结等男性化征象。

3. 原发不孕或孕后易流产。

4. 肥胖：多始于青春期前后，呈渐进性，向心性。

5. 双侧卵巢多囊性改变：B超下可见双侧卵巢对称性增大，卵巢内可见多于十个以上小囊，大小不等。直径2~6mm，主要分布在卵巢皮质的周边。

6. 性激素测定：黄体生成素（LH）/卵泡刺激素（FSH）≥2，LH峰值消失；雄激素（T）水平增高。

以上具备三条以上即可临床诊断。

【内治验方】

1. 郝兰枝经验方：仙灵脾、菟丝子、鹿角霜、墨旱莲、女贞子各30g，当归、益母草、黄芪15g，川芎、仙茅各10g，炙甘草6g。月经后期加用枸杞子、何首乌各30g；排卵前期加用丹参、泽兰、香附；排卵后期加用杜仲、川断、桑寄生、阿胶；经前期加用川牛膝、桃仁、红花、三棱、莪术。治疗多囊卵巢综合征中高雄激素血症。

2. 滋水益肾汤：葛根30g，鲜石斛12g，鸡内金、川断、虎杖、川牛膝各15g，五味子5g，天花粉、白芥子、当归、炒白芍、郁金各10g。上药加水500mL，先煎石斛30min，加入其他药物共煎30min，早晚温服。治疗多囊卵巢综合征，症见月经先后不定，甚至闭经，量少色红质稠，属真阴不足，火热煎灼炼液成痰者。

3. 马文侠经验方：菟丝子、鹿角霜各30g，川芎、杜仲各10g，白术、茯苓各15g，当归、熟地黄各18g。随症加减治疗各种证型的多囊卵巢综合征。于月经周期第5天开始，每日1剂，连用5剂。之后在上方中加入丹参、香附子、益母草，连用6剂。至月经周期的第15天，可酌加温阳补肾之品，在月经来潮（闭经者可建立人工周期）的前5天，应选用桃红四物汤加味，引血下行。

4. 石英毓麟汤加减：紫石英、淫羊藿、川牛膝、当归、续断、赤芍、红花、桃仁、川芎、枸杞子、香附、菟丝子、肉桂各9g。上药加水600mL煎煮，分2次口服，每日1剂。治疗肾虚血瘀型多囊卵巢综合征。

5. 苍附导痰丸加味：茯苓15g，苍术、香附、半夏、陈皮、枳实、当归各10g，胆南星、神曲、川芎、生姜各9g。上药加水800mL煎煮分服，每日1剂。痰多、体态肥胖、多毛者，加山慈姑、皂角刺、石菖蒲、穿山甲。治疗肾虚痰湿型多囊卵巢综合征，可减轻体重，调节月经周期，促进排卵。

6. 丹栀逍遥散：当归、白芍、柴胡、白术、茯苓各10g，牡丹皮、栀子、甘草各6g。上药加水800mL煎后分服，每日1剂。治疗肝郁火热型多囊卵巢综合征。

7. 补肾化瘀汤：生地黄、熟地黄、当归、黄精各10g，皂角刺12g，麦冬9g。取上药加水500mL煎煮，分2次口服，每日1剂。于月经中期治疗，加用活血化瘀药同煎。主治肝郁型多囊卵巢综合征。

8. 金匮肾气丸合启宫丸加减：山萸肉、生磁石（先煎）、石菖蒲、穿山甲片、川断、菟丝子、仙茅、巴戟天各12g，当归、川芍、香附各9g。治疗肾阳不足，痰湿阻滞之多囊卵巢综合征，症见月经初潮晚，月经后期量少，渐至经闭，乳房发育差，大便溏薄，白带少或带下清稀，舌苔薄白，质淡胖，脉细滑。

9. 傅萍经验方：菟丝子、米仁各30g，紫石英20g，党参、仙灵脾、丹参、覆盆子各15g，当归、巴戟天各12g，姜半夏、石菖蒲、川芎、茯苓、香附、郁金各10g，陈胆星、化橘红、河车粉（吞服）各6g，陈皮、甘草各5g，每日1剂，分2

次服用。适于脾肾阳虚，痰湿内阻，冲任闭塞之多囊卵巢综合征。

10. 马春芬经验方：柴胡、当归、延胡索、赤芍、降香各15g，肉桂、香附各6g，炮姜、川芎各10g，蒲黄、五灵脂、制没药、小茴香各12g，党参20g，黄芪、益母草各30g，甘草3g。日1剂，早晚2次水煎服。用于多囊卵巢综合征，月经后期，量少，经期腹痛拒按，得热则减，不孕，全身肌肤粗糙，属气滞血瘀者。

11. 散结通络汤：当归、浙贝、僵蚕、半夏、昆布、皂角刺、王不留行、制香附、路路通各15g，川芎、白芥子、白芷、醋大黄、炮姜各10g，鬼箭羽、怀牛膝各20g，丹参、鸡血藤、益母草各30g。每天1剂，水煎服。适于痰湿壅滞，血瘀阻络证。

12. 杨家林经验方：覆盆子、枸杞子、苍术、香附、当归、川芎、茯苓、陈皮、法夏、补骨脂、枳实、巴戟天各10g，菟丝子、山楂各15g，薏苡仁24g。水煎服，日3次，每2日1剂，每月服药8剂。适于肾虚痰湿阻滞证。

13. 加味大柴胡汤：柴胡8g，黄芩、白芍药各3g，半夏、生姜各5g，枳实、大黄各2g，大枣2粒，石菖蒲、远志各1g，蜈蚣0.5g，制成中药浓缩制剂，分3次饭前服用，经行停药。治疗多囊卵巢综合征，达到调经助孕的治疗效果，并对多囊卵巢综合征的远期疾病如糖尿病、高脂血症、子宫内膜癌也有治未病的预防作用。

【外治验方】

1. 中药外治法：①桃红四物汤组成：桃仁、熟地黄各20g，当归、白芍各15g，红花10g，川芎18g。每日1剂，水煎成200mL，稀释至900mL，加入熏蒸机，熏蒸局部，每次30min。熏蒸时，患者取仰卧位，充分暴露下腹部，并嘱患者全身放松，使其感觉舒适，每日1次，3个月经周期为1个疗程。②自拟方：血竭、白芍、川牛膝、桃仁、红花、丹参、路路通。200g/份，经净后蒸40min，外敷卵巢相应部位以活血化瘀，软坚散结，行气通络，每包连用3天。③紫鹿通经汤加减：紫石英15g，鹿角片、淫羊藿、川断、熟大黄、柴胡、怀牛膝、清半夏、橘红、丹皮各10g，花椒1.5g，淮山药、生山楂、丹参各30g，皂角刺20g。保留灌肠，21天为1个疗程，经期停止治疗，连续3~6个疗程。

2. 针灸治疗：①选腹部六针（关元、中极、子宫、大赫）、三阴交为主穴。脾肾气虚者配脾俞、肾俞、足三里、太白、公孙，用补法加灸加电针；肝郁气滞者配肝俞、厥阴俞、期门，用平补平泻法加电针。具体的治法如下：常规消毒后，指弹进针，得气后留针20min，每日1次，20次为1个疗程，休息5天再治疗下一疗程，6个疗程为限。②主穴选用关元、中极、大赫、阴陵泉和三阴交，配穴的选择可辨证分型，痰湿阻滞型加曲池、中脘和丰隆，针用泻法；脾肾气虚型加脾俞、肾俞、太白和太溪，针刺手法选择补法加灸；肝郁气滞型加内关、期门、蠡沟，针刺手法选择泻法，可配合电针方法治疗。具体的治法如下：常规消毒后，指弹进针，得气后留针20min，每日1次，20次为1个疗程，休息5天再治疗下一疗程，6个疗程为限。③取关元、中极、子宫、三阴交穴，在月经周期第14天起每日电针1次，连续30min，每日1次，3次为1个疗程，6个疗程为限。

3. 耳穴贴压治疗：以王不留行籽进行，选用子宫、卵巢、内分泌、肝、肾、脾6个穴位。具体的治法如下：每天按压5次，2~3min/次，5天贴穴1次，两耳交替贴穴；治疗12周，月经来潮暂停治疗。

4. 穴位埋线：三阴交、丰隆、梁门、天枢、关元、带脉、水道、气海、子宫、中脘，其中脾肾阳虚型加脾俞和肾俞等穴位；痰湿阻滞型加大肠俞和上巨虚等穴位；气滞血瘀型加肝俞和血海等穴位。具体的治法如下：使用羊肠线或其他可吸收线体对穴位进行植入，每20~30天治疗1次，6个疗程为限。

【中成药验方】

1. 香棱丸：由木香、丁香各15g，京三棱（细锉、浸一宿）、枳壳（去瓤、麸炒）、青皮（去白）、川楝子（锉，炒）、茴香（炒）、莪术（细锉）各30g组成。用法及剂量：上等分，为细末，醋煮面糊为丸，如梧桐子大。每服20丸，炒生姜盐汤下，温酒亦得，不拘时候。

2. 大黄䗪虫丸：由熟大黄、地黄300g，干漆（煅）、土鳖虫（炒）各30g，水蛭（制）、黄芩各60g，虻虫（去翅足，炒）、蛴螬（炒） 各45g，桃仁、苦杏仁（炒）、白芍各120g，甘草90g组成。用法：一次1~2丸，一日1~2次，口服。孕妇禁用。

3. 龙胆泻肝丸：由龙胆草、柴胡、黄芩、栀子（炒）、泽泻、木通、车前子（盐炒）、当归（酒炒）、地黄、炙甘草组成。剂量及用法：一次3~6g，一日2次，口服。忌烟酒及辛辣食物；不宜在服药期间同时服用滋补性中药。

4. 调经促孕丸：由鹿茸（去毛）、淫羊藿（炙）、仙茅、续断、桑寄生、菟丝子、枸杞子、覆盆子、山药、莲子（去心）、茯苓、黄芪、白芍、酸枣仁（炒）、钩藤、丹参、赤芍、鸡血藤组成。用法：口服。一次1袋，一日2次。自月经周期第五天起连服20天；无周期者每月连服20天，连服3个月或遵医嘱。用于脾肾阳虚、瘀血阻滞所致多囊卵巢综合征，症见月经错后、经水量少、有血块、行经小腹冷痛、经水日久不行、久不受孕等。阴虚火旺、月经量过多者不宜服用。

第四节　痛经

痛经是指经行前后或月经期出现下腹部疼痛、坠胀，伴有腰酸或其他不适，症状严重，影响生活质量者。痛经分为原发性和继发性两类，原发性痛经指生殖器官无器质性病变的痛经，约占痛经的90%以上；继发性痛经指盆腔器质性疾病引起的痛经，如子宫内膜异位症、子宫腺肌病、盆腔炎或宫颈狭窄等引起的痛经。在中医古籍属于“经行腹痛”的范畴。此处主要指原发性痛经。

【诊断要点】

1. 有痛经史，腹痛多发生在经行前1~2天，行经第一天达高峰，可呈阵发性痉挛性，或胀痛伴下坠感，严重者可放射至腰骶部、肛门、阴道、股内侧。甚者可见面色苍白、出冷汗、手足发凉等晕厥之象。少数患者于经血将净或经净后1~2天始觉腹痛或腰腹痛。

2. 一般不伴腹肌紧张或反跳痛。无阳性体征者属功能性痛经；如果盆腔内有粘连、包块、结节或增厚者，则可能是盆腔炎症、子宫内膜异位所致。另有部分患者可见子宫体极度屈曲或宫颈口狭窄。

【内治验方】

1. 温经汤加减：吴茱萸、肉桂各3g，当归、白芍各9g，川芎、炙甘草、生姜各6g，党参、熟地黄、川断各12g。治疗虚寒型痛经，下腹寒痛，得热则减，喜暖喜按。

2. 逍遥散加减：柴胡、川芎、薄荷、制香附、青皮、乌药各6g，当归、川楝子各9g，白术、茯苓各12g。治疗气滞型痛经，面色黄滞，胸闷胁痛，下腹胀痛，经行不爽。

3. 吴茱萸汤加减：吴茱萸、细辛各3g，桂枝、生姜、荆芥、川芎、防风、甘草各6g，当归、赤芍各9g。治疗经前或行经期间，外感风寒而致痛经，症见下腹寒痛，得热则缓，畏风怕冷，头痛身痛，经色发黑，舌苔白。

4. 蔡小荪经验方：当归、牛膝、香附、延胡索、丹参、白芍各9g，川芎、红花各4.5g。行经前3天即开始服用，直至月经来潮。用于肝郁血瘀型痛经。

5. 孙宁铨经验方：上肉桂（后下）6g或安桂粉1.5g（包吞），红花10g或藏红花1.5~2g，丹参、当归、延胡索、制香附、枳壳、桂枝、山楂、五灵脂（包）、川牛膝、泽泻各10g，葛根12g，乌药、木香、陈皮各6g，小茴香、吴茱萸各3g。水煎服。用于经期前后或经期时，小腹阵发性绞痛且冷而重，月经量先涩少后增多，伴大小血块，量多块下则疼痛减轻或缓解，属寒凝血瘀型原发性痛经。

6. 少腹逐瘀汤加减：小茴香、制没药、当归、炮姜、赤芍、蒲黄（包煎）、五灵脂（包煎）、制乳香、柴胡各10g，川芎、官桂、川楝子、香附各6g，延胡索15g。适于寒凝血瘀型痛经。

7. 逍遥散加减：柴胡、炙甘草、川楝子、香附各6g，薄荷3g，茯苓、延胡索各15g，五灵脂（包煎）、蒲黄（包煎）、当归、白芍、白术各10g。用于肝郁气滞型痛经。

8. 胡国华痛经宁方：生蒲黄、威灵仙、葫芦巴各18g，大红藤30g，制乳香、没药各3g，田三七粉（冲服）2g，柴胡、延胡索、刘寄奴各9g。治疗子宫腺肌症导致继发性痛经。

9. 丁甘仁经验方：肉桂1.5g，白芍、川楝子各6g，砂仁壳、小茴香各2.4g，元胡、青皮各3g，失笑散（包）、茺蔚子、焦山楂各9g，青橘叶、香附、两头尖（酒浸、包）各4.5g。适于寒瘀痛经，见经色紫黑，少腹痛拒按，痛甚有晕厥之状，形寒怯冷，口干不多饮。

10. 杨鉴冰经验方：当归、元胡、蒲黄（包）、五灵脂各12g，乌药、川芎各10g，小茴香6g，乳香、没药各9g。水煎服。用于寒凝血瘀之原发性痛经。

11. 治闭经方合四逆散加减：蚕沙、海螵蛸、茜草、柴胡、白芍、枳实、乌药、当归各10g，王不留行、牛膝、香附各15g，益母草30g，甘草6g。服3剂，每天1剂，水煎服。用于属气滞血瘀，瘀阻冲任，胞宫不畅之痛经。

12. 宣郁通经汤：三七粉3g，黄芩5g，栀子、柴胡各6g，郁金、白芥子、赤芍、白芍、五灵脂、蒲黄、生甘草、延胡索各10g，香附、当归各12g，牡丹皮15g。水煎，每次月经前5天开始服用，共服7天。适于瘀热互结，冲任不畅之痛经。

13. 裘文治经验方：全当归、川芎、赤白芍、黄芩、益母草、香附、川楝子、五灵脂各9g，砂仁4.5g。水煎服。治疗经来腹痛甚烈，症延日久，屡经治疗而无效者。

14. 黄永澄经验方：太子参15g，砂仁、木香各6g，白术、白芍、熟地黄、何首乌、枸杞子、菟丝子、当归、香附各10g，黄芪30g。经前7~10天开始煎服。用于经期先后不一，经行下腹痛坠不休，揉按则减，属气血亏虚之痛经。

15. 沈建候经验方：丹参、白芍、炒川断、制香附、桑寄生各9g，淡附片、乌药各4.5g，肉桂3g，艾叶1.5g。用于经行痛势较剧，得热则稍缓，按之则舒，经血量多且有瘀块，头晕腰酸，面色苍白，且每逢经行，则大便溏薄，腰以下畏冷者。

16. 益气活血止痛汤：炙黄芪、白芍各30g，熟地黄、当归、川芎、香附、延胡索、生蒲黄（包煎）、五灵脂（包煎）、乌药各15g，吴茱萸6g，炙甘草、小茴香各 10g。用于气血亏虚，夹有血瘀之原发性痛经。

17. 银翘红酱解毒汤加减：金银花、连翘、红藤、败酱草、薏苡仁、延胡索、土茯苓、冬瓜仁、车前草各 15g，丹皮、乳香、没药各 10g，山栀、赤芍、桃仁、川楝子各 12g。用于慢性盆腔炎继发性痛经，证属湿热瘀阻，兼脾肾气虚者。

18. 参苓白术散：党参、白术各 15g，白扁豆、陈皮、莲子、炙甘草各 10g，怀山药 30g，炒薏苡仁 20g。用于脾胃亏虚，痰湿内阻之痛经。

19. 调经茶：当归 60g，川芎 10g，益母草 45g，研碎后以沸水冲泡或加水稍煎煮，代茶频饮，每日 1 剂，连服 5 天。用于经行腹痛、月经量少而不畅者。

【外治验方】

1. 中药外治方：①温通散：乌药、王不留行各 10g，皂角刺、桂枝、小茴香、香附、干姜、丁香、乳香、没药、穿山甲、沉香、艾叶各 3g，冰片 0.5g。以上方药共研细末，装瓶备用。每取药散 100g 装布袋，于经前 7 天敷关元穴为中心的区域，至月经过后为止。痛甚者，可于月经前 2 天取药散 50g，用高度白酒调成泥状，敷贴于关元穴、神阙穴周围，外用纱布、胶布固定。每天 1~2 次，3 个月为 1 个疗程。②香芷散：丁香、麝香、白芷、川芎各 10g。以上方药共研细末，过筛加甘油调为药栓，敷于气海、三阴交穴，上面加手术薄膜覆盖固定。每 24~48h 换药 1 次，自经痛时起到月经干净时为止，5~7 天为 1 个疗程。③痛经散：吴茱萸、小茴香各 20g，肉桂、香附、元胡、桃仁、红花各 15g，芍药、桂枝、柴胡各 10g。以上方药共研细末，过 100 目筛，装瓶备用，每取药散少许，炒热，敷于肚脐眼上，用伤湿止痛膏粘贴或敷料固定。月经前 3 天开始敷用，直到本次月经干净。连用 3 个经期为 1 个疗程。④经通散：肉桂、延胡索、乳香、没药、地鳖虫、乌药各 30g。以上方药共研细末，每次取 20g，用黄酒调成糊状。外敷关元穴，上盖一层油纸或塑料薄膜，再用胶布固定。每天用特定电磁波治疗器（TDP）照射 10~20min。每天换药 1 次，每个月经周期自经前 3 天开始，连用 5 天至经潮第 2 天，连续治疗 3 个月经周期为 1 个疗程。⑤木香散：苏木 60g，香附、桃仁各 30g，黄酒适量。将上药共研细粉和匀备用，治疗时，取药粉适量与黄酒共调成膏，分别敷于关元、气海穴上，外盖纱布，然后用胶布固定。每日换药 1 次，直至疼痛缓解为止。⑥丁甘仁经验方：食盐末 60g，香附末 120g，酒、醋炒，熨腹痛处。

2. 毫针法：气滞血瘀型取中极、行间、太冲、三阴交；寒湿凝滞型取关元、三阴交、公孙、地机、水道；气血虚弱型取脾俞、关元、足三里、血海；肝肾亏损型取肝俞、肾俞、大赫、关元、三阴交。具体的治法如下：气海直刺 1.5 寸，施捻转泻法；嘱患者排尿后方可针中极，针尖略向下斜刺，针 1~15 寸，施提插泻法，使针感传至外阴部；太冲、行间均直刺，进针约 0.5 寸，施捻转泻法；关元针尖略向下斜刺，深 1~1.5 寸，施提插补泻法，使针感传至外阴部；水道直刺，施捻转泻法，进针 1~1.5 寸；三阴交、地机进针 1~1.5 寸，施捻转补泻法；脾俞、肝俞、肾俞针尖朝后正中线斜刺，进针 0.5~1 寸，施捻转补法；血海、足三里直刺，进针 1~1.5 寸，施捻转补法；大赫直刺，进针 1.5~2 寸，施捻转补法。

【中成药验方】

1. 痛经丸：由当归、白芍、川芎、熟地黄、香附（醋制）、木香、青皮、山楂（炭）、延胡索、炮姜、肉桂、丹参、茺蔚子、红花、益母草、五灵脂（醋炒）组成。适用于寒湿凝滞之证。用法：一次 50 粒，一日 2 次，口服。

2. 新生化颗粒：由当归、川芎、桃仁、甘草（炙）、干姜（炭）、益母草、红花组成。适用于气滞血瘀之证。用法：一次 1 袋，一日 2~3 次，开水冲服。

3. 益母草冲剂：主要成分为益母草。适用于血瘀所致的痛经，经水量少。用法：一次 15g，一日 2~3 次，开水冲服。

4. 少腹逐瘀丸：由当归、蒲黄、五灵脂、赤芍、小茴香、延胡索、没药、川芎、肉桂、炮姜组成。用于寒凝血瘀所致的月经后期、痛经，症见行经后错、行经小腹冷痛、经血紫暗、有血块。用法：一次 1 丸，一日 2~3 次，温黄酒或温开水送服。

5. 元胡止痛胶囊：由延胡索（醋制）、白芷两味药组成。适用于经前或经期小腹拒按或伴有胸胁胀痛，月经量少而不畅，经血色黑有血块，血块流出后疼痛减轻，四肢欠温，大便不实等症。用法：一次 4~6 粒，一日 3 次，口服。孕妇慎用。

6. 妇康片：益母草、延胡索（醋制）、阿胶、当归、人参、熟地黄、白芍（酒制）、川芎、白术（炒）、茯苓、炙甘草。适用于气血两亏所致的经血不畅、行经腹痛、疲乏无力、心慌气短等症。用法：一次 5 片，一日 2 次，口服。

第五节　子宫内膜异位症

具有活性的子宫内膜组织生长在子宫腔以外的部位引起的病变，称为子宫内膜异位症，简称内异症。异位内膜组织学上是良性的，但在临床表现上却有增生、浸润、转移及复发等恶性行为，使之成为妇科临床上的难治之症。异位内膜可侵犯全身任何部位，但大多数位于盆腔内，故又有盆腔子宫内膜异位症之称。在中医学中归属于“痛经”“癥瘕”“月经不调”“不孕”等病中。

【诊断要点】

1. 病史：多见于中青年妇女，主要表现为痛经进行性加重和不孕，可有月经失调。

2. 非手术诊断指标：包括疼痛（痛经、慢性盆腔痛、性交痛）、不孕、盆腔检查、超声波检查以及血清 CA_{125} 检测 5 项，任何 3 项指标阳性都有很高的阳性预测值。

3. 手术检查：腹腔镜是目前诊断内膜异位症的最佳方法，在腹腔镜下见到大体病理所述典型病灶或对可疑病变进行活组织检查即可确诊。

【内治验方】

1. 陈大蓉经验方一：香附、玄胡、当归、赤芍、牛膝、姜黄、蒲黄各 12g，五灵脂、枳壳各 10g，血竭、川芎、炙没药各 6g，三七粉 3g（吞服）。水煎服，经前 5~7 天开始用于子宫内膜异位症经前及经期治疗。

2. 陈大蓉经验方二：木香、地鳖虫各 10g，莪术 15g，水蛭粉（冲服），甘草各 6g，桃仁、赤芍、丹皮、牛膝、胆南星、鳖甲、炮穿山甲各 12g，茯苓、海藻各 30g，桂枝、白芥子各 9g。水煎服，日 1 剂，分 2 次服。用于子宫内膜异位症非经期治疗。

3. 圣愈汤加减：熟地黄 20g，白芍药、当归各 l5g，川芎 8g，党参 10g，黄芪 18g。水煎服。用于子宫内膜异位症月经后气血亏虚证。肥胖加丹参、枳实、白术各 15g；痤疮加刺蒺藜 10g，蒲公英 15g；输卵管不通加王不留行 15g，炮穿山甲 10g。

4. 朱南孙经验方：生蒲黄（包）、五灵脂（包）、生地黄、丹参各 15g，丹皮、赤芍、石见穿、皂角刺、刘寄奴各 12g，大小蓟各 15g，黄连、广木香各 6g。水煎服。用于肝旺血热，血瘀成瘕，经前每感烦躁，头胀，口干喜饮，脉弦细，舌红，苔薄腻。

5. 朱南孙经验方：白花蛇舌草、紫草各 30g，生蒲黄、五灵脂、女贞子、生山楂各 12g，夏枯草、旱莲草、钩藤（后下）、生地黄各 15g，白芍 9g，小青皮 6g。水煎服。用于肝旺瘀阻气滞之子宫内膜异位症，见月经中排卵期出现腹痛，同房时疼痛，伴腰酸、下腹坠胀，性情较烦躁，大便偏干，口干喜饮，舌质红而干，苔薄，脉弦。

6. 欧阳惠卿经验方：桃仁 10g，泽兰、枳壳、熟地黄、菟丝子、山药、续断、赤芍各 20g，丹参 30g，土鳖虫、淫羊藿各 15g，甘草 5g。水煎服。用于肾虚血瘀型子宫内膜异位症，月经夹有血块，下腹疼痛拒按，腰酸，经前乳房胀痛，烦躁，大便烂，舌红、苔薄黄，脉弦细。

7. 李祥云经验方：三棱、莪术、苏木、水蛭各 9g，杜仲、淫羊藿各 15g，土鳖虫、肉苁蓉、夏枯草、穿山甲各 12g，败酱草、党参、黄芪各 30g。水煎服。适于肾气不足，冲任气血运行不畅，气血凝滞，瘀积成癥（子宫内膜异位症），症见平素腰骶部酸痛，经行明显，带下清稀，舌苔薄，脉细。

8. 夏氏经验方蜕膜散：肉桂 5g，五灵脂、三棱、莪术、白芥子、续断、杜仲、牡丹皮各 10g，延胡索 15g，益母草 30g。水煎，经前 3 天服至经期结束。适于肾阳不足，痰瘀互结之子宫内膜异位症。

9. 补阳消癥汤：怀山药、续断、菟丝子、鹿角片、当归、赤白芍、牡丹皮、茯苓、白芥子、生山楂各 10g，石见穿 15g，五灵脂 9g。水煎服。适于肾阳不足，瘀血内聚之子宫内膜异位症。

10. 张晓经验方：赤芍、三棱、莪术、生薏苡仁、鸡血藤、川牛膝、生黄芪各 12g，炙鳖甲（先煎）、香附、延胡索、当归各 10g，红花 6g，川芎 9g。水煎服。用于子宫内膜异位症性痛经证属湿热瘀阻者。

11. 夏桂成内异止痛方：钩藤 15g，紫贝齿（先煎）、赤芍、五灵脂、莪术各 10g，肉桂（后下）3~5g，延胡索、续断、茯苓各 2g，天山雪莲 5g。水煎，经期服用。治疗子宫内膜异位症性痛经。

12. 温经化瘀止痛汤：当归、川芎、干姜、桂枝、延胡索、赤芍、生蒲黄（包煎）、五灵脂（包煎）、白芍、乌药各 15g，小茴香 10g，细辛 3g，桃仁 12g，吴茱萸、炙甘草各 6g。水煎服。用于子宫内膜异位症继发性痛经证属寒凝血瘀者。

13. 蔡小荪内异Ⅰ方：当归、丹参、香附各 9g，牛膝、赤芍、失笑散各 12g，川芎、没药各 6g，桂枝 4.5g，血竭 3g。经前或痛前 3~7 天之内每日 1 剂，水煎服之，日服 2 次。治疗子宫内膜异位痛经。

14. 蔡小荪内异Ⅱ方：当归、香附各 9g，牛膝、赤芍、丹参、熟大黄炭各 12g，生蒲黄 9~60g，血竭 3g，花蕊石、震灵丹（包煎）各 15g。在经前 3~5 天预先服药，每日 1 剂，水煎服，日服 2 次。治疗子宫内膜异位所致血崩。

15. 蔡小荪内异Ⅲ方：云茯苓 12g，桂枝 4.5g，桃仁、赤芍、丹皮各 10g，皂角刺、鬼箭羽各 20g，石见穿 5g。经净后，每日 1 剂，水煎服，日服 2 次。治疗子宫内膜异位癥瘕。

16. 朱南孙化膜汤：血竭末（另吞）3g，生蒲黄 15g（包煎），五灵脂 10g，赤芍、生山楂各 9g，刘寄奴 12g，青皮 6g，熟大黄炭、炮姜炭各 4.5g，参三七末 3g（分吞）。每月经前服用，服 7~10 剂。治疗膜样痛经（子宫内膜异位痛经），以行经第二天阵发性剧痛，经量多，夹有烂肉样血块。

17. 沙明荣脱膜汤：当归、赤芍、白芍、香附、鳖甲各 15g，丹皮、白芥子、胆星、陈皮、九香虫、三棱、莪术、白术、柴胡、甘草各 10g，大黄 9g，血竭 6g，郁金、山萸肉各 12g。每日 1 剂，水煎 2 次，早晚分服。治疗气滞血瘀，脾肾亏虚之子宫内膜异位症。

【外治验方】

1. 中药灌肠法：①灌肠Ⅰ方：红藤、败酱草、白花蛇舌草各 15g，三棱、莪术、丹参、玄胡、黄柏、五灵脂、生蒲黄各 10g，生大黄 6g。以上方药浓煎取汁 100~150mL，保留灌肠。每日 1 次，15 次为 1 个疗程，经期停用。②灌肠Ⅱ方：丹皮、丹参、莪术、炒赤芍各 9g，茯苓、皂角刺各 12g，制乳香、制没药各 6g，石见穿 15g。气滞血瘀型加川桂枝、台乌药各 4.5g，桃仁 9g，败酱草 30g；寒凝血瘀型加肉桂、吴茱萸各 4.5g，木香 3g，败酱草 15g。以上方药水煎取汁 100mL，保留灌肠，每晚 1 次。

2. 中药坐浴法：木香、桃仁各 10g，赤芍 20g，丹皮 15g，三棱、莪术、当归、川芎各 12g。以上方药用纱布松散包裹，置盆内煎取 5000mL，待温度合适时坐浴，每次 15~20min，早晚各 1 次。经后开始至下次月经前使用，经期停用。

3. 中药热敷法：①热敷Ⅰ方：川续断、赤芍、当归尾各 120g，千年健、追地风、川椒、血竭、乳香、没药、川芎各 60g。以上方药共研细末，分成 3 包，每包 260g。纱布包裹，蒸 15min，然后趁热外敷。每日敷 1 次。每包药可用 10 天，连用 3 包为 1 个疗程。②热敷Ⅱ方：穿山甲 20g，当归尾、白芷、赤芍各 10g，茴香、艾叶各 30g。以上方药共碾粗末，装入长 7 寸，宽 5 寸的净白布袋内，置小腹上，上置暖水袋，每晚 1 次，每次 30min。

4. 毫针法：气虚血瘀型取百会、气海、脾俞、足三里、次髎、会阴、子宫、带脉；肛门坠痛者加长强。热郁血瘀型取曲池、支沟、膈俞、血海、三阴交、会阴、子宫；带下黄臭者加蠡沟。寒凝血瘀型取气海、关元、神阙、带脉、会阴、天枢、大赫；小腹冷痛甚者加命门。气滞血瘀型取太冲、曲泉、三阴交、气海；胸胁、乳房痛甚者加外关、肺俞，恶心呕吐者加内关、足三里，小腹剧痛者加次髎。具体的治法如下：气虚血瘀型百会针尖同上星方向平刺 0.5 分，施捻转补法；气海、子宫直刺 2 寸，施呼吸之补法；脾俞向棘突进针 2 寸，施捻转补法；足三里直刺 2 寸，施捻转补法；次髎进针 2 寸，至少腹部胀感为度，施捻转补法；带脉向前斜刺 1 寸，施捻转泻法；气海、足三里穴或可小艾灶灸，或可针后加灸。热郁血瘀型曲池、支沟、三阴交直刺 1~1.5 寸，施提插捻转泻法；肺俞、会阴、子宫均直刺 2 寸，施捻转泻法；血海直刺 2 寸，提程插泻法。亦可于膈俞、血海刺络拔罐。寒凝血瘀型气海、关元、大赫、天枢针后加灸，直刺 1.5~2 寸，施呼吸补法；带脉向前斜刺 1 寸，施捻转补法；神阙施温灸。气滞血瘀型太冲直刺 0.5 寸，曲池、三阴交直刺 1~1.5 寸，以上三穴均施提插捻转泻法；气海直刺 2 寸，施呼吸捻转泻法；次髎针尖刺入第二骶孔 1 寸，使小腹有热胀感。

【中成药验方】

1. 丹莪妇康煎膏：由紫丹参、莪术、竹叶、柴胡、三七、赤芍、当归、三棱、香附、延胡索、甘草组成。辅料为蜂蜜（炼）、炼糖、山梨酸钾。剂量及用法：一次 10~15g（2~3 勺），一日 2 次，口服。自月经前第 10~15 天开始，连服 10~15 天为 1 个疗程，经期可不停药。孕妇禁用。

2. 少腹逐瘀丸：由当归、蒲黄、五灵脂、赤芍、小茴香、延胡索、没药、川芎、肉桂、炮姜组成。剂量及用法：一次 1 丸，一日 2~3 次，温黄酒或温开水送服。

第六节　经前期综合征

经前期综合征是指月经前周期性发生的影响妇女日常生活和工作，涉及躯体、精神及行为的一组症候群，月经来潮后可自行消失。多见于 25~45 岁妇女。主要表现为周期性出现的易怒、抑郁和疲劳，或四肢水肿、乳房触痛等。中医根据不同的主证，分别称之为“经行乳房胀痛”“经行头痛”“经行泄泻”“经行发热”“经行吐衄”等。常将以上症状统称为“月经前后诸症”。

【诊断要点】

1. 伴随月经周期反复出现头痛、乳房胀痛、腹部胀满、肢体浮肿、易怒、焦虑、抑郁及思想不集中等躯体、精神症状，经后自行消失。

2. 需与轻度精神病及心、肝、肾等疾病引起的浮肿鉴别。

【内治验方】

1. 黄连解毒汤加减：生山栀、天竺黄、黄芩各 10g，黄连、石菖蒲、生甘草各 3g，生党参、茯苓、山药、白术各 15g，半夏 6g，陈皮 5g。水煎服，每日 1 剂，日服 2 次。治疗脾气虚弱，心火挟痰湿上扰清窍之经前紧张症。见于每届经前 3~4 天心情烦躁不安，甚至不悲而泣，不能自控，小腹隐痛，便溏日 4 次，食欲不佳，面色无华，下肢浮肿，夜寐噩梦，经后症状消失如常人。

2. 小柴胡汤：柴胡 20g，黄芩 10g，半夏、生姜各 15g，党参、炙草各 8g，大枣 7 枚。水煎服，每日 1 剂，日服 2 次。治疗少阳、肝胆气郁所致经前呕吐。见每逢月经来潮之前呕吐不止，不能饮食，待月经行后则呕吐随之而愈。

3. 经前癫狂汤：三棱、莪术各 10~20g，红花 6~10g，桃仁 10~24g，丹参 10g，生大黄 10~15g，大枣 7 枚，牛膝 15g，甘草 6g。水煎服，每日 1 剂，日服 2 次。治疗经前精神亢奋。精神症状明显者，三棱、莪术可用 20g，否则减量或减去，加当归、白芍、生地养血活血。

4. 裘笑梅二齿安神汤：紫丹参、紫贝齿、青龙齿各 15g，灵磁石 30g，辰砂

12g，琥珀 1.2~1.5g（冲入），九节菖蒲 2.4g，仙半夏 6g。水煎服，每日 1 剂，日服 2 次。治疗经前期紧张症属阴虚肝旺者。见头痛、头晕、胸闷、心烦意燥，甚则狂躁不安，少寐自汗，心悸潮热，舌质红绛，脉弦滑。

5. 乳胀散：白术 6g，王不留行、橘叶、当归、红花各 9g，陈皮 3g。上药共研粗末，水煎服，每日 1 剂，分 2~3 次温服。治疗月经前乳房胀痛。

6. 经前乳胀汤：制香附、合欢皮、苏罗子、路路通各 9g，广郁金、焦白术、炒乌药、陈皮各 3g，炒枳壳 4.5g。水煎服，每日 1 剂，日服 2 次。于临经前有胸闷乳胀时开始服用，直至经来胀痛消失止为 1 个疗程，如此连续服用 3~4 疗程，可获确效。治疗经前乳胀。

7. 柴黄汤：柴胡、黄芩、白术、姜半夏各 9g，党参 12g，炙甘草 6g。水煎服，每日 1 剂，日服 2 次。随症加减治疗经前期综合征。在症状出现前 1~2 天开始服药至月经来潮。乳胀胁痛，加川楝子 10g，白芍、夏枯草各 15g；烦躁发热，减半夏、党参，加丹皮 10g，山栀、生地黄各 15g；泄泻，加白术 15g，薏苡仁 20g；水肿，加茯苓 20g，泽泻 12g，车前子 15g；心悸失眠，加远志 15g，酸枣仁、当归各 10g；恶心呕吐，减甘草，加紫苏梗各 10g；头晕头痛，加菊花 10g，川芎 15g；有瘀，加丹参 1.5g，鸡血藤 10g；气虚乏力，加黄芪 15g；不孕，加紫石英、女贞子各 15g。

8. 疏肝化瘀镇痛汤：夏枯草、炒白芍、紫苏梗、红花、川牛膝各 9g，川芎 3g，柴胡 5g，白蒺藜、醋制香附、菊花各 12g，当归、青陈皮、半夏、白芷各 6g。水煎，每日 1 剂，早晚各 1 次温服，于月经来潮前 14 天开始，至月经干净停服，可连续服几个周期。治疗肝郁气滞型经前头痛。

9. 黄秀娣经验方：当归、白芍、赤芍、紫苏梗、广郁金、茯苓各 10g，川楝子 12g，青皮、陈皮各 5g，柴胡、法夏各 6g。每日 1 剂，水煎 2 次共 300mL，分 2 次服用。治疗肝郁气滞型经前头痛。

10. 王翠霞经验方：生地黄 20g，白芍 25g，白术、川楝子、牛膝、桑寄生、续断、枸杞子、怀山药、当归各 15g，茯苓 12g，川芎、柴胡、炙甘草各 10g。每日 1 剂，水煎服。治疗肝郁脾虚型经前泄泻，以经期或行经前后，周期性出现以腹痛或腹部不适腹泻为主要表现。

11. 痛泻要方加减：炒白术、白芍、山药、车前子各 20g，陈皮、防风、党参、黄连各 10g，甘草 5g。每日 1 剂，共取汁 300mL，分别于月经来潮前两周开始早、晚 2 次温服，直至经期结束。治疗脾胃亏虚，湿热内蕴型经前腹泻。

12. 健固四逆散：南沙参、薏苡仁各 20g，炒白术、茯苓、柴胡、白芍各 15g，巴戟天、枳壳各 10g，甘草 6g。每日 1 剂，水煎服。治疗脾虚肾阳不足，水湿内盛之经前腹泻。

13. 柴归合方：柴胡、瓜蒌根、白芍、泽泻、茯苓各12g，桂枝、干姜、黄芩各9g，牡蛎（熬）、甘草（炙）、当归、川芎各6g，白术24g。水煎服，每日1剂，作2次分服。治疗肝郁脾虚型经行泄泻。

14. 荆防四物汤加减：荆芥、防风、当归、川芎、桔梗、牛蒡子、柴胡各10g，熟地黄、赤芍、牡丹皮、玄参、麦冬、牛膝各15g，甘草6g，肉苁蓉20g，红花10g。于经前及经期用药。治疗肝肾阴虚，血气虚弱，瘀热壅阻之行经发热，症见每值经期或行经前后而出现发热（体温一般在37.5℃以上），周期性发作在2次以上。

15. 郑长松经验方一：当归、赤白芍各15g，生地黄30g，泽兰22g，柴胡、红花、枳壳、川芎各10g，桔梗、甘草各6g，川牛膝、丹皮、炒桃仁各12g。嘱每次月经前服药6剂。治疗气机不利，气滞血瘀，阻遏营卫，致经行发热，伴见胸胁两乳及少腹胀满疼痛，脉来弦涩，舌唇发黯。

16. 郑长松经验方二：白芍、香附各15g，牡蛎30g，炒枣仁、茯苓、当归、川楝子各20g，橘核叶各12g，青、陈皮、郁金、炒白术各10g，柴胡、木香各6g，砂仁8g。用于经期午后潮热，经前精神烦躁，胁腹胀痛，素日头晕目眩，失寐纳呆。

17. 清肝引经汤加味：川牛膝、竹茹、决明子、白茅根各15g，当归、丹参、丹皮、栀子、醋香附、黄芩各9g。水煎口服，1日1剂，分2次口服。治疗经行吐衄，现为经行前后或正值经潮时，发生周期性吐血、衄血。

【外治验方】

1. 淋洗方：鲜马鞭草60g，土牛膝40g，鲜橘叶30g，紫苏叶20g。以上方药加清水适量，煎煮30min，趁热洗患处。每日2~3次，经前连用5~7天，可用2~3个月经周期。本方有通行血脉行气止痛之功，适用于经行乳房胀痛者。

2. 敷贴方：黄柏、丹皮、山栀子、广郁金各15g，大蒜适量。以上方药共捣烂作饼状，敷贴在患者的双脚涌泉穴及神阙穴。本方有舒肝清热，引血下行之功，适用于经行吐衄者。

3. 敷脐方：①炙鸡内金、赤石脂、煅龙骨各6g，黄柏、枯矾各10g，蚕茧衣5g。以上方药共研极细末，先用冷开水将脐部洗净擦干，再将药末适量掺入脐内，并用消毒纱布包扎。每日早晚各1次，十余日后痊愈。本方有解毒燥湿，收敛止血之功，适用于经期脐出血或脐流黄水者。②三七10g，丹参12g，石菖蒲、远志各20g，红花8g，香附6g。以上方药共研细末，以40度白酒调成稠膏状，填满肚脐，外用胶布固定。于月经前1周开始治疗，每晚换药1次，连续10天为1个周期，3个月为1个疗程。本方有活血化瘀，通络安神之功，适用于经前期失眠症。

4. 针灸治疗法：①毫针法：心俞、肾俞、子宫；肝郁气滞加内关太冲，脾胃虚弱加关元气海三阴交，阴虚火旺加太溪侠溪。具体的治法如下：穴位局部常规消毒后，用毫针快速针刺，中、强刺激，留针 20~30min。每日或隔日 1 次，10 次为 1 个疗程，经前 5 天开始治疗。②温针法：关元、气海、肾俞、脾俞、胃俞、中脘、三阴交。具体的治法如下：常规消毒针刺得气后用艾绒置于针树上燃烧。每次取 3~4 个穴，每穴灸 1~2 壮后留针 10~15min。隔日治疗 1 次，5~7 次为 1 个疗程。每次治疗于经前 7 天开始，经期暂停。③耳压法：主穴取肝、肾、心、脾、内分泌、内生殖器（子宫、卵巢）交感、皮质下；肝郁型配枕、额、胸椎穴区，脾虚型配三焦、艇中，血虚型配神门、垂前。具体的治法如下：在选取的穴区内通过视诊及触诊找出敏感点，常规消毒后取王不留行籽用胶布贴牢，按压强度以病人能忍受为宜。嘱病人每日自行按压 6 次，每次每穴按压 20 下。每隔 3 天左右交替贴压。于月经周期的第 20 天开始，至月经来潮为 1 个疗程，连续 3 个疗程。

5. 推拿治疗：①运太阳：患者坐位或卧位。医者先以双手小鱼际着力于患者左右太阳穴，轻而和缓地由内向外旋转揉按 2min 后，紧压 1min，连续 3 次。②三指推拿：患者坐位或卧位。医者以一手置于患者前额，另一手以三指（拇指、食指、中指）略分屈曲，由头顶至项部以三指的对合力使三指分别对准三条经络（督脉和两条膀肌经），循经一抓一拿，一推一移，反复 10 次。以施治部位有轻松微热感为宜。③点按穴位：以手拇指或食指指腹点按百会、睛明、风池、太阳等穴，每穴以有酸胀感为宜。治疗经前头痛。

【中成药验方】

1. 经前安片：由柴胡、枳壳、合欢皮、郁金、香附、青皮、路路通、橘核、当归、白芍、川芎、茯苓、大腹皮、甘草组成。剂量及用法：口服，一次 5 片，一日 2 次。每次月经来前 14 天开始服药，服至月经来潮即停药，连续服药 3 个月经周期为 1 个疗程。用于妇女经前期紧张症属于肝郁气滞者。

2. 小柴胡颗粒：由柴胡、黄芩、姜半夏、党参、生姜、甘草、大枣组成。辅料为蔗糖。剂量及用法：开水冲服。一次 1~2 袋，一日 3 次。用于妇女在月经来潮前或经行期间出现发热，可伴有寒战、乏力、四肢关节酸痛、纳差、小腹隐痛等症状。

3. 右归丸：由熟地黄、附子（泡附片）、肉桂、山药、山茱萸（酒炙）、菟丝子、鹿角胶、枸杞子、当归、杜仲（盐炒）组成。剂量及用法：大蜜丸一次 1 丸，小蜜丸一次 9g，一日 3 次，口服。适用于脾肾阳虚之证。

4. 丹栀逍遥丸：由牡丹皮、栀子（炒焦）、柴胡（酒制）、当归、白术（土炒）、茯苓、薄荷、炙甘草组成。辅料为生姜。剂量及用法：一次 6~9g，一日 2

次，口服。适用于肝郁化火之证。

5. 经前平颗粒：由白芍、香附、川楝子、柴胡、川芎、枳壳、豆蔻、半夏（姜制）等饮片组成。制成颗粒，每袋装 4g。剂量及用法：一次 1 袋，一日 3 次，口服。月经来潮前 10 天开始服用，连服 10 天，两个月经周期为 1 个疗程。用于经前期紧张综合征属肝气逆证。

第七节　围绝经期综合征

妇女在绝经过渡期或绝经后由于卵巢功能减退，部分人可出现一系列程度不同的不适症状，如月经变化、面色潮红、心悸失眠、水肿、乏力、抑郁、多虑、情绪不稳定，易激动，注意力难于集中等，称为围绝经期综合征，以往俗称“更年期综合征”。大多数妇女由于卵巢功能减退比较缓慢，机体自身调节和代偿足以适应这种变化，或仅有轻微症状。本病中医称之为“绝经前后诸症”，或“经断前后诸症”，古代医籍无此病名记载，但有关本病的病因病机、临床表现及治疗论述较多，分别见于“脏躁”“百合病”“年老血崩”。

【诊断要点】

1. 发病年龄在 45~55 岁之间，或因手术切除双侧卵巢，或因病行放射治疗而引起的人工绝经。

2. 月经改变：月经周期紊乱，延长或缩短，经量逐渐减少而停止，周期紊乱，经量增多，淋漓不尽或出现血崩，也有突然闭经而不再潮者。

3. 血管舒缩症状：烘热，汗出，面色潮红，头晕耳鸣，心悸等。

4. 精神神经症状：烦躁易怒，或情绪波动，抑郁，失眠，健忘，或喜怒无常。

5. 泌尿生殖系统症状：绝经后期可出现尿频尿急或尿失禁，阴道干涩，灼热，阴痒，性欲减退。

6. 皮肤症状：皮肤干燥，瘙痒，感觉异常，或如蚁行感。

7. 妇科检查可见外阴及阴道萎缩，阴道皱襞，宫颈、子宫或可有萎缩。

8. 激素测定：血中雌二醇水平低于 20pg/mL 或 150pmol/L，但围绝经期妇女 E_2 也可不低。FSH、LH 升高，FSH>10U/L。

【内治验方】

1. 三地滋阴调冲膏：生地黄、熟地黄、地骨皮、紫草、旱莲草、女贞子、龟板胶、鳖甲胶、石斛、麦冬、玉竹、丹参、酸枣仁各 250g，陈皮、玫瑰花各 100g，柏子仁 200g，浮小麦、黑大豆、蜂蜜各 500g，山萸肉、合欢皮、炙远志各 150g，炙甘草 100g，黄酒 500mL。按照以上药味剂量配比，制成药膏 3600g，每次 20g，每日 2 次，开水调服，连服 4 周为 1 个疗程，连续治疗 3 个疗程。适于肾阴虚型绝经前后诸症。

2. 黄连解毒汤加减：黄连 3g，黄芩、天冬、白芍、白薇、川牛膝、山栀、夏枯草、元参各 10g，当归、黄柏各 6g，生地黄 12g，灯芯草 2g。每日 1 剂，水煎 2 次，早晚分服。用于绝经前后心肝火旺，心神不宁者。

3. 附子理中加味：制附片、干姜、炙甘草各 30g，生龙牡、山萸肉各 15g，党参、土炒白术各 24g，砂仁 10g（打）。水煎，嘱辰酉时服药。用于更年期综合征属少阴虚寒，水火不济者。见平素畏寒，又常烘热汗出，难以入睡，易惊醒，醒后心悸，烦躁。

4. 魏宏楷经验方：生地黄、茯苓、女贞子、旱莲草、山萸肉、当归各 12g，丹皮、鳖甲、龟甲、阿胶、麦冬各 l0g，白芍 15g。每日 1 剂，水煎 2 次，早晚分服。用于肾阴亏虚，肝血不足，肝阳偏旺绝经前后诸症。

5. 金匮肾气汤加减：熟地黄 20g，山茱萸 25g，山药、泽泻、茯苓各 15g，党参 25g，白术、山药各 10g，砂仁 6g。每日 1 剂，水煎 2 次，早晚分服。适用于脾肾阳虚型绝经前后诸症。

6. 归脾汤加减：党参、白术、茯苓、龙骨、牡蛎各 15g，陈皮、半夏、白芍、防风各 10g。每日 1 剂，水煎 2 次，早晚分服。用于心脾两虚，兼肝阳上亢型围绝经期综合征。

7. 刘奉五清眩平肝汤：川芎 4.5g，白芍、生地黄各 12g，当归、桑叶、菊花、黄芩、女贞子、旱莲草、红花、牛膝各 9g。水煎服，每日 1 剂。妇女更年期综合征属于肝肾阴虚、肝阳亢盛，见有头晕、头痛（或血压升高）、烦躁者。

8. 更年康汤：玄参、丹参、党参、柏子仁、酸枣仁、茯苓、浮小麦、白芍各 10g，大枣 5 枚，天冬、麦冬、远志、五味子、桔梗各 5g，生地黄、熟地黄各 12g，当归 3g，元胡 6g，龙骨（先煎）、牡蛎（先煎）各 15g。每日 1 剂，水煎服，日服 2 次。早、晚温服 1 次。治疗心肾不交，冲任失调之妇女更年期综合征，症见头晕头痛，焦虑忧郁，失眠多梦，精神疲乏，心悸怔忡，健忘，多汗，食欲减退，腹、胁、腰、腿诸痛，舌红苔少，脉弦细等。

9. 凌绥百益肾汤：沙参、熟地黄、山药、枸杞子、菟丝子、茺蔚子各 20g，五味子、女贞子、桑椹子各 15g，柏子仁、夜交藤各 12g，当归 10g。每日 1 剂，每剂加水 800mL，大火煮沸，慢火煎煮 15min，煎 2 次，一日 3 次，空腹温服。用于肝肾阴虚型或心肾不交之更年期综合征，症见月经异常（经期量不规则），精神倦怠，头晕耳鸣，健忘失眠，烦躁易怒，心悸多梦，面部浮肿，手足心热，汗多口渴，尿频，便溏等症。

10. 二仙汤：仙灵脾、仙茅各12g，巴戟天、当归各9g，黄柏、知母各6g。水煎服，每日1剂，日服2次。用于冲任不调或肾虚火旺之更年期高血压，更年期综合征以及闭经，更年期精神分裂症。

11. 坤宝汤：生地黄、白芍、女贞子各12g，杭菊、黄芩、炒酸枣仁各9g，生龙齿30g。水煎服，每日1剂，日服2次。适于更年期综合征之肝肾阴虚型者。

12. 裘笑梅清心平肝汤：黄连3g，麦冬、白芍、白薇、丹参、酸枣仁各9g，龙骨15g（先煎）。每日1剂，水煎服，日服2次，早晚各温服1次。随症加减治疗妇女更年期综合征。

13. 姜春华加味二仙汤：仙茅、仙灵脾、黄柏、知母、当归、五味子、白芍、川芎各9g，生地黄、珍珠母（先煎）各30g，酸枣仁、灵芝草各15g。每日1剂，水煎服，日服2次。随症加减治疗妇女更年期综合征。

14. 益肾菟地汤：菟丝子、生地黄、熟地黄、仙灵脾、炒黄柏、知柏、巴戟天、丹参各12g，炒白芍10g。日1剂，水煎服，分2次温服。用于肾经虚亏（包括阴虚、阳虚、阴阳两虚）型妇女更年期综合征。

15. 开瘀消胀汤：郁金、三棱、莪术、川大黄、肉苁蓉、巴戟天各10g，丹参30g。水煎服，每周服6剂。治疗更年期特发性水肿，表现为外形丰腴，肢体瘀胖，早晨面部肿胀，手瘀肿而无力，中午胸胁满闷，心慌气短，下午腰腿酸困，瘀肿加重。

16. 芩连四物加味汤：黄芩、当归、川芎、赤芍、地黄、女贞子、旱莲草、桑叶、菊花各10g，黄连6g。每日1剂，水煎2次，取汁300mL，分2次温服。用于更年期综合征，神经衰弱之肝肾不足、阴阳失调证。

17. 桂枝加龙骨牡蛎汤加减：桂枝、白芍各12g，龙骨、牡蛎各15g，甘草6g，山萸肉、枸杞子各9g，百合12g。将上药共置于煎药容器中，先用清水浸泡30min，2次分煎各15~25min，取汁混合后300~400mL，分2次饭前服下。用于更年期综合征烦躁、心悸、神志不宁。

18. 滋肾疏肝汤：夜交藤30g，炒枣仁、茯苓各15g，生龙齿12g，石菖蒲、柴胡各6g，远志、陈皮各9g，合欢皮、生地黄各10g。水煎服，日1剂。用于更年期综合征，症见心悸，失眠，热气上冲，烘热汗出，忧思易怒，肩背及足跟痛，舌质淡，苔薄白，脉弦细者。

19. 二至二仙汤：女贞子、旱莲草、知母、黄柏（肾阴虚各15g，肾阳虚各5g），仙茅、仙灵脾、巴戟天（肾阴虚各5g，肾阳虚各15g），当归10g。连煎3遍，兑分2~3次服，日1剂。夜间症重时，可晨服1/4，午饭后1/4，睡前2/4。用于肾阴虚、肾阳虚两型更年期综合征。

【外治验方】

1. 穴位敷贴法：①敷贴Ⅰ方：柴胡10g，夏枯草30g，钩藤、白芍、陈皮各12g，冰片3g。情志内伤者选加百合6g，远志、丹参各12g；心脾受损者加竹茹10g，香附12g，当归20g。以上方药共研细末，过筛，以凡士林或童便调制，备用。治疗时以之贴期门、大椎穴，纱布盖，胶布固定，情志内伤加贴三阴交、涌泉穴，心脾受损加贴心俞、中脘穴。各穴敷药均每日1换，7~10天为1个疗程。②敷贴Ⅱ方：吴茱萸12g，龙胆草20g，土硫黄6g，朱砂0.6g，明矾3g，小蓟根汁60g。以上方药共研细末，以凡士林适量调，外敷期门、涌泉穴。每日1次，7天为1个疗程。

2. 熏脐法：生地黄、肉苁蓉、菟丝子、吴茱萸各等分。以上方药共碾为末，加入等量食盐备用。治疗时将药盐填脐，填平后再填成厚0.5cm左右，长宽约3cm×3cm的范围，以高1cm，直径0.8cm，重0.1g艾柱点燃置于药品上，点燃，灸至局部皮肤出现潮红为度。每日1次，4周为1个疗程。

3. 药枕方：云苓、竹叶、灯芯草、玫瑰花各50g，菊花、钩藤各80g，琥珀2g，薄荷30g。以上方药共研粗末，做成药枕，每次睡前可在枕下稍许加热，以助药连汽上蒸。连续使用1个月，更新枕芯1次。

4. 浴足方：远志、红花各9g，酸枣仁、磁石、龙骨、桃仁各15g。以上方药水煎2次，将2次药汁充分混合后，双足悬于药液上熏蒸，待温度适宜，将双足浸于药中，充分浸泡，每次浸30min，每晚睡前1次，半个月为1个疗程。

5. 针灸治疗法：①毫针法：阴虚型取完骨、肝俞、肾俞、足三里、太溪，阳虚型取曲池、阳池、中脘、关元、足三里，血虚型取华佗夹脊穴、三阴交、百会、四神聪，神志妄昧型取内关、水沟、上星透百会、四关。具体治法如下：穴位局部常规消毒后，华佗夹脊穴直刺1~1.5寸，平补平泻；水沟穴施雀啄手法1min；内关、四关穴施提插手法1min；上星透百会施捻转泻法1min；余穴施捻转补法1~2min，每天治疗1次，20天为1个疗程，每疗程间隔3~5天。②耳压法：以肾、神门、交感、内分泌为主。头晕目眩，记忆力下降，头痛者加肝、皮质下、肾上腺、内耳；失眠烦躁，潮热汗出者加心、肺、三焦。具体治法如下：用75%酒精棉球消毒，将粘有金属磁珠的胶布贴于上述耳穴，金属磁珠对准穴位的中心，前后两面均贴。嘱患者对每穴前后对压，每日按4~5次，每次按压5~10min，使耳部皮肤充血变红、发热疼痛，以能忍受为度，隔日更换1次，两耳交替，10次为1个疗程。

【中成药验方】

1. 坤宝丸：女贞子（酒炙）、覆盆子、菟丝子、枸杞子、何首乌（黑豆酒炙）、龟甲、地骨皮、南沙参、麦冬、酸枣仁（炒）、地黄、白芍、赤芍、当归、鸡血藤、珍珠母、石斛、菊花、墨旱莲、桑叶、白薇、知母、黄芩，辅料为赋形剂蜂蜜。剂量及用法：一次 50 粒，一日 2 次，口服。服药期间忌食辛辣，少进油腻。肾阳虚症状明显者，如表现形寒肢冷、大便溏薄、面浮肢肿等症，不宜服用。

2. 金匮肾气丸：地黄、山药、山茱萸（酒炙）、茯苓、牡丹皮、泽泻、桂枝、附子（制）、牛膝（去头）、车前子（盐炙），辅料为蜂蜜。剂量及用法：一次 4~5g，一日 2 次，口服。服药期间忌房欲、气恼；忌食生冷物。

3. 脑乐静口服液：由甘草浸膏、大枣、小麦组成，辅料为蔗糖、水。剂量及用法：一次 1 支，一日 3 次，口服。

4. 人参养荣丸：人参、白术（土炒）、茯苓、炙甘草、当归、熟地黄、白芍（麸炒）、炙黄芪、陈皮、远志（制）、肉桂、五味子（酒蒸）。辅料为赋形剂蜂蜜、生姜及大枣。剂量及用法：一次1 丸，一日 3 次，口服。

第八节　妊娠剧吐

妊娠剧吐是发生于妊娠早期至妊娠 16 周之间，以恶心呕吐频繁，不能进食为重要症状的一组症候群，发病率为 0.3%~1%，恶性呕吐者可致酸中毒、电解质紊乱、肝肾衰竭。根据中西医病名对照，妊娠剧吐属于“恶阻”范畴。

【诊断要点】

1. 停经后出现恶心呕吐等症状，严重者可出现全身乏力，精神萎靡，消瘦，甚者可见血压下降，体温升高，黄疸，嗜睡或昏迷。

2. 尿妊娠试验阳性；可出现尿酮体阳性，蛋白和管型；血细胞总数和血红蛋白升高，血细胞比容增高；钾、氯浓度降低；严重者可见肝肾受损表现，如丙氨酸氨基转移酶、血胆红素、尿素氮、肌酐等升高。

3. 注意排除葡萄胎、急性病毒性肝炎、胃肠炎、胰腺炎、胆道疾患、脑膜炎及脑肿瘤等。

【内治验方】

1. 刘宝恒经验方：茯苓（碎）、半夏各 15g，生姜 8 片，代赭石 35g（捣）。嘱其水煎后少服，频服。如服后呕吐，呕吐后仍服，胃脘部痞满，治疗妊娠剧吐症见呕吐甚剧，不受饮食，甚则饮水即吐者。

2. 当归芍药汤加减：当归、川芎、木通、黄芩、车前子（外包）、萹蓄、瞿麦各 9g，白术 6g，黄芪 30g，杭芍、党参、升麻各 15g，菟丝子 12g，甘草 6g。水煎服，每日 1 剂。用于脾胃气虚，中气下陷所致妊娠呕吐合并导致尿潴留。

3. 健脾和胃饮：党参 12g，白术、茯苓、淡竹茹、法半夏、炙枇杷叶各 9g，砂仁（冲）、陈皮各 3g，紫苏梗 2.4g，煅石决明 30g。水煎服，每日 1 剂。用于肝气上逆犯胃，肺金之气不得下降所致早孕恶阻。

4. 安胃饮：紫苏梗、川厚朴、砂仁各 6g，藿香、竹茹、半夏、陈皮、茯苓各 9g，生姜汁 20 滴兑服。水煎服，每日 1 剂，日服 2 次。用于胃虚气失和降所引起的妊娠恶阻。

5. 何子淮祖传定呕饮：炒白芍、桑叶各 12g，焦白术、子芩、当归各 9g，紫苏梗 6g，绿梅花、玫瑰花、砂仁（带壳）各 3g，煅石决明 24g。水煎服，每日 1 剂，日服 2 次。用于肝胃不和之妊娠恶阻。

6. 健降止呕汤：焦白术、淡子芩各 9g，紫苏梗、姜半夏、姜竹茹、橘皮、砂仁（后下）各 6g，乌梅 1 枚，左金丸 3g。水煎服，每日 1 剂，日服 2 次。用于胎气上逆，胃热上冲之妊娠恶阻。

7. 化浊安中饮：藿香叶、老苏梗、姜半夏、大腹皮、新会陈皮各 6g，伏龙肝 12g，老生姜 3 片，建兰叶 3 张，白蔻仁 3g，白茯苓 9g，左金丸（包）2g。水煎服，每日 1 剂，日服 2 次。用于妊娠剧吐，尤适于伴有倦怠嗜卧、渴不引饮、尿少便停、口甜等症状。

8. 温中和胃饮：苍术、砂仁、陈皮、木香各 6g，厚朴、藿香梗、桔梗、小茴香、益智仁各 5g，炙甘草 1.5g，生姜 3 片。每日 1 剂，水煎服汁，少饮频服，以不吐为度。用于肝气恣横，胃气不降之恶阻，兼有寒热、口苦、胸胁胀满，少腹痛等症状。

9. 程爵棠妊阻汤：紫苏梗、姜半夏、制香附各 9g，伏龙肝（先煎）、旋覆花（包煎）各 15g，川黄连 3g，生姜、大枣各 5g。每日 1 剂，方中伏龙肝加水适量煎 20~30min 去渣取汁，再纳诸药入煎，沸后再煎（文火）10min，再如法煎 1 次，二汁混匀，少量频饮。用于妊娠剧吐，服药后，呕吐止即停服，不可过剂，待吐止后改用香砂六君子汤加减调理善后，巩固疗效。

10. 土金双倍汤：人参、紫苏子、茯苓、谷芽、巴戟天、菟丝子、白芍各 9g，白术、薏苡仁、山药各 15g，神曲 6g，砂仁 1 粒，甘草 0.6g，柴胡 1.5g。水煎服，每日 1 剂，日服 2 次。治疗胃阴不足之妊娠剧吐。

11. 竹茹汤：青竹茹、橘皮各 9g，生姜、茯苓各 12g，半夏 15g。水煎服，每日 1 剂，日服 2 次。治疗痰热中阻，胃热上冲导致妊娠恶阻。

12. 柴胡清肝散：柴胡、龙胆草、当归、川芎、黄芩、白芍、知母、生地黄、桔梗、甘草、黄连（吴茱萸汁炒）各 3g。水煎服，每日 1 剂，日服 2 次。治疗肝热犯胃之妊娠恶阻。

13. 苏姜陈皮茶：紫苏梗6g，陈皮3g，生姜2片，红茶1g。将前3味切碎，与红茶一起用沸水冲泡10min，代茶，每日1剂，可冲泡2~3次，代茶温服。适用于妊娠恶阻，恶心呕吐，不能进食，头晕神疲等症。

14. 化油安中饮：藿香叶、老苏梗、姜半夏、大腹皮、新会陈皮各6g，伏龙肝12g，老生姜3片，建兰叶3张，白蔻仁2g，白茯苓9g，左金丸3g（包）。水煎服。主治妊娠剧吐，尤宜于伴有倦怠嗜卧、渴不引饮、尿少便溏、口甜等症者。

15. 半夏洋参汤：姜半夏、茯苓、大枣、西洋参各9g，生姜3g，伏龙肝、姜柿蒂各15g，陈皮4.5g。水煎服。主治妊娠剧吐，尤以脾胃虚弱，食入即吐，胃阴受损者为宜。

16. 李少华孕吐汤：党参、当归身、白芍、姜半夏、紫苏梗各9g，白芍、茯苓、六神曲各12g，陈皮6g，砂仁3g。水煎服。主治妊娠剧吐。

17. 妊吐宁：党参、云茯苓各12g，半夏15g，陈皮、竹茹、甘草各6g，白术、砂仁、旋覆花、当归、焦白芍各9g，生姜3片，大枣5g，甜梨1个。水煎服。主治妊娠剧吐。

18. 和胃调中汤：春砂仁（后下）、黄连、陈皮、焦鸡金各3g，姜半夏12g，生姜、焦白术6g，紫苏梗、党参、茯苓、制香附各9g。水煎服。主治妊娠早期恶心呕吐。

【外治验方】

1. 中药灌肠法：①生脉饮合增液汤加减：麦冬、五味子、竹茹、橘皮、黄芩、生地黄各10g，姜半夏、砂仁（后下）、炙甘草各6g，党参15g，炙黄芪30g，白芍15g，炒白术20g。浓煎50mL，直肠滴入，插管15cm左右，操作时动作轻柔缓慢，温度控制在37℃~38℃，滴速控制在15~20滴/min，患者在滴入过程中及结束后应无便意感。②香砂六君子汤加减：党参、白术、茯苓、甘草、半夏、陈皮、木香、砂仁、生姜、大枣。中药保留灌肠，将以上中药加水约600mL，先浸泡30min，再大火煮沸，煮沸后改用中火煎30min，浓煎取200mL药汁，用时加热药汁保持温度39℃~41℃，用一次性灌肠袋行保留灌肠，缓慢滴注，时间不少于30min，保留时间60~120min，每日2次，每次100mL，7天为1个疗程。③橘皮竹茹汤加减：橘皮、竹茹、大枣、生姜、甘草、人参。中药保留灌肠，将以上中药加水约600mL，先浸泡30min，再大火煮沸，煮沸后改用中火煎30min，浓煎取200mL药汁，用时加热药汁保持温度39℃~41℃，用一次性灌肠袋行保留灌肠，缓慢滴注，时间不少于30min，保留时间60~120min，每日2次，每次100mL，7天为1个疗程。④黄连3g，紫苏梗、佛手、甘松、杜仲各10g，竹茹、法半夏各12g，续断、桑寄生、菟丝子各15g，每天1剂，水煎，保留灌肠。药物浓煎取药液 80~100mL ，温度保持在 39℃~40℃，滴速为 40~60 滴/min，一般 20~30min 滴完，并保留 1h 时以上，每天 1 次，3 天为 1 个疗程。适于肝胃不和型妊娠恶阻。

2. 针灸治疗：内关、公孙、足三里均用平补平泻针法。具体的治法如下：针刺疗法每次留针 30min，每隔 10min 用弹法行针 1 次，可每日或隔日 1 次，或者严重的妊娠剧吐患者开始 1 次/天，待病情减轻后可隔日 1 次，一般 5 次为 1 个疗程。

3. 耳穴贴压：胃虚型患者取中脘、上脘、足三里；中药配方颗粒：炒白术、党参、豆蔻、砂仁。肝热型患者取中脘、上脘、内关；中药配方颗粒：黄连、黄芩、紫苏梗、梅花。痰滞型患者取中脘、上脘、丰隆；中药配方颗粒：陈皮、姜竹茹、茯苓、姜半夏。具体的治法如下：将颗粒剂倒入药杯中，加入适量生理盐水混匀涂于敷贴上，贴于对应穴位。贴敷 3 天为 1 个疗程，治疗 2 疗程。

4. 胶皮罐吸治疗：用胶皮罐外吸中脘穴，每次在进食前使用 1 次，食后 30min 取下，可同时配合三阴交穴，日 2~3 次，7 天为 1 个疗程。如无胶皮罐，可用胎头吸引器或吸奶器代替均可，或用闪火法将火罐迅速吸在中脘穴上（但时间宜短，约 10min）。

5. 中药外敷法：小半夏汤加减：丁香 10g，半夏 15g。共研细末，用生姜榨汁调为糊状。将脐部用 75%乙醇擦洗干净，取药适量填于脐部，外敷纱布固定，每日 1 换。偏于火热者，加黄芩 5g；脾胃气滞较重，加紫苏梗 5g。

6. 拔罐疗法：①取穴：脾俞、胃俞、足三里。先将所选穴位进行常规消毒，每穴用三棱针点刺 2~3 下，然后选择大小适宜的火罐，用闪火法将罐拔于所点刺的穴位上，留罐 5~10min，拔出瘀血数滴为度，取罐后擦净皮肤上的血迹。每日或隔日治疗 1 次，10 次为 1 个疗程。②取穴：中脘、神阙、足三里。选择大小适宜的火罐，用闪火法将罐拔于以上穴位，留罐 10~15min，至皮肤出现红色瘀血为止。也可于留罐时令患者进食，食后取罐。每日或隔日治疗 1 次，10 次为 1 个疗程。

【中成药验方】

1. 香砂六君子丸：由广木香、砂仁、陈皮、制半夏、党参（炒）、白术、茯苓、炙甘草组成。剂量及用法：一次 6~9g，一日 2 次，口服。适用于脾胃虚弱之证。

2. 左金丸：由黄连、吴茱萸组成。剂量及用法：一次 3~6g，一日 2 次，口服。适用于肝胃不和之证。饮食宜清淡，保持心情舒畅；脾胃虚寒者不宜使用。

3. 二陈丸：由陈皮、半夏、茯苓、甘草组成。剂量及用法：一次 9~15g，一日 2 次，口服。适用于痰湿阻滞之证。不宜在服药期间同时服用滋补性中药。

4. 生脉饮口服液：由太子参、生地黄、麦冬、白术、沙参、茯苓、芦根、五味子、陈皮、砂仁、生姜组成。剂量及用法：一次 1 支，一日 3 次，饭前服用。忌油腻食物；凡脾胃虚弱、呕吐泄泻、腹胀便溏、咳嗽痰多者慎用；感冒病人不宜服用。

第九节　异位妊娠

受精卵着床于子宫腔以外部位，称异位妊娠，俗称“宫外孕”，是妇产科常见的急腹症之一。在输卵管妊娠、卵巢妊娠、腹腔妊娠、宫颈妊娠及子宫残角妊娠等异位妊娠中，以输卵管妊娠最多见，约占 90%以上。中医学古籍中未见有异位妊娠的记载，但在“妊娠腹痛”“经漏”“癥瘕”等病症中有类似症状的描述。

【诊断要点】

1. 停经（多有 6~8 周）、有 20%~30%的患者无明显停经史。

2. 阴道出血（一般不超过月经量）。

3. 下腹痛，可表现为突发性撕裂样或逐渐加重。

4. 阴道检查存有子宫举痛，子宫及宫旁或宫后方软性包块。

5. 妊娠试验阳性：尿 β-HCG 阳性或血 β-HCG 升高。

6. 内出血证据：①苍白、冷汗、恶心、脉细数、血压下降等休克征象；②阴道后穹穿刺阳性（抽吸出不凝血）；③腹部叩诊移动性浊音阳性。

7. 超声诊断：宫腔未见孕囊，宫旁低回声区或混合性包块，其内探及胚芽及原始血管搏动时可确诊。

8. 腹腔镜检查：是诊断异位妊娠的金标准，而且可在确定诊断的情况下起到治疗作用。

【内治验方】

1. 宫外孕 II 号方（山西医学院附属第一医院方）：赤芍、丹参各 15g，桃仁 9g，莪术、三棱各 3~6g，在服本方时，可同时肌肉注射天花粉，以杀胚胎。用于未破损型异位妊娠。

2. 奉小艳经验方：丹参、赤芍各 12g，桃仁、乳香、没药、三棱、莪术各 9g。用于未破损型异位妊娠。

3. 陈志远经验方：丹参、赤芍、桃仁、郁金、没药各 15g，三棱 9g，莪术 6g，天花粉、青皮、泽兰、鳖甲各 10g，生黄芪 30g。每日 1 剂，水煎服。治疗陈旧性宫外孕。如疼痛较重者，加元胡、白芍各 15g；出血多者加蒲黄 10g，地榆炭 15g。

4.《医方新解》经验方：丹参 15g，赤芍、桃仁、乳香、没药各 9g，三棱、莪术各 6g。水煎服，每日 1 剂，日服 2 次。此为Ⅱ号方，减去三棱、莪术即为Ⅰ号方。Ⅰ号方适用于不稳定型，Ⅱ号方适用于包块型，两方均用于已破损型。用于宫外孕流产或破裂，症见月经过期，漏下不畅，血色暗红，或夹肉膜块物，腹痛突发、痛而拒按，多自小腹开始而延及全腹。

5. 活络效灵汤：赤芍、桃仁各 12g，乳香 10g，没药、金银花、蒲公英、丹参各 15g。水煎服，每日 1 剂，日服 2 次。用于输卵管妊娠包块已经形成，或血郁少腹已见化热之势。

6. 陆建英经验方：当归、三棱、莪术、牛膝各 15g，赤芍 10g，红花 3g，紫草根、野葡萄藤各 30g，鬼臼 20g，生甘草 15g。每日 1 剂，水煎成 200mL，分 2 次服，7 天为 1 个疗程，连续服 2~3 个疗程。用于异位妊娠少腹血瘀之实证。

7. 宫外孕验方：牡丹皮、赤芍、川牛膝、延胡索、丹参、夏枯草各 15g，蜈蚣 5g，水蛭 6g，桃仁、天花粉、皂角刺、王不留行各 10g。水煎服，每日 1 剂。用于异位妊娠未破损型及包块型。

8. 散瘀和血汤：黄芪、山楂各 50g，益母草 35g，连翘 25g，蒲公英、当归、赤芍、桑寄生、杜仲各 15g，牡丹皮、赤芍、桃仁、乳香、没药各 10g，红花 7.5g，三七、甘草各 5g。治疗异位妊娠，突然下腹坠痛，剧痛，阴道流血，血色不鲜。水煎服，并可将药渣热敷其痛处。忌食辛辣，禁饮酒，禁房事。

9. 加味活络效灵丹：丹参 15g，赤芍 12g，乳香、没药、三棱、莪术各 6g，牛膝 30g，桃仁 9g，冬葵子 18g，蜈蚣 2 条，土鳖虫 10g。水煎服，每日 1 剂。治疗输卵管妊娠未破损型，少腹包块，尿孕试验阳性者。

10. 陈颐经验方：三棱 、莪术各 9g，赤芍 12g，桃仁 10g，天花粉、丹参、穿心莲各 15g，蜈蚣 2 条。水煎服，每日 1 剂。治疗异位妊娠未破裂型。

11. 消癥杀胚汤：蒲公英、地丁、红藤、山慈姑、天花粉、三棱各 20g，蜈蚣 2 条，穿山甲、红花、柴胡各 10g，桃仁、川芎各 12g，枳壳、莪术各 15g。早期加入清热凉血之品，以防因血热迫行造成输卵管破裂；中期于加入破血逐瘀之品，增加杀胚之功；后期去蜈蚣，加入清热解毒，消肿散结通络之品，以消包块，防止输卵管粘连，并佐以益气扶正。每日 1 剂，水煎取汁，分 2 次服用，连续服用 1~2 个月，服药期间，每隔 3~5 天复血 β- HCG， 直至正常，1~2 周复查 1 次 B 超，直至包块消失，并以第三煎药渣热敷少腹部。

12. 牡丹皮散加减：丹皮、元胡、当归尾、肉桂、赤芍各 15g，牛膝 30g，莪术 20g，三棱、桃仁各 10g。水煎服，每日 1 剂，分 3~4 次口服。治疗宫外孕少腹坠胀、痛、满，有压痛并可叩及包块。

13. 刘秀峰验方一：瞿麦、萹蓄各 12g，车前子、桃仁、延胡索、川楝子各 9g， 连翘、蒲公英、丹参各 10g，赤芍、三棱、莪术各 6g。用于湿热兼瘀型输卵管妊娠未破裂或输卵管妊娠流产型，内出血少；输卵管妊娠包块≤3cm，无活动性内出血者。

14. 刘秀峰验方二：丹参、桃仁各10g，赤芍12g，三棱、莪术、延胡索、蒲黄、五灵脂各9g，乳香、没药各3g。每日1剂，每剂分2次水煎服。用于血瘀气滞型输卵管妊娠未破裂或输卵管妊娠流产型，内出血少；输卵管妊娠包块≤3cm，无活动性内出血者。

15. 李光荣经验方：赤芍、桃仁、丹参、醋香附、天花粉、薏苡仁各15g，三棱、莪术各6g，炒蒲黄、五灵脂各10g，红藤30g，甘草3g。治疗输卵管妊娠。

16. 桂枝茯苓丸加味：桂枝、茯苓各10g，桃仁、丹皮、赤芍、穿山甲、皂角刺、田七片各15g，生牡蛎20g。每日1剂。用于异位妊娠病情基本稳定，盆腔结块固定不移，HCG转阴者。

17. 赵虹经验方：丹参、党参各15g，赤芍、桃仁、乳香、没药、三棱、莪术各9g。阴道流血较多者去桃仁、三棱，加五灵脂、蒲黄（另包）各10g。加水1000mL，浸泡10min，武火煎开后改用文火煎至300mL，每日2次，饭后服。用于未破裂的输卵管妊娠。

18. 钟晓玲经验方一：天花粉30g，蜈蚣3条，红藤、赤芍各15g，桃仁、炒蒲黄（包煎）、延胡索、枳壳各10g，三七粉（冲服）3g。用于异位妊娠急性或亚急性出血者。治疗5~7天病情稳定后，改用活血消癥法，药用三棱、莪术、炒蒲黄、五灵脂、桃仁各10g，赤芍15g。

19. 钟晓玲经验方二：丹参、赤芍各15g，三棱、莪术、桃仁、红花、茯苓、牡丹皮各10g。若瘀积成痞，腹中结块酌加夏枯草、穿山甲各15g，牡蛎30g。用于陈旧性宫外孕。

20. 化癥消胚汤治疗：丹参20g，赤芍15g，桃仁、三棱、莪术、炒蒲黄、五灵脂、香附、枳壳各10g，乳香、没药各8g。每天1剂，水煎服，2次/天，临证加减服药直至异位妊娠包块完全吸收。用于输卵管妊娠。

21. 张治琼经验方一：紫草5g，蜈蚣3条，天花粉20g，丹参、赤芍各15g，桃仁、三棱、莪术各10g。用于异位妊娠未破损型（胎块阻络）。

22. 马氏经验方：旱莲草、夏枯草、赤芍、川牛膝、丹参、益母草、马鞭草、白花蛇舌草各15g，丹皮、三棱、莪术、水蛭、炒蒲黄、女贞子各10g，马齿苋30g，三七粉6g（冲服）。水煎服，日1剂，分2次服。治疗异位妊娠包块型。

23. 宫外孕Ⅱ号方加减：丹参12g，赤芍10g，桃仁9g，三棱、莪术各10g，乳香、没药各6g，土鳖虫6g。水煎分服，每日1剂。治疗异位妊娠包块型。

24. 生麦汤合参附散：人参50g，附子10g，麦冬、五味子各20g，赤芍、丹参各 15g，桃仁 9g。水煎分服，每日 2 剂，每 3~4h1 次。用于异位妊娠，包块已破损出现休克表现。在治疗过程中，如果发现腹腔内出血增多，血压继续下降，或血 HCG 不降反而升高，或包块继续增大时，应立即放弃非手术治疗，改为手术治疗。

25. 参附汤加减：人参、附子、艾炭各 15g，赤芍 10g。水煎服，每日 1 剂，分 3~4 次口服。用于休克型异位妊娠包块已破损。

26. 宫外孕Ⅰ号方加减：丹参 15g，赤芍 10g，桃仁 9g，可加牛膝、五灵脂各 10g，蜈蚣 3g，制香附 9g。水煎分服，每日 1~2 剂。治疗异位妊娠不稳定包块形成。

27. 张治琼经验方二：丹参、赤芍、桃仁、党参、黄芪、白术、熟地黄、当归各 15g， 甘草 6g。治疗异位妊娠已破损型，气虚血瘀 （不稳定型）者。

【外治验方】

1. 中药灌肠法：紫草、天花粉各 30g、蜈蚣 2g，怀牛膝、桃仁、当归、三棱各 10g，丹参 15g、赤芍 12g、胆南星 30g。水煎浓缩至 150mL，药温 30℃~40℃，每次 100~150mL，每天灌肠 1 次。本方具有活血化瘀、消癥杀胚、散结止痛的作用，适用于治疗宫外孕。

2. 敷贴法：樟脑 6g，血竭、松香、银朱各 9g、麝香 0.06g，前 4 味药共研细末，加热成糊状，然后将麝香撒布于药面，趁热贴于腹部疼痛处。具有破瘀消癥之效，适用于瘀血内结型宫外孕，也可用于陈旧性宫外孕。若包块兼炎症感染时禁用此药。

3. 热敷法：①消症散：血竭、乳香、没药、羌活、独活、千年健、追地风、川椒各 60g，赤芍、当归尾、续断、五加皮、白芷、桑寄生各 120g，艾叶 500g，透骨草 250g。上药研为末，每 250g 为一份，纱布包裹，蒸 15min，趁热外敷患侧。每日 2 次，10 日为 1 个疗程。适用于未破损型或陈旧性宫外孕。②双柏散外敷：侧柏叶 60g，大黄 60g，黄柏 30g，薄荷 30g，泽兰 30g。水蜜各半，加热调匀，趁热外敷，每日 2 次，10 日为 1 个疗程。适用于未破损型或陈旧性宫外孕。③麝香 0.06g，樟脑、血竭、乳香各 6g，朱砂 10g。以上药物除麝香外共研细末，加热成糊状，敷于布上，麝香后入，趁热贴于病侧腹壁。适用于未破损型或陈旧性宫外孕。④藤药、丹参、三棱、莪术、路路通、血竭、乳没各 20g。将药用布袋装后缝好，喷适量水于布袋上，让其渗入药物内，使药物充分湿润。将药袋置锅内隔水蒸 20~30min。取出后稍冷，使之不烫伤皮肤，药袋上方加盖塑料薄膜 1 块，敷下腹部 20~30min，每天 1 次，1 袋药可敷用 7~10 天。1 月为 1 个疗程，一般治疗 1~3 个疗程。⑤消癥益寿灵：三棱、莪术、水红花子、马钱子、铁棒锤、鳖甲、延胡索、川乌、水蛭、七叶一枝花、黄芪、西洋参、冰片。上药纱布包，喷适量水于布袋上，隔水蒸20~30min，取出后稍冷，外敷患侧附件，7天1个疗程，连用2个疗程。⑥活络祛瘀消癥汤：党参、桃仁、红花、当归、川芎、乳香、没药、丹参、三棱、莪术、天花粉、水蛭、蜈蚣、益母草、穿山甲、赤芍、野菊花、丹皮各10g。每日1剂，水煎2次共取汁300mL。趁热布包外敷腹部。每天1次，1个月为1个疗程。

4. 针剂：精制天花粉：用于宫外孕早期，适用于无大量出血、无严重贫血、病情稳定者。治疗前需做皮内试验及试验性用药；无过敏者经消毒后，用宫颈钳钳夹宫颈前唇，用2.4mg天花粉注射液在宫颈3、9点处缓缓注入。天花粉亦可肌内注射。术后肌内注射地塞米松5mg，每日2次，连续3天。注射后一周复查HCG，无效者需改用手术治疗。

5. 灌肠法：毛冬青、败酱草、当归、七叶一枝花、三棱、莪术各10g。每日1次，保留中药灌肠30min以上，经期停用。

6. 温针灸治疗：①气海、关元、三阴交（双）、阴陵泉（双）。具体的治法如下：针刺得气后，行温针灸治疗，灸治1壮，留针30 min。每日1次，每星期治疗3次，共治疗10次。②关元、归来、足三里、水道、三阴交、蠡沟，配穴如下：腰酸加肾俞、次髎、委中；白带多加地机、阴陵泉；月经不调加照海、行间；腹胀加带脉、气海；有炎性肿块加府舍。具体的治法如下：先嘱患者排空小便，以2寸毫针刺入穴区得气后采用中等刺激1~2min，然后针柄上套2~3cm长的艾段点燃，为防烫伤，可在穴区放一纸垫，待艾段燃尽、针冷后出针。温针灸每日1次，10次为1个疗程，疗程间隔7天。经期不治疗。

【中成药验方】

1. 生脉饮口服液：由红参、麦冬、五味子组成。剂量及用法：一次1支，一日3次，口服。适用于气血亏虚之证。

2. 活络效灵丹：由当归、丹参、生明乳香、生明没药组成。

3. 桂枝茯苓胶囊：由桂枝、茯苓、牡丹皮、白芍、桃仁等组成。剂量及用法：一次3粒，一日3次，口服。

4. 七厘散：由血竭、乳香（制）、没药、红花、儿茶、冰片、麝香、朱砂组成。剂量及用法：一次1~1.5g，一日1~3次，口服。适用于未破损期。

5. 水蛭粉：由水蛭打碎成末。剂量及用法：一次2~3g，一日3次，饭后温水送服。有出血者慎用。

第十节 先兆流产

妊娠28周前，出现少量阴道流血，或时下时止，或淋漓不断，或伴腰腹疼痛，胚胎或胎儿正常者为先兆流产。流产是一个动态变化的过程，在先兆流产阶段，如胚胎或胎儿正常，并经过适当的安胎治疗，可继续妊娠，正常分娩。若经治疗病情无好转，出血量多，腰腹痛加重，可发展为“难免流产”“完全流产”“不全流产”或“稽留流产”。根据中西医病名对照，先兆流产属于“胎漏”“胎动不安”范畴。

【诊断要点】

1. 常有孕后劳累、不节房事史、人工流产、自然流产史或宿有癥瘕史。

2. 妊娠期间阴道出现少量流血，或时下时止，或淋漓不断，血色淡暗或淡红或鲜红，或仅少量血性物，而无腰酸腹痛下坠者称“胎漏”；妊娠期间腰酸，腹痛下坠，或伴有阴道少量出血者，则称为“胎动不安”。

3. 妇科检查：子宫增大与孕周相符，宫口未开，无妊娠物排出。

4. 尿妊娠试验阳性；B超检查宫内可有胎心及胎动。

【内治验方】

1. 李广文经验方：炒川断30g，桑寄生、菟丝子、炒杜仲各15g，阿胶11g（烊化），陈皮、砂仁、黄芩、白术各9g，苎麻根、香附各12g。水煎服，每日1剂，日服2次。治疗肾虚型胎动不安。

2. 寿胎丸加味：菟丝子、寄生、川断、太子参、麦冬、生地炭各25g，阿胶珠、黄芪、白术、杜仲各15g，砂仁10g。水煎服，每日1剂。治疗肾气亏虚，冲任不固，妊娠期间阴道少许出血，色暗淡，质稀，腰膝酸软，小腹坠痛，小便频数，舌质淡，苔薄白，脉沉滑尺弱。

3. 安胎合剂：菟丝子、熟地黄各12g，党参、怀山药各15g，白术、续断、桑寄生各10g，甘草6g。水煎服，每日1剂，日服2次。治疗脾虚肾亏，气血不足，冲任不固，胞脉失养所致先兆流产。

4. 清热安胎饮：山药、阿胶块（烊化）各15g，石莲、黄芩、椿根、白皮、侧柏炭各9g，川连3g（或马尾连9g）。水煎服，每日1剂，日服2次。治疗妊娠初期胎漏下血，腰酸、腹痛，属胎热者。

5. 固肾安胎饮：桑寄生、当归、白芍、川断、杜仲、阿胶、菟丝子各9g，炒艾叶3g，甘草4.5g，苎麻根、生地黄、生黄芪、西洋参各12g。水煎服，每日1剂，日服2次。治疗气血亏虚，脾肾不足以致冲任不固，不能摄血养胎之胎漏。

6. 加味芎归汤：当归、黄芪各 9g，川芎、党参各 12g，掺三七末 1.2g（吞服）。水煎服，每日 1 剂，日服 2 次。治疗妊娠跌仆，闪挫伤胎，症见阴道出血，腰酸胀下坠。

7. 生麦安胎饮：生地黄、苎麻根各 12g，麦冬、黄芩各 6g，甘草 3g，川续断、桑寄生各 9g。每日 1 剂，水煎服，日服 2 次。治疗阴虚内热，冲任不固型胎漏、胎动不安。

8. 许润三保胎方：菟丝子、淮山药各 30g，桑寄生 20g，川续断、甘草、阿胶（烊化）各 10g，党参、生白芍各 15g。每日 1 剂，水煎服，日服 2 次。可用于各种先兆流产、习惯性流产。

9. 寿胎丸合四君汤加减：续断、桑寄生各 15g，阿胶 12g，菟丝子、党参各 24~30g，白术（土炒）18~24g，何首乌 30g，荆芥炭 6~12g。每日 1 剂，水煎服，日服 2 次。治疗肾气虚寒，气血亏虚型胎动不安。

10. 吕连凤经验方：覆盆子、桑寄生、菟丝子、杜仲、川断各 15g，白芍、黄芩、旱莲草、知母、竹茹各 12g。文火煎 2 次，取汁 400mL，1 日 1 剂，早晚分服。治疗肾虚血热型胎动不安。

11. 十圣散加减：党参、黄芪、山药、苎麻根、干地黄、川断各 12g，白术、白芍各 9g，甘草、砂仁各 3g。每日 1 剂，水煎服，日服 2 次。治疗脾胃虚弱，气血不足之胎动不安。

12. 安奠二天汤：人参、炒白术各 30g，炒山药、山萸肉、炒扁豆各 15g，炙甘草 3g，杜仲 9g，枸杞子 6g。水煎服，一日 1 剂。治疗妊娠脾肾亏虚，带脉无力，小腹作痛，胎动不安，如有下坠之状。

13. 补肾安胎饮：菟丝子、续断、杜仲、狗脊、补骨脂、白术各 10g，人参 3g，阿胶 6g，艾叶 4.5g。水煎服，一日 1 剂。治疗脾肾两亏之胎漏、胎动不安，症见阴道流血量多者。

14. 杜仲丸：炒杜仲、川断各等份。上为末，煮枣肉为丸，如梧桐子大。每次 70 丸，用米汤送下，一日 2~3 次。治疗胎动不安，腰背痛者。

15. 补气安胎饮：党参、茯神、杜仲、川断、艾叶各 9g，白术、阿胶各 6g，桑寄生、乌贼骨各 15g。水煎服，每日 1 剂。治疗平素体虚，妊娠早期，腰腹胀痛，或有阴道出血，脉滑数有力。

16. 生苎根散：生苎麻根、阿胶各 45g，黄芩、赤芍药、炒当归各 25g。上为粗末，每次 12g。水煎服，每日 1 剂。治疗胎漏，血热内扰证。

17. 当归散：当归、黄芩、芍药、川芎各 210g，白术 100g。上为散，每次 6g，温开水调服，一日 2 次。治疗妊娠血虚有热，胎动不安。

18. 安胎散：砂仁、当归、川芎各 3g。当归、川芎水煎，调入砂仁末，每次 1 剂，每日 2 次。用于妊娠外伤后腰腹胀坠作痛，阴道漏红，色紫红，或有小血块。

19. 救损安胎汤：酒当归、酒生地黄各 20g，酒白芍、苏木各 9g，炒白术 15g，炙甘草、人参、乳香、没药各 3g。水煎服，每日 1 剂。用于妊娠跌损，致伤胎元，腹中疼痛，势如将堕。

20. 梁玉屏安胎合剂：党参、白术、制何首乌、炒杜仲、桑寄生各 15g，山药 20g，菟丝子、续断各 10g。水煎服。治疗肾虚不固型胎动不安。

【外治验方】

1. 中药外治法：①补杜安胎膏：杜仲 18g，补骨脂 20g，阿胶 50g，艾叶 15g，苎麻根 30g。将阿胶烊化，其他药物研细末后加入阿胶中调匀，制成药膏备用。将适量药膏敷于患者至阴穴、补阙穴，用敷料和胶布固定，每日更换 1 次。10 天为 1 个疗程。②陆亚静经验方：菟丝子、山茱萸、女贞子、杜仲、桑寄生各 10g，混合磨成粉，以水调湿做成小丸贴敷于足底涌泉穴。③何贵翔经验方：人参、当归、白芍、杜仲、熟地黄、白术、陈皮、炙甘草、黄芩、菟丝子、桑寄生、续断、艾叶、砂仁各 10g，水煎后药渣隔层消毒纱布敷贴在脐孔上，再用胶布固定即可。④汤春琼经验方：桑寄生、续断、炒杜仲、菟丝子、补骨脂、砂仁、白术、黄芩适量，研末制成肚兜佩带，每 7 天更换 1 次药物。⑤五子安胎散：女贞子、菟丝子、五味子、五倍子、莱菔子适量，敷神阙穴，艾灸足三里穴、关元、长强等穴位配合外敷以加强中药五子安胎散的疗效。⑥桑砂女蜜：桑寄生、女贞子、砂仁适量，加白蜜调和成敷贴外敷神阙穴，可以改善并消除阴道出血、腹痛、腰酸等先兆流产症状。

2. 针灸治疗：①胎死腹中或者危及孕妇生命时，宜下胎儿，采取针灸补泻手法催产死胎于阴道下之。方法：列缺、归来、漏谷、足三里、曲骨、足窍阴，个别加刺内关、外关；使用提插补泻法刺激穴位，下腹穴使用泻法，下肢穴平补平泻。同时可灸足窍阴、中极、关元、神阙等穴位，每日 2 次，每穴灸 15~20min，促进子宫收缩，从而加速死胎产出。②灵龟八法：灵龟八法是祖国医学中古典针法之一，是古代择时选穴法的重要组成部分，它是运用古代哲学九宫八卦学说和中医理论与人体奇经八脉气血的结合，取其与奇经相同的 8 个穴位，以时间为主要条件，按照时日干支的推演变化，以时取穴的一种针刺法。肾气不固型取肾俞、命门穴，气血亏虚型取血海、三阴交穴，血热内扰型取血海、太冲穴，阴虚内热型取太冲、太溪穴，外伤损络型取血海、三阴交穴。选取穴位后局部用 75% 酒精消毒后，避开血管，用 1~1.5 寸毫针快速刺入皮下，用提插及捻转法（平补平泻）得气后，留针 30min，每 10 min 行针 1 次。每天治疗 1 次，总疗程为连续10次。

【中成药验方】

1. 保胎灵胶囊：由熟地黄、续断、槲寄生、菟丝子、巴戟天、阿胶、枸杞子、山药、白术、白芍、龙骨等组成。剂量及用法：一次5片，一日3次，口服。适用于肾虚之证。

2. 孕妇清火丸：由黄芩、知母、石斛、柴胡、地黄、薄荷、白芍、白术（麸炒）、甘草组成。剂量及用法：一次6g，一日2次，口服。适用于血热之证。

3. 孕康口服液：由山药、续断、黄芪、当归、狗脊（去毛）、菟丝子、桑寄生、杜仲（炒）、补骨脂、党参、茯苓、白术（焦）、阿胶、地黄、山茱萸、枸杞子、乌梅、白芍、砂仁、益智仁、苎麻根、黄芩、艾叶组成。剂量及用法：一次1支，一日3次，早、中、晚空腹口服。适用于肾虚及气血虚弱之证。

4. 安胎丸：由当归、川芎（制）、黄芩、白芍（炒）、白术组成。剂量及用法：空腹开水送服，一次1丸，一日2次。用于妊娠血虚，胎动不安，面色淡黄，不思饮食，神疲乏力。

5. 安胎益母丸：由益母草、香附、川芎、当归、续断、艾叶、白芍、白术、杜仲、党参、茯苓、砂仁、阿胶、黄芩、陈皮、熟地黄、甘草组成。剂量及用法：口服，一次1丸，一日2次。用于气血两亏，月经不调，胎动不安。

第十一节　胎儿生长受限

胎儿生长受限(FGR）是指胎儿受各种不利因素影响，未能达到其潜在所应有的生长速率。表现妊娠四五个月后，孕妇腹形与子宫增大明显小于正常妊娠月份，但胎儿存活。是高危妊娠中的一个重要问题。以往称胎儿宫内发育迟缓（IUGR)。不仅影响胎儿的发育，远期也影响儿童期及青春期的体能与智力发育。本病属中医“胎萎不长”，亦称“妊娠胎萎燥”“胎不长养”。本病可有堕胎或过期不产，胎死腹中之虞，临床必须密切观察。

【诊断要点】

1. 妊娠四五个月后，腹形与子宫明显小于正常妊娠月份。

2. 宫高明显小于相应孕周是胎儿生长受限最明显、最容易识别的体征，宫高测定是筛选FGR的基本方法。B超：胎儿存活，双顶径测定，孕36周前每2周增长少于2mm，则为宫内发育迟缓，如增长大于4mm，则可排除宫内发育迟缓。

3. 伴有胎漏、胎动不安病史，或有妊娠高血压综合征、慢性高血压、心脏病、贫血、营养不良或其他慢性消耗性疾病，或有烟酒嗜好、偏食史。

【内治验方】

1. 王建定经验方：菟丝子 15g，杜仲、桑寄生、白术、当归各 12g，黄芪 16g，丹参 18g，黄芩 6g。每日 1 剂，水煎服。配合低分子肝素钙治疗胎儿生长受限。

2. 徐慧芳经验方：白术、茯苓、熟地黄、丹参、白芍各 15g，菟丝子 30g，杜仲、黄芪各 20g，甘草 6g，党参、当归各 10g。每日 1 剂，水煎服。治疗气血亏虚兼有血瘀之胎萎不长。

3. 八珍汤加减：当归、川芎、炙甘草各 5g，白芍、茯苓、熟地黄各 10g，党参、白术各 15g。每日 1 剂，水煎服。治疗胎儿宫内生长受限。

4. 温土毓麟汤加减：黄芪、炒白术、怀山药、菟丝子、覆盆子各 12g，党参、巴戟天、炒杜仲各 15g，陈皮 6g。每日 1 剂，水煎服。用于孕妇脾胃虚寒，导致胎儿生长受限。

5. 叶晓云经验方：黄芪 15g，党参、当归、白芍、川芎、熟地黄、焦麦芽、焦神曲、焦山楂、白术、杜仲、桑寄生、川续断、菟丝子、阿胶、甘草各 10g。水煎取汁 600mL，分早、中、晚 3 次口服，每天 1 剂。用于气血虚弱，脾肾阳虚之胎萎不长。

6. 四君寿胎方：黄芪、炒白术各 60g，党参、杜仲、枸杞子、女贞子、山药各 20g，桑寄生 30g，续断、当归各 15g，丹参 10g，黄芩、砂仁（后下）各 9g，木香 6g。每日 1 剂，水煎服。治疗胎儿生长受限。

7. 补肾活血汤：桑寄生 30g，熟地黄、黄芪各 20g，白术、当归、丹参各 15g。水煎服，日 1 剂。治疗气血亏虚型胎儿生长受限。

8. 两地汤：大生地（酒炒）、元参各 30g，白芍药（酒炒）、麦冬肉各 15g，地骨皮、阿胶各 9g。水煎服，日 1 剂。治疗素体内热，孕后聚阴养胎，胎火耗阴，阴虚火旺，胎受熬煎，胎萎不长。

9. 当归芍药散加减：当归 9g，芍药 30g，茯苓、白术各 12g，泽泻 15g，香附 9g。水煎服，日 1 剂。治疗气滞血瘀型胎萎不长，症见孕妇精神抑郁，头胀，胸闷胀痛，肢体浮肿，脉弦滑，苔薄白、质有瘀点。

10. 傅培红经验方：柴胡、当归、龙眼肉、合欢皮、茯苓各 10g，白芍 15g，白术 12g，淮山药 15g，炙甘草 6g。水煎服，日 1 剂。用于肝郁脾虚累及心脾两虚致胎萎不长。

11. 益气活血养胎汤：鸡血藤、人参各 6g，丹参 5g，当归 8g，黄芩、白术、陈皮、菟丝子各 12g，紫河车 3g（冲服），桑寄生、香附各 10g。水煎服，日 1 剂。用于气虚血瘀型胎萎不长。

12. 活血养胎汤：生黄芪 20g，人参 5g，丹参、当归各 8g，菟丝子、黄芩、白术、桑寄生、香附、陈皮各 10g，云苓 12g。水煎服，日 1 剂。治疗胎儿宫内生长受限。

13. 连建伟经验方：党参、炙黄芪、茯苓、桑寄生各 12g，炙甘草 4.5g，当归、炒白芍、川断、杜仲、炒白术各 9g，砂仁（后入）3g。用于胎萎不长证属气血不足，脾肾亏损，无以孕育胎儿。

14. 卢艳自拟养胎汤：枸杞子、阿胶（烊化）各 20g，党参、当归、益智仁、山茱萸、黄芪、白术、炙甘草各 10g，杜仲、熟地黄、山药各 15g。上方加水 600mL，先浸泡 20min，文火煎 20min，取汁 200mL；复煎加水 350mL，文火煎 20min，取汁 150mL，两煎混合，分 2 次温服，每日 1 剂，7 天为 1 个疗程。治疗脾肾不足，气血亏虚之胎萎不长。

15. 保产无优散加减：当归、川芎各 5g，炙黄芪、覆盆子、人参、阿胶各 6g，白芍 4g，炒艾叶 3g，厚朴、枳壳各 2g，甘草 1.5g。水煎 2 次，取汁 300mL，每次服 100mL，日 3 次。治疗气血亏虚，肾气不固之胎儿生长受限。

16. 熊正根经验方：黄芪、太子参、白术、何首乌、桑寄生、巴戟天各 12g，当归、桃仁各 9g，丹参 10g，菟丝子 15g。水煎服，日 1 剂，煎服 2 次，连服 2~3 周。治疗气血不足，血行不畅，肾元不足，致使胎儿宫内发育迟缓。

17. 双参养胎汤：人参（另炖服）、当归、菟丝子、桑寄生、川断、黄芩各 10g，黄芪 30g，白术 15g，砂仁、甘草各 6g，丹参 5g。水煎服，日 1 剂，煎服 2 次。治疗气虚血瘀之胎萎不长。

18. 贺秀莲经验方：党参 20g，黄芪 30g，当归、丹参、熟地黄、白芍、菟丝子、何首乌、枸杞子各 15g，甘草、陈皮各 6g。水煎服，每天 1 剂，10 剂为 1 个疗程，每月服 10 剂。治疗胎儿宫内发育迟缓。

19. 吴德慧经验方：黄芪 45g，茯苓、白术、枸杞子各 12g。上药纱布包裹同母鸡 1 只炖煮，吃肉喝汤，每周 1 剂。治疗胎儿宫内发育迟缓。

20. 梁华经验方：党参、熟地黄、杜仲各 15g，白术、黄芪、茯苓、何首乌、桑寄生、白芍各 12g，枸杞子 20g，当归、炙甘草各 9g。水煎服，每天 1 剂，水煎 2 次，早晚各服 1 次，7 天为 1 个疗程。治疗脾气亏虚，肾气不足之胎儿宫内发育迟缓。

【外治验方】

1. 灸法：①关元、气海、足三里、血俞等，采用灸法，每日或隔日 1 次，两侧交替灸，适用于阳虚或血寒型胎萎不长。②取命门、肾俞、关元、足三里、神阙穴，每穴可灸至 30~60 壮，或用艾条悬灸，或用温灸器灸法，每穴灸 1h。

2. 针刺法：①以手、足阳明经穴和夹脊穴为主。上肢取肩髃、曲池、手三里、合谷、外关、颈、胸夹脊；下肢取髀关、伏兔、足三里、丰隆、风市、阳陵泉、三阴交、腰夹脊。②选取脾俞、膈俞、足三里穴。脾俞、膈俞呈45°角向督脉方向斜刺，进针1~1.5寸，施捻转补法，起针后施灸。足三里直刺，进针1~1.5寸，施捻转补法，针后加灸。③选取足三里、公孙、行间穴，均以小幅度提插加捻转之补法，针感不宜过分强烈。血虚较甚者可加内关，肾虚明显加太溪，均施以轻至中度的提插补法，留针15min左右，每日1次。④选取胃俞、脾俞、足三里穴。胃俞、脾俞呈45°角向督脉方向斜刺，施以轻度至中度的提插补法，留针15min左右，每日1次。

3. 皮肤针：用皮肤针反复叩刺背部肺俞、脾俞、胃俞、膈俞和手、足阳明经线。以局部出现潮红为度。隔日1次。

4. 耳穴压豆法：耳穴选取肾、内分泌、皮质下、卵巢。取王不留行籽穴位埋压，每日自行捻搓至耳穴有痛热感。

5. 中药注射疗法：①黄芪联合丹参注射液治疗：给予黄芪注射液20mL，5%葡萄糖注射液250mL稀释，联合丹参注射液20mL，用5%葡萄糖注射液250mL稀释后，每天注射1次，连用7天。若病情控制不理想、进展或出现器官损害、胎儿异常等情况应及时终止妊娠。②复方氨基酸注射液250mL、丹参川芎嗪注射液10mL加入500mL5%葡萄糖注射液中，静脉滴注，每天1次，5天为1个疗程。③5%葡萄糖250mL加葛根素0.1g，1次/天静滴，每天1次，连用7天。④灯盏花素组给予注射用灯盏花素10mg溶于10%葡萄糖注射液500mL静滴，4~6h滴完，每日1次，连用10天。

6. 胎教音乐治疗：选择优生优育协会胎教专业委员会研制的《爱心胎教音乐全集·胎儿篇》实施胎教音乐治疗，每日1~2次，每次15~20 min，选择在胎儿觉醒有胎动时进行。

7. 敷脐法：①党参、白术、当归、枸杞子、白芍、黄芪各30g，甘草10g，共研细末，水调敷于肚脐上，每日1次。适用于气血不足者。②补骨脂、杜仲、枸杞子各30g，菟丝子15g，共研细末，水调后涂敷于肚脐上，每日1次，适用于肾虚不固者。

8. 推拿治疗：选足三里、公孙、脾俞、胃俞穴按揉，手法宜轻快柔和。适用于本病之气血虚弱型。

【中成药验方】

1. 十全大补丸：由党参、白术（炒）、茯苓、炙甘草、当归、川芎、白芍（酒炒）、熟地黄、炙黄芪、肉桂组成。辅料为蜂蜜。用法及剂量：水蜜丸一次6g，大蜜丸一次1丸，一日2次，口服。

2. 寿胎丸：由菟丝子（炒炖）120g，桑寄生、川续断、阿胶各60g组成。用法及剂量：一次20丸，一日2次，口服。适用于脾肾不足之证。

3. 健脾丸：由党参、白术（炒）陈皮、枳实（炒）、山楂（炒）、麦芽（炒）组成。剂量及用法：小蜜丸一次9g，大蜜丸一次1丸，一日2次，口服。

4. 培坤丸：由黄芪（蜜芪）、陈皮、甘草（蜜炙）、白术（炒）、北沙参、茯苓、当归（酒炒）、麦冬、川芎、酸枣仁（炒）、白芍（酒炒）、砂仁、杜仲（炭）、核桃仁、胡芦巴（盐炒）、艾叶（醋炒）、龙眼肉、山茱萸（制）、远志（制）、熟地黄、五味子（蒸）组成。每45丸重9g。用法及剂量：口服，用黄酒或温开水送服，一次9g，一日2次。用于气血两虚之胎萎不长。

第十二节　妊娠期肝内胆汁淤积症

妊娠合并肝内胆汁淤积症是妊娠期特有的并发症，常发生于妊娠中晚期，临床上以皮肤瘙痒，生化上以肝内胆汁淤积的血液学指标异常，病程上以临床表现及生化异常在产后迅速消失或恢复正常为特征。本病可能由于妊娠期血中雌激素水平增高及过敏体质引起，发生率为2.3%~4.4%。由于高浓度胆酸影响胎盘功能，可引起胎儿窘迫、早产、死胎、死产。另外本病的发生与妊娠期用药及遗传因素有关。

本病属中医学“妊娠瘙痒”“黄疸”范畴。

【诊断要点】

1. 妊娠期皮肤瘙痒，可有轻度厌食，乏力。

2. 孕期梗阻性黄疸产后自行迅速消退。

3. 血清胆酸浓度显著升高。

【内治验方】

1. 茵陈蒿汤加减：茵陈、茯苓、杭白芍、女贞子、旱莲草各15g，田基黄、柴胡、郁金、枳壳、黄芩、桑寄生、续断、地肤子、白鲜皮各12g，焦栀子10g，薏苡仁20g。治疗妊娠期肝内胆汁淤积症。

2. 化湿利胆汤：茵陈15g，金钱草、栀子、熟地黄、白术各10g，黄芩12g，柴胡9g，砂仁、茯苓、蝉蜕各6g。日1剂，水煎分早晚2次温服，连续服用20天。治疗妊娠期肝内胆汁淤积症。

3. 清疸止痒方：茵陈蒿30g，田基黄、鸡内金、金钱草、赤芍20g，白术、茯苓、溪黄草各15g，栀子、白鲜皮、蝉蜕、丹参、地肤子、鸡血藤各10g，黄芩6g。每日1剂，分早晚口服，14天为1个疗程。治疗妊娠期肝内胆汁淤积症。

4. 李朝平经验方：丹参、桑寄生各15g，生地黄12g，茵陈、金钱草、栀子、黄柏、荆芥、防风各10g，地肤子、知母9g。每日1剂，水煎早中晚分服。连续服用10天为1个疗程。治疗妊娠期肝内胆汁淤积症。

5. 茵陈汤：茵陈30g，栀子、熟地黄、丹皮、白蒺藜、防风各10g，大黄、黄芩各6g，白术、泽泻、车前草、茯苓各15g，当归12g。每日1剂，水煎，2次分服。治疗妊娠中、晚期出现皮肤瘙痒或伴有不同程度的黄疸（肝内胆汁淤积症），证属胎毒炽盛，湿热蕴结。

6. 胡巧珍经验方：党参、茯苓、枸杞子、桑寄生、苎麻根各15g，白术、炙黄芪、生黄芪、黄柏、炒黄芩、茵陈、陈皮、炒山药各10g，炙甘草5g。每日1剂，水煎服，分2次服。治疗湿热蕴结肝胆，肝失疏泄而成肝内胆汁淤积症（妊娠期）。

7. 杨娟自拟利胆方：茵陈15g，栀子、柴胡、当归、生地黄各10g，白术6g，黄芩10g，甘草5g。每日1剂，水煎，分2次温服。治疗妊娠期肝内胆汁淤积症，湿热壅盛，热结阴伤，血虚生风。

8. 一贯煎加减：生地黄、枸杞子、黄芩、白术、白芍、白鲜皮各15g，沙参、麦冬、当归、佛手各10g，生甘草9g，每天1剂，水煎服，早晚饭后半小时温服。痒甚者加白芷；黄重者加茵陈、栀子；伴恶心呕吐者加半夏、干姜；伴心烦失眠者加百合、酸枣仁。治疗妊娠期肝内胆汁淤积症，肝气不畅，郁而化热，热灼津伤，化燥生风，阴虚血燥。

9. 刘小莉经验方：炒黄芩、生川断、炒白术、徐长卿、生地黄、白鲜皮各10g，金钱草、茵陈、垂盆草各15g。日1剂，水煎分2次服。治疗妊娠期肝内胆汁淤积症，阴血偏虚，肝郁化热，湿热熏蒸。

【外治验方】

1. 外洗方：①益母草500g，铁齿苋250g，煎水洗澡，日洗2次，连洗数天。②夜交藤适量，煎水洗澡，日洗2次，连洗数天。③苦参30g，川椒10g，明矾15g，煎水洗澡，日洗2次，连洗数天。④地肤子30g，炉甘石60g，以布包地肤子，入水中煎取200mL，然后浸炉甘石备用。用脱脂棉球蘸药汁擦痒处，每日数次，可抑制瘙痒。⑤荆芥、蝉蜕、丹皮、栀子、黄芩、柴胡、白芍、白薇、金钱草各10g，生地黄、地肤子、野菊花（包）各12g，煎汤外洗，每日2次，连洗数天，有祛风止痒清热作用。⑥可用樟脑调酒，或用川椒、艾叶、透骨草、防风、荆芥煎汤外擦之，并加用些皮肤外用止痒药，如炉甘石、地肤子、徐长卿、苦参等，缓解患者因肝内胆汁淤积症导致的全身皮肤瘙痒。⑦除湿止痒软膏：黄连9g，茵陈、苍术、黄柏各12g，白鲜皮20g，苦参、蛇床子、紫花地丁、萹蓄、花椒各10g，虎杖 15g，冰片 5g 等用麻油调和成麻油膏外用，一日 3~4 次，涂抹患处，连续洗 15 天左右。⑧用清疸止痒方：茵陈蒿 30g，田基黄、鸡内金、金钱草、赤芍各 20g，白术、茯苓、溪黄草各 15g，栀子、白鲜皮、蝉蜕、丹参、地肤子、鸡血藤各 10g，黄芩 6g，煎水洗澡，日洗 2 次，14 天为 1 个疗程。

2. 针灸疗法：①针刺法：主穴取百会穴、头维穴、生发穴（风池与风府连线中点），配翳风穴、上星穴、太阳穴、风池穴、鱼腰穴、丝竹空穴。手法：实证用泻法，虚证用补法，每次取 3~5 穴，每日或隔日 1 次。如病期延长，可沿足少阳胆经循行部位用梅花针移动叩击，每天 1 次。另可主穴选取肝俞穴、胆俞穴、太冲穴、曲泉穴，采用泻法，得气后提插捻转 1 次，留针 10~15min，操作过程中动作需轻柔、快速，每天 1 次，7 天为 1 疗程。②灸法：具体治法如下：主穴取风池穴、日月穴、京门穴、悬钟穴，辅以丘墟穴、足临泣穴、侠溪穴等穴位，以 1~2 寸毫针刺入穴区得气后采用中等刺激 1~2min，然后针柄上套 2~3cm 长的艾段点燃，为防烫伤，可在穴区放一纸垫，待艾段燃尽、针冷后出针。温针灸每日 1 次，每次 15~20min，10 次为 1 个疗程，疗程间隔 7 天。

【中成药验方】

1. 茵栀黄口服液：由茵陈、栀子、黄芩、金银花组成。用法及剂量：一次 10mL，一日 3 次，口服。

2. 金钱草颗粒：主要成分为金钱草。剂量及用法：一次 10g，一日 3 次，开水冲服。对牛乳过敏者禁用。

3. 胃苓丸：由苍术（炒）、厚朴（制）、陈皮、白术（炒）、茯苓、泽泻、猪苓、甘草、肉桂组成。剂量及用法：一次 6g，一日 1~2 次，口服。

4. 黄柏胶囊：主要成分为黄柏。剂量及用法：一次 3~4 粒，一日 3 次，口服。不宜久服。

5. 孕妇清火丸：由黄芩、知母、石斛、柴胡、地黄、薄荷、白芍、白术（麸炒）、甘草组成。制成水丸，每 100 粒重 6g。剂量及用法：口服。一次 6g（1 瓶），一日 2 次。用于妊娠期肝内胆汁淤积症，证属湿热蕴积，胎热口干，胸腹灼热，或口舌生疮，咽喉燥痛，或大便秘结，小便黄赤。

第十三节　晚期产后出血

晚期产后出血是指产妇在分娩 24h 后的产褥期内发生的子宫大量出血。多见于产后 1~2 周，亦有产后 6 周发病者。临床表现为持续或间断阴道出血，有时突然大量出血，出血多时常导致严重贫血、休克，甚至危及生命，为妇产科危重症。

此病属于中医“产后恶露不绝”“产后血崩”的范畴。

【诊断要点】

1. 有胎盘胎膜残留难产，切口缝扎异常，感染等病史。

2. 产后 24h 至 6 周内有阴道出血，表现为少量淋漓不止，或突然大量流血。

3. 并发感染者，常伴下腹痛、恶露臭秽。

4. 出血量多时可呈贫血貌，甚则出现血压下降、冷汗淋漓、意识丧失等休克征。

5. 妇科检查：宫口松弛，可见残留胎盘组织或血块，子宫大而软，可有触痛。

6. 血常规：出血多者，红细胞及血红蛋白下降；合并感染者，白细胞总数及中性粒细胞增高。

7. B 超：可发现子宫腔内有残留组织及积血，子宫复旧不佳，或子宫肌壁裂开。

【内治验方】

1. 胶艾四物汤加味：熟地黄、炮姜、附片、砂仁、蜜升麻各 10g，当归、黄芪、艾叶炭各 20g，阿胶、荆芥炭、枸杞子、杜仲、益母草各 12g。水煎服，每日 1 剂，日服 2 次。用于晚期产后出血阳虚阴盛，冲任受伤而致血溢者。

2. 范述方经验方：炙黄芪、党参、焦白术各 15g，柴胡、桂枝各 5g，陈皮、鹿角霜、炒山药、炒蒲黄各 12g。水煎服，每日 1 剂，日服 2 次。用于晚期产后出血属气虚不能摄血者。血多加地榆炭 30g；阴道不规则出血时间长加芡实、乌贼骨各 15g；气虚欲脱重用红参、炙黄芪。

3. 生化汤加味：当归（酒洗）、芡实、益母草各 20g，川芎（去油）、桃仁、血余炭各 12g，炮姜、生蒲黄、炒蒲黄各 6g，红花 5g，茜草炭 10g。水煎服，每日 1 剂，日服 2 次。治疗气滞血瘀型晚期产后出血。

4. 清热固经汤加味：龟板、牡蛎、大生地、茅根、仙鹤草各 15g，炒黄芩、地骨皮各 20g，酒炒黄柏 10g，金银花炭 30g，阿胶 12g，焦栀子 6g。水煎服，每日 1 剂，日服 2 次。治疗血热型晚期产后出血。

5. 升举大补汤加减：黄芪、台党参各 30g，白术、熟地黄、麦冬各 20g，当归、川芎、升麻、白芷、荆芥、陈皮、炙甘草各 10g。如果出现冷汗淋漓、手足清冷症状者，可加炮附子 10g。水煎服，每日 1 剂，日服 2 次。用于晚期产后大量出血，气血虚弱者。

6. 丹栀逍遥散加味：丹皮、栀子、菊花、白蒺藜各 15g，白芍、白术、旱莲草、女贞子、生地炭各 20g，柴胡 6g。水煎服，每日 1 剂，日服 2 次。用于晚期产后出血量属暴怒伤肝者。

7. 哈孝贤经验方：桃仁、炮姜、川芎各 9g，五灵脂、炒蒲黄、紫丹参、当归各 15g。水煎服，每日 1 剂，日服 2 次。用于晚期产后出血量多属瘀血内阻者。

8. 缩宫逐瘀汤：当归、川芎、生蒲黄、生五灵脂、枳壳各 10g，党参 20g，益母草 15g。上药用冷水浸泡后以文火煎煮 2 次，共取药汁 300mL，分 2 次服用，每日 1 剂。用于妇人产后冲任虚损，气血不足，瘀血往往内滞，致新血不得归经，引起产后恶露不绝。

9. 益气固护汤：黄芪、党参各 15g，白术、白芍、鹿衔草各 9g，阿胶珠 12g，川断、远志各 6g，炙甘草、升麻各 5g。水煎服，每日 1 剂，日服 2 次。用于流产（或人工流产）后淋红不断，淋漓量少，或多色淡，绵绵不断，净后数天复见少许，似净非净。

10. 红酱饮：蜀红藤、败酱草各 30g，白花蛇舌草 15g，贯众、蒲黄炭、谷芽各 12g，牡丹皮、栀子、银花炭各 9g。水煎服，每日 1 剂，日服 2 次。治疗湿热蕴结产后恶露不绝。

11. 益宫饮加减：党参（炒）、女贞子、墨旱莲各 15g，茜草、蒲黄炭各 12g。每日 1 剂。将上药用冷水 400mL 浸泡 15min 后，煎取药液 150~200mL，分 2 次服。用于人工流产术后阴道出血淋漓不尽。

12. 益气清宫固冲汤：生地黄、贯众炭、乌贼骨、太子参各 15g，黄芩 12g，重楼、炙黄芪各 30g。先将药物用清水浸泡 1h，浸透后煎煮，再文火煎 30min，二煎沸后文火煎 30min，两次药液合并，分 2 次早晚空腹温服，每日 1 剂。用于人流或产后恶露不绝，属气阴两虚，营热扰冲者，症见面色少华，头昏乏力，腰脊酸软，心烦口干，舌偏红，苔薄中剥，脉细数。

13. 加味生化汤：当归、川芎、续断、杜仲各 10g，桃仁、炙甘草各 6g，红花 4g，茺蔚子、丹参各 15g，炮姜 3g。上药水煎 15~20min，取汁约 200mL，日服 2 次，于人流术后连服 3 剂。治疗人流术后阴道不规则流血。术后宫内胚胎组织未尽者，可加大桃仁、红花用量，并酌情加其他活血之品。

14. 六合散：当归、白芍、熟地黄、人参、白术各 30g，甘草 60g。共研细末，每次 9g，水煎服，每日 3 次。治疗产后恶露不绝，量少淋漓，色淡红、质稀，属气血亏虚者。

15. 安露饮：生地黄、丹参、益母草、旱莲草、炒艾叶各 9g，乌贼骨 18g，炒茜草根 6g。水煎服，每日 1 剂。主治产后恶露不绝，色红有腥臭味，属血热内扰者。

16. 缩宫饮方：黄芪、乌贼骨、益母草、旱莲草各 30g，白术、当归、白芍、阿胶、茜草根、五味子各 10g，熟地黄、菟丝子、山萸肉、贯众各 15g，巴戟天 12g。水煎服，每日 1 剂，日服 2 次。用于气虚不能固摄阴血，产后子宫复旧不全导致恶露淋漓不尽。

17. 银黄汤：银花炭、益母草各 15g，炒黄芩、炒丹皮、炒蒲黄、茜草、焦山楂各10g，党参12g，贯仲炭30g，大黄炭6g。水煎服，每日1剂，日服2次。用于产后血热夹瘀型恶露不净。

18. 补中益气汤：黄芪15g，炙甘草5g，人参、白术、酒当归各10g，橘皮6g，升麻、柴胡各3g。水煎服，每日1剂。治疗气不摄血导致产后血崩。

【外治验方】

1. 中药外敷法：①子叶膏：益智仁、沙苑子各20g，焦艾叶30g。前2味烘干，研为细末，过筛，取药末适量，用艾叶浓煮汁，调成膏。纱布包裹，敷神阙穴，胶布固定。每6h更换1次，5日为1个疗程。②双麻膏：蓖麻仁30g，蓖麻叶2片。将蓖麻仁打碎，与蓖麻叶共捣至极烂，如泥状，分成2份备用。治疗时取药膏，1份贴神阙穴，1份贴百会穴，外盖纱布，胶布固定。每日换药1次，贴至血停为止。当血止后，揭去药膏，局部发赤、起泡可不必处理，任其自然吸收，5~7天结痂脱落。③《理瀹骈文》验方：当归60g，川芎30g，桃仁、姜炭、甘草、红花、元胡、肉桂、五灵脂、香附各15g。麻油适量熬药，黄丹收膏。用时取30g摊成1张膏药，贴脐下丹田处，3日1换，连贴3~5次。④《中药药物贴脐疗法》验方：当归、川芎、肉桂、炙甘草各15g，蒲黄、乳香、没药、五灵脂各7.5g，赤芍3g，血竭1.5g，热酒（适量）。上药除血竭另研外，其余药物共碾为细末，瓶贮备用，血竭另研备用。临用时取药末适量（15~30g）与血竭1.5g混合拌匀加入热酒调和成厚膏，将药膏敷贴于脐孔上或关元穴，外以纱布覆盖，胶布固定，隔3天换药一次，恶露干净方可停药。

2. 灸法：定坤丹（山茱萸、熟地黄、山药、阿胶珠、女贞子、菟丝子、益母草各30g，马齿苋35g），食盐末适量，艾柱如黄豆大适量。上药除食盐、艾柱外研细末，用时嘱患者仰卧床上，将食盐填满患者脐窝略高1~2cm，取艾柱放在盐上，点燃灸之。连续灸7壮之后，把脐中食盐去掉，再取上药末填满脐孔，上铺生姜片，姜片上放艾柱点燃灸14壮，然后将姜片去掉，外盖纱布，胶布固定。

3. 毫针刺法：①取穴：三阴交、合谷、隐白。针法：中强刺激，每次刺激1min，留针20~30min，每隔10min刺激一次。②取穴：人中、合谷、百会（灸）、关元（先针后灸）。针法：中强刺激1~2min后留针20~30min。

4. 针灸并用法：神阙穴，取盐少许，填平脐孔。绿豆大小艾柱，置盐上点燃，轻者灸3壮，重者灸7壮。气陷者，加脾俞、隐白、百会、气海、足三里。隐白、气海均以艾卷雀啄法温灸之，百会先针，施平补平泻之法，继用灸法，余穴采用补法；血热者，加行间、血海、三阴交、关元。关元、三阴交平补平泻，行间、血海宜用泻法；血瘀者，加膈俞、肝俞、三阴交、中极。肝俞、膈俞施泻法，中极、三阴交先补后泻，以补为主。

5. 温针法：取关元、中极、子宫、三阴交。操作：局部常规消毒后，快速进针，行提插捻转补法，得气后于针柄上置艾叶段，点燃行温针灸，每次留针20~30min。

6. 耳针：子宫、神门、交感、皮质下、脾、肾、内分泌等穴中，每次选用2~3个穴，中强刺激，留针15~20min，亦可用埋藏或按压法。

7. 推拿疗法：①患者俯卧位，以掌摩法在腹部以顺时针方向操作5~7min，并按揉中脘、下脘、天枢、气海、关元穴各3min。②患者俯卧位，按揉腰背部膀胱经，重点按揉膈俞、脾俞、肾俞、气海俞、关元俞，按压八髎穴，横擦八穴，以透热至盆腔为度。按风池，拿三阴交，揉足三里、血海，掐太冲、太溪穴，最后擦背部膀胱经，以透热至腹为度。

【中成药验方】

1. 生化丸：由当归、川芎、干姜（炒炭）、桃仁、甘草组成。剂量及用法：一次1袋，一日3次，口服。

2. 驴胶补血颗粒：由阿胶、黄芪、党参、熟地黄、白术、当归组成。剂量及用法：一次1袋，一日2次，开水冲服。

3. 产复康颗粒剂：由益母草、当归、黄芪、制何首乌、桃仁、蒲黄、熟地黄、香附等组成。剂量及用法：一次20g，一日3次，开水冲服。5~7天为1个疗程。

4. 云南白药胶囊：具体成分不详。剂量及用法：一次1~2粒，一日3次，温开水送服。服药一日内，忌食蚕豆、鱼类及酸冷食物。

5. 补中益气丸：由黄芪（蜜炙）、党参、甘草（蜜炙）、白术（炒）、当归、升麻、柴胡、陈皮、生姜、大枣组成。剂量及用法：一次8~10丸，一日3次，口服。

6. 止血宁胶囊：由三七、紫珠草、马齿苋、槐花（炒）、血余炭、花蕊石组成。剂量及用法：一次4粒，一日2次，口服。

第十四节 产褥期抑郁症

产褥期抑郁症是指产妇在分娩后出现抑郁症状，是产褥期精神综合征中最常见的一种类型。通常在产后2周出现症状，表现为易激惹、恐怖、焦虑、沮丧和对自身及婴儿健康过度担忧，常失去生活自理及照料婴儿的能力，有时甚至还会陷入错乱或嗜睡状态。根据中西医病名对照，属于“产后郁证”。本病中医的有关描述及记载见于“产后妄言妄见”“产后恍惚”“产后不语”“产后乍见鬼神”“产后脏躁”等。

【诊断要点】

1. 产后具备下列症状的5条或5条以上，必须具有①或②条，且持续2周以上，患者自感痛苦或患者的社会功能已经受到严重影响。

①情绪抑郁。

②对全部或多数活动明显缺乏兴趣或愉悦。

③体重明显下降或增加。

④失眠或睡眠过度。

⑤精神运动性兴奋与阻滞。

⑥疲劳或乏力。

⑦遇事皆感毫无意义或自卑感。

⑧思维力减退或注意力涣散。

⑨反复出现死亡想法。

2. 在产后4周内发病。

【内治验方】

1. 葛小社平郁汤：熟地黄、白术各15g，白芍、当归、川芎、远志、石菖蒲、茯苓各12g，生龙骨、生牡蛎各30g，淮小麦60g，大红枣8枚，柴胡、甘草各9g。水煎服，日1剂，分2次服。治疗经血内亏，五志之火内动导致产后抑郁症。

2. 罗幼锐养血调肝汤：当归、白芍、丹参、佛手、酸枣仁、合欢皮各15g，柴胡、丹皮、台乌药、郁金各10g，远志、竹茹各6g。水煎至300mL，每次100mL，每日1剂，服3次，忌服香燥厚腻之物。治疗产后抑郁证属血虚肝郁者，症见情志不畅、悲伤欲哭、胸闷叹息、乳汁减少、经血失调。

3. 参归仁汤剂：当归、人参、酸枣仁、炙甘草、炙黄芪、白术、龙眼肉、木香、茯苓、远志均8g。水煎，1天1剂，分别于早晚服用。治疗心脾受损，痰湿蕴结之产褥期抑郁。

4. 解郁安神汤：大黄3g，甘草6g，柴胡、黄芩、半夏、桂枝各10g，丹参、玫瑰花、合欢皮各20g，炒酸枣仁、生龙骨、生牡蛎、夜交藤各30g。每日1剂，水煎服，分早、晚2次口服，各100mL。治疗肝郁不达，心神不宁之产后抑郁。

5. 加减养荣汤：当归、川芎20g，茯神、人参、酸枣仁、远志、白术、黄芪、桂圆肉、陈皮各15g，炙甘草10g。每日1剂，水煎2次，取汁300mL，分早晚2次温服。治疗心脾两虚之产后抑郁。

6. 柴胡疏肝散加减：柴胡、枳壳、陈皮、川芎各12g，白芍15g，香附、郁金、青皮、紫苏梗各9g，甘草3g。水煎服，日1剂。治疗产褥期肝气郁结证。

7. 丹栀逍遥散加减：栀子、龙胆草、薄荷各9g，柴胡15g，牡丹皮、郁金、制香附、当归、白术、茯苓各12g，白芍14g，大黄3g。水煎服，日1剂。用于产后抑郁，肝郁化火证。

8. 甘麦大枣汤加减：甘草12g，郁金18g，小麦、合欢花、百合各30g，大枣5枚。水煎服，日1剂。治疗心阴亏虚，心神失养之产后抑郁。

9. 冯晶远经验方：熟地黄21g，山药、茯苓、牡丹皮各18g，山茱萸、麦冬各15g，酸枣仁30g，五味子、玄参各12g，远志9g，西洋参10g。水煎服，日1剂。治疗产后抑郁，属心肾不交，阴虚火旺证。

10. 王春香自拟解郁汤：柴胡、当归各15g，白术、郁金各12g，白芍、青皮、生地黄、麦冬各10g，甘草5g。水煎服，日1剂。治疗肝郁血瘀而致产后抑郁。

11. 祛郁汤：枇杷叶、郁金、泽兰各10g，藕节15g。水煎服，日1剂。治疗肝郁血瘀而致产后抑郁。

12. 陈玉庆养血柔肝汤：当归、白芍、郁金、酸枣仁各20g，川芎、丹参、阿胶、白术、五味子、莲子心各15g，柴胡、茯苓各10g。水煎服，日1剂。治疗肝郁血虚所致产后抑郁。

13. 罗幼锐自拟养血调肝汤：当归、白芍、丹参、佛手、酸枣仁、合欢皮各15g，柴胡、丹皮、台乌药、郁金各10g，竹茹、远志各6g。水煎服，日1剂。加减辨治肝郁血虚型产后抑郁症。

14. 廖晓珊经验方：柴胡、白芍、党参、郁金、陈皮、枳壳、香附、砂仁、炙甘草、酸枣仁各10g，王不留行15g，当归、焦三仙、穿山甲各20g，鸡内金、合欢皮各30g。水煎服，日1剂。治疗气血亏虚，肝木失养，脾虚肝郁之产后抑郁。

15. 莫玉贤自拟开郁汤：丹参30g，醋柴胡、炒丹皮各6g，淮山药、山萸肉各15g，生地黄、广木香、豆蔻仁（后下）各10g，酸枣仁20g，醋香附、白芍各12g，炙甘草5g。水煎服，日1剂。治疗肝阴（血）亏虚，肝气郁结或肝脾不和，心脾两虚，心神失养所致产后抑郁。

16. 养心解郁汤：黄芪25g，黄芩、人参各6g，甘草9g，五味子、当归、柏子仁各10g，柴胡、生地黄、酸枣仁各15g，丹参20g，生姜3g，大枣6枚。水煎服，日1剂。心血亏虚，心神失养所致产后抑郁。

17. 补心汤：川芎10g，当归、杭芍15g，熟地黄、麦冬各12g，人参、玄参、天冬、远志、柏子仁、酸枣仁各10g，朱砂1g，茯苓20g。水煎服，日1剂。治疗心血亏虚，心神失养所致产后抑郁。

18. 茯神散：茯神30g，人参、桂心各3g，黄芪、龙齿各15g，赤芍10g，牛膝、当归各12g，琥珀5g，生地黄8g。水煎服，日1剂。治疗心气不足，心神失养之产后抑郁。

19. 疏郁养心汤：黄芪、龙眼肉、酸枣仁各12g，人参、炙远志、木香各6g，白术、当归、茯神、柴胡、郁金各9g，甘草3g。水煎服，日1剂。治疗肝郁气滞，心脾两虚之产后抑郁。

20. 毓麟珠汤加减：鹿角霜、白芍、党参、白术、茯苓、杜仲、巴戟天各10g，菟丝子、熟地黄、当归各15g，香附12g，川芎6g，炙甘草3g。水煎服，日1剂。治疗气血亏损，阴精暗耗，肝肾不足之产后抑郁。

21. 舒利欣汤：炙黄芪30g，当归、桔梗、熟地黄、甘草、瓜蒌、桑白皮、玉竹、茯苓、竹叶、丹皮、赤芍、山茱萸、郁金、焦三仙、远志、酸枣仁各10g，升麻、柴胡、五味子、泽泻、黄连各6g，白芍 、丹参各20g。水煎服，日1剂，分2次服。治疗五脏失养，清阳不升，脑神失养所致产后抑郁。

【外治验方】

1. 毫针刺法：①取肝俞、心俞、内关、神门、三阴交。上5穴均施捻转补法，中强刺激，留针30min，每日1次。②取大椎、关元、气海、中脘、肾俞、合谷、足三里，只针不灸，只补不泻，按先后顺序施针，留针20min。③发作时，医师2人分立左右两侧，取内关穴同时下针，强刺留针0.5~1h，效果较好。④取百劳、肾俞、风门、中极、气海、三阴交，针刺并艾灸。⑤取双攒竹、百会、安眠、神门、三阴交为主穴。肝郁气结，情绪不稳或低沉郁闷，胸部满闷，可加合谷、太冲、内关以疏肝解郁，理气畅中；肝郁痰阻，感到有胃脘不和、腹胀，加膻中、中脘、气海、内关以起到行气、宽胸、止胀、化痰散结；肝肾阳虚，情绪不宁，心悸，健忘，失眠，多梦，加肝肾俞、关元、命门以滋养肝肾；心脾两虚多思善疑，头晕神疲，心悸胆怯，失眠，健忘，纳差，面色不华，加心俞、脾俞、四神聪、印堂、肺俞以健脾养心，补益气血。肝郁气结、肝郁痰阻以泻法为主；心脾两虚、肝肾阳虚以补法为主。取长1~1.5寸毫针，穴位常规消毒后进针，小幅度捻转，至局部酸胀感；留针30min，每日1次，10次为1个疗程，体质虚弱的患者，刺激不宜过强。

2. 耳针刺法：取脑点、脑干、神门、卵巢、内分泌、皮质下，或选用心俞、胃俞、膈、胃等穴，用王不留行籽敷贴，每日可揉按3次。并尽量采用卧位。

3. 电针法：取穴：四神聪、四关（合谷、太冲）、神门、内关、三阴交、足三里。用0.35 mm×（25~40） mm不锈钢毫针，患者平卧位，穴位常规消毒，四神聪以针向百会方向平刺进针，快速提插捻转，每5min行针1次；其余穴位常规进针，得气后，同侧四关穴、神门和三阴交穴接青岛产G6805-2电麻仪，以连续波，电流强以患者耐受为限。每次20~30 min，每天1次，连续治疗10次为1个疗程。针刺期间停服药物。

4.腹针：取引气归元（中脘、下脘、气海、关元）、气穴、气旁。常规消毒后，采用0.22mm×（30~40）mm毫针进行针刺，严格按照腹针的三步进针手法，即进针后停留3~5 min，此为候气；3~5 min后捻转以使针下产生针感，此为行气；再隔5 min后行针1次以加强针感，此为催气。留针20~30 min。每日1次，10次为1个疗程，疗程间隔3天，连续治疗6个疗程。

【中成药验方】

1. 逍遥丸：由柴胡、当归、白术（炒）、茯苓、薄荷、生姜、白芍、甘草（蜜炙）组成。剂量及用法：一次8丸，一日3次，口服。

2. 舒肝解郁胶囊：由贯叶金丝桃、刺五加组成。剂量及用法：一次2粒，一日2次，口服。6周为1个疗程。偶见恶心呕吐，口干，头痛，头昏或晕厥，失眠，食欲减退或厌食，腹泻，便秘，视力模糊，皮疹，心慌，ALT轻度升高。肝功能不全的患者慎用。

3. 归脾丸：由党参、甘草（炙）、当归、茯苓、龙眼肉、木香、黄芪（炙）、白术（炒）、熟地黄、远志（制）、酸枣仁（炒）、大枣（去核）组成。剂量及用法：一次8~10丸，一日3次，宜饭前服用。适用于心脾两虚，气血不足之证。

4. 越鞠丸：由香附（醋制）、川芎、栀子（炒）、苍术（炒）、六神曲（炒）组成。剂量及用法：一次6~9g，一日2次，口服。

5. 天王补心丹：由丹参、当归、石菖蒲、党参、茯苓、五味子、麦冬、天冬、地黄、玄参、制远志、炒酸枣仁、柏子仁、桔梗、甘草、朱砂组成，制成棕黑色的水蜜丸，每瓶36g。一次6g，一日2次，口服。

第十五节　子宫肌瘤

子宫肌瘤由平滑肌和结缔组织组成，是女性生殖器官中最常见的良性肿瘤。肌瘤可生长在子宫任何部位，可以是单个或多个，大小不一，多发生于30~50岁生育期妇女。常引起下腹包块、月经量多、经期延长、月经周期缩短或不规则阴道出血、白带增多，部分患者可有不孕、流产、早产，严重者继发贫血、感染腹痛等。中医属“石瘕”范畴。

【诊断要点】

1. 由于肌瘤的部位、大小、数目不同，子宫肌瘤病人可有多种表现。典型症状为：①腹部肿块：初起时腹部摸不到肿块，当子宫增大超过3个月妊娠大小时，下腹正中可摸到生长较缓慢的肿块，无压痛，膀胱充盈时更为明显。②子宫出血：月经过多，伴有血块，周期缩短，经期延长。黏膜下肌瘤发生症状较早、较重，伴肌瘤坏死、溃疡或感染时，表现为不规则阴道流血。浆膜下肌瘤则很少表现出血症状。③其他症状：因肌瘤影响可表现为贫血、白带增多、不孕、流产或早产等；肌瘤压迫邻近器官，可表现为尿频、尿潴留、输尿管积水、肾盂积水、便秘；肌瘤变性、扭转、感染时，可引起腹痛、发热等。

2. 盆腔检查：子宫增大、形态不规则、质硬。黏膜下肌瘤较大、宫口较松时，肌瘤可脱出宫颈外口。

3. B超检查、CT或MRI、宫腔镜检、腹腔镜、子宫输卵管造影可协助诊断。

【内治验方】

1. 王云铭经验方：茯苓24g，（制）鳖甲20g，桃仁15g，赤芍、桂枝、昆布（炮）、穿山甲、海藻、牡丹皮各9g，当归、三棱、莪术各12g。水煎服。治疗子宫肌瘤证属痰结血瘀者。

2. 朱良春经验方：生黄芪30g，党参、生白术各15g，怀山药、鸡内金各18g，三棱、莪术各6~10g，天花粉30~60g，海藻20g，甘草6g，生贯众25g，穿山甲粉（套胶囊）4.5g，经行崩冲加花蕊石30g。水煎服。治疗子宫肌瘤伴月经紊乱、量多、提前、经期延长等症。

3. 蔡小荪经验方：炒白术、炒当归各12g，炒潞党、大生地、白芍各10g，川芎6g。水煎服。治疗子宫肌瘤出血过多，状似崩漏。

4. 朱南孙经验方：党参、丹参各30g，赤芍、丹皮、蒲黄、生山楂、制香附、淮山药、三棱、莪术各12g，小青皮、木香各6g，血竭粉2g（吞）。水煎服。用于瘀阻胞宫，蓄以成癥，兼有气血两虚之证。

5. 桂枝茯苓方：云茯苓12g，桂枝3g，赤芍、丹皮、桃仁、党参各10g。水煎服。适于子宫肌瘤，经量偏多或妄行，气血两亏患者。

6. 邓铁涛经验方：桃仁、当归、赤芍、浙贝母各15g，桂枝、鸡内金、大黄各10g，穿山甲6g（先煎），麦芽、沙参、茯苓各20g，太子参30g，红花、川芎、甘草各5g。水煎服。用于子宫肌瘤，月经紊乱无定期，色暗量多，少腹部可扪及包块，证属气血两虚、血脉瘀阻者。

7. 沈仲理经验方一：大生地、夏枯草各15g，生白芍、生甘草各10g，黄精、蒲公英、五灵脂各20g，红藤、威灵仙各30g。水煎服。用于子宫肌瘤属肝脾气滞，血瘀胞宫。

8. 沈仲理经验方二：北沙参15g，天麦冬各9g，大生地、黄精、蒲公英、海藻各20g，石见穿、三棱、半枝莲、蚤休、玉米须各30g，生甘草10g。水煎服。用于血虚血瘀，冲任不固之子宫肌瘤。

9. 理气逐瘀消脂汤：炒当归、赤芍、制香附、元参、浙贝、炒川断各9g，橘红、姜半夏、莪术、炒枳壳各6g，生山楂、牡蛎（先煎）各20g，白花蛇舌草、失笑散各12g，炙甘草、川芎各3g。水煎服，日1剂，分2次服。适于子宫肌瘤证属血瘀气滞、痰湿壅滞者。

10. 疏肝散结汤：柴胡9g，生牡蛎30g（先煎），丹参、赤芍、玄参、当归、夏枯草、海藻、昆布、海浮石（先煎）、牛膝各15g，川贝母3g（研冲）。每日1剂，水煎服，日服2次。随证加减治疗子宫肌瘤。

11. 清瘀化癥汤：党参12g，制香附、天葵子、紫石英各15g，生贯众、半枝莲、木馒头各30g，鬼箭羽、海藻各20g，甘草9g。水煎服，每日1剂，日服2次。治疗子宫肌瘤属瘀血凝结日久化热者。

12. 橘荔散结丸：橘核、荔枝核、川续断、小茴香、乌药、川楝子、海藻、岗稔根、莪术、制首乌、党参、生牡蛎、风栗壳、益母草各适量。上药共研细末、炼蜜为丸如梧桐子大。每日服3次，每次服6g。半饥半饱时以开水送服，若素体偏热或兼热象者以淡盐水送服。月经干净3天后开始服用，月经前3~5天停药，以3个月为1个疗程，观察1~3个疗程。长期服用治疗子宫肌瘤。

13. 子宫肌瘤特效验方：金银花、野菊花、夏枯草、泽泻各25g，土茯苓30g，黄柏18g，连翘、半枝莲各20g，诃子、元胡、乌药、车前子各15g。水煎服，日服3次，1个疗程3剂。治疗子宫肌瘤。

14. 血竭化癥汤：血竭末（酒吞）、干漆（去烟）、制没药、五灵脂、穿山甲、桃仁、制大黄各适量。水煎服，每日1剂，日服2次。治疗子宫肌瘤。

15. 血竭消聚汤：血竭末（吞）、桂枝、茯苓、桃仁、泽泻、葫芦壳、车前草、枳实、草蔻仁、砂仁各适量。水煎服，每日1剂，日服2次。治疗寒湿瘀滞结于下焦所致子宫肌瘤。

16. 攻坚汤加味：王不留行100g，夏枯草、生牡蛎、紫苏子、生山药各30g，海螵蛸20g，茜草10g，赤丹参18g，当归尾12g，三棱、莪术各6g。上药用冷水浸泡1h，煎40~50min，取汁约300mL。日服3次，每日或隔日1剂，30剂为1个疗程。治疗子宫肌瘤。

17. 归芪莪甲丸：当归、黄芪、桃仁、红花、川芎各30g，炮甲珠、王不留行各45g，三棱、莪术、川断、杜仲（炒）各40g，浙贝母、白芥子各35g，牡蛎60g，益母草90g，白术36g，夏枯草50g，三七参15g，何首乌48g。上药共研细末，炼蜜为丸，每丸9g，日服3次，每次1丸。治疗子宫肌瘤。

18. 李庆丰消瘤汤：益母草30g，桃仁、蒲黄、生茜草各15g，生水蛭、乌药各12g，土鳖虫9g，三棱、莪术、炮山甲、三七各10g，生大黄5g，白茅根20g。上药水煎20min，取汁约300mL，日服3次。治疗子宫肌瘤。

【外治验方】

1. 保留灌肠方：桃仁、红花、三棱、莪术各 9g，生地黄、赤芍、当归、枳实、香附各 12g，川芎 6g，鳖甲 11g，刘寄奴 15g。以上方药水煎取汁 100mL，每日 1 次，保留灌肠 2h 以上。20 天为 1 个疗程，经期停用。

2. 直肠注药方：桃仁、川芎、三棱、莪术、穿山甲、木通、路路通、陈皮、枳实、昆布、牡蛎各 15g，肥胖痰湿加夏枯草、法半夏各 15g。以上方药煎取浓汁备用，用中号导尿管插入肛门，将煎取的药液 100mL 注入直肠，保留 1h，每日 2 次，20 次为 1 个疗程。经期停用。

3. 热熨方：穿山甲、当归尾、白芷、赤芍各 10g，小茴香、香艾叶各 30g。以上方药共为粗末，装入长 21cm、宽 15cm 的白布袋内。治疗时将药袋隔水蒸 20min 后，放于小腹下，再放置热水袋，每晚 1 次，每次 20min，30 天为 1 个疗程。

4. 针灸毫针法：取穴：子宫（双）、关元、三阴交（双）、曲骨、蠡沟（双）、中极、气海、横骨（双）。操作：局部常规消毒后，针关元、气海、中极时，直刺进针 1.5~2 寸；针横骨、曲骨时，直刺进针 0.5~0.8 寸；针子宫时，取 40 度角斜刺，进针 2.5~3 寸，需达宫体；针蠡沟、三阴交时，进针 1.5~2 寸。均用平补平泻手法，捻转得气，留针 30min，其间行针 1 次。以上两组穴位交替使用。间日针刺 1 次，10 次为 1 个疗程。

5. 针灸电针法：取穴：中极、气海、三阴交、子宫、气穴。操作：常规消毒后，快速针刺，得气后，通脉冲电针灸治疗仪，用疏密波，频率不拘，刺激量以病人能耐受为宜。每次通电 20~30min，每日或隔日 1 次，10 次为 1 个疗程。

6. 激光照射法：取穴：后壁肌瘤取八髎穴，前壁肌瘤取中极、关元、子宫、曲骨。操作：用 CO_2 激光仪照射，输出功率 16W，波长 10.6μm，光斑直径 50mm，照射距离 1.2m，以局部有舒适的温热感为宜。每次照射 15~20min，每日 1 次。月经干净后 6 天起照，1 周期为 1 个疗程。

7. 耳压法：取穴：内生殖器（子宫）、肾、内分泌、皮质下、肾上腺。月经量多，经期提前加脾、缘中；合并痛经加神门；月经间减内分泌。操作：常规消毒耳郭后，以王不留行籽作为贴压物，隔日换 1 次，两耳轮换，并嘱患者每日按压 5 次。3 个月经周期为 1 个疗程。

【中成药验方】

1. 桂枝茯苓胶囊：由桂枝、茯苓、牡丹皮、白芍、桃仁等组成。剂量及用法：一次 3 粒，一日 3 次，口服。1 个疗程 3 个月，经期停服。适用于各种类型子宫肌瘤，尤其是血瘀型。

2. 桂苓消瘤丸：由桂枝、茯苓、大黄、水蛭、桃仁、虻虫、穿山甲、当归等组成。剂量及用法：一次 9g，一次 3 次，口服。

3. 大黄䗪虫胶囊：由熟大黄、土鳖虫（炒）、水蛭（制）、虻虫（去翅足，炒）、蛴螬（炒）、干漆（煅）、桃仁、苦杏仁（炒）、黄芩、地黄、白芍、甘草等组成。剂量及用法：一次 4 粒，一日 2 次，口服。孕妇禁用；皮肤过敏者停服。

4. 百消丹：由大豆异黄酮、制何首乌、枸杞子、当归、白芷、川芎、白芍、熟地黄等组成。剂量及用法：一次 6g，一日 2 次，温开水送服，饭后服用。40 天为 1 周期。服药期间若出现嗳气、小便黄、大便次数增多等现象，不必停药。

5. 宫瘤消胶囊：由牡蛎、香附（制）、土鳖虫、三棱、莪术、白花蛇舌草、仙鹤草、牡丹皮、党参、白术、吴茱萸组成。剂量及用法：一次 3~4 粒，一日 3 次，口服。一个月经周期为 1 个疗程，连续服用 3 个疗程。孕妇忌服，经期停服。

第十六节　宫颈炎症

宫颈炎症为育龄妇女常见的下生殖道炎症。多因分娩、流产、上环或手术损伤宫颈后，病原体侵入而引起感染。多以阴道分泌物增多、腰痛、下腹坠胀为临床表现。属中医“带下病”范畴。

【诊断要点】

1. 白带增多，白带呈乳白色黏液状或淡黄色脓性，有些呈血性白带或性交后出血，可出现腰骶部疼痛、小腹下坠感。

2. 妇科检查时可见宫颈有不同程度的糜烂、水肿，有时可见息肉。

3. 白带常规检查、宫颈分泌物细菌培养、淋球菌、衣原体及支原体检测、阴道涂片、宫颈刮片及宫颈管吸片、阴道镜检查可协助诊断，必要时进行宫颈活检诊断。

【内治验方】

1. 田淑霄处方：党参 15g，苍白术、车前子、白芍各 10g，薏苡仁 30g，芡实、土茯苓、地肤子各 20g，陈皮、柴胡各 8g，山药、石榴皮、蛇床子各 12g，甘草 6g，水煎服。7 剂，水煎服。治疗宫颈炎证属脾虚湿热下注，带下量多，色黄，如豆渣样，阴痒，伴四肢无力舌胖大有齿痕，苔白，脉弦细者。

2. 二妙散合半夏泻心汤：苍术、黄芩、法半夏各 10g，黄柏、连翘、党参各 12g，黄连、干姜各 6g，金钱草、金银花、生黄芪各 15g，炙甘草 6g。水煎服。治疗下焦湿热，兼胃热脾寒的霉菌性宫颈炎。症见带下量多，色黄，外阴瘙痒，身体倦怠乏力，胃脘胀满不适，便稀，脉沉弦细，苔淡黄。

3. 徐经世经验方：北沙参、杭白芍、蒲公英各 20g，熟女贞子、旱莲草、覆盆子、石斛、败酱草各 15g，干生地 18g，合欢皮 30g，飞青黛 3g，人中黄 10g。水煎服，日 1 剂。治疗经后白带多并带有血丝，尿频、尿急，小便不畅，乳房胀痛，经前腹痛，疲劳乏力，月经量多，有紫红血块，肛门坠胀，便干，尿黄，证属肝肾阴虚，毒热内伏之宫颈炎。

4. 邱志济自拟妇炎散：地肤子 200g，白芷、北防风、白鲜皮各 100g，吴茱萸 30g。共碾粉，放瓶中密封备用，用时取 7g，用少量白糖调味，开水冲服，一日 3 次，饭前服。并嘱患者每晚用大蒜 50g，捣碎煎汤取汁 800mL，用纱布浸洗宫颈糜烂处，严禁房事，10 天为 1 个疗程。治疗脾虚肝郁，湿热下注胞宫之宫颈炎。

5. 完带汤：柴胡、陈皮各 10g，白芍、党参各 15g，甘草 6g，白术、山药各 30g，苍术、炒荆芥、车前子各 9g。水煎服。治疗肝郁脾虚之宫颈炎。

6. 宽带汤：白术 30g，补骨脂、五味子各 3g，肉苁蓉、麦冬、杜仲、白芍各 9g，莲肉 20 个（不去心），熟地黄、巴戟天各 15g，当归、人参各 6g。治疗宫颈炎、肾虚属血瘀证，见下腹绵绵作痛或刺痛，腰骶酸痛，带下量多，色白质清稀。

7. 止带固本汤：淮山药、人参、龟板（先煎）、五倍子各 15g，白芍、炙黄芪各 20g，鹿角胶（先煎）、龙骨（先煎）、牡蛎（先煎）各 30g，升麻 3g。每日 1 剂，水煎服，日服 2 次，早、晚各服 1 次。妇女白带久而不愈，渐致虚怯，带下清冷量多，质稀薄或如锦丝状，终日淋漓不断。

8. 健脾止带方：白术 50g，泽泻 10g，女贞子 20g，乌贼骨 25g。每日 1 剂，上药用冷水浸泡后，文火煎 2 次，共取汁 300mL，日分 2 次服。治疗脾气虚弱（体虚）引起的带下证，见带下色白或淡黄、质黏稠、无臭气、绵绵不断。

9. 清肝利湿汤：瞿麦、萹蓄各 12g，木通 3g，车前子、黄芩、牛膝、丹皮、川楝子各 9g，柴胡 5g，荆芥穗 4.5g。水煎服，每日 1 剂，日服 2 次。治疗肝经湿热，热入血分所引起的赤白带下，月经中期出血。

10. 赤带方：香附炭、合欢皮、川黄柏、土茯苓、侧柏炭、海螵蛸各 9g，生地黄、地榆炭各 12g，白芷炭 3g，新会皮、焦白术各 6g。水煎服，每日 1 剂，日服 2 次。治疗肝郁土虚之赤带。

11. 补肾固带汤：芡实、党参各 15g，淡附片 3g，煅牡蛎 30g，赤石脂、煅龙骨、炙白鸡冠花、桑螵蛸各 12g。水煎服，每日 1 剂，日服 2 次。治疗宫颈炎、肾虚带下。

12. 益气导水汤：潞党参 30g，焦白术 10g，云茯苓 12g，川桂枝、莪术、桃仁各 10g，瞿麦、泽兰、温六散（包煎）各 12g。每日 1 剂，水煎服，日服 2 次，早、晚各服 1 次。治疗脾虚水湿不化，气虚血脉不和，水湿夹瘀浊下注之带下赤白。

13. 赵氏固冲止带汤：生黄芪 20g，麦芽、谷芽各 30g，鸡内金、桑螵蛸各

10g，潞党参、土茯苓、苏芡实、莲须各 15g，枳壳 6g，金樱子 7g，生甘草、制香附各 4g。每日 1 剂，水煎服，日服 2 次，早晚各服 1 次。治疗宫颈炎属脾虚湿毒，症见带下清稀，绵绵难愈，纳少倦怠乏力。

14. 苓药芡苡汤：土茯苓、淮山药、芡实、薏苡仁、莲须、穞豆衣、樗白皮各 9~15g（或随证酌定）。每日 1 剂，水煎服，日服 2 次。治疗脾气虚弱，水湿下注所致宫颈炎带下病。

15. 祛湿止带汤：羌活、防风、白芷、僵蚕、薏苡仁、蛤壳、茯苓、陈皮（剂量可随证酌定，笔者应用一般前四味各用 9g），蛤壳、陈皮各 6~9g，薏苡仁、茯苓（改用土茯苓）各 30g。每日 1 剂，水煎服，日服 2 次。治疗宫颈炎属湿浊带下。

16. 清宫解毒饮：土茯苓 30g，鸡血藤、忍冬藤、薏苡仁各 20g，丹参 15g，车前草、益母草各 10g，甘草 6g。水煎服，每日 1 剂，日服 2 次。治疗宫颈炎证属湿热带下或湿瘀带下。

【外治验方】

1. 中药灌洗法：①苦艾液：野菊花、蛇床子、黄柏、苍术、百部各 10g，苦参、艾叶各 15g。以上方药水煎，分 3 次进行阴道灌洗，每日 1 剂。月经干净后 2~8 日治疗为宜。②蛇柏液：蛇床子、黄柏、苦参各 30g，乳香、没药各 15g，当归、土茯苓各 20g。以上方药水煎，熏洗坐浴或阴道灌洗，每日 1 次。

2. 中药熏洗法：①四味液：大黄、金银花藤、贯众、野菊花各 50g。以上方药加水适量，煎去渣，趁热先熏后洗。每日 1 剂，分 2 次用。②花蛇液：野菊花、蛇床子各 30g，苦参、生百部、黄柏各 20g，枯矾末 12g。以上方药加水适量，煎去渣，趁热先熏洗，后坐浴。每日 3 次，每次 15min。③梅国强经验方：白头翁、生大黄、蛇床子、苦参各 30g，黄柏、秦皮、明矾各 15g。煎水外洗，治疗妇人湿热带下。

3. 阴道纳药法：①消炎散：青黛 20~30g，滑石粉 10~15g，黄柏粉、蛇床子粉、光明粉、马鞭草粉、磺胺粉、四环素粉各 5~10g，冰片、樟脑各 1~2g。以上药粉和匀，月经干净后 3 天，清洁阴道及宫颈，将药粉撒于宫颈上，每次 1g。每日 1 次，5 次为 1 个疗程。②黄蜈散：宫颈糜烂有核异质细胞者用黄柏 64g，轻粉 13g，蜈蚣 7g，冰片 3g，麝香 0.7g，雄黄 12.3g。一般宫颈糜烂者去麝香，轻粉过敏者去轻粉。将以上方药共研细末，和匀备用。清洁阴道并拭去宫颈分泌物，取药粉 1g 撒于带线棉球上，塞入阴道深部，于次日取出。轻者每周 1 次，重者每周 2~3 次。③清宫散：黄连、五倍子、冰片、象皮各 6g，儿茶 15g，金银花 20g，桃仁、蛇床子、白矾、血竭、滑石粉各 9g，轻粉 3g。以上方药共碾极细粉末，混合均匀后，装瓶备用。待经净 4 天后，先用 1:1000 新洁尔灭溶液冲洗宫颈及阴道四壁，用消毒棉签擦净分泌物后，将药粉涂在带线棉球上，送入宫颈处，线头留于阴道外。每日 1 次，7 日为 1 个疗程。④苦柏散：处方：苦参、大黄各 500g，黄柏 400g，苍术 50g，明矾 200g，白花蛇舌草 300g。以上方药烘干研成粉末，暴露宫颈口后用棉球将苦柏散药粉贴附于宫颈口局部，每日 1 次，每次 10g，24 天为 1 个疗程。用药期间禁止坐浴和性交，阴道流出白色膜状物属正常现象，月经期停用。

【中成药验方】

1. 妇科千金片：由千斤拔、金樱根、穿心莲、功劳木、单面针、当归、鸡血藤、党参组成。剂量及用法：一次 6 片，一日 3 次，口服。

2. 抗宫炎片：由广东紫珠干浸膏、益母草干浸膏、乌药干浸膏组成。剂量及用法：一次 3 片，一日 3 次，口服。服药后偶见头晕，可自行消失，不必停药。

3. 冰硼散：由冰片、硼砂（煅）、朱砂、玄明粉组成。剂量及用法：将药粉装入“0”号胶囊中，每晚睡前将胶囊药物 2 粒纳入阴道深部，每日 1 次，10 次为 1 个疗程，连续 2 个疗程。

4. 洁尔阴洗液：由蛇床子、艾叶、独活、石菖蒲、苍术、薄荷、黄柏、黄芩、苦参、地肤子、茵陈、土荆皮、栀子、山银花组成，辅料为增溶剂、苯甲酸钠、香精。剂量及用法：用 10%浓度洗液（即取本品 10mL 加温开水至 100mL 混匀），擦洗外阴，用冲洗器将 10%的洁尔阴洗液送至阴道深部冲洗阴道，一日 1 次，7 天为 1 个疗程。

5. 妇科千金胶囊：由千斤拔、金樱根、穿心莲、功劳木、单面针、当归、鸡血藤、党参组成。制成胶囊，每粒装 0.4g。剂量及用法：一次 2 粒，一日 3 次，14 天为 1 个疗程，温开水送服。用于湿热瘀阻所致的带下病、腹痛，症见带下量多、色黄质稠、臭秽，小腹疼痛，腰骶酸疼，神疲乏力。

第十七节　盆腔炎性疾病

盆腔炎性疾病是女性上生殖道及其周围组织的一组感染性疾病，主要包括子宫内膜炎、输卵管炎、输卵管卵巢脓肿、盆腔腹膜炎。炎症可局限于一个部位，也可同时累及几个部位。大多发生在性活跃期、有月经的妇女。严重的盆腔炎发展可引起弥漫性腹膜炎、败血症、感染性休克，甚至危及生命。若盆腔炎未能得到及时正确的治疗，则可由于盆腔粘连，输卵管阻塞，导致不孕、输卵管妊娠、慢性盆腔痛、炎症反复发作等盆腔炎后遗症。中医古籍根据急性期以发热、腹痛、带下多为主要症状，属于“热入血室”“带下病”“产后发热”等病症范畴，慢性期以腹痛、腹部包块、带下量多、痛经等症状，故又属于“癥瘕”“带下病”“妇人腹痛”等范畴，现中西医通用病名为“盆腔炎”。

【诊断要点】

1. 急性盆腔炎：

(1) 下腹痛，发热，阴道分泌物增多；可伴尿频、尿急、尿痛或腹泻，肛门坠胀。

(2) 下腹部有肌紧张、压痛及反跳痛，肠鸣音减弱或消失。妇科检查：阴道充血，有脓性分泌物，穹窿有明显触痛，或饱满；宫颈充血、水肿、举痛明显；宫体略大，有压痛，活动受限；子宫的两侧压痛明显，有时可触及输卵管增粗，或可触及包块，或可扪到宫旁一侧或两侧有片状增厚，或扪及后穹窿有肿块且有波动感。

(3) 实验室检查：血白细胞总数及嗜酸性粒细胞明显增多，血沉增快；血培养或子宫颈分泌物培养，支原体、衣原体、淋球菌培养可明确致病菌。B超显像提示盆腔内有炎性渗出或炎性包块。

(4) 后穹窿穿刺可抽出炎性渗出液或脓液。

2. 盆腔炎性疾病后遗症：

(1) 下腹部坠胀、疼痛及腰骶部酸痛，常在劳累、性交后及月经前后加剧；全身症状多不明显，有时可有低热，易感疲乏，精神不振，周身不适，失眠；亦有部分患者有月经不调，月经增多，经期延长，带下增多，不孕的表现。

(2) 妇科检查：子宫常呈后位，活动受限或粘连固定。若为输卵管炎，则在子宫一侧或两侧触到增粗的输卵管，呈条索状，并有轻度压痛，若为盆腔结缔组织炎时，子宫一侧或两侧有片状增厚、压痛，宫骶韧带增粗、变硬、有压痛，若为输卵管积水或输卵管卵巢囊肿，则在盆腔一侧或两侧摸到囊性肿物，活动多受限。

(3) B超显像示盆腔有炎性包块或见子宫直肠窝积液，腹腔镜检查有明显炎症、粘连，子宫输卵管碘油造影示输卵管部分或完全不通，盆腔血流图、血液流变学及微循环测定均有不同程度的异常。

【内治验方】

1. 裘氏二藤汤：忍冬藤、蜀红藤各30g，大黄、大青叶、紫草根（后下）、牡丹皮、赤芍、川楝子、制延胡索各9g，生甘草3g。水煎，每日1次，分2次服。治疗急性盆腔炎。高热不退者加石膏30g；黄带多者，去赤芍加椿根皮12g，萆薢10g；高热神昏者，加紫雪丹1粒。

2. 桃核承气汤：桃仁、桂枝、白花蛇舌草各15g，大黄、炙甘草、芒硝各10g，金银花30g，连翘25g。水煎服，日1剂，早晚分服。用于急性盆腔炎，热结血瘀甚，见高热不退，神昏谵语，腹痛拒按者。

3. 陈益昀经验方一：金银花、红藤、败酱草各 20g，延胡索、丹参各 15g，赤芍药、香附各 10g，川楝子、连翘各 12g，地鳖虫 6g。日 1 剂，水煎 2 次，取汁 300mL，早晚分服。20 日为 1 个疗程，经期停服，一般治疗 3 个疗程。治疗急性盆腔炎属热毒壅盛证。

4. 三妙丸加味：苍术、黄柏、川牛膝、紫花地丁、桂枝、红花、甘草各 10g，白花蛇舌草、红藤、蒲公英各 20g，败酱草 30g，延胡索、山椿、谷芽、麦芽各 15g。每天 1 剂，水煎 2 次，取汁 200mL，早上口服 100mL，晚灌肠 100mL。用于湿热蕴结型急性盆腔炎。

5. 清热下毒汤：蒲公英 60g，红花、银花、连翘、紫花地丁、野菊花、柴胡、白花蛇舌草、丹皮、薏苡仁各 30g，甘草 20g，皂角刺、生大黄（后下）、赤芍、白芍各 15g，桃仁、炮穿山甲、浙贝各 10g。用于经水适断，胞脉未曾修复，血室空虚未闭，邪毒极易侵入之急性盆腔炎。

6. 银翘红酱解毒汤加减：连翘、红藤、延胡索各 15g，金银花、败酱草、薏苡仁各 20g，丹皮、栀子、赤芍、桃仁、川楝子、乳香、没药各 12g。水煎服，日服 2 次，每日 1 剂。用于高热，寒战，腹痛拒按，带下秽臭，热毒壅盛型急性盆腔炎。

7. 大黄牡丹皮汤加减：大黄、桃仁各 8g，芒硝 10g，丹皮、赤芍各 12g，冬瓜、薏苡仁、红藤、白花蛇舌草、丹参、紫花地丁、连翘各 20g。水煎服，日服 2 次，每日 1 剂。治疗急性盆腔炎属湿热瘀结证，症见壮热减退，或低热起伏，下腹疼痛，神疲肢软，带下黄臭。

8. 银蒲四逆散：金银花藤、蒲公英、枳壳、苍术、黄柏、川牛膝、生蒲黄各 10g，赤芍、炒五灵脂、延胡索、炒川楝子各 15g，柴胡 30g。水煎服。用于急性盆腔属炎湿热瘀结证。

9. 锡纯理冲汤加减：生黄芪、生白术各 15g，党参 12g，淮山药 30g，鸡内金 10g，三棱、莪术各 8g，制香附 6g，郁金 6~10g。水煎服。治疗慢性盆腔炎，症见经色紫黑有块，痛经，少腹坠胀伴低热，瘀象较显加水蛭 3g 或吞水蛭胶囊 1g。

10. 清热化湿汤：云茯苓、丹皮各 12g，川桂枝 3g，败酱草 30g，红藤、鸭跖草各 20g，赤芍、金铃子、延胡索、怀牛膝各 10g，柴胡 5g。水煎服，每日 1 次，分 2 次服。治疗湿热邪毒壅结下焦之慢性盆腔炎。

11. 热调血汤：当归、川芎、黄连、桃仁、红花、牡丹皮、延胡索各 15g，香附、白芍、生地黄、败酱草、薏苡仁各 20g，莪术、土茯苓各 25g。水煎服，日 1 剂，早晚分服。适于湿热瘀结型慢性盆腔炎。

12. 牡丹散：牡丹皮、赤芍各20g，桂枝10g，当归、延胡索、牛膝、三棱各15g，莪术25g。水煎服，日1剂，早晚分服。适于气滞血瘀型慢性盆腔炎。

13. 少腹逐瘀汤加减：小茴香、延胡索、当归、没药、川芎、茯苓、五灵脂各15g，肉桂、干姜各10g，赤芍、蒲黄、苍术各20g。水煎服，日1剂，早晚分服。用于小腹冷痛，月经延后，量少色黯，带下量多，色白质稀，证属寒湿凝滞的慢性盆腔炎。

14. 血府逐瘀汤加减：生地黄、赤芍、败酱草、薏苡仁各20g，桃仁、红花、当归、牛膝、桔梗、柴胡、枳壳、红藤各15g，川芎、甘草各10g，金银花25g。水煎服，日1剂，早晚分服。治疗慢性盆腔炎血瘀日久化热者，症见小腹灼痛、拒按，月经量多，色红、质黏有块，舌红，苔黄腻，脉滑数。

15. 膈下逐瘀汤加减：当归、川芎、桃仁、牡丹皮、乌药、延胡索、红花、枳壳各15g，香附、赤芍、五灵脂各20g，甘草10g。水煎服，日1剂，早晚分服。用于癥瘕积聚型慢性盆腔炎，症见小腹包块，或坚硬不移，或时聚时散，小腹持续作痛或时痛时止，经行延期，量或多或少，淋漓不止，或血性白带，舌紫暗或有瘀斑，苔黄，脉弦滑。

16. 夏桂成经验方：炒当归、赤芍、白芍、延胡索、续断、桑寄生、薏苡仁、山楂、五灵脂各10g，红藤、败酱草各15g，广木香6g。水煎服，日1剂，早晚分服。功能养血补肾，化瘀和络，清热除湿，治疗慢性盆腔炎。

17. 段正亭自拟盆腔炎方：蒲公英、紫花地丁、红藤、土茯苓各30g，甲珠、香附各12g，当归、丹参、玄胡、银花各15g。功能解毒，除湿，理气，化瘀，治疗慢性盆腔炎。

18. 梁玉栋自拟二泽汤：大黄10g，茯苓、丹皮各15g，黄柏、车前子、生地黄、白芍、泽泻、泽兰各12g，甘草6g。水煎服，每日1剂。用于湿热蕴结之慢性盆腔炎。

19. 陈益昀经验方二：当归、赤芍药各15g，川芎、五灵脂、广木香、香附、艾叶各10g，肉桂、炮姜各6g，乌药12g，吴茱萸5g。水煎服，每日1剂。治疗寒凝气滞型慢性盆腔炎。

20. 少腹消瘕汤加减：黄芪20g，党参、延胡索、香附各15g，败酱草、白花蛇舌草、当归、丹参各30g，牡丹皮、赤芍、蒲公英、黄柏、苍术、桃仁各10g，甘草6g。每天1剂，水煎，早晚餐后分服。用于湿毒内侵，浊瘀阻络，虚实夹杂之慢性盆腔炎。

21. 一贯煎加减：生地黄、当归各30g，北沙参、枸杞子、麦冬各15g，川楝子6g，栀子10g。水煎服，日1剂。用于慢性盆腔炎属肝阴不足者，症见形体瘦弱单薄，面色晦暗无光泽，少腹偶有抽痛，时有烦躁，喜酸味，饮食、睡眠可，小便正常，大便时有干结，月经正常，舌体瘦小，质红，少苔，脉细弱。

22. 杜断桑寄失笑散加减：川续断 18g，川牛膝、杜仲、桑寄生、川芎、五灵脂、大血藤、丹参、三棱各 15g，生蒲黄、延胡索各 20g，没药 10g。水煎服。治疗下腹绵绵作痛，腰骶酸痛，带下量多，带下质稀，证属肾虚血瘀的慢性盆腔炎。

23. 丹芍活血行气汤：丹参、赤芍各 15g，丹皮、川楝子、香附各 9g，元胡、桃仁泥、乌药各 12g，败酱草 30g，当归 10g。水煎服，每日 1 剂，日服 2 次。用于经年累月下腹疼痛不止，经前或经行疼痛更明显，带下增多，气血不畅、气滞血瘀所致慢性盆腔炎。

【外治验方】

1. 中药灌肠：①红藤汤：赤芍、桃仁各 9g，红藤、蒲公英、败酱草各 30g。以上方药加水煎为 100mL 浓液，38℃为宜。每日 1 次，14 次为 1 个疗程。②活络汤：地龙 15g，丹参、忍冬藤、土茯苓各 30g，穿山甲、王不留行、三棱、莪术各 10g，制乳香、制没药各 6g。以上方药加水 500~600mL，浸泡 30min，然后煎至 150~200mL，药液温度冷却至 30℃左右。治疗时排空二便，避开经期，灌肠保留 4h 以上。每日 1 次，以晚上临睡前为宜，1 个月经周期为 1 个疗程，需 2 个疗程。③新承汤：实热型用大黄、厚朴、黄柏、赤芍、皂角刺各 15g，蒲公英 30g；气滞血瘀型用大黄、厚朴、赤芍、皂角刺、乳香、没药各 15g，蒲公英 30g。以上方药每日 1 剂，浓煎 100mL，水温 39℃~40℃，保留灌肠。10 天为 1 个疗程，连用 2 个疗程，经期停用。④三味汤：赤芍 10g，蒲公英 15g，败酱草 20g。以上方药 2 次共煎取汁 100~150mL，为 1 次灌肠用。每日 1 次，15 次为 1 个疗程，最多用 2 个疗程，月经期暂停。灌肠时药液加温到舒适感为宜，以便后灌肠最好，可保留近 24h。有腹泻习惯或灌后不能保留 4h 以上者，不宜用。⑤慢盆汤：败酱草、赤芍、夏枯草、丹参各 30g，细辛 6g，红藤、桂枝、三棱、莪术各 20g，柴胡 10g。以上方药水煎，每晚 1 次保留灌肠，每次 100mL，经期暂停，每 30 天为 1 个疗程。⑥双丹汤：金银花、丹皮、连翘、蒲公英各 15g，三棱、莪术各 10g，赤芍、黄柏、皂角刺各 12g，紫花地丁、败酱草各 20g。以上方药浓煎至 80~100mL，药温保持在 37℃~40℃。将药液缓慢注入直肠，保留到次日早晨，10 天为 1 个疗程，一般用 3 个疗程。⑦妇科灌肠液：丹参、赤芍各 30g，桂枝 9g，细辛 6g，莪术 10g，败酱草 15g。用法：煎取 300mL 煎液，直肠给药，每次 50mL，保留 5h 以上，从经净后开始用药，每日 1 次，以 14 天（非经期连续用药）为 1 个疗程，一个月用 1 个疗程，治疗 2 个疗程，经期停用。用于盆腔炎属气滞血瘀、湿热瘀结证者。

2. 中药外敷法：①蔡连香经验外敷用药：千年健、白芷、红花、红藤、莪术、生艾叶、透骨草、威灵仙、川椒、䗪虫、水蛭、路路通、皂角刺、石见穿、没药、三棱、败酱草、青陈皮、刘寄奴、徐长卿、马鞭草、忍冬藤、白花蛇舌草，取上述药10~12味，布包后蒸热，外敷腹部，每日1~2次，1剂可反复蒸敷10次。若有输卵管积水，还可用粗盐炒热，外敷下腹部。②慢性盆腔炎并发炎性包块，用如意金黄散（由姜黄、大黄、黄柏、苍术、厚朴、陈皮、甘草、生天南星、白芷、天花粉组成）浓茶调成糊状局部外敷。

3. 中药离子导入：大血藤、败酱草、延胡索各20g，丹皮、赤芍、红花、乳香、没药、三棱、莪术各15g。水煎取汁200mL，通过中药离子导入机导入，使药物通过病灶局部皮肤直接渗透和吸收。每日1次，每次40min，以14天（非经期连续用药）为1个疗程，1个月用1个疗程，治疗2个疗程，经期停用。

4. 中药封包外敷：以白色棉布缝制成大小适中的布袋，装入药物组成：败酱草、大血藤、丹参、赤芍、苍术、白芷、三棱、莪术、连翘各30g，乳香、没药各20g，透骨草60g。首次以温水浸湿后，隔水蒸40~60min，趁热敷下腹部或腰骶部30min（封包下垫毛巾1~2张，上罩塑料袋，随着温度下降逐渐拆除），每日1次，治疗后药包夏日放入冰箱，冬日放在干燥通风处。此后每日隔水蒸20~30min同法再使用，每个药包可用5次。每日1次，以14天为1个疗程，1个月用1个疗程，治疗2个疗程，经期停用。

【中成药验方】

1. 妇康消炎栓：由苦参、紫花地丁、紫草、芦荟、蒲公英组成。剂量及用法：1~2枚/日，塞肛，7日1个疗程。

2. 蒲苓盆炎康颗粒：由土茯苓、蒲公英、丹参、车前子、夏枯草、粉萆薢、三七粉、杜仲、川芎组成。剂量及用法：温开水冲服，一次10g，一日3次。用于慢性盆腔炎中医辨证属湿瘀内结者，症见下腹坠胀疼痛，腰骶酸痛（常在劳累、性交后及月经前后加重），带下量多、黄稠有臭味，肛门坠胀等。

3. 妇炎洁洗剂：由苦参、百部、蛇床子等组成。用法及剂量：一次12mL，一日1~2次，外用。

4. 妇乐冲剂：由忍冬藤、红藤、甘草、大黄、大青叶、蒲公英、牡丹皮、赤芍、川楝子、延胡索组成。剂量及用法：一次12g，一日2次，开水冲服。孕妇慎用。

5. 妇宁颗粒：由益母草、党参、当归、白芍、川牛膝、阿胶、沉香、川芎、乌药等21味药材组成。剂量及用法：一次1袋，一日2次，开水冲服，疗程2周或遵医嘱。

6. 黄藤素软胶囊：主要成分为黄藤素。剂量及用法：一次2~4粒，一日3

次，口服。个别患者服药后出现胃肠不适、食欲减退和便秘，无须特殊处理，停药后自行消失；对盐酸巴马汀生物碱过敏者禁用。

第十八节 外阴上皮内非瘤样变

外阴上皮内非瘤样变系指一组女阴皮肤和黏膜组织因营养障碍而发生变性及色素改变的慢性疾病。包括以下几种基本病变：外阴硬化性苔藓、外阴鳞状上皮增生、硬化苔藓合并鳞状上皮增生以及不同种类的外阴炎症所致的萎缩和肥大。中医学根据其症状及体征归属于“阴痒” “阴疮” “阴痛”等范畴。

【诊断要点】

1. 临床特点：

(1) 外阴瘙痒，皮肤色素减退、粗糙、增厚、皲裂，常有抓痕。

(2) 外阴轻度萎缩，严重时致后联合缩紧，阴道口狭小、弹性消失，影响排尿和性生活。

2. 病理诊断：明确诊断必须依靠活组织病理检查，以区别于外阴上皮内瘤样病变。

【内治验方】

1. 归芍首乌左归饮：当归、生地黄、茯苓、山茱萸、枸杞子各 10g，白芍、淮山药各 15g，何首乌 24g，水煎取汁 100mL，2 次/天，口服，连服 2 天，停药 1 天，1 月服药 8 剂，1 个月为 1 个疗程。治疗外阴营养不良，肝肾阴虚、血虚化燥生风致阴痒。

2. 梁琳经验方：当归 10g，川芎 6g，赤芍、白芍、熟地黄、丹皮、菟丝子、玄参、益母草、淫羊藿各 15g，何首乌 30g。水煎服。配合中药熏洗方（苦参、蛇床子、苍耳子各 30g，黄柏、地肤子、土茯苓各 15g，花椒 10g，金甘油外用（主要成分：金霉素，武汉市一医院自制药）涂抹外阴病变处，治疗外阴营养不良。

3. 王绍心自拟补肾汤：黄芪 20g，熟地黄、炒杜仲、怀牛膝、苍术、当归、川芎、防风、补骨脂各 10g，茯苓、白蒺藜 、丹参、半夏、蛇床子、山萸肉、枸杞子、何首乌、菟丝子、川断、泽泻各 15g，炙甘草 10g。水煎服。适用于外阴上皮内非瘤样变属肝肾阴虚证。

4. 李春光经验方：当归、丹皮、香附、柴胡、桃仁、红花各 15g，赤芍、鸡血藤各 25g，陈皮、甘草各 10g。水煎服，取汁 150mL，2 次/天。适用于外阴上皮内非瘤样变属肝郁血瘀证，症见外阴皮肤粗糙肥厚，或皲裂溃疡，外阴瘙痒干痛，心情抑郁，经前乳胀，胸闷嗳气，两胁胀痛，舌苔薄，脉弦细。

5. 逍遥散加减：当归、白芍、柴胡、茯苓、白术、防风、白鲜皮、地肤子、川芎、何首乌、女贞子各 10g，薄荷 6g，黄芪 15g。水煎服。治疗肝郁气滞型外阴上皮内非瘤样变。

6. 邢红梅经验方：何首乌 12g，益母草、女贞子、旱莲草各 20g，鸡血藤 30g，牡丹皮、皂角刺、枸杞子、当归、金银花各 15g，蒲公英 10g。水煎服，日 1 剂。适用于外阴上皮内非瘤样变湿热下注证，症见外阴瘙痒灼痛，皮肤黏膜粗糙肥厚，或局部破损溃疡，红肿疼痛，渗流脓水，舌红苔黄腻，脉弦数。

7. 郑益志消斑Ⅰ号：淫羊藿 15g，苦参 12g，丹参、益母草、白花蛇舌草、白鲜皮各 20g。水煎服，日 1 剂，分 2 次服。同时予以上方煎水熏洗患处，坐浴 30min，2 次/天。治疗外阴白斑。

8. 徐升阳经验方：当归 10g，川芎 6g，何首乌 30g，熟地黄、丹皮、菟丝子、玄参、益母草、淫羊霍、赤白芍各 15g。水煎服。用于外阴上皮内非瘤样变属肝肾阴虚，精血不足，血燥生风而阴痒者。

9. 肖芬经验方：乌梢蛇、蝉衣、白芷、金银花、甘草各 6g，荆芥、防风各 15g，连翘、羌活各 9g，黄连、黄芩各 10g。水煎服，每日 2 次至症状消失。治疗外阴上皮内非瘤样变。

10. 维吾尔族医验方一：铁线蕨、玫瑰花、地锦草、莲花、洋茴香、菊苣子、甘草根、无核葡萄、菊苣根、黑种草子、白花丹等药物配成汤剂（按个体差异调整用药量），口服，1 日 3 次，100mL/次，5~9 天，饭后趁热服用。用于淡味黏液质型外阴营养不良。

11. 维吾尔族医验方二：铁线蕨、香青兰、薰衣草、小茴香、地锦草、甘草根、破布木实、玫瑰花、牛舌草、无核葡萄、无花果干、红枣等配成汤剂，口服 1 日 3 次，100mL/次，5~9 天，饭后趁热服用。治疗石膏状黏液质型外阴营养不良。

12. 维吾尔族医验方三：驱虫斑鸠菊、洋茴草、罗勒子、甘草根各 30g，卡香、干姜、甘松、黑种草子、薰衣草、芹菜籽各 20g，无花果干 150g。红葡萄干 100g。上述药物分份浸泡煎煮和粉碎成粗粉，将药液与粗粉制成 1000mL，1 日 3 次，1 次 10mL，25 天为 1 个疗程。治疗外阴营养不良，咸味黏液质所致者疗效为佳。

13. 维吾尔族医验方四：洋茴香、甘松、干姜、无花果干、甘草根、旱芹子、薰衣草、藿香、玫瑰花、黑种草子、木香、沉香各 21g，地锦草 31g，西红花 3g，牛舌草 30g。上述药煎呈糖浆 80mL，口服 1 日 3 次，疗程为 10 天。治疗咸味黏液质性外阴营养不良。

14. 乌蛇止痒丸加减：白芍、苍术、蛇床子、丹皮、防风、黄柏、当归各 12g，何首乌、鸡血藤各 15g。水煎服。治疗外阴上皮内非瘤样变属血虚风燥证。

15. 吕连凤经验方：何首乌 20g，当归 15g，党参、仙灵脾、山萸肉、巴戟天、丹皮、黄芪各 12g，白术、甘草各 10g。水煎服。治疗外阴上皮内非瘤样变属脾肾阳虚证。

16. 知柏地黄丸加减：知母、黄柏、熟地黄、枸杞子、旱莲草、山萸肉、当归、女贞子、菟丝子、何首乌各 15g。水煎服。治疗外阴上皮内非瘤样变属肝肾阴虚证。

17. 龙胆泻肝汤加减：土茯苓、龙胆草、泽泻、柴胡、栀子、黄芩、当归、何首乌、白花蛇舌草、丹皮各 12g，生地黄 10g。水煎服。治疗外阴上皮内非瘤样变属肝经湿热证。

18. 健脾止痒祛白汤：黄芪、白术、茯苓各 15g，当归 18g，红花、皂角刺、泽泻各 12g，陈皮、防风、土茯苓各 9g，甘草 6g。水煎服。治疗外阴上皮内非瘤样变属脾虚湿盛者。

19. 顾红嫒经验方一：知母、黄柏各 10g，干地黄、何首乌各 20g，山茱萸、牡丹皮各 12g，泽泻、茯苓、白鲜皮各 15g，当归 9g。水煎服。治疗外阴瘙痒，阴部干涩，局部皮肤黏膜变白、萎缩，肝肾阴虚型外阴上皮内非瘤样变。

20. 顾红嫒经验方二：地黄、玄参、熟地黄、何首乌各 20g，麦冬、沙参、白芍各 15g，当归 9g，防风 10g，蝉衣 5g。水煎服。治疗外阴瘙痒，干涩，灼热，局部皮肤萎缩变硬变白，血虚风燥型外阴上皮内非瘤样变。

21. 顾红嫒经验方三：萆薢、泽泻、苦参、赤芍、白鲜皮各 15g，黄柏 10g，薏苡仁 30g，牡丹皮 12g，龙胆草、苍术各 9g。水煎服。治疗外阴瘙痒，甚则痒痛难忍，带下量多，色黄白，湿热下注型外阴上皮内非瘤样变。

22. 顾红嫒经验方四：当归、牛膝、桃仁各 12g，赤芍、海桐皮、白鲜皮各 15g，干地黄 20g，红花 6g，丹参 30g，川芎 9g。水煎服。治疗气滞血瘀型外阴上皮内非瘤样变，症见外阴瘙痒，疼痛，局部皮肤增厚或萎缩，变暗或变白，口干不欲饮，舌质暗红，有瘀点、瘀斑，苔薄白，脉弦涩。

23. 丛慧芳经验方：熟地黄、菟丝子、枸杞子各 20g，山萸肉、山药、生地黄各 15g，柴胡、甘草、龟板各 10g。每日 1 剂，水煎 300mL，分早晚 2 次口服，20 天为 1 个疗程。治疗肝肾阴虚型外阴上皮内非瘤样病变，忌食辛辣刺激性食物、忌烟酒。

【外治验方】

1. 中药外洗：①狼牙汤：狼牙 30g 或狼毒 15g，烟叶 20g，蛇床子 15g，茯苓、白鲜皮、炒白术、地骨皮各 10g，以上方药加水适量，煎煮取汁，先熏后洗患处。②止痒消斑汤：威灵仙 20g，当归、赤芍、丹皮、鸡血藤、白僵蚕、皂角刺、防风、白鲜皮、黄柏、白花蛇舌草各 15g，蝉衣 10g。以上方药加水 1500mL，水煎至1000mL，用纱布过滤，趁热先熏外阴，待药液转温后再坐浴。每日1次，10次为1个疗程，连用2~3个疗程。③苦蛇白灵汤：苦参、蛇床子、仙灵脾、威灵仙、白鲜皮各30g。以上方药加水2000mL，煮沸15min后，熏洗患处，每日1~2次，月经期停用。④清热解毒汤：蛇床子、地肤子、白鲜皮、蒲公英各20g，枯矾、西月石各6g。以上方药加水适量，煎煮取汁，先熏后洗患处。⑤仙草蒿子汤：仙灵脾、鹿衔草、青蒿、覆盆子各50g，以上方药加水2000mL，浸泡1~2h，再煮沸20min，去渣，熏洗患处后坐浴。⑥祛风止痒汤：蛇床子、桑叶各30g，红花、紫草、防风、乳香、没药各20g，石菖蒲、皂角刺各15g。以上方药加水适量，煎煮取汁，先熏后洗患处。⑦蛇桑坐浴液：蛇床子、桑叶各30g，红花、紫草各20g，石菖蒲15g。湿热下注型加黄柏15g，白头翁25g；肝肾不足型加肉苁蓉30g，艾叶20g；肝肾不足兼湿热下注型加防风、乳香、没药各20g，皂角刺15g。以上方药每日1剂，水煎取汁，分2次坐浴，每次15min，15日为1个疗程。⑧王素霞经验方：白头翁30g，土槿皮、透骨草、地肤子、茵陈蒿各20g，白蒺藜、白花蛇舌草、防风、白鲜皮、花椒各15g。局部先涂擦自制宫颈粉（紫草、黄连、冰片等）于破损处。待其愈合后再用上方水煎熏洗外阴，取得较好疗效。

2. 针灸治疗法：①毫针法：主穴取气冲、横骨、阴廉、太冲、神门、止痒穴、坐骨点、阴阜；湿热型加阴陵泉、脾俞，阴虚型加太溪、肾俞。操作：每次选用5~7穴，每日或隔日1次，10~15次为1个疗程，经期停针。背俞穴用补法，腹部穴用泻法，下肢穴用平补平泻法。横骨穴直刺0.5寸后，向耻骨后斜刺2~2.5寸；气冲穴斜向外阴部进针2寸；阴阜穴位于阴蒂上缘旁开1寸，左右2穴，针刺延皮顺大阴唇向后斜进2寸。②温针法：取曲骨、中极、大赫（双）、横骨（双）。操作：穴位局部常规消毒后，以28~30号4寸毫针直刺，得气后将1寸艾卷插于针柄上，使针柄露出艾柱上缘为宜，点燃艾柱，等艾柱燃尽后取针。每日1次，10次为1个疗程。③耳针法：取外生殖器、皮质下、内分泌、神门、肝、脾。操作：每次选用2~3穴，耳郭常规消毒，用毫针快速针刺，或使用电针仪，用中等或强刺激，也可用耳穴埋针或压籽法。④围刺法：于外阴白色病变处，局部常规消毒后，用32号0.5寸毫针围刺病变部位，留针15~20min，期间可提插捻转刺激2~3次。隔日治疗1次，7次为1个疗程。

3. 穴位注射法：①取横骨、曲骨、阴廉、阿是穴。操作：局部消毒后，用5号针头刺进针1~2cm，当病人有酸胀沉重感时，在穴位两侧分别注射丹参注射液1~2mL。每4天注射1次，10次为1个疗程，连用2~3个疗程。②选取会阴、三阴交、足三里穴位，消毒后用注射器抽取当归注射液4mL，每穴位注入0.5mL，隔日1次。配合大连产pomeⅢ型波姆光机波姆光照射治疗。③用一次性注射器抽出复方丹参注射液 4mL，取会阴穴，用碘酒、酒精常规消毒皮肤，直刺进针，回抽无血后推入药液。注射后患者有便意和酸胀麻感。每日注射 1 次，10 次 1 个疗程，疗程间休息 2~3 天。

【中成药验方】

1. 知柏地黄丸：由知母、熟地黄、黄柏、山茱萸（制）、山药、牡丹皮、茯苓、泽泻组成。用法及剂量：一次 8 丸，一日 3 次，口服。适用于肝肾阴虚之证。

2. 龙胆泻肝丸：由龙胆、柴胡、黄芩、栀子（炒）、泽泻、木通、车前子（盐炒）、当归（酒炒）、地黄、炙甘草组成。用法：一次 3~6g，一日 2 次，口服。服用后大便次数增多且不成形者，应酌情减量。

3. 皮肤康洗液：由金银花、蒲公英、马齿苋、土茯苓、大黄、赤芍、地榆、蛇床子、白鲜皮、甘草组成。制成 50mL/瓶棕褐色略黏稠液体。取 20mL 洗液按照 1:10 比例兑入开水中，每晚熏洗、浸泡外阴 30min。

4. 妇炎洁洗剂：由苦参、百部、蛇床子等组成。用法及剂量：一次 12mL，一日 1~2 次，外用。

5. 养血愈风颗粒：由白芍、怀山药、制何首乌、山茱萸、熟地黄、茯苓、枸杞子、鸡血藤及甘草组成，通过乙醇回流法和水煎煮法制成颗粒。每小袋 9g，每次 1 袋，口服，一日 3 次。治疗外阴营养不良型属肝肾阴虚证。

6. 云南白药胶囊取云南白药胶囊（0.25g/粒）1 粒，去壳，取粉，倒入碘伏消毒液 30mL，用棉棒搅拌均匀，每晚清水清洗外阴后外涂病损处，连续 6~ 10 天，直至病变出现表浅破溃时停药 10 天，再重复上述周期性治疗，连续治疗 3 个月。

第十九节　不孕症

育龄夫妇同居 2 年以上，有正常性生活，未避孕而未受孕者，称不孕症。婚后从未妊娠者称原发性不孕；曾有过妊娠而后未避孕 2 年未再受孕者称为继发性不孕。根据中西医病名对照，前者称为“全不产”，后者称为“断绪”。

不孕症有绝对不孕和相对不孕之分，绝对不孕是指经过各种治疗措施仍不能怀孕者，相对不孕是指经过治疗可以获得妊娠，后者是本节主要讨论的内容。

【诊断要点】

1. 临床表现：育龄期妇女，夫妻同居 2 年以上，有正常性生活，配偶生殖功能正常，未避孕而未受孕者。

2. 不孕症单凭病史及临床表现即可做出诊断，但要明确引起发病的原因则需要有计划、有步骤、系统而又全面地进行检查，主要有：

（1）一般检查：全身及妇科检查。

（2）卵巢功能测定：包括基础体温测定；宫颈黏液涂片检查；阴道脱落细胞涂片检查；血清性激素水平测定；诊断性刮宫或子宫内膜活组织检查；B 超监测排卵等。

（3）输卵管功能检查：常用输卵管通液术或输卵管碘油造影术。

（4）免疫学检查：检测血清、宫颈黏液抗精子抗体、抗心磷脂抗体、抗透明带抗体等可发现影响怀孕的免疫学因素。

【内治验方】

1. 补肾助阳方：覆盆子、菟丝子、紫石英、山萸肉、川断、枸杞子、路路通、鹿角霜、丹皮、丹参各 15g，王不留行 30g，女贞子、桑寄生各 24g，仙茅、仙灵脾、巴戟天各 10g。水煎，排卵前期服用，日 1 剂，早晚温服。用于脾肾虚寒型不孕症。

2. 调经方：吴茱萸 6g，三棱、莪术、川牛膝、丹参、泽兰、刘寄奴、川断、鬼箭羽、延胡索各 15g，乌药、郁金、山楂各 10g，香附 12g，坤草 24g。水煎服。治疗不孕症。

3. 彰肖维经验方：当归 18g，白芍 21g，川芎 9g，红花 6g，桃仁、泽兰、穿山甲、香附各 12g、枸杞子 30g，生地黄 24g。水煎服，月经干净后每天 1 剂，连服 3 剂。治疗不孕症。

4. 调补冲任汤：大熟地、全当归、仙灵脾、阳起石各 10g，白芍、桑葚子、桑寄生、女贞子各 15g，蛇床子 3g。隔日 1 剂，水煎，分 2 次服用。治疗肾之精气不足、冲任失养、月事不调，以致不孕。

5. 李祥云经验方：当归、熟地黄、山茱萸、黄药子、麦冬、黄精、石斛各 9g，生牡蛎（先煎）30g，赤芍、白芍、夏枯草、怀牛膝各 12g，陈皮 6g，枸杞子 15g。水煎服。适于肾阴不足，瘀血内阻之不孕症。

6. 加减四物汤：桃仁、当归、酒大黄、白芍各 15g，红花、吴茱萸各 5g，熟地黄、牛膝各 20g，炮附子 30g，肉桂 2g，艾叶、水蛭、土鳖虫各 10g，炙甘草 6g。水煎服，附子先煎 3h。用于肾阳不足，阴寒内盛，血脉瘀阻导致的闭经不孕，症见口苦，心烦，便干，肢冷，舌暗苔薄白，脉细弦而涩。

7.逍遥散加减：当归、香附各 12g，益母草 15g，茯苓、白术、甘草、槟榔片、赤白芍各 10g，柴胡、木香、砂仁各 6g，薄荷 3g。水煎，送服大黄䗪虫丸 20 丸，每晚 1 丸。用于双输卵管不通属气滞血瘀致不孕。

8. 田淑霄经验方：当归、巴戟天、乌药、泽兰各 12g，川芎、熟地黄、小茴香、五灵脂、肉桂、蒲黄、仙茅、淫羊藿、赤白芍各 10g，延胡索、香附、山茱萸、益母草各15g。水煎服。适于肾气元阳不足之不孕症。

9. 开郁种玉汤：当归、佛手、活血藤各15g，赤芍、全瓜蒌各12g，川芎、五灵脂、蒲黄、制香附、川楝子、玄胡各10g，生牡蛎30g，皂角刺6g。每日1剂，早、晚分服。用于肝郁气滞，胞脉不通所致不孕。

10. 化瘀通管汤：三棱、莪术、皂角刺、当归、丹参各15g，黄柏10g，蚤休6g，鸡血藤、夏枯草、蒲公英各20g，制大黄9g。水煎服。治疗输卵管炎性不孕症。

11. 滋肾固冲汤：熟地黄、杜仲、山萸肉、怀牛膝各15g，川断、山药、桑寄生、牡蛎、龟甲各20g，白芍、海螵蛸各25g。水煎服，忌酒、姜等辛辣耗阴之品。用于阴虚型不孕。

12. 孕胎汤：川续断、狗脊、肉苁蓉、淮山药各12g，阳起石30g（先煎），香附6g，川楝子、柴胡、佛手片、当归、川大黄各9g，广木香5g，六神曲、藿香、紫苏叶、牛膝各10g，鸡血藤15g。每日1剂，水煎服，日服2次。治疗不孕症。

13. 参苓白术散加减：党参、白术、茯苓、陈皮、砂仁、扁豆、薏苡仁、芡实、苍术、车前子各15g，半夏10g，山药20g。水煎服。用于脾气亏虚，水湿内盛之不孕。

14. 调肝清热汤：白芍25g，生地黄、枳壳、地骨皮、栀子、丹皮、夏枯草、川楝子、川牛膝、银柴胡各15g，甘草10g。水煎服。用于肝郁血热之不孕。输卵管不通加穿山甲珠、皂角刺；输卵管积水加黑丑、白丑、大黄。

15. 补肾调肝方加味：熟地黄、菟丝子、枳壳、白芍、鸡血藤各15g，山萸肉、女贞子各12g，柴胡10g，丹参30g。于月经后期开始服用，每日1剂，复煎再服，连服22天，3个月为1个疗程。用于肾精亏虚，肾阳亏虚，肝气郁结，肝失疏泄所致不孕。

16. 祝谌予助孕汤：广木香、当归各10g，柴胡、香附各3g，紫河车、羌活、益母草、白芍各9g。水煎服，每日1剂，日服2次。若月经无明显疼痛者可于经后第10~15天服本方4~6剂。用于肝郁不孕症。

17. 毓麟珠加减：人参、紫河车各10g，白术、枸杞子、川芎各12g，鹿角胶、川椒各6g，当归、熟地黄、菟丝子、茯苓、肉苁蓉各15g，山药、炒杜仲、续断各18g。水煎服。适于不孕症属肾阳虚者。

18. 李岛三种子济阴丹：西洋参（人参更佳）、甘草（炙）、熟地黄（另捣）、陈皮（四制）、阿胶（蒲黄炒珠）、艾叶（醋炙）、杜仲（姜汁炙）各50g，茯苓（乳汁拌）、白术（土炒）、川芎（酒炒）、白芍（酒炒）、茺蔚子（炒）各75g，当归（酒洗）、续断（酒炒）、鹿角霜（火煅、鹿茸更胜）各100g，菟丝子（酒炒）、香附子（去毛，用童便、盐水、姜汁各制1次，晒干）各200g。上药共研成极细末，炼蜜为小丸，每天早晚空腹各服 10g，用米汤或滚汤送下。用于妇人气血两虚，血海空虚，子宫寒冷，带下崩漏，腰痛腰酸，瘦弱不孕，或产后失调，隔久不孕等症。

19. 八珍汤加味：熟地黄、当归、何首乌、枸杞子各 12g，党参、白术、茯苓、鸡血藤、黄精、炙黄芪、龙眼肉各 15g，川芎 10g，炙甘草 6g，大枣 6 枚。水煎服。用于不孕症属气血亏虚者。

20. 启宫丸加减：苍术、白术各 12g，姜半夏、浙贝、石菖蒲、陈皮、厚朴各 10g，茯苓、神曲、香附各 15g，制南星、山慈姑、桂枝各 6g。水煎服。用于不孕证属痰阻胞宫者。

21. 补肾种子方：金樱子 18~30g，菟丝子、党参、熟地黄各 24g，桑寄生、何首乌各 30g，羊藿叶 9g，枸杞子 15g，砂仁 3g（后下）。水煎服，每日 1 剂，分 2 次服。用于子宫发育不良、月经不调，或不排卵、不生育者。

22. 陈氏求嗣方：当归、香附、泽兰、牛膝各 12g，益母草、丹参各 15g，川芎、红花、艾叶、川断各 9g，月季花 6g，赤砂糖（冲化）50g。月经来潮时当日开始，水煎服。每日 1 剂，分 2 次服。治疗气血郁滞而致不孕症。

【外治验方】

1. 温经散：处方：白芥子、吴茱萸、熟附子各等量，黄酒适量。方法：将前 3 味药共研细末，过筛贮瓶备用。治疗时取药末 5~10g，以黄酒适量调和如厚泥状，软硬适度，捏成圆形小药饼，贴敷中极穴，外加纱布覆盖，胶布固定。经 5~6h 后，局部可发赤、起泡。水泡不需处理，任其自行吸收结痂。敷药时间以月经来潮前 7~10 天为佳，每月贴敷 1 次，连续 3 个月经周期为 1 个疗程。

2. 种子散：处方：五灵脂、白芷、青盐各 6g，麝香 0.15g。方法：先将前 3 味药共研细末，再加入麝香同研和匀，贮瓶备用，勿泄气。治疗时先用荞麦粉入水调和成膏，搓成条状，围于脐周，脐中纳入药散适量，再用艾柱灸之，脐内有微温感即停灸。每日 1 次。

3. 热熨散：处方：虎杖、石菖蒲、王不留行籽各 60g，当归、穿山甲、肉苁蓉、乳香、没药、琥珀各 30g，半夏、细辛、附子、肉桂各 15g。方法：上药除乳香、没药、琥珀、肉桂外，余药煎 3 次，熬液成浓缩状，再把乳香、没药、琥珀、肉桂加入拌匀，烘干研末，贮瓶备用。用时取药末 5g，加白酒、蜂蜜适量，冰片少许，风油精 3 滴，调成膏状敷于脐部，纱布覆盖，胶布固定。每天用热水袋热熨脐部 1~2h，2 天换药 1 次。于经净第三天开始用药，6 天 1 个疗程。

4. 活络散：处方：千年健、羌活、独活、川椒各 320g，当归尾、赤芍、乳香、没药、白芷、五加皮、防风、追地风各 350g，血竭、红花各 300g，透骨草、艾叶各900g。方法：以上方药共研细末，将250g粉剂置于布袋内，蒸透后热敷小腹或两侧少腹。每日敷1次，时间15~20min，每包连续使用10日再更换。

5. 香药散：处方：小茴香60g，大茴香、松香、熟附子、广木香各15g，艾叶、沉香、炙山甲、乳香、官桂、肉桂、炮姜各10g，桃仁12g。方法：以上方药共研为粗末，装入布袋内，敷在小腹上。每剂可用1个月，月经后用，待下次月经时取下，月经干净后再敷1剂。若月经过期不来，应立即取下。

6. 药枕方：处方：川椒、桔梗、荆芥、柏子仁、姜黄、吴茱萸、白术、薄荷、肉桂、川芎、益智仁、枳实、全当归、川乌、千年健、五加皮、白蒺藜、羌活、防风、辛夷花、白芷、附子、白芍、藁本、肉苁蓉、北细辛、猪牙皂、芫荑、甘草、荆芥、菊花、杜仲、乌药、半夏各30g。方法：以上方药烘干，共研为细末，装入枕芯中，备用。夫妇共作枕，药料3~5月1换，2~3月精神倍增，即可见效。

7. 热敷方：处方：千年健、五加皮、桑寄生、羌活、独活、防风、桂枝、川断、艾叶、当归、赤芍、乳香、没药各20g，川椒、红花、血竭各10g。将上药装布袋内干蒸半小时后趁热敷于下腹部（天冷时药袋上可加暖水袋保温），冷却后弃去。于月经干净后2~3天或输卵管通液检查后开始，每次40~60min，每剂用8天，2剂为1个疗程。

【中成药验方】

1. 调经毓麟丸：由丹参、香附、川芎、当归、白芍、茯苓、丹皮、益母草组成，辅料为蜂蜜。剂量及用法：一次9g，一日2次，空腹时用桂圆汤送服。

2. 调经促孕丸：由鹿茸（去毛）、淫羊藿（炙）、仙茅、续断、桑寄生、菟丝子、枸杞子、覆盆子、山药、莲子（去心）、茯苓、黄芪、白芍、酸枣仁（炒）、钩藤、丹参、赤芍、鸡血藤组成。剂量及用法：一次5g，一日2次，自月经周期第5天起连服20天；无周期者每月连服20天，连服3个月。主治脾肾阳虚引起的久不受孕。

3. 少腹逐瘀丸：剂量及用法：一次1丸，一日2~3次，温黄酒或温开水送服。主治寒凝血瘀所致不孕。

4. 左归丸：由熟地黄、菟丝子、牛膝、龟板胶、鹿角胶、山药、山茱萸、枸杞子组成，辅料为蜂蜜。剂量及用法：一次9g，一日2次，口服。适用于肾阴虚之证。

5. 右归丸：由熟地黄、附子（炮附片）、肉桂、山药、山茱萸（酒炙）、菟丝子、鹿角胶、枸杞子、当归、杜仲（盐炒）组成。剂量及用法：小蜜丸一次9g，大蜜丸一次1丸，一日3次，口服。适用于肾阳虚之证。

第十四章　骨伤科疾病

第一节　骨折

骨折是临床上最常见的疾病之一，它是指组成人体的诸骨其在外力的作用下，骨或软骨的完整性或连续性遭到破坏者。由于作用外力的不同，加之患者年龄、体质等情况各异，骨折常发生于不同的部位并表现出不同的临床症状。骨折属中医“骨折”范畴，中医骨伤科辨证治疗骨折疾患有独特的方法，取得了较好的治疗效果。

【诊断要点】

1. 病史：骨折患者多有外力作用的病史，正确地询问患者受伤情况，包括暴力作用的部位、大小、方向、形式；受伤与症状的关系，伤后全身情况及伤后处理情况对准确判断伤情、制定正确的治疗方案、某些骨折的正确诊断有重要的意义。如倒地时手掌撑地，成人多可见桡骨远端骨折，小儿多见肱骨髁上骨折；走路滑倒，臀部着地，老年人多见股骨颈骨折或胸腰段椎体压缩。

2. 典型受伤姿势：典型受伤姿势可帮助诊断骨折。

3. 临床表现：

（1）全身表现：骨折后患者的全身表现常反映机体损伤的程度。如股骨干或骨盆骨折后患者常有休克的全身表现，提示骨折部位出血过多，患者血容量严重不足，为低血容量性休克；开放性骨折全身发热，口干，心烦，尿赤等表现常提示伤口感染的可能。

（2）局部表现：①疼痛：各种骨折后均会有疼痛，与骨折后骨折断端的移位及损伤的程度相关；②肿胀：骨折后局部脉络破裂，营血离经，壅滞于肌肤腠理间，多见血肿，如上肢前臂尺桡骨双骨折或下肢胫腓骨干双骨折后出现局部肿胀明显，应高度警惕筋膜间隔综合征发生的可能；③功能障碍：其为骨折后常见症状，功能障碍的程度与损伤程度相关。

4. 临床体征：

（1）压痛：骨折后局部压痛点常提示骨折断端之所在，其为寻找骨折部位最直接的方法，直接压痛或间接压痛均对骨折诊断有重要意义。

(2) 畸形：为骨折后特征体征性之一，对判断某些骨折有重要参考价值；如伤后腕部的“餐叉”样畸形常提示桡骨远端伸直型骨折，下肢的外展外旋畸形则多见于股骨颈或粗隆间骨折。

(3) 骨擦音：骨折断端触碰所发出特殊声音，是骨折确诊特征性体征之一。

(4) 异常活动：骨折确诊的特殊体征之一。

5. 影像学表现：

(2) X 线为确诊骨折最常用的方法，一般部位骨折多可经 X 线照片确诊，但特殊部位如髌骨、腕舟骨、跟骨则常经特殊位置的 X 线投照。

(2) CT：对于一些 X 线显示不清或不易显示骨折有重要参考意义。

(3) MRI：对于骨折及其相关组织损伤的诊断有重要意义。

【内治验方】

1. 续骨活血汤：土鳖虫、续断、落得打、乳香、没药、当归、赤芍、白芍、生地黄各 10g，骨碎补 15g，煅自然铜、红花各 3g。水煎服，日 1 剂，早晚分服。用于骨折、骨碎、骨裂、骨膜损伤。

2. 舒筋活血汤：枳壳、刺五加、续断、羌活、防风、荆芥、独活、当归、青皮各 10g，牛膝、杜仲各 15g，红花 3g。水煎服，日 1 剂，早晚分服。适应于跌打损伤、闪腰岔气、筋断骨折、瘀血作痛等。

3. 和营止痛汤：骨碎补、川牛膝各 15g， 当归、桃仁、川芎、续断、威灵仙、制乳香、补骨脂、制没药、赤芍各 10g。煎服，日 1 剂，早晚分服。用于跌破损伤，骨折或骨质坏死等。

4. 十全大补汤：党参、熟地黄各 15g，白术、茯苓、当归、川芎、白芍各 10g，黄芪 20g，肉桂 0.03g，炙甘草 6g。煎服，日 1 剂，早晚分服。用于骨折患者，气血两虚，愈合缓慢，伴面色苍白，气短心悸，头晕自汗，体倦乏力，四肢不温等症。

5. 八珍汤： 党参 15g，白术、茯苓、川芎、当归、熟地黄、白芍各 10g，生姜 3 片，大枣 5 枚，炙甘草 6g。煎服，日 1 剂，早晚分服。用于骨折久不愈合，气血两虚者。

6. 壮筋养血汤：当归、川芎、白芷、续断、生地黄、牛膝、牡丹皮、杜仲各 10g，红花 3g，甘草 6g。煎服，日 1 剂，早晚分服。用于骨折愈合缓慢，属肾虚者，伴腰膝酸痛，筋骨不便，肢体有瘀滞伤痕。

7. 补肾壮筋汤：当归、熟地黄各 15g，山茱萸 9g，杜仲、白芍、五加皮、茯苓、续断、牛膝、青皮各 10g。煎服，日 1 剂，早晚分服。适于骨折伴筋骨萎软，腰膝无力，步履维艰，头目眩晕，形体消瘦者。

8. 生血补髓汤：生地黄、芍药、川芎、杜仲、五加皮、牛膝、当归、续断各10g，红花3g，黄芪20g，甘草6g。煎服，日1剂，早晚分服。适于骨折属脾肾亏虚，气血两虚者。

9. 桃红四物汤：红花3g，甘草6g，桃仁、当归、生地黄、赤芍、川芎各10g。煎服，日1剂，早晚分服。适于妇女血虚兼有瘀血的月经不调，骨折致血瘀者。

10. 复原活血汤：当归尾、穿山甲各10g，红花2g，酒大黄5g，酒桃仁、天花粉各15g，柴胡、甘草各6g。煎服，日1剂，早晚分服。用于骨折属气滞血瘀者。

11. 肢伤汤加减：当归、赤芍、桃仁各15g，红花3g，黄柏、防风、木通各9g，甘草6g，生地黄、乳香、没药各10g。煎服，日1剂，早晚分服。适于四肢骨折初期，四肢瘀肿疼痛者。

12. 接骨续筋丸：制川乌、制草乌、全蝎各3g，天南星、地龙各10g，自然铜、甘草各6g，乳香、没药各20g。煎服，日1剂，早晚分服。适于骨折及关节脱位后期，或软组织病变所致的筋脉挛缩。

13. 骨折速愈汤：当归3g，熟地黄5g，牛膝4g，黄芪、自然铜、骨碎补各1g，续断1.5g，党参3g，血竭6g，土鳖虫2g。煎服，日1剂，早晚分服。尤其适用于肿瘤所致的病理性骨折。

14. 接骨通络丸加减：丹参、乳香、没药、骨碎补、当归、土鳖虫、厚朴、白术各10g，续断15g，黄芪20g。煎服，日1剂，早晚分服。适用于骨折疼痛，属血瘀络阻者。

15. 接骨Ⅰ号：红花3g，桃红、桂枝、川芎、乳香、没药、延胡索、煅自然铜、续断、狗脊各10g。煎服，日1剂，早晚分服。适于骨折属气血亏虚，气虚血瘀，瘀阻筋脉者。

16. 接骨丸：当归、制乳香、苏木、秦艽、延胡索、赤芍、川芎、五加皮、海桐皮、制没药、木瓜各10g，木香、三棱、莪术各6g，伸筋草、生地黄、透骨草、牛膝各15g，三七、红花各3g。煎服，日1剂，早晚分服。适于骨折属肝肾亏虚，气滞血瘀，虚实夹杂者，症见腰膝酸软、耳鸣、肢体疼痛、筋脉拘急等。

17. 柴胡疏肝散合金铃子散加味：柴胡、款冬花、赤芍、桔梗、枳壳、杏仁、黄芩、川芎、香附、陈皮各10g，金铃子、延胡索、甘草各6g，煎服，日1剂，早晚分服。适于骨折属伤气者。

18. 骨伤宁口服液：鳖甲、熟地黄、当归、川芍、泽兰叶、制乳香、制没药各10g，赤芍15g，青皮6g，蜂蜜一匙。煎服，日1剂，早晚分服。适于骨折属肝肾不足，血瘀气滞者。

19. 接骨方：黄芪 20g，桑寄生 15g，自然铜 3g，土鳖虫、骨碎补、续断、威灵仙、当归、白芍、五加皮、生地黄各 10g。煎服，日 1 剂，早晚分服。适于跌打损伤，血瘀阻滞，伤处肿胀坚硬，疼痛不止者。

20. 活血通络汤加减：威灵仙、透骨草、伸筋草、海桐皮各 15g，桑枝 12g，三棱、莪术、五加皮、制乳香、制没药各 10g。煎服，日 1 剂，早晚分服。适用于骨折及软组织损伤者。

21. 活血止痛汤加减：当归、桃仁、红花、牛膝各 9g，川芎、三七、乳香、没药各 6g，秦艽、五灵脂各 3g，甘草 5g。煎服，日 1 剂，早晚分服。适于骨折，损伤瘀血，红肿疼痛。

22. 益肾肢伤汤加减：桑寄生、生薏苡仁各 15g，骨碎补、赤芍、续断、当归、威灵仙、五加皮各 10g，甘草 6g。煎服，日 1 剂，早晚分服。适于骨折属肾气不足证。

23. 补气肢伤汤加减：黄芪 20g，熟地黄 15g，续断、骨碎补、赤芍、威灵仙、川木瓜、当归、土鳖虫各 10g，煅自然铜（先煎）3g，甘草 5g。煎服，日 1 剂，早晚分服。适于骨折属气虚血虚证，症见肢体乏力，倦怠，疼痛。

24. 活血化瘀方：生地黄 30g，田七、延胡索、山栀、木芍药各 15g，桃仁、蜜香、线茅、方通、甘草、红蓝花、回草各 10g，丹参 20g，丹根、地笋各 12g。煎服，日 1 剂，早晚分服。适于骨折症见瘀血阻络证，症见夜间肢体刺痛加重，疼痛固定者。

25. 宜早跌打药酒：八楞麻、泽兰、土三七各 250g，落得打、川木通、连钱草、豨莶草、鸡矢藤、钻骨风、威灵仙、十大功劳、四方麻、大血藤、小血藤各 200g，桃仁、腹水草、生草乌、老君须各 100g，青风藤各 300g，仙桃草、见风消、花椒籽、伸筋草、杜仲各 150g。高度白酒平药面，浸泡 100 天后，取适量外搽患处，每日 2 次。适于骨折后期、类风湿关节炎、骨质增生症等等。

【外治验方】

1. 中药外治法：①用大毛救急粉（生大黄、黄柏、黄芩、乳香、没药、花粉、玄胡、白芷、姜黄、蒲黄、桃仁、青木香各 1000g，生地黄、山栀各 1500g，黄连、红花、丹皮、羌活、独活各 500g，郁金 250g）加鸡蛋清或凡士林调成糊状外敷于骨折处，外盖无菌纱布，再用小夹板固定，3 日 1 换。②用黄龙接骨膏治疗闭合性骨折，药膏制备：将粉骨碎、桂花树皮、过山龙、冰片、大黄、田七、苏木、生姜汁研成细末，过 80 目筛，用麻油充分搅拌调成糊状。先行手法整复后，视年龄大小其用量分别为 100~200g，直接敷于患肢的局部，然后予小夹板或石膏托外固定。每日换药 1 次。③先将荆芥 60g，藿香、桂枝、乳香、牛膝、泽兰、川断、防风、当归、四方藤、海风藤、独活、木瓜、姜黄各 30g，大黄、没药、红花、泽泻、羌活各 20g，川芎、细辛各 10g，剪碎和匀分成 2 份，装入布袋后，在冷水内浸 2~4h，再放入蒸锅内蒸 30~40min。将药袋熨在关节及其四周，每日 1 次，每次 30~40min。④用川芎、丹参、红花、延胡索各 60g 加水煎汤，取 20mL 加热后浸透纱布垫，覆盖于患处，用 I 型骨质增生药物电泳治疗仪行电离子导入治疗。

2. 针灸治疗：①中医整体观念启示，采用循经辨证，不拆开患者固定的夹板进行针刺治疗桡骨远端及第五跖骨骨折，循经取阳明、少阳经穴位。早期着重行气活血，取穴曲池、手三里、合谷、阳陵泉、足临泣、三阴交透悬钟，手法以泻为主；中后期着重补益气血、滋养肝肾，辨证加用足三里，手法以补为主。②运用左病右取，右病左取之巨刺法。取太冲、太溪、足三里、绝骨、急脉、环跳、阳陵泉、箕门等穴，单纯针刺治疗。③取穴主要为足三里、阳陵泉、悬钟、太冲，得气后接 G6805 针刺治疗仪，并加用自制中药接骨艾条于骨折断端进行艾灸治疗。④依据穴位特殊功能取穴，不论骨折在什么部位及骨折类型如何一律取大杼穴和膈俞穴，用斜刺中等强度刺激治疗，针后加艾灸 3 壮。⑤针刺选用与桡神经、桡动静脉及其分支对应的手太阴肺经、手阳明大肠经穴位，如侠白、尺泽、列缺、经渠、太渊、合谷、阳溪、偏历、手三里、曲池等；与尺神经、尺动静脉及其分支对应的手少阴心经、手太阳小肠经穴位，如极泉、青灵、少海、灵道、通里、阴郄、神门等。每次于骨折线上下选用两条经脉中的 4 个穴位，针刺得气后用 G6805 型治疗仪，根据电流流向与经脉循行走向一致的原则接正负极。

【中成药验方】

1. 独一味胶囊：主要成分为独一味。功能活血止痛，化瘀止血。用于多种外科手术后的刀口疼痛、出血，外伤骨折，筋骨扭伤，风湿痹痛以及崩漏、痛经、牙龈肿痛、出血等。口服，一次 3 粒，一日 3 次。

2. 接骨七厘片：由醋乳香、醋没药、当归、土鳖虫、烫骨碎补、硼砂、龙血竭、煅自然铜、酒大黄组成。活血化瘀，接骨止痛，用于跌打损伤，续筋接骨，血瘀疼痛。0. 30g/片。口服，一次 5 片，一日 2 次，温开水或黄酒送服。

3. 伤科接骨片：主要成分为红花、土鳖虫、朱砂、马钱子粉、没药（炙）、三七、海星（炙）、鸡骨（炙）、冰片、自然铜（煅）、乳香（炙）、甜瓜子。功能活血化瘀，消肿止痛，舒筋壮骨，对骨折患者经复位后配合使用。0.36g/片，口服，成人一次 4 片，10~14 岁儿童一次 3 片，一日 3 次，以温开水或黄酒送服。

第二节　软组织扭伤、挫伤

软组织扭伤是指人体任何关节由于过度地旋转、牵拉或肌肉猛烈而不协调的收缩等，突然发生超出正常生理范围的活动时，而引起关节周围的关节囊、韧带、肌腱、肌肉过度牵拉而造成部分或全部的撕裂、断裂或移位。软组织挫伤是指由于暴力打击、撞击或重物挤压等原因直接作用于肢体局部，引起局部的皮下组织、肌肉、肌腱或深部组织等闭合性损伤。软组织扭伤、挫伤是临床发病率高，严重影响人类身体健康的常见病症。属于中医学“筋伤”的范畴，在古代文献中亦有“筋断”“筋转”“筋歪”“筋走”“筋强”“筋结”“筋瘦”等具体描述。

【诊断要点】

1. 外伤史：多较为明确。

2. 疼痛：急性软组织扭、挫伤疼痛较剧烈，慢性扭、挫伤疼痛较缓和，多为胀痛、酸痛，或与活动牵拉有关。

3. 肿胀：一般软组织扭、挫伤均有不同程度的局部肿胀，其程度多与外力的大小、损伤的程度有关。早期肿胀是局限性的，陈旧性肿胀不明显。

4.畸形：多由肌肉、韧带断裂收缩所致。

5. 功能障碍：软组织扭、挫伤后的肢体由于疼痛和肿胀，常出现不同程度的功能障碍，常有超过正常运动范围的关节活动，主动或被动活动障碍。

6. X 线检查：可见软组织厚度增加，局部膨隆；局部软组织影像密度增高；原有组织层次混乱不清晰；网状结构形成；关节囊外脂肪垫间脂肪线推压移位或受压变窄等表现。

【内治验方】

1. 活血顺气汤：当归尾、白茯苓各 12g，广郁金、制香附、丹参、川芎、广木香各 10g，枳壳、软柴胡、红花、丝瓜络各 6g，降香 3g。日 1 剂，水煎服。适于胸部挫伤、扭伤瘀血之初，疼痛肿胀等症，亦可用于四肢扭挫伤。虚者或旧伤者不宜应用。

2. 四味汤加减：鲜土牛膝 90g，一枝黄花根 30g，鲜南五味子根 15g，冰糖 15g。水炖服。主治跌扑损伤，周身疼痛。

3. 积虎汤加减：山藿香 30g，南五味子根、积雪草、三叉苦、虎杖根各 15g。水煎服。具理气活血、祛风通络之效，治疗软组织损伤。

4. 乌酒汤加减：飞龙掌血根 30~60g，乌药 15g。水煎，加酒少许，每日 1 剂，连服 2~3 剂。水煎服。主治跌打损伤，刀伤出血，肋间神经痛，疮疖肿毒等。

5. 八角莲散：八角莲根茎适量，洗净、晒干，研成细末，每次 3g，用烧酒送服。也可用鲜根茎 6~9g，切碎，水煎服。功能清热解毒，化痰散结，祛瘀消肿。治损伤之热、瘀、肿、疼痛。

6. 天根五味子汤：天仙果根 60g，南五味子根 30g。水煎，冲酒服。具理气活血、祛风通络之效，治疗软组织挫伤。

7. 顺气宽胸汤：桔梗、白术各 9g，川厚朴、白芷各 4.5g，防风、苍术、枳壳各 6g，甘草 3g。水煎服，每日 1 剂，日服 2 次。用于胸部挫伤，呼吸不畅，气滞作痛。

8. 薯石酒：蛇足石松 6g，薯茛 9g，百两金 12g，白酒 750mL。前 3 味药浸白酒中，每次服药酒 1 汤匙，1 日 3 次。外用鲜蛇足石松水煎洗。功能清热解毒，祛瘀止血，主治跌打损伤。

9. 通络汤:全缘榕、蛇婆子根、南蛇藤各 9g，白花丹 4.5g。浸酒频服，或和猪骨、鸭蛋炖服。功能祛湿祛风，通经止痛，活血解毒。主治跌打损伤，腰腿痛。

10. 木根汤加味：盐肤木、野牡丹根、黄花稔各 30g。水煎，冲黄酒适量服。功能散瘀止血，主治跌打损伤，毒蛇咬伤，漆疮。

11. 枇肤汤：野枇杷根 30g，盐肤木 24g。水煎服。功能清热解毒、舒筋活络、散瘀止血、涩肠止泻。治跌打损伤。

12. 二草汤加减：韩信草、积雪草各 30g。水煎，冲黄酒少许服。功能清热解毒，活血止痛，止血消肿。用于跌打损伤，创伤出血，筋骨疼痛。

13. 益肾汤加减：短梗五加、骨碎补各 15g，牛膝、续断各 10g。水煎服。功能补肾益精，活血化瘀。主治筋伤骨痹。

14. 滋阴解痉汤：生地黄 21g，白芍 30g，女贞子 12g，地龙 9g，甘草 6g。水煎服，每日 1 剂，日服 2 次。适于臀部软组织疼痛综合征，症见臀部疼痛，或向下肢放射，或向腰部扩散，多以酸胀痛为主，弯腰、转体、提腿等活动受限。

15. 跌打活血散：红花、当归、血竭、三七、骨碎补、川断、乳香、没药、儿茶、大黄、冰片、土鳖虫。研末，口服每次 3g，日服 2 次，温开水送服。功能舒筋活血，散瘀止痛，用于跌打损伤，瘀血疼痛，闪腰岔气。

16. 化瘀通痹汤：当归 18g，鸡血藤 21g，制乳香、制没药各 9g，香附、延胡索各 12g，丹参、透骨草各 30g。日 1 剂，水煎服。用于局部闪扭、外力损伤、慢性劳损等引起经络损伤，血行不畅，导致的瘀血痹症。

17. 薯茛汤加味：薯茛块茎、朱砂根各 9g，茜草 15g，紫金牛 6g。水煎服。功能祛风解毒，活血止痛。主治跌打损伤，风湿筋骨痛。

18. 七厘散加减：人工麝香 0.01g，血竭 3g，乳香（制）10g，红花、儿茶、朱砂各 3g，冰片 0.01g。功能化瘀消肿，止痛止血，主要用于跌仆损伤，血瘀疼痛，外伤出血。

19. 复元活血汤加减：柴胡、瓜蒌根、当归、桃仁酒浸各 9g，红花、甘草、炮穿山甲各 6g，大黄酒浸 12g。功能疏肝通络，活血祛瘀，主治跌打损伤，恶血留于胁下，痛不可忍，或小腹作痛，或痞闷及便毒初起肿痛。

20. 活络效灵丹加减：当归、丹参、乳香、没药各 15g。功能活血祛瘀，通络止痛，用于腿臂疼痛，跌打瘀肿。

21. 伤科跌打片：红花、制川乌、三七各 3g，蒲黄、当归、牡丹皮、三棱、莪术、青皮、香附、防风、延胡索、五灵脂、郁金、白芍、木香、乌药、柴胡、枳壳、大黄、熟地黄各 10g，续断 15g。水煎服，日 1 剂，早晚分服。功能活血散瘀，消肿止痛。用于跌打损伤，伤筋动骨，瘀血肿痛，闪腰岔气。

22. 十味活血丸：防风、白芷、延胡索（醋炙）、当归、桃仁、陈皮各 10g，红花 3g，香附（醋炙）16g，木香、甘草各 6g。水煎服，日 1 剂，早晚分服。用于软组织挫伤，局部肿痛明显。

23. 活血止痛胶囊：当归 15g，三七 3g，乳香（制）、土鳖虫各 10g，冰片 0.03g，自然铜（煅）6g。水煎服，日 1 剂，早晚分服。功能活血止痛。用于跌打损伤，瘀血肿痛。

24. 跌打丸：血竭、当归、白芍、赤芍、桃仁、枳实（炒）、木通、土鳖虫、苏木、牡丹皮、乳香（制）、没药（制）、姜黄各 10g，红花、三七各 3g，北刘寄奴、骨碎补（烫）、续断各 15g，三棱（醋制）、防风、甜瓜子、桔梗、甘草、自然铜（煅）各 6g。研末，和蜜为丸，如梧桐子大，一次 1 丸，一日 2 次。功能活血散瘀，消肿止痛。用于跌打损伤，瘀血肿痛，闪腰岔气。

【外治验方】

1. 中药外治疗法：①止血灵：炒蒲黄、石韦各 20g，石榴叶 40g。上药共研极细末备用。患处先用安紫消毒液（主要成分为大叶桉叶、裸花紫珠、水、酒）清创，再将止血灵直撒患处，包扎。②二仁八宝膏：杏仁 20g，桃仁 15g，木芙蓉叶 10g，生栀子、赤小豆、五倍子各 30g，面粉适量，醋 50g，蛋清 1 个，酒适量。药研极细末调后成膏敷患处。本膏对新旧伤肿痛均有效。③活血舒筋散：大黄、丹参、伸筋草、透骨草、当归、川芎、红花、乳香、没药、牛膝、冰片各 10g。研碎成粉末，用适量生理盐水打湿外敷，每日 1 换，7 天 1 个疗程，并配合弹力绷带外固定治疗。④加味双柏膏：侧柏叶、大黄、黄柏、薄荷、泽兰、乳香、没药各 10g。研碎成粉末，用适量生理盐水打湿外敷，每日 1 换，7 天 1 个疗程，并配合弹力绷带外固定治疗。⑤舒筋通络外洗方：乳香、没药、伸筋草、红花、苏木、土元、五加皮、海桐皮、威灵仙、白芷、麻黄、青风藤各10g。研碎成粉末，用适量生理盐水打湿外敷，隔日1换，10天1个疗程，并配合弹力绷带外固定治疗。⑥舒筋方：乳香、没药、红花、苏木、五加皮、海桐皮、白芷、麻黄各9g，威灵仙6g，伸筋草12g，青风藤25g。以上诸药加水3000mL，煎煮20~30min，压渣取药液约1500mL。倒入盆中，加热至50℃左右即可对扭挫伤部位进行烫洗。每次烫洗15min，每日3次。

2. 针灸治疗：①平衡针灸取穴：肩部软组织损伤取肩痛穴，肘关节损伤取肘痛穴，腕部软组织损伤取腕痛穴，臀部软组织伤取臀痛穴，膝关节损伤取膝痛穴踝关节损伤取踝痛穴，腰部、背部软组织损伤取腰痛穴。针刺方法：将针快速刺入皮下，刺入2~4cm，大幅度提插，提插时针尖方向要有小角度改变，直至患者有强烈酸胀感或触电感并向肢体远端放射时，迅速出针。②取穴：股外侧肌损伤取阿是穴。操作方法：毫针齐刺，泻法，留针30min，5min捻转1次。取针后在疼痛局部拔罐，留罐时间约8min；腰肌筋膜扭伤取阿是穴、肾俞、大肠俞、膀胱俞、承扶、殷门、风市、委中。操作方法：以上穴位均用泻法，留针30min，5min捻转1次；取针后配合患部拔罐治疗，隔天1次。③取穴：阿是穴为主，配合远道取穴，一般是病在上取之下，病在下取之上；病在左取之右，病在右取之左，病在中取之外。操作方法：在得气的基础上适当调节其感应，实施手法1~2min，手法应由弱渐强，并随时观察患者反应，以防止晕针。针刺得气后，随后将针提至皮下，指导患者活动患处或相关处，以屈伸、旋转为主，如行走、举臂甚或负重举臂等动作，速度都应由慢渐快，幅度由小到大，通过逐步活动，增加疗效，活动20min左右，让患者卧位或坐位休息，将针重新刺入，留针20min或起针，每日1次，5次为1个疗程。

【中成药验方】

1. 三七伤药片：主要成分含三七、草乌（蒸）、雪上一枝蒿、骨碎补、红花、接骨木、赤芍、冰片。功效舒筋活血，散瘀止痛。用于跌打损伤，风湿瘀阻，关节痹痛，急慢性扭挫伤，神经痛见上述证候者。用法用量：口服。一次3片，一日3次；或遵医嘱。

2. 跌打丸：主要成分为三七、当归、白芍、赤芍、桃仁、红花、血竭、北刘寄奴、骨碎补（烫）、续断、苏木、牡丹皮、乳香（制）、没药（制）、姜黄、三棱（醋制）、防风、甜瓜子、枳实（炒）、桔梗、甘草、木通、自然铜（煅）、土鳖虫。辅料为蜂蜜。功效活血散瘀，消肿止痛。用于跌打损伤，瘀血肿痛，闪腰岔气。用法用量：口服。一次1丸，一日2次。

3. 消肿止痛膏：由五灵脂、红花、山栀子、乳香、大黄组成。功效：消肿止痛。主治：跌打损伤，伤筋，骨折之红肿热痛者。用法：共为细末，炼蜜调成饮膏。外敷患处，隔日更换1次。

第三节　肩关节周围炎

肩关节周围炎有广义、狭义之分。广义者包括肩关节周围软组织所有的无菌性炎症（如冈上肌腱炎、肱二头肌长头腱鞘炎、肩峰下滑囊炎、喙肱冲击症等）；狭义者指因睡眠时肩部受凉引起冻结肩。临床上肩关节周围炎指狭义者，狭义肩关节周围炎又称“漏肩风”或“露肩风”，因多发于50岁以上患者而又称“五十肩”。此外，还称“肩凝风”“肩凝症”等。

【诊断要点】

1. 肩痛：缓慢性发病，持续性疼痛，夜间加重，遇阴雨寒冷天加重，局部喜暖，怕冷。

2. 功能障碍：患肢上举外展及肩部旋转功能均受限，上举<120°，后伸<30°。

3. 压痛点：痛点广泛。肩峰、喙突、肩峰下、大小结节、结节间沟等处均有不同程度压痛。

4. 肌肉萎缩：有不同程度的三角肌、冈上肌、冈下肌萎缩。

5. X线检查排除脱位、骨折、骨髓炎、结核、肿瘤及严重骨质疏松症。

【内治验方】

1. 狗脊酒方：狗脊20g，通草、马鞭草各12g，川断、杜仲各15g，威灵仙10g，牛膝6g，白酒1000mL。诸药入白酒中浸泡7天即可服用。功能强筋壮骨，祛风通络，适用于寒湿凝滞型肩周炎。

2. 白花蛇酒方：白花蛇1条，白酒500mL，将白花蛇进入白酒内浸泡7天即成。适量口服。功能祛风胜湿，通络止痛，适用于风寒痹阻型肩周炎。

3. 秦艽木瓜酒方：秦艽、川乌、草乌、郁金、羌活、川芎各10g，木瓜20g，全蝎2g，透骨草、鸡血藤各30g。苔黄脉数者郁金加至20g，加徐长卿30g，六月雪15g，忍冬藤20g。将上药浸入60°白酒1000g中，15天后服用。功能祛风通络，化瘀止痛，适用于各型肩周炎。

4. 黄芪桂枝五物汤加味：黄芪30g，当归15g，桂枝、白芍、川芎、桑枝、片姜黄、白芥子、威灵仙、生姜各10g。水煎服。适用于风痹，肌肤麻木不仁，肩关节疼痛，活动不利者。

5. 通络活血汤加减：黄芪30g，土鳖虫、川芎、白僵蚕各12g，蜈蚣2条，桂枝9g，红花3g，当归、杜仲、鸡血藤、威灵仙、秦艽、枸杞子、木瓜各15g。水煎服。适用于肩周炎属血瘀气虚证，症见患肢肿胀，筋脉拘急不利，疼痛明显者。

6. 理气祛风汤：秦艽 10~15g，天麻、陈皮、当归、川芎、羌活各 10g，炙甘草 5g，桑枝 10~30g，生姜 3 片。水煎服。适用于肩关节疼痛伴口角歪斜，肢体麻木者。

7. 肩痹汤：龟板、熟地黄、杜仲、狗脊各 15g，当归、桑枝、秦艽、丹参、白芍、海风藤、络石藤各 12g，生姜、大枣各 10g，炙甘草 9g。水煎服。适用于肩关节疼痛，红肿，转动不利，肩关节活动障碍者。

8. 温经通络汤：制川乌、丹参、生香附、透骨草、延胡索各 15g，桂枝、干地龙、寻骨风、片姜黄各 9g。水煎服，每日 1 剂，日服 2 次。治疗肩凝症（肩周炎），症见关节疼痛或酸楚、活动受限、屈伸不利，日久不愈，得温稍舒，遇寒冷天气尤著。

9. 阳和汤加减：熟地黄、黄芪各 15g，北细辛、鹿角胶（兑服）各 3g，白芥子 6g，丹参、炮姜、制乳香、当归尾各 10g，炒麻黄 9g，肉桂（冲服）0.3g，生甘草 6g。水煎服。适用于肩周炎属血瘀寒凝证，关节疼痛，遇寒痛甚。

10. 乌头汤加减：由川乌、草乌各 3g，黄芪 30g，甘草 6g，麻黄、白芍、桂枝、羌活、当归各 10g。水煎服。功能温经祛寒、除湿止痛。适用于遇寒肩关节疼痛加重，肩关节麻木不仁，萎弱无力者。

11. 辛芥桂枝汤：由细辛 3g，姜黄、桂枝、白芥子、白芍各 10g，蜈蚣 1 条，甘草 6g，茯苓 15g。水煎服。适用于肩周炎属气血两虚，寒凝筋脉者。

12. 活血通痹汤：桂枝 9g，蜈蚣 1 条，全虫 3g，桑枝、姜黄、五灵脂、延胡索各 10g，当归 15g，防己、木瓜、威灵仙各 12g。水煎服。适用于肩周炎属气滞血瘀，兼感风寒，筋脉拘急者。

13. 活血止痛汤：川芎、当归、丹参、党参、姜黄、延胡索、独活、桑枝各 10g，制川乌（先煎）、红花各 3g，黄芪 15g，大枣 5 枚。适用于肩周炎急性期，肩关节疼痛，活动不利伴红肿者。

14. 温活通凝汤：川乌、制草乌（先煎 40min）各 3g，海桐皮 12g，川芎、羌活、防风各 10g，伸筋草、舒筋草各 15g，蜈蚣 1 条，松节 9g，桑枝、鸡血藤各 20g。水煎服。适用于寒凝筋脉，血瘀气滞证。

15. 五十肩活化汤：秦艽、羌活、白芷、当归、川芎、桂枝、苍术、片姜黄各 10g，细辛、白附子各 3g，蜈蚣 1 条，黄芪 15g，甘草 6g。水煎服。适用于肩周炎属寒湿阻滞筋脉者。

16. 白芥子散：白芥子、木鳖子、没药、桂心各 10g，木香 6g。共研末，每服 3g。适用于阳虚寒凝证，兼有痰浊阻滞者。

17. 温经解凝丸：川乌、制草乌、细辛各 3g，羌活、片姜黄、桑枝、制乳香、制没药各10g，忍冬藤、威灵仙、桂枝、秦艽各15g。水煎服。适用于寒凝筋脉，血瘀气滞证。

18. 肩康汤：威灵仙、桑枝、姜黄、当归、赤芍、白芍、桂枝各10g，甘草6g，红花、细辛各3g。水煎服。功能活血通络，祛风止痛，治疗肩周炎。

19. 肩凝定痛汤：黄芪20g，当归15g，桂枝、白芍、姜黄、羌活、防风、桃仁、川芎各10g，红花3g，蕲蛇12g，甘草6g。水煎服。适用于气血两虚，寒凝气滞证。

20. 肩舒逐痹汤：生地、生薏苡仁、黄芪各15g，石斛、车前子、天门冬、白芍、石菖蒲、桂枝、威灵仙、川芎各10g。水煎服。适用于寒凝筋脉证。

21. 芪葛桂枝汤：黄芪、葛根各15g，桂枝、白芍、姜黄、桑枝、威灵仙各10g，当归、川芎各9g，甘草6g。水煎服。适用于气滞血瘀，寒凝筋脉证。

22. 羌独桂乌汤：羌独活、寻骨风、伸筋草各15g，当归、桂枝各10g，制川乌、全蝎（研末）各3g，鸡血藤、白芍各12g，甘草6g，炙蜈蚣1条。水煎服。适用于肩周炎属风寒痹证，症见筋脉拘急，血瘀气滞者。

23. 透骨威灵汤：透骨草、熟地黄、威灵仙、乌梢蛇、姜黄、寻骨风各10g，蜜黄芪16g，徐长卿、制川乌、制草乌、炙全蝎、细辛各3g。水煎服。治疗肩周炎，属气血两虚，湿留关节，寒凝血瘀证。

24. 葛根汤加减：葛根20g，麻黄、桂枝各9g，生姜3片，甘草6g，大枣5枚，生地、羌活、芍药各10g。水煎服。适用于外感风寒，肩周炎急性发作者，症见关节疼痛，项背拘急，恶风汗出。

25. 肩凝汤：当归、丹参、透骨草、生地黄各30g，桂枝、香附各15g，羌活18g。水煎服，每日1剂，日服2次。治疗肩周炎。冷痛较剧者，加制川草乌各9g；热痛者加忍冬藤、桑枝各60g；刺痛者加制乳香、制没药各6g；气虚者加黄芪18g；顽固难愈者加蜈蚣、地龙各9g。

【外治验方】

1. 中药外治法：①桂枝、羌活、威灵仙、防风、川芎、乳香、没药、伸筋草、透骨草、桑枝各20g，混匀分10包，取1包浸泡8h以上，加入加热后的生铁罐后加入黑醋300mL，利用蒸汽进行熏蒸、热敷，直至发凉，6天为1个疗程。②选用防风、羌活、桂枝、艾叶、鸡血藤、木瓜、制川乌、伸筋草、桃仁、红花、乳香各30g，混匀分10包，取1包浸泡6h以上，加入加热后的生铁罐后加入黑醋320mL，利用蒸汽进行熏蒸、热敷，直至发凉，10天为1个疗程。③先用弹拨、按压等理筋手法和被动运动方法松解患处肌肉，再用自拟中药方：当归、川牛膝、丹参、桂枝、透骨草、羌活、生地黄、香附、伸筋草各20g，混匀分10

包，取1包浸泡5h以上，加入加热后的生铁罐后加入黑醋250mL，利用蒸汽进行熏蒸、热敷，直至发凉，10天为1个疗程。④通过先施以松动手法，后置于患处中药垫（防己、乳香、杜仲、草乌、秦艽、川芎、蒲公英、牛膝、桃仁、白芷、威灵仙、干姜各30g），再用低频脉冲直流电治疗。⑤在麻醉下进行推拿手法治疗，再施以中药（红花、艾叶、木瓜各20g，制乳香、制没药、羌活、威灵仙、防风、桂枝、透骨草、片姜黄、白芷各10g，当归15g），混匀分6包，取1包浸泡5h以上，加入加热后的生铁罐后加入黑醋200mL，利用蒸汽进行熏蒸、热敷，直至发凉，8天为1个疗程。

2. 针灸疗法：①针灸治疗肩周炎临床常用穴位有：肩前、肩贞、肩髎、天宗、臂臑、合谷、曲池、条口、承山，留针30 min，行针1~2次，每日1次，5次为1个疗程，疗程间休息2天，治疗5个疗程。②先针刺患侧肩前、肩髎、肩贞、曲池、阿是穴、天宗等穴，留针30 min，行针1~2次，每日1次，5次为1个疗程，疗程间休息2天，治疗5个疗程。再施以滚法、推法、揉法治疗肩关节周围炎。

3. 针刀疗法：①小针刀合谷刺法治疗，不同患者取不同的明显压痛点，一般取3~4个点，多为肱二头肌短头起点—喙突点、肩胛下肌止点—小结节点、肱骨结节间沟点、小圆肌止点—肱骨大结节等。②运用小针刀于患处分别作横行切割和纵行疏通剥离，如喙突处肱二头肌短头、喙肱肌附着点、冈上肌止端、肩峰下滑囊、冈下肌和小圆肌止端，或肩关节周围有其他较明显的压痛点。

4. 肩关节周围炎刮痧疗法：①通过对患侧肩胛部施以推、揉、滚、拨、拿等手法后，再用刮痧板泻刮肩胛骨内侧缘、肩胛冈、肩胛外侧缘治疗肩关节周围炎。②用推拿治疗后，先后在患侧肩颈部压痛点、后颈部从天柱至胸椎、肩井至肩峰、肩胛部魄户、膏肓至膈关，天宗至肩贞、肩前（中府）、肩上（肩髃）和肩后部位、三角肌压痛点至曲池或三角肌压痛点至外关均匀涂擦红花油后用水牛角刮痧板刮拭。

【中成药验方】

1. 祛风止痛片：主要成分为独活、红花、槲寄生、老鹳草、威灵仙、续断、制草乌。功效舒筋活血，祛风止痛，强壮筋骨。用于四肢麻木，腰膝酸软，风寒湿痹等症。口服，一次6片，一日2次。

2. 疏风定痛丸：主要成分为马钱子（制）、麻黄、乳香（醋制）、没药（醋制）、千年健、自然铜（煅）、地枫皮、桂枝、牛膝、木瓜、甘草、杜仲（盐水制）、防风、羌活、独活。功能祛风散寒，活血止痛，用于风寒湿痹，筋脉不舒之肩周炎。水蜜丸每100丸重20g，大蜜丸每丸重6g。口服，水蜜丸一次4g（20丸）；大蜜丸一次1丸，一日2次。

3. 豨桐丸：主要成分为豨莶草、臭梧桐叶。具有清热祛湿，散风止痛之功效，用于肩周炎风湿热痹证。每 10 丸重 1.6g。口服，一次 10 丸，一日 3次。

第四节　落枕

落枕是颈部一侧的肌肉因睡眠姿势不良或感受风寒而引起的痉挛，产生颈部的疼痛、功能活动受限的一种疾患，又称失枕，是颈部常见的筋伤之一。成人发病较多，男性多于女性，冬春两季多发，是一种自愈性筋伤疾病。

【诊断要点】

1. 无明显外伤史，有头颈部位置不当或感受风寒睡卧史。

2. 醒后即出现颈项部疼痛，可向上肢或背部放射，活动时疼痛加剧，严重者头部歪向患侧；颈部保护性僵直，旋转、后仰活动受限。

3. 患侧胸锁乳突肌、斜方肌、大小菱形肌及肩胛提肌等处常有压痛。

4. X 线排除颈椎病变。

【内治验方】

1. 通络止痛汤加减：白芍、葛根、黄芪、骨碎补、丹参各 30g，三七、白芥子、威灵仙各 16g，当归、制首乌（另包先煎）各 15g，桂枝 12g，僵蚕、羌活、甘草各 10g，麻黄、全蝎各 6g，蜈蚣 2 条。水煎服，每日 1 剂，分 2 次早晚分服。适用于肝肾亏虚、气血不足筋脉失于濡养之颈椎疼痛不适。

2. 蠲痹汤加减：海风藤 30g，威灵仙、白芍各 15g，独活、羌活、秦艽各 12g，桂枝、当归各 10g，川芎、甘草各 6g。水煎服，去渣温服，不拘时候。治疗外感风邪，项背拘急，颈肩疼痛，不可转侧，腰膝沉重，举动艰难者。

3. 复元活血汤加减：大黄（酒浸）30g，柴胡、桃仁（酒浸，祛皮尖，研如泥）各 15g、瓜蒌根、当归各 9g、甘草、红花、穿山甲（炮制）各 6g。共为粗末，每服 30g，加黄酒 30mL，水煎服。适用于瘀血阻络之颈椎疼痛不已。

4. 补阳还五汤加减：黄芪 15g，地龙、当归、川芎、赤芍、桃仁各 10g、红花 3g。水煎服，早晚分服 1 剂。适用于气血亏虚，风邪入络所致落枕。

5. 半夏白术天麻汤加减：白术 9g，半夏 6g，天麻、茯苓、橘红各 5g，甘草 3g，生姜 1 片，大枣 2 枚。水煎服，早晚分服 1 剂。本方化痰息风，健脾祛湿，对落枕致使颈椎疼痛所引起的眩晕、头痛具有良好的疗效。

6. 独活寄生汤加减: 桑寄生 20g，当归 16g，生地黄 15g，白芍、独活、秦艽、防风、杜仲、牛膝、党参各 12g，川芎 9g，桂心 3g。以水 1 斗，煮取 3 升，分 3 服，温身勿冷也。适用于风湿阻滞，肝肾气血不足之筋脉失养所致的颈肩疼痛。

7. 丹葛舒颈汤加减：丹参、葛根、桂枝、白芍各12g，生姜3片，大枣4枚。年龄大伴腰膝酸软，可加黄芪、当归各12g以补气养血、强筋健骨；疼痛明显者则加玄胡、白芷各12g增强行气止痛之功；失眠多梦者加琥珀12g研磨冲服。用法：每天1剂，取煎煮头3次的汤药，混合成3份，每日早、中、晚3次服。适用于风寒阻络型颈椎病、落枕，头、颈、肩部疼痛等异常感觉，并伴有相应的压痛点。

8. 羌活胜湿汤加减：桑枝40g，穿山龙25g，威灵仙20g，羌活、独活、防风、蔓荆子、川芎、甘草各15g，蒿本10g。若湿邪较重，肢体酸楚者，可加苍术、细辛以助祛湿通络；郁久化热者，宜加黄芩、黄柏、知母等清里热。用法：作汤剂，水煎服。适用于落枕后，肩背痛不可回顾，头痛身重，或腰膝疼痛，难以转侧，苔白，脉浮。

9. 颈康汤加减：葛根30g，黄芪20g，当归、钩藤、桑寄生、鸡血藤、丹参、赤白芍各15，桂枝、川芎、全蝎、土元、地龙、灵仙、元胡各9g，蜈蚣2条，甘草6g。水煎服，早晚分服1剂。适用于气血不足、瘀血内阻型所致的肩颈部疼痛。

10. 王乐善加味葛根汤：葛根20g，桂枝、白芍、大枣、当归、川芎、生姜、狗脊、杜仲、牛膝、鹿角胶（捣碎烊化冲服）各15g，麻黄、生姜、甘草各5g。每日1剂，水煎服，日服2次（早、晚各服1次）。治疗颈椎病，落枕。

11. 搜风通络汤：葛根20~30g，全蝎10~12g，蜈蚣2条，乌梢蛇、赤芍、川芎、自然铜、穿山甲、木瓜各13~15g，鹿衔草20g，黑木耳10~12g，甘草6g。水煎服，每日1剂，日服2次。本方可能有促进椎间孔周围关节囊滑膜充血，神经根炎性水肿消退，改善脊髓、神经根及颈椎血液循环及营养状态，缓解肌肉痉挛等作用，故可用于落枕。

12. 白芍葛根汤：白芍45g，葛根20g，炙麻黄3g，桂枝9g，甘草6g。每日1剂，水煎2次，取汁300mL，分2次服用。适于肝肾不足，精血亏少，肝不养筋，筋虚邪侵，客于颈部而致颈部疼痛等症。

13. 益气活血散风汤：黄芪、党参、丹参、白芍、生地黄、桃仁、红花、香附、地龙、葛根、穿山甲、土鳖虫、威灵仙各9~12g。水煎服，每日1剂，日服2次。本方益气活血，祛风通络，用于落枕。

14. 逐痹汤：当归、白芍、鸡血藤各15g，川芎、威灵仙、白芷、独活、秦艽、延胡索、五加皮、豨莶草、甘草各10g，细辛5g。每日1剂，水煎服，日服2次。功能养血祛风，缓急止痛，适用于落枕。

15. 养血通经汤：熟地黄15~25g，丹参、桑枝、生麦芽、当归尾各10g，鹿衔草10~15g，骨碎补15g，肉苁蓉6~10g，生蒲黄20~25g，鸡血藤15~20g，蛇蜕

6g。水煎服，每日 1 剂，日服 2 次。功能补肝益肾，养血通经，祛风止痛，治疗颈部挛急疼痛。

【外治验方】

1. 针刺疗法：①针刺后溪穴或落枕穴，采用透刺法进针，均针刺得气后活动颈部，留针 15 min，每日治疗 1 次，3 次为 1 个疗程。②针刺患侧外劳宫穴与局部电针治疗。③针刺列缺穴加风池、大杼、天柱、天窗、肩中俞。每日针刺 1 次，每次留针 30 min，每日治疗 1 次，4 次为 1 个疗程。④针刺悬钟穴治疗，每日针刺 1 次，每次留针 30 min，每日治疗 1 次，4 次为 1 个疗程。⑤针刺落枕穴，再配合薄氏腹穴商曲穴皮下浅刺，每日针刺 1 次，每次留针 30 min，每日治疗 1 次，4 次为 1 个疗程。⑥针刺患侧后溪，针刺得气后尽量使针感上行，每日治疗 1 次，每次留针 30min，3 次为 1 个疗程。⑦针刺听宫、绝骨穴治疗落枕，每日治疗 1 次，每次留针 30min，3 次为 1 个疗程。⑧选阿是穴、风池、风府、太阳、率谷、颈部夹脊、天宗、外关、落枕，针刺患侧，用泻法，留针 30 min，每天一次，4 天为 1 个疗程。

2. 落枕推拿疗法：①推拿手法：四指禅推法、滚法、按法、提拿法、揉法、弹拨法、拔伸法、斜扳法。取穴：风池、风府、肩井、天宗、阿是穴、合谷、中渚。方法：患者坐位，医者立于患者背侧，先用一手以轻柔的滚法施于患者颈肩部、背部肩胛间区，重点在患侧约 5 min，手法轻柔，力量适中，以患者能忍受为度。其次用轻柔的四指禅推颈项部，斜方肌型先重点推锁骨外 1/3 处或肩井穴处或肩胛骨内侧缘有肌紧张感和压痛处，上推颈枕部风池穴处，在用按揉法从风府穴往下按揉至大椎穴，从风池穴往下按揉至肩井穴，配合轻缓的头部前屈、后伸及左右旋转活动，用弹拨法在胸锁乳突肌上分段各弹拨数下，用头颈部斜扳法扳颈椎，不可强求有弹响声，按、拿风池、风府、风门、肩井、天宗等穴，手法由轻至稍重，以患者能忍受为止。胸锁乳突肌型以轻柔的四指禅先重点推胸锁乳突肌的乳突附着点，下推胸锁乳突肌胸锁关节附着点和锁骨内侧端附着点，再用轻柔的手法从乳突起顺着胸锁乳突肌的下端按揉，并在胸锁乳突肌的各段上轻轻弹拨几下，拔伸颈项部。肩胛提肌型采用轻柔的手法重点推上 4 个颈椎棘突旁和肩胛内上角压痛点，其他手法同胸锁乳突肌型。点按上述穴位。延患侧上肢，向上拔伸上臂，最后提拿肩井结束。时间 15~20 min，1 次/天，5 次 1 个疗程。②患者端坐，医者立于患者身后，一手托住其前额，一手施以按揉、弹拨、滚等手法于颈项部。以枕后四周为主。手法从轻到重，以患者能忍受为准，点揉太阳穴，在头部施五指拿推法配合颈部拔伸法，颈部定点旋转扳法。③患者坐位，医者用轻柔的拿捏和揉法施于患侧颈项部 2~3min，然后滚颈项及肩背部 2~ 3min，以缓解肌肉的紧张痉挛，同时作颈部轻微的屈伸和侧屈运动；用拇指按揉、点压痛点及风池、肩井、肩中俞、秉风、天宗、缺盆等穴，以酸胀为度，重点揉患者胸锁乳突肌后缘中点至斜方肌的副神经，并弹拨肌痉挛处，以达解痉止痛、松解粘连的作用；患者坐位，颈部放松，医者站于身后，双手托住下颌及后枕部，缓慢用力向上拔伸，同时作缓慢的屈伸和旋转运动数次，然后医者一手扶住后枕部，另一手扶于下颌部，稍作左右旋转活动，待颈部充分放松后再用斜扳法或端法向患侧作快速的扳动，此时可发出弹响，即表示整复成功。拿揉患侧颈项部肌肉，拿肩井，揉肩胛内缘 2~3min，小鱼际叩肩背部。

【中成药验方】

1. 七厘胶囊：主要成分为血竭、乳香（制）、没药（制）、红花、儿茶、冰片、人工麝香、朱砂。功效化瘀消肿，止痛止血。口服，一次 2 粒，一日 3 次。外用，内容物调敷患处。

2. 追风透骨丸：主要成分为制川乌、白芷、制草乌、香附（制）、甘草、白术（炒）、没药（制）、麻黄、川芎、乳香（制）、秦艽、地龙等。功能：祛风除湿，通经活络，散寒止痛。口服，每次 6g，日 2 次。

3. 颈复康颗粒：由羌活、川芎、葛根、秦艽、威灵仙、苍术、丹参、白芍、地龙（酒制）、红花、乳香（制）、黄芪、党参、地黄、石决明、花蕊石（煅）、黄柏、王不留行（炒）、桃仁（去皮）、没药（制）、土鳖虫（酒制）组成。功能活血通络，散风止痛，用于风湿瘀阻所致的颈椎病，症见头晕，颈项僵硬，肩背酸痛，手臂麻木。颗粒剂每袋 5g。开水冲服，一次 1~2g，一日 2 次，饭后服用。

第五节　脱位

构成关节的骨端关节面脱离正常的位置，发生关节功能障碍者称关节脱位。脱位大多发生在活动频繁、活动范围大的关节，以肩关节脱位最多见，其次是肘关节、髋关节、颞颌关节，小儿容易发生桡骨头半脱位。祖国医学称之为脱臼、脱骱等。

【诊断要点】

1. 局部肿胀、疼痛，关节功能障碍。

2. 特有体征：关节畸形、关节盂空虚、弹性固定。

3. 脱位早期可能合并有骨折、血管损伤、神经损伤，后期可合并关节僵硬、创伤性关节炎等。

4. X 线摄片可以明确脱位类型，了解是否合并骨折，必要时可行 CT 检查。

【内治验方】

1. 舒筋活血汤:葛根、丹参各 30g，川芎、木瓜、赤芍各 15g，当归、羌活、穿山甲各 10g，三七 5g（冲服）、炙甘草 6g。水煎服，早晚分服 1 剂。适用于瘀血阻滞的关节脱位。

2. 桃红四物汤加减：桃仁 15g，当归、生地黄、红花各 10g，白芍、制南星、牛膝、桔梗、甘草、川芎、伸筋草各 6g，乳香、没药各 3g。用法：水煎服，日 1 剂，分 2 次服，10 天为 1 个疗程。适用于治疗肘关节脱位血肿机化期。

3. 舒筋活血汤加减：当归、续断各 12g，青皮 10g，防风、独活、牛膝、五加皮、杜仲各 9g，荆芥、羌活、红花、枳壳各 6g。水煎服，日 1 剂，早晚分服。适用于治疗陈旧性肘关节后脱位。

4. 壮筋养血汤:川断、生地黄各 12g，白芍、当归、牛膝、牡丹皮各 9g；川芎、杜仲各 6g，红花 5g。水煎服，日 1 剂，分 2 次服用。适用于精血亏虚所致的筋伤骨折。

5. 舒筋汤:伸筋草、桑寄生各 15g，当归 12g，骨碎补、陈皮、羌活、五加皮、木瓜各 9g 。上药煎汁内服，1 日 1 剂， 早晚分服，10 天为 1 个疗程。

6. 补损续筋丸：人参 30g，当归、广木香、丹皮、乳香、没药、朱砂各 15g，虎骨（酥油炙）10g，川芎、白芍、熟地黄、骨碎补、自然铜、红花、瓜儿血竭各 9g，丁香、古铜钱各 3g，共为细末，炼蜜为丸，每服三钱，淡黄酒、童便化服。适用于治跌打仆坠，骨碎筋断肉破，疼痛不息。

7. 补损接骨仙丹：当归（酒洗）、川芎、白芍（炒）、熟地黄、补骨脂、五灵脂、广木香、地骨皮、防风各 15g，乳香（去油净）、没药（去油净）、瓜儿血竭各 3g。以上锉一处，用夜合花树根皮 15g，同入大酒壶内，加烧酒同煮，一炷香，取出温服。适用于治跌打仆坠，骨碎筋断肉破，疼痛不息。

8. 没药丸：没药（去油）、乳香（去油）、川芎、川椒、芍药、当归各 15g，自然铜 10g。以上为细末，用黄蜡二两溶化，入药末搅匀，丸弹子大，每服一丸，酒一盅化开，煎五分热服。适用于磕倒微伤，骨间作痛，肉色不变，宜外用葱熨法，内服没药丸。

9. 六味地黄丸：熟地黄 8g，山萸肉、怀山药各 4g，牡丹皮、泽泻、茯苓各 3g。共为末，炼蜜丸桐子大，空心，白汤服 9g。用于习惯性关节脱位属肾阴不足者。

10. 复元通气散：玄胡索（碎炒）、白丑（取头末）、甘草（炙）、陈皮各 10g，茴香（炒）、穿山甲（火煨）、木香各 6g，当归 5g，乳香、没药各 3g。水煎服，日 1 剂，早晚分服。适用于跌仆损伤，或负重挫闪，致气滞于血分作痛，并一切气不宣通，瘀血凝滞，周身走痛等症。

11. 破血消痛汤：柴胡、连翘、当归梢各10g，羌活、防风、官桂各6g，苏木4g，麝香、水蛭各3g。以上为粗末，共一服，酒二大盏，水一盏。水蛭、麝香另研如泥，余药煎至一大盏，去火，稍热，调二味服之，两服立愈。适用于血瘀所导致的疼痛。

12. 止痛药：当归、牛膝、川芎、怀庆生地、赤芍药、白芷、羌活、独活、杜仲、续断各20g，肉桂、八角、茴香、乳香、没药各15g，南木香、丁皮沉香、血竭各6g。以上为末，老酒调用。适用于跌仆损伤之痛着。

13. 活血顺气何首乌散：何首乌15g，当归、赤芍药、白芷、乌药、枳壳、防风、甘草、川芎、陈皮、香附、紫苏、羌活、独活、肉桂各9g，薄荷、生地黄各6g。入酒和服。疼痛甚者，加乳香、没药。适用于气滞血瘀，胀满不适者。

14. 牡丹皮散：牡丹皮、当归、骨碎补、红花（酒浸）、续断、乳香、没药、桃仁、川芎、赤芍药、生地黄各等分，以上水酒煎服，却用秫米饭热罨缚，冷又蒸热，换缚。适用于骨折后血瘀阻滞筋脉所致的疼痛，同时还有续筋接骨的功效。

【外治验方】

1. 中药外治疗法：①采用伸筋草、透骨草、乳香、没药各15g，五加皮、威灵仙各9g，红花6g，牛膝10g，桂枝5g。煎汤熏洗。②路边菊鲜叶、一箭球鲜全草各适量，酒适量。洗净后共捣烂，入米酒和匀，放入锅内炒热，取出趁热敷患处，每日换药2次，连敷5~7日。③生蟹，酒。蟹捣烂，倾入热酒，连饮数杯，用渣涂患部，半日内骨节有声即好。④当归尾、制乳没各6g，白芥子、肉桂子各3g，生半夏、生川乌各4.5g。共为极细末，烧酒调敷，干湿得中，用布裹之，每日换药2次，连敷10日。⑤乳香、没药、羌活、紫苏、细辛、草乌、蛇含石（便煅3次）、厚朴、白芷、降香、当归、苏木、檀香、龙骨、南星、轻粉各6g，麝香0.9g，花蕊石（童便煅7次）15g。上共研极细，罐收听用。葱汤洗净，用此掺之，软棉纸盖扎，1日1换，连续9天。⑥桃仁4g，红花、乳香、没药、栀子、赤芍、白芷、生大黄各15g。共为细末，过筛装瓶备用。用时视损伤范围大小，取药末适量加酒精或米三花酒，调至成糊状外敷患处，2~3日换药1次，15日为1个疗程，眼睛处及有皮肤破损者忌用。⑦当归、补骨脂、党参、刘寄奴、木瓜、土虫各10g，川芎、熊骨、白芍、杜仲各5g，川断、五加皮各7g，熟地黄20g，生姜、黄花、自然铜各15g。共研细末，烧酒调敷，干湿得中，用布裹之，隔日1换，连续5日。⑧槐花、乳香、没药、儿茶、龙骨、檀香、山慈姑、血珀、血余、密陀僧、煅然铜、川白蜡、生地黄、赤芍、土鳖虫、当归、血竭、钩藤、防风、五加皮、红花、川芎、樟脑、续断、牛膝各9g，为细末，白及末25g。将上药末搅匀，用猪油四两拌和装入有盖瓷盅封口后，用炭火煮约半小时，出白烟后再慢火煎10min，待凉后放至潮湿地方10天，启用时加梅片30g拌匀外敷，隔2日1换，15天为1个疗程。⑨降香、白及、灵仙、血竭、乳香、没药、儿茶各30g为末，白蜡45g、松香30g，猪油500g。将白蜡松香猪油同熔化，待冻后搅成糊状，加入上药末和梅片30g，樟脑45g拌匀外敷。如白蜡一时找不到可用凡士林和蜜蜡代替。

2. 脱位的针灸疗法：①取穴：曲池、合谷、天宗、膈俞、后溪、肩井、百会、阳池、足三里、阳陵泉。操作方法：每日针刺1次，足三里行补法，余穴平补平泻，疗程3周，如患侧有些穴位为方巾覆盖，可取健侧。②取穴：后溪、中渚、风池、风府、大椎、悬钟、大杼。操作方法：针灸同时甩动双手，配合深呼吸，针法1周6次，2周为1个疗程。

【中成药验方】

1. 壮筋续骨丹：由当归、川芎、白芍、炒熟地、杜仲、川断、五加皮、骨碎补、桂枝、三七、黄芪、虎骨、补骨脂、菟丝饼、党参、木瓜、刘寄奴、地鳖虫组成。上药晒脆为末，砂糖泡水泛丸。每服12g，温酒送下。

2. 壮骨关节丸：主要成分含狗脊、淫羊藿、独活、骨碎补、续断、补骨脂、桑寄生、鸡血藤、熟地黄、木香、乳香、没药。功效：补益肝肾，养血活血，舒筋活络，理气止痛。口服， 一次6g（至瓶盖内刻度处），一日2次，早晚饭后服用。

3. 白脉软膏：主要成分为姜黄、肉豆蔻、甘松、阳起石、甘草、人工麝香、干姜、藏茴香、藏菖蒲、花椒、碱花等。功能舒筋活络。外用，取本品适量涂于患处，一日2~3次。

第六节　跟痛症

跟痛症是由于长期站立行走、剧烈活动，致足跟部的脂肪垫、滑囊、腱膜、韧带受到牵拉损伤，局部充血水肿，产生无菌性炎症，日久产生瘢痕、挛缩，局部应力改变，引起跟骨附着点处不断钙化、骨化，形成骨刺。本病始见于清·刘恒端《经历杂论·诸痛论》，祖国医学多认为本病乃年老体衰，肝肾不足所致。本病多见于40~60岁的中老年及肥胖之人，可单侧或双侧发病。其起病隐袭，病程较长，中医称之为“足跟痹”。

【诊断要点】

1. 多发于中老年人，多见于肥胖者，男性多见。

2. 足跟底面疼痛，清晨刚站立或行走时加重，行走片刻后减轻，行走过久后又加重。

3. 足跟脂肪垫炎或萎缩者，其压痛点在足跟负重区偏内侧处，压痛明显，有时可触及皮下的脂肪垫纤维块。严重者局部皮肤变软，感觉过敏。

4. 跖筋膜炎者，压痛点局限于跟骨跖筋膜附着处，特别是内侧，封闭后可明显减轻或消失。

5. 跟骨骨刺者，当压痛点与 X 线摄片显示骨刺位置相一致时有一定意义，但骨刺引起疼痛者仅为少数，只有斜向前下方的骨刺在临床可能引起症状。

6. X 线摄片可显示跟骨有大小不一的骨刺，特别是在跖筋膜起点处。

【内治验方】

1. 独活寄生汤：防风、牛膝、杜仲、独活、桑寄生、茯苓、细辛、甘草各 15g，秦艽 6g，肉桂、熟地黄、当归、川芎、白芍、党参各 10g。水煎服，日 1 剂，早晚分服。适于跟骨痛日久，属肝肾两虚，气血不足证者。

2. 龟鹿灵仙汤加减：鹿角胶、龟板各 15g，杭白芍、透骨草各 30g，炙甘草 6g，土鳖虫、威灵仙、僵蚕各 10g。水煎服，日 1 剂，早晚分服。适于真元虚损，精血不足证。

3. 一贯煎加减：炒白芍、鸡血藤、枸杞子各 30g，生地黄、熟地黄、石斛各 20g，龟板、麦冬各 15g，北沙参、川楝子、土鳖虫、僵蚕、当归各 10g，炙甘草 6g。水煎服，日 1 剂，早晚分服。适于阴虚肝郁之证。

4. 通络逐瘀汤加减：生地黄、鸡血藤各 30g，川芎、土鳖虫、地龙各 10g，络石藤、丝瓜络、当归、赤芍、白芍各 15g，甘草 6g。水煎服，日 1 剂，早晚分服。适于跟痛症，属血瘀疼痛者。

5. 二仙蠲痹汤加减：淫羊藿、狗脊、鸡血藤、络石藤各 20g，杜仲 30g，桂枝、制附子、白豆蔻、砂仁、仙茅、防风、川芎各 10g，当归、羌活、独活各 15g。水煎服，日 1 剂，早晚分服。适于跟痛症属风湿痹证者。

6. 左归丸加减：熟地黄、丹参、怀山药各 15g，山茱萸 12g， 枸杞子、菟丝子、川牛膝、龟板各 10g。水煎服，日 1 剂，早晚分服。适于肾阴不足之证。

7. 右归丸加减：熟地黄、怀山药、山茱萸、枸杞子、杜仲、菟丝子各 10g，肉桂 8g，补骨脂、淫羊藿各 15g， 当归 12g。水煎服，日 1 剂，早晚分服。适于肾阳不足者。

8. 滋阴活血汤加减：黄芪、熟地黄各 20g，肉苁蓉、骨碎补、白芍、杜仲、当归、淫羊霍各 10g，红花 3g，牛膝 15g，木香、甘草各 6g。水煎服，日 1 剂，早晚分服。适于阴虚火旺，脉络瘀阻者。

9. 四物汤加减：熟地黄、五加皮、牛膝各 15g，薏苡仁 20g，木通、穿山甲、当归、木瓜、川芎各 10g，甘草 6g。水煎服，日 1 剂，早晚分服。适于血虚瘀滞证。

10. 骨刺汤加减：牛膝、熟地黄各 20g，紫河车、附片各 3g，丹参、山药、续断、杜仲、巴戟天各 15g，鳖甲、枣皮、茯苓、鹿角片、补骨脂各 10g，甘草 6g。水煎服，日 1 剂，早晚分服。适用于跟骨骨质增生致疼痛者。

11. 麻桂苡甘汤加减：牛膝、鸡血藤、白芍、防风、秦艽、羌活、独活、薏苡仁各 15g，麻黄 3g，桂枝、甘草各 6g，知母 10g，连翘、金银花、赤芍、当归各 12g。水煎服，日 1 剂，早晚分服。适于恶寒发热、口干，足跟疼痛者。

12. 补肾壮筋汤加减：当归、山茱萸、熟地黄、白芍、五加皮各 10g，云苓 15g，川断、杜仲、牛膝各 20g，青皮、甘草各 6g。水煎服，日 1 剂，早晚分服。适于跌仆伤筋，血脉壅滞，见足跟青紫肿痛者。

13. 祛风活络汤：桂枝 9g，当归 15g，赤芍、鸡血藤、秦艽、丹参、防风各 10g，甘草 6g。水煎服，日 1 剂，早晚分服。用于足跟痛，夜间痛甚，恶风无发热，属风湿性关节炎、骨刺、痛风、骨痛等症。

14. 舒筋汤：木瓜、防风各 10g，鸡血藤 15g，红花 3g，甘草 6g。水煎服，日 1 剂，早晚分服。适于足跟痛，筋脉拘急疼痛者。

15. 透骨汤：透骨草、防风、川芎、威灵仙、皂角刺、没药、乳香、土鳖虫各 10g，丹参、当归各 20g，牛膝 15g，红花 3g，甘草 6g。水煎服，日 1 剂，早晚分服。适于脉络瘀阻，足跟刺痛，腰膝酸软者。

16. 象牙抗增丸：砂仁 15g，独活、肉苁蓉各 20g，赤芍、牛膝、当归尾、淫羊藿、莱菔子、鸡血藤各 30g，熟地黄 70g，骨碎补 50g，白蒺藜 60g，炼蜜为丸。适于足跟痛，属骨质增生，肾阴虚者。

17. 归芍地黄丸：当归、茯苓各 10g，泽泻、白芍各 15g，熟地黄、牡丹皮各 20g，山茱萸、山药各 30g，甘草 6g。水煎服，日 1 剂，早晚分服。适于肾阴虚证，见足跟痛，腰膝酸软，耳鸣耳聋，视物昏花。

18. 归芪汤加减：党参、当归、黄芪、续断、伸筋草各 20g，甘草 6g。水煎服，日 1 剂，早晚分服。适于足痛，伴腰痛、乏力、纳差，属气血两虚证。

19. 肾气丸加减：五味子、白茯苓（去皮）各 10g，牡丹皮（去木）、熟地黄（酒蒸）各 20g，鹿角（镑）、山药各 30g，山茱萸（取肉）、泽泻、沉香（不见火）、官桂各 15g，甘草 6g。水煎服，日 1 剂，早晚分服。适于足跟痛属肾阳虚证，肢冷水肿，腰膝酸软，小便不利。

20. 六味地黄丸加减：熟地黄、泽泻、山茱萸（制）各 20g，牡丹皮、山药、茯苓各 15g，甘草 6g。水煎服，日 1 剂，早晚分服。适于跟骨痛属肝肾阴虚证，伴见潮热盗汗、手足心热、口燥咽干等。

21. 寄生汤加减：熟地黄 20g，牛膝、木瓜、白芍各 15g，杜仲、补骨脂各 10g，田七 3g，甘草 6g。水煎服，日 1 剂，早晚分服。适于足跟痛，腰痛，筋脉拘急等。

22. 关幼波骨痹汤：杭白芍 30~60g，生甘草、木瓜各 10g，威灵仙 15g。每日 1 剂，水煎服，日服 2 次。治疗足跟骨质增生等引起的疼痛、麻木等症。

【外治验方】

1. 中药外治法：①强力热敷散：白芥子、羌活、独活、冰片、干地龙、宣木瓜、川红花、当归尾、骨碎补、生大黄、桃仁各 9g，白芍、川芎、鸡血藤、威灵仙、元胡、透骨草、肉桂、穿山甲、生川乌、生草乌、皂角刺、樟脑各 15g，蜈蚣 2 条，全蝎 6g，生南星、生半夏各 12g。上药除冰片、樟脑外，一起烘干，共研细末，入樟脑、冰片同研均匀，贮瓶备用，勿泄气。于临睡前，每取本散 10~15g，放入铁勺内炒热后，入白酒（适量）炒拌至热后，速将药散倒在一垫布上，令患者将患处（足跟）放在药面上熨之，冷后如上法再炒再熨，连用 4~5 次，熨至最后 1 次时，待热度能忍受时敷于患处，并包扎固定，或再加一热水袋于药面上加温以助药力。每日换药 1 次，至愈为度。②李裕蕃热敷液：土鳖虫、威灵仙各 40g，制川、草乌、白芥子、肉桂、五灵脂、秦艽各 30g，皂角刺、元胡、乌梢蛇各 50g，鸡血藤、防己各 60g，丹参、补骨脂、川断、狗脊各 30g。将上药装入纱布袋内，扎口，放入容器内，加清水适量，煎煮 30min，再放入老葱 100g，食醋 100mL，便可使用。同时将多层纱布或毛巾用药液浸湿透（以药液不流动为度），热敷患处，每晚 1 次，每次敷 40min，凉则换敷。每剂药可用 4 天，每次煎煮都需加葱和醋，用量同上。③消肿止痛膏：独活、芒硝、生天南星、生草乌头、皂荚、冰片、丁香、肉桂等共研末，用水杨酸甲酯软膏将药末渗入混合均匀备用。每次取 20g 敷于患处，弹性绷带固定，每日更换 1 次，10 天为 1 个疗程。

2. 针灸疗法：①取穴：足跟内侧痛取神门穴，足跟外侧痛取养老，足跟正中、下部取足跟痛点，均取同侧穴位。操作方法：用提插泻法，留针 30min，留针期间进行运动疗法。②取穴：阿是穴。操作方法：压痛点标记，取出火针对准治疗点快速刺入病灶并迅速出针，每次约针 3 处，5 天治疗 1 次，3 次为 1 个疗程。③取穴：采用针刺夹脊穴为主，根据临床症状选腰宜（当第 4 腰椎棘突下旁开 3 寸）、胞盲、臀中等为穴，若为双侧穴则取双侧。操作方法：留针 30 min，行针 1~2 次，每日 1 次，5 次为 1 个疗程，疗程间隔 2 天，治疗 3 个疗程。④取穴：昆仑、仆参、申脉、三阴交。操作方法：插捻转平补平泻，常规针刺手法，留针 30min，行针 1~2 次，每日 1 次，5 次为 1 个疗程，疗程间休息 2 天，治疗 5 个疗程。

【中成药验方】

1. 骨筋丸胶囊：主要成分为乳香、没药、白芍、延胡索（醋制）、三七、木香、红花、郁金、独活、牛膝、秦艽、桂枝、血竭、马钱子（制）。功能活血化瘀，舒筋通络，祛风止痛。口服，一次 3~4 粒，一日 3 次。

2. 杜仲壮骨丸：主要成分为杜仲、白术、乌梢蛇、人参、桑枝、金铁锁、三七、木瓜、狗骨胶、细辛、续断、石楠藤、川芎、附片、淫羊藿、当归、黄芪、大血藤、秦艽、防风、威灵仙、独活、豹骨、寻骨风。功能益气健脾，养肝壮腰，活血通络，强筋健骨，祛风除湿。用酒或温开水送服。成人一次 8~12 粒，12~13 岁服 6~8 粒，8~10 岁服 4~6 粒，一日 3 次。

3. 抗骨增生片：主要成分为熟地黄、肉苁蓉、鸡血藤、莱菔子（炒）、骨碎补（烫）、鹿衔草。功能补腰肾，强筋骨，活血行气止痛。口服，一次 4 片，一日 2 次。

第七节　慢性化脓性骨髓炎

慢性化脓性骨髓炎是由于急性化脓性骨髓炎治疗不当或延误诊断、治疗发展而来。在小儿大多由急性化脓性骨髓炎所演变，在成人其多为创伤后继发感染而形成。《中华人民共和国中医药行业标准·中医病证诊断疗效标准》称本病为“附骨疽”，具有骨质破坏、死骨形成、窦道经久不愈、反复发作的特点，是临床常见病、多发病。附骨疽的发病多由邪气外袭，病后日久，致气血亏虚，肝肾不足，全身或局部骨骼抵抗力降低，邪毒深窜入里，流连于筋骨；或藩篱洞开，存留于皮肉腠理的邪毒乘虚而入，由外入内，循筋犯骨，使经脉瘀滞，血气不和，血凝毒聚，凝滞筋骨而成。

【诊断要点】

1. 多有急性骨髓炎反复发作，或开放性骨折合并感染的病史。

2. 病变部位的皮肤有长期不愈或反复发作的窦道，周围有色素沉着，窦道口常有肉芽组织增生、高出皮肤表面。窦道探针探查可触及死骨。窦道口皮肤可合并鳞状上皮癌。

3. 患肢长期隐痛、酸痛，时轻时重，病人可出现全身虚弱症状。

4. 患肢变粗、增长或缩短，或因病理性骨折愈合后成角畸形。邻近关节受累后可发生关节强直。儿童患者可发生关节内翻或外翻畸形。

5. 开放性骨折所引起的慢性骨髓炎，病变常局限在创口附近的骨折端，除碎骨片可形成死骨外，暴露的骨折端可发生薄层坏死，附近软组织有炎症表现。

6. 慢性骨髓炎由于脓液引流不畅，可呈急性发作，患者恶寒发热。

7. X 线检查可见骨质增生、增厚、硬化、骨腔不规则，有大小不等的死骨，如是火器伤偶可见金属异物存留，死骨致密，周围可见一透亮带，为肉芽组织或脓液将死骨与正常组织分离所致，此为慢性骨髓炎特征。死骨外包壳常被脓液侵蚀形成瘘管孔。

【内治验方】

1. 托毒消疽汤：金银花、蒲公英、山药、当归各20g，赤芍、黄芪、白芷、白术各15g，桔梗18g，熟地黄10g，陈皮6g，连翘30g，甘草5g。水煎服。适用于慢性化脓性骨髓炎属湿热内蕴，瘀血阻滞证者。

2. 五味消毒饮合托里透脓散加减：穿山甲、赤芍、野菊花、当归、皂角刺、连翘、紫花地丁、金银花、生地黄各15g，双花3g。水煎取汁口服，日2次。适用于热毒蕴结型慢性化脓性骨髓炎。

3. 四物汤加减：党参、黄芪、熟地黄、当归各10g，川芎、炙甘草各6g，肉桂3g，生姜10枚，大枣5枚。水煎取汁内服，日2次。功能扶正祛邪、托毒生肌，适用于正虚邪盛型慢性化脓性骨髓炎。

4. 神功内托散加减：炮穿山甲、川芎、白术、白芍各10g，党参20g，茯苓、当归各15g，木香6g，附子一枚（去皮，破八片）。水煎服。治疗慢性化脓性骨髓炎。

5. 五神汤加减：金银花、车前子、牛膝各10g，茯苓15g，紫花地丁20g。水煎服，日1剂，早晚分服。适用于骨痈属毒热内蕴者。

6. 连银汤加减：明矾、金银花、赤芍、蒲公英、紫花地丁各10g，酒炒当归15g，生地黄20g。水煎服，日1剂，早晚分服。适用于慢性化脓性骨髓炎，属热毒内蕴，瘀血阻滞，络脉不通者。

7. 骨炎补髓丸加减：肉桂3g，熟地黄、当归、川断、骨碎补、土茯苓、白芷、白芥子、淫羊藿各10g，杜仲、党参各15g，山药、生黄芪各20g，甘草6g。水煎服。适用于慢性骨髓炎中后期，见肢体隐痛，窦道时愈时发，肾虚骨萎，骨质缺损，骨不愈合者。

8. 归芍骨康汤加减：当归、赤芍、金银花、连翘、穿山甲、浙贝母、乳香、没药各10g，紫花地丁15g，甘草6g。水煎服。适用于慢性化脓性骨髓炎反复发作，见局部红肿热痛，窦口化脓，肌肉不生，伴发热恶寒，咽喉肿痛者。

9. 骨髓炎散加减：黄芪35g，熟地黄25g，党参、当归各20g，桔梗12g。用原药研末，装胶囊，服用1g/次，2次/天，温开水送服。适用于慢性化脓性骨髓炎伤及气血，气血两虚，面色苍白，甲床苍白，肢体倦怠，乏力明显者。

10. 六味地黄丸加减：熟地黄、山茱萸、枸杞子、续断、土鳖虫、阿胶各10g，五加皮、丹参、山药、丹皮、茯苓、补骨脂各15g，泽泻20g，甘草6g。水煎服。适用于慢性化脓性骨髓炎窦道经久不愈，证属肾阴亏虚，虚火引起头晕目眩，腰膝酸软，耳鸣，遗精，手足心发热等。

11. 增味七味脓肿汤加减：鲫鱼胆根、武靴藤、岗梅、叉虎、刺葱、二面针各

10g，王不留行 15g，黄芪 20g，甘草 6g。水煎服。适于慢性化脓性脊髓炎久治不愈。

12. 四妙散合阳和汤加减：黄芪 20g，金银花、鹿角胶、当归、白芥子、麻黄、炮姜各 10g，甘草 6g，熟地黄 15g，肉桂 3g。水煎服。适用于疮疡肿痛，排脓不畅，寒凝痰湿阻滞者。

13. 十全大补汤加减：党参、黄芪、白术、芍药、茯苓各 10g，肉桂 3g，熟地黄、当归各 15g，川芎、甘草各 6g。水煎服。适用于慢性化脓性骨髓炎日久不愈，气血不足，疮疡不敛，窦道不愈合者。

14. 复骨汤：黄芪、野葡萄根各 30g，鹿角片、川芎、蚤休各 10g，当归 8g，金银花、熟地黄各 20g，补骨脂 15g，白芷、炙甘草各 5g。水煎服，每日 1 剂，日服 2 次。治疗慢性化脓性骨髓炎。

15. 骨痨汤：虎杖、瓜子金、锦鸡儿各 16g，金银花、紫花地丁各 30g，赤芍 9g，牛膝、甘草各 6g，徐长卿 12g，当归 18g，皂角刺 15g。水煎服，每日 1 剂，日服 2 次。治疗慢性化脓性骨髓炎属邪毒未清，痰瘀互结，又有气血亏虚的正虚邪实之候。

16. 壁虎散：壁虎 40 份，丹参、丹皮、蒲公英、紫花地丁各 20 份，人工牛黄 1 份。上药共研细末，装入胶囊。每次服 4~6g，日服 2~3 次。配合外治法：壁虎 30 份，冰片 1 份。先将壁虎烘干，研极细末，过筛，高压消毒半小时后，入冰片同研细和匀，储无菌瓶内备用。引流时可用纱布条入生理盐水中浸泡，蘸上药粉插入窦道内，每日更换 1 次。治疗慢性化脓性骨髓炎。

17. 骨髓炎方：熟地黄、黄芪、茯苓、太子参、川芎各 15g，当归、骨碎补、牛膝各 12g，补骨脂、威灵仙、防风、木瓜各 10g。每日 1 剂，水煎服，日服 2 次。治疗慢性化脓性骨髓炎，瘘管形成，或中有死骨致伤口经久不愈，并兼体倦乏力，面白虚羸，纳食减少，舌质偏淡，脉细无力者。

18. 固本泄毒汤：地鳖虫 15g，牛膝、黄芪各 45g，石斛 30g，当归 40g，金银花 120g，党参、紫花地丁各 50g，天花粉 20g。每日 1 剂，水煎服，日服 2 次。功能扶正固本，托里排毒。用于化脓性骨髓炎，日久溃烂，流脓不止者。

19. 拔毒散加减：金银花、蒲公英各 20g，鱼腥草、芒硝（冲服）各 30g，黄芪 50g，山楂、陈皮各 15g，大黄 10g（后下），神曲、木香、甘草各 6g。水煎服。适用于慢性化脓性骨髓炎，创面溃疡，脓腐未清，常流毒水，久不生肌者。

20. 骨炎丸加减：金银花、连翘、玄参、黄柏各 10g，赤芍、乳香、没药、甘草各 6g。水煎服。适用于慢性化脓性骨髓炎热毒内蕴，气滞血瘀，或伴发热者。

21. 滋阴汤加减：人参 5g，熟地黄、当归各 12g，炙穿山甲、皂角刺各 8g。水煎服。适用于慢性化脓性骨髓炎属肝肾亏虚，见不时流脓，倦怠，遗精者。

22. 健骨解毒汤加减：全蝎、肉桂各 3g，知母、黄芪、龟板、锁阳、枸杞子、骨碎补各 20g，黄柏、当归、巴戟天、白芍各 15g，苏木、桔梗、甘草各 9g。水煎服。适用于慢性化脓性骨髓炎属余邪客于筋骨者。

【外治验方】

1. 中药外治法：①密冰散：密陀僧、冰片各 30g。研末，桐油搅拌，外敷。②二虫油纱条：全蝎 5g，蜈蚣 10g。研末，消毒后蘸在油纱布上，填塞治疗慢性骨髓炎窦道。③骨疽灵散：生南星、生大黄、马铃薯、玄明粉、冰片各 15g。研末外敷。④香黄散：三百棒 300g，黄芩 100g，黄柏 100g。研细末，取蜂蜜 50g 与之混匀，外敷。⑤五枝膏：榆树枝、柳树枝、槐树枝、桃树枝、桑树枝、乳香、没药、樟丹、香油各 20g。制成膏药外敷。⑥中药膏：胡萝卜、金银花、连翘、板蓝根、生地黄、当归、川芎、丹参、白芷、白艾各 20g。水煎浓缩成膏，填充创口并涂于周围。⑦骨炎拔毒膏：白降丹、乳香、没药、寒水石、牛膝、赤芍、桐油、麻油、铅丹各 20g。水煎浓缩成膏，填充创口并涂于周围。⑧新生肌散：轻粉 10g，冰片 3g，血竭、炉甘石、五倍子各 30g。将药物烘干碾末与消核膏（大戟、芫花、甘遂、甘草各 30g，全蝎 50g，蜈蚣 10 条，香油 500g，铅丹 250g，水煎浓缩成膏）填充创口并涂于周围。⑨复方甘灵散：土茯苓、野菊花、黄柏、甘草、败酱草、白芷、金银花、丹参各 40g，水煎后浸泡。

2. 针灸疗法：①循经取穴与局部取穴相结合。例如病灶在肝经，上取阴廉穴，下取大敦穴，中间用围针，均用泻的手法。②病程时间长，局部湿气重浊或出现少量分泌物，患者又感痒刺，当用艾条灸灸，用“雀啄式”手法，使患处发红润热，待黏液吸收，创口干燥，停止。

【中成药验方】

1. 抗骨髓炎片：主要成分为金银花、蒲公英、紫花地丁、半枝莲、白头翁、白花蛇舌草。功效：清热解毒，散瘀消肿。口服，一次 8 片，一日 3 次；或遵医嘱，儿童酌减。

2. 骨痛灵酊：主要成分为雪上一枝蒿、干姜、龙血竭、乳香、没药、冰片。功效：温经散寒，祛风活血，通络止痛。外用，一次 10mL，一日 1 次。将药液浸于敷带上贴敷患处 30~60min，20 天为 1 个疗程。

3. 消炎生肌膏：主要成分为当归、白芷、紫草、甘草、轻粉、血竭。功效：清热凉血，去腐生新。外用，摊于纱布上贴敷患处，每隔一至二日换药1 次。

第八节　腕管综合征

腕管综合征是正中神经在腕管内受压而表现出的一组症状和体征，多见于30~60岁女性。结合病史和临床特点，中医治疗可从“痹证”“骨折”等角度进行辨证施治。

【诊断要点】

1.手部拇指、食指、中指等正中神经分布区感觉障碍和疼痛，夜间为甚，活动手腕后缓解。

2.轻叩腕掌侧有过电感，压迫腕横韧带处可加重症状。Pnalen试验阳性（即极度屈腕并用力握拳1min，手部麻木感加重）。

3.患者可有大鱼际肌瘫痪、萎缩，对掌受限。

4.肌电图可发现终末潜伏期延长或潜伏期速率减慢，而运动神经传导速度基本正常，正中神经的感觉神经传导速度也有改变。

【内治验方】

1. 四妙勇安汤加减：丹参、鸡血藤各30g，元参、金银花各20g，当归、牛膝各15g，威灵仙12g，制乳香、没药各10g。水煎服，每日1剂。再用药渣作局部热敷20~30min，使得药力直达病所。治疗腕管综合征，腕关节疼痛，活动不利，手指麻木。

2. 逐瘀通络丸加减：丹参30g，赤芍15g，当归、路路通各12g，王不留行、川芎、穿山甲、桃仁、红花各9g。水煎服，早晚分服1剂。治疗腕管综合征，症见间歇性或者持续性拇、食、中指麻木和疼痛，夜间或清晨明显，劳累时加重，疼痛时放射到肘部，桡侧3个半指（掌侧）感觉减退，屈腕试验阳性，伴大鱼际肌萎缩。

3. 复元活血汤加减：醋柴胡、酒大黄、天花粉、桃仁、红花各15g，当归10g，炮山甲、生甘草各6g。每日1剂，加清水500mL煎至300mL，去渣取汁，每次100mL，口服，连续服用7天。适用于单侧腕管综合征手术后早期肿胀者，术后血离经脉，瘀积不散导致经络受阻，气血不通，而致瘀、肿、痛。

4. 当归四逆汤加减：生黄芪30g，桂枝15g，当归、通草、桑枝、川芎各12g，桃仁、红花各9g，细辛5g，大枣4枚。日1剂，水煎服，早晚各1剂。并用以下中药水煎熏洗：艾叶、桑枝各30g，川椒、益母草各25g，红花、伸筋草、桂枝各20g，肉桂10g。治疗腕管综合征，因劳损、外伤或感受风寒湿邪而致经脉受阻，气血运行不畅出现手臂冰冷，手指疼痛，感觉减退等症状，但无活动障碍，无麻木，无鱼际萎缩。

5. 大秦艽汤加减：秦艽、当归、川芎、甘草、白芍、细辛、羌活、防风、黄芩、石膏、白芷、白术、生地黄、熟地黄、茯苓、独活。水煎服，每次100mL，15剂为1个疗程。适用于瘀血阻滞，经络受阻所致的疼痛，活动不利。结合功能锻炼，以防止废用性肌萎缩和粘连。

6. 活血通络汤加减：黄芪、乳香、没药、地龙、威灵仙各15g，羌活、赤芍药各12g，甘草10g，桃仁9g，细辛3g，防风、桂枝各6g，生姜3片。每日1剂，水煎取汁400mL，分早、晚2次口服。治疗腕管综合征，血瘀气滞，经络闭阻所致的疼痛，麻木不仁，关节活动不利。

7. 补阳还五汤加减：黄芪、葛根各30g，当归、芍药各20g，地龙12g，川芎、红花、桃仁、桂枝各15g，姜活10g，甘草6g。水煎服，日1剂，分2次服用。治疗腕管综合征，适用于素体虚弱，正气不足，腠理不密，卫外不顾，腕部在感受外邪后，经脉阻滞，气血运行不畅，因虚致瘀而为痹者。

8. 桃红四物汤合黄芪桂枝五物汤加减：川芎、黄芪各15g，当归、羌活、威灵仙、桂枝、赤芍、生地黄、防风各12g，桃仁、红花、生姜各6g，桑枝9g，大枣6枚。水煎分服，日1剂，早晚分服。适用于血瘀气滞、气血不足所致的经络运行不畅，腕关节疼痛，麻木，活动不利者。

9. 黄芪生络复康汤加减：黄芪20g，淫羊藿、丹参、赤芍、川芎、桃仁各10g，红花3g，甘草6g。用法：水煎服，日1剂，早晚分服。治疗腕管综合征伴有不完全性周围神经损伤，筋经废萎失用，肌肤知觉丧失。

10. 补肾壮筋活血汤加减：葛根30g，桑寄生、牛膝、鸡血藤各20g，桃仁、红花、骨碎补各18g，杜仲、山萸肉、地龙、当归各15g，地鳖虫、制乳香、制没药各12g，甘草6g。水煎服，日1剂，早晚分服。本方滋补肾精之中兼有活血化瘀之效，治疗腕管综合征，筋骨酸痛无力者。

11. 黄芪桂枝五物汤加减：黄芪、乳香、没药、地龙、威灵仙各15g，羌活、赤芍药各12g，甘草10g，桃仁9g，细辛3g，防风、桂枝各6g，生姜3片。用法：水煎服，日1剂，早晚分服。用于腕管综合征，肢体麻木疼痛，属气虚血瘀，微感风邪者。

【外治验方】

1. 针刀治疗：①取无菌小针刀，避开正中神经，刀口线与肌腱走向平行，使针体和腕平面成90°角进针，深度约0.5cm，然后使针体和腕平面成90°角将腕横韧带切开2~3mm，与此同时，将针刀沿腕屈肌腱的内侧缘向中间平推数下，以剥离腕屈肌腱和腕横韧带的粘连，解除正中神经卡压，针下有松动感时即出针。出针后压迫针孔止血，术者握住患手，旋转和过屈过伸腕关节数次以彻底松解。予创可贴敷贴伤口，忌水洗防止感染。1周治疗2次，6次为1疗程。②在患腕远侧腕横纹上的桡侧腕屈肌腱的内侧缘定一点，再沿桡侧腕屈肌腱向远端移动左右再定一点，在患腕远侧腕横纹尺侧腕屈肌腱的内侧缘定一个点，沿尺侧腕屈肌的内侧缘向远端移动左右再定一点，这个点为针刀的进入点。用利多卡因分别对这个点进行局部注射，注射完成后3~5mm，在此点上分别进针刀。进针刀时要保持针刀，刀口线与肌腱走向平行，针刀深度0.5cm左右，同时针体和腕平面成45度角，将针刀沿屈肌腱内侧缘向中间平推数下，以剥离腕横韧带和腕屈肌腱间的粘连，然后出针，分别对各点进行局部消毒处理。

2. 中药外治疗法：①将黄芪、当归、川芎、赤芍、地龙、桃仁、红花各20g，用纱布袋包好，煎药取汁置于干净洗手盆内，把患手放到温药水中熏洗，每天1剂，1剂3次，每次30min，7天1个疗程。②艾叶、桑枝、桂枝、红花、桃仁、川芎、伸筋草、透骨草、川乌、草乌、刘寄奴、木瓜各30g。加水，煮沸后继煎，带渣入盆，趁热熏蒸患部，待水温适宜时将患腕泡在药液中，每天2次，每次30min，10次为1个疗程。并嘱患者避免腕部挤压、搓洗等活动。③采用中药水煎外洗患处：桂枝、刘寄奴、羌活、乳香、没药、红花、威灵仙、透骨草、伸筋草各30g。加水，煮沸后继煎，带渣入盆，趁热熏蒸患部，待水温适宜时将患腕泡在药液中，每天2次，每次30min，10次为1个疗程。并嘱患者避免腕部挤压、搓洗等活动。

3. 针灸推拿疗法：①主穴取患侧大陵。配穴：拇指麻木疼痛加经渠、孔最；食指麻木疼痛加阳溪、合谷；中指麻木疼痛加内关透外关、二白；手背红肿加中渚、液门；大鱼际萎缩加鱼际。每日1次，10次1个疗程。②针刺患侧大陵、内关、间使、鱼际、合谷、曲泽等穴，每日1次，10次1个疗程。③以三棱针点刺患者患侧上肢六井穴，挤压出血，每穴每次出血量为配合按揉、滚擦、拔伸等推拿法治疗。④采取毫针针刺，穴位选取合谷、内关、阳池，进针得气后留针30min，另予红花、威灵仙、透骨草等中药煎煮后加白酒、米醋熏蒸患部，待中药剂温度下降后反复冲洗患处。⑤循经辨证后选取阳溪、阳谷、阳池为主穴，配天应、内关、小海等穴，以上穴位揉拨按压3至5min，从患腕左右揉拨局部韧带、肌纤维3~5min，每日1次，治疗4次。⑥以温经除湿、活血祛瘀为治疗原则，治疗时选用生姜切1片，由细针戳数孔后至于患者内关、大陵穴上，然后将做好的艾柱放于姜片上点燃，燃尽后换上新艾柱，每次共灸3壮，疗效显著。

【中成药验方】

1. 同仁大活络丸：主要成分为蕲蛇（酒制）、草乌（炙）、豹骨（制）、人工牛黄、乌梢蛇（酒制）、天麻、熟大黄、人工麝香、血竭、熟地黄、天南星（制）、水牛角浓缩粉等50味。功效：祛风，舒筋，活络，除湿。用法用量：温黄酒或温开水送服，一次1~2丸，一日2次。

2. 万应膏：主要成分为薄荷脑、薄荷油、桉叶油、樟脑、白樟油、橄榄油、冬青油等。功效：祛风除湿，通经活络。用法用量：外用适量搽于患处，一天3~5次。

3. 白脉软膏：主要成分为姜黄、肉豆蔻、甘松、阳起石、甘草、人工麝香、干姜、藏茴香、藏菖蒲、花椒、碱花等。功效：舒筋活络。用法用量：外用，取本品适量涂于患处，一日2~3次。

第九节　腰椎间盘突出症

腰椎间盘突出症简称“腰突症”，又称为“腰椎间盘纤维环破裂症”，是腰椎间盘各部分（髓核、纤维环及软骨板）在不同程度退行性病变后，又在外界因素作用下，致使纤维环破裂，髓核从破裂处突出，致神经根等相邻组织受刺激或压迫，从而使腰腿产生一系列疼痛、麻木、酸胀等临床症状。本病是临床上常见的腰部疾病之一，以腰4/5和腰5/骶1椎间盘突出为最多见。其发病与性别、年龄、职业特点、外伤史及受寒凉史多有关联，多发于20~40岁之间，而且男性多于女性。本病有一定自限性，缓以时日，绝大多数腰突症可以痊愈。中医亦称本病为腰椎间盘突出症（《中华人民共和国中医药行业标准·中医病证诊断疗效标准》），古代文献中多将其归属于“痹证”范畴。隋·巢元方《诸病源候论·卷五》称其为“腰痛病”，认为腰痛有腰寒、风寒、劳伤、外伤和湿邪五种原因；另有腰腿痛之名，出自《傅青主男科考释·痛疼门》；《中华人民共和国国家标准·中医临床诊疗术语·疾病部分》将本病称为偏痹。

【诊断要点】

1. 有腰部外伤、慢性劳损或感受寒湿史，大部分患者在发病前有慢性腰痛史，常发生于青壮年。

2. 腰痛、下肢痛或其他异常感觉，呈典型腰骶神经根区域分布，常表现为下肢症状重于腰痛。或有间歇性跛行，或有马尾神经压迫症状。

3. 腰椎生理曲线减小或消失，可有后凸畸形、脊柱侧弯。症状较重者行走时可出现姿态拘谨、前倾或跛行。

4. 距中线2~3cm处椎旁压痛伴下肢的放射痛，腰部活动受限。

5. 神经系统检查：按照L3/4突出波及L4神经根，L4/5突出波及腰5神经根，L5/S1突出波及骶1神经根，相应神经分布区域表现为肌肉萎缩、肌力减弱、感觉异常和反射改变四种神经障碍体征中的两种。较大椎间盘突出可波及两个神经根。

6. 特殊体检：直腿抬高试验、加强试验、股神经牵拉试验等神经根张力试验阳性。

7. 影像学检查：X 线片、CT、MRI 或脊髓造影等显示椎间盘突出改变，可证实对应的临床症状、体征。

临床诊断强调病史、症状、体征与影像资料的相互印证，反对单纯依据影像学改变而做出诊断。

【内治验方】

1. 独活寄生汤加减：茯苓、生地黄、葛根、枸杞子各 30g，菊花、桑寄生各 15g，独活、防风、红花各 10g，田三七 5g，五味子 4g。水煎服，每日 1 剂，分 2~3 次温服。用于腰椎间盘突出症属风寒湿痹日久，正气不足者。

2. 龙胆泻肝汤加减：板蓝根 30g，龙胆草、车前子、炒牛子、赤白芍各 9g，柴胡、荆芥各 6g，生甘草、青黛各 3g。上药研末，水泛为丸，每 30g 约 500 粒，每次 6~9g，日 1~2 次口服。蜜丸，每次 1 丸（6g）。适用于治疗腰椎间盘突出症伴急性非根性坐骨神经痛属肝经湿热证，有臀（或腰）部剧烈疼痛，且沿大腿后外侧向下放散，伴有严重跛行。

3. 新伤续断汤加减：当归尾、自然铜（醋煅）、桑枝、骨碎补各 12g，苏木、续断各 10g，地鳖虫、丹参、桃仁、泽兰叶、延胡索各 6g，乳香、没药各 3g。水煎服，分早晚 2 次温服。适用于腰椎间盘损伤初、中期。

4. 金匮肾气丸加减：生地黄、山药、山茱萸（酒炙）、茯苓、牡丹皮、泽泻。以上几味粉碎成细粉，过筛，混匀。每 100g 粉末加炼蜜 35~50g，与适量的水泛为丸，干燥，制成水蜜丸；或加炼蜜 110~130g 制成大蜜丸，即得。病情轻者，每次口服 9g，每日服 2 次，2 周为 1 个疗程。病情较重者，每次口服 18g，每日服 2 次，连服 4~6 周。适用于腰椎间盘突出证属肾阳虚衰证。

5. 身痛逐瘀汤加减：桃仁、当归、牛膝、红花各 9g，没药、地龙（去土）、五灵脂（炒）、甘草、川芎各 6g，羌活、秦艽、香附各 3g。药物一律用冷水浸泡半小时（附片除外）；煎煮 20min 取头汁，再煎取 2~3 汁后去渣浓缩药汁为 200mL，日 1 剂，分早晚 2 次温服；另外，可用煎取汁后的药渣热敷患部。治疗急性腰扭伤或腰椎间盘突出症。

6. 止痛壮腰汤加减：威灵仙、淫羊藿各 15g，桑寄生 12g，熟地黄、杜仲、丹参、赤芍、穿山甲、怀牛膝、炙甘草各 10g，没药、红花各 6g，制川乌 5g，土鳖虫、细辛各 3g。以上水煎服，分早晚 2 次温服。适用于腰椎间盘突出症属肝肾不足、气血亏虚，痰、瘀及风寒湿邪闭阻经络，虚实夹杂者。

7. 腰腿宁加减：山药 20g，熟地黄、杜仲各 15g，威灵仙、香附、独活、狗脊各 10g，全蝎、三七各 3g。水煎服。功能消肿止痛，疏散寒邪，温经通络，主要用于寒湿瘀阻经络所致的腰椎间盘突出症、坐骨神经痛。

8. 附子理中汤加味：炮附子（先下 30min）、白芍、穿山龙各 30g，白术、茯苓、党参、补骨脂各 24g，杜仲 15g，三七 10g（打，入煎），鹿角霜 10g。水煎服。治疗腰椎间盘突出症属阳虚而引发者。

9. 复方马钱子散：地鳖虫、川牛膝、甘草、麻黄、乳香、没药、全蝎、僵蚕、苍术各 720g，生马钱子 6000g。将生马钱子置热锅中，加水适量，慢火煮沸，8h 后取出，剥去外皮，全部药物粉碎后过筛成末，混合分装成胶囊，每粒含散剂 0.25±0.05g。治疗腰椎间盘突出症，坐骨神经痛。

10. 坐骨神经止痛汤：黄芪 30g，当归、赤芍、羌活、独活、防风各 15g，乌蛇 12g，玉米 20g，蚂蚁 2 条，细辛 3g，甘草 6g。水煎服。治疗腰椎间盘突出症，见下肢疼痛。

11. 通经止痛汤：制南星、白芷、黄柏、川芎、红花、羌活各 10g，威灵仙 25g，苍术、桃仁、木防己、元胡、独活各 15g，龙胆草 6g，神曲、桂枝各 12g。水煎服，日 1 剂。治疗腰椎间盘突出症，痰瘀互结，闭塞通道，营卫失其流畅，经络走行麻木疼痛，屈伸不利，活动受限者。

12. 缓急阳和汤：桂枝 10g，麻黄 9g，木瓜、当归、牛膝、白芍、白芥子各 15g，甘草 8g，制川乌、制草乌各 6g，首乌、熟地黄各 30g，鹿角胶 12g。水煎服，每日 1 剂，日服 2 次。适于腰椎间盘突出症属虚寒者。

13. 舒筋止痛汤：白芍 30g，炙甘草 10g，木瓜、怀牛膝、伸筋草、鸡血藤各 30g，蜈蚣 2 条，当归 10g。水煎服，每日 1 剂。治疗腰椎间盘突出症偏于阴血不足者，症见下肢挛急、抽掣疼痛、屈伸不利。

14. 通经行痹汤：白芍 30g，炙甘草、独活各 8g，生姜 7g，徐长卿 20g，桂枝、牛膝、威灵仙各 10g，苏木、大枣各 15g。每日 1 剂，水煎服，日服 2~3 次。用于风寒湿邪留恋筋骨、气血凝滞、营卫行涩、经脉不通所致腰椎间盘突出症、坐骨神经痛。

15. 通络镇痉汤：丹参 30~45g，钩藤 30g，血竭 5g，豨莶草 15g，蜈蚣 2 条，地龙 12g，柴胡 6g。水煎服，每日 1 剂。治疗腰椎间盘突出症，坐骨神经痛。

16. 蠲痛汤：熟地黄、鸡血藤各 15~30g，川续断、川独活、威灵仙、鹿衔草、全当归、川牛膝、生甘草各 10~15g，金狗脊 10~30g，炒白芍 15~60g。水煎服，每日 1 剂，日服 2 次。适于肝肾亏虚，风湿痹阻之腰椎间盘突出症。

17. 四虫蠲痹汤：全蝎 3~6g，蜈蚣 2 条，地鳖虫 6g，地龙、天麻、当归、柴胡、牛膝各10g，薏苡仁45~60g，葛根30g，鹿衔草、熟地黄各15g，白芍18g。水煎服，每日1剂，早、晚各服1次。治疗腰椎间盘突出症、坐骨神经痛。

18. 通脉活血汤：黄芪、丹参、鹿角片（另包）各18g，当归、泽兰叶、赤芍、杜仲各9g，金毛狗脊12g，地龙、苏木各9g。方中鹿角片另包，先煎30min，再与诸药同煎，沸后文火煎50min，每日1剂药，水煎2次。分2次服用，每服150mL左右，饭后2小时温服。治疗腰椎间盘突出症、退行性腰椎管狭窄症等，属肾精匮乏，痹阻督脉者。

【外治验方】

1. 针灸疗法：①选华佗夹脊穴，椎体棘突下凹陷旁开的腰夹脊穴、肾俞、环跳、委中、阳陵泉、承山、昆仑，腰及臀部穴位取双侧，下肢穴位取患侧。操作方法：嘱患者俯卧位，穴位局部用酒精常规消毒后，选择30号2~3寸的毫针，除夹脊穴呈75度角向脊柱方向斜刺，其余穴位均直刺，快速刺入皮肤后行平补平泻手法，针刺局部出现酸、麻、重、胀等得气感或沿坐骨神经走向触电样放射感后，将毫针稍退许留针，在腰部华佗夹脊穴、肾俞、委中穴上用长约2cm的药艾条插于针尾，点燃施灸，药艾条与皮肤之间垫一纸片，防止灼伤。每日治疗1次，每次30min，10次为1个疗程，休息2天后进行第二个疗程，2个疗程后观察疗效。②先取椎间盘突出部位相应椎间的夹脊穴双侧取穴，然后用腰椎牵引器牵引，在此牵引状态下用4寸毫针针刺，进针2~3寸，得气后针感向患侧下肢放射，同时分别用4寸、1.5寸毫针快速刺秩边、委中穴，强刺激快速得气，接上电针留针30min，同时减少牵引力，针刺完毕，立即解除腰椎牵引，每天1次，7天1个疗程。③取病变椎体及邻近椎体两侧的夹脊穴，深刺达椎板，以有针感向臀部放射为佳，通G6805电针仪，频率15Hz，强度以患者耐受为度，通电20min，留针30min，每天1次，7天1个疗程。④选取患侧华佗夹脊穴、肾俞、大肠俞、白环俞、环跳、承山、阳陵泉、阿是穴温针加五点支撑治疗，留针30min，每天1次，7天1个疗程。⑤予肾俞、命门、腰阳关、委中加用艾条温针灸，以患者自觉有温热感沿针体传入穴位深层为度，留针30min，每天1次，7天1个疗程。⑥取腰椎间盘突出相应部位的膀胱经穴大肠俞、关元俞、环跳为主穴，太阳型配承扶、委中、承山，少阳型配风市、阳陵泉、悬钟，混合型配委阳、外丘、阿是穴。针后用提插手法，留针30min，每天1次，7天1个疗程。

2. 推拿疗法：手法：滚、揉、点、按、拿、弹拨、拔伸、腰椎斜扳、推、擦法等。取穴：阿是、大肠俞、关元俞、环跳、承扶、殷门、委中、承山、阳陵泉、悬钟、昆仑等。操作：第一步，患者取俯卧位。医者先用滚、揉等放松手法于腰及患侧下肢往返施术3~5min，以腰部为主。第二步，点按以上穴位“得气”为宜，弹拨压痛点及环跳等穴 3~5 次，用力先轻渐重，耐受为宜，拿捏患下肢 3~5 遍。第三步，做腰椎斜扳法，先扳患侧，后健侧，左右各扳 1 次。第四步，推腰骶及下肢部 3~5 遍，擦腰骶部、腰部膀胱经，透热为度。第五步，若腰腿痛甚，应先拔伸后推拿。第六步，腰腿痛基本消失、腘绳肌紧张者，可配合作强制性直腿抬高动作 3~5 遍，幅度由小渐大。

3. 穴位埋线法：主穴取患椎双侧夹脊穴，配穴阿是穴主要取痛点。根据被压迫神经走行路线的不同，压痛点也不同，一般在患侧气海俞，大肠俞，患椎下一节夹脊穴，秩边，环中，阳陵泉穴等。操作：患者俯卧位，选好穴位，主穴每次必取，配穴选压痛最明显的 1~3 穴，用磁髭针按压做记号，碘伏、酒精常规消毒，将浸泡好的肠线装入穿刺针头内，迅速刺入穴位皮下，再将针缓慢刺入适当深度，提插得气后，边提针边推针芯，将线留于穴位深部。针眼用酒精棉球胶布固定 2 天，3 次为 1 个疗程，每次疗程间隔 7~10 天埋线 1 次。

【中成药验方】

1. 同仁大活络丸：主要成分为蕲蛇（酒制）、草乌（炙）、豹骨（制）、人工牛黄、乌梢蛇（酒制）、天麻、熟大黄、人工麝香、血竭、熟地黄、天南星（制）、水牛角浓缩粉等 50 味。功效：祛风，舒筋，活络，除湿。用法用量：温黄酒或温开水送服，一次 1~2 丸，一日 2 次。

2. 小活络丹：主要成分为天南星、制川乌、制草乌、地龙、乳香（制）、没药（制）。功效：祛风除湿，化痰通络，活血止痛。用法用量：研细末，加炼蜜制成大蜜丸，每丸重 3g，每次 1 丸，每日 2 次，空腹时用陈酒或温开水送服；亦可作汤剂，用量按原方比例酌减。川乌、草乌先煎 30min。

3. 腰痛宁胶囊：主要成分为马钱子粉、土鳖虫、麻黄、乳香、没药、川牛膝、全蝎、僵蚕、苍术、甘草。功效：消肿止痛，疏散寒邪，温经通络。用法用量：黄酒兑少量温开水送服。一次 4~6 粒，一日 1 次。睡前半小时服或遵医嘱。

第十节　急性腰扭伤

急性腰扭伤指肌肉不协调收缩导致腰椎椎间小关节、腰骶关节周围的肌肉、筋膜、韧带急性撕裂或错缝，表现为腰部疼痛、活动受限为主要特征的一组疾病。多由突然遭受间接外力或体位不正而导致，是引起腰腿痛的常见疾病，易发于下腰部，以青壮年和体力劳动者多见。急性腰扭伤早期如能得到及时、正确的治疗，可以治愈；如失治、误治，可使腰痛迁延，转成慢性腰痛，长期存在或反复发作可能会并发腰椎间盘突出症。

中医亦称本病为急性腰扭伤（《中华人民共和国中医药行业标准·中医病证诊断疗效标准》），《中华人民共和国国家标准·中医临床诊疗术语·疾病部分》将本病称为腰痹。古代文献中将本病归属于腰痛、痹证范畴，俗称闪腰、岔气；隋·巢元方《诸病源候论·卷五》认为腰痛有外伤及其他四种原因。

【诊断要点】

1. 病史：腰部外伤、体位不正史。

2. 症状：腰部疼痛剧烈，呼吸、咳嗽、转动体位都可诱发腰痛或使疼痛加重；腰痛常向一侧或两侧的臀部及下肢放射，腰部各方向活动均受限。

3. 体征：腰部扭伤部位可有明显固定性压痛，腰部僵硬，肌肉痉挛，脊柱腰段生理曲度消失。

（1）腰肌及筋膜损伤时，腰部各方向活动均受限制，在棘突旁骶棘肌处、腰椎横突或髂嵴后部有压痛；损伤肌肉部位较深时，也可有压痛，但压痛点不明显。

（2）棘上、棘间韧带损伤时，在脊柱屈曲受牵拉时疼痛加剧，压痛多在棘突或棘突间。

（3）髂腰韧带损伤时，其压痛点在髂嵴部与第 5 腰椎间三角区，屈曲旋转脊柱时疼痛加剧。

（4）椎间小关节损伤时，腰部被动旋转活动受限并使疼痛加剧，脊柱可有侧弯，有的棘突可偏歪，棘突两侧较深处有压痛。

（5）椎间小关节、腰骶关节、骶髂关节错缝或滑膜嵌顿时，腰部压痛点不明显，腰部在活动到某一角度时，疼痛明显加重。

4. 实验室检查：X 片检查主要显示腰椎生理前凸消失和肌性侧弯，不伴有其他改变，可排除其他腰部损伤。

5. 诊断性治疗：在腰部疼痛或压痛部位行利多卡因封闭试验，疼痛在注射后迅速缓解或消失，如为腰椎间盘突出症或骨骼病变，在注射后疼痛和扩散痛一般无变化。

【内治验方】

1. 血府逐瘀汤加减：当归、生地黄各 9g，桃仁 12g，红花、甘草、柴胡各 3g，枳壳、赤芍各 6g，桔梗、川芎各 4.5g，牛膝 10g。水煎服。用于急性腰扭伤，疼痛难忍，属气滞血瘀者。

2. 芍药甘草汤加减：芍药、延胡索、木瓜、桑寄生各 10g，木香 6g，杜仲、续断、甘草各 15g。水煎服。用于急性腰扭伤后，筋脉拘急，疼痛，血瘀气滞者。

3. 大黄逐瘀汤：大黄 30g，槟榔 15g，生姜 10g。水煎服，每日 1 剂，日服 2 次。治疗急性腰扭伤。年迈体虚，瘀血较重者，可加丹参 20g。

4. 归芍伤筋汤加减：甘草 6g，延胡索、川芎、续断、莪术、三棱各 10g，当归、川牛膝各 15g，徐长卿 4g，大血藤、威灵仙各 20g，白芍 30g。水煎服。用于腰扭伤属气滞血瘀证。

5. 复方泽兰汤加减：泽兰、当归尾、赤芍、丹皮、牛膝、川断、乌药、延胡索、桃仁各 9g，红花 4.5g，乳香、没药各 10g，甘草 6g。水煎服。用于腰扭伤瘀肿疼痛者。

6. 插骨散加减：炒白术、白芍、川芎、肉桂、木香、制乳香、牛膝、甘草、桑寄生各 15g，延胡索、续断各 10g。水煎服。用于气滞血瘀，肝肾阴虚者。

7. 复方骨碎补煎加减：骨碎补 30g，制乳香、制没药、桃仁、延胡索、乌药各 10g，红花 6g，土鳖虫 3g，甘草 5g。水煎服。用于腰扭伤，气滞血瘀，络脉受阻，疼痛难忍，动则加重者。

8. 补肾壮骨汤：杜仲、枸杞子、骨碎补、芡实、酒续断、补骨脂各 9g，煅狗骨 15g，狗脊 9g。水煎服，每日 1 剂，日服 2 次。适于腰部伤筋，肾气虚弱者。

9. 麻芥汤加减：麻黄、木香各 10g，荆芥、五灵脂各 12g。共研细末，每次服 6g，葱白、藕煎水送服，每日 3 次，轻者 1 剂即愈。用于腰扭伤后外感风寒，气滞血瘀，稍恶寒、流涕者。

10. 桃仁杜仲汤加减：红花 3g，桃仁、羌活、赤芍、杜仲、续断、木瓜、补骨脂各 10g，小茴香 9g，甘草 6g。水煎服。用于腰部扭伤，伤及肾气者。

11. 解痉汤加减：钩藤根、炙甘草、伸筋草、当归尾各 15g，续断、香附、乳香、没药各 10g，延胡索 12g，麻黄 6g，丹参、白芍、熟地黄各 20g，红花 3g。水煎服。用于气血阻滞，腰络不通者。

12. 通络单方：全虫 24g，研成细末，每服 6g，1 日 2 次，黄酒送下，能迅速止痛疗伤。适用于所有急性腰扭伤并没有虫类药物过敏者。

13. 益气活血汤：韭菜 60g，黄酒 60mL，韭菜捣碎搅汁，加入黄酒同服用。用于急性腰扭伤伴小便频数、遗尿者。

14. 腰扭伤汤加减：血竭、三七、水蛭、红花各 3g，土鳖虫、狗脊、当归、乳香、补骨脂、大黄各 10g，苏木 5g，杜仲、菟丝子各 20g，乌梢蛇、川续断、淫羊藿、威灵仙、肉苁蓉各 15g，甘草 6g。水煎服。用于腰部损伤，伤及肾气者。

15. 牵牛子单方：生牵牛子、炒牵牛子各 4.5g，兑在一起粉碎，分为 2 份，晚睡前及早饭前温水冲服 1 份。偶有腹泻，无须处理，药停即止，一般服 2 次即愈。用于腰部扭伤伴大便不通者。

16. 活血汤：红花 10g，鸡蛋 2 个，将鸡蛋打到碗内与红花搅拌均匀，上锅用油炒熟，不加盐，一次服用，可连用 2~3 次。用于腰扭伤局部血肿较严重者。

17. 益肾舒筋汤加减：黄柏、知母、杜仲、伸筋藤、络石藤、乌梢蛇、龟板、生地黄、丹皮、牛膝各 15g，陈皮、茯苓、续断各 10g，薏苡仁 40g。水煎服。用于急性腰扭伤，筋脉阻滞，肾气虚损，骨骼气血濡养不足者。

18. 潘洪奇经验方：车前子 30g，麻黄、荆芥、枳壳、甘草各 10g。若闪腰重的话，可以去枳壳加杜仲 15g，炒土鳖虫 10g。适量水煎，煎好后加入 4 两黄酒搅匀喝下，每日 2 剂，间隔 4h。治疗急性腰扭伤。

19. 羌活桃仁汤：红花、杜仲、牛膝各 12g，元胡、当归、肉桂、茴香、乳香、羌活各 10g，苍术、骨碎补各 15g。水煎服，每日 1 剂，日服 2 次。治疗急性腰扭伤。

20. 张可堂经验方：桃仁、红花各 12g，泽兰、木瓜、延胡索各 15g，续断、川芎、川牛膝、甘草、木香、小茴香各 10g。水煎服，每日 1 剂。用黄酒送服，一般用 3~5 天。治疗急性腰扭伤。

21. 陈玄穿牵汤加味：陈皮 15g，丹参、玄胡、穿山甲各 30g，牵牛子、三七各 6g，白芍、赤芍各 24g，甘草、土鳖虫各 12g。水煎服，每日 1 剂，日服 2 次。治疗急性腰扭伤。

22. 黄连解毒汤加减：黄连 6g，黄芩、生大黄各 10g，炒栀子、炒黄柏、苍术、桂枝、川牛膝各 12g，薏苡仁、白芍各 30g，甘草 3g。水煎服，每日 1 剂，日服 2 次。治疗急性腰扭伤。

【外治验方】

1. 中药外治疗法：①自配熏蒸方。药用：红花、川芎、乳香、没药、艾叶、桂枝、海桐皮、杜仲、骨碎补、续断、元胡各 10g，鸡血藤、伸筋草、透骨草各 15g，牛膝 20g。煎成药液放置在中药熏蒸机中，将蒸汽喷头对准腰部或腰臀部，距离皮肤 20~40 cm，喷熏 30 min 为 1 次，每天可熏蒸 2 次。然后予中药醋膏（醋膏药物组成为生半夏、生南星、马钱子、三七、生川乌、羌活、独活、透骨草、伸筋草、红花、制乳香、制没药、川芎、当归尾、牛膝、苏木、血竭等加工成细粉，醋浸泡。）外敷，每晚 1 次。持续 5 天 1 个疗程。②藏红花、当归、制乳香、制没药、元胡、大黄、川芎、黄柏、三七、苏木、血竭、杜仲等各等分，共研成细末，过 100 目筛，然后用 60 度上等白酒调匀（以微湿为度），装瓶，放置 7 天备用。使用时取药粉 15~20g，配以 1~3g 冰片研末调匀，均匀敷在长 16cm、厚 5cm、宽 15cm 的棉花上，再盖上一层微薄的棉花，然后将菜油均匀地浸在药上，敷于患处，四周用长 17cm、宽 6cm 的胶布固定，再用腰带或腹带固定腰部，如果外敷药干了，用白酒外浸于棉花上，浸湿为度。隔天换药 1 次。7 次为 1 个疗程。

2. 针灸疗法：①针具选用 30 号 1.5 寸的一次性不锈钢毫针、医用 75%酒精棉球、止血钳。根据患者病情取站位或坐位，嘱患者左手或右手屈肘。根据五版《腧穴学》曲池穴定位：肘横纹外侧端，屈肘，当尺泽与肱骨外上髁连线中点，以75%酒精棉球行局部皮肤常规消毒。选30号1.5寸毫针，直刺20~30 mm，行捻转提插强刺激，频率：120~150次/min，使曲池穴局部产生强烈酸重胀麻感，如针感向手部或肩部传导者更佳。持续行针1min后令患者起立，做前俯后仰，左右转腰，下蹲，行走等运动（活动范围以正常腰椎活动度为标准），幅度以患者能耐受为度，不宜过大，速度不宜过快。5 min行针1次，留针20 min，行针间隔继续腰部活动。每天治疗1次，3天为1个疗程，治疗2个疗程。②针刺后溪、手三里配合运动疗法治疗。针刺手三里（位于手前臂背面桡侧，当阳溪与曲池连线上，肘下2寸），取背靠坐位，患者两手平放在椅子上，施针者于手三里处常规消毒，用右手持30号2寸针刺入手三里穴（双侧）以患者感觉有酸胀麻痛、蚁行感为宜。针刺后溪穴时嘱患者双手微握拳，取两根30号2寸不锈钢毫针，采用指切进针法将针刺入，针尖透向合谷穴方向，左右各1针，先施以小幅度捻转得气后，再大幅度捻转，施以强刺激手法，留针30min，每5min行针1次。嘱患者自行直立，两手放松，留针期间注意活动腰部，可进行小强度运动，如下蹲、起立、行走、前俯后仰和左右旋转等，逐渐加大运动幅度，直至轻微出汗。每天治疗1次，3次为1个疗程。

【中成药验方】

1. 腰痛宁胶囊：主要成分为马钱子粉、土鳖虫、麻黄、乳香、没药、川牛膝、全蝎、僵蚕、苍术、甘草。功效：消肿止痛，疏散寒邪，温经通络。用法用量：黄酒兑少量温开水送服。一次4~6粒，一日1次。睡前半小时服或遵医嘱。

2. 舒筋活血片：主要成分为红花、香附、狗脊、香加皮、络石藤、伸筋草、泽兰叶、槲寄生、鸡血藤、自然铜。功效：舒筋活络，活血散瘀。口服，每次5片，日3次。

3. 腰息痛胶囊：白芷、草乌、独活、续断、牛膝、三七、防风、威灵仙、秦艽、川加皮、防已、海风藤、杜仲、土萆薢、何首乌、桑寄生、当归、骨碎补、红花、千年健、赤芍、桂枝、扑热息痛。功效：舒筋活络，祛瘀止痛，活血祛风。口服，一次2粒，一日3次，饭后服。

第十一节　股骨头缺血性坏死

股骨头缺血性坏死指各种原因造成股骨头血运障碍，导致髋关节疼痛、活动受限，晚期出现股骨头塌陷、髋关节功能障碍甚至残废，中医称之为“骨蚀”。治疗困难，效果差，故早期诊断、早期治疗至关重要。

【诊断要点】

1. 有髋部外伤史或长期服用激素、过量饮酒史。

2. 髋部疼痛，以内收肌起点处为主，疼痛可呈持续性或间歇性，可向下放射至膝关节。

3. 行走困难，呈跛行，进行性加重。

4. 髋关节功能障碍，以内旋外展受限为主，被动活动髋关节可有周围组织痛性痉挛。

5. X 摄片可见股骨头密度改变及中后期的股骨头塌陷。

6. 疑诊时，可选用 CT、MRI、同位素扫描、动脉造影、骨血液动力学检查及骨活检等特殊检查，以提高诊断阳性率，早期诊断。

X 片的病理分期：①I 期：髋部无症状，X 线片示股骨头轻微密度增高或点状密度增高；②Ⅱ期：髋部无症状，X 线片示股骨头密度明显增高（全部或一部分），无塌陷；③Ⅲ期：症状轻微，X 线片示股骨头负重区有软骨下骨折或新月征；④Ⅳ期：髋部疼痛，呈阵发性或持续性，跛行及功能受限，X 线片示股骨头扁平或死骨区塌陷；⑤Ⅴ期：髋部疼痛明显，X 线片示坏死骨破裂，髋关节间隙狭窄，骨密度进一步增高；⑥Ⅵ期：髋部疼痛严重（有的疼痛较Ⅴ期轻），X 线片示股骨头肥大变形、半脱位，髋臼不光滑，甚或硬化增生。

【内治验方】

1. 骨蚀重活片：当归、丹参、浙贝母、陈皮、五加皮、鹿角胶、淫羊藿各 10g，血竭 3g，续断、伸筋草、枸杞子、鸡血藤、骨碎补各 15g，黄芪 20g，苏木、姜黄、穿山甲珠、甘草各 6g。水煎服，日 1 剂，早晚分服。用于股骨头缺血性坏死，症见髋部疼痛，活动受限，肌肉萎缩，跛行。

2. 通络补肾汤加减：红花 3g，骨碎补、巴戟天、牛膝各 15g，丹参、桃仁、川芎、当归、白芍、续断各 10g，甘草 6g。水煎服，日 1 剂，早晚分服。适于肝肾不足、瘀血湿热内蕴，虚中夹实证。

3. 活血通络方加减：当归、丹参、僵蚕、川芎、续断、山茱萸、生地黄各 10g，全蝎 3g，蜈蚣 1 条，山药、薏苡仁各 20g，三七 3g，鸡血藤、杜仲、牛膝、骨碎补、茯苓各 15g，甘草 6g。水煎服。治疗股骨头缺血性坏死。

4. 桃红四物汤加减：桃仁 15g，红花、当归、全蝎、三棱、莪术各 10g，蜈蚣 1 条，水蛭 5g，枳壳 20g，赤芍 12g，甘草 6g。水煎服。适于股骨头缺血性坏死属血虚兼血瘀证。

5. 补肾复活汤加减：淫羊藿 20g，骨碎补、丹参、枸杞、当归、土鳖虫、川芎、牛膝各10g，北黄芪30g，煅狗骨、续断各15g，三七3g，甘草6g。水煎服。适于肝肾亏虚证，症见目干、口干，腰膝酸软，耳鸣耳聋，视物模糊等症。

6. 健脾益气汤加减：生黄芪30g，当归、茯苓、赤芍、桃仁、升麻、柴胡、牛膝各10g，鸡血藤20g，延胡索、丹参、白术各15g，红花3g，甘草6g。水煎服。用于股骨头缺血性坏死，症见四肢乏力，纳差，嗜睡，身重，髋关节疼痛，外展受限等。

7. 活血通痹汤加减：连翘、当归、生地黄、制穿山甲、追地风、金银花、蒲公英、川芎、地龙各10g，西红花3g，川牛膝、党参、骨碎补、续断各15g，甘草6g。水煎服。适用于血瘀兼血寒证。

8. 逐瘀生骨汤加减：石菖蒲10g，血竭、土鳖虫各1.5g，骨碎补、黄芪、首乌各12g，甘草6g。水煎服。适于各种骨缺血性坏死、骨折、骨不连及骨折延迟愈合等。

9. 固附汤加减：炙附子、生姜、桂枝、白术、松节各10g，茯苓、杜仲、海风藤、补骨脂各15g，党参20g，炙甘草、砂仁各6g。水煎服。适于股骨头缺血性坏死属阳虚寒凝者，症见下肢乏力，手足逆冷，面色苍白，肢体倦怠，髋部疼痛。

10. 加味阳和汤：熟地黄500g，鹿角胶250g，肉桂、白芥子各80g，炮姜、麻黄、甘草各60g，黄芪1000g，白芍、木瓜、当归、地龙各100g。水煎服。适于股骨头缺血性坏死属阴寒证者。

11. 骨康饮加减：杜仲、骨碎补各15g，生山楂20g，广三七、丹参、川断、川芎、当归、刘寄奴各10g，肉桂3g，生姜、甘草各6g。水煎服。适用于股骨头缺血性坏死属肝肾不足、经络瘀阻者。

12. 骨康灵加味汤：熟地黄、枸杞各15g，制龟板、杜仲、独活、桂枝、补骨脂、菟丝子、延胡索、郁金、当归各10g，三七3g，甘草6g。水煎服。治疗股骨头缺血性坏死。

13. 骨蚀宁Ⅰ号：地龙、水蛭、当归、玄参、姜黄各30g，蜈蚣、川芎、全虫、炮穿山甲各20g，土鳖虫25g，肉桂10g，冰片、甘草各6g。水煎服。治疗股骨头缺血性坏死，症见髋关节疼痛，刺痛为主，夜间甚，瘀血阻滞脉络甚者。

14. 骨蚀宁Ⅱ号：炮穿山甲20g，当归100g，地龙、龟板、鹿茸、仙灵脾、三七、土鳖虫各30g，川芎、肉桂各10g，冰片、甘草各6g。水煎服。适于股骨头缺血性坏死，髋关节疼痛属寒证者。

15. 健骨方加减：泽泻、枸杞子、薏苡仁、茯苓各15g，黄芪、山楂各20g，白术、丹参各10g，何首乌、甘草各6g。水煎服。适于股骨颈坏死属肝肾阴虚证者。

16. 桃仁通痹丸：桃仁、赤芍、当归、川芎、枳壳、穿山龙各10g，鸡血藤、生地黄、续断各15g，甘草6g，血竭、红花各3g。水煎服。适于寒湿阻络、肝肾两虚证，同时亦可用于风湿性关节炎、类风湿性关节炎等。

17. 玉骨散加减：鹿角胶5g，龟板15g，牛膝、菟丝子各9g，没药、乳香、全蝎、甘草各6g，土鳖虫、三七各10g。水煎服。适于股骨头缺血性坏死属血瘀气滞证。

18. 活血通脉汤加减：细辛3g，桂枝、桃仁 、牛膝、当归、红花各10g，甘草6g，丹参15g，乳香、没药、地鳖虫、川芎各9g。水煎服。适于股骨头缺血性坏死属气滞血瘀，脉络瘀滞证。

19. 补血生骨汤加减：甘草6g，黄芪50g，党参、白术各15g，防己、杜仲、龟板、血竭、地龙各9g，鸡血藤、阿胶、山药、补骨脂、川续断、枸杞子各10g。水煎服。适于气血两虚，瘀血阻络证。

20. 补骨丸加减：威灵仙、鸡血藤、杜仲各15g，当归、制乳香、没药、肉苁蓉、巴戟天、补骨脂、制骨碎补各10g，三七、鹿茸各3g，降香、甘草各6g。水煎服。用于股骨头坏死之骨气衰弱者。亦适用于小儿骨气衰弱，囟门迟闭。

21. 活血养骨汤：独活、狗脊各15g，当归、延胡索、陈皮、郁金、白芷、肉桂、骨碎补、川续断、透骨草各10g，怀牛膝6g。每日1剂，水煎服，每日早、晚各服1次。亦可共研为细末，炼蜜为丸，每丸重10g，每服1丸，日服3次。可再加乳香、没药各1g，共研细末，每取本散适量，用白酒调匀外敷痛处。用于气滞血瘀，复感风寒湿邪，致使血液供应受阻，失却濡养所致本病。

【外治验方】

1. 中药外敷法：①透骨草、伸筋草、丹参各20g，桂枝、花椒、艾叶、桑枝、路路通、制川乌各10g，牛膝15g。水煎液腹股沟处热敷，日2次，每次40min。30天为1个疗程，治疗2个疗程。②复生散：自然铜、海龙、海马、丹参、淫羊藿、莪术、川芎、红花、苏木、鸡血藤、血竭、姜黄、石菖蒲各50g。制作：上药配伍后共研细末备用，将上药60g温开水调成糊状。用法：将药均匀涂于患侧髋关节周围，不吸水的外敷料固定，每日早晚1次可连续使用2次，7天为1个疗程。③壮骨通瘀膏：鹿角胶、荜茇、红花、穿山甲、 冰片、乳香、没药、大黄、自然铜、雄黄、透骨草、制马钱子、细辛、洋金花。研成面，蜜调成膏状局部外敷，4~5天更换1次，6~8个月。④湿敷方：地鳖虫、丹参、寻骨风、仙灵脾、补骨脂，一帖共500g。以上各药打碎一帖，装入一相应大小布袋中，加醋3000mL，浸泡后，放入微波炉内中火加热2min，或将药煮沸，用药袋敷在患处，每日1次，每次40min，每剂药用5天，20天1个疗程，观察3个疗程。用药期间忌鱼、酒、醋。皮肤过敏、过敏体质、孕妇、糖尿病患者禁用；高血压、肿瘤患者、心脏病患者慎用。

2. 针灸疗法：①取穴：大椎、肾俞、环跳、环中、冲门、气冲、急脉、阳陵泉、三阴交。操作方法：交替针刺治疗。用补法得气后，留针30min。每日或隔日治疗1次，7次为1个疗程。②选穴：主穴取阿是穴、秩边、环跳、承扶、阴廉、阴谷。气虚明显取足三里；肾虚明显取肾俞；瘀血明显取血海；痰湿明显取丰隆。刺法：选用不锈钢26或27号针，在选定穴上先用碘酒棉球消毒后，再用75%酒精棉球脱碘。右手持针，左手固定穴位，将针自针身向针尖逐渐烧红，对准穴位，迅速刺入，稍停，随即退出，并用消毒棉球按揉针孔。根据治疗穴位皮肤软组织深浅及病变疼痛深浅，选择深刺或浅刺，也可以叩刺，或者行补泻手法，或者留针30min，隔日治疗1次，10次为1个疗程。

3. 运动疗法：先让患者放松，缓解其恐惧心理。医者用滚法放松臀部（主要放松梨状肌和髂胫束、臀中肌等），滚揉5min左右，然后按揉股骨粗隆周围的痛点各20次。随后医者一手托患肢大腿，另一手握住踝关节缓缓向上作外展运动，来回20次，接着前后摆动20次。活动的范围以患者能够忍受为度。每日或隔日治疗1次，7次为1个疗程。

【中成药验方】

1. 健骨生丸：主要成分为三七、当归、地龙、冬虫夏草、西红花、珍珠、冰片。功效：活血化瘀，通经活络，养血生骨。用于瘀血阻络，筋骨失养所引起的股骨头坏死等症。口服，一次4.5g~9g，一日3次，或遵医嘱饭前1h温开水送服。

2. 骨康胶囊：主要成分为芭蕉根、酢浆草、续断、补骨脂、三七。功效滋补肝肾，强筋壮骨，通络止痛。口服，一次3~4粒，一日3次。

3. 通络生骨胶囊：主要成分为木豆叶。功效：活血健骨，化瘀止痛。口服，一次4粒，一日3次。

4. 仙灵骨葆胶囊：主要成分为淫羊藿、续断、丹参、知母、补骨脂、生地黄。功效：滋补肝肾，活血通络，强筋壮骨。口服，一次3粒，一日2次。

第十五章　口腔科疾病

第一节　龋病

龋病是在以细菌为主的多种因素影响下，牙齿硬组织在色、形、质等各方面均发生变化的一种慢性、进行性、破坏性疾病。龋病是人类广泛流行的一种口腔常见病和多发病，其发病率在40%~65%之间。龋病不仅破坏牙体外形，破坏咀嚼器官的完整性，影响消化功能，使机体健康素质下降，如未得到有效治疗，还会向深部发展引起牙髓病、根尖周病和颌骨骨髓炎，甚至成为全身疾病的病灶，影响人体健康，造成不良后果。因此在20世纪末，世界卫生组织将龋病排列在肿瘤和心血管疾病之后，视为第三类重点防治的常见、多发疾病。本病相当于中医的“虫牙”“蛀齿”。

【诊断要点】

1. 临床特征：龋病的临床表现为牙齿硬组织在色、形、质各方面都发生改变，即牙冠颜色改变，龋洞形成，探针可探查到龋洞，并且龋洞内质地松软。

2. 检查：中龋和深龋时温度测试阳性；X线检查有明显透射影象。

【内治验方】

1. 清胃散加减：芦根、生石膏各20g，知母、黄芩、栀子、连翘各10g，升麻3g，生地黄、赤芍、银花各15g，怀牛膝6g。水煎服。适用于龋齿疼痛属胃火炽盛者。

2. 玉女煎加减：麦冬15g，玄参、生地、知母、地骨皮、丹皮各10g，黄柏、石斛各5g。水煎服。适用于肾阴不足，胃火上炎之龋病牙痛。

3. 竹叶石膏汤加减：生石膏20g，竹叶、连翘、鲜芦根各15g，金银花30g，生山栀、赤芍、黄芩各10g。水煎服，日1剂，早晚分服。治疗龋齿疼痛，热盛伤津者。牙痛甚者加白芷、露蜂房，胃有积滞者加山楂、焦六曲，便秘者加生大黄、芒硝。

4. 六味地黄丸加减：熟地黄24g，山萸肉、牛膝、补骨脂各12g，干山药20g，丹皮、黄柏、赤芍各10g，茯苓15g。兼胃火者加石膏、知母、麦冬。水煎服。用于龋齿疼痛。

5. 细辛碎补汤：细辛、升麻各 3g，骨碎补、连翘、牙皂各 9g，白蒺藜 12g，荆芥、牛蒡子各 6g，薄荷 4.5g。水煎服。用于龋齿痛及冠周炎、牙周炎、牙髓炎等引起的牙痛，对实热或虚火牙痛均有清散之功。

6. 银翘散加减：薄荷、连翘、山栀、羌活、桔梗、升麻、芍药、牛蒡子、红花各 10g，玄参、川芎各 6g，防风 5g，柴胡 8g，当归、茯苓各 15g。水煎服。适用于龋齿气分热盛致牙龈肿痛，伴有咽喉疼痛者。

7. 牙疼速效汤：生地、石膏各 30g，丹皮、青皮各 12g，荆芥、防风各 9g。水煎服。治疗龋齿疼痛，牙龈肿痛，牙龈出血等。牙龈出血属阴虚火浮，虚火扰动阴血，加旱莲草、仙鹤草各 12g，金银花 18g；牙龈肿痛化脓属血分热，加蒲公英 30g，连翘 12g。

8. 五味消毒饮加减：金银花 20g，蒲公英、紫花地丁、紫背天葵子、野菊花各 15g。水煎服。适用于火毒内结之龋病，伴有疖肿，舌红苔黄腻。

9. 经验方：代赭石（轧细先煎）、怀牛膝、生地黄各 30g，槟榔、香附各 10g，白芷 3g，甘草 5g。将上药水煎 2 次，每剂分早、中、晚 3 次服完，宜温服。适用于胃火上逆，胃失和降导致的龋病，伴有呃逆、腹胀等不适。

10. 定痛散：生地黄 12g，当归、白芷、连翘、苦参、黄连、乌梅各 10g，桔梗、细辛、甘草各 6g，川花椒 5g。水煎服。治疗龋齿疼痛。

11. 清胃散加减：石膏 30g（先煎），丹皮 10g，生地黄 15g，升麻、当归、荜茇各 9g，细辛、黄连各 3g，露蜂房 6g。每日 1 剂，煎服 2 次。若齿龈肿胀或有出血，疼痛较甚，口干且臭，苔腻、舌偏红，脉细数，加海桐皮、银花、黄芩各 9g，牙皂 6g，苍术 15g；体弱或年老，龋洞日久，进展缓慢，伴有腰酸乏力，头晕耳鸣等，加骨碎补 9g，怀牛膝 12g，白蒺藜 12g。

12. 牙痛方：生石膏 30g，白芷、细辛各 9g，甘草 3g，骨碎补 18g（炒），川花椒 6g（炒），升麻、制川乌、淡竹叶各 10g。水煎服。用于胃热阴虚，肾经虚寒，风火，龋齿等牙痛。

13. 左归丸加减：熟地黄、山药各 20g，川牛膝 6g，枸杞子、山萸肉、菟丝子、鹿角胶、龟板胶各 10g，海桐皮、露蜂房各 5g。水煎服。适用于龋齿痛属肝肾精亏之证。若夹湿者去龟胶，加车前子、泽泻。

14. 消瘀清热汤：生地 15~30g，牡丹皮、赤芍各 15g，红花 6g，黄芩 10~15g，甘草 5g，白芷、荆芥、防风、牛蒡子各 10g，薄荷 6g。水煎服，轻者日服 1 剂，重者日服 1 剂半，严重者日服 2 剂。功能：清热解毒，活血散瘀。主治龋齿牙痛，牙龈肿痛。

15. 大柴胡汤加减：柴胡、姜半夏、干姜、赤芍、茯苓各 20g，生大黄 5g，黄芩、红枣、枳实、桃仁、桂枝、牡丹皮各 10g，石斛 30g。煎服，每日 1 剂，忌生冷。治疗龋齿疼痛，适于肝郁脾虚，肠热腑实之证，伴有情志不畅，胁肋疼痛，大便干结之症。

16. 加味育阴煎：生地黄、玄参各 15g，石膏 30g，麦冬、知母、白芷各 9g，牛膝 6g，薄荷 3g（后下）。水煎服。功能滋肾清胃，清热止痛，主治肾虚、胃火所致牙痛。

17. 香辛含漱汤：独活、当归、川芎、荜茇、黄芩各 10g，细辛 5g，丁香 3g，甘草 3g。水煎汁，待温含漱后再吞服。每次 2~3 口，每日 4~6 次。功能解毒祛风，通络止痛。主治龋齿痛。若兼表证，偏风寒者加荆芥、防风各 10g；偏风热者加薄荷、银花各 10g；阳明实热加大黄、玄明粉各 10g；阴虚火升加生地、黄柏各 10g；疼痛剧烈加白芷 10g，川椒 3g。

【外治验方】

1. 药物填塞法：①西瓜霜喷剂：具有清热解毒，消肿止痛之功效，使用时将西瓜霜喷剂填满龋洞，用消毒棉花覆盖，上下牙咬合，局部有清凉之感。有迅速止痛、泻火解毒之效。每日 2 次。②樟脑霜：樟脑、艾绒。取小茶盅一只，杯口用纸封固，用针在纸上密刺小洞，把樟脑铺在纸面上约 3mm 厚，再把艾绒覆盖在樟脑上面，点火燃艾绒，待樟脑全部溶解，揭去纸及艾绒灰，在茶盅内壁上有一层白色的霜，取霜涂于牙痛处即可。功能杀虫止痛，主治火牙、虫蛀所致的牙痛症。③牙痛散：马蜂窝 10g，白芷、花椒、良姜、丁香、吴茱萸各 2g，黄连、细辛、冰片各 1g。将马蜂窝放在 95%酒精中浸泡后取出成灰；白芷、花椒、良姜、丁香、吴茱萸、黄连、细辛放炉火旁烤干后，去掉杂质并研细粉，过 120 目筛，取冰片用乳钵研细粉，与上药混合均匀。早晚 2 次蘸药粉于痛处。④白胡椒末 1g，青盐 0.5g，棉花包塞龋洞内。⑤云南白药：有化瘀止血、活血止痛、解毒消肿之功能，使用时先用温淡盐水漱口，以清洁口腔，然后将云南白药适量放入龋齿内即可，或用云南白药适量加 1~2 滴温开水调糊，用牙签涂抹于龋齿、龋洞、牙周和牙根处，涂药后数小时疼痛减轻或消失，每日 2 次。

2. 含漱法：①毛茛方：先清洁口腔及患部牙缝中的积垢，用鲜毛茛叶 2~4g 洗净后捣成泥状，充填龋洞中，待流涎水，牙痛症状消失后，清除药渣，用清水漱口。或鲜毛茛叶 10~20g 洗净后捣烂取汁，用脱脂棉浸药汁，填敷患处。毛茛辛温、有毒，不作内服。②定痛饮：倒垂柳树白皮 50g，水豆腐 50g，细辛 10g，苦参 15g。先将垂柳白皮切碎放入砂锅内，加水 1000~1500mL，煎至 500mL，去渣取汁回入锅内，再加入细辛、苦参、水豆腐煎沸，去渣取汁备用。先用牙膏刷牙，使牙面和牙缝保持清洁，再以上药含漱 2~5min 后吐出，连续含漱 3 次，每日共 9 次。此药液忌内服。③蜂房 1 个，研末塞入龋孔之内，亦可煎汤含漱。④海桐皮汤：每次取海桐皮 15~30g，放置杯内，加开水 100~200mL，浸泡 15 min 后，待放至温热时含漱；或用海桐皮 15~30g 放置砂锅内，加水 200mL，水煎 10 min 后，取 100~150mL 药液含漱 5~10 min 即可。⑤止痛酒：生川乌、生草乌、高良姜、细辛、白芷各 3g，白酒 1000mL。将前 5 味共研精末，置容器中，加入白酒，稍浸片刻煨热即成。用时取药酒含漱。

3. 针灸疗法：①实火痛，上齿取下关、内庭，下齿痛取颊车、合谷，均宜用泻法，留针 10~15min。虚火痛者，在上方基础上加补太溪穴、泻行间穴。一定要分清虚实，不可混淆。②上前牙痛取合谷、人中、迎香；上后牙痛取合谷、下关、颧髎；下前牙痛取合谷、承浆；下后牙痛取合谷、颊车、大迎。实证用泻法，虚证用补法。留针 30min，每天 1 次，3 天 1 个疗程。

【中成药验方】

1. 六神丸：由牛黄、珍珠、蟾酥、明雄黄、麝香、冰片组成。功效：清凉解毒，消炎止痛。用于龋齿合并感染，牙周炎、牙龈炎、牙髓炎等症引起的牙痛。每 1000 粒重 3.125g。取六神丸 6 粒加少许黄酒研细，置于龋齿洞内，或将其研细置于牙龈上与唾液混合。

2. 牙痛一粒丸：由蟾酥、朱砂、雄黄、甘草组成。功效：解毒消肿，杀虫止痛，用于火毒内盛所致的牙龈肿痛，龋齿疼痛。每 125 丸重 0.3g。每次取 1~2 丸，填入龋齿洞内或肿痛的齿缝处，外塞一块消毒棉花，防止药丸滑脱。

3. 龋齿宁含片：主要成分为竹叶椒根、大乌泡、山刺莓、灵香草、红升麻(落新妇)、川莓、木莓、薄荷、薄荷脑，辅料为淀粉、蔗糖。功效：清热解毒，消肿止痛。用于龋齿痛及牙周炎、牙龈炎。口服，一次 1~2 片，一日 5~6 次。

第二节　牙髓病

牙髓病是牙髓组织发生的疾病，临床上有多种类型，其中以不可复性牙髓炎最为常见。牙髓病多由感染引起，而大多数感染是由深龋而来。牙髓炎不仅引起牙齿剧烈疼痛，而且感染还可经根尖孔扩散至根尖周组织，引发根尖周病、颌骨骨髓炎，甚或成为病灶影响全身健康。所以预防和治疗牙髓病及其并发症是极其重要的。本病属中医“牙痛”范畴。

【诊断要点】

1. 主症特征：临床上主要表现为剧烈疼痛。有以下几个特点：①自发性阵发性剧烈疼痛。②疼痛夜间加剧。③温度刺激可加剧疼痛。④疼痛不能定位。

2. 伴随症状：伴有牵引痛、咬合痛或叩痛等症。

3. 病情较急，常呈急性发作。

【内治验方】

1. 银翘散加减：银花、连翘、牛蒡子各 9g，苦桔梗、薄荷各 6g，竹叶 4g，生甘草、荆芥穗、淡豆豉各 5g，芦根 30g。水煎服。适用于牙髓炎属风热证，伴有鼻塞、流涕、咽痛不适者。

2. 五味消毒饮加减：金银花 15g，野菊花、蒲公英、紫花地丁、紫背天葵子各 6g。水煎服。适用于牙髓炎属火毒内结之证，见牙龈肿痛，舌红，苔黄腻。

3. 荆防败毒散加减：荆芥、防风、白芷、蒿本各 10g，细辛 3g，蜂房、桂枝、生姜各 5g，川芎 6g。水煎服。适用于外感风寒之牙痛不适，伴有鼻塞、流清涕。

4. 清胃散加减一：防风、升麻各 6g，生地黄 15g，知母、牛膝、青皮、丹皮、当归各 10g，细辛 3g，生石膏 15g。将上药用适量水浸泡 30min，再放火上煎 30min，第 2 次煎 20min，每剂煎 2 次，共煎得药液 250~300mL，将 2 次煎出的药液混合。每日 1 剂，晚间睡前服。上门牙痛加麦冬 10g，川黄连 6g；下门牙痛加川黄柏 10g；上左牙加羌活、龙胆草各 6g；下左牙痛加柴胡、栀子各 10g；上右牙痛加川大黄 10g，枳壳 6g；下右牙痛加黄芩、桔梗各 10g；上两边牙痛加川芎、白芷各 6g；下两边牙痛加白芍、白术各 10g。

5. 清胃散加减二：石膏 20g，骨碎补、知母、生地黄、丹皮、当归各 10g，黄连、蜂房、海桐皮各 5g，升麻 3g，芦根 15g。水煎服，适用于胃火亢盛之牙髓炎。

6. 知柏地黄汤加减：知母 6g，黄柏 5g，山药、茯苓各 15g，山萸、丹皮、当归、麦冬、地骨皮各 10g，白蒺藜 8g，生熟地黄、生牡蛎各 20g。水煎服。适用于慢性牙髓炎，虚火牙痛，肝肾阴虚之证。

7. 八珍汤加减：黄芪 18g，当归 3g，人参、橘皮、升麻、柴胡各 6g，炙甘草、白术各 9g，熟地、丹皮、白芍各 10g，茯苓 15g。水煎服。适用于牙髓病属气血亏虚之证，其舌淡，苔薄白。

8. 龙胆泻肝汤加减：大黄、黄芩、龙胆、黄柏、栀子、知母、升麻、防风、陈皮、白芷、生地黄各 10g，石膏 30g，大米 50g，白糖少许。将诸药择净，放入锅中，加清水适量，水煎取汁，加大米煮粥。适用于肝胆火盛之牙痛。

9. 牙痛定疼汤：生地、元参各 20g，生石膏 15g，升麻、细辛各 2g，槐花、地骨皮、黄芩各 10g，川芎、白芷各 6g，丹皮、荆芥各 9g，防风、甘草各 3g。水煎服，每日 1 剂，日服 2 次。适于牙髓炎，属风火上攻之牙痛。

10. 加减潜阳封髓丹：附子 30g，肉桂、砂仁、黄柏各 10g，乌梅 15g，骨碎补

20g，甘草 6g。用开水入乌梅与附子同煎至附子不麻，再入余药煎沸 10min 左右，1 日内分 5 次服完。治疗急性牙髓炎，属虚阳上越者，症见牙痛，遇冷加重，热饮痛减，同侧面颊肿痛，脉数，按之无力。

11. 九味羌活汤加减：羌活、防风各 10g，白芷 5g，升麻、麻黄、附子、细辛、荜茇各 3g，黄芪 20g，僵蚕 2g，黄柏 6g。水煎服。适用于外感寒湿之证，牙根寒痛，伴有恶寒发热者。

12. 桃核承气汤加减：桂枝 5g，大黄 3g，生熟地黄 15g，芒硝、麦冬、天冬、五灵脂各 10g，桃仁、枳壳、黄芩、茵陈蒿各 6g。煎服，日 1 剂。适用于瘀血内结证，伴大便秘结者。

13. 麻黄附子细辛汤加减：苏叶、防风各 10g，附子、生姜、桂枝各 5g，麻黄、细辛各 3g。水煎服。适用于阳虚外感之牙痛，伴有恶寒明显、流清涕。

14. 杨健经验方：骨碎补、生地黄各 30g，天麻 15g，蝉蜕、粉牡丹皮、黄柏、桑叶各 10g，栀子、防风各 9g，藿香、甘草、薄荷、细辛、乳香各 6g。夜间失眠加炒酸枣仁 15g。水煎服，每日 1 剂，早晚各 1 次。治疗急性牙髓炎证属肾阳亏虚，胃火上扬者。

15. 孙海华经验方：石膏 30g，熟地黄、知母、麦冬、玄参、川牛膝各 10g。若阴虚火旺，则加地骨皮 6g，栀子 10g；若津亏阴虚，则加麦冬、石斛各 10g。每日 1 剂，早晚分服。治疗急性浆液性牙髓炎，自发性阵发性疼痛，夜间疼痛加剧。

16. 赵冬英玉女煎加减：玄参、川牛膝、知母、麦冬、熟地黄各 10g，石膏 30g。阴虚津亏盛者加麦冬、石斛各 10g；火盛极者加地骨皮 6g，栀子 10g。每天 1 剂，水煎服，分早晚 2 次服用。治疗老年逆行性牙髓炎，肾虚不足，胃火上炎者。

17. 五味消毒饮加减：防风、当归、连翘、金银花、野菊花各 10g，牛蒡子、桔梗各 6g，蒲公英、赤芍、天花粉各 15g，升麻 3g。水煎服。适用于牙髓炎属火毒内结之证，伴有口干、口苦，舌红，苔黄。

18. 朱绍珍经验方：骨碎补 20g，花、牛蒡子、淡竹叶各 10g，连翘、露蜂房、白蒺藜各 15g，甘草 6g。每日 1 剂，水煎服。用于治疗牙髓炎，风火邪毒侵袭牙体，导致牙痛阵作，口渴喜冷饮。

【外治验方】

1. 针刺疗法：①取穴：上牙取合谷、下关、内庭，下牙取合谷、颊车。操作方法：强刺激捻转泻法，每日 1~2 次。②取穴：合谷、颊车、内庭、内关。遇风遇热加重者配外关、风池；前三齿上牙痛配迎香、人中；下牙痛配翳风、大迎。

强刺激用泻法，留针 30min，每天 1 次，10 天 1 个疗程。③取穴：合谷、地仓、颊车、下关。疾病初起捻转强刺激得气，间隔 15 min 行针 1 次，留针 30min；在病情缓解后平补平泻，间隔 15min，行针 1 次，留针 30min。3 天为 1 个疗程。治疗期间忌食辛辣刺激、忌烟酒、忌冷热之食，饮食宜质软清淡。④取穴：合谷、颊车、下关。胃火者加内庭，风火者加风池，肾虚者加太溪。操作方法：所用穴位及毫针酒精棉球消毒后，刺用泻法，肾虚者用平补平泻手法。上牙痛下关穴为主，下牙痛合谷穴为主，另加大迎穴。合谷穴采用大幅度提插念转，留针 20~30min，间隔 10min 行针 1 次。每日 1 次，7 天为 1 个疗程。⑤取穴：合谷（对侧）、下关（患侧）、颊车（患侧）。若牙痛以上正四门牙痛为主属心火上炎，取手少阴心经的荥穴少府去其火；若以下四门牙痛为主属肾经虚火上炎，故配太溪以滋阴降火；若以上两边牙痛为主属脾内伏火，当取脾之原穴太白以疏散经气，利齿利痛；若以上左边牙痛为主属胆为上扰，泻胆经荥穴侠溪以息胆热；若以上右边牙痛为主属大肠郁火，配二间以泻手阴阳之热；若以下右边牙痛为主，多因肺热引起，配肺经荥穴鱼际以清肺泻火。操作方法：采用主配穴远道刺法。先刺主穴，均用泻法，待激发起牙部经气，再刺配穴。主配穴留针不超 15min，每日 1 次，5 次为 1 个疗程，疗程间隔 2 天或无间隔，一般不超过 2 个疗程。

2. 局部用药疗法：①金黄白护髓剂：金银花、黄芪、白及各 30g，黄连 15 克，乳香、没药、连翘各 20g，地卡因 5g，蜂蜜适量。先将前 7 味中药捣研，过 7 号筛取细末，后与地卡因液、蜂蜜混合，消毒备用。用时取米粒大小药紧贴髓顶。②巴豆斑蝥散：巴豆 1 个去皮，斑蝥 1 个去翅，研为细末，加冰片 3g 配制即成。用小棉球蘸药末置龋洞处，或以绢包药末放患牙处咬紧，不可吞入。不痛后以冷水漱口。③立止牙痛丹：防风、羌活、细辛、荜茇、雄黄各 3g，冰片 6g。前 4 味药共研粉末，加入雄黄、冰片搅匀，取瓷杯 1 个，用棉纸封好，置药于杯口棉纸上，以火烧之。将烧成炭末之药粉刮去，待冷后揭去棉纸，杯内即有一层药丹，用铜刀刮下，放入瓶中密封备用。先令患者用盐水漱口，再以药棉擦干净，如虫蛀有洞，把牙痛丹放入洞内，无洞则擦牙根部亦可，放上药丹后，用筷子在痛牙上一压，痛立止。④六味牙髓散：细辛、雄黄、乳香各 15g，胡椒 6g，蒲黄炭 12g。研为细末，用 200 目细筛过筛，加冰片 0.5g，再酌加少量硫酸钡便于拍 X 线牙片时对照，密贮备用。用法：取药末少许，加丁香油调拌成糊剂，置于髓室底部。

【中成药验方】

1. 牛黄清胃丸：由人工牛黄、大黄、菊花、麦冬、薄荷、石膏、栀子、玄参、番泻叶、黄芩、甘草、桔梗、黄柏、连翘、牵牛子（炒）、枳实（沙烫）、冰片组成。功效：清胃泻火，润肠通便。用于心胃火盛之口舌生疮，牙龈肿痛。每丸重

6g。口服，一次2丸，一日2次。

2. 黄连上清丸：由黄连、栀子（姜制）、连翘、蔓荆子（炒）、防风、荆芥穗、白芷、黄芩、菊花、薄荷、酒大黄、黄柏（酒炒）、桔梗、川芎、石膏、旋覆花、甘草组成。功效：清热通便，疏风止痛。用于上焦内热之牙龈肿痛，口舌生疮，咽喉红肿，头晕脑涨，耳痛耳鸣，暴发火眼等。水丸每袋装6g；水蜜丸每40丸重3g。口服，水丸或水蜜丸一次3~6g，一日2次。

3. 冰硼散（片）：由冰片、硼砂（煅）、朱砂、玄明粉组成。功效：清热解毒，消肿止痛。用于热毒蕴结所致的牙龈肿痛，口舌生疮，咽喉疼痛。散剂每瓶装0.6g；每片重0.6g。散剂每用少许，牙疼时可涂抹患处。片剂可口含一次1~2片，一日4~5次。

第三节　根尖周病

根尖周病是指发生在牙齿根尖部牙骨质及其周围的牙槽骨和牙周膜的病变，是口腔常见病之一。大多数根尖周病是由牙髓病发展而来。主要病变表现为患牙根尖部的牙骨质、牙周组织的急慢性炎症，病变区骨质破坏。经久不愈可成为感染病灶，影响全身健康。本病属中医“牙痈”“齿漏”范畴。

【诊断要点】

1. 急性根尖周炎：①患牙有持续性剧痛和咬合疼痛，叩疼明显，相应部位淋巴结肿大、压痛，牙齿有伸长浮动感。②患牙根尖部牙龈黏膜压痛明显、色潮红，有牙龈水肿，或面颊部肿胀。③牙髓活力测试无反应。④患牙具有牙髓病史、不完善的牙髓治疗史或外伤史等可参考的病史。⑤X片显示根尖周间隙增宽或骨质破坏。

2. 慢性根尖周炎：①具有反复肿胀、疼痛及咬合不适等病史。②牙体变色，牙髓无活力。③根尖周黏膜或皮肤有瘘管形成。④X线片显示根尖骨质破坏有透射区。

【内治验方】

1. 仙方活命饮加减：金银花、赤芍、当归尾、白芷、乳香、没药各10g，皂角刺、穿山甲各5g，土贝母、天花粉各15g。水煎服。适用于疮疡肿毒初起之牙周病变。

2. 导赤散加减：生地黄15g，丹皮、木通、竹叶各9g，灯芯草、生石膏（先煎）各30g，黄连3g，生甘草6g。水煎服，1天1剂，分早晚服。适用于心火炽盛之牙周病变。

3. 五味消毒饮加减：金银花 15g，野菊花、蒲公英、紫花地丁、紫背天葵子、黄连各 6g，升麻 3g。水煎服。适于火毒内结之牙周病变。若有寒可加荆芥、薄荷；大便秘结加生大黄（后下）5g，元明粉 10g（分冲服）。

4. 银翘散加减：半边莲、玉泉散各 15g，薄荷 3g，芦根、紫花地丁各 30g，竹叶、牛蒡子、丹皮、赤芍、连翘各 10g，黄芩 6g。每日 1 剂，水煎服 2 次。适用于外感风热所诱发的牙周病变。

5. 竹叶石膏汤加减：生石膏 15g（打碎），竹叶、菊花各 4.5g，生山栀、连翘、赤芍各 9g，桑叶、黄芩各 6g，生甘草 3g，鲜芦根 30g（去节）。水煎服。适用于急性根尖周炎，余热未清，气津两伤证。

6. 八珍汤加减：人参、白术、茯苓、当归、川芎、白芍、熟地黄各 9g，炙甘草 6g。水煎服。适用于慢性根尖周炎，属气血不足之证。

7. 清胃散加减：石膏（火煅酢淬）60g，当归（酒洗）、生地黄（酒洗）、栀子（盐水炒）、丹皮各 30g，黄连（酒炒）、知母、葛根、防风各 21g，生甘草节 12g，升麻、白芷各 5g。上药为末，蒸饼和丸绿豆大，米汤饮下百丸。治疗胃火上炎之根尖周病。

8. 黄连解毒汤加减：黄连 10g，黄芩、黄柏各 5g。水煎服。适用于火毒内盛之牙周病变。

9. 玉女煎：熟地黄、麦冬、知母各 10g，石膏 20g，牛膝 6g。水煎服。适用于胃热阴虚之证。

10. 凉膈散：连翘、栀子、薄荷、芒硝、淡竹叶各 10g，黄芩、大黄、甘草各 5g。水煎服。适用于上中二焦火盛之牙周病变。

11. 清营汤加减：生地、石斛、麦冬、银花、元参、丹皮各 10g，甘草 5g，芦根 15g。水煎服。适用于血分热所致之牙周病变。

12. 羚角钩藤汤加减：羚羊角 2g，僵蚕、川桂枝尖各 5g，煨明天麻 8g，炒丹皮、黑山栀、钩藤各 10g。水煎服。适用于阴虚风动，虚火上炎之牙周病变。

13. 五味消毒饮加减：紫花地丁草、苍耳草、鱼腥草各 30g，野菊花 20g。上药以水煎服，每日 3 次。适用于火毒内结之证。

14. 龙胆泻肝汤加减：龙胆草（酒炒）、归尾各 10g，黄芩（酒炒）、木通、泽泻、车前子、生地黄（酒炒）、生甘草各 5g。水煎服。适用于肝胆湿热之证。

15. 齿痛消炎灵方：青黛、荆芥、防风、细辛、白芷、青皮、甘草、丹皮各 4g，生地黄、生石膏各 10g。制成冲剂，每次服 15g，1 天 3 次。功能疏散风热，清泻胃火，凉血祛痰止痛，治疗急性冠周炎、急性根尖周炎、急性牙周脓肿等。

16. 甘地三黄汤：大黄（冲服）、黄连各 3g，黄芩 9g，甘草 4. 5g，生地黄

12g。水煎服。功能清热解毒，泻火凉血，治疗冠周炎、牙槽脓肿、根尖周炎。

17. 孙静经验方：陈皮、防风、荆芥、升麻各 9g，生地黄、生石膏各 15g，甘草 9g。水煎服，日 1 剂。适于肝胃郁而化火，心火上炎之急性牙尖周炎。

18. 双石定痛汤：石决明（先煎）、生石膏（先煎）、生地黄、白芍各 15~30g，夏枯草、连翘、郁金、牛膝各 15g，知母、陈皮各 10g，黄柏、甘草各 6g，细辛 3g。每日 1 剂，水煎服。用于急性牙髓炎、牙根尖周炎等证属热毒蕴结、气滞血瘀者。

19. 三生止痛汤：生地黄 12g，生石膏、生甘草各 15g，骨碎补、刺蒺藜、川黄柏、北防风、白菊花各 10g。水煎服，每日 1 剂，日服 2 次。功能疏风清热，消肿止痛，治疗急性牙尖炎。若年老体弱偏阴虚者，去生石膏，加入熟地黄、枸杞子各 12g；伴牙龈肿痛或牙周脓肿者，加金银花 15g，连翘、白芷各 10g，升麻 5g；寒火夹杂者，加细辛 1g，荆芥 10g。

20. 甘地三黄汤：大黄（冲服）、黄连各 3g，黄芩 9g，甘草 4.5g，生地黄 12g。水煎服，每日 1 剂，日服 2 次。治疗根尖周炎。

【外治验方】

1. 局部用药疗法：①朱丹等经验方：黄连、大黄、栀子、生石膏各 4g，儿茶、细辛、连翘、冰片各 3g，制草乌、金银花各 2g。将上述中药烘干，并用消毒器皿研成粉末，常规开髓，拔除感染牙髓，用 1~6 号扩大针逐号扩大根管，清除管内感染牙髓组织，使根管内尽可能保持畅通，用生理盐水反复冲洗根管，在浸有生理盐水或者蒸馏水的棉捻蘸中药粉剂，置入根管内，髓内放置浸有中药粉剂的棉球开放引流。②处方：黄连、金银花、连翘、细辛、没药。将上述几味中药适量浸泡于 95%乙醇溶液中，1 周后滤出上清液，装瓶备用。另将上述各药研磨，过 200 目筛，拌匀，装盒备用。使用方法：常规开髓制洞，清理根管，用 3%过氧化氢液和生理盐水交替冲洗根管，干燥，封碘仿 CP 棉球。重复封药至窦道愈合。去除封药，将备用中药液与粉各取适量调成干糊剂，置于髓腔内，用棉球轻压平整，使药物进入根管少许，并均匀覆盖髓室底，厚约 1.5 cm，垫底后永久充填。③芦荟胶状物：取新鲜芦荟叶片，去除叶皮，取出胶黏物，经蒸气消毒，置冰箱备用。常规开髓，用拔髓针抽去根髓，对较粗大且直的根管加以锉扩，用 0.9%盐水，3%双氧水交替冲洗、拭干，封甲醛 1 周。症状明显好转后，去除暂封药物，清洁，干燥窝洞，放入芦荟胶状物入髓底，磷酸锌粘固粉垫底，银汞合金永久性充填。④固齿露：风化硝、白矾、细辛各 3g，加水 200mL，煎成药液含漱，每日 5~6 次。⑤ 固齿散：滑石粉 18g，甘草末 3g，朱砂末 0.9g，雄黄末、冰片末各 1.5g，研匀刷患处，或取药末 30g，生蜜 60g，调匀数患处，早晚各 1 次。⑥冰片散：硼砂 15g，黄柏（蜜炙）、甘草（炙）各 9g，冰片、鸡内金（烧存性）各 3g，人中白（煅）15g，靛花、明雄黄、川黄连、元明粉各 6g，铜青（煅）1.5g，蒲黄（炒）9g（一方加牛黄、熊胆、珍珠各 3g，儿茶 2g，麝香 1g）。上为极细末，取 1g 吹患处，每天 2 次，7 天 1 个疗程。⑦复方芫花根皮漱口液：取芫花干燥根皮、玄参共 1500g，用 30% 的酒精浸泡 7 天，用渗漏法制得滤液，再加入冰片 100g，制得复方芫花根皮漱口液 5000mL。采用棉球蘸取漱口液包压患齿周围，每天早、晚用漱口液 5mL，每次含漱 10min 后吐出。

2. 针灸疗法：患者端坐，取患者患侧耳尖和牙点穴，常规消毒后，医者左手捏住耳穴，右手用三棱针快速刺入 1min，随之挤出血液 3~ 5 滴，消毒干棉球按压针孔片刻。未愈者次日再治疗 1 次。如症状特别严重，两侧肿胀及咽下困难者可同时两侧耳穴放血。

【中成药验方】

1. 如意金黄散：主要成分为姜黄、大黄、黄柏、苍术、厚朴、陈皮、甘草、生天南星、白芷、天花粉。功能：清热解毒，消肿止痛。用于热毒瘀滞之根尖周病。外用，用清茶调敷；亦可用植物油或蜂蜜调敷；一日数次。

2. 牛黄清胃丸：由人工牛黄、大黄、菊花、麦冬、薄荷、石膏、栀子、玄参、番泻叶、黄芩、甘草、桔梗、黄柏、连翘、牵牛子（炒）、枳实（沙烫）、冰片组成。功能：清胃泻火，润燥通便。用于心胃火盛之牙龈肿痛，口舌生疮，乳蛾咽痛等。每丸重 6g。口服，一次 2 丸，一日 2 次。

3. 牙痛宁喷雾剂：由野菊花、丁香、花椒、薄荷脑、冰片等天然提取物组成。对各类有害菌诱发的各类牙龈肿痛、牙痛、牙周炎、牙龈炎具有快速灭菌、消肿止痛、杀菌健齿、滋润口腔等作用。10mL/支。口腔喷雾用，每次喷 2~3 下，一日 3~4 次。

第四节　牙龈炎

牙龈炎是指发生在牙龈组织的炎症，它不侵犯深部牙周组织。牙龈炎包括慢性龈缘炎、青春期龈炎、妊娠期龈炎、急性坏死性龈炎、增生性龈炎等多种类型，其中最为多见的是慢性龈缘炎，又称为边缘性龈炎或单纯性龈炎，其临床特征是刷牙或咬硬物时牙龈出血，病损主要位于游离龈和龈乳头。发病极为广泛，几乎每个成年人在其一生中都可能发生程度不等的牙龈炎症。本病经适当和及时的治疗，多能痊愈，否则有可能发展成为牙周炎。本病属中医的“龈衄”或“齿衄”范畴。

【诊断要点】

①炎症局限于龈缘或龈乳头，临床未探得牙周袋，X 线未见骨质吸收。②牙龈充血、水肿、发红，正常点彩消失。③局部有牙石、菌斑和不良修复体等刺激性因素存在。④探诊有出血现象。

【内治验方】

1. 清胃散加减：黄连 6g，生地黄、丹皮、当归、蒲黄（包煎）各 10g，升麻 5g。水煎服。适用于胃火炽盛之牙龈炎，症见牙龈作痛、出血、口气热臭，渴喜冷饮，大便干结，牙龈红肿疼痛，溢出脓血，舌红，苔黄，脉数。

2. 甘露饮加减：石斛、熟干地黄、生干地黄、天门冬（去心）、麦门冬（去心）各 10g，枇杷叶 15g，枳壳 6g，苦参、山茵陈、甘草各 5g。上为末，每服 5g，水一盏，煎至半盏，去滓，食后温服。适用于胃中客热，热盛伤津之牙宣口臭，齿龈肿烂，时出脓血。

3. 六味地黄丸加减：山药 20g，山萸肉、丹皮、赤芍、泽泻、茯苓各 10g，生地 15g。水煎服，适用于肝肾阴虚之牙龈炎，牙龈萎缩、牙根松动，牙龈黏膜微红肿；或有头晕，耳鸣，腰膝酸软。

4. 玉女煎加减：熟地、麦冬各 15g，牛膝 12g，生石膏 10g，知母、黄柏、焦荆芥穗各 6g。水煎服，适用于胃阴虚所致的牙龈红肿疼痛。

5. 小蓟饮子加减：银花、大青叶、鲜茅根、连翘、大蓟、小蓟各 10g，丹皮 15g，藕节、鲜佩兰、黄连各 5g，银柴胡 6g，犀角粉 1g。水煎服，日 1 剂，早晚分服。适用于下焦虚热，火热上炎之牙龈炎。

6. 小蓟饮子加减：大蓟、小蓟、柏叶、荷叶、茅根、茜根、大黄、山栀、牡丹皮、棕榈皮各 10g。上药烧灰存性，研极细，用纸包之，以碗盖地上一夕，出火毒。用时先将白藕捣碎绞汁，或萝卜汁磨真京墨半碗，调灰 15g，食后服下。适用于血热上炎，迫血妄行所致之牙龈炎，牙龈出血。

7. 九味羌活汤加减：犀角（镑）、升麻各 30g，防风、羌活各 22g，白芷、黄芩、川芎、白附子（炮）各 15g，甘草 7.5g。上药研为粗末，每服 12g，以水 220mL，煎至 180mL，去滓，食后、临卧时服，一日 3~4 次。适用于外感风寒湿之牙龈病变。

8. 大补阴丸加减：生地黄、麦冬、玄参、阿胶（烊化）、旱莲草、丹皮、龟板、牡蛎、牛膝炭各 10g，白芍 15g。水煎服。适用于牙龈炎阴虚火旺，伴有潮热盗汗者。

9. 犀角地黄汤加减：犀角 3g，丹参、赤芍各 10g，生地黄 15g。水煎服，适用于血热之牙龈病变。

10. 四君子汤加减：炙甘草、黄芪、人参（党参）各 15g，丹皮、白术、当归各 10g，黄连、陈皮、升麻各 6g，柴胡 12g，生姜 9 片，大枣 6 枚。水煎服，日 1 剂。适用于气血亏虚，肝气郁结之牙龈病变，伴有自汗、疲乏、胁肋疼痛等症。

11. 黄连解毒汤加减：黄连、黄芩、黄柏、藕节各 10g，生地黄 15g。水煎服，日 1 剂。适用于火毒炽盛之牙龈肿痛。

12. 生脉散：麦冬 10g，人参、五味子各 5g。水煎服。适用于气阴亏虚之牙龈病变。

13. 归脾汤加减：当归、黄芪各 15g，白术、白茯苓各 10g，远志、炙甘草各 3g，酸枣仁炒 20g，人参 6g，龙眼肉、木香各 5g。水煎服。适用于心脾气血两虚之牙龈病变。

14. 调胃承气汤加减：大黄、炙甘草、芒硝（烊化）各 10g。以适量水，先煎前 2 味，汤成去渣取汁，纳芒硝于药汁中烊化，搅匀，温服，日 1 剂，分 2 次服。适用于胃热上攻，肠热腑实之牙龈炎。

15. 犀角地黄汤加减：白茅根、荷叶各 15g，犀角 3g，生地黄、怀牛膝、石斛、丹皮、地骨皮各 10g。水煎服。适用于血热妄行之牙龈肿痛，牙龈出血，口臭。

16. 血府逐瘀汤加减：丹参 10g，白薇、桃仁、茺蔚子各 5g，牛膝 6g，生地黄、茯苓、滑石各 15g。水煎服。适用于气滞血瘀之牙龈炎，症见牙龈瘀斑瘀点，刺痛。

17. 四物汤加减：芥炭、北沙参、归身、炒川楝子各 9g，鲜生地、荆仙鹤草各 50g，枸杞、生白芍各 12g，牛膝 3g。水煎服。适用于阴血虚之血热妄行之牙龈病变。

18. 解毒止痛汤：金银花、蒲公英、紫花地丁、连翘各 25g，玄参、生地黄、桔梗各 15g，生大黄、天花粉、竹叶各 10g，薄荷、生甘草各 6g。水煎服。每日 1 剂，日服 3 次。功能清热解毒，消肿止痛，治疗牙龈炎。

19. 清热养阴汤：川黄柏、知母各 12g，夏枯草、败酱草、忍冬藤各 20g，茯苓、丹皮、天花粉各 15g，生地黄、甘草各 8g。水煎服。每日 1 剂，日服 3 次。功能清热养阴，解毒消肿，治疗牙龈炎。

20. 八珍汤加减：党参 16g，白术、茯苓、炙甘草、当归、熟地黄、川芎、白芍、木香各 12g，陈皮 7g。水煎服。适用于气血不足之牙龈炎，症见牙龈萎缩，颜色淡白，牙根宣露，牙齿松动，咀嚼无力，牙龈时有渗血。

【外治验方】

1. 中药外治法：①石麦汤含漱液：生石膏 30g，知母、麦冬各 15g，（咸）

竹蜂6只，两面针15g，甘草5g。加冷水浸透后煎煮而成，每日1剂，放保温瓶保温。每天3餐后和晚餐前用清水刷牙后用该药液含漱，每次20mL，反复含漱3min，至少在2h内不喝水、不吃食物、不用清水复漱，尽量延长药效。②将黄连、金银花、紫花地丁、牡丹皮、蒲公英、板蓝根、生地黄、苦参、薄荷，先温水浸泡20min，然后水煎半小时，取出滤液将滤渣再加水再煎半小时，合并两次滤液，然后将其浓缩。上述滤液，合并所得药液，将其搅拌，缓慢加入同体积乙醇萃取，得上清液及沉渣离心，共得药液浓缩至浓缩液，于药液中加入甘油制得药剂，将制剂放入冰箱存放。用药方法：测量完牙周指数后，牙周袋局部用双氧水和生理盐水交替冲洗，吹干后用镊子夹取药膏放入牙周袋内。③将黄柏4g，细辛3g，蟾酥0.01g，硼砂、冰片各0.5g，儿茶2g，研细粉加入凝膏20g中调匀备用。使用方法：患者先经过牙周清理（牙周洁治），将调制好的牙周清凝膏涂于患处。每天2次，每次1h，10~14天为1个疗程。④当归、生地黄各12g，黄连9g，丹皮、栀子、红花、大青叶各10g，大黄4g。加水煎成药液。每天3餐后和晚餐前用清水刷牙后用该药液含漱，每次20mL，反复含漱3min，至少在2h内不喝水、不吃食物、不用清水复漱，尽量延长药效。⑤青黛2g，芦荟6g，共研极细末，将药粉擦敷患处，每日3次。一般用药5天即可肿消痛止。⑥生姜、大蒜各6g，茶叶、威灵仙各12g。将药物捣烂，调拌麻油、蛋清，外敷贴合谷穴、涌泉穴。此方主治虚火上炎、肾阴虚之牙龈炎。⑦熟地（或生地）、仙鹤草各24g，龟板18g，生石膏、白茅根各30g，阿胶、丹皮、怀牛膝各10g，研细粉加入凝膏20g中调匀备用。使用方法：患者先经过牙周清理（牙周洁治），将调制好的牙周清凝膏涂于患处。每天2次，每次1h，10~14天为1个疗程。

2. 针灸疗法：采用冷针冷灸法。冷针取穴：内庭、合谷、颊车。操作方法：患者取坐位，局部常规消毒，选用25~40mm的毫针（预先置于冰箱中冷藏降温），内庭浅刺，合谷直刺，颊车斜刺。将隔热材料置于皮肤表面以保护皮肤防止冻伤。待得气后，用干冰降温剂直接喷于针体或在针体周围包裹泡沫铜后再将干冰降温剂喷于泡沫铜上进行降温，以加强冷针刺激。留针3~5min，待患者皮下无凉感，将针取出。

【中成药验方】

1. 清火栀麦丸：主要成分为穿心莲、栀子、麦冬。功效：清热解毒，凉血消肿。0.8g/丸。口服，一次2片，一日2次。

2. 西瓜霜喷雾剂：由西瓜霜、煅硼砂、黄柏、黄连、山豆根、射干、浙贝母、青黛、冰片、大黄、木汉果（炭）、黄芩、甘草、薄荷脑组成。功效：清热解毒，消肿止痛。每瓶装2.5g。外用，喷、吹或敷于患处，一次适量，一日数次；重症者兼服，一次 1~2g，一日 3 次。

3. 栀子金花丸：主要成分为栀子、黄连、黄芩、黄柏、大黄、金银花、知母、天花粉。功效：清热泻火，凉血解毒。用于肺胃热盛，口舌生疮，牙龈肿痛。每 100 粒重 6g。口服，一次 9g，一日 1 次。

4. 复方牙痛酊：主要成分为宽叶缬草、红花、凤仙花、樟木。辅料为乙醇。功效：活血散瘀，消肿止痛。用于牙龈炎、龋齿引起的牙痛或牙龈肿痛。5mL/瓶。外用，用小棉球浸湿本品适量涂擦或置于患处，适时取出。一日 3 次，每 5 日为 1 个疗程。

第五节　牙周炎

牙周炎包括成人牙周炎、青春前期牙周炎、青少年牙周炎、快速进展性牙周炎和伴有全身疾病的牙周炎五种。成人牙周炎是最常见的一种牙周炎症性疾病，多由慢性牙龈炎发展而来。通常表现为牙龈、牙周膜、牙槽骨及牙骨质的慢性进行性破坏。其主要特征是牙龈炎症、牙周袋形成、牙周袋溢脓、牙槽骨吸收和牙齿松动。疾病发展结果最终导致牙齿脱落，因此是成年人牙齿脱落的主要病因。本病相当于中医的“牙宣”。

【诊断要点】

1. 主症特征：牙龈出血和炎症；牙周袋形成；牙槽骨吸收；牙齿松动。

2. X 线片检查：牙周炎时，在 X 线片上可见牙槽骨呈现水平吸收或垂直吸收，硬骨板不完整或消失，牙周膜间隙增宽。

【内治验方】

1. 清胃散加减：黄连 5g，当归 15g，升麻 3g，生地黄、丹皮、银花、连翘各 10g。水煎服。适用于胃火炽盛之病变。肿痛者加马勃 3g，板蓝根 10g；脓多口臭者加白芷 10g，生苡仁 20g。

2. 知柏地黄丸加减：熟地黄 20g，山萸肉、山药、茯苓各 15g，丹皮、泽泻、黄柏各 10g，石膏 20g。水煎服。适用于肝肾阴虚之牙周病变。牙齿动摇者加枸杞子 10g，龟板 20g。

3. 八珍汤加减：党参、焦白术、全当归、赤白芍、熟地黄、补骨脂各 10g，黄芪 15g，生首乌、川芎各5g。水煎服。适用于气虚亏虚之牙周病变。牙龈渗血者用阿胶（烊化）、血余炭各 10g，亦可服人参蜂王浆。

4. 清胃败毒汤：当归、黄连各 6g，生地黄 12g，丹皮、黄芩、升麻各 9g，生石膏 30g。上方加水煎至 300mL，每日 1 剂（双煎），分 2 次温服。便秘加大黄 9g

(后下)；牙龈肿甚加天花粉15g，连翘9g，竹叶6g；牙龈出血明显加骨碎补、生槐花各9g，白茅根10g，旱莲草15g。用于胃火炽热型牙周炎，症见牙龈充血、水肿、出血、冬痛，可有牙龈脓肿形成，或伴恶寒发热、白细胞增多等全身症状。

5. 小蓟饮子加减：生地黄、小蓟、滑石、木通、蒲黄、藕节、淡竹叶、当归、山栀子、甘草各9g。水煎服。适用于小肠湿热之牙周病变。

6. 二至丸加减：北沙参、制女贞、川石斛、抱茯神、杭菊花、光杏仁、墨旱莲、淮牛膝各10g，黑料豆、新会皮各5g，白木耳、生白芍各15g。水煎服。适用于阴虚所致的牙周病变。

7. 凉血汤加减：丹皮、盐水玄参、朱连翘、生龟板、朱茯神、墨旱莲、知母各10g，石决明20g，鲜生地30g。水煎服。适用于血热妄行之牙周病变。

8. 银翘散加减：炒子青皮、银花、荆芥穗、白芷、防风各10g，薄荷3g，生石膏20g，赤芍、归尾、瓜蒌各15g，连翘、酒军各5g。水煎服。适用于外感风热兼夹腑实之证。

9. 麦门冬汤加减：麦冬、天冬各30g，粳米50g。将麦冬、天冬洗净切碎，与粳米同煮成粥，每日1次，适用于肺阴虚之牙周病变。

10. 固齿汤：首乌、枸杞各20g，石膏30g，菟丝子、桑寄生、牛膝、栀子、升麻各15g，白芷6g。上方加水煎至300mL，每日1剂，分2次温服。牙痛甚者加川芎10g，细辛6g；牙龈红肿加大黄6g；腰膝酸痛者加杜仲15g；若牙不痛者去白芷。处方时，视肾虚证候的轻重调整石膏与首乌等药的用量。适于慢性牙周炎属肾气虚损型，症见牙齿酸软无力，咀嚼时疼痛，全口多数牙有不同程度的松动，牙龈红肿不甚，或见腰酸腿软、脱发、耳鸣。

11. 左归丸加减：熟地黄20g，山萸肉、泽泻、茯苓、丹皮、山药、枸杞、补骨脂、龟板各10g，何首乌5g。水煎服。适用于肾精亏虚之牙周病变。牙龈溃烂，手足心热者，加怀牛膝6g，旱莲草10g，黄柏5g。

12. 白虎汤加减：生石膏30g，知母、粳米各10g，甘草6g。水煎，每日1剂，分2次服。适用于气分热盛之牙周病变，伴有大热、大汗、大渴、洪大脉之四大症。

13. 十全大补汤：人参、白术、茯苓、当归、熟地黄、白芍、黄芪各10g，炙甘草5g，川芎、肉桂各6g。水煎，每日1剂，分2次服。适用于气虚不足兼阳气不升之牙周病变。

14. 失笑散加减：生蒲黄、山楂、当归各12g，五灵脂10g，丹参、鸡血藤各18g，生黄芪、白茅根各20g。水煎，早晚服。适用于血瘀兼气血不足之牙周病变。血虚加熟地黄12g，白芍15g；气阴两虚加麦冬、枸杞子各12g，太子参、生地黄各15g；阳虚加炮姜10g，肉桂6g。

15. 犀角地黄汤加减：生地黄、麦冬、秦艽、葛根、连翘、花粉、白芍、知母各10g，升麻、犀角各3g，生甘草5g。水煎，分3服。适用于血热之牙周病变。

16. 清营汤加减：石膏20g，白芍15g，荆芥5g，地黄、麦冬、丹皮、栀仁、知母、当归、赤苓各10g。水煎，去滓，温服。适用于营分有热之牙周病变。

17. 加减清胃散：黄连3g，生石膏30g（先煎），丹皮9g，生地黄12g，紫草、大青叶各15g。水煎服，日1剂，早晚分服。主治胃肠积热炽盛型牙周病。

18. 银花解毒汤：银花、竹叶、玄参、连翘各9g，生甘草4.5g。水煎服。功能清热解毒，凉血止血，消炎散结，主治炎症性牙周炎、牙周脓肿、过缘性牙龈炎、智齿冠周炎等。

19. 养阴消炎汤：石斛6g，板蓝根、天冬、玄参、竹叶各9g，甘草2g，生地黄12g，木通15g。水煎服。功能：滋阴降火，清热凉血，主治阴虚火旺型牙周膜炎、牙龈炎、根尖周炎等颌面部感染。

20. 复方竹叶汤：黄连、竹叶各6g，生地黄、连翘各12g，丹皮、升麻、当归、大黄各10g，生石膏30g（先煎），天花粉15g。水煎服。每日1剂，日服2次。功能：清心火，泄胃热，凉血解毒，治疗急性牙周炎。

21. 玉女煎加减：石膏30g，麦冬60g，熟地黄、知母、牛膝各10g。水煎，每日1剂，分2次服。适用于胃阴虚之牙周病变。

22. 二花茶：金银花、野菊花各30g，白糖适量。二药水煎沸5min，或沸水冲泡，温凉后加糖代茶饮。适用于胃火上蒸的牙周病，有清热生津，解毒消肿的作用。

23. 骨碎补粥：骨碎补20g，粳米50g。骨碎补水煎沸15min，去渣留汁，加米煮粥。适用于肾阳虚衰，症见形寒畏冷，腰膝冷痛，牙根宣露，齿疏齿豁，牙齿松动的患者。

24. 枸杞麦冬饮：枸杞子15g，麦冬10g，白糖适量。二药水煎沸15min，取汁加糖频频饮用。适用于肾阴虚型之牙周病，症见牙根宣露，咀嚼无力，牙齿稀疏移位，牙齿松动患者。

25. 菊花汤：菊花、生甘草、乌贼骨各30g。上方加水煎至500mL，每日1剂，分早、晚饭前1h服。治疗阳明湿热型牙周炎、牙周脓肿，症见牙龈肿胀，疼痛，溢脓，痛连颊腮，口干发热，溲黄便干。

【外治验方】

1. 中药含漱法：①川黄连、生甘草各10g，牡丹皮、蒲公英、白花蛇舌草、生薏仁各30g，白及、白蔹各15g。制成200mL浓缩液，每日含漱3~4次，每次5min。②固齿散：滑石粉18g，甘草6g，朱砂、冰片各9g，艾叶炭、血余炭各

0.6g。上药共研细末。用牙刷蘸固齿散少许刷患处，每日早晚各1次。或取固齿散9g，加生蜂蜜60g调匀，每于饭后漱口涂患处，1日3次。③生石膏30g（先煎），紫花地丁、花粉各15g，玄参、生地各25g，大黄、黄连各5g，黄芩、丹皮各10g。牙龈肿甚加天花粉15g，连翘9g，竹叶6g；牙龈出血明显加骨碎补、生槐花各9g，白茅根10g，旱莲草15g。浓煎，滤取药液，趁温分次频频含漱。④石麦汤含漱液：生石膏、黄芪各20g，炒麦芽、麦冬、生地黄、知母、金银花各15g，川贝母、两面针各10g。日1剂，加水500mL煎煮，待凉后漱口，每日数次。连续服用7天为1个疗程。⑤白茅根、金银花、五味子、甘草各6g，菊花2g。每日1剂，用200mL沸水泡1h，每次25mL，1天3次，饭后含漱1min，7天为1个疗程。⑥复方黄芩含漱液：黄芩、黄柏、薄荷、牡丹皮、延胡索、红花、桃仁，加水煎煮3次，合并滤过后加甜蜜素、苯甲酸，115℃高压灭菌30min制成100mL，1天3次含漱，每次20~30mL，含漱5~10min。⑦薄荷、丹参、甘草、黄连、黄柏、三棵针、大黄各10g，并随症加减，疼痛明显加冰片3g；出血明显加三七、金银花、黄芩、白芷各10g。日1剂，加水500mL煎煮，待凉后漱口，每日数次。⑧玉池散：防风、细辛、川芎、槐花、当归、地骨皮、白芷、升麻、藁本、甘草各等分。上药共为细末，早晚刷牙前，以牙刷沾水并甩干，沾适量药粉坚持刷牙2~3min，再以清水漱口。大段牙痛动摇者，取玉池散10g，以生姜3片，黑豆50g，水1盏半，同煎至1盏，漱口，3~4次/日。

2. 针灸疗法：依据循经辨证取穴和局部取穴法。胃火上炎型取合谷、承浆、内庭、二间、三阴交、小海；肾阴亏损型取太溪、行间、三阴交、肾俞、关元、足三里；气血不足型取足三里、三阴交、脾俞、肾俞、膈俞、中脘、气海。针刺采取卧位或坐位，用1~1.5寸30号不锈钢毫针，局部消毒后直刺得气，行平补平泻手法，留针30min，每日1次，10次为1个疗程。每疗程间隔3天，连续观察3个疗程。

【中成药验方】

1. 肿痛安胶囊：主要成分为三七、天麻、僵蚕、白附子（制）、防风、羌活、天南星（制）、白芷。功效：祛风化痰，行瘀散结，消肿定痛。口服，一次2粒，一日3次，小儿酌减。

2. 绿袍散：由青黛、黄柏、山豆根、薄荷、黄连、儿茶（炒）、人中白（煅）、硼砂（炒）、冰片组成。功效：清热消肿，化腐解毒。对齿龈红肿，有腐脓者较为适宜。每瓶装1.5g。外搽牙龈，每日3~4次。

3. 消炎散结片：主要成分为千里光浸膏片。功效：消炎解毒，散结止痛。适于胃火牙痛，牙齿疼痛剧烈，牙龈红肿较甚，或出脓渗血，肿连腮颊，牙齿明显叩痛，有松动浮起感，局部喉核肿大压痛者。0.33g/片。口服，每次 5~8 片，每日 3 次。

4. 一清颗粒：主要成分为黄连、大黄、黄芩，辅料：蔗糖、糊精。功效：清热泻火解毒。用于火毒血热所致牙周炎。每袋装 7.5g。开水冲服，一次 7.5g，一日 3~4 次。

第六节　复发性阿弗他溃疡

复发性阿弗他溃疡又称阿弗他溃疡、复发性口腔溃疡、口疮，是最常见的一种口腔黏膜病，患病率高达 20%左右，居口腔黏膜病的首位。好发于口腔黏膜角化较差的区域。其特征为孤立、圆形或椭圆形的溃疡。可反复发作，一般无明显的全身症状。病程有自限性，一般为 7~14 日可愈合。本病有随着病史的延长，复发周期逐渐缩短，症状逐渐加重的趋势。临床根据溃疡大小、深浅及数目不同分为轻型阿弗他溃疡、重型阿弗他溃疡、疱疹样阿弗他溃疡三种。本病相当于中医的“口疮”“口破”“口疡”“口疳”等范畴。

【诊断要点】

1. 主症特征：口腔黏膜出现孤立圆形或椭圆形溃疡，边缘整齐，周界清楚，中央稍凹陷，黏膜发红，病损表面有一层淡黄色纤维素性假膜覆盖。单发或多发。

2. 伴随症状：伴有烧灼样疼痛、食欲不振等症。

3. 病情有明显的反复性及自限性。

【内治验方】

1. 凉膈散：连翘、栀子、芒硝、淡竹叶各 10g，黄芩、薄荷、大黄、甘草各 5g。水煎服。适用于上中二焦有热之口腔溃疡。

2. 桃李清胃汤：鲜桃树根皮、鲜李树根皮各 30g，生地黄 15g，当归尾、川芎、牡丹皮、升麻、甘草各 10g，白芍 20g，黄连 8g。水煎服。治疗复发性口腔溃疡，辨证属于胃火血热者，症见患处疼痛，口气秽臭，甚者唇舌颊腮肿痛、溃烂、出血，舌红，苔黄或少苔，脉弦数或滑数。

3. 清胃散加减：生石膏 20g，黄芩、黄连、大黄各 5g，栀子、竹叶、生地黄、天花粉、知母各 10g，升麻 3g，怀牛膝 6g。水煎服。适用于胃火炽盛兼腑实之口腔溃疡。

4. 导赤散：生地黄、木通、生甘草梢、竹叶各 6g。水煎服。适用于心火炽盛之口腔溃疡。

5. 大黄泻心汤：大黄 10g，黄连、黄芩各 5g。水煎服，日 1 剂，早晚分服。

适用于邪火内炽，血热妄行之口腔溃疡。

6. 清营汤加减：生地黄、竹叶、蒲黄（包煎）、滑石、木通、栀子、灯芯草各10g，黄连3g，黄芩、莲子心、大黄、甘草梢各5g。水煎服，日1剂，早晚分服。适用于营分有热之口腔溃疡。

7. 柴胡疏肝散加减：柴胡8g，川芎6g，香附15g，陈皮、枳壳、芍药各10g，甘草3g。水煎服，日1剂，早晚分服。适用于肝郁气滞之口腔溃疡。

8. 龙胆泻肝汤加减：泽泻12g，黄芩、山栀子、木通、车前子各9g，当归8g，生地黄20g，柴胡10g，龙胆草、生甘草各6g。水煎服，日1剂，早晚分服。适用于肝胆火盛之口腔溃疡。

9. 麦味地黄丸加减：麦冬、熟地黄、酒萸肉、牡丹皮、山药、茯苓、泽泻各10g，五味子5g。水煎服，日1剂，早晚分服。适用于肝肾阴虚之口腔溃疡。

10. 黄连阿胶汤加减：黄连12g，黄芩、芍药各6g，鸡子黄2枚，阿胶9g。上5味，以水1200mL，先煎3物，取600mL，去滓，入阿胶烊尽，稍冷，入鸡子黄，搅匀，每次温服200mL，日3次。适用于阴虚火旺之口腔溃疡。

11. 育阴愈疡汤：生地黄20g，天冬、麦冬、沙参各10g，石斛、玄参各12g，茵陈15g，马勃（包煎）、升麻、甘草各6g。水煎服，日1剂，早晚各服1次。另用地骨皮15g，五倍子6g，水煎500mL，漱口，每日1剂，日3次。治疗复发性口腔溃疡，证属心肾阴液不足，虚火上炎者。

12. 导阳归肾汤：生蒲黄（包煎）、大生地黄、败龟板、川石斛、大麦冬、黑玄参、川黄连各9g，炒黄柏3g，肉桂粉6g（冲），生甘草3g。日1剂，药物用水浸泡后，文火煎2次，共取汁400mL，分2次服。治疗复发性口腔溃疡，属于心营肾阴不足，虚阳无制，浮越于上，表现为上实下虚者。

13. 桂附八味丸：干地黄15g，淮山药30g，山萸肉、丹皮、茯苓、泽泻、制附片各10g，肉桂3g。舌尖溃疡明显加黄连1g，舌根明显溃疡加黄柏5g，舌中心明显溃破加石膏、知母各10g，舌旁两侧明显溃破加山栀6g。日1剂，2次煎服。治疗复发性口腔溃疡。

14. 补中益气汤加减：黄芪、人参（党参）、炙甘草各15g，白术、当归各10g，陈皮、升麻各6g，柴胡12g，生姜9片，大枣6枚。水煎服。适用于脾气亏虚，虚火上炎之口腔溃疡。

15. 参苓白术散加减：白扁豆、白术、茯苓、桔梗、莲子各10g，人参5g，甘草3g，砂仁6g，山药15g，薏苡仁20g。水煎服。适用于脾虚湿盛之口腔溃疡。

16. 滋阴清热口糜方：生熟地黄、黄芩、枳壳、炙枇杷叶、天冬、麦冬、玉竹各10g，石斛12g，茵陈15g。水煎服，日1剂，早晚分服。适用于胃肠湿热交蒸，淫火上迫，致口舌糜烂，反复迁延不愈。

17. 增液麻仁汤：玄参、麦冬、生地黄各 15g，厚朴、杏仁、枳实各 10g，大黄 6~10g，白芍 10~15g，黑芝麻 15~30g。水煎服，每日 1 剂，日服 2 次。适用于胃肠燥热，素体阳盛，阴液不足，或热积胃肠，津液被灼之复发性口腔溃疡。

18. 藿香正气散加减：生黄芪、茯苓、白术、半夏、泽泻、藿香、陈皮各 10g，薏苡仁 15g，苍术、厚朴、佩兰、桂枝、木香、炙甘草各 5g，砂仁 6g。水煎服。适用于脾虚湿盛之复发性口腔溃疡。

19. 天王补心汤加减：黄芪、山药各 15g，党参、白术、茯苓、麦冬、大枣、莲子肉、木香、栀子、竹叶、白芍各 10g，五味子、桔梗、黄芩、半夏各 5g，甘草 3g。水煎服。适用于阴虚血少之复发性口腔溃疡。

20. 复方连术汤：川黄连、苍术各 30g，胡黄连、人中黄、生甘草各 10g。水煎服，每日 1 剂。适用于湿热内蕴之复发性口腔溃疡。

21. 疏肝清热汤：丹皮、白芍、生地黄、香附、麦冬各 15g，栀子、当归、白术、柴胡各 10g，茯苓 10~15g，甘草 6g。水煎服，每日 1 剂，日服 2 次。适用于肝气郁结，气郁化火，肝阴暗耗，虚火上冲导致的复发性口腔溃疡。

22. 徐治鸿养阴清热汤：生地黄、熟地黄各 15g，白芍、黄芩、丹皮、玄参、桔梗、山药、地骨皮、女贞子各 12g，天冬、麦冬、栀子、生甘草各 10g。水煎服，每日 1 剂，日服 2 次。用于阴虚内热型口腔溃疡。

【外治验方】

1. 中药外治疗法：①口溃散：黄连、黄柏、青黛各 10g，冰片 5g，细辛 3g。将上述药共研成粉末，过 80 目筛，取原汁蜂蜜 10mL，将药粉放入搅混成糊状，用无菌棉签蘸适量糊剂，均匀敷于口腔黏膜溃疡患处，并稍加按压 10s，涂药后至少保留 30min，每日 4~5 次，5 天为 1 个疗程。②三石平溃方：煅石膏 30g，寒水石、煅月石各 18g，明矾 15g，三七、血竭各 10g，儿茶、朱砂各 6g，细辛、冰片各 3g。研为极细末，灭菌备用。敷贴穴位选择内庭、巨阙、劳宫、照海等腧穴。心脾积热选用巨阙、内庭；心肝火旺选用巨阙、劳宫；胃经火热选用双侧内庭；阴虚火旺选用巨阙、照海。取三石平溃方适量用姜汁或凡士林调成糊状，置于消毒的棉垫上，用胶布固定在辨证所选的腧穴上 6~8h，1 天 1 次 ，5 天 1 个疗程。③黄连赴宴散：黄连、黄芩、黄柏、山栀、细辛、干姜各 9g。为末，米泔水漱口后擦药于患处。含药一晚，药粉随唾液咽下。

2. 穴位贴敷法：①采用肉桂加醋适量或蒜头捣碎，调成糊膏状，敷于双足心涌泉穴，每日换药 1 次，5~7 日为 1 个疗程。本法有引火下降或引虚火归元的作用，对于虚阳上浮、上盛下虚的复发性口腔溃疡发作者尤佳。②取吴茱萸粉 5g 加陈醋 10mL 调拌成糊状，敷贴于双脚涌泉穴 8h，每日 1 次，连续使用 5 日。

3. 针刺疗法：①溃疡面在舌上时，发于两侧者针刺同侧地仓穴，针尖指向溃疡点，得气后泻法行针 3~5 次，每 5 min 行 1 次针，留针 15 min；发于舌尖者针刺双侧地仓穴，针尖皆指向舌尖，其余操作与发于两侧者同。溃疡面在牙龈时，针刺同侧地仓穴，发于上牙龈者针尖向水沟穴透刺，发于下牙龈者针尖向承浆穴透刺，均以得气为度，得气后泻法行针 3~5 次，每 5 min 行针 1 次，留针 15 min。溃疡面在口唇时，先在溃疡部位周围用手指按压寻找压痛点（多为细小的条索状肌纤维）于压痛点缓慢进针，当刺进骨面时轻轻刺探可找到向溃疡面有传电样感觉的敏感点，此时一般可立即止痛，若未找到敏感点，可于压痛点向溃疡点斜刺，得气后泻法行针 3~5 次，每 5 min 行 1 次针，留针 15 min。若未找到压痛点，可直接针刺溃疡点对应的口唇外侧面，缓慢进针至得气，可直至内侧溃疡面皮下，行针 3~5 次，每 5 min 行 1 次针，留针 15 min。②取穴：三阴交、承浆、劳宫、合谷，患者取坐位，穴位常规消毒，选直径 0.38mm 毫针，取一侧三阴交穴直刺 15mm，合谷直刺 5mm，承浆斜刺 5mm，劳宫直刺 8mm，均行提插捻转平补平泻法，留针 30min。三阴交与合谷、承浆与劳宫分别连接电针仪，频率 20Hz，强度以耐受为度。每日 1 次，10 次为 1 个疗程，一般治疗 1 个疗程。注意休息、劳逸结合，宜吃软食，避免辛辣刺激食物及精神紧张。

【中成药验方】

1. 六味地黄丸：主要成分为熟地黄、酒萸肉、牡丹皮、山药、茯苓、泽泻。功效：滋阴补肾。适用于复发性阿弗他溃疡阴虚火旺证型者。口服，大蜜丸一次 1 丸，一日 2 次。

2. 口炎清颗粒：主要成分为天冬、麦冬、玄参、金银花、甘草。功效：滋阴清热，解毒消肿。主治阴虚火旺所致的口腔炎症。每袋装 10g。口服，一次 2 袋，一日 1~2 次。

3. 清火栀麦丸：主要成分为穿心莲、栀子、麦冬。功效：清热解毒，凉血消肿，主治火毒炽盛型口腔溃疡。每瓶装 0.8g。口服，一次 2 片，一日 2 次。

4. 牛黄清胃丸：主要成分为人工牛黄、大黄、菊花、麦冬、薄荷、石膏、栀子、玄参、番泻叶、黄芩、甘草、桔梗、黄柏、连翘、牵牛子（炒）、枳实（沙烫）、冰片。功效：清胃泻火，润肠通便。适用于复发性阿弗他溃疡胃火炽盛证型者。每丸重 6g。口服，一次 2 丸。一日 2 次。

第七节　口腔念珠菌病

口腔念珠菌病是念珠菌属感染所引起的急性、亚急性或慢性真菌病。念珠菌是一种条件致病菌，在口腔中存在可以表现为无临床症状的健康带菌者或有临床体征的口腔念珠菌病。近年来，由于抗生素和免疫抑制剂等在临床上的广泛应用，发生菌群失调和免疫力降低，而使内脏、皮肤、黏膜被真菌感染者日益增多，口腔黏膜念珠菌病的发生率也相应增高。随着对口腔念珠菌病认识的提高，以前只认为有急性感染，小儿及衰弱者常见，现在发展成慢性感染逐渐增多，容易漏诊、误诊，延误治疗。该病有轻有重，重者可波及全身而危及生命。本病相当于中医的“鹅口疮”“雪口”。

【诊断要点】

1. 急性假膜型：

(1) 可发生于任何年龄，但以新生婴儿最多见。

(2) 好发部位为颊、舌、软腭及唇。

(3) 患儿烦躁不安、啼哭、哺乳困难，有时有轻度发热，全身反应较轻。

(4) 检查可见损害区黏膜充血、水肿，随后出现散在的色白如雪的柔软小斑点，状如凝乳略高出黏膜，不久即相互融合为白色或蓝白色丝绒状斑片。斑片附着不十分紧密，稍用力可擦掉，暴露红的黏膜糜烂面及轻度出血。

(5) 涂片可见典型念珠菌菌丝。

2. 急性萎缩型：

(1) 多见于成年人。

(2) 有长期应用广谱抗生素病史，且大多数患者原患有消耗性疾病，如白血病、营养不良、内分泌紊乱、肿瘤化疗后等。

(3) 患者常有味觉异常或味觉丧失，口腔干燥，黏膜灼痛。

(4) 检查可见口腔黏膜上出现外形弥散的红斑，以舌背黏膜多见，严重时舌背黏膜呈光滑鲜红状，舌乳头萎缩消失，而损害周围丝状乳头增生，病损区黏膜可出现糜烂，在后牙前庭沟等不易受摩擦的部位也可伴有鹅口疮样损害。

3. 慢性萎缩型：

(1) 多见于日夜佩戴义齿的老年人，女性多于男性。

(2) 患者自觉有灼痛、不适感。

(3) 检查可见义齿基托承托区黏膜广泛发红，形成鲜红色界限弥散的红斑。严重病例可出现腭黏膜局部或全部水肿以及与义齿基托接触的牙槽嵴边缘水肿，上颌义齿基托后缘线腭部黏膜呈锯齿状，病变区与正常区之间标志清晰。有时基托组织面和承托区黏膜密合状态不佳时，黏膜红斑表面还会有颗粒形成。

4. 慢性增生型：

(1) 多见于成年人。

(2) 患者无明显自觉症状，偶有粗糙、异物不适感。

(3) 检查可见颊黏膜病损，常对称地位于口角内侧三角区，呈结节状或颗粒状增生，或为固着紧密的白色角质斑块，类似一般黏膜白斑；腭部病损可由义齿性口炎发展而来，黏膜呈乳头状增生或肉芽肿样增生；舌背病损，可表现为丝状乳头增殖，色灰黑，称为毛舌。

【内治验方】

1. 凉膈散加减：连翘、栀子、芒硝、淡竹叶各 10g，黄芩、薄荷、大黄各 5g，甘草 3g。水煎服。适用于口腔念珠菌病上中二焦有热者。

2. 清热泻脾散：石膏 15g，栀子、生地黄、黄芩、茯苓各 9g，黄连、灯芯草各 3g。上药共研为末。每次 3~6g，水煎服。也可用饮片作汤剂水煎服。功效：清热泻火解毒，主治小儿鹅口，满口生白屑，舌红苔白腻，脉细数。

3. 肾气丸加减：熟地黄、淮山药各 15g，山萸肉、茯苓、泽泻、丹皮各 10g，肉桂 3g。水煎服。适用于肾气虚之口腔念珠菌病。脾气不足者加党参、黄芪各 10g；肾阴虚者加女贞子 10g，黄精 15g。

4. 理中汤加减：黄连、干姜、甘草各 5g，茯苓 15g，人参 3g，白术 10g。水煎服。适用于中焦阳虚之口腔念珠菌病。

5. 导赤散加减：生地黄、木通、淡竹叶、甘草梢、车前子、生山栀、野蔷薇、一枝黄花各 10g，人中黄 3g，黄芩 5g。水煎服。适用于口腔念珠菌病属心火亢盛者。

6. 鹅口疮汤：龙胆草、大黄各 3g，蒲公英、生地黄各 10g，甘草 6g。水煎服，每日 1 剂。用于心脾积热型鹅口疮，症见口舌满布白屑，面赤唇红，烦躁不宁，叫扰啼哭，口干或渴，大便干结，小便短黄。舌质红，脉滑。

7. 六味地黄丸加减：熟地黄 15g，茯苓、泽泻各 18g，薏苡仁 20g，丹皮、车前子、白茅根、山茱萸、淮山药各 10g。水煎服，每日 1 剂。适用肝肾阴虚型鹅口疮。

8. 参苓白术散加减：黄芪 15g，党参、白术、茯苓、扁豆各 10g，砂仁、法半夏各 6g，苡仁 20g。水煎服，日 1 剂。适用于脾虚湿盛型鹅口疮。

9. 附子理中汤加减：附子、人参各 3g，干姜、五味子各 5g，吴茱萸 6g，肉豆蔻、伏龙肝（包煎）各 10g。水煎服，日 1 剂。适用于中焦虚寒之鹅口疮。

10. 增液汤加减：北沙参、竹叶、麦冬、生地黄、熟地黄、石斛、天花粉、芦根各 10g。水煎服，日 1 剂。适用于鹅口疮属阴虚者。

11. 参苓白术散加减：白扁豆、白术、茯苓、苍术、莲子、山药、薏苡仁、藿香各 10g，桔梗、砂仁各 6g，甘草、人参各 3g，厚朴 5g。水煎服。适用于脾虚湿盛之口腔念珠菌病。

12. 沙参麦冬汤加减：石膏 30g，沙参、玉竹、麦冬各 15g，芦根 20g，石斛、太子参各 10g，大米 100g，白糖适量。小儿剂量酌减。前 7 味水煎取汁，入大米煮成粥，加白糖调味即可。每日 1 剂，分 2 次食用。适用于气阴两虚之雪口。

13. 加减增液汤：玄参、天花粉、沙参各 9g，麦冬、生地黄、牛膝各 6g，生石膏 12g，生甘草 3g。水煎服，每日 1 剂。用于虚火上浮型鹅口疮，症见口舌白屑稀散，周围红晕不著，面白颧红，精神疲倦，食欲不振或大便溏，舌嫩红，脉细数。

14. 威灵仙汤：威灵仙 8g。水煎服及含漱，日 3~4 次。治小儿鹅口疮。若婴儿不能漱口，可用布蘸药洗涤口腔。

15. 黄连薄荷饮：黄连、薄荷、甘草各 1.5g，五倍子 4.5g。浓煎取汁 50mL，频涂口腔并服之。治小儿鹅口疮。

16. 板蓝根煎：板蓝根 10g。上药水煎成液内服。同时取液反复涂擦患处，1 日 5~6 次。

17. 知柏地黄丸加减：知母、丹皮、泽泻、茯苓、红花、桃仁、白芷各 10g，山萸肉、熟地黄、山药各 15g，生甘草 8g。水煎服，日 1 剂。阴虚火旺型证见口腔内疼痛，进食加剧，溃疡面呈灰白色，周围淡红，伴见午后潮红，手足心热，口干不欲饮。

18. 连芩山栀方：黄连 1.5g，生大黄、黄芩各 3g，山栀、生石膏、生地黄、茯苓、银花、灯芯草各 5g。水煎 2 次，少量多次内服。另每日用银花、川连、生甘草各 3~5g 煎汤拭口。伴有心烦、夜寐不安者加蝉蜕 3g，钩藤 5g；若大便稀薄，次数增多者去大黄，加炒麦芽。

19. 甘露饮：生地黄 15g，天麦冬、茵陈、石斛各 9g，酒黄芩、连翘各 6g，枳实、炒山栀、竹叶各 5g，莲子心、甘草各 3g，灯芯草 1g；加桂心少许，以引火归元。水煎服，每日 1 剂，日服 2~3 次。治疗鹅口疮，口腔舌上白屑散布，兼见形神怯弱、五心烦热、口干不渴、舌质红者。

【外治验方】

1. 中药局部擦涂法：①冰硼蜜剂：冰片、硼砂各 1.8g，朱砂、玄明粉各 1.5g。以上共为细末，徐徐兑入蜂蜜适量，随兑随搅，成糊状后，装瓶备用。用时应洗净口腔，然后以棉棒涂之。每日 3~4 次，甚则日搽 5~6 次有效。②倍明散：五倍子、明矾（又名白矾）各等分，冰片少许。将五倍子、明矾分别捣碎如米粒，和匀放于砂锅内用文火炙炒，待其熔解释放出水分如枯矾状，离火冷固取出，研极细粉末，另研冰片少许加入拌匀，贮瓶备用。用时以净指蘸水粘药粉少许涂患处，每日 1~3 次，斑膜退落而愈。③午制散：米棕箬 100g，甘草 10g，冰片 2g。将米棕箬用早稻杆灰汤浸煮后烧成炭，和甘草、冰片共研细末，瓶贮备用。用时吹或涂于口腔内，每日 5~6 次。④青梅散：生石膏、硼砂各 2.5g，人中白、青黛、黄连、没药、乳香各 1g，冰片 0.3g。上药共研细末。每取少许搽口中，日数次。⑤朱本浩经验方：煅珍珠 1.5g，冰片、硼砂各 5g，青黛 6g，牛黄、麝香各 1g。上药共研细末，每次取少许涂于患处，每日 4~5 次。

2. 中药含漱法：金银花、连翘、荆芥、防风、薄荷、甘草各 15g，水煎漱口，早、中、晚餐后及睡前各一次。临证加减：热偏盛时可加双花、连翘、生地、升麻各 10g；湿热较盛时可加黄柏、苦参各 10g；脾虚湿困者可加砂仁、苍术各 10g；胃阴虚者加麦冬、玉竹各 10g；心火亢盛者可配竹叶、栀子各 10g；血瘀明显者可配伍玄参、丹皮、当归、川芎各 10g；脾肾阳虚者可加薏苡仁、肉桂各 10g。

3. 敷脐疗法：细辛（研末）2.5g，加适量面粉，温水调成黏稠饼状，直径 3~4cm，厚 0.5cm，直接敷脐，盖以塑料薄膜，纱布贴膏固定。早晚各换药一次。用于新生儿及久病体弱、营养不良的婴幼儿鹅口疮属虚火上浮者。

4. 针灸疗法：①取穴：照海、通里、神阙、足三里、太溪。痛甚加廉泉、玉液、金津。操作方法：患者取仰卧位，穴位皮肤常规消毒后，选用 30 号 1 寸毫针，先针照海，再针通里，二穴均直刺 0.3~0.5 寸；针廉泉向舌根部斜刺 0.5~0.8 寸，得气后三穴均行平补平泻；用 28 号 2.0 寸毫针，选足三里直刺 1~1.5 寸，得气后行补法；用 28 号 1.5 寸毫针，选太溪直刺 0.5~1 寸，得气后行平补平泻；捻转幅度：270~360 度，捻转频率：90 次/min，时间 1.5 min，留针 30 min 左右，每日 1 次。玉液、金津用三棱针点刺放血。最后，隔姜艾灸神阙 3~5 壮。10 天为 1 个疗程，连续 2 个疗程。②取穴：四缝、血海、足三里、关元、三阴交、内关。操作方法：常规消毒，然后用三棱针点刺四缝穴，用力挤压针孔 2~3 下，1 周点刺 2 次。针刺足三里穴时，针感传至足背，得气后留针。其他穴均用常规针刺，有针感后，每 5~10min，行针 1 次，每日 1 次，10 天为 1 个疗程，休息 2~ 3 天再进行下一个疗程。③取穴：廉泉、合谷、曲池、足三里，随症加减。操作方法：廉泉用平补平泻、合谷、曲池六用泻法，足三里用补法，并留针 15min，留针期间可间歇捻转或提插 2~3 次，隔 1 日 1 次，5 次为 1 个疗程，每疗程间休息 3 天。

【中成药验方】

1. 西瓜霜喷雾剂：由西瓜霜、煅硼砂、黄柏、黄连、山豆根、射干、浙贝母、青黛、冰片、大黄、木汉果（炭）、黄芩、甘草、薄荷脑组成。功效：清热解毒，消肿止痛。治疗小儿鹅口疮。每瓶装 2.5g。外用，喷、吹或敷于患处，一次适量，一日数次；重症者兼服，一次 1~2g，一日 3 次。

2. 锡类散：主要由象牙屑、青黛、壁钱炭、人指甲（滑石粉制）、珍珠、冰片、人工牛黄组成。功效：解毒化腐。治疗鹅口疮。每用少许，吹敷患处。每日 1~2 次。

3. 五福化毒丸：主要由水牛角浓缩粉、连翘、青黛、黄连、牛蒡子（炒）、玄参、地黄、桔梗、芒硝、赤芍、甘草组成。功效：清热解毒，凉血消肿。用于血热毒盛之口腔念珠菌病。大蜜丸每丸重 3g；水蜜丸每 100 粒重 10g。口服，水蜜丸一次 2g（4 丸），一日2~3 次。

第八节　口腔扁平苔藓

口腔扁平苔藓是一种发生于口腔黏膜和皮肤原因不明的非感染性慢性浅在炎性病变。口腔的典型表现为珠光白色条纹交织、延伸，形成条索状、网状、树枝状、环状及斑块状等多种形态的黏膜损害。在白色病损区间的黏膜色泽可正常或充血。有时还可以出现丘疹、水疱、糜烂、萎缩、色素沉着等病损重叠或先后发生。临床常分为斑纹型（单纯型）、糜烂型（混合型）和萎缩型。该病好发年龄为 13~80 岁。男女比例是 1:1.5；主要见于中老年，女性多见，约有 54%患者伴有皮肤损害。发病率不超过 1%，且有一定程度的恶变概率。本病属于中医“口藓”“口蕈”“口破”等范畴。

【诊断要点】

1. 主要见于中老年，女性多见。

2. 主症特征：病人有异物感、烧灼感或自发性疼痛。病情迁延反复，长期不愈。

3. 检查可见口腔颊、舌、唇、龈等黏膜上见有白色斑纹，形成条索状、网状、树枝状及环状等。中间或挟有糜烂及充血。

【内治验方】

1. 龙胆泻肝汤加减：龙胆草、黄芩、栀子、柴胡、当归、生地各 10g，木通、泽泻、车前子、甘草各 5g。水煎服，日 1 剂，早晚分服。治疗口腔扁平苔藓属肝火上炎，湿热内盛者。

2. 王亮等经验方：制苍术、陈皮、夏枯草、土茯苓、藿香各 10g，薏苡仁

15g，黄柏、川萆薢、制厚朴、生甘草各5g，佩兰6g。便秘加瓜蒌仁10g，咽干加北沙参10g。水煎服。适用于湿热内蕴之口腔扁平藓。

3. 消风散加减：荆芥9g，黄柏、苍术、佩兰、赤芍、丹皮各10g，茯苓、银花各15g，薏苡仁30g，黄芩、连翘、乌梢蛇各12g，蝉衣、黄连、防风、生草各6g。水煎服，日1剂，早晚分服。治疗口腔扁平藓属风热湿毒熏颊证，见颊黏膜扁平苔藓，患处红肿糜烂，疼痛，小便黄，舌质红，苔黄腻，脉数。

4. 丹栀逍遥散加减：丹皮、郁金、香附、甘草各10g，赤芍、当归、白术、桃仁、红花各12g，焦栀子、柴胡各9g，茯苓15g，薄荷、玄参各6g。水煎服，日1剂，早晚分服。治疗口腔扁平藓属气血郁滞口颊证，颊黏膜扁平苔藓，病程较长，局部无明显自觉症状，或局部症状随情志波动而加重者，常伴情志不舒，舌质有瘀点，脉弦细涩。

5. 李凡成苔藓饮1号：当归、女贞子、黄芩各9g，生地黄、熟地黄、香附各15g，白芍、麦冬、枸杞子、怀牛膝各12g，白鲜皮、旱莲草各6g。水煎服，日1剂，早晚分服。适于血虚口颊失养证，见口腔扁平苔藓粗糙，伴头昏眼花，眼部干涩，多梦，舌质淡，脉细弱。

6. 一贯煎加减：生地黄15g，玄参、丹参各30g，麦冬、黄柏、枸杞各12g，当归、生白芍各10g，知母9g，何首乌20g，花粉6g。水煎服，日1剂，早晚分服。适于阴虚口颊失濡证。

7. 香砂六君子汤合五苓散加减：党参、白术、炙甘草各12g，茯苓、木香各15g，泽泻6g，桂枝、砂仁各9g，猪苓10g，山药、薏苡仁各30g。水煎服。适于口腔扁平藓属脾虚湿蕴，气血生化乏源，口颊失充者。

8. 滋阴活血化瘀汤：生地黄25g，麦冬、当归、枸杞各15g，丹参20g，赤芍、玄参、花粉、川芎、石斛各12g，桃仁、红花各10g。水煎服，日1剂。治疗口腔扁平藓属阴虚血瘀者。口干重者用石斛、花粉，生地、玄参、麦冬；肾虚症状明显加枸杞；睡眠差加夜交藤。

9. 血府逐瘀汤加减：桃仁、川芎、枳壳各6g，当归、红花、赤芍、生地黄、玄参、陈皮、香附各10g，柴胡5g，甘草3g。水煎服。适用于气滞血瘀之口腔扁平藓。偏肝郁者去生地、玄参，加郁金10g，偏气虚者去柴胡、香附、枳壳、陈皮，加黄芪20g，地龙6g，热邪盛者去香附、枳壳、陈皮，加栀子10g，黄连、黄芩、黄柏各5g。

10. 四物汤加减：白芍、枸杞子各15g，熟地黄、麦冬、女贞子、当归、生地黄、白鲜皮、香附、旱莲草各10g，怀牛膝6g，黄芩5g。水煎服，日1剂。适用于阴血不足之口腔扁平藓。

11. 知柏地黄丸加减：生地黄、熟地黄、丹皮、淮山药、山茱萸、枸杞、旱莲草、知母、栀子、当归、白芍、麦冬各 10g，茯苓、泽泻各 15g，黄柏 5g，石斛、黄芩各 3g。水煎服，日 1 剂。适用于肝肾阴虚之口腔扁平藓。

12. 八珍汤加减：党参 15g，黄芪、制黄精各 20g，白术、茯苓、当归、白芍、熟地黄、何首乌、生地黄各 10g，石斛、甘草各 3g。水煎服。适用于气血不足之口腔扁平藓。偏气虚者重用党参或改用人参 10g，炙甘草 5g；夜寐不安者加酸枣仁 20g，枸杞子 15g。

13. 增液汤加减：生地黄、玄参、麦冬、当归、赤芍、丹参、花粉、石斛、红花各 10g，枸杞子 15g，桃仁、川芎各 6g。水煎服。适用于阴虚兼血瘀之口腔扁平藓。口干重者，重用石斛、花粉、生地、玄参、麦冬；肾虚症状明显者，加女贞子、牛膝各 10g，重用枸杞子 20g；局部充血或糜烂者，重用桃仁、红花，必要时加石膏 20g，知母 10g 以清胃火；睡眠差者，加夜交藤 10g。在服上方期间，可兼服当归养血膏。

14. 二陈汤加减：炒条芩、清半夏、花粉、藿石斛、当归、赤芍、茯苓各 9g，炒黄连、薄荷各 4.5g，陈皮 6g，生甘草 3g。水煎服。适用于水湿内蕴之口腔扁平藓。

15. 甘露消毒丹加减：生石膏 80g，知母、丹皮、栀子各 10g，赤苓皮、夏枯草、紫地丁、生芪各 15g，黄芩、淡竹叶、车前子、麦冬各 12g，寒水石 30g。水煎服。适用于水湿内蕴之口腔扁平藓。

16. 清胃散加减：黄连 3g，升麻 6g，焦山栀、知母、麦冬、白芷、丹皮各 10g，蛇舌草、黄芪、党参各 20g，石膏、丹参、川牛膝、仙灵脾各 15g，蚤休、生地、当归各 12g。每日 1 剂，水煎，分早晚 2 次餐后服用。适用于胃火炽盛之口腔扁平藓，忌油腻、滚烫、辛辣及刺激性食物。

17. 五味消毒饮加减：银花、蒲公英、野菊花、连翘、紫花地丁各 10g，龙胆草、青蒿、车前子、丹皮、玄参、生甘草各 12g，黄连、灯芯草各 6g，白术、麦冬各 15g。日 1 剂，水煎服，10 日为 1 个疗程，1~3 疗程后，改用丸药，持续 1 个月。适用于火毒内盛之口腔扁平藓。

18. 乌蛇祛风汤：乌梢蛇、荆芥、防风、茜草各 9g，蝉衣、黄连、丹皮、甘草各 6g，黄芩、银花、连翘、赤芍、丹参各 12g。水煎服。功效：祛风清热，活血化瘀。主治萎缩型口腔扁平苔藓。

19. 双地苔藓饮：生地黄、熟地黄、当归、枸杞子、麦冬各 15g，白芍、女贞子、旱莲草各 12g，白鲜皮、黄芩、怀牛膝各 9g，香附 6g。水煎服。功效：滋阴养血，疏风润燥。主治单纯型口腔扁平苔藓。

20. 芩柏消藓饮：黄芩、连翘、土茯苓、生薏仁、生地各 12g，黄柏、白鲜皮、赤苓皮各 9g，紫花地丁 18g。水煎服。功效：清热降火，解毒利湿。主治糜烂型口腔扁平苔藓，属胃火上蒸者。

【外治验方】

1. 中药外治疗法：①细辛煎液：取细辛 10g，加水 100mL，煎煮 5~10min，取液 60mL，分 3 次含漱，每次 10~15min，漱后吐出，不可吞咽入胃，口腔扁平苔藓愈合后即可停药。②用吴茱萸粉末 12g，以醋或茶或酒调成糊状，每晚睡前分贴两足心涌泉穴，连用 3~5 天；取吴茱萸、细辛各等分研末，以 30%二甲基亚砜调成软膏，装瓶备用；每晚临睡前洗净双脚，擦干，取药膏如蚕豆大置伤湿止痛膏中心，贴于双足涌泉穴，每天换药 1 次，一般用药 4~5 天有显效。此外，还可用明矾 100g，溶入热水中泡足，每晚 1 次，每次 20~30min。③取三七粉适量，与蜂蜜调和，涂抹于患处，日 2 次。

2. 针灸疗法：①取穴：照海（双）、通里（双）、神阙，痛甚加廉泉、金津、玉液。操作方法：穴位常规消毒后，选用 30 号 1 寸毫针，先针照海，再针通里，二穴均直刺，深度 0.3~0.5 寸；针廉泉向舌根部斜刺，深度 0.5~0.8 寸。得气后均行平补平泻手法，留针 30min，每隔 10min 行针 1 次。金津、玉液用三棱针点刺放血。最后灸神阙，采用小艾炷隔盐灸 3~5 壮。每日治疗 1 次，10 次为 1 个疗程。②取穴：双侧劳宫、地仓。实证加双侧合谷、少泽；虚证加双侧太溪、足三里。操作方法：常规针刺后，合谷行泻法，太溪行补法，每 15 min 行针 1 次，留针 30 min。留针期间，少泽采用点刺放血，出血量为 10 滴；足三里采用灸法，每穴灸 5 min。每 2 天治疗 1 次，共治疗 5 次。

3. 心理干预疗法：多数学者认为，口腔扁平苔藓患者多有精神创伤史或情绪障碍。心理治疗可降低口腔黏膜扁平苔藓病损体征和症状计分，并且缩短口腔黏膜病损愈合时间，减轻疼痛，延长缓解期。心理治疗的具体措施：①医生要以关切同情的态度取得患者的信任与合作，认真倾听患者的叙述，全面了解患者患病的心理因素，如社会家庭、工作生活、个人心理异常以及社交障碍等。②向患者宣传该病的基本知识，全面分析患者可能的发病因素以及预后，解除患者的恐惧心理，增强他们治疗疾病的信心，强调本病的治疗是一个循序渐进的过程，根据患者心理焦虑程度的不同进行心理治疗、行为治疗和必要的药物治疗，减轻患者的紧张焦虑情绪。③根据患者不同的应激程度和持续时间，必要时给予镇静催眠药、抗焦虑药和抗抑郁药等药物治疗。

【中成药验方】

1. 锡类散：由象牙屑、青黛、壁钱炭、人指甲（滑石粉制）、珍珠、冰片、人工牛黄组成。有解毒化腐之功。每用少许，吹敷患处。每日 1~2 次。

2. 珠黄散：主要成分为人工牛黄、珍珠。功效：能清热解毒，祛腐生肌。适于热毒炽盛之口腔扁平苔藓。取药少许吹患处，一日 2~3 次。

3. 大枫子油：主要成分为大枫子油、硼酸、冰片。功效：祛风除湿，润肤止痒。用于血躁风湿型口腔扁平苔藓。每瓶装 15g。适量外擦。

4. 白芍总苷胶囊：主要成分为白芍总苷。每粒装 0.3g（含芍药苷不少于 104mg）。口服，一次 0.6g（2 粒），一日 2~3 次，或遵医嘱。

第九节 白塞氏病

白塞病又名贝赫切特综合征，口、眼、生殖器三联症或白塞综合征。本病以口腔、眼、生殖器反复发生溃疡及皮肤损害为基本临床特征，还可波及关节、神经、心血管、消化、呼吸等系统的一种全身多个系统的自身免疫疾病。好发于青壮年，以男性多见，男女比例为 2:1，且男性患者发生神经或血管病变等重症机会较多。本病相当于中医的“狐惑病”。

【诊断要点】

1. 好发于青壮年，以男性多见。

2. 1990 年白塞病国际研讨会的诊断标准：①复发性口腔溃疡；②复发性阴部溃疡；③眼疾、色素层炎等；④皮肤病：结节性红斑等；⑤针刺反应试验阳性。凡具有第 1 项加上 2~5 四项中的两项即可诊断。

【内治验方】

1. 龙胆泻肝汤加减：龙胆草 12g，黄芩、甘草各 5g，柴胡 8g，栀子、泽泻、当归、车前子、生地黄、木通各 10g。水煎服。适用于肝胆湿热型白塞氏病。

2. 清胃散合五味消毒饮加减：生石膏 20g，黄芩、黄连各 6g，升麻 5g，蒲公英、紫花地丁、银花、野菊花、生地黄、丹皮各 10g。水煎服，日 1 剂。适用于火毒内盛之白塞氏病。

3. 杞菊地黄丸加减：熟地黄 15g，山药、玄参、山萸肉各 10g，茯苓 15g，泽泻、丹皮、枸杞子、菊花、地骨皮、知母各 10g，黄柏 6g。水煎服。适用于肝肾阴虚之白塞氏病。

4. 桂附六味地黄丸加减：熟地黄 20g，山药、茯苓各 15g，山萸肉、泽泻、枸杞、黄芪、白术各 10g，肉桂 3g，附子、干姜、黄连各 5g，半夏 8g。水煎服，日 1 剂。适用于肾阳不足之白塞氏病。

5. 乌梅汤加减：川椒、干姜、川连各 5g，乌梅、白术、附片（先煎半小时）

各10g，党参30g，肉桂粉（冲服）3g。水煎服，分2次服。适用于寒热错杂之白塞氏病。

6. 四物汤加减：当归、赤芍、生地黄、山栀各10g，川芎6g，黄芩、黄连各5g，甘草3g。水煎服，分2次服。适用于阴血不足兼虚火上炎之白塞氏病。

7. 干姜黄芩黄连人参汤加减：半夏60g，大枣12枚，黄连15g，黄芩、人参、甘草各30g，干姜20g。先将药材分别切细，取一斗水将其熬成6L汤药，每次1L，每天3次。适用于中焦寒热错杂之白塞氏病。

8. 甘露引子加减：天冬、黄芩各6g，麦冬、苦参、枇杷叶各10g，生地黄、茵陈蒿各15g，石斛12g，甘草5g，枳壳9g，雄黄（冲服）2g。水煎服，日1剂，早晚分服。适用于阴虚，虚火上炎之白塞氏病。

9. 银翘散加减：大青叶、黄连、山栀子、连翘、僵蚕、桔梗、野菊花各15g，白花蛇舌草、板蓝根各30g，牛蒡子10g，金银花20g，水牛角50g。水煎服，每日1剂。适用于气分热盛之白塞氏病。

10. 杞菊地黄丸加减：枸杞子25g，熟地黄30g，山药、山茱萸、白芍各20g，牡丹皮、茯苓、泽泻、麦门冬、菟丝子、女贞子、菊花、当归各15g，龟板20g。每日1剂，水煎服，每日2次，每次200mL。适用于肝肾阴虚之白塞氏病。

11. 滋阴降火汤：当归、川芎、黄柏、知母、天花粉、甘草各3g，芍药3.5g，熟地4.5g，玄参6g，桔梗9g，竹沥（冲入）15g。水煎服。治疗眼-口-生殖器综合征属虚火上升，热毒内闭者。目赤者，加菊花、龙胆草、决明子；口唇肿胀者，加石膏、升麻、大青叶；外阴溃烂者，加龙胆泻肝丸、六味地黄丸。

12. 清热凉血化瘀汤：生地黄、金银花各15g，赤芍、当归、桃仁、苏木、黄芩、大黄（后下）、羌活、香附、连翘各10g，川芎、红花、黄连、木贼、甘草各5g。水煎服。适于白塞氏病属血热瘀滞证，症见眼赤涩疼痛，视物模糊，睫状充血，前房积脓，常伴有复发性口腔溃疡或舌部溃疡，小便短赤，舌色紫暗，或有瘀斑瘀点，脉涩。

13. 清热利湿祛风汤：龙胆草、山栀、黄芩、防风、羌活、枳壳、大黄（后下）各10g，生地黄、金银花、蒲公英、滑石（包煎）各15g，黄连、甘草各5g。水煎服。适于白塞氏病属肝经湿热证。

14. 养阴清热除湿汤：生地黄、知母、黄芩、天门冬、麦门冬、玄参、山栀、熟大黄各10g，生石膏、金银花各15g，甘草、黄连各5g。水煎服。适于白塞氏病属阴虚内热证，症见视物模糊不清，瞳孔缩小或变形不圆，或眼底呈晚霞样改变，常伴有口腔溃疡，生殖器溃疡，时轻时重，反复发作，五心烦热，夜寐不安，舌红少苔，脉细数。

15. 赤小豆当归散加减：赤小豆、薏苡仁各25g，当归、车前子（包）、黄芩炭各10g，苦参、银花、知母、党参各12g，地榆炭、熟地黄炭各18g，淮山药15g。每日1剂，水煎服。用于湿热蕴结，热毒迫血，病久损伤气血者。症见外阴湿疹，瘙痒溢水，双眼干涩，全身散发小脓疮，双下肢红斑累累，抓破流脂，形体瘦弱，面白无华。

16. 知柏三参汤：首乌、银花、土茯苓各20g，生芪30g，北沙参、直参、知母、太子参各15g，黄柏10g，丹皮、栀子各9g。若心中烦热，夜寐不安，口渴思饮加生地黄、竹叶、甘草梢；大便秘结，多食易饥加生石膏、大黄；低热、手足心热加山萸肉、山药。每日1剂，水煎，分2次服。治疗白塞氏病。

17. 白塞氏病方：干姜6g，炙附子、半夏、党参、白术、茯苓、三棱、莪术、归尾、红花各10g，肉桂、甘草各3g。水煎服。功效：温补脾肾，活血化瘀。主治白塞氏病脾、肾虚寒，寒邪凝聚而血瘀气滞者。

18. 六味三子汤：熟地黄30g，山萸肉、干山药、泽泻、茯苓、丹皮、麦冬、白芍、菟丝子、女贞子、枸杞子、当归、菊花各10g。水煎服。用于肾阴不足、虚阳上亢表现的白塞氏病。

19. 野草汤：野荞麦、草河车各30g，天名精、茯苓皮各15g，山栀、当归、丹参、白芍、炒党参各9g，炙甘草3g，三妙丸12g。水煎服。随证加减治疗白塞氏病患病日久，正气已衰，气血皆虚，湿毒未尽者。

20. 雷公藤总苷方：采自福建之雷公藤生药去皮根的木质部10g，加水400mL，文火煎2h，浓缩至50mL，过滤后重复1次，所得两液混合约100mL，分3次口服，为1日量。功效：清热解毒，活血祛瘀，消肿散积。治疗白塞氏病。

21. 清普饮：水牛角、板蓝根、石膏、白茅根各30g，黄连3g，知母、丹参、沙参各9g，玄参15g，生甘草6g，龙胆泻肝丸（包）12g。水煎服。功效：清热凉血，滋养肝肾。用于白塞氏病急性发作期。

22. 水牛角方：水牛角粉3g或广犀角粉3g。每日2次，吞服。功能：清热解毒，凉血止血。治疗白塞氏病。如血管炎损害较严重，出现瘀血性病变、癥瘕积聚等症，可加用桂枝5g，丹皮、赤芍、桃仁、香谷芽各10g，半枝莲、白花蛇舌草、铁树叶各30g，防己、茯苓皮各20g，水煎服。

【外治验方】

1. 中药外治疗法：①溃疡粉：黄羊、黄连、黄柏各10g，硼砂、冰片各3g，外阴糜烂加苦参10g。上药共研细末，外敷患处。②炉丹散：炉甘石6g，黄丹1.5g，三黄粉3g，煅硼砂1.5g，冰片0.9g。共研细末，瓶装备用。使用时，先用茶水洗净创面，再将药粉撒布于外阴溃疡上，用消毒纱布包裹住阴茎以免摩擦，每日或隔日换药1次。③苦参汤：苦参30g，蛇床子15g。上药共煎水外洗。雄黄散：雄黄9g，艾叶一团。雄黄研末，将艾叶作团，然后把雄黄粉撒于艾叶上点燃，再用一铁筒或纸筒将火罩住，令患者蹲坐其上，针对肛门溃疡处熏之。④双柏散：侧柏叶、大黄各60g，黄柏、薄荷、泽兰各30g。共研细末，以水、蜜调膏外敷。有清热解毒，化瘀止痛功效。⑤青黛黄柏蜈蚣散：青黛、黄柏各5份，蜈蚣2份，冰片1份。共研细末，加麻油调成稀糊状，外涂患处。⑥紫色溃疡膏：黄连、青黛、琥珀、蜂蜡各10g，乳香50g，香油250g，珍珠粉3g。以上药物，前8味共研极细末待用，将香油置于火上见数开后，加入蜂蜡搅匀，离火冷却，再加药粉搅匀成膏，直接涂抹在外阴溃疡部位。

2. 针灸疗法：①取穴：神阙、大杼。操作方法：点燃艾条，插于灸架上，然后对准神阙穴进行艾灸，连续灸15min，至局部皮肤发红为度，每日1次；同时，取大杼穴进行常规消毒，用28号1.5寸毫针进行针刺，得气后使针感向四周放射，每日治疗1次，每次20min，5天1个疗程。②取穴：通里、公孙、内庭、合谷、劳宫、地仓、颊车、足三里。操作方法：患者仰卧位，穴位皮肤常规消毒后，选用25~50 mm毫针进行针刺。通里、公孙、内庭直刺15 mm，合谷透劳宫、地仓透颊车，针入25mm，足三里直刺25 mm。足三里行捻转补法，余穴皆行捻转泻法。每次留针20min，每日1次。③取穴：风池、下关、合谷、足三里、太冲、百会、翳风、颊车、太溪、行间。操作方法：常规消毒后，用1~1.5寸不锈钢28号针刺。风池、翳风向对侧口腔方向刺入0.5~1寸；下关、颊车直刺，针感至口腔；合谷刺后针感应向手臂传导；足三里进针后针尖稍向上；百会、足三里、太溪用补法；下关、风池、颊车、翳风用平补平泻法；合谷、太冲、行间用泻法。留针30min，中途捻针1次，加强酸、胀、麻的针感。每日1次，5天为1个疗程。④取穴：照海（双）、通里（双）、神阙。痛甚加廉泉、金津、玉液。操作方法：穴位常规消毒后，选用30号1寸毫针，先针照海，再针通里，二穴均直刺，深度0.3~0.5寸；针廉泉向舌根部斜刺，深度0.5~0.8寸。得气后均行平补平泻手法，留针30min，每隔10min行针1次。金津、玉液用三棱针点刺放血。最后灸神阙，采用小艾炷隔盐灸3~5壮。每日治疗1次，10次为1个疗程。⑤取穴：双侧曲池、合谷、足三里、阴陵泉、内庭、三阴交。操作方法：常规消毒后用28号1.5寸毫针，进针得气后，曲池、足三里、合谷用提插捻转平补平泻法，阴陵泉、内庭提插捻转泻法；三阴交提插捻转补法；留针30min，其间行针1次，10次为1个疗程。

【中成药验方】

1. 金喉健喷雾剂：主要成分为艾纳香油、大果木姜子油、薄荷脑、甘草酸单胺盐。辅料为乙醇。功效：祛风解毒，消肿止痛，清咽利喉。用于风热型白塞氏病，口腔溃疡。10mL/瓶。喷患处，每次适量，一日数次。

2. 龙胆泻肝丸：由龙胆、柴胡、黄芩、栀子（炒）、泽泻、木通、车前子（盐炒）、当归（酒炒）、生地黄、炙甘草组成。功效：清肝火，利湿热。用于肝经火盛，湿热下注型白塞氏病。每100粒重6g。口服，一次3~6g，一日2次。

3. 雷公藤多苷片：主要成分为雷公藤多甙。功效：祛风解毒，除湿消肿，舒筋活络。有抗炎及抑制细胞免疫和体液免疫等作用。用于风湿热瘀，毒邪阻滞所致白塞氏病。10mg/片。口服，按体重一次0.3~0.5mg/kg，一日3次，饭后服用，或遵医嘱。

4. 三联症片：由苦地丁、金银花、黄连、淡竹叶、地黄、紫草、人工牛黄、水牛角粉组成。功效：清热解毒，祛湿凉血活血。治疗白塞氏病。口服，每次8片，每日3次。

5. 昆明山海棠片：主要成分为昆明山海棠。功效：祛风除湿，舒筋活络，清热解毒。治疗白塞氏病。每片重0.18g。口服，一次3~5片，一日3次。

第十节　慢性唇炎

慢性唇炎是指主要发生在唇部的慢性炎症性疾病，又称慢性非特异性唇炎，而全身性疾病的唇部表现及其他口腔黏膜病在唇部病损均不包括在内。本病常见的临床特征是唇部长期而持续的肿胀、糜烂、渗出以及干燥、脱屑等体征，患者自觉灼热、疼痛，或有程度不同的痒感。男女均可发病，在青少年中较多见，老年人则少。病程迁延，反复发作。本病属中医的“唇风”范畴。

【诊断要点】

1. 湿疹糜烂型唇炎：慢性过程的糜烂及结痂，病程长，有反复发作史。应注意区别单纯糜烂性唇炎及光化性唇炎，后者常因日光照射诱发或加重病损，多见于高原地区或户外工作者。

2. 干燥脱屑型唇炎：唇红部以干燥、脱屑为主，并有纵沟纹和沟裂，灰白色的鳞屑，可布满整个唇部。

3. 腺性唇炎：唇肿大，翻开唇黏膜内侧，见有脓性分泌物，活检有助于该病诊断。

4. 肉芽肿性唇炎：依据口唇与口周皮肤出现渐进性、持久性肿胀，并不出现炎症性症状，皮肤具有特征性暗红色，一般可做出诊断。

【内治验方】

1. 调胃除湿方：茯苓、白术、芡实、枳壳、萆薢、黄柏、金莲花各10g，山药、生薏苡仁、生扁豆、大豆黄卷各 15g。水煎服。功效：健脾和胃，除湿清热。主治慢性唇炎而呈渗液、湿烂、结痂及鳞屑现象者。

2. 参苓白术散加减：生薏苡仁 20g，生扁豆、山药、白术、茯苓、芡实各 10g，土贝母、枳壳、黄柏各 5g。水煎服。适用于慢性唇炎属气虚风盛证，症见唇风日久，口唇瞤动不止，嘴唇淡红肿胀，破裂流水，食少腹胀，大便溏泻，肌肉消瘦，气短乏力，舌淡苔白，脉细弱。

3. 五味消毒饮加减：银花、连翘、紫花地丁、野菊花、蒲公英、生地黄、丹皮、赤芍各 10g，犀角、生甘草各 3g。水煎服，日 1 剂，早晚分服。适用于火毒炽盛伤阴之慢性唇炎。如脾胃毒火又兼湿热，舌苔黄厚腻，口中臭秽，加黄芩 6g，栀子 10g 清化湿热；大便秘结加生大黄 5g；发热加芥穗 10g，薄荷 5g。

4. 甘露消毒丹加减：薏苡仁（先煎）60g，丝瓜络、白茯苓、飞滑石各 20g，牡丹皮、蒲公英、赤芍、金银花、车前草各 10g，杏仁 3g，炒白术、白蔻仁、白通草、竹叶各 6g。水煎服。适用于湿热并重兼瘀血阻滞之慢性唇炎。

5. 吴平经验方：柴胡、栀子、黄芩、陈皮、苍术、半夏、茯苓、丹皮、赤芍各 15g，甘草、厚朴、藿香、佩兰各 10g，龙胆草 8g。水煎服。功效：芳香健脾，清热除湿，治疗慢性唇炎。伴口臭、牙龋肿痛者加黄连 8g；肠鸣泄泻者加木香 10g，白芍、防风各 15g；唇痛明显的加苦参 10g，白鲜皮 15g；唇干燥明显的加生地 20g，当归 15g。

6. 凉膈清脾饮：防风、荆芥、黄芩、石膏、山栀、赤芍、连翘、鲜生地黄、薄荷各 3g，甘草 1.5g，灯芯草根 3g。水煎服。功效：祛风邪，清胃火，解热毒。主治干燥型或湿烂型慢性唇炎。

7. 四物汤加减：薄荷、川芎、蝉衣、柴胡、黄芩各 5g，山药 15g，生地、当归身、赤芍、荆芥、白术、茯苓、丹皮、玄参、麦冬各 10g，石膏 20g，石斛、炙甘草为 3g。水煎服。适用于阴血不足，虚火上炎之慢性唇炎。

8. 消风散合四君子汤加减：生白术、茯苓、丹皮、僵蚕、麦冬、黄芩各 15g，金荞麦、白花蛇舌草、瓜蒌仁各 30g，南沙参、龙骨（先煎）、紫荆皮、玄参、夏枯草各 20g，甘草 6g。水煎服。适用于脾虚兼湿热内结之慢性唇炎。

9. 甘露润燥方：生地黄、熟地黄、黄芩、枇杷叶、枳壳、石斛、玄参各 9g，桑叶、茵陈、甘草各 6g。水煎服。功效：养阴益胃，清热润燥。主治慢性唇炎而呈口唇肿胀、浸润肥厚及干裂脱屑现象者。

10. 凉膈散加减：连翘 15g，黄芩、当归各 12g，山栀子、大黄（后下）、荆芥、防风各 10g，薄荷 9g，竹叶 5g，玄明粉（冲服）8g，生甘草 6g，生地 18g。水煎服。适用于慢性唇炎属上中二焦有热者。

11. 桑菊润燥方：桑叶 4.5g，菊花 6g，生山栀、连翘各 9g，生石膏（打碎）15g，黄芩、当归各 6g，大生地黄 12g，生甘草 3g。水煎服。功效：清热润燥，凉营养阴。主治慢性光线性唇炎及接触性唇炎，以脾经湿热内蕴表现为主者。

12. 二至丸加减：生地黄 18g，白芍、焦栀子、黄芩、紫丹参各 9g，麦冬、旱莲草为12g，女贞子 15g，全瓜蒌、珍珠母各 31g。水煎服。适用于阴虚之慢性唇炎。

13. 清胃散加减：生石膏 20g，生地黄 15g，丹皮、黄连、薄荷各 12g，当归、升麻各 10g，防风 15g，生甘草 6g。水煎服。适用于胃火炽盛之慢性唇炎。灼热痛甚者加赤芍 15g，黄芩 12g；干燥者加沙参、玄参各 12g；流黄水量多者加车前子 15g，生薏苡仁 20g；便秘者加生大黄 10g。

14. 滋阴润燥汤加减：生地黄、麦冬、知母、灯芯草、茵陈、银柴胡、竹叶各 10g，黄芩、枳壳各 6g，甘草 5g，石斛、犀角（或水牛角）各 3g。每日 1 剂，水煎日服 2 次。适用于阴虚之慢性唇炎。口渴加石膏 20g；便秘加大黄 5g；肿痛糜烂加银花、蒲公英各 10g。

15. 六味地黄丸加减：生地黄、玄参、丹皮、枸杞子各 30g，山茱萸 10g，茯苓、泽泻、牛膝、大枣各 15g，栀子、知母各 12g，甘草 6g。水煎服，日 1 剂。适用于肝肾阴虚之慢性唇炎。

16. 养阴清燥汤：玉竹、山药、生地黄、女贞子、首乌各 15g，粉丹皮、麦冬、莲子心、栀子、黄芩各 9g。水煎服，每日 1 剂，日服 2 次。适于慢性唇炎属阴虚血热型。

17. 唇风饮：防风、荆芥穗、焦山栀、黄芩、生石膏、白术、当归、滑石各 9g，薄荷、白芍、甘草各 6g，连翘、生苡仁各 12g。水煎服，每日 1 剂，日服 2 次。治疗慢性唇炎。

18. 清痒汤加减：当归、生地黄、何首乌、黄芪各 15g，炒蒺藜 12g，防风、荆芥、苦参、赤芍、川芎各 9g，僵蚕 6g，蝉蜕 5g。水煎服，日 1 剂，早晚分服。治疗血虚风燥型慢性唇炎，症见黏膜、皮肤损害浸润，口唇变厚、干燥脱屑、色素沉着，痛痒剧烈，舌淡红苔薄或净，脉细数或滑数。

19. 全虫方加减：全蝎（研末）、苦参各 6g，刺蒺藜、炒槐花、白鲜皮、黄柏、威灵仙各 15g，皂角刺 10g。水煎服，日 1 剂，早晚分服。用于慢性唇炎迁延期，风毒凝聚型，症见黏膜增厚变粗、苔藓样变、色暗褐，无明显渗液，抓之起皮屑，瘙痒剧烈，伴大便干燥，舌质紫暗、苔白腻，脉沉缓。

20. 陈琳琳经验方：黄芪 20~30g，炒白术 10~30g，茯苓 15~30g，知母 10~15g，生熟地黄各 10~15g，麦冬 15g，柴胡、升麻各 6g，钩藤 10~15g，丹皮 10g。水煎服。本方益气生津，治疗慢性唇炎。

【外治验方】

1. 中药局部涂敷法：①苦参地肤子汤：苦参、地肤子各30g，蛇床子、马鞭草各10g，白鲜皮15g。日1剂，水煎沸后煮10min，取出药液待温，将患唇浸于药液内每次15min，每天数次。②孙淑华经验方：白鲜皮15g，蛇床子、川槿皮各10g，地肤子、苦参各30g。煮沸10min，去药渣待温。将患唇浸泡于药液中，每次浸泡15min以上，或用消毒纱布浸透药液，敷于唇部，戴上口罩可自由活动。两种方法轮流使用，但以唇部直接浸泡在药液中为主。③唇炎散：板蓝根、青黛、丹参、土茯苓、金银花、生甘草、五倍子、冰片。研成细末，以蒸馏水、蜂蜜调搽成泥膏状。涂在唇部，一天3次。具有活血化瘀，祛腐生肌，利湿解毒，滋阴降火，清热解毒，凉血收敛之功效，可有效控制细菌及病毒感染，促进唇部组织愈合，特别对出血、肿胀明显的唇部炎症效果明显。④祛湿清解散颗粒剂（茵陈、黄柏、苦参、白鲜皮、苍术、野菊花、两面针、甘草等量制成）稀释成液体湿敷。具体方法：剪取与唇部病损大小匹配的消毒纱布5~6层，把备用小纱布浸入湿敷液中；将浸透湿敷液的消毒纱布小心覆盖在唇部病损处；用吸管不断吸取湿敷液，滴在覆盖于病损处的纱布上，使之保持湿润状态；湿敷约20min，待痂皮变软浮起时去除纱布，用消毒棉签小心拭去浮起的痂皮；在新鲜创面上涂擦香油或橄榄油。⑤唇炎膏：五倍子、川黄连、青黛、败酱草、生大黄各30g，枯矾6g，地塞米松300mg，冰片5g，蜂蜜适量。将前8味药共研为极细末，过120目筛后，贮瓶密封备用。用时，取药末少许，用蜂蜜调和成糊状，外涂患处，每日早、晚各涂1次。⑥唇风煎：白鲜皮15g，蛇床子、川槿皮各10g，地肤子、苦参片各30g，每日1剂，置砂锅内煮沸约10min，离火之后去除药渣待温。将患唇浸泡于药液内，每次浸泡15min；或用消毒纱布浸透药液敷于唇部。两种用药方法轮流使用，以唇部直接浸泡在药液中为主。

2. 敷脐疗法：细辛研为细末，每次取2g，用米醋调为糊状敷于脐部，每日换药1次，3日为1个疗程。可避免因口唇局部用药刺激糜烂的溃疡面引起疼痛，也可避免药物被唾液冲刷掉，以促进糜烂面愈合。

3. 耳穴贴压法：取穴：口、脾、胃、神门、皮质下。湿热内蕴型选大肠、膀胱、三焦；燥热伤阴型选心、肝、肾。操作方法：患者坐位，耳郭常规消毒，用中药磁珠，放在0.6cm×0.6cm大小方形胶布上，贴于选好耳穴上，嘱患者用拇指及食指按压贴在耳穴上的胶布，每日揉按数次，每次3~5min，每日3~5次，使耳部产生酸胀痛感觉，手法不宜过重，以防压破皮肤，每3天更换1次，10天为1个疗程，两耳交替使用。

【中成药验方】

1. 防风通圣丸：主要成分为防风、荆芥穗、薄荷、麻黄、大黄、芒硝、栀子、滑石、桔梗、石膏、川芎、当归、白芍、黄芩、连翘、甘草、白术（炒）。包衣辅料为滑石粉。功效：解表通里，清热解毒。治疗慢性唇炎属胃经风火证，症见唇部发痒、色红、肿痛，继则破裂流水，如无皮之状，唇动，口臭口渴，喜冷饮，大便秘结。每 20 丸重 1g。口服，一次 1 袋（6g），一日 2 次。

2. 金蝉止痒颗粒：由金银花、黄芩、栀子、苦参、龙胆、黄柏、白芷、白鲜皮、蛇床子、蝉蜕、连翘、地肤子、生地黄、青蒿、广藿香、甘草组成。辅料为蔗糖、糊精、甜菊苷、薄荷素油。功能清热解毒，燥湿止痒。治疗湿热内蕴型慢性唇炎。8g/袋。开水冲服，一次 16g，一日 3 次，饭后服用。

3. 连翘败毒丸：主要成分为连翘、金银花、苦地丁、天花粉、黄芩、黄连、大黄、苦参、荆芥穗、防风、白芷、羌活、麻黄、薄荷、柴胡、当归、赤芍、甘草。功效：清热解毒，散风消肿。用于脏腑积热，风热湿毒所致慢性唇炎。每 100 粒重 6g。口服，一次 6g，一日 2 次。

第十一节　智齿冠周炎

智齿冠周炎是指智齿萌出不全或阻生时，牙冠周围软组织发生的炎症。临床上以下颌智齿冠周炎最常见，上颌第三磨牙也可发生。本病多发于 18~25 岁的青年。表现为智齿周围牙龈及龈瓣红肿，甚则牙关紧闭，不能开合。本病如能及时治疗，多能痊愈。但如延误治疗，易引起周围组织器官或多间隙感染，严重时形成骨膜下脓肿、下颌第一磨牙区黏膜瘘、面颊瘘以及骨坏死。 本病相当于中医的“牙齿交痈”“合架风”“尽牙痈”“角架风”。

【诊断要点】

1. 患者有局部疼痛并向耳颞部放射、张口受限、吞咽困难等病史和临床体征。

2. 局部检查或结合 X 线检查有阻生智齿或智齿未完全萌出的情况。

3. 检查牙冠周围软组织有红肿，牙龈有溃烂、出血，盲袋压之溢脓，患侧淋巴结肿大、压痛等。

【内治验方】

1. 银翘散加减：连翘、银花、牛蒡子、竹叶、生地黄、丹皮各 10g，薄荷 6g，芦根、生石膏各 15g，升麻 3g，黄连 5g。水煎服。适用于智齿冠周炎因外感风热、气分热盛而发者。

2. 仙方活命饮加减：黄连 3g，银花、赤芍、当归、天花粉、白芷、陈皮、乳香、没药各10g，皂角刺5g，生石膏、丹皮各15g。水煎服，适用于肿毒初起之智齿冠周炎。大便秘结者加蚤休、大黄各5g，芒硝10g；肿甚不解加蒲公英15g，紫地丁、夏枯草、山栀各10g；吞咽疼痛加板蓝根10g；肿连腮颊加丝瓜络10g。

3. 清咽利膈汤加减：薄荷（后下）、荆芥、防风、藿香各5g，牛蒡子、连翘、夏枯草、黑山栀、赤芍、丹皮各10g，玉泉散（包）12g，银花15g。水煎服，每日1剂。适用于肺胃热盛之智齿冠周炎。

4. 黄连解毒汤：黄连6g，黄芩20g，黄柏15g，栀子9g。水煎服，每日1剂。适用于火毒内盛之智齿冠周炎。

5. 五味消毒饮：蒲公英30g，紫花地丁、金银花各24g，野菊花、天葵子各15g。水煎服，每日1剂，早晚分服。适用于火毒炽盛之智齿冠周炎。

6. 杨国礼经验方：生石膏40g，黄连、白芷、川芎各20g，细辛3g。共研末，温开水送服，每日3次，每次3~10g。适用于胃火炽盛之智齿冠周炎。

7. 荆防败毒散加减：炒牛蒡子6g，桂枝、升麻各3g，生石膏20g，白蒺藜5g，荆芥、防风、白芷、当归、赤芍、连翘、葱白头各10g。水煎服，日1剂，早晚分服。适用于外感风寒兼有内热之智齿冠周炎。

8. 牙痛汤：生石膏、生地黄、玄参各30g，薄荷、细辛、升麻各6g，地骨皮、谷精草、牛膝各15g，黄连、大黄各9g。水煎服，日1剂，早晚分服。适用于胃火炽盛，火热伤阴之智齿冠周炎。伴头痛加菊花、蔓荆子各9g；痛剧加徐长卿15g，乳香、没药各10g；憎寒壮热加荆芥、防风各10g；颊部肿胀或溃烂溢脓加金银花、连翘各30g，败酱草15g。

9. 玉女煎加减：生石膏30~60g，知母、牛膝各12g，生地黄、玄参、寸冬各15g，丹皮、白芷、赤芍各9g。水煎，早晚服。适用于肾阴亏虚，胃火上炎所致之智齿冠周炎。热重加黄芩6g；脓肿形成加皂刺6g，败酱草10g排脓；大便干加川军5g；口干加石斛5g，花粉10g。

10. 大黄泻心汤加减：大黄5g，黄连、黄芩各10g，生地黄12g，甘草6g。水煎服，早晚分服。适用于火毒内盛之智齿冠周炎。

11. 凉膈散加减：生大黄、甘草各5g，连翘、黄芩各6g，芒硝、栀子、板蓝根各10g，石膏15g。水煎服，早晚分服。适用于智齿冠周炎上中二焦有热者。

12. 增液汤加减：白芍9g，牛膝12g，玄参、麦冬各15g，蒲公英60g。水煎服，日1剂，早晚分服。适用于热毒伤阴之智齿冠周炎。热重加黄芩6g；脓肿形成或排脓未净者加皂刺、败酱草各10g；大便秘结加川大黄5g；口干甚加石斛3g，花粉10g。

13. 清胃散加减：黄连、黄芩、生地黄、丹皮、升麻各15g，生石膏30~60g，大黄（后下）10g，甘草 6g。水煎服，早晚分服。适用于胃火炽盛之智齿冠周炎。肿连腮颊宜配入板蓝根、紫花地丁、苦参各 15g。

14. 银花解毒汤：银花、竹叶、玄参、连翘各 9g，生甘草 4.6g。水煎服，早晚分服。功效：清热解毒，凉血止血，消炎散结。治疗智齿冠周炎。内服汤药时，局部进行碘氧治疗。

15. 梅虎汤：水杨梅根 15~30g，救必应皮、三叉虎根各 15g，甘草 6g。水煎服。功效：清热解毒，消肿止痛。治疗冠周炎，牙槽脓肿。

16. 齿痛消炎灵方：青黛、荆芥、防风、细辛、白芷、青皮、甘草、丹皮各 4g，生地黄、生石膏各 10g。制成冲剂，每次服 15g，1 天 3 次。功效：疏散风热，清泻胃火，凉血祛瘀止痛。治疗急性冠周炎、急性根尖周炎、急性牙周脓肿等。

17. 马鞭草汤：马鞭草 30g。水煎服。功效：清热解毒，消肿散瘀。治疗急性冠周炎、牙周膜炎。

18. 双生知母饮：生石膏 30~60g，知母 12g，生地黄 15g，丹皮、白芷、赤芍各 9g，牛膝 12g，玄参、麦冬各 15g，蒲公英 60g。水煎服。治疗冠周炎、冠周脓肿及齿槽部感染，属足阳明胃经实热之证。

19. 菊花汤：菊花、生甘草、乌贼骨各 30g。上方加水煎至 500mL，每日 1 剂，分早、晚饭前 1h 服。治疗牙周炎、牙周脓肿，属阳明湿热型，症见牙龈肿胀，疼痛，溢脓，痛连颊腮，口干发热，溲黄便干。

【外治验方】

1. 中药外治疗法：①细辛汤：细辛、良姜、地骨皮、荜茇各 6g。加水 400mL，煎成 200mL，每隔 4h 含漱 5~6 口。②菊花三七膏：采集新鲜菊花、三七全草洗净晾干，用 95%酒精浸泡 24~72h，以全草由绿变黄为止，再将其深绿色浸出液加热蒸发的浓缩液加适量氧化锌、凡士林，充分调匀成膏状，即可作外敷使用。在面颊部外敷菊花三七膏（全天外敷），一天更换一次，5 天为 1 个疗程，可连续外敷。③细辛补碎骨汤加减：细辛、甘草各 3g，荆芥、薄荷、升麻各 4.5g，连翘、骨碎补各 9g，赤芍、牛蒡子各 6g。将上药水煎 2 次，取汁 300mL，频频漱口，不拘时间。每天 1 剂，2 剂为 1 个疗程。

2. 针灸疗法：①取穴：主穴取阿是穴。上牙痛配合谷、太阳、下关；下牙痛配下关、颊车、内庭。除合谷为对侧，均为患侧。操作方法：患者取坐位，嘱其张口，用 28 号 1.5 寸毫针点刺其阿是穴及周围肿胀组织，放出少量血或脓血，然后根据上、下牙痛分取上述穴位，常规消毒后，快速刺入，得气后施捻转泻法 1min，留针 30min，其间每 10min 行针 1 次，每日 1 次或隔日 1 次。②取穴：合谷、地仓、颊车、下关。操作方法：疾病初起捻转强刺激得气，间隔 15 min 行针

1次，留针30min，在病情缓解后平补平泻，间隔15min，行针1次，留针30min。3天为1个疗程。治疗期间忌食辛辣刺激、烟酒、冷热之食，饮食宜质软清淡。③取穴：内庭、合谷、颊车。操作方法：患者取坐位，局部常规消毒，选用25~40mm的毫针（预先置于冰箱中冷藏降温），内庭浅刺，合谷直刺，颊车斜刺。将隔热材料置于皮肤表面以保护皮肤防止冻伤。待得气后，用干冰降温剂直接喷于针体或在针体周围包裹泡沫铜后再将干冰降温剂喷于泡沫铜上进行降温，以加强冷针刺激。留针3~5 min，待患者皮下无凉感，将针取出。冷灸取穴：颊车。将冰柱置于颊车穴表面，用以缓解牙痛。1次/天，3天为1个疗程。

3. 耳穴疗法：取穴：耳穴三焦（同侧），耳穴神门（同侧）。先用探捧（火柴头也可）在主焦区找准压痛点，再用75%酒精棉球消毒。牙痛较重者用0.5寸毫针，快速刺入反应点，年老体弱者轻捻转，年青体壮者强刺激，以不透过软骨为宜，使针感直达疼痛的牙眼部，配合神门穴，留针10~20min，每日1次，4天为1个疗程。牙痛较轻或惧怕针刺者，则用王不留行籽按压反应点，方法用胶布剪成0.6cm×0.6cm小方块，将王不留行籽放在胶布中央贴敷在上述穴位上，每日自行按压3~4次，使按压点有酸、胀、痛的感觉，并有耳部灼热感。

【中成药验方】

1. 牙痛宁喷雾剂：主要成分为野菊花、丁香、花椒、薄荷脑、冰片等天然提取物。对各类有害菌诱发的牙龈肿痛、牙痛、牙周炎、牙龈炎具有快速灭菌、消肿止痛、杀菌健齿、滋润口腔等作用。10mL/支。口腔喷雾用，每次喷2~3下，一日3~4次。

2. 牛黄清胃丸：由人工牛黄、大黄、菊花、麦冬、薄荷、石膏、栀子、玄参、番泻叶、黄芩、甘草、桔梗、黄柏、连翘、牵牛子（炒）、枳实（沙烫）、冰片组成。功效：清胃泻火。用于胃火炽盛型智齿牙周炎。每丸重6g。口服，一次2丸，一日2次。

3. 康复新液：主要成分为美洲大蠊干燥虫体提取物。功效：通利血脉，养阴生肌。每瓶装100mL。口服，一次10mL，一日3次，或遵医嘱；外用，清洗龈袋后，盲袋内注入康复新液冰隔湿3min。

4. 黄连上清丸：主要成分为黄连、栀子（姜制）、连翘、蔓荆子（炒）、防风、荆芥穗、白芷、黄芩、菊花、薄荷、酒大黄、黄柏（酒炒）、桔梗、川芎、石膏、旋覆花、甘草。功效：清热通便，疏风止痛。治疗上焦内热之冠周炎，牙龈肿痛。水丸每袋装6g；水蜜丸每40丸重3g；大蜜丸每丸重6g。口服，水丸或水蜜丸一次3~6g，一日2次。

第十六章　眼科疾病

第一节　单纯疱疹病毒性角膜炎

单纯疱疹病毒性角膜炎是指由单纯疱疹病毒引起的角膜感染。此病为最常见的一种病毒性角膜炎，而且在角膜病中致盲率占第一位。急性起病，病程长，易反复发作，对视力损害较大是其特点。目前尚无有效控制复发的药物，多次发作后侵及角膜深层，使角膜混浊加重，常导致失明。根据中西医病名对照，单纯疱疹病毒性角膜炎属于中医“聚星障”范畴。

【诊断要点】

1. 根据临床症状和体征可以做出诊断。

(1) 患者多为复发性感染病例。原发性单纯疱疹病毒感染常在幼儿阶段，多表现为急性滤泡性结膜炎。

(2) 过劳、饮酒、日光暴晒、紫外线照射、角膜创伤、发热及免疫功能低下为常见的复发诱因。

(3) 患眼有刺激症状及视力障碍。

(4) 角膜病变可表现为树枝状、地图状溃疡灶，或盘状基质炎病灶。前房一般无渗出物，重症病例可出现灰白色稀淡积脓。角膜病灶区知觉减退。如无合并细菌感染，溃疡面一般较洁净而无分泌物黏附。反复发作的病例，常有新、旧病灶并存。旧病灶呈不同程度的瘢痕性浑浊，常有新生血管。新病灶可为浸润灶，亦可以与溃疡灶并存。

2. 如有条件可进行实验室检查，有助于病原学诊断，如角膜上皮刮片发现多核巨细胞、病毒包涵体或活化性淋巴细胞；角膜病灶分离培养出单纯疱疹病毒；酶联免疫法发现病毒抗原；分子生物学方法查到病毒核酸等。

【内治验方】

1. 银翘散：银花、连翘、荆芥、牛蒡子各 12g，桔梗、薄荷（后下）各 6g，竹叶、大青叶、板蓝根、紫草各 9g，甘草 3g，芦根 30g。水煎取 300mL，分 2 次服。适用于聚星障属风热者，黑睛生星翳，抱轮红赤，沙涩疼痛，畏光流泪，伴发热恶寒、咽痛，舌苔薄黄，脉浮数。

2. 加味柴芩四物汤：生地黄、赤芍、当归、川芎、柴胡、黄芩、羌活、防风、栀子、连翘、青葙子、木贼、菊花各10g。水煎取300mL，分2次服。适用于风热初起，目赤流泪之聚星障早期。

3. 紫草板蓝根汤：紫草12g，板蓝根20g，银花、蝉蜕、牛蒡子、龙胆草、黄芩、柴胡各10g，防风、羌活各8g。水煎取300mL，分2次服。宜用治风热邪毒上攻，肝火炽盛所致之聚星。

4. 桑菊退翳散：桑叶、菊花、谷精草、白蒺藜、木贼草、蝉衣、嫩钩藤各10g。水煎取300mL，分2次服。适用于肝经风热上攻导致黑晴星翳成为聚星障（角膜点状炎症较轻者）。

5. 红肿痛方：柴胡、黄芩、赤芍、川芎、夏枯草各6g，生锦纹12g，苏薄荷5g，木贼草、枳壳各9g，生地15g。水煎取300mL，分2次服。适用于肝胆实火之角膜炎或角膜溃疡，症见红肿赤痛，眉棱骨痛，羞明流泪眵多，腑气不通。

6. 消障汤：荆芥穗、苦参、芜荑、鹤虱、防风各10g，大青叶、桑叶、百部、苍术、金银花各15g，蒲公英30g，茺蔚子20g。水煎取300mL，分2次服。用半月后宜去大青叶、百部、芜荑、鹤虱、金银花，加木贼、刺蒺藜各12g，秦皮、密蒙花各15g。适用于风热上攻，致黑晴星翳成为聚星障者，症见白睛红赤，羞明流泪，目睛涩痛，视物模糊者。

7. 疏风散结汤：羌活、防风、荆芥、薄荷、蝉蜕、赤芍、黄芩各10g。水煎取300mL，分2次服。适用于外感风热成聚星障者。

8. 二明退翳方：石决明、草决明、青葙子、刺蒺藜各18g，麦冬、黄芩、栀子各12g，板蓝根、土茯苓各15g，荆芥、当归各10g。水煎取300mL，分2次服。早期及混合充血期加龙胆草10g，赤芍12g，蒲公英18g；后期充血改善加天花粉12g，地肤子18g，蝉蜕10g，乌贼骨15g。适用于风热火毒之聚星障。

9. 聚星决明散：决明子、蔓荆子、蛇蜕、蝉蜕、白蒺藜、嫩钩藤、黑山栀、连翘、荆芥、防风、谷精草各10g。水煎取300mL，分2次服。适用于风热上攻，目赤流泪严重，疼痛，黑睛星翳成为聚星障。

10. 加减明目细辛汤：细辛、麻黄各3g，羌活、防风、藁本、当归、蔓荆子、荆芥各10g，川芎、甘草各6g。水煎取300mL，分2次服。适用于聚星障属风寒袭表，上攻于目者，症见羞明流泪，眼睑难睁，黑睛生翳陷下，头痛鼻塞，恶寒无汗，苔黑润或薄白，脉浮紧或弦紧。

11. 荆防败毒散：防风、荆芥各12g，独活、前胡、羌活各9g，川芎、柴胡、桔梗各6g。水煎取300mL，分2次服。适用于聚星障风寒证，症见黑睛星翳，抱轮微红，流泪羞明，恶寒发热，苔薄白脉浮紧。

12. 加减柴芍六君汤：柴胡、陈皮、蝉蜕各 6g，白术、白芍、法半夏、钩藤、木贼各 10g，西党参 12g，土茯苓 20g，甘草 3g，白蒺藜 15g，防风 5g。水煎取 300mL，分 2 次服。适用于肝郁脾虚之聚星障。

13. 培土疏肝汤：制苍术、神曲、胡黄连各 6g，云茯苓、麦芽各 10g，炒山栀 8g，焙鸡内金、荆芥、防风各 4g，甘草 3g。水煎取 300mL，分 2 次服。适用于肝郁脾虚之聚星障。

14. 新订海藏地黄汤：熟地黄、玄参各 15g，防风、谷精草、木贼、沙苑蒺藜各 10g，当归、枸杞、菊花各 12g，蝉蜕、木通、甘草各 6g。水煎取 300mL，分 2 次服。宜用于肝肾亏损，阴虚火旺所致之聚星障。

15. 补肾退翳方：当归、菟丝子、谷精草、白蒺藜、青葙子、女贞子各 12g，枸杞子 15g，石斛 10g，沙参 30g，生地 5g，麦冬 20g。水煎取 300mL，分 2 次服。宜用于肝肾亏损，阴虚火旺所致之聚星障。

16. 加减助阳活血汤：黄芪、当归、柴胡、防风、白芷、蔓荆子、炙甘草各 10g，升麻 6g。水煎取 300mL，分 2 次服。适用于聚星障过服寒凉，真气不能上通九窍。

17. 金黄汤：金果榄 10g，黄精 18g，密蒙花 6g，谷精珠 8g，急性子、菟丝子各 9g，枸杞子 13g，炙甘草 5g。每剂水煎 2 次，取汁 300mL，每日 1 剂，日服 2 次。第 3 次加入杭菊花 9g，白蒺藜 12g，水煎后熏洗患眼，每晚 1 次。治疗单纯疱疹病毒性角膜炎，实热夹湿夹风者。

18. 消毒饮：柴胡 12g，夏枯草、赤芍、蒲公英、菊花各 15g，钩藤（后入）30g，蝉衣 10g，甘草 6g。水煎服，每日 1 剂，日服 2 次。用于单纯疱疹病毒性角膜炎后期热伤津液，灼津成瘀者。

19. 李儒珍解毒汤：野菊花、金银花、蒲公英、连翘各 12g，干地黄 15g，蝉衣、白蒺藜、防风、白芷、黄芩各 10g。每日 1 剂，水煎服，日服 2 次。用于病毒性角膜炎急性期，怕光、流泪、刺痛明显，视力下降者。

【外治验方】

1. 针灸治疗：①风热上犯型：主穴：攒竹、丝竹空、睛明、瞳子髎；配穴：合谷、风池、行间、太阳、曲池。每日 1 次，每 10 次为 1 个疗程。②风寒犯目型：主穴：攒竹、丝竹空、睛明、阳白、四白；配穴：合谷、风池、太阳。每日 1 次，每 10 次为 1 个疗程。③肝火炽盛型：主穴：攒竹、丝竹空、睛明、阳白、四白、瞳子髎；配穴：合谷、曲池、太阳。每日 1 次，每 10 次为 1 个疗程。④湿热蕴蒸型：主穴：太阳、丝竹空、睛明、阳白；配穴：合谷、风池、丰隆。每日

1次，每10次为1个疗程。⑤阴虚邪留型：主穴：丝竹空、睛明、攒竹；配穴：三阴交、蠡沟、太冲。每日1次，每10次为1个疗程。

2. 中药熏洗：①菊花、蒲公英、夏枯草、黄芩、荆芥各10g，煎取药汁，用无菌纱布浸药湿敷患眼，5天为1个疗程。②金银花、蒲公英、板蓝根、谷精草、黄芩、沙苑子、白蒺藜、密蒙花、焦神曲、菊花、木贼草、丹参各10g，蝉蜕6g，生海蛤（先下）15g，三七、琥珀各3g，煎取药汁熏洗患眼。③加味修肝散，组成：羌活、防风、菊花、木贼、桑螵蛸、栀子、黄芩、连翘、大黄、赤芍、川芎各10g，麻黄、薄荷各5g，蒺藜、当归各15g。以500 mL水煎剩250 mL，置于熏蒸器待温度在90℃~95 ℃时，患眼距离熏蒸器5~10 cm，利用其蒸气熏蒸患眼10min后再口服此中药，每日2次。④金银花、野菊花、大青叶各30g，防风、秦皮各15g。煎水湿热熏敷，每天2次。

3. 中药超声雾化：①秦皮、板蓝根各30g，紫草、金银花、荆芥、薄荷、野菊花各15g，防风10g。以上药物以冷水浸泡30min后急煎，以两层纱布过滤取汁50 mL，通过超声雾化泵将其制成气雾剂，距离患眼5~10 cm处进行喷雾治疗，每次眼浴时间为10~15 min，每日2次。②银蒲汤，组成：金银花、野菊花、大青叶、蒲公英、谷精草等，煎取药液50mL取汁超声雾化喷眼。

4. 中药离子导入：柴胡10g，金银花、连翘、菊花、知母、蝉蜕各20g，秦皮、蔓荆子、薄荷（后下）各15g，木贼20g。水煎备用。操作：患者取坐位或仰卧位，用生理盐水分别浸透6块12层纱布（纱布干湿程度以拧不出生理盐水为宜），再将离子导入机的正极和负极板分别用浸湿的24层纱布包裹（垫板上为22层，下为2层），包裹正极的纱布上再滴中药药液少许（约5mL），贴附在患侧眼睑上，固定。将负极端贴附在患者手部合谷处，固定。打开开关，定时20 min，调整至患者适应的电流强度后开始导入治疗，每日1次。

【中成药验方】

1. 连花清瘟胶囊：由连翘、金银花、炙麻黄、炒苦杏仁、石膏、板蓝根、贯众、鱼腥草、广藿香、大黄、红景天、薄荷脑、甘草组成。功效：清瘟解毒。用于治疗单纯疱疹病毒性角膜炎，每粒装0.35g，口服。一次4粒，一日3次。

2. 复方双花片：由金银花、连翘、穿心莲、板蓝根组成。每片重0.62g，口服，成人一次4片，一日4次；儿童3岁以下一次2片，一日3次；3岁至7岁一次2片，一日4次；7岁以上一次4片，一日3次，疗程3天。

3. 六味地黄丸：由熟地黄、酒萸肉、牡丹皮、山药、茯苓、泽泻组成。功效：滋阴补肾。用于肝肾阴虚导致的干眼症。口服。大蜜丸一次1丸，一日2次。

第二节　干眼症

干眼症是指任何原因引起的泪液质和量异常或动力学异常导致的泪膜稳定性下降，并伴有眼部不适，导致眼表组织病变为特征的多种疾病的总称。最新的流行病学调查显示，日本、印度、美国的老年人中干眼症发病率分别为73.5%、36.1%和14.6%。在我国，随着电脑及空调等日益普及，干眼症发病率呈上升趋势。根据中西医病名对照，干眼症属于中医“白涩症”“干涩昏花”“神水将枯”“神气枯瘁”范畴。

【诊断要点】

干眼症的诊断目前尚无统一标准，干眼症确诊依赖于综合评定。①症状：眼疲劳、干涩感、异物感、烧灼感、眼胀、眼痒、眼红、畏光、视物模糊或视力波动、不能耐受烟尘及干燥环境。②泪膜不稳定：泪膜破裂试验，正常为10~45s，小于10s为泪膜不稳定。③眼表面上皮细胞的损害：荧光素染色、虎红染色、丽丝胺绿染色呈阳性。④泪液渗透压增加：是诊断干眼症较敏感的方法，干眼症和接触镜佩戴者泪液渗透压较正常人增加25mOsm/L，如大于312mOsm/L，可诊断干眼症。

【内治验方】

1. 傅仁宇桑白皮汤加减：桑白皮20g，泽泻、黑玄参各10g，甘草5g，麦门冬、黄芩、旋覆花各12g，菊花8g，地骨皮、桔梗、白茯苓各15g。水煎取300mL，分2次服。适用于肺脾湿热熏蒸，两目涩痛，不红不肿之白涩症。

2. 消散方：荆芥、防风、川芎、赤芍、蝉蜕各6g，蔓荆子、车前子、生地黄、青葙子、菊花各9g，甘草3g。水煎取300mL，分2次服。适用于风热上攻型白涩症，目微赤而兼头痛者。

3. 三仁汤加减：滑石、厚朴各15g，杏仁、白蔻仁、淡竹叶各10g，白通草9g，薏苡仁30g，法半夏12g。水煎取300mL，分2次服。适用于脾胃湿热型，症见眼干涩隐痛，白睛淡赤。

4. 青金散：青蒿花（三月三日菜，阴干）适量，上药一味，捣罗为散。每服9g，空腹用井花水调下。适用于五脏积热，目睛干涩难开。

5. 洗心汤：白术、当归、大黄、赤芍、荆芥、甘草（炙）、薄荷各5g。水煎取300mL，空腹时服。适用于心经积热上攻，眼涩睛痛。

6. 养阴清肺汤：大生地黄、麦冬、炒白芍各15g，丹皮、玄参各12g，贝母、薄荷各10g，生甘草5g。水煎取300mL，分2次服。适用于肺阴不足型，症见眼干涩不爽，泪少，视久容易疲劳，甚至视物不清，白睛如常或稍有赤脉，黑睛可有细点星翳，病势迁延难愈。全身症状可见干咳少痰，咽干便秘，偶有烦热，苔薄白少津，脉细无力。

7. 十珍汤加减：生地黄20g，知母、地骨皮、赤芍、天门冬、麦冬、牡丹皮各12g，当归、白蒺藜、白芷各9g，蝉蜕6g。水煎取300mL，分2次服。适用于肺阴不足，虚火上炎型，症见眼干涩疼痛，畏光泪少，久视易疲劳，白睛微红赤，或黑睛星翳，频频眨眼，咽干，舌苔少，脉细。

8. 香砂六君子汤加减：木香（后下）、陈皮各6g，党参、茯苓、黄芪各15g，砂仁、白术、法半夏、炙甘草、防风、白芷各9g。水煎取300mL，分2次服。适用于脾肺虚弱型，症见眼干涩羞明，视物易疲劳，白睛不红或微赤，全身体弱乏力，面色不华，或咳嗽痰多色白，口淡，食少便溏，舌淡苔薄，脉细。

9. 当归黄芪汤：当归、决明子各12g，炙黄芪25g，谷精草10g。若舌尖红、心烦、失眠、健忘者，加麦冬、酸枣仁各10g、远志4.5g；大便秘结者，加柏子仁、火麻仁各10g。水煎取300mL，分2次服。适用于浅层角膜炎引起的干眼症。

10. 四苓散加减：猪茯苓、茯苓各12g，泽泻、山栀、夏枯草、柴胡、白芍、广郁金、薏苡仁各10g，半夏、陈皮各6g，苍白术各5g，甘草3g。水煎取300mL，分2次服。适用于脾虚湿盛，津不上承证。

11. 杞菊地黄丸合明目地黄丸加减：熟地黄30g，山茱萸、牡丹皮、泽泻、枸杞子、当归、决明子各9g，五味子、柴胡各6g，茯苓、白芍各12g。水煎取300mL，分2次服。适用于肝肾亏损，阴血不足型，症见眼干涩畏光，泪少，视物欠清，频频眨眼，白睛微红，或黑睛星翳稀疏，全身可见腰膝酸软，头晕耳鸣，夜寐多梦，舌苔薄少，脉细弱。

12. 六味地黄汤：熟地黄、茯苓、山药、山茱萸、牡丹皮、泽泻、白芍、当归、甘菊花各9g，柴胡3g。水煎取300mL，分2次服。宜用于肝肾亏虚之干眼症。

13. 补肝四物汤：生地黄、白芍、当归、川芎、桑葚子各9g，何首乌、女贞子、枸杞子、菟丝子、覆盆子各10g，柴胡、升麻各6g。水煎取300mL，分2次服。适用于肝肾亏虚，血虚生热之干眼症。

14. 润目地黄汤：熟地黄、枸杞子各15g，黄精、麦冬、山药、茯苓、车前子、石斛、当归、生地黄、太子参、白术各10g。水煎取300mL，分2次服。适用于肾虚津亏之干眼症。

15. 润眼爽目汤：熟地黄、枸杞子、麦门冬、沙参、当归、白芍各10g。水煎取300mL，分2次服。适用于肝肾亏虚之干眼症。

16. 润肺明目汤：五爪龙、谷精子、木贼、蕤仁肉、菊花、夏枯草各10g，石斛、女贞子、生地黄各 15g、金蝉花 5g。水煎取 300mL，分 2 次服。适用于燥伤肺阴、肝阴之干眼症。

17. 葛根润目汤：葛根 20g，菊花、生地黄各 12g，桃仁、知母、山楂各 10g，石膏 30g，当归、白芍、益母草、山药各 15g，麦冬、山栀、丹皮、升麻各 9g，生草 6g。水煎取 300mL，分 2 次服。适用于肝肾亏虚型干眼症。

【外治验方】

1. 针灸治疗：①针法：主穴：睛明、太阳、攒竹、四白、丝竹空、百会、太冲、光明、合谷、风池。配穴：伴气滞血瘀者加血海、曲池、内关；伴肝肾阴虚者加肝俞、三阴交、肾俞；伴湿热内滞者加中脘、委中、丰隆；伴气血两虚者加足三里、脾俞、关元。每日 1 次，针刺 10 次为 1 个疗程。②电针疗法：主穴取睛明、太阳、攒竹、丝竹空、瞳子髎、风池。 配穴取太溪、三阴交、太冲。将两侧风池、攒竹接电针，频率 2 Hz，强度以患者耐受为宜，留针 30min，10 天为 1 个疗程。③灸法治疗：雷火灸治疗，取攒竹、鱼腰、瞳子髎、太阳、四白、睛明、耳门、翳风、合谷，先回旋灸前额 2~3 min，再灸双眼及双眼的眼周诸穴，每只眼灸 2~3 min，最后回旋灸双耳耳郭，并对耳门、翳风、耳垂及双手合谷穴行雀啄灸。治疗约 20min，每日 1 次。④针刺配合雷火灸治疗：取穴为百会、睛明、攒竹、太阳、四白、风池、合谷、足三里、三阴交、太溪、太冲。气阴两虚者加气海，湿热壅滞者加外关、丰隆，瘀血内阻者加血海、曲池。得气后行平补平泻法，留针 20 min，针刺后再行雷火灸。每日治疗 1 次，10 次为 1 个疗程。⑤眼针疗法：将本病分为以下 4 种证型诊治： 肝肾阴虚型治以补肝益肾，取双眼肝区、肾区；肺阴亏虚型治以滋阴润肺，取双眼肝区、肺区；肝郁脾虚型治以疏肝解郁健脾，取双眼肝区、脾区、胃区；脾胃湿热型治以清利湿热、宣畅气机，取双眼肝区、脾区、胃区。同时配以上焦区穴。以上证型均采用框外横刺法或框内直刺法，不提插捻转，留针 20min~30min。

2. 超声雾化治疗：麦冬、石斛、白芍、北沙参、冰片各等分。 雾化方法：上方煎汤取汁，每日 1 剂，水煎取汁 200mL，待药液冷却，用 18 层高温消毒纱布过滤，放入超声雾化器内，将雾化器咬嘴放置在距离患者眼睛 10cm 处，固定雾量，双眼交替熏治 20 min，每只眼睛 10min，每天 1 次。

3. 中药熏眼：野菊花、秦皮、黄柏、薄荷、桑叶、红花各等分。 将其制成药液稀释后置入熏蒸器内加热，用蒸汽对患者患眼进行熏蒸，用法用量为每日 2 次，时间为 20min 每次。

【中成药验方】

1. 六味地黄丸：由熟地黄、酒萸肉、牡丹皮、山药、茯苓、泽泻组成。功效：

滋阴补肾。用于肝肾阴虚导致的干眼症。口服，大蜜丸一次 1 丸，一日 2 次。

2. 知柏地黄丸：由知母、熟地黄、黄柏、山茱萸（制）、山药、牡丹皮、茯苓、泽泻组成。用于肝肾阴虚导致的阴虚火旺症候的干眼症。口服，一次 8 丸，一日 3 次。

3.杞菊地黄丸：由枸杞子、菊花、熟地黄、酒萸肉、牡丹皮、山药、茯苓、泽泻组成。用于肝肾阴虚重症的干眼症。口服，大蜜丸每丸重 9g，一次 1 丸，一日 2 次。

4. 黄连上清丸：由黄连、栀子、连翘、蔓荆子、防风、荆芥穗、白芷、黄芩、菊花、薄荷、酒大黄、黄柏（酒炒）、桔梗、川芎、石膏、旋覆花、甘草组成。用于上焦风热导致的眼干眼涩，暴发火眼。口服，一次 3~6g，一日 2 次。

5. 牛黄上清丸：由人工牛黄、薄荷、菊花、荆芥穗、白芷、川芎、栀子、黄连、黄柏、黄芩、大黄、连翘、赤芍、当归、地黄、桔梗、甘草、石膏、冰片组成。用于热毒内盛、风火上攻导致的目赤耳鸣。口服，一次 1 丸，一日 2 次。

6. 龙胆泻肝丸：由龙胆、柴胡、黄芩、栀子（炒）、泽泻、木通、车前子（盐炒）、当归（酒炒）、地黄、炙甘草组成。功效：清肝胆，利湿热。用于肝胆湿热、头晕目赤型的干眼症，每 100 粒重 6g。口服，一次 3~6g，一日 2 次。

第三节　年龄相关性白内障

年龄相关性白内障亦称老年性白内障，是指中老年开始发生的晶状体混浊，是最常见的白内障类型。多见于 50 岁以上的中老年人，其发病率随着年龄增加而升高，是晶状体老化后的退行性变。表现为渐进性视力下降，甚至失明。紫外线照射过多、饮酒、吸烟、心血管疾病、高血压、精神病、阳性家族史与营养状况等，是其危险因素。本病分为皮质性、核性和后囊下三类，但事实上各类型年龄相关性白内障之间并无严格区分，仅仅代表浑浊以何部位为主导的实际情况。皮质性老年性白内障最为常见，约占 70%；其次为核性，占 25%；后囊下白内障相对比较少见，仅占 5%。根据中西医病名对照，年龄相关性白内障属于中医“圆翳内障”范畴。

【诊断要点】

1. 双眼患病，但发病有先后，且严重程度不一样。

2. 临床症状：随眼球转动的眼前阴影，渐进性无痛性视力减退，单眼复视或多视，虹视，畏光和眩光。

3. 在散大瞳孔后以检眼镜或裂隙灯显微镜检查晶状体。根据晶状体浑浊的形态和视力情况可明确诊断。

(1) 皮质性老年性白内障分为四期：①初发期：晶状体皮质内出现空泡、水裂、板层分离和轮辐状混浊，如果瞳孔区未累及，一般不影响视力；②膨胀期：晶状体混浊继续加剧，肿胀，体积变大，前房变浅，可见虹膜投影；③成熟期：晶状体逐渐全部混浊，虹膜投影消失，前房深度恢复正常，眼底不能窥入；④过熟期：如果成熟期时间过长，晶状体纤维分解液化，呈乳白色，棕黄色晶状体核沉于囊袋下方，可随体位变化而移动，上方前房进一步加深，容易发生晶状体脱位。

(2) 核性老年性白内障：混浊从核开始，呈棕色混浊向周围发展，早期即可明显影响视力。

(3) 后囊性老年性白内障：晶状体后囊下浅层皮质出现棕黄色混浊，由许多黄色小点、小空泡、结晶样颗粒构成。进展缓慢，早期即可表现出明显的视力障碍。后期合并晶状体皮质和核混浊，最后发展为成熟期白内障。

【内治验方】

1. 加味经效汤：赤芍、当归、连翘各 12g，柴胡、大黄、磁石（先煎）、白蒺藜各 10g，草决明 15g，甘草 6g，朱砂（冲）3g。水煎取 300mL，分 2 次服。本方清肝泄热、活血化瘀、镇静安神。适用于外伤引起的圆翳内障，肝热上扰证。

2. 羚羊止障饮：羚羊角（研末）50g，细辛 45g，知母、人参、车前子各 60g，防风 75g。上药共研细末，每服 4.5g，水一盅，煎至 5 分去渣，食后温服。适用于初发不痛不痒和未成熟期老年性白内障。

3. 石决明散：石决明 30g，草决明 12g，青葙子 100g，大黄 6g，栀子、荆芥、木贼、羌活、白蒺藜各 10g，赤芍、麦冬各 15g。水煎服，日 1 剂，早晚分服。适用于肝热上扰之圆翳内障，症见视物模糊，头痛目涩，口苦咽干，舌红苔黄，脉弦数。

4. 养阴清热汤：熟地黄 30g，生地黄、谷精草各 15g，当归身、熟川芎各 9g，羌活、玄参、木贼草各 6g，黄芩、木通、防风、炙甘草各 3g。水煎取 300mL，分 2 次服。适用于针拨白内障手术后，前房出血，或玻璃体出血者。功效：滋阴养血，清热祛风，平肝明目。

5. 甘露饮加减：生地黄、熟地黄、麦门冬、天门冬、石斛各 12g，茵陈蒿、枳壳、黄芩各 10g，珍珠母 20g。水煎取 300mL，分 2 次服。适用于阴虚夹湿热型圆翳内障，症见目涩视昏，烦热口臭，大便不畅，舌红苔黄腻。

6. 三仁汤加减：杏仁、滑石、白豆蔻、厚朴、通草、淡竹叶、薏苡仁、半夏各 10g。水煎取 300mL，分 2 次分服。适用于圆翳内障属湿热内蕴证，症见目涩视昏，烦热口臭，口干不欲饮，舌红，苔黄腻，脉滑数。

7. 乙癸同治方：细生地黄、冬桑叶各12g，蝉衣5g，肥知母（盐水炒）、炒丹皮各6g，甘菊花、谷精草、黑芝麻、云茯神各9g，石决明（打碎）15g，石蟹（水磨开水送下）3g。水煎取300mL，分2次服。适用于血热所致目生翳障，可用于早期白内障。

8. 熟地首乌汤：熟地黄15g，制首乌、黄精、枸杞子各9g，玄参12g，灵磁石（先煎）30g。水煎取300mL，分2次服。适用于肝肾亏虚之老年性白内障。

9. 脉络清补方：生地黄、玄参、麦冬、车前子、丹皮、女贞子、石斛各12g，枣皮9g，山药、丹参、桑葚子各15g，生石决明（先煎）30g。水煎服，日1剂，早晚分服。适用于肝肾亏虚之老年性白内障初中期。

10. 益肾活血汤：熟地黄25g，茯苓、丹皮、泽泻、红花各10g，山药、山茱萸、牡蛎（先煎）、鳖甲、地龙各12g，肉桂3g，柴胡5g。水煎取300mL，分2次服。适用于肝肾不足而致之老年圆翳内障。

11. 杞菊地黄丸：枸杞子、菊花各40g，熟地黄160g，山茱萸、山药各80g，牡丹皮、茯苓、泽泻各60g。煎服，日1剂，早晚分服。适用于肝肾不足之圆翳内障，症见视物昏花，视力缓降，晶珠混浊，头昏耳鸣，腰酸腿软，口干、舌红苔少，脉细。

12. 乙癸同治方：细生地黄、冬桑叶各12g，蝉衣5g，肥知母（盐水炒）、炒丹皮各6g，甘菊花、谷精草、黑芝麻、云茯神各9g，石决明15g（打碎）、石蟹3g（水磨开水送下）。水煎服，每日1剂，日服2次。用于早期白内障。

13. 补中益气汤加减：黄芪、党参、茯苓各15g，升麻、柴胡各8g，当归、白术各10g，陈皮、炙甘草各6g，女贞子、楮实子各12g，沙苑子10g。水煎取300mL，分2次服。适用于脾虚气弱型圆翳内障，症见视物昏花，精神倦怠，肢体乏力，面色萎黄，食少便溏，舌淡苔白，脉缓或弱。

14. 八珍汤：人参、茯苓、白术、川芎、赤芍各10g，熟地黄15g，当归12g，甘草5g。水煎取300mL，分2次服。适用于脾虚气弱型圆翳内障，症见视物昏花，精神倦怠，肢体乏力，面色萎黄，食少便溏，舌淡苔白，脉缓或弱。

15. 陈氏金水丸：净红慈姑（荸荠）粉300g，玄参、白及、百草霜各120g，升麻30g，将上药研为细末，茨姑汁或水为丸，如梧桐子大，每服6g，每日3次。适用于未成熟期白内障。

16. 二参还睛汤：人参1.5g，元参、熟地黄、当归、酒白芍、旱莲草、麦门冬、车前子各9g。水煎取300mL，分2次服。适用于未成熟期白内障，气虚生翳证。

17. 养阴清热汤：熟地黄30g，生地黄15g，当归身、熟川军各9g，羌活、玄参、木贼草各6g，黄芩、木通、防风、炙甘草各3g，谷精草15g。水煎服，每日

1 剂，日服 2 次。用于针拨白内障手术后，前房出血，或玻璃体出血者。

18. 熟地首乌汤：熟地黄 15g，制首乌、黄精、枸杞子各 9g，玄参 12g，灵磁石（先煎）30g。水煎服，每日 1 剂，日服 2 次。老年性白内障肝肾亏虚，精血不足者。

19. 脉络清补方：生地黄、玄参、麦冬、车前子、丹皮、女贞子、石斛各 12g，枣皮 9g，山药、丹参、桑葚子各 15g，生石决明 30g（先煎）。水煎服，每日 1 剂，日服 2 次。滋肝肾益精血，调气血和阴阳，适用于老年性白内障初中期。

20. 空青丸：空青 3g，细辛、五味子、车前子各 30g，知母、生地黄、防风各 60g。上药共研细末，炼蜜为丸如梧桐子大，每服 10 丸，空心茶汤送服。治疗老年性白内障。

【外治验方】

1. 外用药：①麝珠明目散：以麝香、珍珠粉、冰片为主要组成的外用眼药。每日 1 次。②ZYM 滴眼液：以麦饭石为主要成分，具温化痰饮之功。用法：每日 3 次，每次 2 滴。③注射用消障素：将新鲜乌鸡胆汁加入人血白蛋白等冻干骨架剂制成的眼用冻干剂。④障复明滴眼液：以珍珠层粉水解液、冰片、维生素 E 和微量元素锌等成分研制的无毒无刺激性的抗白内障新药。用法：每日 3 次，每次 2 滴。⑤复方水蛭滴眼液：是以民间验方为基础、以复方水蛭（SZ）为主要成分、富含锌和维生素 C 的复方 SZ 滴眼液。用法：每日 3 次，每次 2 滴。⑥复方中药滴眼液：应用退翳类、软坚散结类、活血化瘀类、祛湿类等数种中药配伍制成，每次每只眼滴 1 滴，每日 2~3 次。⑦祛障灵滴眼液：由昆布、海藻、谷精草等组成，每日 4 次，1~2 滴/次，1 个月为 1 个疗程，连续用药 2~3 个疗程。

2. 针灸疗法：①体针疗法：取穴睛明、风池、足三里、三阴交，以捻转及提插补泻为主，结合弹、摇及开阖补泻治疗。疗程：每日 1 次，10 日为 1 个疗程。②耳穴疗法：耳穴背部降压沟部位，3×12 医用缝合线，沿所取穴皮下穿过打结，外敷特制药纱小敷料，医用胶布固定，一次性结扎治疗。③隔核桃壳灸并耳压法：以补益肝肾，健脾调中，升阳退翳，温通经络，活血化瘀之中药液浸泡核桃壳，隔核桃壳温灸，并配合按摩穴位，耳穴按压。疗程：每日 1 次，10 日为 1 个疗程。本法通过艾条温和灸，药力渐渐渗透直达病所，另外配合耳穴按压法，两法相辅相成，故收到较好疗效。

3. 直流电药物离子导入疗法：首先用复方熊胆注射液球结膜下注射治疗，并以硫酸锌结膜下注射、白内停眼药水结膜下注射，取得明显疗效后，采用复方熊胆注射液直流电离子透入法治疗。

4. 中西医结合治疗：西药治疗：维生素 E，每次 30 mg，每日 3 次，维生素

C，每次0.3g，每日3次；白内停滴眼液，每次2滴，每日3次。中医治疗：给予麝珠明目滴眼液，每次1~2滴，每日5~6次，视力在0.6以下者联合针刺，针刺睛明、肝俞、肾俞、足三里，平补平泻，留针10 min，间隔1天施针1次。口服方剂，组方：熟地黄、山茱萸、白芍、枸杞子、白蒺藜、当归各15g，菊花10g，蝉蜕、甘草各5g，车前子30g，水煎服取汁，早晚顿服。

【中成药验方】

1. 育阴还睛丸：人参、元参、熟地、当归、白芍、旱莲草、枸杞、桑葚、车前子、麦冬、五味子、覆盆子、车前子组成。用于老年性白内障，每片2g，每次5片，每天3次。

2. 琥珀还睛丸：由琥珀、菊花、青葙子、黄连、黄柏、知母、石斛、地黄、麦冬、天冬、党参（去芦）、麸炒枳壳、茯苓、炙甘草、山药、炒苦杏仁、当归、川芎、熟地黄、枸杞子、沙苑子、菟丝子、酒肉苁蓉、杜仲（炭）、羚羊角粉、水牛角浓缩粉组成。用于肝肾两亏，虚火上炎所致的内外翳障，口服。一次2丸，一日2次。

3. 龙胆泻肝丸：由龙胆、柴胡、黄芩、栀子（炒）、泽泻、木通、车前子（盐炒）、当归（酒炒）、地黄、炙甘草组成。每100粒重6g。口服，一次3~6g，一日2次。

第四节　原发性闭角型青光眼

原发性闭角型青光眼是指在眼部无继发因素的情况下，周边部虹膜机械性堵塞前房角，房水外流受阻而引起眼压升高的一类青光眼。是原发性青光眼中比较常见的一种类型，患眼具有房角狭窄，周边虹膜与小梁网容易接触的解剖特征。根据眼压升高是骤然发生还是逐渐发展，可分为急性和慢性。急性闭角型青光眼是一种以眼压急剧升高并伴有相应症状和眼部组织改变为特征的眼病，多见于40岁以上中老年人，双眼先后或同时发病，女性更常见，男女之比约为1:4。慢性闭角型青光眼的房角粘连与小梁网损害为渐进性，眼压水平也随着房角粘连范围的缓慢扩展而逐步上升，男性患者较多见。远视眼、前房角关闭家族史、年龄增加、女性、周边前房变浅、亚洲裔或因纽特裔人是危险因素。根据中西医病名对照，原发性闭角型青光眼属于中医“绿风内障”范畴。

【诊断要点】

1. 多见于40~50岁以上的中、老年人，女性多见，情绪波动者易发病。

2. 患眼一般具有眼轴短、角膜小、前房浅、前房角窄、晶状体厚等解剖特征。

3. 具有一定的遗传倾向。

4. 双眼可先后发病。

5. 急性闭角型青光眼。

(1) 患者具有发生原发性闭角型青光眼的眼部解剖特征。

(2) 急性眼压升高，房角关闭。

(3) 单眼发病患者作对侧眼检查，发现同样具有发生原发性闭角型青光眼的眼部解剖特征。

(4) 眼部检查可见以下各种急性高眼压造成的眼部损害体征：①视力下降；②疼痛；③眼压升高；④充血；⑤角膜水肿；⑥瞳孔散大；⑦虹膜萎缩；⑧房水闪辉；⑨虹膜后粘连及周边部虹膜前粘连；⑩前房角闭塞；⑪晶状体改变（青光眼斑）；⑫视乳头及视野青光眼性损害。

(5) 临床分期：

①临床前期：可有原发性闭角型青光眼的家族史，或对侧眼曾有原发性闭角型青光眼急性发作，患者前房浅、前房角窄，屈光度与对侧眼相似。患者可无任何不适。

②前驱期：出现阵发性视物模糊、虹视、患侧头痛、眼眶痛、鼻根酸胀等症状。眼压升高。眼部可有轻度充血或不充血，角膜轻度雾状水肿，瞳孔可稍扩大，对光反射迟钝。前房角部分关闭。休息后可缓解，除浅前房外无永久性损害。可反复多次发作。

③急性期：眼压急剧升高。表现为剧烈头痛、眼痛，伴有恶心、呕吐等症状。患眼出现虹视，视力急剧下降。球结膜混合充血，角膜水肿；前房浅，前房角关闭，虹膜脱色素；房水可有浑浊，甚至出现絮状渗出物；瞳孔中度大，对光反射消失，常呈竖椭圆形，可有局限性瞳孔缘后粘连；如可见眼底，可发现视网膜中央动脉搏动，视乳头水肿或出血。

④缓解期：急性期经过治疗后，眼压恢复正常，症状消失，视力可部分或全部恢复；球结膜充血减速退，角膜恢复透明，但角膜后可有色素性沉着物；前房角大部分或全部开放，但可发现周边部虹膜前粘连；虹膜呈现扇形萎缩，色素脱失；瞳孔无法恢复正常形态和大小；晶状体可有青光眼斑。

⑤慢性期：急性期未经及时、恰当的治疗，可转为慢性期。眼压下降，但不恢复正常；自觉症状减轻，但未完全消失；球结膜可充血或不充血，角膜透明或轻度雾状水肿，前房角部分关闭，周边部虹膜前粘连，视乳头出现凹陷扩大、盘沿变窄和萎缩等青光眼性改变，视力下降，视野出现青光眼性缺损。一些患者可不经过前驱期或急性期而直接进入慢性期，轻度眼胀或无任何症状，眼压升高，眼前节

除前房浅、前房角窄之外无其他异常可见，视乳头和视野出现青光眼性改变。

⑥绝对期：无光感；眼压持续升高；自觉症状时消时现，有时会有剧烈疼痛；球结膜混合充血，角膜浑浊，可有大泡性角膜病变；视神经已遭严重损伤。

6. 慢性闭角型青光眼：

(1) 具备发生闭角型青光眼的眼部解剖特征。

(2) 有反复轻度至中度眼压升高的症状或无症状。

(3) 房角狭窄，高眼压状态下房角关闭。

(4) 进展期至晚期可出现类似原发性开角型青光眼视乳头及视野损害。

(5) 眼前段不存在急性高眼压造成的缺血性损害体征。

【内治验方】

1. 绿风羚羊饮：玄参、防风、茯苓、知母、桔梗各 6g，羚羊角（另吞）、车前子、大黄（后下）、细辛各 3g，黄芩 2g。水煎取 300mL，分 2 次服。适用于风火攻目型绿风内障，症见头痛如劈，目珠胀硬，视力锐减，眼压升高，胞睑红肿、白睛混赤肿胀，伴有恶心呕吐等全身症状，舌红苔黄，脉弦数。

2. 羚龙汤：柴胡、龙胆草、夏枯草、黄芩、玄参、车前子（包）、大黄（后下）各 10g，防风 8g，茯苓 15g，细辛、五味子各 5g，羚羊粉（冲）1g。水煎服，日 1 剂，早晚分服。适用于肝火炽盛、风火上扰之绿风内障。

3. 石决明汤：石决明 25g，草决明、龙齿、牡蛎、紫石英、紫贝齿、石斛、青葙子、菊花、白蒺藜各 10g，牛蒡子 6g，龙胆草、木贼、川芎、桔梗各 5g，谷精草、鹿角胶（烊化）各 12g。水煎取 300mL，分 2 次服。适用于肝阳、肝火、肝风上扰清窍所致的绿风内障为宜。

4. 绿风安平汤：夏枯草 30g，香附、泽泻、当归各 10g，醋白芍、熟地黄、钩藤、乌梅各 15g，川芎 5g，珍珠母、车前草各 25g，槟榔 6g，荷叶、菊花各 20g，甘草、琥珀粉（冲服）各 3g。水煎取 300mL，分 2 次服。适用于肝火旺盛之绿风内障，症见眼珠胀痛，额角偏疼，视物如同隔物不清，抱轮略红，全身可有泛恶呕吐、便秘等。

5. 清脑明目汤：银花、菊花、地肤子各 12g，旋覆花、密蒙花、白芍、黄连、决明子各 10g，蒲公英、谷精草、夏枯草各 8g，蝉蜕 6g，石决明（先煎）15g。水煎服，日 1 剂，早晚分服。适用于肝阳上亢、风火扰目而致的绿风内障。

6. 羚羊角饮：羚羊角、防风、知母、人参、茯苓、桔梗、黑参各 15g，细辛 3g，黄芩、车前子各 10g。水煎取 300mL，分 2 次服。适用于肝阳上亢型绿风内障，症见头晕目眩，额角偏痛，连眼睑骨及鼻頞骨痛，眼内痛涩流泪。

7. 绿风决明饮：石决明 25g，谷精草、鹿角胶（烊化）各 12g，草决明、龙齿、牡蛎、紫石英、紫贝齿、石斛、青葙子、菊花、白蒺藜各 10g，牛蒡子 6g，龙胆草、木贼、川芎、桔梗各 5g。水煎取 300mL，分 2 次服。适用于肝热生风型绿风内障。

8. 磁神降压汤：灵磁石（先煎）30g，牡丹皮、银柴胡、五味子、当归尾、建泽泻、六神曲各 5g，赤朱砂（冲服）2g，熟地黄 6g，云茯苓、生山药各 12g，生地黄 15g，葶苈子（包煎）、车前子（包煎）各 10g，山萸肉、北前胡各 9g。水煎取 300mL，分 2 次服。适用于肝火上亢之绿风内障，症见雾视或视物模糊，或同侧额头疼痛、鼻根部酸楚，或突然头目剧烈疼痛，视力突降，怕光流泪，恶心呕吐。

9. 清痰饮加味：羚羊角、茯苓、半夏、黄芩、胆南星、枳壳、天花粉各 9g，陈皮、青黛各 6g，石膏 15g。水煎服，日 1 剂，早晚分服。适用于痰火上阻型绿风内障，症见起病急骤，头眼剧痛，诸症与肝胆风热上攻症同。同时伴有身热面赤，动则眩晕，恶心呕吐，舌红苔黄，脉弦滑。

10. 将军定痛丸加减：黄芩 15g，白僵蚕，陈皮、天麻、青礞石、白芷、半夏各 10g，薄荷 8g，大黄 5g。水煎取 300mL，分 2 次服。适用于痰火动风之绿风内障，症见头目胀痛剧烈，甚至目珠变硬，巅顶疼痛，视力下降，畏光流泪，抱轮红赤或白睛混赤，胞睑肿胀，黑睛浑浊，瞳神散大而展缩不灵，动辄眩晕，恶心呕吐痰涎，舌红，苔黄厚腻，脉弦滑数。

11. 丹栀逍遥散：柴胡、薄荷（后下）、炙甘草各 6，当归、白芍、白术、茯苓、生姜、牡丹皮、栀子各 15g。水煎取 300mL，分 2 次服。适用于气火上逆之绿风内障，症见头眼剧烈胀痛，视力骤降，眼压升高，白睛混赤，黑睛雾状混浊，伴有胸闷嗳气，恶心、呕吐，口苦，舌红苔黄，脉弦数。

12. 柴胡当归汤：柴胡、陈皮、黄芩、白芍各 10g，熟地黄、当归各 12g，法半夏、青皮各 8g，石决明 20g。水煎服，日 1 剂，早晚分服。适用于肝气郁结，久郁化火所致的绿风内障。

13. 阿胶鸡子黄汤：陈阿胶（烊化兑服）、钩藤（后下）、生白芍、茯神、生地黄、络石藤各 10g，炙甘草 6g，生牡蛎、石决明（捣）各 15g，鸡子黄 1 枚。水煎服，日 1 剂，早晚分服。适用于阴虚阳亢型绿风内障，症见头目胀痛，视物昏朦，看灯光有红晕，眼珠胀硬，瞳神散大，伴有眩晕耳鸣，心烦失眠，口燥咽干，舌红而干，脉弦数。

14. 芦荟、丁香、黑丑各 50g，磁石 100g。将上药共研细末，混匀，装入药丸内，依据病情早、晚各服用 3~5 粒（药重 2~4g），饭后 60min 服用。适用于绿风内障，症见头痛、眼胀痛，恶心呕吐，口苦便秘，瞳孔散大而绿，视物如迷雾。

15. 吴茱萸汤加味：吴茱萸 12g，大枣、生姜各 6g，钩藤（后下）、人参各

10g，石决明15g，羚羊角、杭菊花各9g。水煎服，日1剂，早晚分服。适用于肝胃虚寒之绿风内障，症见眼球胀痛，瞳神略大，抱轮红轻，症状较轻，神疲肢冷，舌淡苔白，脉沉弱。

16. 息风止痉汤：黄芪15g，防风、羌活、白术、川乌、钩藤（后下）、白附子、姜半夏、郁李仁各10g，全蝎6g，羚羊角（研末冲服）0.5g。水煎服，每日1剂，日服2次。本方息风止痉，除痰散结，通经活络，治疗原发性青光眼。

17. 养阴平肝汤：炙鳖甲（先煎）、炙龟板（先煎）、石决明（先煎）各24g，桑叶、菊花、沙苑蒺藜（盐水炒）、制女贞子各10g，天麻3g，白芷、蝉蜕各5g，川芎6g。水煎服，每日1剂，日服2次。适用于急性充血性青光眼、慢性单纯性青光眼急性发作（宽角型），伴头痛、眼胀。

【外治验方】

1. 针灸治疗：①电针治疗：选穴以取足阳明胃经、足太阳脾经、足厥阴肝经、足少阳胆经、足少阴胃经、足太阳膀胱经及督脉经穴，主穴：百会、风池、球后、太阳、睛明；配穴：肝郁化火，可选胆俞、肝俞、行间、阳陵泉；痰浊内生可选加脾俞、胃俞、足三里、三阴交；若眩晕甚者可加四神聪、八荒穴、阳陵泉；阴虚风动，可选加肾俞、肝俞、太溪、曲泉、翳风、八荒穴；肝肾两亏可选加肾俞、肝俞、太冲、听宫、然谷。根据患者不同证型及全身症状及体质主穴、配穴各选3~5个，将电麻仪正极连主穴，负极连配穴，虚证行疏波1.5Hz，实证行密波20Hz，每次通电后起针，每月1次，10天为1个疗程，休息1天，一般治疗3~5疗程。②针刺治疗：主穴：睛明、目窗、风池、行间、光明；肝胆实热者配大敦、侠溪；肝肾阴虚者配肝俞、肾俞、太溪、三阴交；肝气郁结者配肝俞、期门、合谷、太冲；心脾两虚者配心俞、脾俞、神门。每日1次，10日为1个疗程。③穴位按摩治疗：青光眼患者每日坚持按揉眼周五穴（睛明、攒竹、瞳子髎、四白、太阳），可以起到疏通眼部经络，宣泄眼部邪气，调节眼部气血的作用。④穴位注射治疗：患者轮流选择太阳、球后、承泣、风池、合谷、肝俞、肾俞、脾俞、足三里、三阴交、光明穴位，每日选3~5个穴位双侧注射（球后穴5日选1次），单眼者根据辨证情况另取1穴。

2. 针药联合治疗：①青光眼分为绿风内障和青风内障，绿风主要由肝胆火炽，痰火冲逆所致，法拟平肝泻火，清降痰浊，方用羚羊角饮子加减，针灸取上花穴，大针治疗，用泻法；青风内障由于肝郁气逆，阴火上扰所致，法拟疏肝解郁，滋阴降火，方用逍遥散合知柏地黄汤，针灸取上花穴，大针治疗，平补平泻法。疗程：每日1次，7日为1个疗程。（上花穴取穴法：大椎下7寸，旁开1.5寸。）②取穴太阳、鱼腰、百会等，以毫针快速点刺出血，每日1次，同时配以清肝明目兼利水渗湿、通阳化气之中药（以五苓散加味而成）治疗。

3. 针罐联合治疗：先耳尖穴放血，后针刺风池（右侧）、百会、四神聪、睛明、阳白（透鱼腰）、太阳、四白、合谷、三阴交、太冲，留针 30min 待目痛头痛减轻后继而背部心、肝、胆俞拔罐，并于耳穴神门、肝胆、肝阳、心、肾上腺、枕及皮质下穴埋豆。疗程：每日 1 次，10 日为 1 个疗程。

【中成药验方】

1. 杞菊地黄丸：枸杞子、菊花、熟地黄、山茱萸、牡丹皮、山药、茯苓、泽泻。功效：滋阴补肾，养肝明目。用于角膜炎后期、干眼症、白内障、玻璃体混浊、眼底病后期、视疲劳等肝肾阴亏的眼病。口服，大蜜丸一次 1 丸，一日 2 次。

2. 黄连上清丸：由黄连、栀子、连翘、蔓荆子、防风、荆芥穗、白芷、黄芩、菊花、薄荷、酒大黄、黄柏（酒炒）、桔梗、川芎、石膏、旋覆花、甘草组成。用于上焦风热导致的眼干眼涩，暴发火眼。口服，一次 3~6g，一日 2 次。

3. 明目地黄丸：由熟地黄、山茱萸（制）、牡丹皮、山药、茯苓、泽泻、枸杞子、菊花、当归、白芍、蒺藜、石决明组成。为治疗年龄相关性黄斑变性的高频用药。口服，一次 8~10 丸，一日 3 次。

第五节　原发性开角型青光眼

原发性开角型青光眼是指不伴有眼部或全身疾病引起的其他眼部改变，在前房角始终开放的情况下，眼压升高引起视乳头萎缩和视野缺损的一种眼病。本病具有遗传因素，病情进展较为缓慢，而且多数没有明显症状，因此不容易早期发现。发病年龄多分布在 20~60 岁之间，随着年龄增大，发病率升高。有研究资料表明其发病率为 1.5%~2%。根据中西医病名对照，原发性开角型青光眼属于中医“青风内障”范畴。

【诊断要点】

1. 由于患者多无自觉症状，很少主动就诊，因此病变早期极易漏诊。

2. 根据眼压升高、典型青光眼性视乳头改变和视网膜神经纤维层的改变、青光眼性视野改变、眼压升高时前房角开放等特征，原发性开角型青光眼的诊断并不困难。如有阳性家族史，则更加支持诊断。

（1）通常双眼患病，但发病时间和程度不一。

（2）发病隐匿，进展缓慢，不易察觉。少数患者可有轻度眼胀、雾视、头痛，多数患者无任何症状。

（3）眼压升高，眼压波动幅度大。

（4）出现青光眼性视乳头损伤，包括：①盘沿局限性变窄或缺失，特别是在上、下方盘沿；②视乳头凹陷进行性扩大；③视乳头或盘沿浅层出血；④视网膜神经纤维层缺损。当视乳头杯盘比大于0.6或双眼视乳头杯盘比值相差大于0.2时为可疑损害，应进一步检查或随诊。

（5）出现青光眼性视野缺损，包括：①相对性或绝对性旁中心暗点；②不完全或完全的与生理盲点相连的弧形暗点；③环形暗点；④鼻侧阶梯；⑤管状视野和颞侧视岛。

（6）前房角为开角。大多数患者为宽角，但部分患者为窄角。

3. 对于不典型的病例，明确诊断相当困难。定期随诊可望及时发现病情进展，有助于诊断。

【内治验方】

1. 丹栀逍遥散：柴胡、薄荷（后下）、炙甘草各6g，当归、白芍、白术、茯苓、生姜、牡丹皮、栀子各15g。水煎取300mL，分2次服。适用于气郁化火之青风内障，症见情志不舒，头目胀痛，胸胁满闷，食少神疲，心烦口苦，舌红苔黄，脉弦细。

2. 柴胡疏肝散加减：柴胡、白术各12g，夏枯草、刺蒺藜、茯苓、薄荷、白芍各10g，陈皮、半夏、竹茹、枳实各9g，菊花6g，枸杞子、钩藤（后下）、石决明（先煎）各15g。水煎取300mL，分2次服。适用于肝郁化火型青风内障。

3. 舒肝解郁益阴汤：当归、白芍、茯苓、白术、丹参、赤芍、银柴胡、熟地黄、山药、生地黄、枸杞子、神曲、磁石、栀子各9g，升麻、五味子、甘草各3g。水煎取300mL，分2次服。适用于肾虚肝郁化火型青风内障。

4. 黄连温胆汤加减：陈皮、半夏、枳实、竹茹、厚朴、旋覆花各12g，茯苓15g，川连、砂仁各3g，甘草9g。水煎取300mL，分2次服。适用于痰火上扰之青风内障，症见头眩目痛，心烦而悸，食少痰多，胸闷恶心，口苦舌红，苔黄而腻，脉弦滑或滑数。

5. 泻肝汤加减：知母、车前子、玄明粉、茺蔚子各10g，地骨皮15g，大黄、玄参各12g。水煎取300mL，分2次服。适用于肝热化火型青风内障。其中，恶心呕吐者，加竹茹10g，法夏6g；眼痛头痛加白芷10g；体虚者加党参10g。

6. 龙胆泻肝汤：龙胆草、生甘草各6g，黄芩、山栀子、木通、车前子各9g，泽泻12g，当归8g，生地黄20g，柴胡10g。水煎取300mL，分2次服。适用于肝胆火盛之青风内障。

7. 光明汤：鲜车前草30g，元参、生栀子、大生地黄、麦冬各15g，茺蔚子12g。药用水浸泡30min，再煎20~30min，每剂煎2次，共取药液约400mL，将2

次煎出的药液混合，每日 1 剂，日服 3 次。适用于素体阳明热盛，津液不足之青风内障。

8. 还睛散：车前子、桔梗、防风、川芎、甘菊花各 10g，人参 15g，细辛 3g，茺蔚子、熟干地黄各 20g。水煎取 300mL，分 2 次服。适用于肝肺风热所致的青风内障。

9. 青风内障方：由防风、羌活、菊花各 5g，细辛、蝉蜕各 3g，石决明 24g，蒙花、石斛各 9g，生地黄、川芎各 15g，僵蚕 6g。水煎取 300mL，分 2 次服。适用于肝阳上亢，风邪外侵之青风内障。

10. 阿胶鸡子黄汤加减：陈阿胶（烊冲）、双钩藤各 6g，生白芍、络石藤各 9g，石决明 15g，生地黄、生牡蛎、茯神木各 12g，清炙草 2g，鸡子黄（先煎带水）2 个。水煎取 300mL，分 2 次服。适用于阴虚风动之青风内障，症见劳倦后眼症加重，头晕眼胀，瞳神略有散大，视物昏朦，或观灯火有虹晕，失眠耳鸣，五心烦热，口燥咽干，舌绛少苔，脉细数。

11. 驻景丸加减：车前子 90g，熟地黄、当归各 150g，川椒、楮实子各 30g，五味子 60g。水煎取 300mL，分 2 次服。适用于肝肾亏虚型青风内障，症见患病时久，视物不清，瞳神稍大，视野缺损或呈管状，视盘苍白，头晕失眠，精神倦怠，腰膝无力，舌淡苔白，脉沉细无力。

12. 杞菊地黄丸加减：熟地黄 30g，菟丝子、枸杞子、菊花、牡丹皮、泽泻、当归各 10g，丹参、茯苓、山药各 15g，五味子、川芎各 6g，白芍 12g。水煎取 300mL，分 2 次服。适用于肝肾阴虚型青风内障，症见瞳神渐散，中心视力日减，视野明显缩窄，眼珠胀硬，眼底视乳头生理凹陷加深扩大，甚至呈杯状，颜色苍白，头晕耳鸣，失眠健忘，腰膝酸软，舌淡脉细，或面白肢冷，精神倦怠，舌淡苔白，脉沉细无力。

13. 归龙致新汤：当归、地龙、黑地榆各 12g，红花 10g，川芎、桃仁、鸡内金、僵蚕各 6g，黑栀子 13g。水煎取 300mL，分 2 次服。适用于气血瘀滞，肝肾阴虚之青风内障。

14. 青光眼三方：石决明 24g，白蒺藜、白术各 10g，决明子 15g，防风、羌活、蝉蜕、密蒙花、白芷各 6g，细辛 3g，生地 20g。水煎服，每日 1 剂，日服 2 次。适于慢性单纯性青光眼（宽角型），属阴虚肝旺，兼感风邪，伴有偏头痛、眉棱骨痛、眼胀，口干神烦，头晕耳鸣，时轻时重，时发时止等症。

15. 平肝健脾利湿方：石决明（先煎）15g，杭菊花、泽泻、楮实子各 9g，茯苓 12g，苍术、白术、猪苓、陈皮各 6g，桂枝 3g。水煎服，每日 1 剂，日服 2 次。适于慢性单纯性青光眼眼压偏高者。也可用于脾虚水湿上泛，以致视网膜轻度水肿者。

16. 羚羊菊花饮：羚羊角 3g，菊花 20g，五味子 15g。水煎频服代茶饮。治疗慢性单纯性青光眼。

17. 归芍五苓汤：生地黄、当归、茯苓、猪苓、泽泻各 12g，赤芍 9g，牛膝 15g，桂枝 6g。水煎服。功效：活血祛瘀，温阳利水。主治开角型青光眼。失眠加钩藤、远志；眼胀加石决明、生牡蛎；头痛加柴胡、白芷；纳呆加陈皮、白术；便秘加玄明粉、川军。

【外治验方】

1. 辨证取穴治疗：分为肝胆火炽、痰火风动、肝郁气滞和阴虚火旺四型，以调肝、化痰、滋阴等为基本治法。对肝胆火炽者选取瞳子髎、太阳、攒竹、合谷、行间等穴，太阳用三棱针点刺出血，余穴施泻法，以清泻肝胆，息风明目；对痰火风动，上扰清窍者，选取承泣、瞳子髎、太阳、印堂、中冲、中脘、丰隆、水泉等穴，太阳、印堂、中冲以三棱针点刺出血，余穴施泻法，以清热息风化痰；对肝郁气滞，气火上逆者，选取睛明、瞳子髎、攒竹、风池、行间、外关等穴，睛明缓慢进针，只可用轻微捻转手法，余穴用泻法，以疏肝行气降火；对阴虚火旺，心肾不交者，选取睛明、阴郄、三阴交、照海、涌泉、内关、神门等穴，睛明刺法同前，余穴施补法，以滋阴泻火，交通心肾。疗程：以上穴位每日 1 次。

2. 量化针刺治疗：选穴睛明、球后、风池、内关，睛明穴进针 2cm，球后穴进针 3cm 均不施任何手法，风池、内关进针 2~3cm，施量化大幅度、低频率前后 180 度捻转泻法 2 min。疗程：每日 1 次，7 日为 1 个疗程。

3. 穴位按摩治疗：青光眼患者每天坚持按揉眼周五穴睛明、攒竹、瞳子髎、四白、太阳可以起到疏通局部经络，宣泄眼部邪气，调节眼部气血的作用。研究发现刺激局部穴位可以使微循环的调节发生改变，表现在毛细血管通透性增加，紧张度降低，血流量增加。通过刺激穴位也可减少视网膜的自由基损伤和溶解性改变，并有促进视神经递质增加、增强视觉信息传递、保护视功能作用。

4. 穴位注射治疗：①选取睛明、太阳、合谷、球后、风池、太冲穴，用 1%普鲁卡因注射液 4mL+2 支维生素 B_{12} 500mg，对两组穴交替进行，每穴注射混合注射液 2mL。②轮流选择太阳、球后、承泣、风池、合谷、肝俞、肾俞、脾俞、足三里、三阴交、光明穴位，每日选 3 个穴位双侧注射，单眼者根据辨证情况另取一穴。

5. 针罐联合治疗：先耳尖穴放血，后针刺风池、百会、四神聪、睛明、阳白、太阳、四白、合谷、三阴交、太冲，留针 30min，继而背部心、肝、胆俞拔罐，并于耳穴神门、肝胆、肝阳、心、肾上腺、枕及皮质下穴埋豆。

6. 挑法治疗：挑刺上睑 15 点，下睑 15 点，背部膀胱经针挑，肝俞、肾俞针挑点，一般治疗 2~3 次后，症状减轻或消失。

7. 冷灸治疗：采用半导体冷灸治疗仪治疗青光眼，主穴：太阳、风池、印堂、鱼腰，每次取 2 穴。

【中成药验方】

1. 八宝眼药：为眼科专用成药。由珍珠、麝香、熊胆、海螵蛸、硼砂、朱砂、冰片、炉甘石、地栗粉组成。用于结膜炎、角膜炎、睑缘炎、目痒、翼状胬肉等外眼病。每用少许，点于眼角，一日 2~3 次。

2. 复方丹参滴丸：由丹参、三七、冰片组成，可用于糖尿病视网膜病变，吞服或舌下含服，一次 10 丸，一日 3 次，4 周为 1 个疗程。

3. 复方双花片：由金银花、连翘、穿心莲、板蓝根组成。每片重 0.62g，口服，成人一次 4 片，一日 4 次；儿童 3 岁以下一次 2 片，一日 3 次；3 岁至 7 岁一次 2 片，一日 4 次；7 岁以上一次 4 片，一日 3 次，疗程 3 天。

第六节 视网膜静脉阻塞

视网膜静脉阻塞是常见的视网膜血管性疾病，分为视网膜中央静脉阻塞和视网膜分支静脉阻塞，多见于中老年人，单眼发病，偶见双眼，其发病率仅次于糖尿病视网膜病变，是临床常见的致盲性眼病之一。视网膜中央静脉阻塞临床常分为非缺血型、缺血型和青年型（亦称为视乳头静脉炎）。视网膜分支静脉阻塞仅一处静脉发生阻塞，比视网膜中央静脉阻塞多见，多发生在颞上分支（占 62%~72%）。影响黄斑区的分支静脉阻塞，可以导致视力下降合并视物变形。视网膜静脉阻塞可以由全身疾病引起，如动脉硬化、高血压病和血液病变等。目前对其发病机制尚不明确且意见不一，特别是非高危因素的患者，较一致认为高同型半胱氨酸血症和抗磷脂综合征可能是视网膜静脉阻塞的病因。根据中西医病名对照，视网膜静脉阻塞属于中医“暴盲”范畴。

【诊断要点】

1. 视网膜中央静脉阻塞：

（1）非缺血型：中等程度的视力下降。检眼镜下视网膜各支静脉轻微扩张、变形。四个象限的视网膜点状或焰状出血，周边部视网膜出血较多，棉絮斑较少，轻中度视乳头水肿，黄斑水肿可有或无。但病程较长者黄斑区较大范围可出现黄斑囊样水肿或黄白色星芒状硬性渗出，近中心凹可见暗红色花瓣状的黄斑囊样水肿，视力下降明显。荧光素眼底血管造影显示静脉瘀滞，但视网膜灌注仍较好。约 1/3 的非缺血患者在 3~6 个月发展为缺血型。

(2) 缺血型：严重程度的视力下降。患眼瞳孔对光反射可表现为相对性传入瞳孔缺陷。检眼镜下可见明显的视网膜静脉充盈、扩张和变形，视网膜大量火焰状或片状浓厚出血，累及后极部和周边部视网膜，通常后极部较多。大血管旁可见视网膜棉絮斑、视乳头附近水肿和充血，边界不清。黄斑区有出血覆盖，常合并黄斑囊样水肿。荧光素眼底血管造影显示视网膜循环时间延长，毛细血管扩张，静脉管壁染色和周边部大量毛细血管无灌注区。可以出现视网膜和视乳头上新生血管以及因此而产生的玻璃体出血。

(3) 青年型：视力损害较轻。发生在 40 岁以下的视网膜中央静脉阻塞，常发生在早晨，视网膜有中等程度出血，视盘水肿，一般预后较好。多与血管炎症有关，少数病例与筛板部先天性异常导致液流不稳和血栓形成有关。

2. 视网膜分支静脉阻塞：

(1) 视力正常或轻度减退。

(2) 检眼镜下视网膜出现三角形病变区，包括视网膜出血、水肿、棉絮斑，病变区的尖端指示阻塞部位所在。静脉阻塞常发生在动静脉交叉处。较多见动脉位于静脉前，发生于静脉第一至第三分支的动静脉交叉处。发病 6~12 个月后出血吸收，遗留血管鞘、黄斑囊样水肿、微动脉瘤、硬性渗出和黄斑区色素变化。

(3) 约 50%的分支静脉阻塞的患者发病 1 年后视力逐渐恢复到 0.5 以上。中心凹周围毛细血管网完整的患者视力预后较好。

3. 并发症：

(1) 黄斑囊样水肿。

(2) 玻璃体积血。

(3) 新生血管性青光眼。

(4) 牵拉性视网膜脱离。

4. 荧光素眼底血管造影有助于诊断及分型。

5. 视野检查有助于了解视功能状况。

【内治验方】

1. 柴胡四物汤加味：柴胡、黄芩、当归、白芍、何首乌、赤芍、葛根各 10g，夏枯草、红花各 6g，生地黄 15g，泽泻 12g，牛膝 5g。水煎取 300mL，分 2 次服。如视神经乳头充血，严重水肿者，加龙胆草、青黛 （冲服）各 10g；视网膜水肿并有渗出物者，加白茅根 20g。有清肝泄热、养血明目、活血化瘀之功，用于肝经郁热，气血瘀阻而致暴盲。

2. 舒肝破瘀通脉汤：当归、白芍、银柴胡、茯苓、白术、羌活、防风、蝉蜕、木贼草各 9g，丹参、赤芍各 12g，甘草 3g。水煎服，每日 1 剂，日服 2 次。适用于视网膜中央静脉血栓，证属七情郁结者。

3. 通络汤：新会皮、酒蒸大黄各 3~6g，甘菊花、毛冬青、紫丹参、酒炒黄芩各 15~30g，粉葛根、生蒲黄（包）各 9~15g。水煎服，每日 1 剂，日服 2 次。功效：平肝祛风，活血通络。用于肝阳上亢，瘀血阻络之暴盲。

4. 通窍活血汤：赤芍、川芎各 25g，桃仁、红花各 12g，老葱、生姜各 30g，麝香（冲）0.05g，大枣 4 枚。水煎取 300mL，分 2 次服。适用于肝郁气滞，瘀血阻络型视网膜静脉阻塞，视物突然不清，情志不舒，精神抑郁，胸胁胀痛或胸闷，食少，善太息，口苦心烦，头晕目眩，妇女月经不调，小腹痛，苔白，舌紫暗，脉涩者。

5. 生蒲黄汤：生蒲黄、旱莲草、丹参各 30g，白茅根 15g，荆芥炭、丹皮、郁金、川芎各 10g，仙鹤草 3g。水煎取 300mL，分 2 次服。适用于瘀血阻络之暴盲，症见新鲜出血，量多色红，静脉扩张迂曲，也可选用生蒲黄汤。

6. 血府逐瘀汤：赤芍、生地黄各 15g，桃仁 12g，当归、红花、枳壳、川芎、柴胡、桔梗、甘草、牛膝各 10g。水煎取 300mL，分 2 次服。适用于瘀血阻络之暴盲；发病较缓者，可选用血府逐瘀汤。

7. 龙胆泻肝汤合犀角地黄汤加减：龙胆草 15g，柴胡 12g，当归、木通各 5g，黄芩、生地黄、栀子、车前子、泽泻、赤芍、丹皮各 10g，甘草、水牛角各 3g。水煎取 300mL，分 2 次服。适用于肝火上炎，迫血妄行之暴盲，视力剧降甚至失明者，眼睛胀痛，眼底视网膜静脉怒张，出血、水肿、渗出，症见头痛耳鸣，口苦咽干，胸胁胀满，颧红面赤，烦躁易怒，舌红，苔薄黄，脉弦数。

8. 生地黄汤：生地黄 15g，丹皮、山药、丹参、玄参、白芍各 12g，三七 3g，荷叶、丝瓜络各 6g，牛膝、木通各 10g。水煎取 300mL，分 2 次服。适用于肝火旺盛，迫血妄行之暴盲者。若发病时间短，视网膜出血量多，色鲜红，视网膜出血，水肿，渗出明显，也可选用生地黄汤。

9. 温胆汤合三黄汤加减：半夏 12g，茯苓 15g，陈皮、枳实、竹茹各 10g，甘草 6g，黄连 3g，黄芩、黄柏各 9g。水煎取 300mL，分 2 次服。适用于痰浊血瘀，脉络阻塞之暴盲，视力剧降，眼外观端好，眼前黑花飞舞，眼底乳头充血，视网膜水肿、渗出、出血、静脉怒张，伴有素体肥胖，头重，胸闷痰多，食少口苦，舌暗红，苔黄腻，脉滑数者。

10. 育阴潜阳通脉汤：生地黄 15g，枸杞子、沙参各 12g，麦冬 5g，白芍 13g，知母、山药、黄柏、生牡蛎、牛膝、生龙骨、丹参、赤芍、蝉蜕、木贼各 9g。水煎取 300mL，分 2 次服。适用于肝肾阴虚，肝阳上亢之暴盲，症见视物模糊，或视力突降，发病初或眼底出血陈旧，伴有头晕目眩，耳鸣，腰膝软，烦躁易怒，口干舌燥，五心炽热，失眠，舌红少苔，脉细数。

11. 知柏地黄汤：生地黄 15g，山茱萸、山药各 12g，泽泻 10g，知母、黄柏各 6g，茯苓、丹皮各 9g。水煎取 300mL，分 2 次服。适用于肝肾阴虚之暴盲。出血不吸收加桃仁 9g，红花 6g，丹参 12g，当归尾 10g，以助行血散瘀的作用；风痰偏盛加南星、姜竹茹各 15g，白僵蚕 10g，清肝化痰；大便秘结加枳壳 15g，大黄 9g；肢体麻木加全蝎。

12. 补阳还五汤加减：生黄芪 30g，熟地黄、当归各 12g，桃仁、红花、赤芍、川芎各 10g，地龙 3g。水煎取 300mL，分 2 次服。适用于气虚血瘀，脉络受阻之暴盲。

13. 凉血通脉方：连翘 15g，蒲黄 20g，侧柏炭、赤芍、丹皮、当归、川牛膝、路路通各 10g。每日 1 剂，早晚水煎服。治疗肝郁瘀阻型的视网膜静脉阻塞。

14. 通脉逐瘀汤：瓜蒌仁、赤芍、黄芩、当归、元参各 10g，金银花、白茅根各 30g，丹皮 10g，生黄芪、生地黄各 20g，甘草 6g。每日 1 剂，早晚水煎服。用于视网膜静脉阻塞属瘀热互结证。

15. 复方苦碟汤：苦碟子、三七、菊花各 20g，红花 9g，生地黄 12g，赤芍、桃仁、当归、川芎、丹参、茯苓、泽泻、黄芪、石决明各 15g。加水煎成 200mL，每日 1 剂，分 2 次温服。治疗视网膜静脉阻塞。

16. 通脉明目汤：当归尾、红花、山甲、木通、刘寄奴各 10g，赤芍、桃仁、路路通各 12g，水蛭 4g，土元 6g，地龙 15g。水煎服，每日 1 剂，童便或黄酒为引，日服 2 次。本方通脉活络，逐瘀明目，用于视网膜中央动脉阻塞（暴盲）。

【外治验方】

1. 眼穴注射治疗：局部取穴双侧四白、球后、承泣、太阳、丝竹空、鱼腰、攒竹、瞳子髎；四肢取穴双侧合谷、足三里、三阴交；背穴取穴双侧肝俞、肾俞，穴位注入中药针剂，并配合口服桃红四物汤加减，以达到舒经活络、利气行血的目的。疗程：每日 1 次，10 日为 1 个疗程。

2. 穴位注射：丹参注射液 2mL，双侧肝俞穴位注射。葛根素注射液 2mL，双侧肝俞穴位注射。

3. 耳针：可选肝、肾、目 1、目 2 等穴位，起明目作用。

4. 离子导入：可用丹参注射液、血栓通注射液等药物进行局部离子导入治疗，起到活血化瘀作用。

5. 激光光凝治疗：激光光凝主要针对静脉阻塞的后遗症进行治疗，光凝可封闭微血管瘤，减少渗漏，减轻视网膜和黄斑水肿，可预防黄斑囊样水肿；光凝视网膜毛细血管无灌注区，减少因缺血刺激新生血管生长因子生成，预防新生血管形成。激光光凝的方式主要根据 FFA 结果而定，视网膜毛细血管无灌注区面积>10 个视盘面积或有新生血管形成者，行全视网膜光凝；<10 个视盘面积、无新生血管形成、以黄斑水肿为主者，行格栅样光凝；对无灌注区、毛细血管渗漏区、微血管瘤及新生血管直接光凝。

6. 手术治疗：眼部的解剖结构通常是引起 RVO 的原因。视神经乳头是视网膜中央动静脉、视神经等结构出入眼球的共同通道，此处视网膜中央静脉管径较窄，易发生 CRVO。另外在视网膜分支动静脉交叉处，由于动静脉血管共同处于有限空间的包膜中，而且通常动脉跨于静脉之上，在动脉硬化或其他条件下极易压迫分支静脉，导致 BRVO。因此，减少对视网膜静脉的压迫，恢复视网膜的灌流是 BRVO 手术治疗的基础。手术方式包括视神经放射状切开术、视神经鞘减压术、视乳头筛板穿刺术、脉络膜视网膜静脉吻合术、激光诱导脉络膜视网膜静脉吻合术、手术形成脉络膜视网膜静脉吻合、视网膜动静脉鞘膜切开术等。

【中成药验方】

1. 血明目片：由蒲黄、丹参、地黄、墨旱莲、菊花、黄芩（炭）、决明子、车前子、茺蔚子、女贞子、夏枯草、龙胆、郁金、木贼、赤芍、牡丹皮、当归、川芎组成。用于阴虚肝旺，热伤络脉所引起的眼底出血。每片重 0.3g，口服，一次 5 片，一日 3 次。

2. 复方血栓通胶囊：由三七、黄芪、丹参、玄参组成。用于血瘀兼气阴两虚证的视网膜静脉阻塞。每粒装 0.5g，口服。一次 3 粒，一日 3 次。

3. 明目蒺藜丸：由蒺藜、菊花、蝉蜕、决明子、石决明、薄荷、木贼、密蒙花、蔓荆子、连翘、荆芥、防风、白芷、黄连、栀子、黄芩、黄柏、当归、赤芍、地黄、川芎、旋覆花、甘草组成。功效：清热散风，明目退翳。用于上焦火盛引起的暴发火眼、云蒙障翳、羞明多眵、眼边赤烂、红肿痛痒、迎风流泪。

第七节　葡萄膜炎

葡萄膜炎是一类由多种原因引起的葡萄膜的炎症，为常见的眼科疾病。葡萄膜炎病因复杂，致病机理尚未完全明确，治疗较为棘手，诊治不当或反复发作，可使眼组织产生不可逆的损伤，并产生一些严重的并发症和后遗症，是常见的致盲眼病之一。临床上有 4%~10%的眼盲是由葡萄膜炎所致。葡萄膜炎按发病部位分为前葡萄膜炎、中间葡萄膜炎、后葡萄膜炎和全葡萄膜炎；按病程分为急性、亚急性、慢性和陈旧性；按病因可分为感染性和非感染性葡萄膜炎。根据中西医病名对照，按其发病的部位及病症特点分别属于中医“瞳神紧小”“瞳神干缺”

“云雾移睛”“视瞻昏渺”“狐惑病”等范畴。

【诊断要点】

1. 前葡萄膜炎：

(1) 眼红、眼痛、畏光、流泪、视物模糊或视力下降等症状，也可无明显临床症状。

(2) 急性者往往角膜后有尘埃状KP、前房闪辉、房水炎性细胞、前房纤维素性渗出、前房积脓、瞳孔缩小或不规则、虹膜后粘连。

(3) 慢性者通常无睫状充血，但有羊脂状、星形或尘埃状KP、前房闪辉、房水炎性细胞、虹膜结节、虹膜后粘连等。

(4) 可发生并发性白内障或继发性青光眼、角膜带状变性等并发症。

(5) 全身可有骶髂关节炎或其他关节炎、尿道炎、牛皮癣、皮肤病变、消化道异常、结核、梅毒等病史。

(6) 血沉加快，HLA-B27阳性，病原学检查发现特异性抗体。

2. 中间葡萄膜炎：

(1) 出现眼前黑影，视物模糊或视力下降等症状，也可无症状。

(2) 睫状体平坦部或玻璃体基底部雪堤样改变，是此病的特征性改变。

(3) 雪球状玻璃体混浊。

(4) 易出现下方周边部视网膜脉络膜炎和视网膜血管炎。

(5) 易出现黄斑囊样水肿，并发性白内障等并发症。

(6) 常出现KP、前房闪辉、房水炎性细胞、虹膜后粘连等前葡萄膜炎的表现。

(7) 合并全身性疾病如多发性硬化、感染、Behcet病、炎症性肠道疾病者有相应的全身表现。

3. 后葡萄膜炎：

(1) 患者多有眼前黑影、闪光感、视物模糊或视力下降。

(2) 合并全身疾病者可有相应的全身表现。

(3) 局灶性脉络膜炎症病灶，晚期瘢痕形成。

(4) 视网膜炎或视网膜坏死病灶。

(5) 视网膜血管炎，表现为血管鞘、血管闭塞、出血等。

(6) 黄斑囊样水肿。

(7) 可伴有轻度眼前段炎症反应。

(8) 可出现渗出性视网膜脱离、增殖型玻璃体视网膜病变、玻璃体积血、视网膜新生血管膜等并发症。

(9) 荧光素眼底血管造影和吲哚青绿血管造影可有助于诊断。

4. 全葡萄膜炎：

(1) Vogt–小柳原田综合征和 Behcet 病是我国最常见的两种全葡萄膜炎。

(2) 前、后葡萄膜炎的临床特征。

(3) 全身性疾病病史或临床表现。

(4) 荧光素眼底血管造影和吲哚青绿血管造影可有助于诊断。

【内治验方】

1. 丹皮地丁汤：丹皮 15g，龙胆草 12g，地丁、生地黄、赤芍、紫草、茺蔚子、栀子、牛蒡子各 10g。水煎取 300mL，分 2 次服。前房积脓，大便燥结者，加生石膏 20g，大黄、贝母各 10g。适用于急性虹膜睫状体炎瞳神紧小证。本方有清肝泻火、凉血解毒、活血化瘀之效，对瞳神紧小证因肝经火热炽盛，黄仁被灼者，较为适宜。

2. 清肝凉血祛瘀汤：龙胆草 12g，三棱 15g，夏枯草、地丁、牡丹皮、赤芍、茺蔚子、红花、莪术、牛膝各 10g。水煎取 300mL，分 2 次服。服药数剂后若身感乏力、自汗者，上方加党参 10g，黄芪 15g；前房有沉淀物日久不退者，上方加百部 12g；玻璃体混浊者，上方加车前子、茯苓各 10g。适用于瞳神干缺（前房积脓）。

3. 羌活胜湿汤加减：荆芥、防风各 12g，柴胡、羌活、独活、白芷、枳壳、黄芩、龙胆草各 9g，薄荷、川芎、甘草各 6g。水煎取 300mL，分 2 次服。若目赤痛甚，加牡丹皮、夏枯草各 9g。适用于风热夹湿型瞳神紧小，症见眼痛和缓，抱轮红轻，神水欠清，瞳神渐小，展缩欠灵，可兼有头痛、发热口干，舌红苔薄，脉浮数。

4. 龙胆泻肝汤加减：生地黄 12g，龙胆草、车前子、木通、泽泻、当归、栀子、黄芩各 9g，柴胡、甘草各 6g。水煎取 300mL，分 2 次服。适用于肝胆湿热证，症见眼痛连眶额，抱轮红甚，热泪频流，神水混浊，瞳神紧小，黄仁纹理不清，甚者黄液上冲，伴有口苦、咽干、烦躁，舌红苔黄，脉弦数。

5. 抑阳九连散加减：蔓荆子、生地黄、知母、羌活、独活、防风、防己各 12g，白芷、黄连、黄芩、栀子、黄柏、甘草各 9g，寒水石 15g。水煎取 300mL，分 2 次服。适用于肝经风热、风湿夹热证。发病或急或缓，瞳神紧小，目赤眉棱痛，视物昏朦，神水混浊，黄仁纹理不清，伴有头重、胸闷、肢节酸痛，舌红苔黄腻，脉弦数或濡数。

6. 三仁汤：杏仁、半夏各 15g，滑石 10g，通草、白蔻仁、竹叶、厚朴各 6g，薏苡仁 18g。水煎取 300mL，分 2 次服。适用于湿热所致的火疳、聚星障、瞳神紧小、云雾移睛等。

7. 滋阴地黄汤加减：生地黄、熟地黄各 15g，天门冬 12g，地骨皮、当归、黄芩各 9g，川连、甘草各 3g，柴胡、枳壳各 6g。水煎取 300mL，分 2 次服。适用于阴虚火旺证，症见眼干涩，红痛不显，瞳仁缩小或干缺，视物昏朦，年老体弱，久病不愈，舌红，脉细数者。可兼有头晕，失眠，五心烦热，口干等。

8. 柴芩四物汤：生地黄 15g，柴胡、黄芩、当归、赤芍、川芎、甘草各 10g。水煎取 300mL，分 2 次服。疾病后期慢性者，加白术 10g，枸杞子 15g；玻璃体混浊，加郁金、丹参各 15g。适用于肝热血瘀之瞳神紧小。

9. 知柏地黄丸：熟地黄 240g，山茱萸、山药各 120g，丹皮、茯苓、泽泻各 90g，知母、黄柏各 60g。上共为末，炼蜜为丸，如梧桐子大。每次 30 丸，每日 2 次，白开水送下。亦可作汤剂，用量按原方比例酌定。适用于瞳神紧小或干缺，赤痛时轻时重，干涩昏花，口干咽燥，口舌生疮，心烦失眠，舌红，苔薄，脉细数者。

10. 新制柴连汤：柴胡 10g，黄芪、赤芍、蔓荆子、栀子各 10g，黄连、龙胆草、木通、荆芥、防风各 6g。水煎取 300mL，分 2 次服，食后服，每日 1 剂，用于症见瞳神紧小，抱轮红赤，黑睛后壁有灰色点状沉着物，神水不清，畏光，流泪，目珠坠痛，头额痛，舌红，苔薄白或微黄，脉浮数或弦数者。

11. 菊花决明散：石决明、石膏、木贼草、川羌活、炙甘草、防风、菊花、蔓荆子、川芎、黄芩、决明子各 15g。上为细末，每次 6g，以水 230mL，煎至 180mL，食后连末服，每日 2 次。适用于肺肝热盛之火疳、聚星障、瞳神紧小等症。

12. 还阴救苦汤：升麻、苍术、炙甘草、柴胡、防风、羌活、桔梗各 15g，细辛 6g，藁本 12g，川芎 30g，红花 3g，当归 21g，黄连、黄芩、黄柏、知母、生地黄、连翘、龙胆草各 15g。水煎取 300mL，分 2 次服。适用于热毒炽盛之瞳神紧小等。

13. 右归丸：熟地黄 240g，山药、枸杞子、鹿角胶、菟丝子、杜仲各 120g，山茱萸、当归各 90g，肉桂、制附子各 60g。上药为细末。先将熟地黄蒸烂杵膏，加蜜炼为丸，如弹子大。每次 2~3 丸，每日 2 次。亦可作汤剂，用量按原方比例酌定。适用于瞳神紧小干缺，视物模糊，眼疲劳，或长期应用皮质类固醇，体胖乏力，动辄心悸，气短，舌淡，苔薄，脉细者。

14. 和营化瘀汤：当归、玄参、金银花、姜半夏、猪苓、茯苓各 12g，生地黄、陈皮各 15g，蒲公英、生石膏（先煎）各 30g，甘草 6g。水煎服，每日 1 剂，日服 2 次。用于急性虹膜睫状体炎和全葡萄膜炎。

15. 泄热祛风汤：酒大黄、酒黄芩、栀子、荆芥、川芎各 10g，防风 5g，麻黄、甘草各 3g，滑石、青葙子各 12g，茺蔚子 15g。水煎服，每日 1 剂，日服 2 次。本方清泄肝热，祛风止痛，用于瞳孔紧小症（急性虹膜睫状体炎）。

16. 开窍明目汤：茺蔚子、青葙子、熟地黄、云苓各 15g，川芎、盐知母、寒水石各 12g，石菖蒲、盐黄柏、丹皮、泽泻、山萸肉、川羌活各 10g，防风 6g，甘草 3g。水煎服，每日 1 剂，日服 2 次。本方行气化瘀，滋阴清热，适于瞳孔干缺症（慢性虹膜睫状体炎）。

【外治验方】

1. 中药熏眼：熏眼剂由菊花、金银花、蒲公英、大青叶等中药煎制而成，加以稀释后入熏蒸器，利用其产生的蒸气熏眼。疗程：每日熏眼 2 次，每次 10~15min，7 日为 1 个疗程。

2. 中药提取物眼外用药：用昆明山海棠滴眼液治疗本病，每日 3 次，每次 2 滴，10 天为 1 个疗程。

3. 针灸及穴位埋线治疗：①针灸治疗：针刺配合隔姜灸：主穴取睛明、球后、瞳子髎。配穴：肝经风热取太阳、大椎、风池、合谷、行间；肝胆湿热取风池、曲池、合谷、光明、三阴交、太冲；风热夹湿取太阳、风门、曲池、合谷、足三里；阴虚火旺取肝俞、肾俞、太冲、复溜穴；脾肾阴虚取大椎、肾俞、关元。疗程：每日 1 次，7 日为 1 个疗程。②穴位埋线治疗：在全身应用激素的基础上取肾俞、足三里、曲池、关元、气海、膏肓、命门、手三里等穴位；痰湿体质加脾俞、三焦俞、承山、丰隆；湿热体质加肝俞、胆俞。15~20 天埋 1 次，3 次为 1 个疗程。

4. 药物熨敷：药物熨敷法为中医眼科传统外治法，即用药物加热或掌心擦热，或用汤器放置患部熨目，或在患处来回移动以治疗眼病，具有热敷及药物治疗的作用。治疗葡萄膜炎时可将内服方之药渣布包，在温度适宜时进行药物熨敷，以利退赤止痛。

5. 皮质激素治疗：用法主要包括点眼剂、球周或球结膜下注射、静脉滴注等。①轻度炎症者局部应用糖皮质激素滴眼液，同时配合散瞳药。对前葡萄膜炎炎症重者氟美松 5mg 结膜下注射，每日 1 次，连续 3 次，后改口服泼尼松 40mg，每日早 8 点顿服，每周递减剂量，疗程以 10 周为宜。②对后葡萄膜炎和全葡萄膜炎，如是糖皮质激素的适应证，应给予足够的剂量，泼尼松 1~1.2mg/(kg·d)，早晨顿服，逐渐减小剂量，并以小剂量较长时间维持，守“大剂量时，减量幅度大且快；小剂量时，则减量幅度应小而慢”的原则，以减少复发。③对于复发性前葡萄膜炎给予地塞米松（地塞米松缓释微粒）前房内植入，同时滴用散瞳剂、抗生素、双氯酚酸钠眼液，对于个别不能控制病情者，则联合全身激素治疗，得到满意疗效，且复发率低。

【中成药验方】

1. 石斛夜光丸：由石斛、人参、山药、茯苓、甘草、肉苁蓉、枸杞子、菟丝子、生地黄、熟地黄、五味子、天冬、麦冬、苦杏仁、防风、川芎、枳壳（麸炒）、黄连、牛膝、菊花、蒺藜、青葙子、决明子、水牛角浓缩粉、羚羊角组成。治疗肝肾两亏，阴虚火旺，内障目暗，视物昏花型的葡萄膜炎。口服，一次 15 丸 (9g)，一日 2 次。

2. 明目上清片：菊花、连翘、黄芩、黄连、薄荷脑、荆芥油、蝉蜕、白蒺藜、栀子、熟大黄、石膏、天花粉、麦冬、玄参、赤芍、当归、车前子、枳壳、陈皮、桔梗、甘草。功效：清热散风，明目止痛。主治外感风热所致的暴发火眼、红肿作痛、头晕目眩、眼边刺痒、大便燥结、小便赤黄。口服，一次 4 片，一日 2 次

3. 益视冲剂：由党参、当归、五味子、山药、制何首乌、金樱子、覆盆子、厚朴、木香、白术、山楂、石楠叶、菟丝子、六神曲组成。用于肝肾不足，气血亏虚的葡萄膜炎。每袋 15g。每次一袋，每天 3 次，开水冲服，连服 20 天为 1 个疗程。

第八节　年龄相关性黄斑变性

年龄相关性黄斑变性又称为老年性黄斑变性，多起病于 50 岁以上，双眼先后或同时发病，多呈进行性视力损害。患病率随年龄的增加而升高，在性别间则无差异性。确切发病原因尚不明确，衰老和退变是引起年龄相关性黄斑变性的重要因素。其发病可能与遗传因素、环境影响、先天性缺陷、视网膜慢性光损害、营养失调、代谢障碍、免疫性疾病和心血管疾病等有关。早期以视网膜色素上皮退行病变为主，中心视力逐渐减退。检眼镜下黄斑区色素脱失和增殖，中心凹光反射消失，可见散在的玻璃膜疣。进一步发展分为非渗出性（萎缩性或干性）和渗出性（湿性）两型。根据中西医病名对照，年龄相关性黄斑变性属于中医“视瞻昏渺”“视直如曲”“暴盲”范畴。

【诊断要点】

1. 临床症状：非渗出性黄斑变性患者在早期可无任何症状。以后双眼中心视力进行性下降，Amsler 方格显示线条扭曲。渗出性黄斑变性患者双眼可先后发病，视力下降迅速，视物变形，中心或周边视野出现暗点。

2. 眼底改变：

（1）非渗出性：几乎总是双眼发病，黄斑区色素紊乱，散在玻璃膜疣，视网膜色素上皮增生和萎缩，视网膜和脉络膜毛细血管萎缩融合，出现地图样萎缩。

（2）渗出性：黄斑部玻璃膜疣融合，脉络膜新生血管，视网膜神经上皮及（或）色素上皮有浆液及（或）出血性脱离，视网膜下出血、渗出，晚期形成机化瘢痕。

3. 荧光素眼底血管造影、吲哚青绿血管造影和视网膜相干光断层扫描，有助于诊断。

【内治验方】

1. 黄斑宁汤：黄芪、山药、茯苓、白术、女贞子、枸杞子、决明子、葛根、乳香 20g，三七（冲服）10g。每日 1 剂，水煎取汁 450mL，分 3 次餐后口服。对干性及湿性的年龄相关性黄斑变性均能取得较好的疗效。

2. 地菊桃红汤：熟地黄、菟丝子、菊花、枸杞子、玄参、昆布、黄精、麦冬、车前子、女贞子各 15g，当归、牡丹皮各 12g，红花 9g，制桃仁、地龙、陈皮各 6g，川芎 10g，三七粉（冲服）3g。日 1 剂，水煎，分早晚 2 次服。适用于各种类型的年龄相关性黄斑变性，可根据患者情况临证加减。

3. 黄斑变性汤：枸杞、茺蔚子、首乌、山萸肉、菟丝子、女贞子、茯苓各 15g，黄芪、川芎、炙鳖甲、益智仁、白术各 10g，鸡血藤 20g。每日 1 剂，水煎服。干性型加红花、葛根；湿性型加白茅根、茜草。

4. 滋阴补肾汤：生地黄、熟地黄、枸杞子、丹参各 15g，赤芍、白芍、当归尾、黄芩、太子参、女贞子、槐花各 10g，五味子、炒知母各 6g。水煎服。适用于湿性型年龄相关性黄斑变性初期。若出血量多者，可加三七粉 3~6g 冲服，或生蒲黄 15g、侧柏叶 6g 入煎。

5. 活络散结汤：桃仁、红花、茺蔚子、半夏、陈皮、防风各 12g，水蛭、茯苓各 15g，三棱、莪术各 6g，三七（冲服）3g。每日 1 剂，水煎服，头煎 30min，取汁 150mL，二煎 20min，取汁 150mL，两煎混合，共取汁 300mL，分 2 次温服，三七粉随药汁冲服。治疗渗出性年龄相关性黄斑变性。

6. 化瘀明目丸加减：当归、枸杞子、茺蔚子、决明子、菊花、何首乌、白芍、珍珠母、煅牡蛎、紫贝齿、红花、川芎、赤芍、丹参、山楂、甘草等适量，共研细末，为水丸。每日早晚 2 次温水送服，每次口服 10g。治疗渗出性年龄相关性黄斑变性。

7. 健脾化浊方：太子参 15g，茯苓、薏苡仁、昆布、生蒲黄、炒蒲黄、郁金各 10g，石决明 20g。每日 1 剂，清水煎，分上下午 2 次温服。能够有效地促进视网膜下层间水肿的吸收，减轻眼底的渗出，并促进眼底出血的吸收，帮助视网膜形态的恢复，对脉络膜新生血管有一定程度的抑制作用，治疗渗出性年龄相关性黄斑变性。

8. 五苓散加减：泽泻 20g，茯苓、猪苓、白术、川芎各 15g，桂枝、红花各 3g，当归 10g。每日 1 剂，水煎取汁 400mL，分早、晚 2 次温服。治疗渗出性年龄相关性黄斑变性，有利于改善视网膜的血液微循环，从而促进黄斑部水肿的消退、渗出的吸收，改善视力。

9. 杞灵汤：菟丝子、枸杞子、女贞子、生薏仁、生山楂各20g，炒白术、茯苓、丹参、郁金、川牛膝、灵芝、瓦楞子、昆布各15g。水煎服，日1剂，1日2次。治疗干性年龄相关性黄斑变性。

10. 菟苓汤：菟丝子、女贞子、枸杞子、茯苓、白术、莪术、瓦楞子、昆布各15g，陈皮6g，山楂20g，生三七粉4g，丹参30g。水煎服，每日1剂，日服3次。治疗干性年龄相关性黄斑变性。

11. 二至明目汤：女贞子、旱莲草、枸杞子各15g，川芎、丹参、楮实子各10g。水煎服，每日1剂，分2次服用。适于干性年龄相关性黄斑变性。

12. 滋阴明目方：柴胡、炙甘草各6g，当归、白芍药、川续断、熟地黄、枸杞子、黄精、制何首乌、片姜黄、女贞子、补骨脂、葛根各12g，白术、陈皮各9g。每日1剂，水煎，早晚分服。适于干性年龄相关性黄斑变性。

13. 明目还少丸加减方：柴胡、川芎、当归各10g，熟地黄、鳖甲、黄精各30g，黄芪、丹参、益母草、泽泻、鹿角胶各15g，三七粉6g。上述药物共研细末，为水丸，每日3次，每次口服10g。对干性型年龄相关性黄斑变性疗效最好，对于湿性可促进渗出、出血吸收，使视网膜血管扩张，缺血缺氧改善，因而使新生血管停止生长或减少。

14. 益气养阴明目汤：人参、牡丹皮、当归、陈皮、法半夏、茺蔚子各9g，白术、茯苓、山茱萸、山药各12g，熟地黄24g，何首乌15g，灵芝末、甘草各6g，水蛭3g。水煎服，日1剂，日服2次。此方能提高年龄相关性黄斑变性患者30°视野内的平均视敏度。

15. 邹菊生经验方：柴胡、炙甘草各6g，白术、陈皮各9g，当归、白芍、川断、生地、熟地、枸杞子、黄精、何首乌、片姜黄、女贞子、补骨脂、葛根各12g。水煎服，日1剂，日服2次。适于年龄相关性黄斑变性肝肾亏虚、气血不足证。

【外治验方】

1. 针刺疗法：针刺治疗AMD的机理可能为：通过针刺可增加吞噬细胞的吞噬功能，增加免疫活性细胞功能，调整机体的体液免疫，而不是单纯通过兴奋视神经功能提高视力。①针刺新明Ⅰ穴和Ⅱ穴，采用强补或揉针手法治疗，交替取穴，每日针刺1次，病程短者，干性者治愈率高，且随疗程增加，疗效也逐渐提高。②取主穴眼眶内、四白透睛明，配穴风池、三阴交，眼宁注射液作球后、承泣、健明穴位注射，每日1次，每次各取1个主穴和配穴，采用轻捻转提插强化疗法，同时配合口服ATP、芦丁和维生素C，每日1次。

2. 直流电治疗：血栓通注射粉针，每次100mg，加入注射用水3 mL，从负极导入，每日 1 次。20 天为 1 个疗程，以上患者最长治疗 3 个疗程，最短治疗 1 个疗程。

3. 手术治疗：包括黄斑下出血取出术、脉络膜新生血管膜剥除联合视网膜色素上皮细胞（RPE）移植术、脉络膜新生血管膜剥除联合虹膜色素上皮细胞（IPE）移植术、黄斑转位联合 360 度视网膜切开术、人工视锥移植术。黄斑下出血取出术适用于黄斑下出血浓厚、范围大、时间不长，估计吸收不良者。技术要求较高，易损伤视网膜色素上皮细胞及感光细胞，多数病例术后视力恢复并不理想。AMD 手术治疗方法操作难度大、技术要求高，难以普及，且效果有争议：主要因为这些方法都不是针对产生新生血管的病因进行治疗，故远期疗效不明，手术并发症多且又有复发者，其确切的疗效还有待进一步观察，还需要大量随机的、双盲的、多中心的研究数据证实。

4. 激光光凝治疗：是 AMD 的经典性治疗方法，适用于黄斑中心凹外 200μm 边界清楚的 CNV。研究证实激光光凝是 CNV 的一种有效治疗手段。但该方法复发率较高，二次激光预后差，且会破坏视网膜色素上皮细胞和神经上皮细胞，从而留下永久性视野暗点，在我国开展相对较少。

5. 放射治疗：在临床上放射的剂量还在摸索当中。这种疗法使视网膜下新生血管消退，使出血、渗出及视网膜下纤维吸收，临床上表现为阻止黄斑变性的发展和视力的稳定或上升，其治疗基础是人视网膜和脉络膜能耐受 25Gy 以上的放射线照射，而不会引起神经细胞的功能和结构的改变。既往的实践证明，单次剂量超过 5Gy 和分次放疗的总量大于 50Gy 均会导致严重的眼部并发症。最近在对脑血管发育异常患者的临床观察中发现，采用较大剂量和多次照射能达到较好的临床效果，并提示放疗总量低于 18Gy，分次照射的剂量低于 2Gy 时，其作用较差。

【中成药验方】

1. 杞菊地黄丸：由枸杞子、菊花、熟地黄、酒萸肉、牡丹皮、山药、茯苓、泽泻组成。为治疗年龄相关性黄斑变性的高频用药。口服，大蜜丸一次 1 丸，一日 2 次。

2. 明目地黄丸：由熟地黄、山茱萸（制）、牡丹皮、山药、茯苓、泽泻、枸杞子、菊花、当归、白芍、白蒺藜、石决明组成。为治疗年龄相关性黄斑变性的高频用药。口服，一次 8~10 丸，一日 3 次。

3. 三七片：由三七单味药组成，常与西药联合使用治疗年龄相关性黄斑变性。口服。片剂一次 2~6 片，一日 3 次。

4. 六味地黄丸：由熟地黄、酒萸肉、牡丹皮、山药、茯苓、泽泻组成。功效：滋阴补肾。用于肝肾阴虚导致的干眼症。口服，大蜜丸一次 1 丸，一日 2 次。

5. 黄连羊肝丸：黄连、龙胆、胡黄连、黄芩、黄柏、密蒙花、木贼、茺蔚子、夜明砂、决明子、石决明、柴胡、青皮、鲜羊肝。主治肝火旺盛，目赤肿痛，视物昏暗，羞明流泪，胬肉攀睛。口服。一次 1 丸，一日 1~2 次。

第九节　糖尿病视网膜病变

糖尿病视网膜病变是糖尿病全身小血管病变的一部分，以视力下降，眼底出现糖尿病视网膜病变特征性改变为主要表现，是糖尿病眼病中不可逆盲的最严重并发症。糖尿病视网膜病变的发生和发展，不仅取决于代谢障碍的程度，还与糖尿病的发病年龄、病程长短、遗传因素和糖尿病控制情况相关。高血压、高血脂、肾病、肥胖、吸烟等可加重本病的发展。糖尿病视网膜病变在欧美是主要的致盲眼病。我国糖尿病发病率近年来逐渐增高，近年资料表明约 1%的人群患糖尿病，糖尿病视网膜病变致盲者也呈上升趋势。一般来说，约 25%的糖尿病患者有糖尿病视网膜病变，约 5%有增殖性糖尿病视网膜病变。根据中西医病名对照，糖尿病视网膜病变属于中医“消渴目病”范畴。

【诊断要点】

1. 根据糖尿病病史和眼底改变，可以诊断。

眼底检查可见微血管瘤、出血、硬性渗出、棉绒斑、静脉串珠状改变、视网膜内微血管异常、黄斑水肿、新生血管、视网膜前出血及玻璃体积血等。

2. 荧光素眼底血管造影有助于诊断和了解眼底病变的严重程度。

3. 临床分期和分级：

（1）国内分期（1984 年中华医学会眼科学分会眼底病学组制定）：

类型	期别	特 征
非增生型	Ⅰ期	微血管瘤或合并小出血点
	Ⅱ期	硬性渗出合并Ⅰ期病变
	Ⅲ期	棉絮斑合并Ⅱ期病变
增生型	Ⅳ期	视盘新生血管或合并玻璃体出血
	Ⅴ期	纤维血管增生，玻璃体机化
	Ⅵ期	牵拉性视网膜脱离

⑵ 国际分级（2002 年悉尼国际眼科会议和美国眼科学会制定）：

糖尿病性视网膜病变国际临床分级

分级	病变严重程度	散瞳眼底检查所见
1	无明显视网膜病变	无异常
2	轻度非增生性糖尿病性视网膜病变	仅有微动脉瘤
3	中度非增生性糖尿病性视网膜病变	除微动脉瘤外，还存在轻于重度非增生性糖尿病性视网膜病变的改变
4	重度非增生性糖尿病性视网膜病变	出现以下任一改变，但无增生性视网膜病变的体征 ⑴ 在 4 个象限中每一象限中出现多于 20 处视网膜内出血 ⑵ 在 2 个或以上象限出现静脉串珠样改变 ⑶ 至少有 1 个象限出现明显的视网膜内微血管异常
5	增生性糖尿病性视网膜病变	出现下列一种或一种以上改变 (1)新生血管(2)玻璃体出血或视网膜出血

糖尿病性黄斑水肿国际临床分级

程度	散瞳眼底检查所见
无	在后极部无明显视网膜增厚或硬性渗出
轻	后极部存在部分视网膜增厚或硬性渗出，但远离黄斑中心
中	视网膜增厚或硬性渗出接近但未累及黄斑中心
重	视网膜增厚或硬性渗出累及黄斑中心

【内治验方】

1. 王氏经验方：枸杞、菊花、川芎、党参各 15g，莪术、三棱、当归、赤芍各 10g，白术 20g，黄芪 30g。上药水煎服至 300mL，每日 1 剂，分 3 次服。腰膝酸软加杜仲 10g、菟丝子各 15g；夜寐不佳加夜交藤、珍珠母各 15g；合并眼底出血等症状加仙鹤草、白及各 10g；便秘加大黄 5g。适用于糖尿病视网膜病变气滞血瘀型。

2. 祝氏经验方：生地黄、水牛角、白茅根、墨旱莲各 25g，玄参、牡丹皮、栀子、茯苓、赤芍各 15g，黄连、甘草各 l0g。每日 1 剂，水煎服，分 2 次服。适用于糖尿病视网膜病变血瘀水停证，症见双眼视力下降，视物模糊，全身困乏无力，多虚汗，多饮多尿明显者。

3. 张宏经验方：生地黄、水牛角、白茅根、旱莲草各 25g，玄参、牡丹皮、栀子、茯苓、赤芍各 15g，黄连、甘草各 l0g。每日 1 剂，水煎服，分 2 次服。治疗单纯型糖尿病视网膜病变，症见双眼视力下降，视力下降的程度与出血量及并发症有关。

4. 止血散瘀明目汤：黄芪 15g，黄柏、知母、生地黄、山药、丹皮、茯苓、泽泻、天花粉、葛根、藕节、蝉蜕、木贼、三七粉各 10g。每日 1 剂，水煎服 300mL，早晚各温服 150mL。适用于非增殖期糖尿病视网膜病变。

5. 明目祛瘀汤：黄芪 30g，茯苓、车前子、葛根、丹参各 20g，泽兰、茺蔚子、枸杞子 、生地黄各 15g，密蒙花、赤芍、红花、川芎各 10g。水煎服，1 天 1 剂，早晚各服 1 次。根据病患情况加以针刺治疗：取双侧睛明、风池、太溪、球后、足三里、太冲、视区、血海、三阴交、瞳子髎、阴陵泉行针刺治疗。治疗前后病患口服的降糖药不变。适用于糖尿病视网膜病变属阴虚血瘀型。

6. 芪黄增液汤方：黄芪、生地黄、玄参各 20g，三七 5g，麦冬、知母、密蒙花各 15g，蒲黄 10g。水煎服 300mL，每日 1 剂，分 2 次煎服。适用于糖尿病视网膜病变非增殖期属气阴两虚证。

7. 花茶：菊花、密蒙花各 10g，红花 3g。滚开水冲泡，加冰糖适量，代茶饮。具有清热凉血止血功效，适用于糖尿病视网膜病变肝热上升之眼底出血、目赤肿痛等。

8. 黎家玉经验方：黄芪 30g，海螵蛸、丹参各 20g，西洋参 15g，肉苁蓉、山萸肉、金樱子、生地黄各 10g，桃仁、黄连各 5g。每日 1 剂，水煎服 300mL，分 3 次服。适用于糖尿病视网膜病变属气阴两虚，虚火上燔者。

9. 祝谌予经验方：柴胡、黄芩各 9g，葛根、丹参、白芍各 30g，三七粉（冲）、薄荷（后下）、防风各 6g，草决明、密蒙花各 15g，茺蔚子、浙贝母各 9g。每日 1 剂，水煎 400mL，早晚分服，每次 200mL。急躁易怒，头晕目眩甚者，加夏枯草 15g，桑叶 15g，菊花 12g；头痛者，加川芎 12g，白芷 10g，蔓荆子 10g；双目干涩者，加枸杞子 10g，菊花 10g；迎风流泪者，加木贼草 10g。适用于糖尿病视网膜病变属肝气郁结证，症见情绪急躁，或性格内向，多愁善感，头晕目眩或视物昏花，大便偏干。

10. 张爱子经验方：黄芪、生牡蛎（先煎）各 20g，沙参、山药、鳖甲（先煎）各 15g，苍术、玄参各 12g，麦门冬、枸杞子、天花粉各 10g，葛根 15g，川牛膝 9g。每日 1 剂，水煎分 2 次温服。适用于阴阳俱虚，气血瘀滞，目窍失养者。

11. 黎家玉经验方：黄芪 30g，海螵蛸、丹参各 20g，西洋参 15g，肉苁蓉、山萸肉、金樱子、生地黄各 10g，桃仁、黄连各 5g。每日 1 剂，水煎分 3 次服。适用于气阴两虚证。

12. 徐艳经验方：黄芪、枸杞子各 30g，红参 6g，当归、生地黄各 20g，川芎、丹参、地龙、水蛭、赤芍、菊花各 15g。阴虚者加玄参、麦冬；双目干涩加谷精草、密蒙花；肝阳上亢加天麻、钩藤；痰湿盛加半夏、胆南星。水煎，每剂煎2次，每煎300mL，混匀，早晚分服。适用于气虚血瘀证。

13. 六味地黄丸合四妙勇安汤加减：山茱萸、生地黄、山药、银花各15g，牡丹皮、泽泻、茯苓、丹参、三七各9g，玄参30g，当归12g，生甘草6g。日1剂，水煎服，分3次服。适用于肝肾不足，痰瘀阻络者。

14. 坠血明目饮：人参（另浓煎）3g，细辛、川芎、防风、五味子各5g，赤芍、牛膝、当归、知母、山药、白蒺藜各10g，生地黄、石决明各15g。日1剂，水煎服，分2次服。

15. 田芬兰经验方：生地黄25g，何首乌、益母草、夏枯草、菊花、枸杞子各20g，五味子、天冬、当归、密蒙花、熟地、赤芍各15g，石菖蒲12g，水煎服，日1剂。治疗糖尿病视网膜病变，因情志不舒突然又双目视力骤失，眼珠转动时珠后隐隐作痛，头晕、耳鸣，腰酸，口苦咽干，中医辨证属肝肾阴亏，痰瘀阻窍，肝火上攻。

16. 明目地黄汤：黄芪、草决明各30g，生地黄20g，牡蛎24g，浮小麦、牡丹皮、益母草、山茱萸、山药、枸杞子、茯苓、葛根、茺蔚子、丹参各15g，泽泻12g，三七6g。每日1剂，水煎2次，将药液混合后分2次服。对视网膜新生血管萎缩退化或缩小作用明显，能缩短视网膜出血、水肿、渗出吸收时间，显著提高视力。

17. 解郁明目方：柴胡、黄芩、茺蔚子、浙贝各9g，葛根、丹参、白芍各30g，三七粉（冲）、薄荷（后下）、防风各6g，草决明、密蒙花各15g。水煎400mL，日1剂，早晚分服。适用于糖尿病视网膜病变证属肝气郁结、瘀结络脉、风邪袭目者。若急躁易怒、头晕目眩甚者，加夏枯草、桑叶各15g，菊花12g；伴头痛者，加川芎12g，白芷、蔓荆子各10g；若伴双目干涩者，加枸杞子、菊花各10g；伴迎风流泪者，加木贼草10g。

18. 养阴益气汤加减：生地黄、生石膏（包煎）各30g，玄参、玉竹、黄芪各20g，麦门冬15g，天门冬、知母各10g，甘草5g。日1剂，水煎，分早晚2次温服。适用于糖尿病视网膜病变证属胃火熏灼，肺燥津伤者。若视网膜出血量多者，可酌加三七粉3g（冲服），旱莲草15g，牡丹皮10g，以增凉血、活血、止血之功；若伴有黄斑水肿者，酌加茯苓30g，白术、车前子（包煎）各10g，薏苡仁15g，以利水消肿。

19. 加味犀角地黄汤：犀角1g（用水牛角20g代替），生地黄30g，白芍、丹参、麦门冬、玄参各15g，牡丹皮10g，三七（冲服）3g。日1剂，水煎，分早晚2次温服。适用于糖尿病视网膜病变证属肺胃阴伤，虚火上炎者。若视网膜出血量多者，可酌加旱莲草、女贞子各 15g 以增凉血止血之功；若伴有黄斑水肿者，酌加茯苓 30g，泽泻、车前子（包煎）各 10g 以利水消肿。

20. 知柏地黄二至汤加减：知母、黄柏、牡丹皮、泽泻、山茱萸、旱莲草、女贞子、桑葚子、玄参各 10g，熟地黄、茯苓各 20g，山药、决明子各 15g。日 1 剂，水煎，分早晚 2 次温服。适用于糖尿病视网膜病变证属肾阴不足，燥热内生者。若眼底有新鲜出血或新鲜玻璃体积血者（出血在 10 天以内），加用熟蒲黄（包煎）、仙鹤草各 10g 以凉血止血；若眼底以微血管瘤为主者，可加丹参、郁金、牛膝各 10g 以凉血化瘀；若玻璃体内有有机化物者，可加昆布、海藻、牡蛎（包煎）各 10g 以软坚散结。

【外治验方】

1. 针灸疗法：针灸疗法具有疏通气血、扶正祛邪、调节内分泌和免疫力、改善循环等作用。①运动性头针治疗：具体方法：按《头针穴名国际标准化方案》选取枕上正中线、枕上旁线、额中线等，使用 0.3mm×40 mm 针灸针快速进针，以 200 次/min 的频率小幅度提插针体，持续 3min，每次留针 30 min，每隔 10 min 行针 1 次。行针之时，嘱患者双手食指、中指有节奏地按松眼球 1min，左右看 1 min，远近看 1 min，每日 1 次，10 天为 1 个疗程，每疗程间隔 4~5 天，3 个月为 1 个治疗周期。②针药结合治疗：毫针刺法主穴：太阳、阳白透鱼腰、攒竹。辅穴：太溪、太冲、光明透蠡沟。操作：太阳穴，向后斜刺 0.5 寸，得气时局部有酸胀感，出针后刺皮静脉微出血即可；从阳白穴向鱼腰穴直刺 0.5~1 寸，进针后强刺激出现闪电样针感传至眼球为佳；攒竹穴，针入 1 分，徐徐出针，微出血即可；太溪穴，直刺 0.5~1 寸，提插捻转补法；太冲穴，直刺 0.5~1 寸，提插捻转补法；从光明穴针尖向内下透刺蠡沟穴 1~1.5 寸，捻转平补平泻法。每日针刺 1 次，留针 30min，中间行针 2 次，10 天为 1 个疗程。中药自拟“明目五子汤”。药物选用：决明子 25g，青葙子、车前子、菟丝子各 15g，蔓荆子 10g。兼血瘀加用黄芪 15g，桃仁、红花各 10g；兼实热加用生蒲黄、赤芍各 12g，栀子 10g。水煎温服，每次 150mL，每日 2 次，10 天为 1 个疗程。

2. 耳穴治疗：取胰腺点、胰胆、肾、丘脑、缘中、内分泌、皮质下、口、渴点、眼、三焦，每次选用 4~5 个穴。将耳郭常规消毒，采用捻入法将其针快速刺入耳穴，把先已剪好 7cm×7cm 伤湿膏，对准穴位贴紧，并稍加压力，使患者有酸、麻、胀或发热感。用单侧穴，每 3 日与对侧交换 1 次，每日自行按揉 3 次，每次 3~5min，共针 60 日。

3. 推拿方法：①患者正坐，医者站其后侧，按揉风池、肩井、大椎、肩中俞各 1min。在颈部从风池至肩井，每侧施滚法 5min；风府至大椎施滚法 5min。如果患侧麻木刺痛明显，滚法时间可延长 5min。然后以放松手法拿揉两侧颈项部。在第八胸椎棘突施对抗复位手法。②患者俯卧位，医者在其背部膀胱经用一指禅推法每侧来回 20 次。再按揉胰俞、肝俞、胆俞、肾俞、三阴交、血海、足三里等穴。其中胰俞、三阴交各按揉 3min，其他各穴按揉 1min，并反复自胰俞至肾俞施以滚法，每侧 10min；在腰骼部施滚法每侧 5min。（直擦膀胱经，横擦腰骼部，再擦足部涌泉穴，以发热为度。最后用红花油擦颈部与腰部。）

4. 激光配合中药治疗：首先进行光凝治疗，非增生轻中度行次全视网膜光凝，黄斑水肿根据 FFA 检查行局部光凝或格栅样光凝，用多波长氢激光。激光参数，后极 200μm，赤道周边 500μm，曝光时间 0.15~0.2s，功率 120~400mW 之间，后极应用黄光，周边应用绿光，光斑反应明显灰白色三级光斑，次全光凝 600~700 点分 2 次完成。重度非增生性和增生性行全视网膜光凝，全光凝 900~1000 点分 3 次完成，光斑间隔 1 个光斑直径。光凝后分予以口服复方血栓通胶囊，每次 3 粒，每日 3 次，维生素 C 200mg，每日 3 次，维生素 E 100mg，每日 3 次。

【中成药验方】

1. 宁血益明丸：由茜草、人参、当归、牡丹皮、枸杞子、桑叶、三七组成，用于气阴两虚型糖尿病眼底出血。每 18 丸重 3.1g，口服，每日 1 至 2 次，每次 12 至 18 粒。

2. 六味地黄丸：由熟地黄、酒萸肉、牡丹皮、山药、茯苓、泽泻组成，用于改善眼周血液循环，防治糖尿病视网膜病变等。口服。大蜜丸一次 1 丸，一日 2 次。

3. 八宝眼药：为眼科专用成药。由珍珠、麝香、熊胆、海螵蛸、硼砂、朱砂、冰片、炉甘石、地栗粉组成。用于结膜炎、角膜炎、睑缘炎、目痒、翼状胬肉等外眼病。每用少许，点于眼角，一日 2~3 次。

第十节　视网膜色素变性

原发性视网膜色素变性是一组以进行性感光细胞及色素上皮功能丧失为共同表现的遗传性视网膜变性疾病，以夜盲、进行性视野损害、眼底色素沉着和视网膜电图异常或无波为主要临床特征。是眼科常见的遗传性视网膜疾病。根据估计，世界约有 150 万人患此病，是遗传性视觉损害和盲目的最常见原因之一。本病一般在青少年时期发病，男性多于女性，常双眼发病。其病程漫长，日久则发生视神经萎缩而致失明。根据中西医病名对照，本病属于“高风雀目”范畴。

【诊断要点】

1. 自觉症状：原发性视网膜色素变性的主要自觉症状是进行性夜盲和进行性

视野改变。

(1) 夜盲：本病最早出现的主观症状，常于儿童或少年时期发生，且可在眼底有可见改变之前即已存在多年。

(2) 视野改变：典型的早期改变为环形暗点的形成，晚期呈管状视野，最后中心视野亦消失，患者完全失明。

2. 眼底检查：典型的眼底改变为视神经乳头颜色蜡黄或黄白色，视网膜血管狭窄以及骨细胞样的视网膜色素沉着，称为视网膜色素变性的三联征。但也应注意无色素型的视网膜色素变性，可不见视网膜色素沉着。

3. 色觉改变：多数患者患病早期色觉正常，以后逐渐出现色觉缺陷。半数以上患者存在不同程度的色觉障碍，典型表现为三色盲，红绿色觉障碍较为少见。

4. 视网膜电图（ERG）：ERG 的改变常远较自觉症状及眼底改变的出现为早。ERG 的 a 波、b 波振幅降低，峰时延迟，甚至消失呈息灭型。

5. 荧光素眼底血管造影：病程早期，因视网膜色素上皮的色素紊乱而显斑驳状强荧光；病程中期，因视网膜色素上皮的萎缩而显大面积、强烈的透见荧光，色素沉着处则为遮蔽荧光；病变晚期，因大面积的脉络膜毛细血管萎缩，而显示大片弱荧光并见粗大的脉络膜血管。

6. 晚期可并发白内障和继发青光眼，晶状体混浊常位于后极部皮质层，呈星形。

【内治验方】

1. 四物五子汤：熟地黄、丹参、夜明砂、菟丝子、女贞子、枸杞子、茺蔚子、覆盆子各 15g，当归、川芎、白芍各 9g。水煎服，日 1 剂，早晚各 1 次，1 次 200mL，于早晚餐后 1h 内温服。本方加减联合复方樟柳碱治疗，可改善视网膜色素变性患者的视力及视野，减缓视野缩小速度。

2. 益精明目汤：生黄芪、当归、枸杞子、川芎、石斛、苍术、补骨脂、菟丝子、熟地黄、红参、山楂。水煎服，日 1 剂，每日 2 次，每次 200mL，饭后服。适用于原发性视网膜色素变性患者。

3. 明目地黄汤：熟地黄、生地黄、枸杞子、牡丹皮、柴胡、当归、白蒺藜、茺蔚子各 10g，山茱萸、泽泻各 6g，淮山药、丹参各 12g，五味子 5g，夜明砂（布包）15g。水煎服，每日 1 剂，早晚 2 次温服。适用于视网膜色素变性证属肝肾阴虚型。

4. 复明汤：红景天、黄芪各 50g，枸杞子、山茱萸、山药、夜明砂（包）、葛根各 30g，菟丝子、茯苓、泽泻各 20g，女贞子、石斛、石菖蒲各 25g，当归、茺蔚子、川芎、黄精、银杏叶各 15g，甘草 10g。水煎服，日 1 剂，分 2 次温服。适用于原发性视网膜色素变性，阻止病程进展，改善视功能，保持有效的中心视力，扩大视野，缓解病情。

5. 益肾谷精汤：熟地黄 24g，山萸肉、山药、茯苓各 12g，丹皮、泽泻、谷精草各 9g。水煎服，每日 1 剂，日服 2 次。治疗视网膜色素变性。肾阳虚，肉桂 3g，加熟附子、夜明砂、葛根各 9g；早泄，加芡实、金樱子各 9g；性功能减退，加淫羊藿、巴戟天各 9g；水肿，加车前子 9g；肾阴虚，加枸杞子 9g。

6. 夜明八味汤：熟地黄、云茯苓、苍术各 12g，丹皮、山药、山萸肉各 9g，泽泻 6g，肉桂 3g，附子 1.5g，夜明砂 15g。水煎服，每日 1 剂，日服 2 次。适于视网膜色素变性属阳虚者。

7. 健脾升阳益气汤：党参、白术、黄芪、山药、当归、茯苓、石斛、苍术、夜明砂、望月砂各 9g，陈皮、升麻、银柴胡、甘草各 3g。水煎服，每日 1 剂，日服 2 次。治疗视网膜色素变性，证属先天不足、脾阳不振者。

8. 地黄汤加减：熟地黄、山药、山茱萸、茯苓、生地、枸杞子、菊花、女贞子各 10g，泽泻、丹皮、五味子、银柴胡各 3g。水煎服，每日 1 剂，日服 2 次。治疗视网膜色素变性属肾阴耗损型，临床表现为视力下降，夜盲，视野缩小，头晕，耳鸣，腰膝酸软，舌质红苔白，脉沉细数。

9. 网变煎剂：党参、黄芪各 20g，熟地黄 15g，当归、白芍、桃仁、红花各 9g，鸡血藤 30g，女贞子、杞子、附子、巴戟天、茺蔚子各 12g，菟丝子、路路通、密蒙花各 15g，升麻 6g，甘草 3g。上药加水，煎成 500mL，每日 2 次，每次 50mL。功效：滋肾壮阳，养血益气，活血通络。主治视网膜色素变性。

10. 升阳活血方：柴胡、川芎各 6g，升麻、葛根各 9g，党参、丹参、桑寄生各 12g。水煎服。功效：益气升阳，活血明目。主治视网膜色素变性。

【外治验方】

1. 针灸治疗：①电针治疗：选取睛明、球后、瞳子髎、太阳、风池、光明、足三里。每日 1 次，10 日为 1 个疗程。②选用经外奇穴新明 1 号（翳风前上 5 分，耳垂后皱折中点）和新明 2 号（眉梢上 1 寸，外开 5 分凹陷处）为主穴，配以球后、上睛明、风池穴，予以平补平泄，每日 1 次，可以延缓视网膜色素变性的发展。

2. 针药联合：①采用明目地黄丸加减方（熟地黄、生地黄、山茱萸、泽泻、茯神、牡丹皮、柴胡、山药、当归、五味子、丹参、牛膝、夜明砂、毛冬青）配合针灸（睛明、球后、承泣、攒竹、太阳、风池、养老、光明、太冲、太溪、肝俞、肾俞）及复方麝香注射液穴位注射（太阳、球后，肝俞、肾俞两组穴位轮流交替）治疗。疗程：2 日 1 次，10 日为 1 个疗程。② 采用通窍明目汤（石菖蒲、葛根、当归、肉桂等）、针刺疗法（取穴球后、太阳、风池、百会、四神聪、角孙、头维、行间、三阴交）和二者联合应用治疗原发性视网膜色素变性。疗程：

每日1次，7日为1个疗程。予以补肾养血明目汤加减（生黄花、当归、枸杞子、川芎、石斛、苍术、补骨脂、菟丝子、熟地黄、红参、山楂等）配合静脉滴注舒血宁和生脉注射液，并针灸眼周和四肢躯干穴，及脾俞、肾俞、肝胆经穴治疗。疗程：每日1次，5天为1个疗程。

3. 手术治疗：①细胞移植：细胞移植是将正常的细胞移入视网膜内代替受到破坏的感光细胞，产生更多的正常细胞，建立新的神经联系，提高视功能。目前最有前景的两种移植细胞是视网膜细胞和干细胞。视网膜细胞移植是将正常的感光细胞移入宿主，它的优点是可以使感光细胞与宿主的视网膜层紧密地融为一体，表达特殊的视网膜细胞标志物，而它的缺点是移植物很难与宿主的神经元产生功能上的联系，所以视力改善不是很明显，且常发生免疫反应。干细胞移植与视网膜细胞移植类似，也是将健康的干细胞移入宿主体内，使其分化为正常的视网膜细胞。常用于移植的干细胞有神经源性干细胞、骨髓源干细胞、胚胎干细胞。由于干细胞可以分化为各种不同类型的细胞，以替代变性的感光细胞，尤其是胚胎干细胞，具有高度的免疫耐受性，伴随着生殖克隆技术的快速发展，干细胞移植将是治疗RP的方向。②视网膜移植：RP患者的感光细胞和视网膜色素上皮细胞发生变性和凋亡，而视网膜中与大脑相联系的最内层——神经纤维层的功能仍是正常的，所以把视网膜中发生病变的部分用正常的来取代就有可能改善视功能。

【中成药验方】

1. 石斛夜光丸：由石斛、人参、山药、茯苓、甘草、肉苁蓉、枸杞子、菟丝子、生地黄、熟地黄、五味子、天冬、麦冬、苦杏仁、防风、川芎、枳壳、黄连、牛膝、菊花、蒺藜、青葙子、决明子、水牛角浓缩粉、羚羊角组成，用于肝肾亏虚型视网膜色素变性。口服，一次15丸 （9g），一日2次。

2. 黄连羊肝丸：由黄连、龙胆、胡黄连、黄芩、黄柏、密蒙花、木贼、茺蔚子、夜明砂、决明子、石决明、柴胡、青皮、鲜羊肝组成。主治肝火旺盛，目赤肿痛，视物昏暗，羞明流泪，胬肉攀睛。口服，一次1丸，一日1~2次。

3. 障眼明片：由熟地黄、菟丝子、枸杞子、肉苁蓉、山茱萸、蕤蕤仁、决明子、密蒙花、菊花、车前子、青葙子、蔓荆子、党参、黄芪、黄精、白芍、川芎、石菖蒲、升麻、葛根、关黄柏、甘草组成。主治肝肾不足所致的干涩不舒、单眼复视、腰膝酸软，或轻度视力下降。口服，一次4片，一日3次。

第十一节　视神经萎缩

视神经萎缩是指视网膜神经节细胞及其轴突广泛损害，神经纤维丧失，神经胶质增生所致的严重视功能障碍性疾病。常见的病因为颅内高压或颅内肿瘤，视网膜和视神经的炎症、退变、缺血、外伤、肿瘤压迫、糖尿病等代谢性疾病和某些遗传性疾病等。临床上主要分为原发性视神经萎缩、继发性视神经萎缩和上行性视神经萎缩三种。原发性视神经萎缩是由于筛板以后的眶内、管内、颅内段视神经，以及视交叉、视束和外侧膝状体的损害而引起的视神经萎缩，亦称为下行性视神经萎缩；继发性视神经萎缩是由于长期的视神经乳头水肿或严重的视神经乳头炎而引起的视神经萎缩；上行性视神经萎缩是由于视网膜或脉络膜的广泛病变，引起视网膜神经节细胞的损害而导致的视神经萎缩。值得注意的是，垂体肿瘤引起的视神经萎缩，往往在手术摘除肿瘤后，患者视力有良好恢复，提示我们对于原发性视神经萎缩，要仔细寻找病因，以免耽误治疗时机。根据中西医病名对照，视神经萎缩属于中医“青盲”范畴。

【诊断要点】

1. 不同程度的视力下降，严重者甚至失明。

2. 有后天获得性色觉障碍，尤以红绿色觉异常多见。

3. 眼底改变：

(1) 原发性视神经萎缩：视乳头色泽淡或苍白，边界清楚，视杯上筛孔清晰可见；视网膜血管一般正常。

(2) 继发性视神经萎缩：视乳头色泽灰白、晦暗，边界模糊，生理凹陷消失；视网膜动脉变细，血管旁伴有白鞘，后极部视网膜可有硬性渗出或未吸收的出血。

(3) 上行性视神经萎缩：视神经乳头呈蜡黄色，边界清晰；视网膜血管管径多较细，眼底可见色素沉着。

4. 视野检查：可有中心暗点、鼻侧缺损、颞侧岛状视野、向心性视野缩小或管状视野等。

5. 视觉电生理改变：原发性视神经萎缩时视觉诱发电位振幅降低，潜伏期延长。继发性视神经萎缩，除视觉诱发电位异常外，还可有视网膜电图异常。

【内治验方】

1. 加味柴胡参术汤：柴胡、党参、炒白术、当归、川芎、炒白芍、青皮各10g，甘草6g，生地黄、生黄芪、茯苓、枸杞各15g。每日1剂，水煎服，分2次服。治疗视神经萎缩，改善视力，可根据患者情况临症加减药物。

2. 重明益损汤：全当归、川芎、赤芍、党参、柴胡、菟丝子、红花、枳壳、石斛各10g，生地黄、生黄芪各20g。水煎服，每日1剂，分2次温服。适用于气滞血瘀型外伤性视神经萎缩患者。

3. 桃红四物汤加味：桃仁、红花、川芎、茺蔚子各10g，当归、赤芍、生地黄、丹参、夏枯草各 15g，生甘草 6g。上药剂量可随症加减，水煎服，每日 1 剂，分 2 次温服。适用于外伤性视神经萎缩患者。若头痛甚者，加乳香、没药各 9g，藁本 12g；情志不舒、头晕头胀者，加柴胡、枳壳各 10g；恶心欲呕者，加半夏、陈皮各 10g，茯苓 20g；头晕耳鸣者，加服中成药杞菊地黄丸；失眠难寐者，加猪茯苓、夜交藤各 20g，远志 10g。

4. 明目丸：羊肝 1 具，菟丝子、车前子、麦门冬、草决明、白茯苓、五味子、枸杞子、茺蔚子、苦葶苈、蕤仁（去壳）、地肤子（去壳）、建泽泻、北防风、枯黄芩、炒杏仁（去皮尖）、辽细辛、肉桂心、青葙子、当归、白芍、白术、银柴胡、丹皮、栀子、甘草、夜明砂、丹参各 60g，熟地黄 90g。以上诸药，共为细末，炼蜜为丸，每丸重 9g，每日早晚各服 1 次，每次 2 丸，饭后温开水送服。可提高患者视力、扩大视野，尤其对于轴性视神经萎缩疗效较好。

5. 萎缩复明丸：党参、菟丝子、石菖蒲各 120g，黄芪、熟地黄、鸡血藤、茺蔚子各 90g，香附、白芍、枸杞、五味子、木瓜、女贞子各 60g，紫河车 40g，三七参 30g，麝香 20g，猪脑髓适量。诸药共为极细粉末，加工成水丸，烘干。每日 2 次，每次 9g，1 个月为 1 个疗程。此方可改善视神经视网膜的代谢，调动视细胞的积极性，提高视细胞的敏感度，进而逐渐提高视力，扩大视野，恢复视功能，治疗视神经萎缩。

6. 韦氏逍遥散验方：柴胡、当归身、焦白术、炙甘草、丹皮、焦山栀、甘菊花各 6g，白芍、枸杞子各 9g，茯苓 12g，石菖蒲 10g。水煎服，每日 1 剂，日服 2 次。适于外感热病后或七情内伤、肝失调达所致视神经萎缩等病症，证属肝郁气滞或血虚肝郁者。

7. 钩藤蚕蝎汤：钩藤（后下）、金银花、连翘、生地黄、丹参、当归各 10g，僵蚕、全蝎、石菖蒲、红花各 6~9g，枸杞子、黄芪各 15g。水煎服，每日 1 剂，日服 2~3 次。治疗儿童视神经萎缩。

8. 四子和血汤：枸杞子、五味子、茺蔚子、车前子、熟地黄、山药、云茯苓、当归、丹皮、菊花各 10g，赤芍 6g。水煎服，每日 1 剂，日服 2 次。治疗外伤性视神经萎缩。

9. 益气活血汤：黄芪、党参、淮山药、茯苓、毛冬青、山萸肉、黄精、补骨脂、女贞子、首乌各 15g，白术、丹参、栀子、菟丝子、当归各 10g，紫河车 25g，炙甘草 3g。每日 1 剂，水煎服，日服 3 次。治疗外伤性或其他非压迫性视神经乳头萎缩。

10. 加味祛瘀复明汤：坤草 20g，当归、香附各 15g，赤芍、元胡、白芷、苏木、黄芩、元参各 9g，川芎、泽兰、木香各 6g，甘草 3g。水煎服（以黄酒 30mL

为引）。每日 1 剂，日服 2 次。适于视神经萎缩属气滞血瘀型。

11. 加减复明地黄汤：枸杞子 25g，菊花 20g，地黄、苏木、丝瓜络、生黄芪各 15g，当归、青葙子、丹参各 12g，赤芍 9g，寸冬 10g，珍珠母 50g。水煎服，每日 1 剂，日服 2 次。适于肝肾阴虚，精血耗损，精气不能上注于目，目失所养以致神光耗散，视神经萎缩。

12. 滋阴明目汤：生黄芪、黄精 15g，当归、丹参、茯苓、党参、石斛各 12g，生白芍 18g，枸杞子、女贞子各 10g，生地 20g。水煎服，每日 1 剂，日服 2 次。适于肾虚肝郁，清气不升，目系失养所致视神经萎缩。

13. 疏肝明目汤：柴胡、当归、白芍、白术、桑寄生、决明子、丹皮、夜交藤各 10g，茯苓、桑葚各 20g，甘草 5g。水煎服。每日 1 剂，上药先用清水浸泡 30min，水煎 2 次，日服 2 次。适于肝郁、气血不能上承所致之视神经萎缩。

14. 补气养血解郁汤：党参、白术、茯苓、当归、麦门冬、枸杞子、柴胡、陈皮、丹参、赤芍、槟榔各 10g，升麻、枳壳、五味子各 5g，甘草 3g。水煎服，每日 1 剂，早晚分服，每次 200ml。适于肝经郁热导致损伤气血所致视神经萎缩。

15. 邹菊生经验方：柴胡、炙甘草、鹿角片各 6g，白术、陈皮各 9g，当归、白芍、川断、生地、熟地、枸杞子、黄精、仙灵脾、党参、地肤子各 12g，炙龟板 15g。水煎服，每日 1 剂，早晚分服。治疗双眼视神经萎缩（缺血性），肝郁脾虚，气血不足证，症见双眼视物模糊，时有腰酸肢冷，肝区疼痛。

【外治验方】

1. 针刺治疗：以局部取穴为主，配合全身辨证选穴。主穴选：睛明、上明、承泣、球后、新明Ⅰ、新明Ⅱ、鱼腰 、攒竹、丝竹空、四白；配穴选风池、翳明、光明、合谷、足三里、养老、三阴交。主穴每次取 3~4 穴，配穴选 2~3 穴，交替选取以上诸穴。留针 30~40 min，每日 1 次，10 日为 1 个疗程。

2. 穴位注射：西药注射液包括复方樟柳碱、胞二磷胆碱注射液、维生素 B_{12} 注射液加维丁胶性钙等。中成药制剂有黄芪注射液或当归注射液、复方丹参注射液以及一些院内自制注射液。疗程：治疗一般为每天 1 次，30 天为 1 个疗程，一般治疗 2~3 个疗程以上。

3. 脉冲电针疗法：取患侧新明穴Ⅰ（翳风穴前上 5 分处）、新明穴Ⅱ（眉梢上 1 寸外开 5 分处），采用疏密波，1 天 1 次，10 天为 1 个疗程。配合针刺其他穴位如合谷、风池等。

4. 针刺加穴注：①针刺合谷、养老、风池、球后、上明、足三里、太冲、行间，进针后留针 15~30min，每日 1 次，14 天为 1 个疗程；②穴注药物：补中益气汤加维生素 B_{12} 混合液 3mL，每次取上述穴位中的 2 个穴，每穴注射 1.5mL，每日

1 次，14 次为 1 个疗程。

【中成药验方】

1. 明目地黄丸：由熟地黄、山茱萸（制）、牡丹皮、山药、茯苓、泽泻、枸杞子、菊花、当归、白芍、蒺藜、石决明组成。可治疗视神经萎缩。口服，一次 8~10 丸，一日 3 次。

2. 复方血栓通胶囊：由三七、黄芪、丹参、玄参组成。主治血瘀兼气阴两虚证的视神经萎缩。口服。一次 3 粒，一日 3 次。

第十二节　近视眼

近视眼是指眼在调节松弛状态下，平行光线经眼的屈光系统屈折后聚焦在视网膜之前，因而看不清远处的目标。近视眼是全球发生率最高的屈光不正性疾病，已经成为严重的公共卫生问题。近视眼的发生主要与遗传和环境两大因素有关。近视眼按其性质可分为轴性近视、曲率性近视和屈光指数性近视；按其程度可分为轻度近视（屈光度-3.00D 以下）、中度近视（屈光度-3.00D~-6.00D）和高度近视（屈光度-6.00D 以上）；按病理改变可分为单纯性近视和病理性近视。根据中西医病名对照，近视眼属于中医“能近怯远症”范畴。

【诊断要点】

1. 远视力减退，但近视力正常。看远处目标时眯眼。

2. 可出现视疲劳。

3. 眼位偏斜：易引起外隐邪或外斜视。

4. 弱视：为儿童期高度近视影响视觉发育所致。

5. 眼球改变：眼球前后径增加，表现为眼球突出，高度近视者明显。眼轴的变化一般限于眼球赤道部以后。

6. 眼底改变：低中度近视一般无变化。高度近视可发生程度不等的眼底退行性改变，如近视弧形斑、豹纹状眼底、黄斑部出血或有脉络膜新生血管膜、形状不规则的白色萎缩斑，及色素沉着呈圆形的 Fuchs 斑、巩膜后葡萄肿、周边部视网膜格子样变性和囊样变性、视网膜裂孔、继发性视网膜脱离、玻璃体液化、浑浊和后脱离。这类近视眼又称病理性近视眼。

7. 屈光检查呈近视屈光状态。

【内治验方】

1. 近视丸：用红参、远志、女贞子、肉苁蓉、菊花、石菖蒲、茯神、枸杞子、菟丝子、石决明、磁石、麦门冬、甘草共研末，炼蜜为丸，朱砂为衣。每日

1次，每次服10g。治疗近视。

2. 加减益气聪明汤：黄芪、党参、蔓荆子、葛根、黄柏、白芍、石菖蒲、柴胡各10g，升麻、炙甘草各6g。水煎服，每日1剂，分2次温服。适用于近视眼证属阳虚阴盛证。

3. 补阴壮阳汤：熟地黄20g，茯神、菊花、党参、菟丝子、楮实子、肉苁蓉、锁阳各10g，枸杞子15g。水煎服，每日1剂，分2次温服。适用于近视眼证属阴阳两亏证。

4. 加味定志丸：远志、石菖蒲、党参、黄芪各200g，茯神100g。研细末，炼蜜为丸，早晚各服10g，开水送服。本方补益心气，定志安神，适用于近视眼证属心阳不足证。

5. 加味补心汤：党参、丹参、玄参、天冬、麦冬、远志、酸枣仁、柏子仁、木贼、菊花、茯神、当归、桔梗各10g，生地黄20g，五味子6g。水煎服，每日1剂，分2次温服。本方养血安神，适用于近视眼证属心虚血少证。

6. 舒肝明目汤：当归、白芍、柴胡、茯苓、栀子、牡丹皮、青皮、香附、夏枯草各10g，桑葚子、女贞子、石决明（先煎）各20g，甘草5g。水煎服，每日1剂，分2次温服。适用于近视眼证属肝郁气滞证。

7. 补肾丸：石决明、肉苁蓉、菟丝子、枸杞子、补骨脂各30g。共为细末，炼蜜为丸，每次10g，每日2次。适用于近视眼证属肾阳不足者。

8. 益火增明饮：附子（先煎）、肉桂（后下）、红花、夜明砂各6g，黄芪30g，石菖蒲、仙灵脾、炙远志各10g，枸杞子、菟丝子、草决明各15g。水煎服，每日1剂，分2次温服。全方共奏温肾阳，补精血，健心脾，滋肝脏，明目益智之功效，适用于近视眼证属命门火衰、肾精不足者。若心阳不足者，加炙甘草6g，当归、柏子仁各10g；若脾阳不足者，加白术10g，红枣、党参各15g；食欲不振者加神曲、山楂各6g；若肝肾亏虚者，去附子、肉桂，加肉苁蓉、桑葚子各12g。全方可根据患者具体情况调整剂量。

9. 桃红四物汤：熟地黄12g，当归、白芍、桃仁各9g，川芎、红花各6g。每日1剂，煎水取汁200mL，分2次温服。适用于高度近视黄斑出血者，若视网膜水肿甚者加泽兰6g；出血较新鲜者加丹皮9g；伴机化渗出或色素游离者加丹参、党参各12g。

10. 柏氏桑螵蛸方：桑螵蛸、党参、白术各9g，覆盆子、菟丝子、怀山药各15g，焦六曲16g。每日1剂，水煎服，日服3次。适用于青少年假性近视。

11. 抗近视汤：糯稻根、石楠叶、锦鸡儿、截叶铁扫帚各15g，荠苎30g，炒麦芽、炒白术、炙甘草各10g。水煎服，每日1剂，日服3~4次。用于学龄近视。

肾虚者，加覆盆子、菟丝子、金樱子、山萸肉各6g；脾虚者，加谷芽、建曲、青葙子、北柴胡各5g。

【外治验方】

1. 深刺加电针：主穴取睛明、太阳、承泣、攒竹，每次用一对穴位，两对交替使用；配穴取合谷（双）、光明（双）。操作：选用32号1.5寸毫针，刺睛明、承泣二穴。操作要求：患者闭目，放松眼睑肌肉，医者压手将患者眼球轻轻推向一侧，刺手将毫针轻巧快速透皮，然后缓慢均速刺入0.8~1寸，针感以患者有眼球发胀感为度。进针时若有阻力可稍改变方向再进针，出针时用消毒棉球按压针旁，轻压皮肤（不使皮肤因提针而随起），然后轻提出针，用棉球按压针孔1~2min，防止出血。太阳穴可向眼球方向直刺0.5~1寸，以针感向眼部放射为度；攒竹穴直刺0.5寸，有酸胀感即可。诸穴得气后，将主穴接一对电极，用电针仪，疏波，频率约60次/分，轻、中度刺激，以患者感觉舒适为度，治疗期间嘱患者闭目，放松眼睑，不可随意活动眼球。配穴操作：选用30号1.5寸毫针，中强刺激，得气后留针。疗程：每次治疗半小时，每日1次，5次为1个疗程，最少1个疗程，最多3个疗程。

2. 针刺治疗：主穴：目窗；配穴：风池、五处。操作方法：先取患侧目窗穴，针体与皮肤成15度夹角，针尖朝向五处穴，采用捻转平补平泻法，施手法1min，继向五处穴透刺，得气后施捻转平补平泻法1min，留针；再针风池穴，针尖朝向对侧眼窝，施捻转补法1min，然后将针体退至皮下，针尖朝对侧风池穴透刺，施捻转补法1min，留15min，若双眼近视，同法施于对侧。疗程：每日治疗1次，10次为1个疗程，每疗程后测视力1次。

3. 耳穴压丸：用王不留行籽贴压，选取耳部穴位神门、肝、肾、脾、心、交感、眼等；面部穴位阳白、上睛明、瞳子髎、承泣；足底穴位涌泉至然谷穴之“近视线穴”，每次贴一侧耳穴、双侧面穴和双侧足底穴位，足底穴位用胶布将王不留行20余粒均匀洒上面。疗程：日2次，15天为1个疗程。

4.耳穴贴压配合梅花针：耳穴贴压：取神门、肝、肾、脾、胃、眼区、目1目2、脑干。操作：用75%乙醇消毒患者一侧耳郭，将粘有王不留行籽的胶布贴于相应耳穴，按压片刻，使患者有酸胀、痛、灼热感。双耳交替进行，隔日1次，10次为1个疗程。治疗完毕后，休息一个星期，再进行下一个疗程。并嘱患者每天按压耳穴4~5次，每次数下，以耳郭有灼热感为度。梅花针取穴：眼周穴位、后项部、风池、肝俞、脾俞、肾俞。操作：用75%乙醇消毒针具及所取部位消毒后施针。术者手持针柄，运用腕部弹力，以中等刺法，均匀叩刺所选穴位，直到局部皮肤微红或略出血（眼区穴位尽量不要出血）。隔日1次，10次为1个疗程。

【中成药验方】

1. 明目增视口服液：由枸杞子、决明子、当归、太子参、甘草、石菖蒲等中药组成。用于补肾益精、开窍通络、养血明目。口服。每次 25mL，每天 3 次。

2. 增光片：主要成分有党参、茯苓、北五味子、枸杞、泽泻、当归、麦冬、牡丹皮等中药。用于治疗假性近视眼，口服。每次 6~8 片，每天 3 次，1 个月为 1 个疗程。

3. 安神复明丸：由石菖蒲、远志、五味子、桑葚子、鹅不食草、升麻、丹参、草决明、何首乌、菟丝子、冰片组成。用于治疗假性近视眼。口服，每次 3g，每天 3 次。1 个月为 1 个疗程。

4. 益视冲剂：由党参、覆盆子、何首乌、菟丝子、五味子、广木香组成。用于肝肾不足，气血亏虚引起的青少年假性近视及视力疲劳。开水冲服，每次 15g，每天 3 次。连服 20 天为 1 个疗程。

5. 治视灵：由茯苓、白术、枸杞子、菊花、桂枝、丹皮、泽泻、山药、石决明、生地、山萸肉组成，加白糖熬成糖浆。5~7 岁儿童每天 25mL，8~14 岁儿童每天 30mL，分 2 次服。长期用药。

6. 近视复明片：主要成分有当归、党参、枸杞、茯苓、泽泻、柴胡、川芎、丹参、石决明、菊花等中药，经过加工制成，每片 0.25~0.3g。口服。每次 2~3 片，每天 3 次。3 个月为 1 个疗程。

第十七章　耳鼻喉科疾病

第一节　慢性化脓性中耳炎

慢性化脓性中耳炎是中耳黏膜、骨膜或深达骨质的慢性化脓性炎症。病变不仅位于鼓室，还常侵犯鼓窦、乳突和咽鼓管。本病很常见。临床上以耳内长期间断或持续性流脓，鼓膜穿孔和听力下降为特点；在一定条件下，可以引起颅内、外并发症。本病是耳科常见病、多发病之一，可发生于任何季节，而以夏季发病率较高。根据中西病名对照，慢性化脓性中耳炎属于“脓耳”范畴，结合临床特点可从“脓耳”进行辨证。

【诊断要点】

1. 病史：初发病者大多有外感病史，病久者有耳内反复流脓史。

2. 临床症状：急发者，以耳痛逐渐加重，听力下降，耳内流脓为主要症状。全身可有发热、恶风寒、头痛等症状。小儿急性发作者，症状较重，可见高热并伴有呕吐、泄泻或惊厥。鼓膜穿孔流脓后，全身症状逐渐缓解。病久者，以耳内反复流脓或持续流脓、听力下降为主要症状。

3. 检查：①鼓膜检查：发病初期，从鼓膜松弛部开始充血，逐渐发展到锤骨柄至紧张部，继而整个鼓膜红赤、肿胀，向外膨出，正常鼓膜标志难以辨识。鼓膜穿孔前，局部可见小黄亮点，初始穿孔甚小，或可见脓液从小孔闪动而出。热毒甚者，鼓膜穿孔较大，多位于紧张部。病程迁延日久者，常见鼓膜紧张部或松弛部大小不等的穿孔。②乳突部触诊：可有轻度触压痛。③听力检查：以传导性聋为主，亦可见混合性聋。④血常规检查：早期鼓膜穿孔前，白细胞总数明显偏高，鼓膜穿孔后或慢性者，血象可正常。

【内治验方】

1. 陈皮白糖饮：陈皮（橘皮、柑皮、橙皮均可）适量，洗净切丝，放入杯内，开水浸泡 15min，加白糖适量，代茶饮之。本品有健脾强胃之功效，适用于脾虚湿困的脓耳。

2. 肉桂桃仁汤：核桃仁 150g，肉桂 3g，白糖 120g。先将核桃仁捣烂成泥，再加适量清水煮沸，放入肉桂、白糖再煮 15min，去渣，滤出汤汁便可使用。本品有补肾强肾补脑的作用，适用于肾虚亏损的脓耳。

3. 猪肚汤：猪肚 500g，洗净后加适量清水，煮至七八成熟时捞出，切细丝，再以大米、猪肚各 100g，猪肚汤适量，煮成粥，即可食用。本品有强健脾胃的功能，适用于脾虚湿困的脓耳。

4. 枸杞大米汤：枸杞子 30g，大米 250g，洗净放入锅内，加水适量煮成粥，食用时可加白糖。本品有补肾益精作用，适用于肾元亏损的脓耳。

5. 肾热汤：生地黄、白芍、白术、大枣、磁石、生牡蛎、麦门冬各 10g，甘草 3g，葱白 6g。本品具有补肾益气，清热生津之功效，适用于肾虚内热之脓耳。

6. 加味补中益气汤：黄芪、党参、石菖蒲各 15g，白术、穿山甲、白芷各 10g，当归 6g，陈皮 8g，升麻 6g，柴胡 12g，夏枯草 20g，炙甘草 3g。脾虚湿滞者，加薏苡仁 20g，蒲公英 10g，地肤子 8g，茯苓 30g；肾虚骨腐者，加熟地 30g，山萸肉、黄柏各 15g 等。每日 1 剂，水煎至 250mL，分 2 次口服。本品具有健脾益气之功效，适用于气虚脾虚之脓耳。

7. 补肾益气汤：党参、黄芪、葛根、枸杞子、菟丝子、生白芍、夏枯草各 15g，蔓荆子、车前子各 12g，升麻、柴胡、黄柏各 8g，炙甘草 6g。12 岁以下儿童，上述剂量酌减。服法及注意事项：每日 1 剂，水煎 2 次早晚分服。忌食辛辣油腻煎炸食品。适用于气虚肾虚型脓耳。

8. 四季青水：四季青水煎服，每日 1 剂，早晚分服。5~10 岁每次 15g，11~18 岁每次 20g，19 岁以上 25g。适应于单纯性慢性化脓性中耳炎。

9. 清耳解毒汤：蒲公英、野菊花各 30g，连翘 10g，甘草 5g。水煎内服，配合外用清耳液（大黄、黄柏、土茯苓等量制成 30%药液）及清耳散（明矾 2g，黄柏、炉甘石各 10g，冰片 0.2g，制成粉剂混匀）。适用于单纯性慢性化脓性中耳炎。

10. 升麻枯草汤：升麻、川黄柏各 3g，苍术、陈皮各 6g，太子参、茯苓、夏枯草各 10g，六一散 15g。水煎服，日 1 剂，早晚分服。适用于脾虚湿困之脓耳。

11. 萆薢胜湿汤：萆薢、薏苡仁、牡丹皮、泽泻各 15g，黄柏、赤茯苓、滑石、通草各 10g。水煎服，日 1 剂，早晚分服。适用于湿热蕴耳之脓耳，症见耳内间歇性或持续流脓，色黄质稠，脓无臭或有臭，量多少不定，听力下降，舌质红，苔黄腻，脉濡数。苔黄脓多，加蒲公英、夏枯草；口苦甚者，加黄芩、黄连。

12. 托里消毒散：黄芪、金银花、白芷、川芎、当归、白芍、白术、茯苓、党参各 15g，甘草 6g，皂角刺、桔梗各 10g。水煎服，日 1 剂，早晚分服。适用于湿困耳窍之脓耳，症见耳内流黏白脓，甚或牵拉成丝，或耳脓清晰如水，无味，时多时少，听力减退，舌淡胖，苔白或白腻，脉缓弱。

13. 知柏地黄汤：泽泻 10g，山萸肉、淮山药、牡丹皮、茯苓、熟地黄、知母、黄柏各 15g。水煎服，日 1 剂，早晚分服。适用于肾阴亏虚型慢性化脓性中耳炎，耳内流脓量少、质稠，日久不愈，并有臭味，耳聋较重，并有耳鸣。

14. 肾气丸：熟地黄、淮山药、山茱萸、泽泻、茯苓、丹皮各 15g，桂枝、附子各 6g。水煎服，日 1 剂，早晚分服。适用于脓耳之肾气亏虚，虚火上炎症。

15. 泽苓汤：泽泻、茯苓各 15~30g，石菖蒲 10~15g。水煎服，每日 1 剂，日服 3 次。治疗慢性中耳炎中耳积液较多者。

16. 阳和汤：熟地黄 20~30g，麻黄、肉桂（兑服）各 3g，鹿角霜 10~15g，白芥子、干姜炭、炙甘草各 6g。水煎服，每日 1 剂，日服 2 次。治疗慢性化脓性中耳炎属阳虚寒凝耳窍证。

17. 参苓白术散加味：党参、白术、茯苓、山药、扁豆、莲子、薏苡仁、桔梗、砂仁、炙甘草、白芷、皂角刺各 10g，金银花、当归尾、黄芪各 15g。水煎服，每日 1 剂，日服 2 次。脾虚湿盛型症见患耳流脓，时轻时重，缠绵日久，流脓量多且较清稀，一般无臭味。

【外治验方】

1. 药散吹耳疗法：①冰硼散：清洗耳道后，将冰硼散吹入耳内，每日 2 次，一般治疗 2~3 天后多数能治愈。②吹干粉剂：防风 50g，浮萍 15g，蜈蚣、血竭、枯矾各 10g，冰片 5g，研细粉，使用时吹入耳内，每日 1 次。③冰矾麝香散：取冰片 30g，白矾 60g，麝香 1g，共为细末，清洗耳道后吹入耳内，每日 2 次。④“一点灵”：方取红蜘蛛、蝉衣、冰片、枯矾等药组成，共为细末，清洗耳道后吹入耳内，每日 1~2 次，2~4 次可治愈。⑤聪耳再生散：三七 3g，血竭、龙骨、赤石脂各 6g，儿茶、乳香、没药各 1g，石膏 2g，冰片少许。适用于慢性化脓性中耳炎伴鼓膜穿孔者，先在鼓膜穿孔边缘处用去腐膏（当归、紫草、白芷、血竭，麻油煎熬成膏，加入少许麝香即成），再将再生散吹入耳内，每日 1 次，7 日为 1 个疗程。⑥枯矾散：方取煅龙骨、枯矾各 150g，共为细末，清洗耳道后，将药粉吹入耳内，每日 1 次。⑦冰连散：黄连 10g，冰片 1g，共为细末，双氧水清洗耳道后，吹入耳内，每日 2~3 次，一般 3~5 天治愈。⑧耳炎散：黄连 30g，大黄 50g，石膏、龙骨各 100g，冰片 10g，共研成粉，清洗耳道后吹入耳内，每日 3~5 次。用于小儿慢性化脓性中耳炎。⑨程爵棠吹耳散：蛀竹屑粉 30g，五倍子（焙焦存性）、枯矾各 15g，硼砂 3g，青黛 9g，川黄连、轻粉、冰片各 3g。先将蛀竹屑粉、五倍子、枯矾、青黛、硼砂、黄连共研细末，再入轻粉、冰片同研细末和匀，贮瓶备用，勿泄气。同时，在吹药前，先将患耳内脓液拭净，用药棉棒，蘸氯霉素眼药水入耳腔内转动拭耳后，再取本散少许（约 0.1g），均匀吹入患耳腔内。先洗后吹药，每日吹 4~6 次，10 天为 1 个疗程，未愈，停药 1 天，再继续如上法用药 1 个疗程，至愈为止。

2. 药油疗法：①耳炎灵滴耳油：大黄、黄芩、黄连、黄柏、苦参各 20g，冰片面 6g，香油 500mL，液体石蜡 1000mL。先将前 5 味药放入香油锅内浸泡 24h，然后加热，炸至药枯成黑黄色时，滤药渣，再加石蜡、冰片面拌匀、过滤，分装于空眼药水瓶内备用。用棉签拭净耳内脓液，然后滴入 1~2 滴药，每日 1 次。②鸡蛋黄油：将鸡蛋煮熟，去蛋壳和蛋白，留蛋黄放锅内用小火炼出油，去蛋黄渣，取油，以油滴耳。③蜈蚣冰片油：蜈蚣 1 条，冰片 3g，香油 30g，把蜈蚣放入油内炸微黑色，取出蜈蚣不用，待香油末冷前，放入冰片溶解摇匀，每日 2~ 3 次，一般 2~3 天即愈。④参柏油：冰片 1.2g，枯矾 1.8g，苦参、黄柏各 10g（研粉过筛），共研粉，麻油放入铁锅内烧开，冷却数分钟后，将药末倒入麻油中调匀。每次 2~3 滴，每日 2 次。

3. 滴耳法：①参连滴耳液：苦参 3 份，黄连 2.5 份，大黄 1.7 份，乌梅 2 份，按中药注射液工艺流程制剂，每毫升含生药 0.1g，滴耳，每日 2 次。②复方黄连滴耳液：黄连 100g，水煎浓缩 60mL，加冰片 1.5g，麝香 0.5g，甘油混合剂 10mL，注射用水 10mL，每次 3~6 滴，每日 2 次。③芙蓉滴耳液：芙蓉叶、生大黄、丹参各 200g，水煎浓缩致 200mL，加甘油 20mL，蒸馏水 10mL，每次滴入 2~3 滴，每日 1~2 次。

2. 针灸疗法：取穴：听会、翳风、丘墟、足三里。随症加减：实证加耳门，发热加曲池，虚证加太溪。穴位取患耳一侧，双耳患者两侧同时取穴。每日 1 次，10 日为 1 个疗程。

4.药捻疗法：取红升丹 60g，冰片 3g，麝香 1.5g，研细末，用脱脂棉搓成长 2~3cm，直径 1mm 的棉捻，消毒备用。洗耳道后，以 75%酒精浸湿棉捻，并在药粉中蘸匀放置外耳道底部，与鼓膜保持约 2mm 之距离，每日更换，一般 4 次即愈。

5.药血疗法：选用动物的新鲜血液，直接把血滴入耳内，此方法独特，效果极佳。比如采用活麻雀的新鲜血液直接滴入耳内，连滴 3 次，每日 1 次，每次 2~3 滴血，大多 1 周可愈。

【中成药验方】

1.龙胆泻肝丸：由龙胆、柴胡、黄芩、栀子、泽泻、木通、车前子、当归、生地黄、炙甘草组成。口服，一次 3~6g，一日 2 次。

2.牛黄清火丸：由大黄、黄芩、桔梗、牛黄、冰片、丁香、山药、雄黄、薄荷脑组成。用于肝胃肺蕴热引起的头晕目眩，口鼻生疮，风火牙痛，咽喉肿痛，痄腮红肿，耳鸣肿痛。每丸重 3g，口服，一次 1 丸，一日 2 次。

3.人参养荣丸：由人参、白术、茯苓、炙甘草、当归、熟地黄、白芍、炙黄芪、陈皮、远志、肉桂、五味子、蜂蜜、生姜及大枣组成。口服。一次 1 丸，一日 2 次。

4.冰硼散：由冰片、硼砂、朱砂、玄明粉组成。可用于急慢性化脓性中耳炎。每瓶装 0.6g，吹敷患处，每次少量，一日数次。

第二节　分泌性中耳炎

分泌性中耳炎是指以耳内胀闷堵塞感及听力下降为主要特征的中耳非化脓性疾病。分泌性中耳炎过去又称渗出性中耳炎、卡他性中耳炎、浆液性中耳炎、非化脓性中耳炎等。本病为儿童最常见的致聋原因。根据中西医病名对照，分泌性中耳炎属中医耳胀、耳闭范畴。

【诊断要点】

1. 自觉耳内胀闷堵塞感伴听力下降，或兼耳鸣。

2. 检查早期可见鼓膜轻度充血、内陷。若反复发作，可见鼓膜增厚凹陷，或见灰白色斑块，或萎缩、疤痕粘连。

3. 听力检查呈传导性耳聋，反复发作者可呈混合性耳聋。声导抗检查呈 B 型或 C 型鼓室导抗图。

【内治验方】

1. 耳聋宣肺汤：麻黄、甘草各 3g，防风、菖蒲各 5g，薄荷（后下）6g，杏仁、苍耳子、路路通、僵蚕各 10g。水煎服，日 1 剂，早晚分服。适用于风邪侵袭，经气痞塞之耳胀，症见听力下降，耳中胀塞不舒，时觉微痛，吞咽时耳内轰轰作响，鼻道通气不畅，有少量清涕，烦躁不安，常以手捂耳及按压耳屏，却不能减轻。舌苔薄白，脉浮。

2. 谭敬书通耳窍方：柴胡、香附、川芎、石菖蒲、泽兰、法半夏、茯苓各 10g，当归 15g，红花 5g，。水煎服，日 1 剂，延服 1 个月以上。适用于气滞血瘀痰凝型耳胀（慢性非化脓性中耳炎）。

3. 三子六君汤：党参、茯苓各 10g，白术、陈皮、法半夏、白芥子各 6g，苏子、车前子各 10g，胆南星 3g，天竺黄 6g，葛根 10g，菖蒲、甘草各 3g。适用于气虚痰湿之耳胀，症见耳中作胀，听力下降，头昏，中耳腔黏液抽而复生，鼓膜混浊，光锥缩短，舌苔薄，脉平。

4. 祛湿聪耳汤：茯苓、泽泻各 15~30g，石菖蒲 10~15g。水煎服，日 1 剂，早晚分服。适用于耳胀，伴中耳积液。

5. 参须京菖茶：参须、京菖蒲、茶叶各 3g。每日 1 剂，沸水冲泡，代茶饮，以味淡为度。适应于体虚耳窍不通，听力下降。

6. 冬瓜薏米汤：冬瓜 200~400g，薏苡仁 30~50g。煎汤代茶每日或隔日 1 次，可加盐或调味后吃。适用于分泌性中耳炎偏于湿热者。

7. 白果薏米汤：白果 9~10 粒，薏苡仁 50g。加水适量煮透后，放入少许冰糖或白砂糖调味进服。本方能健脾化痰利湿，适用于分泌性中耳炎偏于脾虚湿困者。

8. 川芎糖茶：川芎、绿茶各 6g，红糖适量。清水一碗半煎至一碗，去渣饮用。适用于耳胀耳闭闷不适，伴头痛、头胀者。

9. 通气散：小茴香、全蝎、陈皮、蝉蜕各 10g，木香、玄胡索、石菖蒲、僵蚕、羌活、川芎各 15g，穿山甲、甘草各 6g。水煎服，日 1 剂，早晚分服。适用于耳胀、耳闭之痰壅互结滞耳证，症见耳内闭塞感明显，持续性耳鸣，经年不愈。

10. 健脾渗湿通窍方：茯苓、薏苡仁、车前草、泽泻、藿香、忍冬藤、炒苍术、白术、荷叶各 10g，丝瓜络、石菖蒲各 5g，砂仁 3g。水煎服，日 1 剂，早晚分服。适用于脾虚湿盛之脓耳。

11. 加减泽泻汤：泽泻、茯苓各 15~30g，石菖蒲 10~15g。水煎服，日 1 剂，早晚分服。适用于分泌性中耳炎中耳积液。

12. 参苓白术散加味：党参、白术、天花粉各 15g，茯苓、白扁豆各 20g，薏苡仁 30g，砂仁、苍术、桔梗、石菖蒲、甘草各 10g。水煎服，日 1 剂，早晚分服。适用于分泌性中耳炎证属脾虚湿盛者。

13. 启闭舒耳汤：穿山甲、柴胡各 12g，白芥子、夏枯草、枳壳、郁金、石菖蒲各 15g，葛根、泽泻、川芎、海藻各 20g，丹参 30g。水煎服，日 1 剂，早晚分服。适用于慢性卡他性中耳炎。

14. 加味柴苓汤：柴胡、桂枝各 8g，党参、茯苓各 15g，法半夏、黄芩、猪苓、泽泻、白术、路路通、石菖蒲各 10g，大枣 5 枚。水煎服，日 1 剂，早晚分服。适用于慢性卡他性中耳炎。

15. 三仁汤：杏仁、竹叶、法夏各 10g，白蔻仁、厚朴、通草各 6g，滑石、薏苡仁各 20g。水煎服，日 1 剂，早晚分服。适用于急性卡他性中耳炎偏湿热者。

16. 龙胆泻肝汤：龙胆草、焦山栀、黄芩、当归、生地黄、柴胡各 10g，车前子、泽泻各 15g，木通、生甘草各 5g。水煎服，日 1 剂，早晚分服。适用于渗出性中耳炎属肝胆湿热者。

17. 通窍汤：柴胡、香附、石菖蒲、地龙、苍耳子各 10g，牡丹皮、泽泻各 15g，川芎、甘草各 5g。水煎服，日 1 剂，早晚分服。适用于卡他性中耳炎属瘀血阻滞者。

18. 清热疏风化痰方：半夏、茯苓、枳壳、白僵蚕、浙贝各10g，桔梗、石菖蒲、陈皮、白芥子、生甘草各6g。水煎服，日1剂，早晚分服。适用于分泌性中耳炎早期。偏于风热者合银翘散加减；偏于风寒者合荆防败毒散加减。

19. 健脾理湿化痰方：半夏、陈皮、白芥子、茯苓、桔梗、枳壳、白僵蚕各10g，石菖蒲、生甘草各6g，薏苡仁30g。水煎服，日1剂，早晚分服。适用于分泌性中耳炎中期。

20. 温肾涤痰方：制附子、茯苓各10g，半夏、白芥子、桔梗、生甘草各6g，熟地黄15g，山茱萸、山药、枸杞子各12g。水煎服，日1剂，早晚分服。适用于分泌性中耳炎后期。

21. 李官鸿经验方：川芎、茯苓、柴胡各12g，桃仁、红花、泽泻、白术、香附、石菖蒲各10g。水煎服，日1剂，早晚分服。适用于肝郁气滞，瘀水互结型分泌性中耳炎。

22. 杏苏饮：杏仁、紫苏、桑白皮、麦冬、浙贝各15g，前胡、桔梗、枳壳、橘红、黄芩各10g，生甘草6g，生姜3片。水煎服，日1剂，早晚分服。适用于风邪外袭之耳闭、耳胀。症见耳内胀闷堵塞，甚则耳微胀痛，耳鸣多为间歇性，按压耳屏则缓解，舌淡红，苔薄白，脉浮。

23. 四逆散合排气饮加减：柴胡、白芍药、香附各15g，枳实、炙甘草、陈皮、木香、藿香、枳壳、泽泻、厚朴各10g，乌药6g。水煎服，日1剂，早晚分服。适用于气滞湿困之耳胀耳闭证，耳胀堵感重，耳鸣多呈气过水声，听力下降明显，舌暗红，脉弦。

24. 参苓白术散：党参、茯苓、白术、莲子肉、薏苡仁各15g，白扁豆、陈皮、炙甘草、山药、桔梗、大枣各10g，砂仁6g。水煎服，日1剂，早晚分服。适用于脾虚痰湿之耳胀、耳闭，症见耳鸣持续，耳鼻塞感加重，听力下降明显，舌淡胖，苔白腻，脉滑缓。

【外治验方】

1. 中药滴耳：①黄金蒲滴耳液：金银花、连翘、黄连各6g，黄芩、蒲公英、枯矾各3g，冰片0.3g，甘油100mL。先将金银花、连翘、黄连、黄芩、蒲公英蒸馏水反复煎煮3次，加入枯矾，用滤纸缓缓滤过，最后加入冰片、甘油，制成药液。用双氧水洗净耳内分泌物，滴入此药液，每日2~3次，每次3~5滴。②复聪滴耳液：石菖蒲、地龙、川芎各9g，全蝎3枚，55%白酒100mL浸泡并密闭7昼夜，震荡静置，取上清液装入小塑料眼药瓶内。患者侧卧，病耳朝上，用消毒棉签清洁外耳道后滴入药液，2滴/耳/次，然后侧卧1h起来即可，每日1次，每耳可连续滴用 3~5 次。滴耳治疗急性非化脓性中耳炎。③黄连滴耳液：用黄连 120g，煎水 2 次，浓缩为 1000mL，滤过液，加入枯矾 45g 后再滤，然后加入甘油 1000mL，冰片 0.6g。滴耳，每日 2 次。

2. 刺激耳穴法：①将备好的磁珠对准选好的耳穴（取外耳、肝、肾、耳中、内耳穴），用食、拇指按压。每天按压 2~3 次，每次按压 2~5min。两耳同时贴磁珠。15 天为 1 个疗程。②取耳道、肺、脾、肝、胆、皮质下、肾上腺，针刺或埋针，或用王不留行贴压。

3. 穴位注射疗法：①取翳风穴，注射山莨菪碱、地塞米松各 1mL，隔日 1 次，2 周 1 个疗程。②取耳周围穴位，如听宫、增音穴、听会、耳门、翳风等，每次 1~2 次，药用复方丹参注射液，或维生素 B_1、维生素 B_{12}，每次每穴注入 0.3~0.5mL，每周 2 次。

4. 体针：取听宫、听会、耳门、翳风、增音穴、外关，急性者用泻法，慢性者用补法，每日 1 次。肺脾虚者加刺足三里、中脘、脾俞；肾虚者加刺三阴交、关元、肝俞、肾俞。

5. 其他疗法：①鼓膜按摩：以中指插入外耳道口，轻轻摇动数次后，突然拔出，重复 10 次；或以两手掌心稍用力加压按于外耳道口后，突然移开，反复 20 次。②咽鼓管吹张：以一手示指与拇指捏紧双侧鼻孔（不使出气），同时闭住口唇（不使出气），然后从肺部将气体往外鼓出。每日 3~5 次。

【中成药验方】

1. 中耳炎散：由乳香、没药、冰片、甘草组成。用消毒棉签将耳道洗拭干净，以纸卷成细管或用细塑料管摄入适量药粉，吹入耳道深部，每日 4~6 次。用于治疗中耳炎出现的耳内闷胀堵塞、耳痛、耳鸣。

2. 牛黄上清丸：由人工牛黄、薄荷、菊花、荆芥穗、白芷、川芎、栀子、黄连、黄柏、黄芩、大黄、连翘、赤芍、当归、地黄、桔梗、甘草、石膏、冰片组成。口服。一次 1 丸，一日 2 次。用于热毒内盛、风火上攻所致的目赤耳鸣。

3. 鼻咽清毒剂：野菊花、苍耳子、重楼、蛇泡草、两面针、夏枯草、龙胆、党参。20g/支，口服，一次 20g，一日 2 次，30 天为 1 个疗程。

4. 清开灵注射液：由胆酸、珍珠母（粉）、猪去氧胆酸、栀子、水牛角（粉）、板蓝根、黄芩苷、金银花组成。10mL/支。用于鼓室灌洗治疗顽固性分泌性中耳炎。

第三节　感音神经性聋

由于耳蜗螺旋器毛细胞、听神经、听觉传导路径及其各级神经元受损害，致声音的感受、听觉神经冲动传递障碍以及听皮层功能缺如者，分别称感音性、神经性或中枢性聋。临床上，常规测听法不能将其进行区分时，可统称感音神经性聋。本病属于中医“耳鸣耳聋”“久聋”范畴。

【诊断要点】

系统收集患者病史、个人史、家族史的基础上，进行详尽的耳鼻部检查，严格的听功能、前庭功能和咽鼓管功能测试，必要的影像学、血液学、免疫学、遗传学等方面的实验室检测，可为确诊感音神经性聋的病因与类型提供相关依据。

【内治验方】

1. 益肾聪耳汤：熟地黄、黄精、茯苓、泽泻、牡丹皮、桃仁、红花、川芎、赤芍、石菖蒲各 10g，山茱萸、骨碎补各 12g，葛根 60g，磁石 30g。水煎服，日 1 剂，早晚分服。适用于肾精亏损、髓海空虚、耳窍失养闭塞之耳鸣、耳聋。

2. 清肝益窍汤：赤芍、白菊、苦丁茶、黑山栀、石菖蒲各 9g，石决明、连翘壳各 12g，炙远志、生甘草各 3g，淡黄芩 6g。水煎服，日 1 剂，早晚分服。适用于肝火上扰性耳聋，症见失聪，头痛头昏，夜寐甚差，神疲乏力，胃纳欠佳，大便干结，舌红有刺，脉弦。

3. 磁石菖蒲汤：磁石 15g，木通、石菖蒲各 250g。米泔水浸 1 日，切片焙干，上药一起捣碎，浸于白酒 1000mL 中，夏季 3 日，冬季 7 日，每次饭后饮 1~2 小杯。适用于感音神经性耳聋。

4. 通耳再聆汤：石菖蒲、路路通、皂角刺各 6g，玄武版、青龙齿各 10g，远志 5g，水煎，日 1 剂，早晚分服。适用于听力下降不久的耳聋。

5. 吴茱萸汤加味：吴茱萸 9g，党参 30g，苍术、白术、白芷、半夏各 10g，细辛 6g，山药 15g，生姜 5 片，大枣 5 枚。每日 1 剂，水煎服。治疗感音神经性耳聋，脾胃虚寒，浊阴上泛者。

6. 四物汤加味：熟地黄、当归、栀子仁、酸枣仁、补骨脂、山药、五味子各 10g，川芎 3g，灵磁石（先煎）30g。每日 1 剂，水煎服。治疗心血亏损，耳窍失养之感音神经性耳聋。

7. 干祖望经验方：黄连 1.5g，木通、灯芯各 3g，酸枣仁、熟地黄、麦冬、丹参、茯神、菟丝子、覆盆子各 10g。每日 1 剂，水煎服。治疗感音神经性耳聋，耳鸣如蝉，朝轻暮重，头晕乏力，难寐心烦，口干咽燥，不欲多饮，证属心肾不交，耳窍失利者。

8. 参归乌精汤加味：太子参、黄芪各 20g，当归 13g，蒸首乌 15g，蒸黄柏、夜交藤各 30g，柴胡、升麻、蝉蜕、炙甘草、远志各 10g，菊花 12g，酸枣仁 15g，大枣 10 枚。每日 1 剂，水煎服。治疗感音神经性耳聋，气血亏虚，耳窍失养者。

9. 升清降浊汤：黄芩、党参、白术、生白芍各 15g，陈皮 6g，磁石、代赭石各 20g，羌活、升麻、柴胡、茯苓、怀牛膝、泽泻、炙甘草各 10g。水煎服，日 1 剂，早晚分服。适用于虚实夹杂之感音神经性耳聋。

10. 黄银爱耳聪 1 号汤：丹参 10g，葛根 20g，川芎、柴胡、桃仁、枳实各 10g，三七 6g，石菖蒲、毛冬青、路路通各 15g。水煎服，日 1 剂，早晚分服。适用于气滞血瘀之耳聋。

11. 黄芪复聪化瘀汤：黄芪 15g，桃仁、红花、川芎、赤芍、白芍各 10g，葛根 20g，石菖蒲、泽兰、丹参、板蓝根、茜草、地龙各 12g。水煎服，日 1 剂，早晚分服。适用于气虚血瘀之突发性感音神经性耳聋。

12. 补髓益脑开窍汤：茺蔚子、蔓荆子各 9g，沙蒺藜、藁本、女贞子、浮小麦、菊花、甘草各 6g，枸杞、生地黄、车前子、五味子、桃仁各 12g，冰片 2g。研末冲服。适用于肝肾亏虚、脑髓失养之药物中毒性耳聋。

13. 归脾汤：白术、黄芪、龙眼肉、酸枣仁、党参各 15g，炙甘草 6g，茯神、当归、远志、木香各 10g。水煎服，日 1 剂，早晚分服。适用于感音神经性耳聋属气血虚弱，耳窍失养证者，症见耳鸣耳聋，每于蹲位起立时突然加重，头部或耳内有空虚发凉感，劳累后加重。

14. 耳聋左慈丸：熟地黄、淮山药、山萸肉、茯苓、磁石、石菖蒲各 15g，牡丹皮、泽泻、五味子各 10g。水煎服，日 1 剂，早晚分服。适用于感音神经性耳聋属肝肾阴虚，耳窍失濡证，症见耳鸣耳聋，鸣声尖细，入夜尤甚，听力渐减，房劳加重，舌红，少苔，脉弦细。

15. 补骨脂丸：磁石、熟地黄、川芎、当归、补骨脂、菟丝子、杜仲、白芷、石菖蒲、白蒺藜各 15g，川椒 6g，肉桂、葫芦巴各 10g。水煎服，日 1 剂，早晚分服。适用于耳胀耳闭属肾阳亏虚，耳窍失煦证者，症见久病耳鸣耳聋，鸣声细弱，入夜明显，或有头昏脑鸣，兼腰膝酸软，畏冷肢凉等，舌淡胖，脉沉迟弱。

16. 通窍活血汤：赤芍、川芎、桃仁、红花各 15g，老葱 10g，鲜姜 3 片，红枣 6 粒，麝香 3g。水煎服，日 1 剂，早晚分服。适用于耳胀、耳闭，证属气血不和，瘀阻耳窍者，症见耳鸣耳聋日久，聋鸣程度无明显变化或缓慢加重，舌质暗，有瘀点，脉弦细或涩。

17. 通窍益气汤：蔓荆子、软柴胡、大川芎、桃仁泥、红花、赤芍各 10g，粉葛根、黄芪、丹参各 30g，青葱管 5 支。水煎服，每日 1 剂，日服 2 次。治疗清阳不升，耳窍瘀阻导致突发性耳聋。

18. 化瘀复聪汤：丹参 30g，赤芍、当归、三棱、郁金各 12g，川芎、石菖蒲各 15g，香附、地龙、路路通各 9g，葛根 30g。水煎服，每日 1 剂，日服 2 次。治疗气质血瘀型突发性耳聋。

19. 聪耳芦荟丸加减：龙胆草、黄芩、柴胡、青皮各10g，芦荟、当归、栀子、制南星各12g，大黄（后下）6g，石决明、生白芍各15g，甘草3g。每日1剂，水煎服。治疗感音神经性耳聋患者，肝郁痰火壅闭耳窍。

20. 龙胆泻肝汤加减：栀子、黄芩、柴胡、生地黄、车前子、泽泻、胆草、木通、当归各9g，甘草6g。每日1剂，水煎服。用于感音神经性耳聋患者，肝火上扰，致耳窍失聪。

【外治验方】

1. 体针治疗：①主穴取百会、四神聪、天柱、完骨、耳门、听宫、听会。风热侵袭型配外关、曲池、大椎；肝火上扰型配太冲、中渚、丘墟；痰火郁结型配丰隆、大椎；气滞血瘀型配膈俞、血海；肾精亏损型配肾俞、关元；气血亏虚型配足三里、气海、脾俞。每日1次，10日为1个疗程。②主穴取听宫、听会、耳门、翳风、契脉。肝肾阴虚证配太冲、太溪、肾俞、曲泉、后溪；肾阳亏虚证配太溪、照海、肾俞、命门；脾胃虚弱证配足三里、三阴交、公孙；心脾两虚证配神门、内关、公孙；血瘀证配翳明、足三里、血海、腕骨。每次取主穴2穴（患侧），配穴2~3穴，补法，每天1次，10次为1个疗程。

2. 穴位按摩：①选穴：在耳周选取听宫、听会、翳风、耳门、下关；根据生物全息理论，选取耳所对应的位置及病变反射区：耳穴、肾穴；根据解剖部位，在颅顶的两侧颞区内任意穴位取穴。方法：采用穴位按摩治疗法，让患者端坐，术者站立，分别交替使用双手手指尖。在穴位处作旋转动作或作直线往复动作3min，用力应适中，应以患者能够忍受为原则。每天按摩2次，每次按摩2~3个穴位，3 min/穴，2次/天。

3. 滴耳剂治疗：当归18g，红花、没药、乳香、川芎各12g。水煎过滤浓缩后，调节pH在7.4~7.5之间，加甘油，如瓶包装。取用时从瓶中抽取，并与α-糜蛋白酶混合，滴入患耳。

4. 穴位注射：①取穴三阴三阳穴、听宫穴、耳门、安眠穴、听会、黔风中任意三个。轮流采用氢溴酸加兰他敏、复方丹参注射液和脑活素这三种药物进行穴位注射，每个穴位注射量为0.1mg，10天为1个疗程，间隔10天，然后更换药物和穴位进行注射。②取听宫、翳风、完骨、契脉等穴，每次两侧各选1穴（单耳聋只取患侧），进针0.5~1寸，注入维生素B_1或B_{12}，每穴0.2~0.5mL，或654-2每穴5mg，或丹参注射液每穴0.2~0.5mL。

5. 耳针法：取外耳、内耳、肾、肝、神门、内分泌，埋针或用针刺，每次2穴，中强刺激，留针15~20min。10~15次为1个疗程，疗程间歇3~5天。

6. 挑提法：取翳风、听会、听宫。挑提前在穴位处作常规消毒，并局部皮下注射普鲁卡因 1mL（先皮试）。然后用粗针，以 90 次/min 左右的频率挑提 200~300 下，每次 1 穴，每日 1 次，双侧交替进行，30 天 1 个疗程，疗程间歇 1 周。

7. 按摩法：以两手心按压在患者两耳孔处，手指放在枕部，两手作一按一松动作 15~30 次，然后以食、中指轻轻弹击枕后 30~50 次。以食指先掐后揉听宫、听会穴，各操作 1~3min。以拇指对准耳后翳风穴，先点后按 1~3min。最后患者取俯卧位，以掌根直推脊柱两侧的肌肉组织，重点推肾俞穴，以局部发红透热为度。

【中成药验方】

1. 耳聋左慈丸：磁石、熟地黄、山药、山茱萸、茯苓、牡丹皮、竹叶、柴胡、泽泻。水蜜丸每 15 丸重 3g；大蜜丸每丸重 9g。口服。水蜜丸一次 6g；大蜜丸一次 1 丸，一日 2 次。

2. 补中益气丸：黄芪、党参、甘草、白术、当归、升麻、柴胡、陈皮、生姜、大枣。口服，一次 8~10 丸，一日 3 次。

3. 龙胆泻肝丸：由龙胆、柴胡、黄芩、栀子、泽泻、木通、车前子、当归、地黄、炙甘草组成。用于肝胆湿热的耳鸣耳聋，口服。一次 3~6g，一日 2 次。孕妇慎用。儿童、哺乳期妇女、年老体弱及脾虚便溏者应在医师指导下服用。

4. 启窍治聋丸：由骨碎补、山茱萸、何首乌、白芍、柴胡、丹参、川芎、黄精、葛根、磁石、蜈蚣、毛冬青等药物组成。制成小粒丸剂，每次服 10g，每天服 3 次，10 岁以下的儿童酌减。

第四节　梅尼埃病

梅尼埃病是因膜迷路积水所致的内耳疾病，以发作性旋转性眩晕、波动性耳聋、耳鸣为主要临床特征，属耳源性眩晕之一。多见于青壮年，一般单耳发病，但极少数患者也可双耳受累。相当于中医的“耳眩晕”，属于中医文献的“真眩晕”“冒眩”范畴。

【诊断要点】

1. 反复发作性旋转性眩晕，波动性并渐进性耳聋，伴耳鸣、恶心、呕吐。

2. 前庭性眼震，前庭功能检查异常，听力检查呈感音神经性聋并有重振现象，脱水试验（临床常用甘油试验）阳性。

【内治验方】

1. 五味合剂：五味子、酸枣仁、淮山药、当归各 10g，龙眼肉 12 个。水煎服，日 1 剂，早晚分服。治疗肝阳上亢，肾水下亏之梅尼埃病。

2. 补肾益肝汤：五味子、当归、白芍、生地黄、枸杞子、旱莲草、女贞子各9g，磁石30g。水煎服，日1剂，早晚分服。用于肝肾阴虚，肝阳上亢之耳眩晕，症见头目眩晕，腰膝酸软，记忆力减退，舌质红，脉细弱。

3. 定眩汤：桂枝6g，茯苓、泽泻各30g，白术15g，法半夏20g，人参、天麻各10g。水煎服，日1剂，早晚分服。上方能补虚泄浊，凝神定眩，治疗梅尼埃病，以头晕目眩，伴耳鸣、恶心呕吐、闭目静卧稍安，开眼、运动则症状明显加剧为主要临床特点。

4. 止眩饮：代赭石45g，夏枯草、法半夏、车前草各18g，水煎服，日1剂，早晚各服1次。治疗梅尼埃病。

5. 白果汤：优质白果仁30g（有恶心呕吐者，加入干姜6g）。上药研细末，分成4份，每次1份，温开水送下，早晚饭后各服1次。主治梅尼埃病。

6. 仙鹤草汤：仙鹤草60g。水煎服，日1剂，早晚分服。主治梅尼埃病。

7. 天麻茶：天麻3~5g，绿茶1g。天麻切成薄片，干燥储存，备用。每天取天麻片与茶叶放入杯中，用刚沸的开水，冲泡大半杯，立即加盖，5min后饮服。饭后热饮，头汁饮完，略留余汁，再泡再饮，直至冲淡，弃渣。适用于肝阳上亢之梅尼埃病。

8. 五味止眩汤：当归、淮山药、五味子、酸枣仁、桂圆肉各10g。每日1剂，水煎服，日服2次。治疗肝风内动，阴不潜阳所致耳眩晕。

9. 吴苓汤：吴茱萸10~30g，羌活3g，党参、大枣、茯苓、桂枝各15g，白术10g，炙甘草6g。每日1剂，水煎服，日服2次。用于中焦虚寒痰饮所致的梅尼埃病。

10. 定眩汤：吴茱萸8g，党参、法夏、陈皮、泽泻、竹茹、川芎各10g，生姜3片，大枣4枚。水煎服，日1剂，早晚分服。主治梅尼埃病。

11. 加味温胆汤：党参、茯苓、法夏、白芍、山茱萸、竹茹、川牛膝各15g，陈皮10g，白术12g，枳实、泽泻、薏苡仁各20g，葶苈子9g，生姜、甘草各6g，大枣6枚。水煎服，日1剂，早晚分服。适应于痰浊阻滞之眩晕（梅尼埃病）。

12. 加味参苓白术散：党参、茯苓、薏苡仁、蒺藜各20g，白术、山药、莲子各15g，桔梗、半夏、白扁豆各12g，砂仁（后下）8g，甘草6g。水煎服，日1剂，早晚分服。主治梅尼埃病。适用于脾虚湿蕴之眩晕。

13. 当归芍药散：当归15g，白芍、茯苓各18g，姜半夏12g，川芎、天麻各10g，泽泻、白术、仙鹤草各30g。水煎服，日1剂，早晚分服。适用于眩晕之血虚血瘀证。

14. 抗眩汤：泽泻30g，白术、茯苓各15g，天麻、法半夏各10g，代赭石、丹参各 30g。日 1 剂，水煎服，早晚分服。适用于痰浊中阻之眩晕（梅尼埃病）。

15. 止眩方：黄精、枸杞子、熟地黄、女贞子、旱莲草、牛膝各 10g，肉桂末 0.6g。水冲服，日 1 剂，早晚分服。治疗梅尼埃病属肝肾亏虚证者。

16. 活血利水汤：茯苓、丹参、代赭石各 30g，泽泻 15g，白术、桂枝、石菖蒲各 12g，法半夏、川芎各 10g。水煎服，日 1 剂，早晚分服。治疗瘀水互结型梅尼埃病。

17. 镇眩汤：生赭石、生龙骨、生牡蛎、灵磁石、炙龟甲、生白芍、麦门冬、谷芽各 15g，五味子、枳壳、怀牛膝各 9g，生地黄 12g。发作期以上方为汤药服用，缓解期以上方倍量制成蜜丸，朱砂为衣，重 6g，每日早晚 2 次，每次 1 丸。治疗阴虚阳亢型眩晕（梅尼埃病）。

18. 半夏白术天麻汤：半夏、白术、茯苓各 15g，天麻 10g，炙甘草 6g，橘红、大枣各 10g，生姜 3 片。水煎服，日 1 剂，早晚分服。适用于梅尼埃病属痰湿瘀阻证者，症见突发或频发眩晕，耳内胀满，恶心呕吐剧烈，痰涎多，胸闷纳呆。

19. 柴胡疏肝散：香附、枳壳、柴胡、陈皮、芍药、甘草。水煎服，日 1 剂，早晚分服。适用于梅尼埃病属气郁痰壅耳窍证者，症见突发眩晕剧烈，目系急，呕恶甚，每因恼怒、情志不畅而诱发，舌暗苔白，脉弦。

20. 参苓白术散：党参、茯苓、白术、莲子肉、薏苡仁各 15g，白扁豆、陈皮、炙甘草、山药、桔梗、大枣各 10g，砂仁 6g。水煎服，日 1 剂，早晚分服。适用于梅尼埃病属气虚湿停耳窍者，症见眩晕反复发作，经久不愈，耳鸣耳聋明显者。

21. 丹栀逍遥散：栀子、当归各 10g，丹皮、芍药、柴胡、茯苓、白术各 15g，甘草、生姜、薄荷各 6g。水煎服，日 1 剂，早晚分服。适用于梅尼埃病属肝气郁结者。

22. 紫灵汤：紫石英、灵磁石各 40g（先煎），菊花、蝉蜕、甘草、枸杞子、菟丝子、山药、党参、茯苓各 15g，谷麦芽各 30g。每日 1 剂，水煎 2 次，早、晚各服 1 次。治疗脾虚肝旺之眩晕症（梅尼埃病）。

23. 天香汤：天麻、柴胡、石菖蒲、茯苓、砂仁各 10g，青藤香、白术各 20g，当归、丹参、白芍、木瓜各 12g，枳实 4g，白芷 2g，鸡血藤 25g，马兰 30g。每日 1 剂，水煎服，日服 3 次，饭前服。治疗眩晕症（梅尼埃病），症见头晕头痛，眩晕眼花，心烦耳鸣，失眠多梦，恶心呕吐，软弱无力，气血虚弱者。

【外治验方】

1. 挑治法：患者取坐位，医者立于患者后方，取大椎旁开 0.5~1 寸处，嘱患者低头，常规消毒局部皮肤，左手按压施术部位两侧，使皮肤固定，右手持

0.35mm×25mm 毫针，平刺入皮肤 1~2mm 随即针身倾斜挑起少许表皮，将针身轻轻提起，水平晃动，左手用手术刀片沿针体切断表皮，操作完毕，另侧操作同上。取患者正坐位，在百会穴上亦重复此动作。操作完毕后嘱患者卧床休息 30min。隔日 1 次，2 次为 1 个疗程。施术之日起 3 日内，患者需静养，不可看电视、报纸等，伤口不能触水。

2. 针灸治疗：①针刺百会、风府、肾俞、太溪、悬钟，分别行捻转与提插补泻，均用补法，随症加减，每日 1 次。②针刺率谷、耳门、听宫、听会、外关、足临泣、足三里，随证配穴，百会用艾条悬灸 20min，余穴平补平泻或补法，每日 1 次。③采用中医辨证分型治疗：肝肾阴虚取风池、翳风、太冲、太溪、肝俞，太溪、肝俞穴用补法，余穴用平补平泻法；痰浊上扰取翳风、头维、风府、内关、足三里、丰隆，足三里用补法，余穴用平补平泻法；肝阳上亢取风池、合谷、太冲、三阴交、肾俞，三阴交、肾俞用补法，余穴用泻法。以上每日 1 次，7 日为 1 个疗程。④取百会、风府，缓慢进针，行捻转补法，取肾俞（双侧）、太溪（双侧）、绝骨（双侧）行捻转与提插补法。每日 1 次，10 次为 1 个疗程。⑤无瘢痕艾灸百会穴：操作方法是先局部涂抹凡士林，点燃后待艾柱燃烧 3/4 时，用压舌板迅速按压艾火 3~4s，取下。本病发作期当日治疗 1 次，灸 10 壮，非发作期，隔日治疗 1 次，每次 4~7 壮，6 次为 1 个疗程。

3. 穴位注射：①阳陵泉穴位注射山莨菪碱注射液。②复方丹参注射液穴位注射风池、内关、太冲、丰隆，结合头皮针（双侧头部晕听区，快速捻转 200 次/min 左右）治疗，每日 1 次，10 日为 1 个疗程。

4. 穴位敷贴疗法：①温胆汤加减：法半夏、茯苓、枳实、胆南星、黄芪、生姜、大枣各 10g，陈皮、甘草各 5g。共研细末，用时取药末适量，用米酒调成糊状敷脐。

5. 头皮针治疗：穴取双侧足运感区、晕听区、感觉区、平衡区。常规消毒皮肤，晕听区横刺，足运感区由后向前刺，平衡区和感觉区由上向下刺，用 1.5~2 寸毫针，以 25 度角快速刺入皮下，刺入 1~1.5 寸，快速捻转，持续 3min 后停针，休息 5min 后用同样的方法再捻 1 次后起针。1 日 1 次，10 天为 1 个疗程，共治疗 3 个疗程。

【中成药验方】

1. 人参养荣丸：由人参、白术、茯苓、炙甘草、当归、熟地黄、白芍、炙黄芪、陈皮、远志、肉桂、五味子、蜂蜜、生姜及大枣组成。口服，一次 1 丸，一日 2 次。

2. 左归丸：由熟地黄、菟丝子、牛膝、龟板胶、鹿角胶、山药、山茱萸、枸杞子组成。辅料为蜂蜜。口服，一次 9g，一日 2 次。

3. 补中益气丸：由黄芪、党参、甘草、白术、当归、升麻、柴胡、陈皮、生姜、大枣组成。口服。一次 8~10 丸，一日 3 次。用于中气不足，清窍失养之眩晕。

4. 黄连上清片：由黄连、栀子、连翘、蔓荆子、防风、荆芥穗、白芷、黄芩、菊花、薄荷、酒大黄、黄柏、桔梗、川芎、石膏、旋覆花、甘草组成。口服，一次 6 片，一日 2 次。用于上焦内热的头晕脑涨，牙龈肿痛，口舌生疮，咽喉红肿，耳痛耳鸣，暴发火眼，大便干燥，小便黄赤。

5. 眩晕片：天麻、半夏、白术各 10g，双钩藤、泽泻、生石决明（先煎）各 30g，茯苓 15g，甘草 4g。上药用 10 倍或加倍剂量。先将泽泻研成细末，过筛，其余药煎汤浓缩（水煎 3 次取汁），然后拌入泽泻粉，压成片剂，糖衣包裹。每片含生药 1.23g，每次服 6~8 片，日服 3 次，开水送下。用于内耳性眩晕，痰饮上冒清阳，热象不显者。

第五节　慢性咽炎

慢性咽炎为咽部黏膜、黏膜下及淋巴组织的弥漫性炎症。本病多见于成年人。病程长，症状顽固，较难治愈。本病相当于中医的“慢喉痹”“虚火喉痹”。

【诊断要点】

1. 临床症状：可出现咽干、咽痒、咽部微痛及灼热感、咽喉异物阻塞感及哽哽不利等种种咽喉不适的症状。常晨起时出现频繁的刺激性咳嗽，伴恶心。

2. 检查：咽黏膜充血、肿胀，咽后壁或见脓点；或见咽黏膜肥厚增生，咽后壁颗粒状隆起；或见咽黏膜干燥。

【内治验方】

1. 李氏清咽汤：玄参、花粉、麦冬、枳壳、川贝、知母、射干、钩藤各 9g，瓜蒌壳 12g，薄荷 6g，甘草 3g。水煎服，日 1 剂，早晚分服。适用于慢性咽炎证属肺阴不足者。

2. 滋阴清咽汤：生地黄、丹皮、花粉、知母各 9g，麦冬、女贞子、旱莲草、石斛各 12g，绿萼梅 10 朵，冬桑叶 4 片，苏薄荷、蝉蜕各 6g，粉甘草 3g。水煎服，日 1 剂，早晚分服。适用于慢性咽炎证属肺肾阴亏复感风邪者。

3. 咽燥健脾汤：太子参、茯苓、白术、扁豆、山药、玄参、银花各 10g，桔梗 6g，马勃、甘草各 3g。水煎服，日 1 剂，早晚分服。适用于慢性咽炎证属脾虚湿停，津液不能上承者。

4. 百生汤：百合、生地黄、熟地黄、玄参、麦冬、桑白皮各 10g，柿霜 6g，川贝粉（冲服）、甘草各 3g，芦根 30g。水煎服，日 1 剂，早晚分服。适用于慢性咽炎证属肺肾阴虚者。

5. 复方斑蝥饮：斑蝥 7 个，白糖 700g，大枣 7 枚（去核）。每枚大枣内装斑蝥 1 个，置盛有白糖的碗中，在蒸笼中蒸出 40min 后取出，弃枣及斑蝥，取白糖备用，每于早上放一调羹用开水冲服，每 500g 白糖为 1 个疗程。适于慢性咽炎，症状严重难以吞咽者。

6. 苦酒汤：米醋 10mL，蜂蜜 10g，蛋清 1 枚，调匀后慢慢含服，每日 3 次。长期服用可改善慢性咽炎症状。

7. 松蛋糖油饮：瓦松、蜂蜜各 30g，鸡蛋 3 枚，芝麻油 3g。瓦松加水急火煎至 300mL，去渣，兑入蛋清、糖、油每日 1 剂，分早中晚 3 次呷服。治疗慢性咽炎。

8. 菊麦汤：川贝 10g，野菊花 15g，麦冬 20g，煎汤，每次送服。云南白药 0.5g，每日 3 次，10 天为 1 个疗程。功效：滋阴清热，解毒利咽。主治慢性咽炎。

9. 金果饮：生地黄、玄参、麦冬、胖大海、陈皮。上药制成糖浆剂，每服 15mL，日服 3 次。亦可改用饮片水煎服，各药用量按常规剂量酌定。功效：养阴生津，清热利咽。治疗急、慢性咽喉炎所引起的咽喉疼痛、干燥不适、声音嘶哑，以及颈动脉炎、放射治疗所致的咽黏膜干燥症等病症。

10. 猪皮蜜饮：猪皮约 500g 煮成胶状过滤，加蜂蜜、大米粉各 250g，文火煮开，搅匀，日 2 次，每次 1~2 匙。主治慢性咽炎。

11. 镇阴煎：熟地黄 60g，牛膝、制附子各 6g，泽泻 5g，炙甘草、肉桂（研末冲服）各 3g。如有水湿，可以加茯苓 15g。水煎服。主治肾阴虚导致的肾水不足类的慢性咽炎。

12. 铁笛丸：当归、熟地黄、生地黄、黄柏、茯苓各 30g，天门冬、知母、麦门冬、诃子、阿胶各 15g，玄参 9g，乌梅肉 15 个。上药研为细末，加人乳、甘梨汁、牛乳各 1 碗，炼蜜为丸。每服 6g，日服 3 次。功效：清热润肺利音。主治慢性咽炎，咽喉疼痛，咽部红肿不利，咽干口渴，舌质红，苔薄黄。

13. 生血补气活血祛瘀汤：党参、黄芪、沙参、百合各 15g，熟地黄、生地黄、麦冬各 12g，阿胶、川芎、当归、桔梗各 10g，红花、五味子、砂仁各 6g，大枣 3 枚，甘草 3g。水煎，日 1 剂，早晚分服。用于慢性咽炎，证属气滞血瘀者。

14. 青木香汤：青木香 10g，生地黄、玄参、麦冬、丹参各 15g。水煎服，日 1 剂，早晚分服。用于慢性咽炎，证属阴虚者。

15. 会厌逐瘀汤：玄参、生地黄、山豆根各 15g，当归、桃仁各 10g，沙参

20g，红花 6g，赤芍、麦冬、射干各 12g。水煎服，日 1 剂，早晚分服。适用于慢性咽炎，证属阴虚血瘀者。

16. 利咽汤：麦冬 12g，桔梗 10g，玄参、人参须、胖大海各 15g，甘草 3g。水煎服，日 1 剂，早晚分服。适用于慢性咽炎证属气阴两虚者。

17. 养阴利咽汤：大白芍、花粉各 9g，川百合、南北沙参各 10g，生甘草 2.5g，桔梗、嫩射干各 4.5g。水煎服。用于慢性咽炎，证属阴虚内热者。

18. 养阴活血利咽汤：麦冬、丹参各 15g，玄参 14g，川芎、牛蒡子、赤芍、桔梗、柴胡各 10g，蝉蜕 9g，枳壳 12g，甘草 6g。清水浸泡 1h 后，水煎服，日 1 剂，早晚分服。适用于慢性咽炎，证属阴虚血瘀者。

19. 夏枯枸杞汤：夏枯草 15g，枸杞子、板蓝根各 12g，生地黄 20g，桑叶、菊花、玄参、麦冬、香附、佛手各 10g，甘草 3g。水煎服，日 1 剂，早晚分服。适用于阴虚兼热毒型慢性咽炎。

20. 散结舒咽汤：牡蛎（先煎）、海藻各 30g，夏枯草、浙贝、白芥子、玄参、川牛膝各 15g，白僵蚕、红花各 12g，三棱、莪术、穿三甲、桔梗各 10g。水煎服，日 1 剂，早晚分服。适于慢性咽炎证属瘀血阻滞者。

21. 滋阴利咽茶：玄参、麦冬、杭菊花、半枝莲各 15g，胖大海 20g，藏青果 10g，飞青黛 6g，赤芍 12g，生甘草 3g。水煎服，日 1 剂，早晚分服。适于慢性咽炎证属阴虚者。

22. 张承恩自拟养阴清热方：生地黄 20g，玄参、麦冬各 25g，沙参、桔梗、千层纸、玉竹、半枝莲、双花各 15g，甘草 10g。水煎服，日 1 剂，早晚分服。慢性咽炎证属阴虚内热者。

23. 陆干甫经验方：桂枝 6g，干姜、白芍、柴胡、葛根各 12g，细辛 3g，川芎、当归各 9g。水煎服，日 1 剂，早晚分服。适用于慢性咽炎。

24. 养阴清肺汤：玄参、白芍、麦冬各 20g，生地黄、丹皮各 15g，生甘草、贝母各 10g，薄荷 6g。水煎服，日 1 剂，早晚分服。适用于慢性咽炎属肺肾阴虚者，症见咽部干燥，灼热、疼痛，午后较重，或咽喉哽哽不利，干咳痰少而稠者。

25. 六味地黄丸：熟地黄、山茱萸各 20g，淮山药、丹皮、泽泻、茯苓各 15g。水煎服，日 1 剂，早晚分服。适用于慢性咽炎属肾阴虚证者。

26. 补中益气汤：黄芪、党参各 20g，白术、当归各 15g，升麻、柴胡、陈皮各 10g，炙甘草 6g。水煎服，日 1 剂，早晚分服。适用于慢性咽炎属脾胃虚弱，咽失濡养证者。

27. 贝母瓜蒌散：贝母、瓜蒌、天花粉、茯苓、橘红各 15g，桔梗 10g。水煎服，日 1 剂，早晚分服。适用于慢性咽炎属痰凝血瘀，结聚咽窍证者，症见咽部异物感、痰黏着感，咽干灼热，微痛或刺痛，痰黏难咯，易恶心呕吐。

【外治验方】

1. 中药煎剂超声雾化：①银花、野菊、前胡、薄荷各 9g，藏青果 4 枚，黄芩、象贝各 10g，桔梗 6g，姜半夏、玄参、花粉各 15g。浓煎取汁 100mL，每次取 20mL 雾化吸入 10min，每日 2 次，10 天为 1 个疗程。②半夏、厚朴、连翘、枳壳各 10~12g，茯苓 15~30g，柴胡 6~12g，陈皮、川贝各 10~15g，银花 20~30g。水煎浓缩取汁 40mL，雾化吸入，每日 1 次，10 天为 1 个疗程。③半夏、厚朴、玄参、麦冬、生地黄、银花、黄芩、香附、郁金、薄荷、浙贝、白芍、公英、合欢皮、丹参、甘草各 10g。水煎过滤取汁，每次用 15mL 超声雾化，每日 1 次，10 天为 1 个疗程。

2. 针灸治疗：①主穴取少商、尺泽、廉泉、天突、太溪、列缺，配穴取膻中、丰隆、照海、鱼际，少商尺泽点刺出血，余穴常规针刺，每日 1 次，10 日为 1 个疗程。②主穴取三阴交，肺胃阴虚者配鱼际、孔最、足三里；肺肾阴虚者配太溪、照海；气滞血瘀者配内关、血海。主穴进针后施平补平泻，得气后在针尾插上 2~3cm 长艾条施灸，每次每穴灸 2~3 壮，其余配穴施平补平泻，得气后留针 30min，每隔 10min 行针一次。隔日治疗一次，10 次为 1 个疗程。

3. 穴位埋线：①取颈夹脊穴为主穴，采用埋线方法治疗，每日 1 次。②取关元、足三里两穴，行穴位埋线治疗，每日 1 次，7 日为一 疗程。

4. 穴位贴敷：①用白芥子、甘遂、细辛等打粉后与姜汁混合成药膏，贴敷于大椎、肺俞、天突穴，每日 3~4h，疗程 10 天。②斑蝥、白芥子按 1:2 配合，研成细末备用，选穴：廉泉、人迎、水突、太溪、照海，痰多加天突；脾肾阳虚加足三里、三阴交；阴虚火旺加涌泉。双侧穴者可单侧交替使用。取适量药粉用食醋拌湿，揉成黄豆大药丸，安放在穴位上，胶布粘贴，3~4h 后取下，贴药部分渐见水泡，约 12h 后用消毒针头刺破水泡，3~4 天后结痂，每周 1 次，3 次为 1 个疗程。③选取耳穴咽喉、肺、心、肾，用探棒或探测仪测得选耳穴的敏感性，常规消毒耳廓，将断香膏剪成 5mm×5mm 大小，内粘六神丸 1 粒，贴在探得的耳穴上，并适当按压以产生发热、发胀、酸麻感，每日自行按压 4~5 次。隔日贴压 1 次，双侧交替，10~15 天为 1 个疗程。

5. 刮痧疗法：取膀胱经行平补平泻法，肺阴虚者加刮鱼际，肾阴虚者加刮肾俞、太溪。然后在大椎、肺俞、肾俞拔罐 10min。每日 1 次，10 日为 1 个疗程。

6. 中药咽后壁黏膜下注射：①取复方丹参注射液 2mL，用 5~6 号注射针头分别注入咽后壁两侧黏膜下，深度以能注药为度，每侧各注入 1mL，每周 3 次，2 周为 1 个疗程，疗程间休息 5 天。②取板蓝根注射液 4mL，用 5 号长针头注入咽后壁两侧黏膜下，每侧上、下两点分别注入 1mL，每周 3 次，2 周为 1 个疗程。

7. 中药喷入治疗：咽后壁喷射取 50%黄柏水煎上清液 2mL，抽入 5mL 注射器内，药液温度保持在 28℃~32℃，以 5 号长针头直喷整个咽部及咽后壁，每天 1~2 次，5~6 天为 1 个疗程。

8. 烙法：咽后壁滤泡增生较大者，可用直径 5mm 左右的小烙铁，在酒精灯上烧红，蘸香油后迅速烙于滤泡上，每个滤泡烙 1~3 下，隔 3~4 日烙一次，直至平复。

【中成药验方】

1. 蛇胆川贝散：由蛇胆汁、川贝母组成。0.3g/袋，口服，一次 0.3~0.6g，一日 2~3 次。用于痰火郁结型慢性咽炎。

2. 玄麦甘桔颗粒：由玄参、麦冬、甘草、桔梗组成。开水冲服。一次 10g，一日 3~4 次。用于慢性咽炎，阴虚火旺，虚火上浮，症见口鼻干燥，咽喉肿痛。

3. 清咽滴丸：由薄荷脑、青黛、冰片、诃子、甘草、人工牛黄组成。含服。一次 4~6 粒，一日 3 次。用于慢性咽炎，风热犯咽，症见咽痛，咽干。

4. 润喉丸：由甘草、乌梅（去核）、蝉蜕、玄明粉、食盐、马蹄粉、薄荷脑组成。每丸重 0.5g，含服，一次 1~2 丸，一日数次。用于慢性咽炎及喉炎所致的疼痛。

5. 清喉利咽颗粒：由沉香、黄芩 、西青果、桔梗、竹茹、胖大海、橘红、枳壳、桑叶、醋香附、紫苏子、紫苏梗、薄荷脑组成。辅料为乳糖、蛋白糖。每袋 5g（含乳糖）。开水冲服，一次 1 袋，一日 2~3 次。用于慢性咽炎患者，外感风热所致的咽喉发干、声音嘶哑。

6. 咽炎片：由玄参、板蓝根、天冬、麦冬、牡丹皮、百部（制）、青果、款冬花（制）、木蝴蝶、地黄、蝉蜕、薄荷油组成。每片重 0.25g，口服，一次 5 片，一日 3 次。用于慢性咽炎引起咽干、咽痒、刺激性咳嗽。

第六节　慢性扁桃体炎

慢性扁桃体炎多由急性扁桃体炎反复发作或因扁桃体隐窝引流不畅，窝内细菌、病毒滋生感染而演变为慢性炎症。本病是临床常见病、多发病之一，以儿童及青年为多见。本病相当于中医的“慢乳蛾”“虚火乳蛾”。

【诊断要点】

1. 病史：常有咽痛，易感冒及急性扁桃体炎发作史。

2. 临床症状：平时自觉症状少，可有咽内发干、发痒、异物、刺激性咳嗽、口臭等症状。小儿扁桃体过度肥大，可能出现呼吸不畅，睡时打鼾，吞咽或言语共鸣的障碍。由于隐窝脓栓被咽下，刺激胃肠，或隐窝内细菌、毒素等被吸收引起消化不良、头痛、乏力、低热等全身症状。

3. 体征：扁桃体和舌腭弓呈慢性充血，黏膜呈暗红色，隐窝口有时可见黄、白色干酪样点状物溢出。扁桃体大小不定，成人扁桃体多已缩小，但可见瘢痕，凹凸不平，常与组织粘连。患者常有下颌下淋巴结肿大。

【内治验方】

1. 限蛾汤：玄参、山豆根、浙贝母各 9g，马勃、金银花各 6g，甘草 4.5g。水煎服，日 1 剂，早晚分服。功效：清热解毒利咽，治疗慢性扁桃体炎。

2. 清阳汤：熟地黄 30g，山茱萸 12g，麦冬、五味子、牛膝各 9g，茯苓 15g。水煎服，日 1 剂，早晚分服。适用于慢性扁桃体炎之肺肾阴虚型。

3. 生附片蜜丸：以生附子切片涂白蜜，火炙透黑，收贮。临时取用绿豆大一粒，口衔咽津。适用于肾阳不足之慢性扁桃体炎。

4. 玄麦甘桔汤：麦冬、桔梗、甘草各等分，玄参量加倍。水煎服，日 1 剂，早晚分服。适用于阴虚津伤之慢性扁桃体炎。

5. 消蛾汤：黄芪、板蓝根各 10~30g，沙参、桔梗各 5~12g，玄参、红花、丹皮各 3~10g，甘草 3~6g。水煎服，日 1 剂，早晚分服。适用于气虚血瘀之慢性扁桃体炎。

6. 升阳散火汤：生甘草 6g，炙甘草 9g，防风 7.5g，升麻、葛根、独活、白芍、羌活、党参各 15g，柴胡 24g。水煎服，日 1 剂，早晚分服。适用于治疗慢性扁桃体炎。

7. 蜜饯油柑子：以新鲜油柑子洗净晒干，放入蜂蜜中浸泡 7 天后食用，每次食 10~15 枚。适用于慢性扁桃体炎。

8. 鱼腥草猪肺汤：鲜鱼腥草 60g，猪肺 200g。将猪肺切成块状，用手挤洗去泡沫，加鱼腥草及清水煲汤，放少许食盐调味，饮汤食猪肺。适用于慢性扁桃体炎。

9. 橄榄酸梅汤：鲜橄榄 60g，酸梅 10g。稍捣烂，加清水 3 碗煎成 1 碗，去渣，加白糖适量调味饮用。适用于慢性扁桃体炎。

10. 山菊汤：山豆根 10~15g，菊花（野菊花更好）、甘草各 10g（小儿酌减）。上方每日 1 剂，水煎服，日 1 剂，早晚分服。适用于扁桃体炎。若虚火上炎者配知柏地黄丸；体虚易感者，愈后再服玉屏风散巩固。

11. 破血消蛾汤：三棱、莪术、地鳖虫、桔梗、贝母、生甘草各 10g，丹参、玄参各 30g。上药水煎服，日 1 剂，15 日为 1 个疗程。适用于慢性顽固性扁桃体炎属血瘀者。瘀久热毒明显者加牛蒡子 15g，山豆根 20g；瘀久化热伤阴者加生地 20g，重用玄参至 50g。

12. 清咽汤：赤芍 6~20g，生地黄 10~20g，桔梗 6~10g，牛蒡子 5~9g，半夏、甘草各 3~6g，麦冬、板蓝根各 10~15g。扁桃体炎慢性期，低热，扁桃体充血不甚者，可用上方服 15~30 剂；若患儿控制在 1 月内不发热，扁桃体明显缩小，精神好，可用上方加黄芪、党参、防风、砂仁增强免疫功能。

13. 清肺消蛾汤：沙参、麦冬、生地黄、赤芍、地龙各 15g，大力子、桔梗、焦山楂各 10g。水煎服，日 1 剂，早晚分服。适用于肺阴虚之慢性扁桃体炎。

14. 百合固金汤：生地黄、熟地黄、麦冬、百合、当归、玄参各 15g，贝母、桔梗各 10g，白芍 20g，甘草 6g。水煎服，日 1 剂，早晚分服。适用于慢乳蛾属肺肾阴虚，火炎喉核证者，症见咽喉不适，微痒微痛，灼热干燥，午后症状加重。

15. 六君子汤加减：党参、茯苓各 20g，炙甘草 6g，陈皮、半夏、射干各 10g，薄荷 6g，麦冬、玉竹、白术各 15g。水煎服，日 1 剂，早晚分服。适用于慢性扁桃体炎属脾胃虚弱，喉核失养者，症见咽部不适，微干微痒，异物梗阻感。

16. 会厌逐瘀汤加减：柴胡、枳壳、赤芍、半夏、甘草、陈皮各 10g，桃仁、红花、桔梗、生地、当归、玄参、党参、白术各 15g。水煎服，日 1 剂，早晚分服。适用于慢乳蛾属痰瘀互结，凝聚喉核证，症见喉核暗红，质硬不消，加昆布、莪术、牡蛎。

17. 滋阴降火汤：熟地、玄参各 12g，黄柏、射干、丹皮、青果、山慈姑、地骨皮各 10g，牛膝 6g。水煎服，每日 1 剂，日服 2 次。治疗虚火乳蛾。

18. 化痰利咽汤：制半夏、茯苓各 12g，胆南星 10g，陈皮、僵蚕、苏梗、浙贝母、海浮石各 15g，甘草 3g。水煎服，每日 1 剂，日服 2 次。治疗慢乳蛾痰湿上结证，见咽异物感明显，咽腔色淡或淡红，肿胀肥厚，咽底附白黏痰液，胸胁闷胀，泛恶欲呕，脘闷纳呆，咯痰白黏量多。

19. 活血利咽汤：当归、生地黄各 15g，桃仁、枳壳、山豆根各 12g，红花、桔梗、土元各 10g，甘草 3g。水煎服，每日 1 剂，日服 2 次。用于慢乳蛾属气血瘀阻证，咽干刺痛，夜间痛甚，活动后减轻，咽腔暗红肥厚。

【外治验方】

1. 烙法治疗：①方法：患者坐位，端坐张口，面对施烙者，施烙者左手执压舌板，将舌压下，同时令患者发“啊”音，使软腭抬高，咽腔扩大，使扁桃体充分暴露，无须麻醉，即可施烙。施烙前先按扁桃体的肥大程度选择适当的烙铁 3~4 支，在酒精灯上加热，将烙铁烧红后，取一支烙铁蘸上香油，以拇指、食指和中脂夹持柄端，如执笔状，迅速地送进口腔到咽部，对准扁桃体进行烧烙，以 3~

4支烙铁轮流使用，反复烧烙，将扁桃体表面烧烙成黑色或深褐色为度。扁桃体Ⅳ度肥大者，采用咬烙法，即烙铁按在扁桃体上之后即时取出，不停留，用力较重，烙数需多，烧烙面积较大。扁桃体Ⅰ度肥大，采用按烙法，但用力稍轻。一般情况下，Ⅳ度肥大扁桃体需烙治15次左右，疗程为4~5周。Ⅱ度肥大扁桃体需烙治10次左右，疗程为3~4周。

2. 啄治法：病人取坐位，张口，用压舌板压住舌体，暴露扁桃体，持扁桃体手术弯刀，在扁桃体上做雀啄样动作，每侧4~5下，伴少量出血，以吐2~3口血为适度。同法做对侧扁桃体。每日2~3次，5次为1个疗程，一般治疗1~3疗程。治疗结束后随访6月。

3. 推拿法治疗小儿慢性扁桃体炎：取“角孙、风池、扁桃体穴、足三里”穴位进行按、揉手法，每穴位400次，掐少商、商阳穴各100次，提捏肩井穴5次，清水漱口。第1周每天治疗1次，后3周每周治疗2次，1个月为1个疗程。

4. 穴位贴敷法：①斑蝥浸出液穴位发泡：用10%斑蝥浸出液，将圆形滤纸浸泡其中。取单侧阳溪穴，左或右均可，在对穴位进行常规消毒之后，取浸足药液的圆形滤纸贴敷其1.5~2h后取下，贴敷处就会渐现一滤纸大小水泡，3~5天内尽量保持水泡不破，待其自然吸收则效果更佳。②釜底抽薪散：吴茱萸、胡黄连、胆南星、生大黄适量，研末，用醋调后贴敷患儿涌泉穴，睡前贴敷，次日晨起取下，每天1次，10天为1个疗程。

5. 小针刀治疗：用碘伏消毒后行针刀治疗，以扁桃体肿大的程度为依据，一侧刺五点，先中间直刺，然后上下左右向中心斜刺，十字切开，用压舌板挤出脓液，以出现新鲜血液者为佳。1周1治，3次为1个疗程。

6. 含漱法：可用漱口方（荆芥穗、薄荷各3g，僵蚕1.5g，赤芍药、连翘各6g，银花4.5g，石膏（生研）9g，食盐1匙）或鲜土牛膝15g煎汤，每日数次。

7. 扁桃体深刺放血疗法：患者坐位，后靠椅背，头尽量后仰，口大张，用压舌板将舌压下，使充分暴露扁桃体。将长15cm、直径2mm之不锈钢针用75%酒精消毒后从一侧口角处迅速斜刺对侧肥大之扁桃体，深度可达1cm。有血涌出者为有效。拔针后未流血者，可重复再刺直至流血。如双侧扁桃体均肿大，则双侧均予治疗，刺血后再以淡盐水漱口。每日1~2次，7天1个疗程。治疗期间，注意保持口腔清洁，可以配合局部含服药物；有急性上呼吸道感染者、女性病人月经期不宜进行此法治疗。

【中成药验方】

1. 桂林西瓜霜：由西瓜霜、硼砂、黄柏、黄连、山豆根、射干、浙贝母、青黛、冰片、无患子果、大黄、黄芩、甘草、薄荷脑组成。外用，喷、吹或敷于患处，一次适量，一日数次；重症者兼口服，一次1~2g，一日3次。

2. 玄麦甘桔颗粒：由玄参、麦冬、桔梗、甘草组成。辅料为蔗糖、糊精。10g/袋，开水冲服，一次10g，一日3~4次。治疗阴虚火旺，虚火上浮之慢性咽炎。

3.（吴太）咽炎片：由玄参、百部（制）、天冬、牡丹皮、麦冬、款冬花（制）、木蝴蝶、地黄、板蓝根、青果、蝉蜕、薄荷油组成。口服，一次5片，一日3次。用于慢性咽炎引起咽干、咽痒、刺激性咳嗽等症。

4. 铁笛丸：桔梗、甘草、麦冬、玄参、诃子肉、青果、浙贝母、瓜蒌皮、茯苓、凤凰衣。4g/袋，口服或含化，一次1袋（4g），一日2次。

5. 藏青果颗粒：主要成分为西青果。每袋重15g（相当于原药材5g），开水冲服，一次1袋，一日3次。

第七节　扁桃体周围脓肿

扁桃体周围脓肿是发生在扁桃体周围间隙内的化脓性炎症。初起为蜂窝织炎，继之形成脓肿。多见于青、中年。中医称之为“喉关痈”，又称“骑关痈”。

【诊断要点】

1. 病史：多有乳蛾发作史。

2. 临床症状：初起如乳蛾实热证，3~4日后发热持续或加重，一侧咽痛剧烈，吞咽时尤甚，痛引耳窍，吞咽困难，口涎外溢，言语含糊，似口中含物，汤水易从鼻中呛出，甚则张口困难。

3. 检查：急重病容，张口时表情痛苦，头偏向一侧，患侧腭舌弓上方红肿隆起，软腭红肿，悬雍垂水肿，并偏向对侧；或患侧腭咽弓红肿，喉核被推向前下方。病程5~6日者，患处红肿高突，触之有波动感，穿刺可抽吸出脓液。

【内治验方】

1. 荆贝甘休汤：紫荆皮、浙贝母、郁金、蚤休、芙蓉叶各10g，防风9g，甘草4g。水煎服，日1剂，早晚分服。适用于喉痈初起，红肿僵硬，身发寒热，有化脓之势者。

2. 金灯山根汤：挂金灯、山豆根、牛蒡子各9g，白桔梗、嫩射干各4.5g，生甘草3g。水煎服，日1剂，早晚分服。适用于热毒痰浊壅盛之咽喉红肿，喉痈喉风，咽痛等病症。

3. 泄热消肿方：黄芩、连翘、黄柏、山栀子各12g，黄连、桔梗各9g，蒲公英20g，金银花、板蓝根各15g。水煎服，日1剂，早晚分服。适用于喉关痈，邪热壅盛传里，热毒灼腐肌膜，症见咽喉疼痛加剧，吞咽困难，言语含糊不清，口涎外溢，咽喉红肿高突等。

4. 茅皂决痈汤：茅针、皂角刺、连翘各10g，甘草节、紫花地丁、蚤休各10g，磨金果榄15g。水煎服，日1剂，早晚分服。适用于喉痈发病4~7天，脓将成熟，脓肿尚未聚头一时不能刺破者。或虽聚头，病人畏惧刀针而不肯刺者，服此可以助其穿透。

5. 加减凉膈散：黄芩、连翘、瓜蒌、浙贝母各10g，薄荷5g，栀子、桔梗各6g，甘草4g，鲜竹叶卷心14个，蜂蜜24g。水煎服，日1剂，早晚分服。适用于喉痈溃后未及时排脓，且脓血难免下咽。

6. 托毒排脓方：金银花、紫花地丁、生黄芪各12g，当归尾、紫河车、天花粉、皂角刺各10g，白芷、生甘草各6g。水煎服，日1剂，早晚分服。适用于喉关痈成脓期，热毒已收聚局限，腐化成脓者。

7. 杞人合欢汤：枸杞苗、合欢皮、茯神各10g，人中黄3g，金银花藤叶12g，灯芯草1g。水煎服，日1剂，早晚分服。主治喉痈脓尽后，胸中不爽，自觉尚有烦热，寐不能安，舌赤，脉虚数或细数，此乃喉痈将愈时常有之证，是阴营受损，气分未清之象。

8. 益气养阴托毒方：党参、黄芪、天花粉、金银花、生甘草各10g，生山药、石斛各12g。水煎服，日1剂，早晚分服。适用于脓溃泄毒期，余毒未清，正气亦伤，症见多有体弱、易汗、乏力、口渴等虚弱之证。

9. 五味消毒饮加减：野菊花、蒲公英、紫花地丁、紫背天葵子、金银花、白芷、荆芥、桔梗各15g，防风10g。水煎服，日1剂，早晚分服。适用于喉关痈属风热侵袭喉关证者，症见咽部疼痛，一侧为重，吞咽时加剧。

10. 清咽利膈汤：连翘、荆芥、玄参、黄芩、金银花各15g，牛蒡子、防风、大黄、芒硝、山栀各10g，薄荷6g。水煎服，日1剂，早晚分服。适用于喉关痈之属热毒蒸腐喉关证者，症见一侧咽部剧痛，痛连咽窍，吞咽困难，汤水难下。

11. 黄芪解毒汤加减：黄芪、金银花各20g，野菊花、蒲公英、重楼、桔梗、射干、党参、黄柏各15g，大黄、生甘草各6g。水煎服，日1剂，早晚分服。适用于喉关痈之正虚毒滞喉关证者，咽部脓肿穿刺排脓后，或年老体弱之人。

12. 咽喉消肿汤：金银花30g，山豆根12g，硼砂（研冲）1.5g、生甘草9g。水煎服，每日1剂，病重2剂，日服3~6次。用于热毒蕴于肺胃，循经上炎，结聚咽喉所致扁桃腺周围脓肿。

13. 清咽解毒汤：润玄参、净连翘各9g，牛蒡子、金银花各12g，白僵蚕（姜制）、苦桔梗、淡黄芩、山栀子、山豆根各6g，生甘草3g。水煎服，每日1剂，日服2次。用于风热犯肺，肺热熏蒸之喉关痈。

14. 清咽透表汤：荆芥、薄荷（后下）、连翘、山豆根、浙贝母、牛蒡子各9g，金银花15~30g，桔梗、甘草各6g，生石膏（先煎）15~30g，硼砂（研冲）1.5g。水煎服，每日1剂，日服3次。治疗喉关痈证属风热者。

15. 王聘贤经验方：天花粉30g，连翘、金银花各12g，丹参、射干、玄参各9g，制乳香、制没药各6g，制山甲、薄荷各4.5g。水煎，每日1剂分3服，炙山甲研粉，分3次吞服。治疗扁桃体周围脓肿。

16. 化瘀排脓剂：制山甲、丹皮、赤芍、黄芩、白芷、板蓝根、栀子、射干、桔梗各10g，生甘草6g。疼痛剧烈可加乳香、没药各10g；大便干燥者可加大黄10g。用于喉关痈脓肿成熟，有禁忌不能切开排脓者。

17. 金不换喉科散：西瓜霜18g，飞青黛20g，人中白（煅）15g，川黄柏、飞硼砂各9g，元明粉4.5g，大梅片1.5g。水煎服，每日1剂，日服2次，亦可研末，以鹅毛管取药吹患处。治疗风热外侵或素有痰火积聚，蕴毒而发扁桃体周围脓肿。

【外治验方】

1. 药物喷入法：①冰硼散（冰片、硼砂（煅）、朱砂、玄明粉），或正二梅吹患处，每日4~5次。②七味清咽气雾剂：由山豆根、射干、玄参、麦冬、蟾酥、人工麝香、冰片等组成的液体制剂。每次3喷，喷后口含数分钟后咽下，每天数次。③吹喉散：僵蚕、芒硝、冰片、硼砂、血竭、儿茶、人中白、牛黄、青黛，上9味研极细末，吹喉取涎。④尤氏消肿代刀散：火硝（将皮纸数层包好，放在烟巨上烘，以去咸气，换纸再烘，研极细末）、薄荷、硼砂、大冰片、牙皂各少许，研极细末，吹喉。

2. 割治法：患者坐位，头略向后仰，咽部用0.5%~1%盐酸丁卡因液喷雾3次表面麻醉，局部消毒，用压舌板轻压舌前部，显露病变区域，用尖刀或扁桃体弯刀于患处切割，每位患者切割3~6处，深1~3mm，长3~10 mm，切割后患者吐血数口，盐水漱口。每位患者一般割治1次，极少有患者割治2次。

3. 穿刺抽脓治疗：在0.5%~1%地卡因黏膜表面麻醉下，选择脓肿最隆起和最软化处，试探性进针，注意方位，不可刺入太深，以免误伤咽旁大血管。针进入脓腔时有空虚感，回抽时即有脓液抽出。尽量将脓液抽净，然后针头不动，换上空针，用抗生素液冲洗。

4. 切开引流：在局麻下于脓肿穿刺部位切开引流。若无法确定切口部位，则从悬雍垂根部做一假想水平线，从舌腭弓游离缘下端做一假想垂直线，两条线交点稍外，即为适宜做切口之处。切口长1~1.5cm，切开黏膜及浅层组织（不可过深），用一血管钳向后外方顺肌纤维走向逐层分离软组织，直达脓腔排脓。术后不置引流条，每日扩张切口并冲洗脓腔一次，数日即可痊愈。

5. 局部封闭治疗：患者经青霉素、普鲁卡因皮肤过敏试验证实为阴性之后，用 20mL 注射器配 7 号封闭针头一枚，抽取注射用水 5mL，将 90 万 U 的青霉素溶解，并与 0. 5%的普鲁卡因 10mL 充分混合。病人取仰卧位或坐位，取患侧颧弓中点下缘下方 0.5cm 处，行皮肤常规消毒，以封闭针长轴与局部皮肤呈 45 度角，向下颌角方向进针 5.5~6cm，回吸无血后，即注入药物 l5mL。注射时注意下颌关节位置，勿伤下颌关节囊，勿让患者作转头及张口动作，以防断针。应直线进针，切忌来回插针，以免损伤翼丛。

6. 扁桃体切除法：①麻醉：取半坐位，咽部喷 1%地卡因 3 次，再行扁桃体局部浸润麻醉。②切口：先以消毒的上颌窦穿刺针头，取最隆起处尽量抽脓以缓解压力及张口困难。前上型者，在软腭下缘水平线与舌腭弓内缘的直线延长线交界处做一斜切口并向下、向后尽量延长；后上型者，在咽腭弓最隆起处作切口，反向切向舌腭弓并向下延长。③分离与摘除：以弯血管钳插入切口钝性分离，此时脓壁敞开脓液引流，扁桃体剥离子沿着扁桃体被膜向下剥离至根带部，上圈套器，将扁桃体完整切除。再以常规方法行对侧扁桃体摘除。

【中成药验方】

1. 清喉利咽颗粒：由黄芩、西青果、桔梗、竹茹、胖大海、橘红、枳壳、桑叶、香附、紫苏子、紫苏梗、沉香、薄荷脑组成。开水冲服。一次 1 袋，一日 2~3 次。

2. 蒲地蓝口服液：由蒲公英、板蓝根、苦地丁、黄芩组成。每支装 10mL，口服。一次 10mL，一日 3 次。

3. 清开灵颗粒：由胆酸、珍珠母、猪去氧胆酸、栀子、水牛角、板蓝根、黄芩苷、金银花组成。每袋装 3g，口服，一次 3~6g，一日 2~3 次，儿童酌减。用于扁桃体周围脓肿。

4. 六神丸：人工麝香、雄黄、蟾酥等 6 味。口服，一日 3 次，温开水吞服；1 岁每服 1 粒，2 岁每服 2 粒，3 岁每服 3~4 粒，4 岁至 8 岁每服 5~6 粒，9 岁至 10 岁每服 8~9 粒，成年每服 10 粒。另可外敷红肿患处，取丸十数粒，用冷开水或米醋少许，盛食匙中化散，数搽四周，每日数次常保潮润，直至肿退为止。如红肿已将出脓或已穿烂，切勿再敷。

第八节　急性会厌炎

急性会厌炎又称急性声门上喉炎，以会厌充血肿胀、咽喉剧烈疼痛、吞咽困难、呼吸困难为主要临床表现。病情严重，可引起喉阻塞而窒息死亡。成人、儿童均可患本病，全年均可发病。中医“咽喉痈”“急喉风”等证与本病又类似之处。

【诊断要点】

1. 全身症状：起病急，多有畏寒、发热或高热，周身不适等症。

2. 局部症状：进展快，喉痛剧烈，吞咽时尤甚，甚至唾液难咽语声含糊不清，甚至出现吸气性呼吸困难，严重者可发生窒息。

3. 体征：用压舌板或间接喉镜，可见会厌充血水肿严重或如球状，肿胀可波及会厌谷、杓会厌壁，若脓已成，在会厌舌面可见到黄白色脓点。

4. 喉部侧位照片：可见肿胀的会厌，喉咽腔缩小，界限清楚，对儿童患者尤具诊断价值。

【内治验方】

1. 六神丸：珍珠粉、犀牛黄、麝香、雄黄、蟾酥、冰片各等分。研末，水冲含服。适用于单双乳蛾、喉风喉痈、无名肿痛、痈疡痛疮，症见咽喉肿痛，咽下困难等。

2. 银翘散加减：金银花、连翘各 20g，荆芥、防风各 12g，牛蒡子、桔梗各 15g，薄荷、牛膝、丹皮、赤芍、黄芩、射干、天花粉、生甘草各 10g，大黄 9g。上方汤药连服 3 剂，加中药雾化液雾吸日 1 次（雾化液由金银花、蒲公英、板蓝根等自制而成）。适用于喉痈早期风热犯咽证。

3. 五味消毒饮加减：金银花 30g，野菊花、蒲公英各 20g，紫花地丁 15g，赤芍 10g，当归尾、浙贝母各 12g，大黄、桔梗、生甘草各 10g。水煎 200mL，取 20mL 用于雾化吸入，余口服。适用于喉痈中期热毒蕴结证。

4. 排脓方：金银花 30g，板蓝根 20g，象贝母、连翘、栀子、山豆根、制乳香、制没药各 15g，黄芩、僵蚕、天花粉、穿山甲、皂角刺、大黄（后下）各 12g，知母、生甘草各 10g。水煎服，日 1 剂，早晚分服。适用于喉痈的中后期，特别是后期咽喉脓肿形成，局部肿胀加剧，阻塞咽喉，不能进食，甚至呼吸困难者。

5. 白虎解毒汤：生石膏（先煎）30~50g，知母 10~15g，银花 10~30g，赤芍 15g，丹皮 10g，浙贝 10~20g，胆南星、天竺黄各 10~20g，僵蚕、升麻各 15~30g。水煎 2 次，分上、下午 2 次温服。适用于急喉风。

6. 双黄汤：金银花、石膏各 30g，黄芩 12g，黄连、栀子、生地黄、枳壳、射干、牡丹皮、佛手、甘草各 10g，蚤休、玄参各 15g，浙贝母、桔梗各 9g。水煎服，每日 1 剂，重症患者每日 2 剂。内热盛者重用石膏 20g，栀子 12g；痰喘加前胡 10g。适用于急喉风。

7. 干祖望经验方：天竺黄、陈皮、半夏、防风、白芷各 6g，白僵蚕、山栀子各10g，胆星4g，川黄连、川黄柏、甘草各3g。水煎服，日1剂，早晚分服。适用于急喉风。

8. 会厌败毒汤：黄连6g，焦山栀、生大黄、射干、丹皮、川郁金、牛蒡子、麻黄、天竺黄、僵蚕、陈胆星各10g，浙贝母15g，水牛角60g。水煎服，日1剂，早晚分服。适用于阴虚火旺之咽喉痈。若热盛加生石膏60g，胸闷憋加全瓜蒌15g。如在治疗过程中，风邪得解，全身与局部症状减轻的情况下可重用滋阴降火、消肿散结的元参以防止邪毒耗伤阴液而残热复炽。

9. 托毒方：金银花、蒲公英、大青叶各30g，赤芍15g，黄芩、丹皮各12g，皂刺、穿山甲各10g，大黄6g。水煎服，日1剂，早晚分服。功能清热解毒，通腑泄热，透脓外出。适用于急喉风。

10. 利咽解毒汤：金银花30g，蒲公英、紫花地丁、生地黄各15g，牛蒡子、天花粉、浙贝母各12g，桔梗10g，薄荷6g。水煎服，日1剂，早晚分服。适用于扁桃体周围脓肿。

11. 姚永青经验方：黄连4g，浙贝母15g，焦栀子、川郁金、牛蒡子、射干、前胡、麻黄、天竺黄、丹皮、陈胆星、僵蚕各10g。水煎服，日1剂，早晚分服。适用于急性会厌炎，重症患者日服一剂半。内热盛加生石膏60g、犀角适量；痰涎壅盛吞服控涎丹5g。

12. 清膈利咽汤合仙方活命饮：连翘、山栀、黄芩、荆芥、玄参、金银花、白芷、赤芍各15g，薄荷、牛蒡子、防风、大黄、芒硝、贝母、防风、当归尾、甘草节、皂角刺、穿山甲、天花粉、乳香、没药、金银花、陈皮各10g。水煎服，日1剂，早晚分服。适用于急性会厌炎属热毒痰火，结聚声户证。

13. 丹栀射郁汤：牡丹花瓣、栀子花、射干、郁金、连翘各10g，甘草6g，枇杷叶、七叶一枝花、陈萝卜缨各12g。上方用冷水浸泡后煎服，煎时以水量淹没全药为度，细火煎煮二次，首煎30min，二煎15min，取汁为300mL，分2次服用。 治疗急性关下喉痹。

14. 金灯山根汤：挂金灯、山豆根、牛蒡子各9g，白桔梗、嫩射干各4.5g，生甘草3g。上药加水600mL，煎至300mL，日服2次，每日1剂。治疗热毒壅盛所致的急喉风。

15. 咽喉消肿八味汤：前胡、牛蒡子、炙僵蚕、杏仁各9g，生甘草3g，野菊花、土牛膝根各9~15g，鲜芦根30g。水煎服，每日1剂（重2剂），日服3~6次。治疗急性会厌炎证属风热、痰热者。

16. 清瘟败毒散加减：生石膏（先煎）30g，水牛角代替犀牛角（先煎）60g，生地黄20g，黄连15g，栀子、桔梗、竹叶、赤芍、玄参、连翘各12g，黄芩、知母、牡丹皮、甘草各6g。每日1剂，水煎，早晚分服。治疗痰涎火毒壅盛之急喉风。

【外治验方】

1. 含漱法：①银花15g，连翘、防风各10g，荆芥、甘草、薄荷各6g。加水2碗，煎成1碗，漱口。②鲜品鱼腥草30g，洗净，泡开水，取药液含服。

2. 推拿疗法：采用单侧擒拿法。患者端坐，一臂侧伸，拇指居上。术者站于患者正面或前侧面，用与患者同侧手的食、中及无名指紧按合谷，小指持于腕部，拇指与鱼际螺纹相对；另一手拇指按住肩廓，食、中及无名指紧扣腋窝，然后双手紧捏，向外上方牵拉，让患者频频吞咽，后饮温生理盐水1~2杯。

3. 吹药法：①冰硼散：冰片、硼砂（煅）、朱砂、玄明粉。研末，取少量，吹敷患处，一日数次。②锡类散：象牙屑、青黛、壁钱炭、人指甲（滑石粉制）、珍珠、冰片、人工牛黄。研末，每用少许，吹敷患处，每日1~2次。③通关散：牙皂（瓦上焙存性）30g、川芎15g。共为细末，吹于鼻内。治一切喉风，口噤不开，痰涎壅塞，厥逆不知人事。④喉症散：煅硼砂9g，西瓜霜、煅方儿茶各6g，西牛黄、梅片、金果榄各1.5g，焙象牙屑、白僵蚕、煅人中白（须先漂净，后煅）各6g。上药各为末，西黄、冰片后加，乳至极细为度。每用少许，吹搽患处。

4. 针灸治疗：取合谷、内庭、曲池、天突、足三里、鱼际等均为常用穴，疼痛较剧，可针刺涌泉、外关，留针捻转用泻法，以疏泄邪热。或用三棱针速刺两手少商、商阳、少冲穴出血以除其热。局部红肿较甚，未成脓时，可用消毒三棱针局部刺入，深浅适宜，以排出紫血，减轻局部病痛。每日1次，10日为1个疗程。

5. 啄治法：病人取坐位，头部放在有靠背的椅子上，儿童需家长抱扶，张口。医生面对患者，左手持压舌板压住舌体，暴露好扁桃体，不需任何麻醉。右手持扁桃体手术弯刀，在扁桃体上做雀啄样动作，每刀深度约2.5mm，视扁桃体大小确定进刀深度，每侧3~5下，伴少量出血，以吐2~3口血为适度（约2.5mL，口水量不算其内）。同法做对侧扁桃体。3~4天1次，5次为1个疗程。啄治次数的多少一般按病人自觉症状与咽部体征而定，视扁桃体大小、充血程度、分泌物是否消失而定。病人自感症状减轻，扁桃体充血减轻或消失即可停止。一般需要2~3个疗程。

【中成药验方】

1. 牛黄解毒片：由人工牛黄、冰片、雄黄、石膏、大黄、黄芩、桔梗、甘草组成。每片0.27g，口服，一次3片，一日2~3次。

2. 蒲地蓝口服液：由蒲公英、板蓝根、苦地丁、黄芩组成，用于治疗疖肿、腮腺炎、咽炎、扁桃体炎等。每支装10mL，口服。一次10mL，一日3次。

3. 清开灵颗粒：由胆酸、珍珠母、猪去氧胆酸、栀子、水牛角、板蓝根、黄芩苷、金银花组成。用于急性扁桃体炎、急性咽炎、急性气管炎、扁桃体周脓肿，每袋装3g。口服。一次3~6g，一日2~3次，儿童酌减。

4. 黄连上清片：由黄连、栀子、连翘、蔓荆子、防风、荆芥穗、白芷、黄芩、菊花、薄荷、酒大黄、黄柏、桔梗、川芎、石膏、旋覆花、甘草组成。口服，一次6片，一日2次。

第九节　慢性喉炎

慢性喉炎是指喉黏膜的非特异性慢性炎症，可波及黏膜下层及喉内肌。急性喉炎反复发作或迁延不愈、持续用嗓过度、长期吸烟、饮酒，或化学气体与粉尘的吸入，以及鼻、咽部慢性炎症的蔓延、内分泌紊乱等，均可导致本病。临床可分为慢性单纯性喉炎、肥厚性喉炎、萎缩性喉炎、声带小结。本病多见于成人。中医称“慢喉喑”。

【诊断要点】

1. 病史：多有急性喉炎反复发作史。

2. 症状：声音嘶哑，时轻时重，喉部干燥不适，疼痛，干咳，有“吭”“喀”清嗓习惯。

3. 喉镜检查：

(1) 慢性单纯性喉炎：喉黏膜弥漫性充血，声带呈暗红色边缘厚而圆钝，黏膜表面可有黏性分泌物，或声带闭合张开时，在声门间有黏液附着。

(2) 慢性肥厚性喉炎：喉黏膜广泛增厚，尤以杓间区明显，声带充血肥厚，表面粗糙不平室带肥厚下延，甚至可覆盖声带黏膜表面有黏稠分泌物。

(3) 慢性萎缩性喉炎：喉黏膜干燥光亮，粗糙，上覆黑绿或黑褐色痂皮，大小、厚薄不等，声带变薄，张力减弱，鼻部及咽部亦存在萎缩性病变。

(4) 声带小结：早期检查可见声带游离缘前中1/3交界处黏膜呈小丘状水肿，常有黏液附着，病程长者形成两侧对称之粟粒样苍白小突起，发音时妨碍双侧声带并拢。

【内治验方】

1. 山豆根汤：山豆根、射干、桔梗、麦门冬、陈皮各10g，连翘、玄参、天花粉各15g，甘草、木蝴蝶各5g。水煎服，日1剂，早晚分服。适于阴虚肺燥型慢性单纯性咽喉炎。

2. 加味铁叫子如圣汤：生地黄、熟地黄、当归、蝉蜕各6g，生诃子、桔梗各5g，生甘草、炙甘草各2g，沙参12g，马勃粉、木蝴蝶、赤芍各10g。1日1剂，水煎2次分服，徐徐咽下。主治慢性咽喉炎属“金破不鸣”之失音症。

3. 刘松经验方：凤凰衣、蝉蜕各5g，木蝴蝶1g，胖大海、夏枯草各9g，赤芍、茯苓、丹参各10g，甘草3g，蒲公英30g。1日1剂，水煎2次分服。功效：活血化瘀，软坚散结，清热解毒，利湿消肿。主治声带息肉、声带小结，声音嘶哑。

4. 焦山楂汁：焦山楂24~30g。上药煎2次，取汁1500mL，分多次含服。服用期间勿大声喊唱。适用于慢性喉炎。

5. 贝母冬花汤：川贝母150g，款冬花50g，核桃肉100g，蜂蜜200g。先将前2味药共研细末，加入核桃，捣烂如泥，再加蜂蜜调匀，蒸1h即成膏，早晚饭前各服15g，开水送服。适用于慢性咽喉炎。

6. 胖大海甘蜜茶：胖大海、甘草各10g，蜂蜜1勺，沸水泡开频饮。适用于慢性单纯性喉炎，声音嘶哑，咽喉不利。

7. 喉咽清：玄参、桔梗、陈皮、牛膝各12g，茯苓10g，蝉蜕9g，僵蚕、柴胡、甘草各6g。水煎服，日1剂，早晚分服。适用于慢性单纯性喉炎。

8. 化结汤：川石斛、川百合、地骨皮、南沙参、玄参、麦冬各10g，玉蝴蝶4对，生地12g，射干8g，茯苓、泽泻、甘草各10g。水煎服，日1剂，早晚分服。适用于慢性喉炎。

9. 桔梗甘草汤加味：桔梗10g，芦根15g，荆芥、甘草各6g。水煎服，日1剂，不拘时服。适用于慢性喉炎。

10. 响声汤：桃仁、红花各15g，生地黄、柴胡、玄参各12g，桔梗、当归、赤芍、枳壳、甘草各9g。水煎服，日1剂，早晚分服。适用于慢性喉炎。

11. 润肺开音汤：木蝴蝶3g，胖大海9g，蝉蜕3g，甘草6g，冰糖适量。水煎服，日1剂，早晚分服。适用于慢性咽喉炎。

12. 加味二陈汤：陈皮、茯苓、半夏各10g，甘草6g，苍术、白术、枳实、白芥子各9g。水煎服，每日1剂，日服2次。治疗声带息肉、肥厚，症见音哑，时吐黏痰，胸闷不适等症。

13. 天龙饮：天谷精、龙须草、龙葵、石龙芮、白英、枸杞子、生地、熟地、白芍、党参各9g。水煎服，每日1剂，日服2次或频饮。治疗声带息肉和小结。

14. 加味养阴汤：干地黄15g，玄参、龙利叶、瓜蒌皮各12g，麦冬、桔梗、桑白皮、柿霜、茜草根、赤芍各9g，红花、三七粉（冲服）各3g。水煎服，每日1剂，日服2次。用于声带息肉，属肺肾阴虚，虚火上炎者。

15. 凤凰衣汤：凤凰衣5个，枸杞子50g，冰糖少许。放入碗中，加水适量，置入锅内隔水蒸30min后即可服用。适用于慢性咽炎。

16. 四海散：昆布、海藻、桔梗各15g，海浮石、海蛤粉、白僵蚕各10g，蝉蜕、玉蝴蝶、鸟不宿、山楂、甘草各6g。水煎服，日1剂，早晚分服。适用于急慢性咽喉炎。

17. 大马丸：大马蜂窝240~300g，炮山甲珠、金银花各30~50g，桔梗30~40g，薄荷20~30g，甘草15~20g，菊花50~60g，炼蜜为丸。治疗声带小结及声带息肉。

18. 上焦宣痹汤：枇杷叶、郁金、射干、淡豆豉（后下）各10g，通草4.5g，乌梅、焦山楂、浙贝母、诃子各15g，秋石（冲）4.8g，蝉蜕9g。水煎服，日1剂，早晚分服。适用于慢性结节性喉炎。

19. 养阴开音汤：人参叶10g，麦冬、五味子各15g。水煎服，加入冰糖适量。适用于阴虚咽燥之咽喉炎。

20. 散结开音汤：沙参30g，玄参15g，知母8g，莪术、白僵蚕、麦门冬、土贝母、郁金各10g，木蝴蝶、桔梗各6g，薄荷3g，甘草4.5g。水煎服，日1剂，早晚分服。适用于慢性咽喉炎。

21. 百合固金汤加减：百合、生地黄、熟地黄、玄参、茯苓、麦冬、芍药、当归各15g，贝母、桔梗各10g，生甘草6g。水煎服，日1剂，早晚分服。适用于慢性喉炎属肺肾阴虚，喉窍失濡证者。

22. 补中益气汤加减：黄芪、党参各20g，白术、当归、茯苓各15g，炙甘草、五味子各6g，升麻、陈皮、诃子各10g。水煎服，日1剂，早晚分服。适用于慢性喉炎属肺脾气虚，喉窍失养者，症见声嘶日久，语音低沉，讲话费力，不能持久，劳累后加重者。

23. 会厌逐瘀汤：桃仁、红花各20g，甘草6g，生地黄、当归、玄参各15g，桔梗、柴胡、枳壳、赤芍各10g。水煎服，日1剂，早晚分服。适用于慢性喉炎属血瘀痰凝，阻滞喉窍证者。

24. 清肺化瘀汤：凤凰衣、蝉衣各5g，木蝴蝶1g，胖大海、夏枯草各9g，赤芍、茯苓、丹参各10g，蒲公英30g，甘草3g。水煎服，每日1剂，日服2次。用于声带息肉和小结。

25. 清肝利咽汤：柴胡、白芍、栀子、枳实、射干、半夏各12g，当归、桔梗、前胡、甘草各10g，蝉衣、白芥子各9g，紫苏子15g。水煎服，每日1剂，日服2次。用于肝热乘肺，痰浊蕴喉之声带息肉及声带水肿。

【外治验方】

1. 局部用药：①甘桔冰梅片：由桔梗、薄荷、乌梅、甘草、冰片等八味清热解毒、利咽宣肺、止咳化痰中药组成。②润喉开音片：三棱、莪术、红花、地鳖虫、浙贝、桔梗等，每次 4 片，每日 3 次。③喉痟散：麝香、牛黄各 1g，梅片 1.5g，琥珀 、没药 各 3g，珍珠 15g， 象皮 、乳香各 5g、五倍子 30g。用铜双吹将喉痟散粉剂吹至咽喉部，以撒匀一层为度，连敷 3 遍，每日 1~2 次，2 个月为 1 个疗程。用药期间，注意合理用声及清淡饮食。

2. 雾化或蒸气吸入疗法：①麦冬、生地黄各 15g，牛蒡子 木蝴蝶各 9g，蝉蜕、甘草各 6g，胖大海 3g。浸出液 50mL，置于超声雾化吸入器内，每次吸 20min，每天吸入 1 次，7 天 1 个疗程。②党参 25g，怀山药、蒲公英各 30g，黄芪、丹参、茯苓、黄精各 20g，桔梗、厚朴、玄参各 10g，百合、射干各 15g，制香附、木蝴蝶、甘草各 3g。煎液 50mL，用于超声雾化治疗，雾化液由洁霉素与氟美松配制而成。③桔梗、胖大海、射干、牛蒡子、金银花、野菊花各 15g，玄参、麦冬各 10g，甘草 6g。煎取药液 150mL，雾化吸入治疗。④鱼腥草 25g，菊花、佩兰、薄荷、桑叶各 15g，用于声带充血者；声带充血不明显者用青皮、川芎、法夏、竹茹、乌梅、海藻各 15g，泽兰 10g。水煎后倒入杯中，口对着杯口趁热吸入蒸气，药凉后可再加热，每天 3~5 次，7 天为 1 个疗程。

3. 针灸疗法：①脉冲电刺激：选人迎、水突穴行脉冲电刺激治疗。②针刺加隔药饼灸：取扶突、人迎、水突等，配合涌泉穴隔药饼灸治疗本病。③以人迎、水突为主穴，并根据辨证适当配穴：肺脾气虚者配太渊、足三里以补益脾肺；肺肾阴虚者配列缺、照海以滋养肺肾；气滞血瘀者配尺泽、合谷以行气活血。

【中成药验方】

1. 养阴清肺糖浆：由生地黄、玄参、麦冬、川贝母、牡丹皮、白芍、薄荷、甘草组成。口服，一次 20mL，一日 2 次。用于咽喉干燥疼痛，干咳、少痰或无痰。

2. 蒲地蓝消炎片：由蒲公英、黄芩、苦地丁、板蓝根组成。每片 0.33g，口服，一次 5~8 片；每片 0.6g，一次 3~4 片，一日 4 次。

3. 黄氏响声丸：由薄荷、浙贝母、连翘、蝉蜕、胖大海、酒大黄、川芎、儿茶、桔梗、诃子肉、甘草、薄荷脑组成。糖衣丸一次 8 丸（每丸重 0.1g）或 6 丸(每丸重 0.133g)，糖衣丸一次 20 丸，口服，一日 3 次，饭后服用。

第十节　慢性鼻炎

慢性鼻炎是以间歇性、交替性鼻塞，甚则持续性鼻塞，嗅觉减退，以及下鼻甲肿大等为主要表现的慢性鼻病。男女老幼均可发病，无季节及地域差别。根据中西医病名对照，慢性鼻炎属于“鼻窒”范畴。

【诊断要点】

1. 慢性单纯性鼻炎：

(1) 病史：多有急性鼻炎病史，病程在3个月以上。

(2) 症状：

①鼻塞：间歇性、交替性鼻塞，多在早晚明显或加重，活动后减轻。鼻塞重时，讲话呈闭塞性鼻音，或有头部昏沉胀痛。

②鼻涕：时有鼻涕，常为黏液性或黏脓性，量少。因鼻涕向后流入咽喉，可引起咽喉不适，常"吭喀""多痰"。若邪壅颃颡者，可引起耳胀、耳闭病状。

③嗅觉减退：鼻塞时嗅觉减退明显，通畅时嗅觉好转。

(3) 检查：鼻黏膜肿胀，以下鼻甲为明显，表面光滑，湿润，色泽多呈暗红，探针触之柔软有弹性，对1%麻黄碱收缩反应好。

2. 慢性肥厚性鼻炎：

(1) 病史：多有慢性单纯性鼻炎病史，病程经年累月。

(2) 症状：类似于慢性单纯性鼻炎，鼻塞重，呈持续性鼻阻和渐进性加重为特点。

(3) 检查：鼻黏膜肥厚，鼻甲表面不平，下鼻甲前、后端及下缘，或中鼻甲前端呈结节状、桑葚状肥厚或息肉样变，通常以下鼻甲前端为明显，其色或苍白，或暗红，触之多硬实，用探针轻压不出现凹陷，或凹陷后难以立即平复，对1%麻黄碱收缩反应不敏感。

3. 药物性鼻炎：

(1) 病史：有长期鼻腔不当用药史，临床以鼻眼净所致者为多见。病程多数月、经年。

(2) 症状：鼻塞呈反跳性，鼻腔通畅对药物具有依赖性。并因长期使用药物，可引起头昏、头痛、记忆力减退、反应迟钝，甚至心律失常等中毒症状。

(3) 检查：下鼻甲肿大、暗红，对1%麻黄碱收缩反应不敏感。

【内治验方】

1. 玉屏风散合苍耳子散加减：黄芪25g，白术、升麻、红花、防风各10g，苍耳子、辛夷花、白芷、泽泻各12g，茯苓、麦门冬各15g。水煎服，日1剂，早晚分服。主治慢性鼻炎属肺虚邪滞证。

2. 鼻通汤：黄芪、鱼腥草各12g，五味子、乌梅、诃子、生地黄、熟地黄、豨莶草、桔梗各9g，柴胡、防风、辛夷、苍耳子各6g。水煎服，日1剂，早晚分服。适用于慢性鼻炎。

3. 鼻炎灵口服液：辛夷花15g，白芷20g，苍耳子、黄芩各12g，藁本、野菊花、川芎、北杏仁、升麻、防风、桂枝各10g，细辛、甘草各6g。水煎服，日1剂，早晚分服。适用于慢性鼻炎偏肺气不宣者。

4. 苍耳通窍散：苍耳子、辛夷花、白芷、路路通、丝瓜络、黄芩各10g，蝉衣、地龙、藿香、薄荷、甘草各6g。水煎服，日1剂，早晚分服。适用于慢性鼻炎属湿热偏盛者。

5. 丝瓜根绿豆汤：丝瓜根30~50g，绿豆60~100g，冰糖适量。每日1剂，连服1月。适用于慢性鼻炎。

6. 鼻炎平：党参、黄芪、金银花藤、鹅不食草各30g，白术、防风、白芷、辛夷、苍耳子、黄芩、当归、丹参各15g，甘草6g。上药共研细末，炼蜜为丸，每丸重10g，每次2粒，每日3次，温开水送服。15天为1个疗程，治疗慢性鼻炎。

7. 葛根芩连汤加减：葛根、鹅不食草各15g，黄芩、黄连、辛夷花、防风各12g，苍耳子10g，川芎9g，甘草6g。每天1次，水煎2次，煎取250mL，分2次服，10天为1个疗程。适用于慢性鼻炎属湿热内蕴者。

8. 麻黄附子细辛汤加味：炙麻黄、细辛各6g，制附片9g，辛夷12g，苍耳子9g。每日1剂，水煎服，早晚分服。适用于慢性鼻炎风寒偏盛者。

9. 补中益气汤加味：党参15g，黄芪20g，白术12g，当归、陈皮、升麻、柴胡各3g，苏叶、甘草、川芎、莱菔子、苍耳子各5g，石菖蒲2g，姜1片，大枣2枚。水煎2次，1日1剂，1个月为1个疗程，服药最多为3个疗程。适用于慢性鼻炎属脾气亏虚中气不足者。

10. 苍乌合剂：苍耳子40g，乌梅60g，桂枝、杏仁、甘草各24g，防风、桔梗、败酱草、黄芩、黄芪、党参各40g，甜菊甘1g，制成合剂1000mL，治疗慢性单纯性鼻炎。

11. 粉葛瘦猪肉汤：粉葛500~1000g，蜜枣4个，瘦猪肉或猪骨适量。煮1~2h调味服。可活血解肌润燥。适用于慢性鼻炎。

12. 芪莲猪肺汤：黄芪、莲子各50g，猪肺1具洗净，加水煮熟后加葱白5茎，食盐适量，饮汤食莲子猪肺。适用于慢性鼻炎属虚证病者。

13. 川芎白芷鱼头汤：川芎、白芷各3~9g，大鱼头1个，顿服，炖服。有活血祛风通窍之功，适于慢性鼻炎属气滞血瘀证病者。

14. 黄芪鱼头汤：鳙鱼头300g，油煎，黄花菜30g，大枣（去核）、白术各15g，苍耳子、白芷各10g，生姜5片，与鱼头共煮汤，吃肉喝汤。适用于慢性鼻炎偏气虚者。

15. 红枣苍耳汤：红枣10枚，苍耳子9g。水煎服，每日1剂，7天为一个疗程，适用于过敏体质及慢性鼻炎鼻涕较稀者。

16. 升麻解毒汤：升麻 20g，葛根、白芷、桔梗、赤芍各 15g，黄芩、鱼腥草、苍耳子各 10g，蒲公英 20g，甘草 6g。水煎服，日 1 剂，早晚分服。适用于慢性鼻炎属肺经郁热，邪犯鼻窍证者，症见鼻塞，涕稍黏黄，鼻内有灼热感，舌质红，苔微黄，脉略数。

17. 温肺汤：黄芪、葛根、羌活各 15g，升麻、防风、麻黄各 10g，葱白 3 根，丁香、甘草各 6g。水煎服，日 1 剂，早晚分服。适用于慢性鼻炎属肺脾气虚，邪滞鼻窍证者，症见鼻塞，鼻涕黏白，头昏沉重。

18. 当归芍药汤加减：当归、白术、茯苓各 20g，赤芍、泽泻、黄芩、辛夷、川芎、菊花各 15g，地龙、薄荷各 10g，甘草 6g。水煎服，日 1 剂，早晚分服。适用于慢性鼻炎属邪毒久留，瘀阻鼻窍证者。

【外治验方】

1. 清鼻汤雾化吸入：金银花、败酱草、板蓝根各 60g，连翘、辛夷各 50g，苍耳子、薄荷各 40g，甘草 30g。方法：将以上中药用 1000mL 清水浸泡，取药液 500mL，灌入容器中，流通蒸汽消毒 1h，备用；取以上备用药液 20mL，用超声雾化器经鼻吸入，每次 10~15min，每日 2 次。

2. 鼻清灵合剂冲洗治疗：取中药鱼腥草、黄芩、荆芥、苍耳子、川芎、石菖蒲、茯苓各 10g 的免煎颗粒剂配成“鼻清灵”合剂，将其混合后，加入 500mL 生理盐水中搅匀，使用时每次取 50mL，进行鼻腔灌洗。

3. 黄柏滴鼻液治疗：黄柏滴鼻液（黄柏、五味子）滴鼻，每日 3 次，每次左右鼻腔各滴 2~3 滴（采用头后仰低位，鼻孔与天花板垂直，滴后 10min 恢复直立位），7 天为 1 个疗程。

4. 针灸治疗：① 升阳祛霾针灸法：针刺迎香、风池、印堂、百会、合谷等穴与艾灸热敏化腧穴（百会及印堂穴）相结合。疗程：每日 1 次，留针 30min。② 针灸蝶腭穴：蝶腭穴、印堂、迎香、鼻通、天柱、翳风、列缺、合谷、肺俞、风门。操作：蝶腭穴在颧髎穴后 1cm 处取穴。进针方向应对准对侧的额骨颧突较为安全，进针深度为 4.0~5.5cm。鼻部穴位针灸并用，加电针，肺俞、风门针灸并用，并拔罐。疗程：每日针刺 1 次，左右侧交替治疗，14 次为 1 个疗程，休息 4 天进行下一个疗程。③穴位贴敷：用中药甘遂、白芥子、防风、细辛、白芷、苍耳子等量粉碎，直接贴敷于大椎、肺俞、脾俞、鼻通等穴位上。④隔姜灸加穴位贴敷：取肺俞、心俞、膈俞和肺俞、脾俞、肾俞两组穴位，先隔姜灸，以皮肤潮红而不起泡为度，再在上述穴位进行药物贴敷取白芥子、玄胡各 30%，甘遂、细辛各 20%，两组穴位交替进行。于每年夏天初伏开始治疗，先隔姜灸而后贴敷，每周 2 次，10 次为 1 个疗程。

5. 鼻内纳药：辛夷花研成粗末，冰片少许研细（约为辛夷花的 1%），两药拌匀，外以绢布或纱布包好，塞入鼻孔，三两日一换，连续使用一个月。若以麝香代替冰片则效果更好。

【中成药验方】

1. 通窍鼻炎胶囊：由苍耳子、防风、黄芪、白芷、辛夷、白术、薄荷组成。用于鼻渊、鼻塞、流涕、前额头痛、鼻炎、鼻窦炎及过敏性鼻炎。口服，一次 4~5 粒，一日 3 次。

2. 鼻炎片：由苍耳子、辛夷、防风、连翘、野菊花、五味子、桔梗、白芷、知母、荆芥、甘草、黄柏、麻黄、细辛组成。用于风邪蕴肺所致的急慢性鼻炎、过敏性鼻炎。口服，一次 3~4 片，一日 3 次。

3. 辛芳鼻炎胶囊：由辛夷、柴胡、薄荷、枳壳、蔓荆子、白芷、川芎、菊花、防风、龙胆、黄芩、桔梗、荆芥穗、细辛、水牛角浓缩粉组成。用于慢性鼻炎、鼻窦炎，每粒装 0.25g，口服，一次 6 粒，一日 2~3 次。

4. 鼻窦炎口服液：由辛夷、荆芥、薄荷、桔梗、柴胡、苍耳子、白芷、川芎、黄芩、栀子、茯苓、川木通、黄芪、龙胆草组成。用于风热犯肺、湿热内蕴所致的鼻塞不通、流黄稠涕，急慢性鼻炎、鼻窦炎见上述症候者。口服，一次 1 支，一日 3 次，20 日为1 个疗程。

第十一节　鼻窦炎

鼻窦炎是指以鼻流浊涕，量多不止为主要特征的鼻病。临床上常伴有头痛、鼻塞、嗅觉减退等症状，是鼻科的常见病、多发病之一。根据中西医病名对照，相当于中医的“鼻渊”。

【诊断要点】

1. 病史：可有伤风鼻塞病史。

2. 临床症状：本病以脓涕量多为主要症状，常同时伴有鼻塞及嗅觉减退，症状可局限于一侧，也可双侧同时发生，部分病人可伴有明显的头痛，头痛的部位常局限于前额、鼻根部或颌面部、头顶部等，并有一定的规律性。

3. 检查：

(1) 鼻腔检查：鼻黏膜充血肿胀，尤以中鼻甲及中鼻道为甚；或淡红，中鼻甲肥大或呈息肉样变，中鼻道、嗅沟、下鼻道或后鼻孔可见脓涕。

(2) 前额部、颌面部或鼻根部可有红肿及压痛。

⑶ 鼻窦X线或CT检查常显示鼻窦腔模糊、密度增高及混浊，或可见液平面。

⑷ 上颌窦穿刺冲洗：可了解窦内有无脓液及其性质、量、气味等。此项检查须在病人无发热，全身症状基本消失的情况下施行。

【内治验方】

1. 升麻解毒汤：升麻、生甘草各6g，葛根15g，赤芍、黄芩、鱼腥草各12g，蒲公英20g，桔梗、白芷、苍耳子各10g。水煎服。用于急性鼻窦炎，症见鼻塞、流脓涕或黏脓性涕，头痛等。

2. 鼻渊合剂：桑叶、辛夷、薄荷、白芷各6g，芦根30g，苍耳子10g。将上药煎成200mL浓液，稍加尼泊金以防腐，贮瓶待用，每天上、下午各服100mL，每天1剂。主治急性鼻窦炎，症见鼻塞，流涕黄黏，头痛。

3. 沈氏鼻窦炎方：荆芥、白芷、桔梗、辛夷花、苍耳子各9g，连翘13g，川芎、升麻各6g。水煎服，日1剂。治疗鼻旁窦炎，症见头痛、浊涕等。黄脓腥涕多者加黄芩9g，鱼腥草15g；头痛甚者加蔓荆子、藁本各9g。

4. 辛夷鱼腥草粥：辛夷花10g，鱼腥草50g，粳米100g。辛夷、鱼腥草煎煮取汁，入粳米煮粥。分1~2次食，适用于肺经热甚型急性鼻窦炎。

5. 二花薄荷茶：菊花、鲜薄荷各15g，银花10g，葱白3g。煎汤饮用，每日1剂，代茶，适用于肺经风热型鼻渊。

6. 鱼腥草瓜蒌茶：鱼腥草30g，瓜蒌、黄芩各10g，共研为粗末。每次15g，沸水浸泡，代茶饮，适用于肺经热甚型急性鼻窦炎。

7. 冬瓜仁芦根饮：冬瓜仁60g，芦根30g。水煎服，日1剂，早晚分服，适用于肺经风热型鼻渊。

8. 菊明槐花茶：菊花15g，决明子25g，槐花10g。沸水浸泡，代茶饮，适用于胆府郁热型鼻渊。

9. 蒲公英玉米须饮：蒲公英30g，玉米须100g，夏枯草15g。沸水浸泡，代茶饮，适用于脾胃湿热型鼻渊。

10. 土茯苓公英粥：土茯苓、粳米各100g，蒲公英60g。先将土茯苓、蒲公英煎煮取汁，再入粳米取粥，分2~3次食用，适用于脾胃湿热型鼻渊。

11. 全冬瓜汤：全冬瓜（连皮带仁）1000g，切碎，加水煮至烂熟，分多次饮用，饮时加蜂蜜适量，适用于脾胃湿热型鼻渊。

12. 苍辛清窍汤：苍耳子、辛夷花、川芎、白芷、黄芩、鱼腥草各10g，薄荷（后下）6g，桔梗、甘草各5g。水煎服，日1剂。治疗急性鼻窦炎。

13. 清窦汤：金银花、白花蛇舌草各30g，桔梗、辛夷各10g，天花粉15g，黄芩、川贝母、白芷各12g，甘草6g。水煎服，日1剂。治疗急性鼻窦炎。

14. 防风通圣散加减：荆芥、防风、麻黄、栀子、白芍、连翘、桔梗、当归、川芎、辛夷花、黄芩、白术各15g，薄荷、甘草各10g。水煎服，日1剂。适用于急性鼻窦炎。

15. 银翘散合苍耳子散加减：金银花、连翘各15g，竹叶、荆芥、牛蒡子、淡豆豉、芦根、苍耳子各10g，薄荷、甘草、桔梗各6g。水煎服，日1剂，早晚分服。适用于急性鼻窦炎之风热犯肺证，症见鼻塞，涕多，白黏或黄稠，舌质红，苔薄黄，脉浮数。

16. 凉膈散加减：芒硝、栀子、连翘、金银花、麦冬、菊花各10g，黄连3g，大黄、甘草、竹叶各6g，蜂蜜2勺。水煎服，日1剂，早晚分服。适用于鼻窦炎之胃热熏窦证。

17. 龙胆泻肝汤加减：龙胆草、甘草各6g，栀子、黄芩、木通、泽泻、车前子、柴胡、苍耳子、当归各10g，生地黄、白芷各15g。水煎服，日1剂，早晚分服。适用于湿热型鼻窦炎。

18. 辛前甘橘汤：辛夷花、青防风各6g，嫩前胡、天花粉各9g，薏苡仁12g，白桔梗4.5g，生甘草3g。水煎服，每日1剂，日服2次。用于鼻渊，症见鼻中常流浊涕，久则但流黄浊之物，如脓如髓，腥臭难闻。

19. 加味辛夷散：辛夷花、藁本、黄芪、菊花、苦丁茶、防风、川芎、羌活、独活、白僵蚕、升麻、薄荷、甘草、白芷、荆芥各30g，苍耳子、蔓荆子各60g，细辛15g。上药共研细末，备用。每取10g，在临睡前用沸开水冲泡，取汁服，药渣于次日临睡前再冲泡服1次。功效：祛风泻火，托里败毒，治疗鼻窦炎。

20. 通鼻汤：升麻、穿山甲、王不留行、鹿角霜各9g，白芷15g，辛夷12g，鱼腥草、蒲公英、薏苡仁、花粉、黄芪各18g，甘草3g。水煎服，每日1剂，日服3次。治疗慢性鼻窦炎属湿热熏蒸清窍，气阴两伤者。

21. 蒲黄败酱汤：蒲公英13g，生黄芪、夏枯草各8g，败酱草、辛夷花、苍耳子、没药、丹皮各10g，鱼腥草20g，皂角刺6g，生甘草3g。水煎服，每日1剂，日服3次。治疗小儿慢性鼻窦炎。

22. 清热消肿汤：蒲公英30g，野菊花12g，黄芩、鱼腥草、败酱草、辛夷花、白芷各15g，板蓝根、苍耳子、蔓荆子、赤芍、桔梗各10g，川芎、藁本各6g，炙甘草3g。水煎服，每日1剂，分2次饭后1h服。治疗慢性鼻窦炎。

23. 通窍汤：金银花、苍耳子各15g，大蓟10g，辛夷、菊花、黄芩各9g，白芷、甘草各5g。水煎服，每日1剂，日服2次。功效：芳香通窍，祛风清热。治疗肺热上攻之鼻渊。

24. 群芳煎：金银花、夏枯花各20g，野菊花、苦参各15g，辛夷花、黄芩、苍耳子、白蒺藜各12g，玉簪花6g。水煎服，每日1剂，日服2次。

25. 鼻脑方：法半夏、云茯苓、苍术、石菖蒲、炙黄芪、当归、郁金、丹参、陈皮、板蓝根、黄芩、葛根各10g，升麻、砂仁各3g。上药加水500mL煎至300mL，分2次温服，每日1剂。治疗控脑砂（鼻渊兼脑痛），症见鼻流臭秽浊涕，不闻香臭，头昏闷重胀痛，嗜睡乏力，恶心欲呕等症。

【外治验方】

1. 雾化治疗：①辛芷气雾剂（由辛夷、白芷、薄荷、麻黄、苍耳子、金银花、鱼腥草、黄芩等组成）进行鼻腔雾化吸入治疗。②菊花、薄荷、鱼腥草、辛夷各等分，水煎后行鼻腔雾化吸入治疗。③苍耳子、薄荷、桔梗、白芷、辛夷、黄芪、白术、炙甘草行超声雾化治疗，每日1次，10天为1个疗程。

2. 中药贴敷法、温熨法：①贴敷法：采用印堂穴敷贴斑蝥粉发泡疗法治疗额窦炎。治疗方法：将斑蝥去翅，研末备用。用时取适量食用醋调成糊状，擦净印堂穴，胶布中间留约0.5cm×0.5cm大小圆孔，取斑蝥糊敷于小孔内，外用胶布贴盖。贴敷24 h揭去。每周1次。②温熨法：取辛夷、白芷、薄荷、细辛、菊花、苍耳子、生姜、葱白各适量，煎煮取液。纱布蘸取药液，选取印堂、阳白、迎香等穴位局部热敷或温熨，每日2次，每次不超过30min。

3. 针刺疗法：主穴：印堂、迎香（双）、合谷（双）、通窍（双）；配穴：内关（双）、足三里（双）、丰隆（双）、太冲（双）。上述针刺除通窍穴外，均用平补平泻手法，留针30min。以上治疗10次为1个疗程，疗程间隔5~7日。

4. 中药熏洗法：①烟熏法：用干玉米须或用辛夷、白芷各10g，薄荷、细辛、菊花各5g，捣碎成绒，制成卷烟抽吸治疗鼻窦炎；以陈久细软之熟艾装入烟斗中吸食。②熏蒸法：白芷、防风、薄荷、升麻、紫苏梗、木通、蔓荆子、辛夷、苍耳子、葱白、茶叶适量，煎煮闻熏治疗鼻窦炎。③洗鼻法：以苍耳子散熏洗液加温先熏、后洗鼻部治疗鼻窦炎。

5. 鼻内置药法：①吹鼻法：以冰片、细辛各3g，丝瓜络24g，共研细末，纸筒纳药吹鼻；白芷30g，薄荷、苍耳子各12g，辛夷10g，樟脑、冰片各5g，直接由鼻吸入。②纱布裹药置入法：炒山栀30g、冰片10g，研末和匀，取少许用纱布包好塞鼻。③药棉蘸药置入法：青黛、炒苍耳子、黄芩、白芷、辛夷、金银花各10g，鹅不食草15g，细辛、冰片各5g。共研细末，瓶装备用，用药棉球开水浸湿，捏干水，蘸药末塞鼻中。④滴鼻法：取菊花和鹅不食草的全草挥发油制成菊鹅滴鼻剂。

6. 上颌窦穿刺中药灌注法：上颌窦穿刺冲洗窦腔脓涕，排尽窦内液体，患者头部侧向穿刺侧，略仰，注入中药精制液4~8mL，每周1次。常见药液有黄连液、辛夷油、鱼腥草液。

【中成药验方】

1. 鼻炎康片：广藿香、苍耳子、鹅不食草、野菊花、黄芩、麻黄、当归、猪胆汁、薄荷油、马来酸氯苯那敏。功效：清热解毒，宣肺通窍，消肿止痛。口服。一次 4 片，一日 3 次。

2. 辛芳鼻炎胶囊：由辛夷、柴胡、薄荷、枳壳、蔓荆子、白芷、川芎、菊花、防风、龙胆草、黄芩、桔梗、荆芥穗、细辛、水牛角浓缩粉组成。用于慢性鼻炎，鼻窦炎，每粒装 0.25g，口服。一次 6 粒，一日 2~3 次。

3. 鼻窦炎口服液：由辛夷、荆芥、薄荷、桔梗、柴胡、苍耳子、白芷、川芎、黄芩、栀子、茯苓、川木通、黄芪、龙胆草组成。用于风热犯肺、湿热内蕴所致的鼻塞不通、流黄稠涕，急慢性鼻炎、鼻窦炎见上述症候者。口服，一次 1 支，一日 3 次，20 日为 1 个疗程。

4. 香菊胶囊：化香树果序（除去种子）、黄芪、夏枯草、野菊花、防风、辛夷、白芷、甘草、川芎。功效：辛散祛风，清热通窍。用于急慢性鼻窦炎、鼻炎。口服。一次 2~4 粒，一日 3 次。

第十二节　变态反应性鼻炎

变应性鼻炎是指突然和反复发作的以鼻痒、打喷嚏、流清涕、鼻塞等为主要特征的鼻病。本病无性别、年龄、地域差异，可常年性发病，亦可呈季节性发作，甚或诱发哮喘，为一常见病和多发病。根据中西医病名对照，相当于中医的“鼻鼽”范畴。

【诊断要点】

1. 病史：本病可常年性发病，也可季节性发病，部分病人可提供过敏史及家族史。

2. 临床症状：本病发作时主要表现为鼻痒、喷嚏频频、清涕如水、鼻塞，呈阵发性，具有突然发作和反复发作的特点。

3. 检查：在发作期鼻黏膜多为灰白或淡蓝色，亦可充血色红，鼻甲肿大，鼻道有较多水样分泌物。在间歇期以上特征不明显。

4. 实验室检查：多数病人鼻分泌物涂片可见较多嗜酸性粒细胞，部分病人变应原皮肤试验阳性，特异性 IgE 抗体阳性。

【内治验方】

1. 苍耳桂枝汤：苍耳子（炒）、辛夷花（包煎）、白芷、防风、白术、桂枝各

6~9g，党参 9~12g，黄芪 9~15g，薄荷、炙甘草各 3~6g。水煎服，日 1 剂，10 天 1 个疗程。适用于肺经风热型鼻鼽。

2. 玉屏风散加味治疗：黄芪 30g，防风、辛夷花各 12g，白术、党参各 20g，细辛 3g，苍耳子、路路通、诃子各 10g，菟丝子 15g，五味子 6g。每天 1 剂，水煎 2 次共取汁 400mL，分早晚 2 次服用，14 天为 1 个疗程，连续进行 2 个疗程。适用于体虚易感之变应性鼻炎。

3. 屏风桂枝汤：黄芪 20g，白术、桂枝、白芍各 15g，防风、辛夷、苍耳子各 10g，乌梅 5g。水煎服，日 1 剂，早晚分服。适用于表寒易感之鼻鼽。遇风或异味发作或加重明显者，加黄芪至 30~50g；伴痒甚者加蝉蜕 l0g，白鲜皮 15g，以祛风止痒；遇凉加重者加麻黄 10~15g，细辛 5g，以祛寒通窍；伴畏寒肢冷者加附子 10~15g，以温阳助卫；遇热加重者加石膏 30g，以清郁热。

4. 芪桂愈鼽汤：黄芪 20g，桂枝、丹皮、川芎、白芷、诃子各 l0g，白芍、当归各 12g，甘草、生姜各 6g，大枣 7 枚。水煎服，每日 1 剂，儿童酌减。治疗鼻鼽。气短自汗明显者加太子参 30g，白术 12g；新感外邪者加荆芥、防风各 12g，苏叶 10g；涕黄黏浊者加鱼腥草 30g，黄芩 12g；病程日久者加服金匮肾气丸。

5. 固本通窍汤：黄芪 15g，白术、当归、苍耳子各 9g，熟地黄 10g，砂仁（后入）3g，细辛、辛夷、白芷、白芍、桃仁各 5g，红花 4g。水煎服，日 1 剂，早晚分服。治疗过敏性鼻炎。

6. 固本祛风汤：黄芪、山药、百合、熟地、白芍、鹿角霜、蝉衣、细辛、紫草、五倍子各 10g，紫河车（冲服）6g，防风 12g。水煎服，日 1 剂，早晚分服。治疗肺肾气虚之鼻鼽。肺阴虚加黄精 10g；肺热加黄芩、蒲公英各 10g；脾虚加白术 12g；阴虚火旺加黄柏 10g。

7. 祛风止痒汤加减：赤芍、地龙、地肤子、青蒿、百合、麦冬、苍耳子、防风各 10g，甘草 6g。每日 1 剂，早、中、晚分 3 次，水煎服，日 1 剂，早晚分服。主治肺经郁热型鼻鼽。

8. 麻黄连翘赤小豆汤：连翘 20g，赤小豆 30g，麻黄、炙甘草、杏仁、苍耳子、丹皮各 6g，生姜 3 片（厚约 2 mm），大枣 6 枚（切开），白鲜皮、辛夷、白芷、白鲜皮、石斛、玄参各 10g，荆芥 5g，炒栀子 3g。每天 1 剂，水煎 2 次，去滓，浓缩药汁至 250~300mL，分 2 次温服。适用于湿热毒盛之鼻鼽。

9. 益气固卫汤加味：生黄芪 15g，细辛 3g，香白芷 8g，地龙 12g，党参 10g，苍耳子、辛夷、防风、白术、诃子、甘草、茯苓各 9g。1 天 1 剂，水煎分 2 次。饭后 30min 温服。适用于肺经感寒之鼻鼽。

10. 玉屏风散合炙甘草汤：黄芪 30g，炙甘草 25g，白术、熟地黄、党参、附片（先煎 1 h）各 15g，防风、桂枝、生姜、阿胶（烊化）、大枣、当归、蝉蜕各 10g。水煎服，日 1 剂，早晚分服。适用于肺气亏虚，心血不足之鼻鼽。

11. 苍耳子散合银翘散加味：苍耳子、白芷、鹅不食草、防风、石菖蒲、鱼腥草、夏枯草、黄芪、紫草、茜草、旱莲草、金银花、连翘、三棱、地龙各 10g，薄荷（后下）、辛夷（包煎）、白芍、甘草各 6g，全蝎 3g。水煎服，日 1 剂，早晚分服。适用于瘀血阻络，兼外感风热之鼻鼽。

12. 小青龙汤加减：炙麻黄、陈皮各 6g，桂枝 9g，茯苓、白芍、法半夏各 15g，细辛、干姜各 3g，五味子、紫苏子、苦杏仁各 10g。水煎服，日 1 剂，早晚分服。适用于鼻鼽证属外感风寒者。

13. 温肺止流丹：党参、荆芥、细辛、鱼脑骨各 15g，甘草 6g，诃子、桔梗各 10g。水煎服，日 1 剂，早晚分服。适用于鼻鼽属肺虚不固，鼻窍感寒证，症见鼻痒难忍、喷嚏频作，流大量清水鼻涕，鼻黏膜苍白水肿，舌淡，苔薄白，脉细弱。风寒盛、营卫不和者合桂枝汤；痒甚嚏多，加蜈蚣、全蝎、地龙、蝉衣。

14. 补中益气汤加减：黄芪、党参、白术、当归各 20g，炙甘草、陈皮各 10g，升麻、柴胡各 15g。水煎服，日 1 剂，早晚分服。适用于鼻鼽属肺脾气虚证者，症见鼻塞重，鼻涕清稀或黏白，淋漓而下，舌质淡，苔白，脉濡缓。清涕不止，加乌梅、诃子；鼻黏膜肿胀甚，加车前子、泽泻、浙贝母、半夏。

15. 金匮肾气丸加减：熟地黄、淮山药、山茱萸、泽泻、茯苓各 15g，桂枝、生附子、甘草各 6g，丹皮、当归尾、川芎、赤芍各 10g。水煎服，日 1 剂，早晚分服。适用于鼻鼽属肾阳亏虚证者，症见常年性发作鼻痒，喷嚏，流清涕。

16. 固表通窍汤：五爪龙 30g（可用黄芪 15g 代），木贼、白蒺藜各 12g，菊花、桔梗、辛夷花各 10g，玄参、白芍、太子参各 15g，甘草 6g，大枣 4 枚。每日 1 剂，水煎服，日服 3 次。功效：益气固表，疏风通窍。治疗过敏性鼻炎。

17. 抗敏护卫汤：生黄芪、炙黄芪各 12g，党参、北辽参、龙骨粉各 15g，当归、白芍、焦白术、炙甘草、茯苓、熟附片各 10g，桂枝 5g，生姜 3 片，大枣 5 枚。上药用开水浸泡 10min，用小火熬 2h，每日 1 剂，日服 3 次。可连服 5~10 剂。治疗过敏性鼻炎。

18. 温阳止鼽汤：桂枝、白芍、防风各 6g，炙甘草、蝉衣各 3g，黄芪、藿香、乌梅、诃子肉、茜草、徐长卿、干地龙各 10g。水煎服，每日 1 剂，日服 3 次。功效：益气温阳，扶正止鼽。治疗鼻鼽。

19. 辛蒲汤：生黄芪 20g，白术、防风、当归、辛夷花、五味子、石菖蒲各 10g，白芍 15g，细辛 3g，蝉蜕、甘草各 6g。水煎服，每日 1 剂，日服 2 次。治疗过敏性鼻炎。

【外治验方】

1. 贴敷疗法：①辣椒膏：辣椒酒浸液 5mL，颠茄 5g，樟脑 8g，冬清油 10mL，橡皮 5g，上药混匀成膏状裁成小块状，睡前贴双侧肺俞及迎香穴，每晚 1 次，7 天为 1 个病程，间歇 3 天后继续第 2 个疗程，一般持续 20 天左右。②白芥子、元胡、细辛、辛夷、苍耳子、肉桂各等量研成细粉混合，用鲜姜汁调成圆饼贴敷于脐眼后，用胶布固定，24h 后取下，每隔 10 天贴敷 1 次，3 次为 1 个疗程，间隔 1 个月再行第 2 疗程，连治 3 个疗程。

2. 滴鼻塞鼻吹鼻疗法：①辛夷、白芷、防风、乌梅、五味子、甘草各 2 份，苍耳子、鹅不食草各 1 份，研粉，使用时以干棉球蘸药粉塞入鼻内，1 天数次，1 周为 1 个疗程。②辛夷、炒苍耳子各 5g，薄荷 2g，白芷 30g 研为细粉，每次用 0.3~0.6g 吹入鼻腔，每日 3 次，3 天为 1 个疗程。③董淑六鼻炎效方：鹅不食草、辛夷各 30g，白芷、薄荷各 15g，苍耳子 60g，冰片（后入）1g。将上药共研极细末。再加冰片，同研。每取本散少许吹鼻，日吹 2~3 次，不间隔。

3. 药气疗法：①苍耳子、辛夷花、细辛、桑叶、菊花、薄荷、荆芥、防风、蝉衣、桂枝、黄芪、党参、白术、茯苓各 30g，冰片 20g。杵碎，装入口袋制成鼻炎药枕，嘱患者日常睡枕，每昼夜不少于 8 天，2 个月为 1 个疗程。②细辛、白芷、藁本、苏子、皂角填塞到口罩中做成温补祛风口罩，嘱患者佩戴口罩，每日 2 次，每次 20min，20 天为 1 个疗程。

4. 药物下鼻甲注射疗法：辛夷、白背叶各 150g，紫花地丁 250g，当归 100g，强的松龙 1000mg，丙二醇 50mL，甘油 25mL，共制成复方辛夷注射液 500mL，给患者下鼻甲注射 1.5mL，2~3 天 1 次，6 次为 1 个疗程。

5. 针刺法：①取穴于同侧颧弓下正中咬肌之前缘，毫针过皮后与皮肤成 30 度角向上向内进针，直刺蝶腭神经节，留针 15min，每隔 5min 行强刺激一次，两侧可同时进行，每周 1 次，4 次为 1 个疗程。②以 4 寸毫针针刺鼻丘，向斜上方外眼角方向进针 4mm 左右，留针 20min，每日 1 次，10 天为 1 个疗程，观察 2 个疗程，疗程之间间隔 3 天。

6. 耳穴药物注射疗法：取内鼻、外鼻、肺、肾上腺、风溪、内分泌，注射药物为 1mL 含 25mg 的异丙嗪与 1mL 2%利多卡因混合液，每日注射单侧耳穴，隔日注射对侧，双耳交替，6 次为 1 个疗程，休息 7 天，可继续下一个疗程。

7. 灸法：①艾灸法：取穴印堂、足三里、合谷、肺俞，采用隔姜灸，每穴灸 3 壮，以皮肤潮红为度，每日 1 次，10 次为 1 个疗程。②天灸法：将 2cm×2cm 的胶布中央剪一直径 6mm 的圆孔，孔对准印堂贴上，取独头大蒜 10g，轻粉少许，共捣为泥，取黄豆大放入圆孔，再盖一层胶布，15~20min 后去掉蒜泥，可见一小泡，3~4 天泡收皮复后再做第 2 次治疗，3 次为 1 个疗程。

【中成药验方】

1. 通窍鼻炎胶囊：由苍耳子、防风、黄芪、白芷、辛夷、白术、薄荷组成。用于鼻渊、鼻塞、流涕、前额头痛；鼻炎、鼻窦炎及过敏性鼻炎。每粒装 0.4g。口服，一次 4~5 粒，一日 3 次。

2. 玉屏风散：由防风、黄芪、白术组成。用于表虚不固而外感风邪的过敏性鼻炎、上呼吸道感染。口服，一次 6g，一日 3 次。

3. 辛芩颗粒：细辛、黄芩、苍耳子、白芷、荆芥、防风、石菖蒲、白术、桂枝、黄芪。功效：益气固表，祛风通窍。用于过敏性鼻炎等症。开水冲服，一次 1 袋，一日 3 次，20 天为 1 个疗程。